Ginecologia

Ginecologia

2ª edição

Editores

Manoel João Batista Castello Girão
Geraldo Rodrigues de Lima
Edmund Chada Baracat
Marair Gracio Ferreira Sartori
Afonso Celso Pinto Nazário

Copyright © Editora Manole Ltda., 2019, por meio de contrato com os editores.

Este livro contempla as regras do Acordo Ortográfico da Língua Portuguesa de 1990, que entrou em vigor no Brasil.

Editora gestora: Sônia Midori Fujiyoshi
Editora: Eliane Usui

Projeto gráfico: Departamento Editorial da Editora Manole
Editoração eletrônica: Luargraf Serviços Gráficos
Fotos do miolo: gentilmente cedidas pelos autores
Ilustrações do miolo: Ricardo Ferreira de Jesus
Capa: Ricardo Yoshiaki Niita Rodrigues
Imagem da capa: istockphoto.com

CIP-BRASIL. CATALOGAÇÃO NA PUBLICAÇÃO
SINDICATO NACIONAL DOS EDITORES DE LIVROS, RJ

G411
2. ed.

Ginecologia / editores Manoel João Batista Castello Girão ... [et al.]. - 2. ed. - Barueri [SP] : Manole : Departamento de Ginecologia EPM-UNIFESP, 2019.
: il.

Inclui bibliografia e índice
ISBN 9788520441435

1. Ginecologia. 2. Aparelho genital feminino - Doenças - Diagnósticos. 3. Aparelho genital feminino - Doenças - Tratamento. I. Girão, Manoel João Batista Castello.

18-52593
CDD: 618.1
CDU: 618.1

Leandra Felix da Cruz - Bibliotecária - CRB-7/6135

Todos os direitos reservados.
Nenhuma parte deste livro poderá ser reproduzida, por qualquer processo, sem a permissão expressa dos editores. É proibida a reprodução por xerox.

1ª edição – 2009
2ª edição – 2019

Editora Manole Ltda.
Avenida Ceci, 672 – Tamboré
06460-120 – Barueri – SP – Brasil
Tel.: (11) 4196-6000
www.manole.com.br
https://atendimento.manole.com.br/

Impresso no Brasil
Printed in Brazil

Editores

Manoel João Batista Castello Girão
Professor Titular do Departamento de Ginecologia da Universidade Federal de São Paulo – Escola Paulista de Medicina (Unifesp-EPM).

Geraldo Rodrigues de Lima
Professor Titular Aposentado do Departamento de Ginecologia da Unifesp-EPM.

Edmund Chada Baracat
Professor Titular da Disciplina de Ginecologia do Departamento de Obstetrícia e Ginecologia da Faculdade de Medicina da USP. Professor Titular Aposentado do Departamento de Ginecologia da Unifesp-EPM.

Marair Gracio Ferreira Sartori
Professora-associada e Livre-docente do Departamento de Ginecologia da Unifesp-EPM.

Afonso Celso Pinto Nazário
Especialista em Ginecologia pela Unifesp-EPM e em Mastologia pela Sociedade Brasileira de Mastologia (SBM). Mestre em Ginecologia e Doutor em Medicina pela Unifesp-EPM. Professor Livre-docente do Departamento de Ginecologia da Unifesp-EPM.

Autores

Afonso Celso Pinto Nazário
Especialista em Ginecologia pela Universidade Federal de São Paulo – Escola Paulista de Medicina (Unifesp-EPM) e em Mastologia pela Sociedade Brasileira de Mastologia (SBM). Mestre em Ginecologia e Doutor em Medicina pela Unifesp-EPM. Professor Livre-docente do Departamento de Ginecologia da Unifesp-EPM.

Alexander Kopelman
Especialista em Ginecologia e Obstetrícia pela Unifesp-EPM. Mestre e Doutor em Ginecologia pela Unifesp-EPM. Professor Afiliado da Disciplina de Ginecologia Geral do Departamento de Ginecologia da Unifesp-EPM.

Amanda Neves Machado
Especialista em Ginecologia e Obstetrícia e Mastologia. Mestre em Ginecologia pela Unifesp--EPM. Habilitação em Mamografia pelo Colégio Brasileiro de Radiologia. Membro da SBM.

Ana Carolina Silva Chuery
Especialista em Ginecologia e Obstetrícia com qualificação em Colposcopia. Mestre em Ciências pela FMUSP. Doutora em Ginecologia pela Unifesp-EPM.

Ana Paula Monteiro
Mestre em Ginecologia pela Unifesp-EPM.

André da Costa Vaz
Especialista em Ginecologia, Obstetrícia e Oncologia Ginecológica pela Unifesp-EPM.

Andrea Yumi Watanabe
Especialista em Mastologia. Mestre em Ginecologia pela Unifesp-EPM.

Andrei Alves de Queiroz
Residência Médica em Ginecologia e Obstetrícia na Maternidade Carmela Dutra em Florianópolis/SC e em Mastologia na Unifesp-EPM. Título de Especialista em Ginecologia e Obstetricia (TEGO) pela Febrasgo e em Mastologia (TEMa) pela Sociedade Brasileira de Mastologia.

Beatriz Daou Verenhitach
Especialista em Ginecologia e Obstetrícia e Mastologia. Mestre em Ginecologia pela Unifesp-EPM. Habilitação em Mamografia pelo Colégio Brasileiro de Radiologia. Membro da SBM.

Carmen Regina Nogueira de Carvalho
Doutora em Ciências da Disciplina de Ginecologia Oncológica do Departamento de Ginecologia da Unifesp-EPM. Tesoureira da Associação Brasileira de Genitoscopia – Capítulo de São Paulo.

Carolina Carvalho Ambrogini
Especialista em Sexualidade Humana pela Universidade de São Paulo (USP). Mestre em Ciências pela Unifesp-EPM. Coordenadora do Ambulatório de Sexualidade Feminina do Departamento de Ginecologia da Unifesp-EPM.

Celso Kazuto Taniguchi
Especialista em Mastologia pela Unifesp-EPM. Mestre em Ginecologia pela Unifesp-EPM.

Cláudia Cristina Takano
Especialista em Ginecologia e Obstetrícia (TEGO). Mestre em Ginecologia e Doutora em Ciências pela Unifesp-EPM. Professora da Disciplina de Ginecologia Geral do Departamento de Ginecologia da Unifesp-EPM.

Cláudia de Carvalho Ramos Bortoletto
Especialista em Ginecologia Oncológica pela Unifesp-EPM. Mestre em Ginecologia e Doutora em Ciências pela Unifesp-EPM. Médica Assistente da Disciplina de Ginecologia Oncológica do Departamento de Ginecologia da Unifesp-EPM. Coordenadora do Ambulatório e Centro Cirúrgico da Disciplina de Ginecologia Oncológica da Unifesp-EPM.

Cláudio Emílio Bonduki
Especialista em Ginecologia e Obstetrícia pela Unifesp-EPM e pela Federação Brasileira das Associações de Ginecologia e Obstetrícia (Febrasgo). Mestre em Ginecologia e Doutor em Medicina pela Unifesp-EPM. Professor Adjunto da Disciplina de Endocrinologia Ginecológica e Climatério do Departamento de Ginecologia da Unifesp-EPM.

Cláudio Kemp (*in memoriam*)
Professor-associado e Livre-docente do Departamento de Ginecologia da Unifesp-EPM.

Clóvis Gonzaga Cunha Camargo
Especialista em Ginecologia pela Febrasgo. Pós-graduando em Ginecologia e Obstetrícia da Unifesp-EPM.

Daniel Luiz Gimenes
Especialista em Oncologia Clínica. Residência Médica em Oncologia Clínica no Hospital A. C. Camargo. Mestre em Ciências, área de concentração Oncologia. Curso de Pós-graduação da Fundação Antonio Prudente, Hospital A. C. Camargo.

Danielle Ramos Martin
Médica Graduada pela Unifesp-EPM. Residência Médica em Mastologia pela Unifesp-EPM. Pós-graduanda Nível Doutorado em Mastologia pela Unifesp-EPM.

Débora Garcia y Narvaiza
Mestre em Ginecologia (Mastologia) e Doutora em Ciências (Mastologia) pela Unifesp-EPM. Coordenadora do Serviço de Mastologia do Hospital Luzia de Pinho Melo – Unifesp – Mogi das Cruzes.

Denise Belleza Haiek
Residência Médica em Ginecologia e Obstetrícia pela FMUSP. Especialista em Sexualidade Humana pela FMUSP. Doutoranda em Planejamento Familiar pela Unifesp-EPM.

Edmund Chada Baracat
Professor Titular da Disciplina de Ginecologia do Departamento de Obstetrícia e Ginecologia da Faculdade de Medicina da USP. Professor Titular Aposentado do Departamento de Ginecologia da Unifesp-EPM.

Eduardo Leme Alves da Motta
Professor Adjunto e Doutor pelo Departamento de Ginecologia da Unifesp-EPM.

Eduardo Schor
Mestre em Ginecologia e Doutor em Ciências pela Unifesp-EPM. Professor Afiliado – Livre-docente do Departamento de Ginecologia da Unifesp-EPM. Coordenador do Setor de Endometriose do Departamento de Ginecologia da Unifesp-EPM.

Eliana Viana Monteiro Zucchi
Especialista em Ginecologia e Obstetrícia pela Febrasgo. Mestre em Ginecologia e Doutora em Medicina pela Unifesp-EPM.

Elisabeth Rautmann Cesarino Linhares
Doutora em Ginecologia pelo Departamento de Ginecologia da Unifesp-EPM.

Emerson de Oliveira
Especialista em Ginecologia e Obstetrícia pela Universidade Federal do Triângulo Mineiro (UFTM). Mestre e Doutor em Ciências da Saúde pela Unifesp-EPM. Professor Assistente da Disciplina de Ginecologia e Chefe do Setor de Uroginecologia e Cirurgia Vaginal da Faculdade de Medicina do ABC (FMABC).

Emily Izumi Hinoue
Especialista em Ginecologia e Obstetrícia e Mestre em Ginecologia pela Unifesp-EPM. Coordenadora do Ambulatório de Climatério e Metabolismo Ósseo.

Fabiano Mesquita Callegari
Especialista em Anatomia Patológica pela Unifesp-EPM. Médico Assistente do Departamento de Patologia da Unifesp-EPM. Sócio Diretor do Laboratório Cytolog – SP.

Fábio Fernando de Araújo
Professor Adjunto e Doutor pelo Departamento de Ginecologia da Unifesp-EPM.

Fernanda Kesselring Tso
Especialista em Patologia do Trato Genital Inferior pela SBPTIC. Doutora em Ciências pela Unifesp-EPM.

Fernanda Rodrigues
Especialista em Reprodução Humana e Doutora pelo Departamento de Ginecologia da Unifesp--EPM.

Geraldo Rodrigues de Lima
Professor Titular (Aposentado) do Departamento de Ginecologia da Unifesp-EPM.

Gil Facina
Especialista em Ginecologia pela Unifesp-EPM e em Mastologia pela Sociedade Brasileira de Mastologia (SBM). Mestre em Ginecologia e Doutor em Medicina pela Unifesp-EPM. Professor Livre-docente do Departamento de Ginecologia da Unifesp-EPM.

Gustavo Anderman Silva Barison

Especialista em Endoscopia Ginecológica e Cirurgia Robótica. Pós-graduando do Setor de Mioma da Unifesp-EPM.

Gustavo Rubino de Azevedo Focchi

Especialista em Anatomia Patológica e Citopatologia pela Sociedade Brasileira de Patologia (SBP) e pela SBC. Doutor em Patologia pela Unifesp-EPM. Professor Adjunto da Disciplina de Patologia Geral, Sistêmica, Forense e Bioética do Departamento de Patologia da Unifesp-EPM. Membro da International Society of Gynecological Pathologists.

Helena Hachul de Campos

Doutora em Ginecologia pela Unifesp-EPM. Professora Afiliada da Disciplina de Medicina e Biologia do Sono do Departamento de Psicobiologia da Unifesp-EPM. Chefe do Setor Sono na Mulher – Unifesp-EPM. Preceptora dos residentes em Ginecologia Endocrinológica – Casa de Saúde Santa Marcelina. Docente da Faculdade de Medicina do Hospital Albert Einstein.

Hélio Sato

Doutor pelo Departamento de Ginecologia da Unifesp-EPM.

Ivaldo da Silva

Especialista em Obstetrícia e Ginecologia pela Santa Casa de Misericórdia de São Paulo. Mestre em Ginecologia pela Unifesp-EPM. Doutor em Ginecologia pela Unifesp-EPM e Yale University. Professor Adjunto Livre-docente da Disciplina de Endocrinologia Ginecológica do Departamento de Ginecologia da Unifesp-EPM.

Janine Martins Machado

Especialista em Ginecologia e Mastologia pela Universidade Federal do Espírito Santo (UFES). Mestre em Ginecologia pela Unifesp-EPM. Habilitação em Mamografia pela CBR/SBM/Febrasgo.

João Norberto Stávale

Professor-associado e Livre-docente do Departamento de Patologia da Unifesp-EPM.

Joaquim Teodoro de Araújo Neto

Mestre pelo Departamento de Ginecologia da Unifesp-EPM.

Jorge Uehara

Especialista em Ginecologia e Obstetrícia e em Mastologia pela Unifesp-EPM. Mestre em Ginecologia pela Unifesp-EPM. Doutor em Medicina pela Unifesp-EPM.

José Arimatéa dos Santos Júnior

Especialista em Ginecologia e Obstetrícia (TEGO) e em Mastologia (TEMA) pela Febrasgo. Doutorando em Ginecologia da Unifesp-EPM.

José Focchi

Mestre em Ginecologia e Doutor em Medicina pela Unifesp-EPM. Professor Adjunto da Disciplina de Ginecologia do Departamento de Ginecologia da Unifesp-EPM.

José Maria Soares Júnior

Professor Associado e Supervisor do Setor de Ginecologia Endócrina e Climatério da Disciplina de Ginecologia do Departamento de Obstetrícia e Ginecologia do HCFMUSP. Vice-chefe do Departamento de Obstetrícia e Ginecologia do HCFMUSP. Diretor Tesoureiro da Associação de Obstetrícia e Ginecologia do Estado de São Paulo (Sogesp).

Jou Eel Jia

Professor Coordenador do Curso de Medicina Tradicional Chinesa da Faculdade de Medicina de Jundiaí. Presidente da Associação de Medicina Tradicional Chinesa do Brasil (ACM).

Julisa Chamorro Lascasas Ribalta

Especialista em Ginecologia, Obstetrícia e Cancerologia (Oncologia Clínica). Doutora em Medicina – Área Ginecologia pela Unifesp-EPM. Professora Livre-docente Sênior da Disciplina de Ginecologia Geral – Patologia do Trato Genital Inferior – e Colposcopia do Departamento de Ginecologia da Unifesp-EPM.

Karen Borrelli Ferreira Alves

Especialista em Ginecologia, Obstetrícia e Mastologia. Mestre em Ginecologia pela Unifesp--EPM.

Letícia Maria de Oliveira

Especialista em Ginecologia, Obstetrícia e Uroginecologia. Mestre em Ginecologia e Doutora em Ciências pela Unifesp-EPM.

Lia Mitsue Ota

Médica Acupunturista. Voluntária do Ambulatório de Acupuntura em Ginecologia do Departamento de Ginecologia da Unifesp-EPM.

Lidia Slavik

Médica Acupunturista. Voluntária do Ambulatório de Acupuntura em Ginecologia do Departamento de Ginecologia da Unifesp-EPM.

Ligia Kogos

Especialista em Dermatologista pela Sociedade Brasileira de Dermatologia. Diretora da Clínica Ligia Kogos de Dermatologia.

Luiz Alberto Sobral Vieira Junior

Especialista em Mastologia pela Sociedade Brasileira de Mastologia. Doutor em Ciências pelo Programa de Pós-graduação em Ginecologia da Unifesp-EPM. Professor de Ginecologia e Coordenador do Programa de Residência Médica de Mastologia pelo Departamento de Obstetrícia e Ginecologia do Centro de Saúde da Universidade Federal do Espírito Santo (UFES).

Luiz Cavalcanti de Albuquerque Neto

Professor Adjunto e Doutor pelo Departamento de Ginecologia da Unifesp-EPM.

Luiz Henrique Gebrim

Professor-associado e Livre-docente pelo Departamento de Ginecologia da Unifesp-EPM. Diretor do Centro de Referência da Saúde da Mulher do Hospital Pérola Byington.

Maita Poli de Araujo

Especialista em Medicina do Exercício e do Esporte pela Sociedade Brasileira do Exercício e do Esporte (SBMEE). Mestre e Doutora em Ginecologia pela Unifesp-EPM. Professora da Disciplina de Práticas Médicas da Escola de Medicina da Universidade Anhembi Morumbi. Chefe do Setor de Ginecologia do Esporte da Unifesp-EPM. Diretora da Sociedade Brasileira de Medicina Desportiva.

Manoel João Batista Castello Girão

Professor Titular do Departamento de Ginecologia da Unifesp-EPM.

Marair Gracio Ferreira Sartori

Professora-associada e Livre-docente do Departamento de Ginecologia da Unifesp-EPM.

Marcelo Tanaka

Especialista em Oncologia Clínica. Residência Médica em Oncologia Clínica na Unifesp-EPM. Diretor Médico da Clínica Oncologistas Associados.

Marcia Fernanda Roque da Silva

Especialista em Ginecologia e Obstetrícia, Patologia do Trato Genital Inferior, Mastologia e qualificação em Mamografia. Professora do Módulo de Saúde da Mulher das Faculdades Santa Marcelina.

Márcia Gaspar Nunes

Mestre em Ginecologia e Doutora em Ciências pela Unifesp-EPM. Médica Assistente da Disciplina de Endocrinologia Ginecológica do Departamento de Ginecologia da Unifesp-EPM.

Marco Antonio Pereira

Especialista em Ginecologia Oncológica pela Unifesp-EPM. Médico Assistente da Disciplina de Ginecologia Oncológica da Unifesp-EPM.

Maria Alicia de la Luz Huidobro Navarrete

Mestre em Ginecologia pela Unifesp-EPM. Doutora em Medicina pela Unifesp-EPM. Membro efetivo da Sociedade Brasileira de Mastologia e da Sogesp.

Maria Gabriela Baumgarten Kuster Uyeda

Especialista em Obstetrícia e Ginecologia, Ginecologia Oncológica pela Unifesp-EPM. Doutora em Ciências da Saúde pela Unifesp-EPM. Membro da Sogesp e da Sociedade Brasileira de Cirurgia Minimamente Invasiva e Robótica (Sobracil).

Mariano Tamura Vieira Gomes

Especialista em Ginecologia e Obstetrícia pela Febrasgo. Doutor em Ginecologia pela Unifesp-EPM. Vice-presidente da Comissão Nacional Especializada de Endoscopia Ginecológica da Febrasgo.

Marina Silva Fernandes

Residência em Ginecologia e Obstetrícia e em Uroginecologia pela Unifesp-EPM. Mestranda no Setor de Malformações Congênitas pela Disciplina de Uroginecologia da Unifesp-EPM.

Mario Luiz V. Castiglioni

Chefe da Coordenadoria de Medicina Nuclear do Departamento de Diagnóstico por Imagem – HU-Unifesp-EPM. Supervisor dos Serviços de Medicina Nuclear do Centro de Diagnósticos Brasil – São Paulo/SP.

Marisa Teresinha Patriarca

Especialista em Ginecologia e Obstetrícia. Mestre em Ginecologia e Doutora em Medicina. Professora da Pós-graduação do Departamento de Ginecologia da Unifesp-EPM.

Mauro Abi Haidar

Especialista em Climatério e Gineco-endócrino, Mestre e Doutor em Ginecologia pela Unifesp-EPM. Professor Livre-docente da Disciplina de Endocrinologia Ginecológica do Departamento de Ginecologia da Unifesp-EPM.

Mauro Suguita

Doutor em Ginecologia pelo Departamento de Ginecologia da Unifesp-EPM.

Mayara Karla Figueiredo Facundo

Especialista em Ginecologia e Obstetrícia pela Febrasgo e em Colposcopia e Histeroscopia pela Unifesp-EPM. Doutora em Ciências pela Unifesp-EPM. Membro da Associação Brasileira de Patologia do Trato Genital Inferior e Colposcopia (ABPTGIC) e da Sogesp.

Melquíades Pereira Junior

Especialista em Ginecologia Endócrina e Climatério pela Unifesp-EPM. Mestre em Ginecologia pela Unifesp-EPM. Doutor em Ciências Médicas pela Unifesp-EPM.

Nabiha Saadi Abrahão Taha

Especialista em Ginecologia e Obstetrícia com qualificação em Colposcopia. Mestre em Ginecologia e Doutora em Medicina pela Unifesp-EPM.

Neila Maria de Góis Speck

Especialista em Ginecologia e Obstetrícia com qualificação em Colposcopia. Treinamento em Cirurgia a Laser na Universidade de Firenze (Itália) e Laser Fracionado no Hospital do Estado de São Marino (República de San Marino). Mestre e Doutora em Ginecologia pela Unifesp--EPM. Professora Adjunta da Disciplina de Ginecologia Geral do Departamento de Ginecologia da Unifesp-EPM. Presidente da Comissão Nacional Especializada do Trato Genital Inferior da Febrasgo. Membro da Diretoria da ABPTGIC e do capítulo de São Paulo.

Nelson Valente Martins

Professor-visitante da Disciplina de Ginecologia Geral do Departamento de Ginecologia da Unifesp-EPM. Presidente da Associação Brasileira de Genitoscopia.

Nilciza Maria de Carvalho Tavares Calux

Especialista em Ginecologia e Obstetrícia pela Febrasgo. Mestre em Ginecologia e Doutora em Medicina pela Unifesp-EPM. Professora Afiliada da Disciplina de Mastologia do Departamento de Ginecologia da Unifesp-EPM.

Nucelio Luiz de Barros Moreira Lemos

Professor Associado do Departamento de Obstetrícia e Ginecologia da Faculdade de Medicina da Universidade de Toronto. Chefe do Setor de Neurodisfunções Pélvicas do Departamento de Ginecologia da Unifesp-EPM.

Paulo Cezar Feldner Jr

Especialista em Uroginecologia. Mestre e Doutor em Ginecologia pela Unifesp-EPM. Professor Afiliado da Disciplina de Ginecologia Geral do Departamento de Ginecologia da Unifesp-EPM.

Pedro Luiz Lacordia

Especialista em Tocoginecologia pela Unifesp-EPM. Mestre em Obstetrícia pela Unifesp-EPM. Professor-colaborador da Disciplina de Oncoginecologia Pélvica e Chefe do Setor de Oncologia Clínica do Departamento de Ginecologia da Unifesp-EPM.

Raquel Martins Arruda

Doutora em Ciências da Saúde pela Unifesp-EPM. Encarregada do Setor de Uroginecologia e Cirurgia Vaginal do Hospital do Servidor Público Estadual de São Paulo – IAMSPE (HFMO).

Renato Moretti Marques

Especialista em Ginecologia e Obstetrícia pela Unifesp-EPM. Doutorando em Ginecologia Oncológica da Unifesp-EPM. Professor-assistente da Disciplina de Ginecologia e Obstetrícia do Departamento de Medicina da Universidade de Taubaté (Unitau). Membro Titular da Febrasgo, Sogesp, Europeau Society Gynecologic Oncologic (ESGO) e Sociedade Brasileira de Ginecologia Oncológica (Sobragon).

Rita de Cassia de Maio Dardes

Especialista em Endocrinologia Ginecológica e Climatério pela Unifesp-EPM. Mestre em Medicina pela Unifesp-EPM. Doutora em Medicina pela Unifesp-EPM e pela Northwestern University – Chicago/EUA. Professora Adjunta da Disciplina de Ginecologia Endócrina e Climatério do Departamento de Ginecologia da Unifesp-EPM. Membro da Febrasgo/Sogesp, da Sociedade Brasileira de Mastologia, da Sociedade Brasileira de Cirurgiões e do Conselho Científico da Avon Foundation.

Roberto Zamith

Doutor em Medicina pela Unifesp-EPM. Professor Adjunto da Disciplina de Ginecologia Geral do Departamento de Tocoginecologia da Unifesp-EPM.

Rodrigo Augusto Fernandes Estevão

Especialista em Ginecologia e Obstetrícia pela Unifesp-EPM. Mestre em Mastologia pela Unifesp-EPM.

Rodrigo de Aquino Castro

Especialista em Uroginecologia e Cirurgia Vaginal, Mestre e Doutor em Ciências pela Unifesp-EPM. Professor Associado Livre-docente da Disciplina de Ginecologia Geral do Departamento de Ginecologia da Unifesp-EPM. Presidente da Comissão Nacional de Uroginecologia e Cirurgia Vaginal da Federação Nacional de Ginecologia e Obstetrícia.

Rodrigo Gregorio Brandão
Especialista em Mamografia pelo Colégio Brasileiro de Radiologia. Mestre e Doutorando em Ginecologia pela Unifesp-EPM. Membro sócio da SBM.

Rogério Fenile
Mestre e Doutor em Ciências Médicas pela Disciplina de Mastologia do Departamento de Ginecologia da Unifesp-EPM. Médico Mastologista do CRSM Hospital Pérola Byington.

Roney Cesar Signorini Filho
Doutor em Ginecologia Oncológica pela Unifesp-EPM. Médico Assistente do Departamento de Obstetrícia da Unifesp-EPM. Diretor da Oncologia Cirúrgica do Centro de Referência da Saúde da Mulher – Hospital Pérola Byington.

Sergio Brasileiro Martins
Mestre e Doutor em Ciências pela Unifesp-EPM. Chefe do Setor de Uroginecologia e Cirurgia Vaginal do Departamento de Ginecologia da Unifesp-EPM.

Sérgio Mancini Nicolau
Doutor do Departamento de Ginecologia da Unifesp-EPM. Professor Adjunto do Departamento de Ginecologia da Unifesp-EPM.

Sérgio Tufik
Mestre em Fisiologia pela Faculdade de Medicina de Ribeirão Preto da USP. Doutor em Psicofarmacologia pela Unifesp-EPM. Professor Titular do Departamento de Psicobiologia da Unifesp-EPM. Diretor do Instituto do Sono. Assessor Científico da Fapesp e da Capes. Presidente da Associação Fundo de Incentivo à Pesquisa (AFIP).

Simone Elias
Especialista em Mastologia/TEMa 1996. Mestre em Ginecologia pela Unifesp-EPM. Doutora em Medicina e Pós-doutora em Radiologia Clínica pela Unifesp-EPM. Professora Adjunta e Coordenadora da Unidade Clínica e Diagnóstica da Disciplina de Mastologia do Departamento de Ginecologia da Unifesp-EPM. Professora Orientadora do Programa de Pós-graduação do Departamento de Ginecologia da Unifesp-EPM.

Solange Cristina Tote Franco Pinotti
Pós-graduanda do Departamento de Ginecologia da Unifesp-EPM.

Teresa Embiruçu

Especialista em Sexualidade Humana pela USP, com título em Sexologia pela Febrasgo. Doutorado em Ginecologia Endócrina pela Unifesp-EPM. Médica do Ambulatório de Sexualidade Feminina do Departamento de Ginecologia da Unifesp-EPM.

Thaís Sanches Domingues

Medica especialista em Reprodução Humana e Doutora pelo Departamento de Ginecologia da Unifesp-EPM.

Vanessa Monteiro Sanvido

Especialista em Ginecologia e em Mastologia pela Unifesp-EPM. Mestre em Ginecologia pela Unifesp-EPM. Pós-graduanda (Doutorado) do Departamento de Ginecologia da Unifesp-EPM.

Viviam Paula Lucianelli Spina

Especialista em Ginecologia e Obstetrícia e em Mastologia pela Santa Casa de Misericórdia de São Paulo. Mestre em Mastologia pela Unifesp-EPM. Professora-assistente da Disciplina de Mastologia do Departamento de Ginecologia e Obstetrícia do Hospital de Servidor Público.

Wagner José Gonçalves

Professor-associado e Livre-docente do Departamento de Ginecologia da Unifesp-EPM.

Zsuzsanna Ilona Katalin de Jármy Di Bella

Mestre e Doutora pelo Departamento de Ginecologia da Unifesp-EPM. Professora Adjunta Livre-docente do Departamento de Ginecologia da Unifesp-EPM.

Sumário

Prefácio... XXIII

Parte 1 – Módulo básico

1 Anamnese em Ginecologia.................................... 2
2 Exame físico geral e ginecológico 6
3 Citopatologia mamária 11
4 Citopatologia do trato genital inferior 15
5 Colposcopia 21
6 Vulvoscopia 34
7 Dosagens hormonais e testes funcionais...................... 42
8 Histeroscopia 54
9 Diagnóstico por imagem em Mastologia 61
10 Procedimentos minimamente invasivos em Mastologia 81
11 Localização pré-cirúrgica de lesões impalpáveis e pesquisa do linfonodo sentinela 98
12 Estudo urodinâmico e cistoscopia 112

Parte 2 – Ginecologia geral

13 Corrimento genital.. 130
14 Doenças sexualmente transmissíveis 142
15 Doença inflamatória pélvica aguda......................... 154
16 Dor pélvica crônica 160
17 Endometriose.. 168
18 Afecções benignas do útero............................... 176
19 Acupuntura em Ginecologia................................. 191

GINECOLOGIA

20 Abdome agudo 207
21 Ginecologia do esporte 217

Parte 3 – Uroginecologia e disfunções do assoalho pélvico

22 Incontinência urinária de esforço 230
23 Bexiga hiperativa 256
24 Infecção urinária 265
25 Fístulas urogenitais 280
26 Prolapso genital 290

Parte 4 – Endocrinologia ginecológica

27 Amenorreia 308
28 Malformações genitais congênitas 319
29 Sangramento uterino anormal não estrutural 331
30 Síndrome da anovulação crônica 342
31 Dismenorreia 351
32 Síndrome pré-menstrual 356
33 Galactorreia 363
34 Hiperprolactinemia 367
35 Hirsutismo 375
36 Hormonioterapia em Endocrinologia Ginecológica 385
37 Tratamento cosmético do hirsutismo 412
38 Tratamento da acne 417
39 Planejamento familiar e contracepção 430
40 Infertilidade conjugal 490

Parte 5 – Transição menopausal e pós-menopausa

41 Transição para menopausa e pós-menopausa 504
42 Disfunções sexuais femininas 513
43 Androgênios na pós-menopausa 525
44 Distúrbios do sono 531
45 Osteoporose na pós-menopausa 541

Parte 6 – Doenças do trato genital inferior

46 Prurido vulvar, micropapilomatose e vulvodínia 552
47 Lesão não neoplásica do pudendo (vulva) 560

SUMÁRIO · XXI

48 Lesões benignas do colo do útero 580

49 Infecção por papilomavírus humano 588

50 Neoplasias intraepiteliais do trato genital inferior 594

51 Tratamento com *laser* das lesões HPV induzidas 606

Parte 7 – Oncologia genital

52 Neoplasias malignas da vulva 616

53 Neoplasias malignas da vagina 623

54 Carcinoma invasor do colo do útero 632

55 Lesões precursoras do adenocarcinoma do endométrio 648

56 Neoplasias malignas do endométrio 652

57 Neoplasias uterinas com componente sarcomatoso 662

58 Neoplasias malignas das tubas 672

59 Neoplasias benignas do ovário 677

Parte 8 – Doenças da mama

60 Controle hormonal 686

61 Alterações funcionais benignas 694

62 Fluxo papilar 699

63 Mastites 704

64 Dor mamária 711

65 Neoplasias benignas 716

66 Terapêutica do carcinoma mamário invasivo 721

67 Câncer de mama na gestação 733

68 Quimioprevenção primária do carcinoma de mama 740

69 Quimioterapia antiblástica em Oncologia mamária 749

Índice remissivo 763

Miniatlas colorido M-1

Nota: as figuras indicadas com 📷 apresentam versão em cores no Miniatlas Colorido.

Os algoritmos deste livro estão disponíveis como material adicional para download.
Acesse http://manoleeducacao.com.br/ginecologia2ed.

A Medicina é uma área do conhecimento em constante evolução. Os protocolos de segurança devem ser seguidos, porém novas pesquisas e testes clínicos podem merecer análises e revisões. Alterações em tratamentos medicamentosos ou decorrentes de procedimentos tornam-se necessárias e adequadas. Os leitores são aconselhados a conferir as informações sobre produtos fornecidas pelo fabricante de cada medicamento a ser administrado, verificando a dose recomendada, o modo e a duração da administração, bem como as contraindicações e os efeitos adversos. É responsabilidade do médico, com base na sua experiência e no conhecimento do paciente, determinar as dosagens e o melhor tratamento aplicável a cada situação. Os autores e os editores eximem-se da responsabilidade por quaisquer erros ou omissões ou por quaisquer consequências decorrentes da aplicação das informações presentes nesta obra.

Durante o processo de edição desta obra, foram empregados todos os esforços para garantir a autorização das imagens aqui reproduzidas. Caso algum autor sinta-se prejudicado, favor entrar em contato com a editora.

Prefácio

A segunda edição do livro *Ginecologia* contempla, de modo prático e bastante objetivo, os principais tópicos da nossa especialidade. A obra encontra-se dividida em seções que incluem, além de um Módulo Básico, no qual são descritos os princípios da consulta ginecológica e os principais métodos propedêuticos complementares, Ginecologia Geral, Uroginecologia, Disfunções do Assoalho Pélvico, Endocrinologia Ginecológica, Transição Menopausal e Pós-menopausa, Doenças do Trato Genital Inferior, Oncologia Genital e Doenças da Mama.

Acreditamos que, com a publicação desta obra, estamos contribuindo para o aperfeiçoamento do ginecologista e para o melhor aprendizado do estudante e do residente.

Manoel João Batista Castello Girão
Geraldo Rodrigues de Lima
Edmund Chada Baracat
Marair Gracio Ferreira Sartori
Afonso Celso Pinto Nazário

1

Módulo Básico

1 | Anamnese em Ginecologia

Marair Gracio Ferreira Sartori
Manoel João Batista Castello Girão
Edmund Chada Baracat
Geraldo Rodrigues de Lima
Maria Gabriela Baumgarten Kuster Uyeda

A anamnese em Ginecologia possui algumas peculiaridades. É importante criar um vínculo médico-paciente adequado, pois muitas queixas femininas são omitidas do médico por insegurança ou vergonha. Sendo assim, cabe ao ginecologista saber ouvir e interpretar todas essas queixas.

Divide-se a anamnese nos seguintes tópicos:

- identificação (ID);
- queixa e duração (QD);
- história pregressa da moléstia atual (HPMA);
- interrogatório complementar (IC);
- interrogatório sobre os diversos aparelhos (ISDA);
- antecedentes familiares (AF);
- antecedentes pessoais (AP):
  - antecedentes ginecológicos (AG);
  - antecedentes menstruais (AM);
  - antecedentes sexuais (AS);
  - antecedentes obstétricos (AO).

IDENTIFICAÇÃO

Deve-se anotar idade, raça, estado civil, naturalidade, procedência e profissão. Todos esses fatores podem influenciar as doenças ginecológicas.

QUEIXA E DURAÇÃO

Descobrir o problema que levou a paciente a procurar o atendimento e há quanto tempo a queixa existe. Nesse item, deve-se incluir apenas a queixa principal, com as próprias palavras da paciente, de preferência.

Em consultórios ginecológicos, os problemas mais comumente observados são os relacionados a corrimento vaginal, dor pélvica, irregularidade menstrual, incontinência urinária e climatério, entre outros. Todavia, há pacientes que procuram o ginecologista apenas como rotina, para exames de prevenção, sem apresentarem queixas.

HISTÓRIA PREGRESSA DA MOLÉSTIA ATUAL

O ginecologista deve descrever o início, a progressão e as características dos sintomas relatados na queixa inicial, até o momento da consulta. Além disso, deve informar os fatores de melhora ou piora, exatamente como descritos pela paciente. Nesse item, evita-se dar diagnósticos ou copiar exames subsidiários, devendo ser incluído apenas o histórico da queixa que trouxe a paciente à consulta.

INTERROGATÓRIO COMPLEMENTAR

Questionar sobre dados como febre, anorexia, adinamia e emagrecimento, entre outros.

INTERROGATÓRIO SOBRE OS DIVERSOS APARELHOS

Pesquisar queixas relativas a aparelhos: cardiovascular; respiratório; gastrintestinal, particularmente sintomas gastrintestinais que, não raro, associam-se a muitos sintomas ginecológicos; e genitourinário, especialmente queixas de perda de urina, urgência, disúria e enurese. Não é incomum as mulheres, geralmente as mais idosas, omitirem essas queixas, acreditando que seja um problema normal para a idade. Dessa forma, cabe ao ginecologista perguntar especificamente sobre esses sintomas e sobre as disfunções sexuais.

ANTECEDENTES FAMILIARES

Antecedentes de neoplasias ginecológicas são muito importantes para guiar os exames preventivos a serem realizados. Neoplasias de mama, endométrio e ovário, particularmente, têm alta incidência familiar. É importante avaliar quais são e com que idade os familiares foram acometidos. O câncer de mama na família materna, na pré-menopausa, por exemplo, é antecedente mais importante que aqueles ocorridos em idade avançada.

Antecedentes de doenças tromboembólicas na família devem alertar o ginecologista a prescrever hormonioterapia com mais cuidado, inclusive na indicação de contraceptivos hormonais, bem como prevenir essas afecções no pós-operatório de cirurgias ginecológicas. Será de bom alvitre investigar as trombofilias nesta situação.

ANTECEDENTES PESSOAIS

- Doenças prévias: avaliar a presença de hipertensão, diabetes e tromboembolismo. Quaisquer outras enfermidades ou tratamentos anteriores também devem ser pesquisados;
- cirurgias anteriores: tomar conhecimento de todos os tratamentos cirúrgicos já realizados, ainda que não envolvam o trato genital. Deve-se solicitar sempre os resultados dos exames anatomopatológicos anteriores;
- hábitos: o tabagismo, em especial, está relacionado à maior incidência de tumores ginecológicos e de fenômenos tromboembólicos associados aos estrogênios;
- medicações em uso: várias medicações, como diuréticos, antidepressivos e hormônios, podem influenciar sintomas ginecológicos (atenção às eventuais interações medicamentosas).

Antecedentes ginecológicos

Pesquisa de doenças ou tratamentos ginecológicos prévios.

Antecedentes menstruais

- Menarca: geralmente, a menarca ocorre ao redor dos 12 anos de idade. Quando se dá antes de 9,5 anos de idade, é considerada precoce;
- ciclo menstrual (duração do fluxo, intervalo, quantidade);
- sintomas associados (dismenorreia, tensão pré-menstrual);
- data da última menstruação (DUM);
- idade da menopausa: quando ocorre antes dos 40 anos de idade é considerada precoce, e acima dos 55 anos de idade, tardia;
- sintomas climatéricos;
- sangramento da pós-menopausa;
- terapia hormonal (TH).

Antecedentes sexuais

- Idade da primeira relação sexual: fornece indícios da vida sexual da paciente, contribuindo para que possam ser dadas recomendações particulares adequadas;

- número de parceiros: quanto maior o número de parceiros sexuais, maior a chance de a paciente ter contraído doenças sexualmente transmissíveis (DST);
- método anticoncepcional atual e pregresso: pesquisar os métodos anteriormente utilizados e o porquê de sua descontinuação. Isso fornece subsídios para a escolha do método ideal para cada paciente;
- dor à relação sexual: caracterizar se a dor está relacionada à penetração, mais associada às vulvovaginites, ou à profundidade, muitas vezes relacionada a afecções uteroanexiais;
- atividade de desejo e orgasmo: as alterações sexuais podem estar relacionadas a distúrbios emocionais ou orgânicos, entre os quais destacam-se distúrbios hormonais e doenças pélvicas.

Antecedentes obstétricos

- Número de gestações e de partos: considera-se parto quando há nascimento de concepto com mais de 500 g ou 20-22 semanas;
- idade em que ocorreu o primeiro parto;
- número de abortos (se espontâneos ou provocados, verificar se houve ou não necessidade de esvaziamento uterino – AMIU ou curetagem);
- tipo de parto: caracterizar se foi normal, cesárea ou parto vaginal instrumental (fórceps ou vacuoextrator). Se normal, descobrir se foi domiciliar ou hospitalar e perguntar a respeito do tempo de trabalho de parto, da anestesia utilizada e da episiotomia;
- peso do recém-nascido: se estiver acima de 4 kg, pode levantar a suspeita de diabetes gestacional; se estiver muito baixo, pode indicar antecedente de prematuridade ou de restrição de crescimento intrauterino;
- tempo de gestação: para detecção de prematuridade e de insuficiência istmocervical, quando as perdas fetais ocorrem em idades inferiores a cada gestação;
- intercorrências do ciclo gravídico-puerperal: particularmente diabetes, hipertensão, restrição de crescimento intrauterino e qualquer outro problema clínico;
- lactação: avaliar o tempo de amamentação, se houve fissuras ou mastites e se a paciente permaneceu em amenorreia durante esse período;
- tempo entre o último parto e a menopausa.

BIBLIOGRAFIA

1. Sartori MGF, Girão MJBC, Baracat EC, Rodrigues de Lima G. Anamnese. In: Baracat EC, Rodrigues de Lima G. Guias de medicina ambulatorial e hospitalar UNIFESP/EPM. Ginecologia. Barueri: Manole; 2005. p.3-6.
2. Ghiaroni J. Anamnese em Ginecologia. In: Tratado de Ginecologia da FEBRASGO. Rio de Janeiro: Revinter; 2000. p.122-3.

2 | Exame físico geral e ginecológico

Marair Gracio Ferreira Sartori
Manoel João Batista Castello Girão
Edmund Chada Baracat
Geraldo Rodrigues de Lima
Maria Gabriela Baumgarten Kuster Uyeda

INTRODUÇÃO

O exame físico é de fundamental importância na consulta ginecológica. O ginecologista deve estabelecer um relacionamento de respeito com a paciente durante a anamnese, de modo que ela colabore e fique tranquila durante o exame ginecológico.

Os exames físico e ginecológico têm uma sequência para a elaboração de um diagnóstico clínico, que pode ou não requerer propedêutica subsidiária.

EXAME FÍSICO GERAL E GINECOLÓGICO

1. Exame físico geral.
2. Exame físico dos demais sistemas.
3. Propedêutica mamária:
   - inspeção estática;
   - inspeção dinâmica;
   - palpação (parênquima e linfonodos);
   - expressão (pontos-gatilho).
4. Exame ginecológico:
   - abdome;
   - órgãos genitais externos: inspeção estática e dinâmica;
   - órgãos genitais internos: toque e especular;
   - outras provas: histerometria, tração do colo etc., quando necessário.

Exame físico geral

1. Avaliar o peso e a altura e calcular o índice de massa corpórea (IMC).
2. Determinar a relação cintura-quadril (C/Q).
3. Medir a pressão arterial, o pulso e a temperatura.
4. Observar fácies e estado geral.
5. Realizar a propedêutica clínica dos sistemas tegumentar, cardiorrespiratório e gastrintestinal.

Propedêutica mamária

Inspeção estática

Com a paciente sentada, observar as mamas em relação à simetria, ao formato, aos mamilos e à presença de abaulamentos, retrações ou cicatrizes. Qualquer alteração deve ser descrita.

Inspeção dinâmica

Visa a pesquisar eventuais retrações ou abaulamentos por meio da contração de músculos peitorais ou pela movimentação da mama.

Com a paciente sentada, solicitar que ela levante os braços esticados e junte as mãos sobre a cabeça, abaixando-os, em seguida, ao longo do corpo. Assim, a mama desliza sobre a musculatura peitoral e, se houver nódulos ou tecido fixo aos músculos, há retração da pele.

A segunda manobra é denominada "mamas pendentes". Ainda sentada, o examinador segura as mãos da paciente, que deve se inclinar para a frente, evidenciando fixação no peitoral, caso exista.

A terceira manobra envolve a contração voluntária dos músculos peitorais. A paciente, sentada, coloca as mãos na cintura e contrai os peitorais, de modo que o examinador possa confirmar a contração muscular pela palpação. Essa manobra tem, também, a finalidade de averiguar eventuais nódulos ou retrações.

Palpação

1. Parênquima: a palpação da mama deve ser realizada com a ponta dos dedos contra o gradeado costal. Deve-se palpar todos os quadrantes e a região retromamilar.
2. Linfonodos: deve-se pesquisar a cadeia axilar e os infraclaviculares e descrever o tamanho e a consistência de eventuais linfonodos palpáveis.

Expressão

Deve ser feita delicadamente, da base em direção ao mamilo. Absorver secreção em gaze, caso haja, e descrever o seu tipo e se é uni ou multiductal, uni ou bilateral. Os fluxos espontâneos e transparentes (água-de-rocha) ou hemáticas são mais significativos.

Exame ginecológico

Abdome

Realizar a inspeção estática, descrevendo a forma, a distribuição do tecido celular subcutâneo e a presença de cicatrizes, de circulação venosa ou de hérnias. Em seguida, auscultar ruídos hidroaéreos, em especial no pós-operatório, para a detecção de íleo paralítico.

Segue-se a palpação superficial, analisando a camada subcutânea e a presença de dor ou tumor palpável.

A etapa seguinte é a palpação profunda, em particular do andar inferior do abdome, onde a presença de tumores ginecológicos é mais frequente. Palpam-se também os hipocôndrios, verificando fígado e baço, e pesquisa-se a presença de ascite e descompressão brusca, quando necessário.

Ao detectar um tumor, deve-se especificar tamanho, localização, superfície, presença de dor e limites, mobilização e se existe pulsação. Em geral, os tumores ginecológicos não têm limites inferiores, pois nascem da pelve em direção ao andar superior do abdome.

Órgãos genitais externos

Inspeção estática

Descrever a pilificação, que, na mulher, assume aspecto triangular, diminuindo na pós-menopausa. As formações labiais e vestibulares podem estar normais, hipertróficas ou atróficas.

Observar se há procidência das paredes vaginais ou do colo do útero.

Inspeção dinâmica

Solicitar que a paciente faça um esforço, como tossir ou realizar manobra de Valsalva, para pesquisar procidência de paredes vaginais ou perda de urina. Se houver perda de urina, caracterizar se foi sincrônica ou não ao esforço e em que quantidade ocorreu. Descrever a procidência das paredes vaginais de acordo com o compartimento acometido, seja anterior, apical ou posterior. Quantificar a posição das paredes vaginais e/ou do colo do útero* em centímetros em relação ao hímen (ver Capítulo "Prolapso genital").

Palpação

Identificar as lacerações perineais, observando a integridade ou não dos músculos levantadores do ânus. Quando a laceração perineal atinge o plano cutaneomucoso, é

---

* De acordo com a nova terminologia anatômica, os termos colo uterino (cérvix uterina, cérvice uterina) e corpo uterino foram substituídos por colo do útero e corpo do útero. Fórnice vaginal também mudou para fórnice da vagina. Consultar Sociedade Brasileira de Anatomia. Terminologia anatômica. Barueri: Manole; 2001.

considerada de 1º grau; quando atinge o plano músculo aponeurótico, de 2º grau; e, quando atinge o esfíncter externo do ânus, de 3º grau.

Órgãos genitais internos
Toque
Deve ser bimanual. Observar as características da vagina, se pérvia ou ampla, a rugosidade, a elasticidade e a presença de tumores. Deve-se analisar e descrever o tamanho, a consistência e a superfície do colo e do corpo do útero e dos anexos.

A posição do colo do útero pode ser voltada para a parede vaginal anterior ou posterior. O corpo do útero pode estar em anteversão, retroversão ou medianizado. Quando há tumor pélvico volumoso que se estende para o abdome, empregam-se manobras para melhor caracterização. Quando movimentos imprimidos ao colo do útero transmitem-se ao tumor e vice-versa, sugere-se tratar de tumor uterino. Do contrário, supõe-se ser tumor anexial.

Nos casos de doença inflamatória pélvica aguda, a mobilização do colo pode ser extremamente dolorosa, acompanhada ou não de abaulamentos dos fórnices da vagina (sugerindo líquido intracavitário). A palpação dos paramétrios por toque vaginal ou retal é fundamental nos casos de suspeita de endometriose pélvica e para o estadiamento das neoplasias ginecológicas malignas, em particular a do colo do útero.

Especular
Deve preceder o toque vaginal bimanual apenas quando houver a necessidade de coletar exame citológico cervicovaginal. Caso contrário, o toque deve ser realizado antes. O espéculo deve ser colocado delicadamente, semiaberto, até atingir o fundo da vagina, onde deve ser aberto expondo o colo do útero. Nesse momento, descrevem-se as paredes vaginais, o conteúdo vaginal e as características do colo do útero, como superfície, óstio* externo e junção escamocolunar (JEC). Pode-se aplicar ácido acético (2%) e iodo (solução de Schiller) para ressaltar eventuais lesões na superfície do colo.

Outras provas
Histerometria
É realizada excepcionalmente na propedêutica ginecológica para diferenciar aumento do útero de tumor de ovário, além de ser método auxiliar na inserção de DIU.

O sangramento à histerometria, após a menopausa, pode indicar carcinoma do endométrio.

Tração do colo
É uma prova muito dolorosa e deve ser substituída pela avaliação do prolapso genital durante manobra de Valsalva (ver Capítulo "Prolapso genital").

---

*Antes chamado orifício uterino, agora, denomina-se óstio do útero.

Teste das aminas

Coletar secreção vaginal em uma lâmina e adicionar uma gota de hidróxido de potássio (KOH a 10%). Quando há liberação de aminas voláteis de odor muito desagradável, diagnostica-se vaginose bacteriana.

Exame a fresco do conteúdo vaginal

Uma lâmina com KOH a 10% e outra com soro fisiológico podem ser examinadas ao microscópio, pesquisando hifas e esporos de fungos, tricomonas (protozoário flagelado móvel), leucócitos e células-alvo (presentes na vaginose bacteriana).

BIBLIOGRAFIA

1. Ghiaroni J. Exame físico em Ginecologia In: Lamgruber I, Oliveira HC. Tratado de Ginecologia da FEBRASGO. Rio de Janeiro: Revinter; 2000. p.124-9.
2. Sartori MGF, Girão MJBC, Baracat EC, Rodrigues de Lima G. Exame físico geral e ginecológico. In: Baracat EC, Rodrigues de Lima G. Guias de medicina ambulatorial e hospitalar UNIFESP/EPM. Ginecologia. Barueri: Manole; 2005. p.7-11.
3. Schlueter DP. Assistência pré-operatória. In: Mattingly RF, Thompson JD. Te Linde Ginecologia operatória. 6.ed. Rio de Janeiro: Editora Guanabara; 1988. p.56-61.

Citopatologia mamária | 3

Gustavo Rubino de Azevedo Focchi

INTRODUÇÃO

Lesões mamárias palpáveis são achados muito comuns e podem estar relacionadas à condição fibrocística, a processos inflamatórios, hiperplasias ou neoplasias.

A punção aspirativa por agulha fina (PAAF) para a avaliação citopatológica de lesões mamárias é um exame rápido e barato, que pode ser realizado em ambulatório. Esse exame apresenta elevadas taxas de sensibilidade e especificidade, poucas contraindicações e raramente apresenta complicações. É, juntamente com os exames clínico, radiológico (teste tríplice) e anatomopatológico, um elemento fundamental no auxílio à detecção precoce do câncer mamário – doença com altas taxas de incidência e mortalidade.

A correlação dos achados citopatológicos mamários com os dados dos exames clínico e radiológico é indispensável, necessária e fundamental para que o diagnóstico final seja correto, assim como a correlação colpocito-histológica na prática da patologia do trato genital inferior.

O exame pode ser utilizado para confirmar um câncer mamário recidivado ou inoperável, avaliar um nódulo palpável de natureza desconhecida ou lesões mamárias não palpáveis, quando guiado por métodos de imagem como a ultrassonografia.

O material proveniente de fluxo papilar também pode ser avaliado citologicamente por meio da citologia esfoliativa (não aspirativa) e auxiliar no diagnóstico de determinadas lesões mamárias por meio da correlação com dados clínicos e de outros exames. A amostra deve ser devidamente identificada e fixada e os dados clínico-laboratoriais relevantes devem estar contidos na requisição do exame.

Adequabilidade do material

Na citologia mamária, bem como na citologia cervicovaginal, o tipo e o número de células presentes são importantes para caracterizar a adequabilidade do material analisado. Todavia, não há consenso a respeito de um critério quantitativo mínimo em citopatologia mamária, sendo propostos diferentes parâmetros na literatura. A maior parte dos autores cita, para considerar a amostra adequada ou satisfatória, no mínimo, 3 a 6 agrupamentos celulares epiteliais, bem preservados e visualizáveis, com pelo menos 10 células cada.

Deve-se lembrar, porém, que, em citopatologia mamária, dependendo da correlação com dados clínicos e de outros exames, o conceito de uma "amostra adequada" pode ser variável. Achados citológicos similares podem corresponder a lesões diferentes. Cistos, por exemplo, podem gerar material acelular; outras doenças, com outros tipos celulares não relacionados aos tecidos fibroadiposo e epitelial, podem ser observadas nas mamas; e algumas neoplasias podem gerar punções paucicelulares, independentemente da exuberância dos achados clínicos e radiológicos.

Uma amostra é considerada adequada ou satisfatória quando apresentar celularidade suficiente e condições técnicas que permitam uma conclusão diagnóstica. Todavia, quando houver intensa hemorragia, inflamação, celularidade insuficiente ou artefatos técnicos que impossibilitem sua avaliação, a amostra é considerada inadequada ou insatisfatória.

MÉTODOS

Material

O material, que deve ser acondicionado em uma bandeja, é composto de:
- lâminas previamente identificadas;
- lâmina para preparação do esfregaço;
- luvas de procedimento;
- álcool e gaze;
- frasco com álcool absoluto (20 mL) ou fixador celular;
- seringa descartável de 10 mL;
- agulhas;
- empunhadura.

Etapas da coleta de material (PAAF)

1. Assepsia do local com álcool.
2. Apreensão do nódulo entre os dedos polegar e indicador.
3. Introdução da agulha na pele.

4. Pressão negativa com manutenção do vácuo.
5. Movimento de vai e vem até a identificação de material no manípulo da agulha.
6. Pressão negativa desfeita.
7. Retirada da agulha do nódulo.

Etapas da coleta de material (fluxo papilar)

1. Realizar delicada pressão na aréola e na papila.
2. Coletar o material, diretamente da papila, em lâmina de vidro previamente limpa.

Preparação do esfregaço

1. Colocar o material coletado em uma ou mais lâminas previamente limpas a 1 ou 1,5 cm da parte fosca (uma gota com 0,5 cm de diâmetro por lâmina é suficiente).
2. Apreender a lâmina contendo o material entre os dedos polegar e indicador, apoiando-a sob os outros dedos.
3. Espalhar o material com o auxílio de outra lâmina de vidro limpa, colocada perpendicularmente ao material aspirado, deitando-a e deslizando-a.

Fixação e coloração

Deve-se acondicionar imediatamente as lâminas em frasco com álcool absoluto ou com spray fixador. Geralmente, a coloração é realizada pela técnica de Papanicolaou modificada, mas outras técnicas de fixação e coloração podem ser utilizadas.

Terminologia diagnóstica

As seguintes categorias de interpretação diagnóstica são utilizadas em citopatologia aspirativa mamária:

- inadequada/insuficiente (C1);
- benigna (C2): inclui mastite, abscesso subareolar recorrente, fibroadenoma, necrose gordurosa, condição fibrocística, lesão epitelial proliferativa sem atipias, entre outros. Apresenta celularidade baixa a moderada, com agrupamentos de células epiteliais típicas coesas, geralmente em monocamada, e presença de núcleos nus bipolares e de células mioepiteliais;
- atípica/indeterminada (C3): representa esfregaços com atipias discretas, comumente entremeadas por áreas nitidamente benignas. Na correlação com os achados clínicos e radiológicos, alguns casos desse grupo podem ser citologicamente laudados como "indeterminados, provavelmente benignos". Os achados

histológicos revelam, na maioria dos casos, lesões benignas, incluindo papilomas intraductais e fibroadenomas e poucos casos de carcinomas intraductais de baixo grau;

- suspeita para malignidade (C4): indica maior probabilidade de malignidade. Existem padrões variados que mostram alguns critérios citológicos de malignidade, incluindo lesão epitelial proliferativa com atipias, entre outros;
- maligna (C5): inclui, essencialmente, os carcinomas. Apresenta celularidade alta com células epiteliais atípicas discoesas, geralmente isoladas e com citoplasma íntegro, e ausência de núcleos nus bipolares.

Os padrões citológicos em amostras de fluxo papilar e de conteúdo de cisto podem ser classificados em:

- material acelular;
- negativo para malignidade;
- alterações celulares de significado indeterminado;
- positivo para malignidade;
- consistente com lesão papilar;
- consistente com processo inflamatório.

EFICÁCIA DO MÉTODO

Está diretamente relacionada à experiência com o método. Assim como outros exames, pode apresentar resultados falso-negativos e falso-positivos.

Os resultados falso-negativos, de índices insignificantes, geralmente estão associados à amostragem inadequada da lesão e a erros de leitura em aspirados que contêm escassas células malignas. Já os raríssimos resultados falso-positivos geralmente estão relacionados a erros de interpretação das células analisadas.

BIBLIOGRAFIA

1. Brasil. Ministério da Saúde. Exame citopatológico. In: Diagnóstico histopatológico e citopatológico das lesões da mama. Brasília: INCA; 2002.
2. DeMay RM. The breast. In: The art & science of cytopathology. Chicago: ASCP Press; 1995.
3. Lee AHS, Carder P, Deb R, Howe M, Knox F, Shrimankar J, et al. Guidelines for non-operative diagnostic procedures and reporting in breast cancer screening. Non-operative diagnostic sub-group of the National Co-ordinating Group for Breast Screening Pathology. NHSBSP Publication. 2001;50:18-22.
4. Nguyen G, Kline TS. Breast. In: Essentials of aspiration biopsy cytology. Nova York: Igaku-Shoin; 1991.
5. Sakano CRB, Bariani SR, Rodrigues de Lima G, Gebrim LH. Citopatologia mamária. In: Baracat EC, Rodrigues de Lima G. Guia de Ginecologia. Barueri: Manole; 2005.

Citopatologia do trato genital inferior | 4

Gustavo Rubino de Azevedo Focchi

INTRODUÇÃO

O exame citopatológico, associado aos exames colposcópico e anatomopatológico, é de fundamental importância para o diagnóstico, tratamento e seguimento de doenças benignas, pré-malignas e malignas do trato genital inferior, especialmente do colo do útero e da vagina.

A maior contribuição do método é evidenciada historicamente pela drástica redução das taxas de mortalidade por carcinoma cervical desde a introdução do teste de Papanicolaou, considerado um dos sucessos da Medicina moderna, para o *screening* dessa doença e de suas lesões precursoras.

Atualmente, a utilização crescente do método citopatológico em meio líquido tem possibilitado melhorias na eficácia do rastreamento citológico do câncer cervical. Todavia, além desse advento, a proposta da utilização de testes biomoleculares para detecção de HPV como *screening* primário para lesões precursoras e carcinoma do colo do útero e o desenvolvimento de biomarcadores e de vacinas para HPV devem afetar, de maneira importante, o futuro próximo da prática da citopatologia do trato genital inferior.

É importante salientar que, para preservar a sensibilidade e a especificidade do teste de Papanicolaou, algumas normas devem ser obedecidas. São elas:

- não realizar o exame durante o período menstrual;
- não colher a amostra cervicovaginal antes de 72 horas após a prática de relações sexuais, uso de medicamentos tópicos ou quaisquer procedimentos que possam alterar o meio vaginal;
- obter a amostra preferencialmente no período ovulatório;

- identificar a lâmina antes e fixá-la imediatamente após a coleta;
- preencher o pedido de exame colpocitológico com os dados pertinentes:
  - idade;
  - data da última menstruação (DUM);
  - antecedentes de doenças ginecológicas, principalmente do trato genital inferior;
  - tratamentos realizados;
  - medicações em uso.

ETAPAS DO EXAME CITOPATOLÓGICO CERVICOVAGINAL

Coleta

É realizada pelo ginecologista ou por profissional devidamente treinado. Preconiza-se, no Departamento de Ginecologia da Escola Paulista de Medicina (EPM), a coleta tríplice em lâmina única, na sequência vagina-ectocérvice-endocérvice (VCE).

Com a paciente em posição ginecológica e auxílio do espéculo, visualiza-se o colo do útero. A coleta de material do fórnice vaginal posterior e das paredes vaginais é realizada com a extremidade arredondada da espátula de Ayre e colocada em uma das extremidades da lâmina de vidro previamente identificada. Em seguida, com a outra extremidade da espátula, em movimento rotatório de 360°, coleta-se o material do ectocérvice, colocando-o na porção média da lâmina de vidro. Finalmente, com a escova endocervical, coleta-se o material do endocérvice, também em movimento rotatório de 360°, e ele é depositado na outra extremidade da lâmina.

Em caso de impossibilidade de utilização de espéculo, pode-se, excepcionalmente, proceder a coleta com cotonete. Nas gestantes, a coleta endocervical geralmente é evitada e, nas pacientes submetidas à histerectomia total, realiza-se coleta de material da cúpula e das paredes vaginais, quando o exame for necessário.

Para avaliação da atividade hormonal, pode-se coletar material do terço superior das paredes vaginais laterais.

Fixação

Imediatamente após a coleta, para preservar os caracteres morfológicos celulares, a lâmina deve ser fixada com fixador à base de álcool isopropílico e glicol de polietileno em spray, polietilenoglicol em gotas ou, ainda, colocada em tubo plástico contendo álcool absoluto.

Coloração e montagem

Realizadas por profissional técnico, em laboratório, utilizam a coloração de Papanicolaou modificada.

Em relação à citologia em meio líquido, as etapas de coleta e fixação e a parte laboratorial seguem procedimentos variáveis que dependem das instruções do fabricante e da tecnologia empregada no preparo da amostra (manual ou automatizada).

Leitura

É realizada por citotécnicos e citopatologistas por meio da técnica de varredura sequencial vertical da lâmina. Todos os casos considerados duvidosos, positivos ou insatisfatórios pelo citotécnico são revisados pelo citopatologista.

Uma amostra aleatória de 10% dos casos considerados negativos na leitura inicial do citotécnico também é revisada pelo citopatologista. Casos de pacientes com antecedentes de neoplasias dos tratos genitais inferior e superior, infecções de repetição, imunossupressão e citologias atróficas, hemorrágicas e de gestantes também são revisados pelo citopatologista.

Recomenda-se, na medida do possível, que os demais casos considerados negativos na leitura inicial dos citotécnicos sejam submetidos a pós-*screening* rápido por citotécnico experiente ou citopatologista ou, ainda, que todos os casos sejam submetidos a pré-*screening* rápido, com o objetivo de aumentar a sensibilidade e a especificidade do método.

INTERPRETAÇÃO DOS ACHADOS CITOLÓGICOS

A interpretação dos achados citológicos baseia-se no sistema de Bethesda (2001), que avalia e reporta essencialmente os seguintes dados:

- qualidade da amostra e presença de fatores limitantes para a avaliação oncótica;
- amostragem da zona de transformação (células metaplásicas e endocervicais);
- organismos relevantes presentes;
- alterações (reativas, reparativas ou atipias) em células escamosas e glandulares (uterinas ou genitais extrauterinas);
- atipias em outras células do trato genital (não epiteliais) e neoplasias secundárias (extragenitais).

As condutas diante dos achados citológicos, que devem ser confirmados por estudo histopatológico de material obtido por biópsia dirigida pelo exame colposcópico ou por propedêutica adicional quando positivos, duvidosos ou discordantes, baseiam-se no Consenso da Associação Americana de Colposcopia e Patologia Cervical (ASCCP).

Sistema de Bethesda (2014)

Tipo de amostra
- Esfregaço convencional.
- Citologia em meio líquido.

Qualidade (adequação) da amostra
- Satisfatória para avaliação: descrever presença ou ausência de componentes endocervicais, de zona de transformação e de quaisquer outros indicadores de qualidade (p.ex., parcialmente obscurecido por sangue, inflamação etc.);
- Insatisfatória para avaliação:
  - amostra rejeitada/não processada (especificar o motivo);
  - amostra processada e avaliada, mas insatisfatória para avaliação de anormalidade epitelial (especificar o motivo).

Categorização geral (opcional)
- Negativo para lesão intraepitelial ou malignidade;
- outras: ver Interpretação/resultado (p.ex., células endometriais em mulher de idade igual ou superior a 45 anos);
- alteração celular epitelial: ver item Interpretação/resultado (especificar se escamoso ou glandular, quando apropriado).

Interpretação/resultado
- Negativo para lesão intraepitelial ou malignidade: quando não existir evidência celular de neoplasia, deve-se descrever o fato na Categorização Geral e/ou na seção de Interpretação/resultado do laudo, e se existem ou não organismos ou outros achados não neoplásicos.

Organismos
- *Trichomonas vaginalis*;
- organismos fúngicos morfologicamente consistentes com *Candida* spp;
- desvio de flora sugestivo;
- bactérias morfologicamente consistentes com *Actinomyces* spp;
- alterações celulares consistentes com vírus herpes simples (HSV).

Outros achados não neoplásicos (descrição opcional; relação não inclusiva)
- Alterações celulares reativas associadas à inflamação (incluindo reparo típico), irradiação ou dispositivo intrauterino (DIU);
- estado de células glandulares pós-histerectomia;
- atrofia.

Outros
- Células endometriais em mulheres com idade igual ou superior a 45 anos. Especificar se negativo para lesão intraepitelial.

Alterações das células epiteliais
Células escamosas
- Células escamosas atípicas:
  - de significado indeterminado (ASC-US);
  - não é possível excluir lesão intraepitelial escamosa de alto grau (ASC-H);
- lesão intraepitelial escamosa de baixo grau:
  - feito citopático do HPV/displasia leve/neoplasia intraepitelial cervical grau 1 (NIC 1);
- lesão intraepitelial escamosa de alto grau:
  - displasia moderada e acentuada e carcinoma *in situ*/NIC 2 e NIC 3;
  - características suspeitas de invasão;
- carcinoma espinocelular invasivo.

Células glandulares
- Atípicas:
  - células endocervicais sem outras especificações (SOE) ou especificar nos comentários;
  - células endometriais SOE ou especificar nos comentários;
  - células glandulares SOE ou especificar nos comentários.
- Atípicas:
  - células endocervicais, favorecendo neoplasia;
  - células glandulares, favorecendo neoplasia.
- Adenocarcinoma endocervical *in situ*.
- Adenocarcinoma:
  - endocervical;
  - endometrial;
  - extrauterino;
  - SOE.

Quaisquer outras neoplasias malignas devem ser especificadas.

Testes auxiliares
Fornecer uma breve descrição do método do teste e relatar o resultado de modo a ser facilmente compreendido pelo clínico.

Revisão automatizada

Se o caso for avaliado com equipamento automatizado, deve-se especificar o equipamento e o resultado.

Notas educativas e sugestões (opcionais)

As sugestões devem ser concisas e consistentes, com orientações do acompanhamento clínico publicadas por organizações profissionais (referências quanto às publicações relevantes podem ser incluídas).

Eficácia do método citopatológico

O teste de Papanicolaou, como qualquer outro exame, apresenta resultados falso-positivos e falso-negativos, com taxas variáveis, na dependência de vários fatores. As falhas do teste podem estar relacionadas a uma amostra subótima para avaliação oncótica (erro associado à qualidade do espécime), à não detecção de células atípicas presentes na amostra (erro de leitura) ou, ainda, à análise errônea das células alteradas detectadas (erro de interpretação).

Processos inflamatórios intensos, hemorragia, preservação celular inadequada, esfregaços com áreas espessas, atrofia com ou sem inflamação associada, lesões com mínima representação de células anormais ou com mínimas alterações celulares e alterações citológicas secundárias a tratamentos prévios são algumas causas das falhas do método citopatológico cervicovaginal.

BIBLIOGRAFIA

1. Bonfiglio TA. Gynecologic cytopathology. Historical perspective, current status and future outlook. Pathology Case Reviews. 2005;10:98-105.
2. DeMay RM. The pap smear. Chicago: ASCP Press; 2005.
3. Nayar R, Wilbur D (eds.). The Bethesda System for reporting cervical cytology. 3. ed. Springer; 2015.
4. Sakano CRB, Miyamoto IT, Focchi J, Rodrigues de Lima G. Citopatologia do trato genital inferior. In: Guia de Ginecologia. Barueri: Manole; 2005.
5. Wright TC, et al. 2006 Consensus guidelines for the management of women with abnormal cervical screening tests. Journal of Lower Genital Tract Disease. 2007;11(4):201-22.

Colposcopia | 5

Julisa Chamorro Lascasas Ribalta
Ana Carolina Silva Chuery
Neila Maria de Góis Speck
José Focchi

DEFINIÇÃO

O escopo principal dos estudantes deste segmento da genitália feminina é prevenir a doença neoplásica e diagnosticar e tratar, o mais precocemente possível, lesões neoplásicas intraepiteliais, proporcionando o mais completo estado de higidez física do trato genital inferior em todas as fases da vida.

Segundo os preceitos da Organização Mundial da Saúde (OMS), doença passível de prevenção é aquela que, sendo importante para a saúde pública, tem sua história natural conhecida e permite utilizar métodos diagnósticos de fácil execução, aceitos pela população-alvo e de custo baixo.

A prevenção, segundo a OMS, comporta etapas diferentes. A primária ocupa-se da identificação dos fatores de risco para a doença, além da educação de indivíduos expostos aos agentes mórbidos físicos, químicos, biológicos, hereditários e ambientais. Pode ser desenvolvida por pessoal médico, paramédico e educadores, sendo que o sucesso das ações depende do indivíduo-alvo. A prevenção secundária ocupa-se da identificação dos componentes do grupo de risco, além do diagnóstico e do tratamento dos estados mórbidos relacionados à história da doença em foco, e deve ser exercida por profissionais de saúde treinados e capacitados[1,2].

Como em todos os segmentos do exercício médico, a anamnese é fundamental para iniciar qualquer avaliação. As queixas clínicas podem ser vagas, evidentes ou mesmo inexistentes. As queixas mais frequentes são pruridos, ardores, corrimentos, sangramentos durante ou após intercurso sexual, presença de lesões papulosas, verrucosas, ulceradas ou tumorais, alterações de coloração da pele e da sensibilidade ou do volume dos genitais. Nenhuma dessas queixas, porém, constitui-se em principal sintoma. Muitas vezes, constata-se a ausência de sintoma mesmo perante sinais evidentes de doença. Assim, é muito importante que a mulher se submeta, periodicamente, ao exame ginecológico de prevenção.

A busca de fatores de risco durante a anamnese facilita o rastreamento e a seleção do grupo de risco, que está mais predisposto a apresentar alterações de importância diagnóstica. O exame de prevenção é indicado a toda mulher que já tenha iniciado atividade sexual, independentemente de sua idade, e àquelas que apresentem sintomas persistentes não esclarecidos.

A época mais adequada é o período periovulatório, em que as condições hormonais estão mais favoráveis ao exame e à coleta de materiais. Sintomas e sinais persistentes, variáveis ou não com o ciclo menstrual, são indicativos para a realização do exame a qualquer momento.

Nos três dias que antecedem o exame, recomenda-se não ter relações sexuais e não usar cremes e/ou duchas vaginais. Eventualmente, dificuldades de ordem social ou econômica obrigam o médico a executar o exame no momento da consulta.

Os procedimentos empregados em exames de prevenção variam de acordo com a finalidade desejada. Se a intenção é o rastreamento de uma determinada população, deve-se proceder à anamnese dirigida e à coleta do exame citopatológico cervicovaginal. Se há a intenção de aclarar exames citopatológicos suspeitos e/ou positivos, deve-se executar o exame ginecológico propriamente dito, seguido de avaliação colposcópica de todo o trato genital inferior e, se for o caso, completar com biópsias dirigidas para a avaliação anatomopatológica.

Durante a anamnese, observa-se que a queixa clínica não é característica, o que leva o médico a buscar os fatores de risco, como início de atividade sexual precoce não protegida, multiplicidade de parceiros, primiparidade na adolescência, parceiros de risco para infecções sexualmente transmissíveis (IST) e neoplasias, promiscuidade, IST e infecção pelo papilomavírus humano (HPV)[3,4].

As gestantes, sempre que necessário e indicado, devem ser submetidas a exame especular e colposcópico. Embora as modificações das estruturas induzidas pelo estado gestacional possam dificultar a interpretação de imagens anormais, o exame sequencial e o seguimento citológico oferecem condições para desfazer dúvidas e realizar a biópsia atentando-se apenas para o sangramento que, eventualmente, será mais intenso, mas facilmente contornável com repouso e compressão.

Desde os primórdios do desenvolvimento da colposcopia, por Hinselmann, havia a preocupação de investigar todo o trato genital inferior: colo, vagina e vulva. E assim deve ser continuado. Sempre que possível, esse exame será feito em momento diferente daquele da coleta de material para exame citopatológico, uma vez que esse procedimento pode provocar traumas e/ou sangramentos superficiais de mucosas[4-6].

COLPOSCOPIA

Recomenda-se que a colposcopia seja sempre um diferencial, isto é, que não se restrinja à simples observação e descrição dos achados e seja suficientemente rigorosa e pormenorizada. O objetivo é melhorar o ato da biópsia, localizando o epicentro da lesão, o ponto mais significativo e com maior probabilidade de corresponder ao substrato histopatológico sugerido pelo achado colposcópico e suspeitado pelo exame citopatológico.

Técnicas da colposcopia

1. Aplicar espéculo autoestável de tamanho pequeno ou ajustado, que oferece maior conforto e permite movimentos delicados. Não usar lubrificante. Se necessário, utilizar soro fisiológico.

2. Observar paredes vaginais, conteúdo vaginal e aspecto macroscópico do colo. Localizar o óstio do colo. Evitar traumatismos e movimentos bruscos. Observar se há lesões com sangramento espontâneo.

3. Limpar o ambiente vaginal com soro fisiológico com pequeno chumaço de algodão fartamente embebido. Rever aspectos das paredes vaginais, forma e aspecto do colo do útero e do óstio externo do colo por meio do colposcópio. Observar o muco que emerge do canal endocervical e anotar suas características, se cristalino, opalescente, opaco, catarral ou hemático. Nessa etapa do exame, é obrigatório observar, minuciosamente, a angioarquitetura do estroma, vista por transparência da mucosa, complementando a observação com filtro verde.

4. Ampliar a observação colposcópica com aplicação repetitiva e generosa de ácido acético a 3% sobre todo o colo do útero e sobre as paredes vaginais.

5. Identificar os aspectos normais e anormais, a localização, a extensão, a coloração, a vascularização, as bordas, os pormenores de superfície e a associação de imagens e fazer registro minucioso dos achados.

6. Aplicar o teste do lugol (solução de Schiller) e observar as variações de coloração. Registrar os achados. Em casos de dúvidas, nos quais a reobservação apenas com ácido acético seja desejada, recomenda-se o uso de solução de hipossulfito de sódio a 1% em aplicações delicadas, o que cancela a coloração dada pela solução de Schiller.

7. Para casos especiais de dúvidas ou de aspectos muito extensos, nos quais ainda não se tem segurança do melhor local para biópsia, pode-se, excepcionalmente, aplicar solução de azul de toluidina a 1% durante 1 a 2 min e realizar lavagem da área colorida com solução de ácido acético a 1% ou 3%. O local em que a coloração azul-real estiver mais evidente é onde há maior atividade proliferativa. Ressalta-se que apenas o conjunto de todas as recomendações e a experiência do observador permitem a adequada escolha de local para retirada de fragmentos para estudo anatomopatológico.

8. Realizar a biópsia dirigida pela colposcopia por meio de pinças tipo saca-bocado, como Gaylor-Medina, ou tipo *punch*, como Baliu Monteiro. Pode-se ainda empregar alça de ondas de alta frequência. O importante é que o fragmento seja

o mais representativo possível da imagem, do local, da extensão e da profundidade do processo em avaliação. A fixação também deve ser cuidadosa em relação ao tamanho da amostra, à quantidade de fixador e à manipulação e identificação do fragmento. Peças maiores, como as de exérese ampla de zona de transformação ou de conização diagnóstica, devem ser identificadas com reparos em posição de 12 horas e, se possível, com marcação das margens cirúrgicas com tinta da China para orientação do patologista.

9. Realizar hemostasia. Pode-se obter adequado controle de eventuais sangramentos com a aplicação de tampões vaginais de gaze ou comerciais (tipo OB®) ou por aplicação de substâncias hemostáticas, como percloreto férrico, ácido metacresol sulfônico ou, ainda, nos casos mais severos, por meio de pontos de sutura[5-7].

VULVOSCOPIA (PUDENDOSCOPIA)

A observação deve ser ordenada, regular, macroscópica e com o colposcópio da região do pube e dos sulcos ínguino e genitocrural. Devem-se avaliar:

- grandes lábios: estrutura, pilificação, superfície, relevo, retrações, endurações, ulcerações, nódulos, alterações de coloração, rágades ou qualquer outra alteração;
- sulcos interlabiais, pequenos lábios, sulco lábio-himenal;
- estruturas do vestíbulo vaginal: óstio da vagina, meato da uretra, opérculos das glândulas parauretrais (de Skene), periuretrais e paravaginais (de Bartholin);
- clitóris: prepúcio e freio;
- regiões perineal, perianal e o sulco interglúteo.

É necessário repetir toda a observação com auxílio do colposcópio antes e após a aplicação de ácido acético a 5%. Devem-se aguardar alguns minutos para estabelecer o acetobranqueamento adequado para interpretação satisfatória das imagens. Todo e qualquer achado que induza o observador a suspeitar de processo neoplásico deve ser biopsiado.

Recomenda-se, como procedimento básico, a anestesia tópica por infiltração com lidocaína em todos os pontos em que haja necessidade de esclarecimento, pois os processos vulvares, frequentemente, são extensos e multifocais.

Escolhido o local adequado, a retirada do fragmento histológico pode ser feita com pinças de biópsia tipo saca-bocado, dermátomo de Keyes, pinça de Baliu Monteiro ou bisturi de lâmina fria e alça de ondas de alta frequência.

O acondicionamento adequado do material deve respeitar a boa norma da conduta histopatológica, de modo que o fragmento deve ser depositado em recipiente contendo solução de formol a 10% ou em fixador de Bouin, segundo a preferência do laboratório. O volume mínimo de solução fixadora deve ser 10 vezes maior que o da amostra a ser estudada[5,6].

LESÕES LOCALIZADAS NO CANAL ENDOCERVICAL

As lesões que se estendem para o interior do canal do útero ou aquelas localizadas totalmente dentro dele merecem maior atenção do examinador, uma vez que, habitualmente, estão associadas a importantes processos proliferativos anormais.

Sempre que possível, deve-se entreabrir o óstio do colo do útero para melhor observação desses achados, seja com auxílio de pinças, como a de Mecken-Koogan, ou de suas variantes, como a introdução de bolinha de algodão umedecida em soro fisiológico ou em ácido acético.

A manipulação deve ser delicada e suficiente para expor o achado o melhor possível, evitando o sangramento, especialmente nos casos friáveis – tarefa nem sempre fácil ou factível.

Pacientes na pós-menopausa frequentemente apresentam o óstio do colo pouco elástico e a junção escamocolunar, no interior do canal endocervical, com pouco muco espesso e opaco. Nesses casos, recomenda-se, inicialmente, proceder a estrogenização da paciente, desde que não exista contraindicação clínica formal. Sugere-se o uso de promestrieno, creme vaginal, na dose de 10 mg/g, ou de estriol, creme vaginal, na dose de 1 mg/g durante 20 dias, reavaliando o caso após 3 a 7 dias do término das aplicações.

Quando viável, a microcolpo-histeroscopia pode ser realizada para melhor localização da lesão e direção do ato da biópsia. Entretanto, essa prática encontra-se limitada quanto a seu uso em diferentes textos acadêmicos. No setor de Patologia do Trato Genital Inferior da EPM não tem sido realizada. Assim sendo, a biópsia é dirigida pela visão colposcópica.

Outras opções são curetagem endocervical ou exérese do canal endocervical por meio de cirurgia com alça de ondas de alta frequência. Além disso, como estratégia para diagnóstico, antes de atitudes excisionais, pode-se proceder à coleta, cuidadosa e vigorosa, de material para exame citopatológico endocervical. A sensibilidade desse procedimento é semelhante àquela da curetagem endocervical. Assim, é importante que haja bom entendimento entre os profissionais envolvidos.

Todo ato de biópsia deve ser guiado pela avaliação conjunta de resultados de exames citológicos, avaliações colposcópicas e fatores de risco neoplásico, além de eventuais sintomas. A biópsia será impositiva sempre que houver desencontro entre as avaliações[5-7].

REGISTRO DOS ACHADOS DA COLPOSCOPIA

O registro de todos os achados deve seguir a nomenclatura vigente de aspectos colposcópicos definida durante o XIV Congresso Mundial de Patologia Cervical e Colposcopia no Rio de Janeiro, pela Federação Internacional de Patologia Cervical e Colposcopia (2011).

Terminologia colposcópica do colo uterino IFCPC 2011

Avaliação geral
- Colposcopia adequada ou inadequada (especificar o motivo: sangramento, inflamação, cicatriz, etc.).
- Visibilidade da junção escamocolunar: completamente visível, parcialmente visível e não visível.
- Zona de transformação:
  - tipo 1: zona de transformação totalmente visível;
  - tipo 2: zona de transformação que apresenta componente adentrando canal endocervical, mas é possível identificar a junção escamocolunar;
  - tipo 3: a zona de transformação encontra-se dentro do canal endocervical, podendo eventualmente apresentar pequena porção ectocervical, e a junção escamocolunar será dificilmente visível ou não identificada.

Aspectos colposcópicos normais
- Epitélio escamoso original:
  - maduro (Figura 1);
  - atrófico.
- Epitélio colunar:
  - ectopia (Figura 2).
- Epitélio escamoso metaplásico:
  - cistos de Naboth;
  - orifícios (glândulas) abertos (Figura 3).
- Deciduose na gravidez.

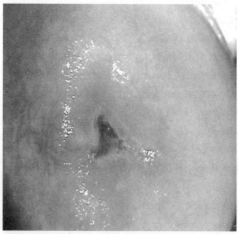

FIGURA 1 Colo com aspecto colposcópico normal, junção escamocolunar visível, epitélio escamoso maduro.
Fonte: arquivo Nuprev PTGI.

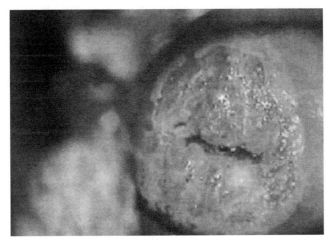

FIGURA 2 Aspecto colposcópico normal. Junção escamocolunar visível. Epitélio glandular – ectopia. 📷
Fonte: arquivo Nuprev PTGI.

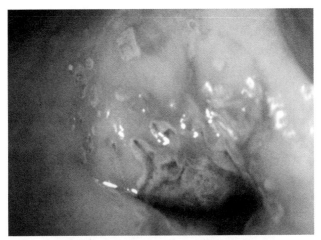

FIGURA 3 Aspecto colposcópico normal. Epitélio escamoso metaplásico. 📷
Fonte: cortesia do Dr. J. Monsonego.

Aspectos colposcópicos anormais
- Princípios gerais:
  - localização da lesão: dentro ou fora da zona de transformação (ZT) e de acordo com a posição do relógio;
  - tamanho da lesão: número de quadrantes do colo uterino envolvidos pela lesão e tamanho da lesão em porcentagem do colo uterino.
- Aspectos colposcópicos grau 1 (menor):
  - epitélio acetobranco tênue, de borda irregular ou geográfica (Figura 4);
  - mosaico fino, pontilhado fino.

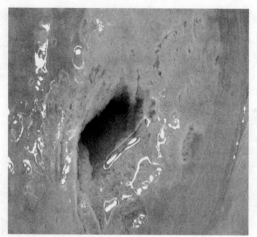

FIGURA 4 Epitélio acetobranco tênue. 📷
Fonte: arquivo Nuprev PTGI.

- Aspectos colposcópicos grau 2 (maior):
    - epitélio acetobranco denso, acetobranqueamento de aparecimento rápido, orifícios glandulares espessados (Figuras 5 e 6);
    - mosaico grosseiro, pontilhado grosseiro (Figura 7);
    - margem demarcada;
    - sinal da margem interna;
    - sinal da crista (sobrelevado).
- Achados colposcópicos anormais – não específico:
    - leucoplasia (queratose, hiperqueratose), erosão;
    - captação da solução de lugol: positiva (corado) ou negativa (não corado) (teste de Schiller negativo ou positivo, respectivamente).

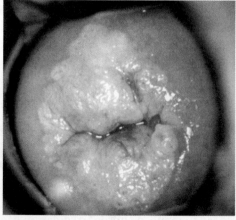

FIGURA 5 Epitélio acetobranco denso. 📷
Fonte: arquivo Nuprev PTGI.

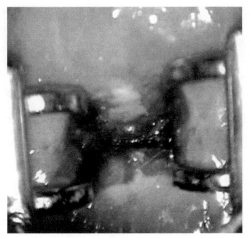

FIGURA 6 Aspecto anormal endocervical. 📷
Fonte: arquivo Nuprev PTGI.

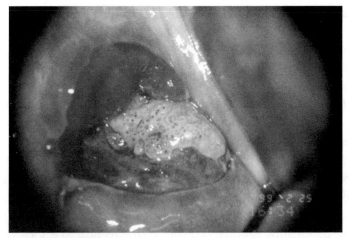

FIGURA 7 Pontilhado grosseiro. 📷
Fonte: cortesia do Dr. J. Monsonego.

Suspeita de invasão

- Vasos atípicos;
- sinais adicionais: vasos frágeis, superfície irregular, lesão exofítica, necrose, ulceração (necrótica), neoplasia tumoral/grosseira (Figura 8).

Miscelânea

- Zona de transformação congênita, condiloma, pólipo (ectocervical/endocervical), inflamação, estenose, anomalia congênita, sequela pós-tratamento, endometriose[6,7].

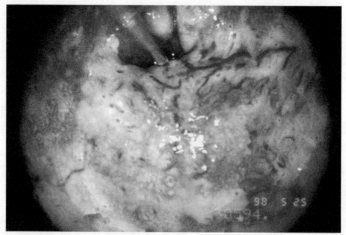

FIGURA 8 Aspectos anormais – suspeita de invasão.
Fonte: cortesia do Dr. J. Monsonego.

Terminologia colposcópica do colo uterino IFCPC 2011 – apêndice

Tipos de tratamento excisional do colo uterino
- Tipo de excisão:
  - excisão tipo 1: corresponde à exérese da zona de transformação tipo 1, ou seja, aquela que está totalmente visível. Habitualmente feita com alças de ondas de rádio de alta frequência, preferencialmente em única passada. Seu fragmento de aspecto elipsoide contém pequena porção do canal endocervical e abarca toda a zona de transformação com suas alterações;
  - excisão tipo 2: de igual maneira, faz-se a exérese da zona de transformação de tipo 2, aquela que apresenta componente endocervical, mas ainda assim bem visível. Na dependência de suas dimensões, pode ser realizada em um ou dois fragmentos, sendo o primeiro aquele da porção ectocervical e o segundo de menor proporção do canal cervical;
  - excisão tipo 3: também chamada conização, uma vez que a zona de transformação encontra-se na sua maior porção no interior do canal endocervical. Tanto pode ser realizada com alça de ondas de alta frequência de dimensões adequadas quanto a bisturi de lâmina fria, a chamada conização clássica em que o fragmento final apresenta-se como cone rombo com a base mais estreita do que a sua altura[6].

Dimensões do espécime da excisão
- Comprimento: corresponde à distância da margem distal/externa à margem proximal/interna;
- espessura: distância da margem estromal à superfície do espécime excisado;
- circunferência (opcional): perímetro do espécime excisado.

CAPÍTULO 5 COLPOSCOPIA **31**

Terminologia colposcópica da vagina IFCPC 2011

Avaliação geral
- Colposcopia adequada ou inadequada (especificar o motivo: sangramento, inflamação, cicatriz, etc.).

Achados colposcópicos normais
- Epitélio escamoso original:
  - maduro;
  - atrófico.

Aspectos colposcópicos anormais
- Princípios gerais: localização do aspecto anormal:
  - terço superior ou nos dois terços inferiores;
  - anterior/posterior/lateral (direito ou esquerdo).
- Aspectos colposcópicos anormais de grau 1 (menor):
  - epitélio acetobranco tênue;
  - mosaico fino;
  - pontilhado fino.
- Aspectos colposcópicos anormais de grau 2 (maior):
  - epitélio acetobranco denso;
  - mosaico grosseiro;
  - pontilhado grosseiro.
- Aspectos colposcópicos anormais – suspeita de invasão:
  - vasos atípicos;
  - sinais adicionais: vasos frágeis, superfície irregular, lesão exofítica, necrose, ulceração (necrótica), neoplasia tumoral/grosseira.
- Achados colposcópicos anormais – não específico:
  - epitélio colunar (adenose);
  - captação da solução de lugol: positiva (corado) ou negativa (não corado) (teste de Schiller negativo ou positivo, respectivamente).
- Miscelânea:
  - erosão (traumática), condiloma, pólipo, cisto, endometriose, inflamação, estenose vaginal, septos, malformações, zona de transformação congênita[7].

LAUDO DE COLPOSCOPIA

O laudo de colposcopia deve ter a identificação da paciente (nome, idade, data da última menstruação), a indicação dos exames e a descrição de órgãos genitais externos (macroscopia) e do exame especular das paredes vaginais, do conteúdo vaginal, do colo do útero (forma e tipo de óstio) e do aspecto do muco, além de apresentar descrição da colposcopia propriamente dita, que indica a visibilidade da junção escamocolunar e a descrição do epitélio cilíndrico.

A descrição da zona de transformação deve se iniciar pela identificação de seu tipo, 1, 2 ou 3, citando as características da zona de transformação normal (tipo, óstios e cistos glandulares, vascularização típica etc.). Complementa-se com a presença de aspectos anormais, se houver área de epitélio branco, pontilhado, mosaico ou vasos atípicos, com alterações maiores ou menores, e localização conforme os ponteiros do relógio.

O laudo deve apresentar também a descrição de achados de paredes vaginais segundo a normatização da IFCPC de 2011, o resultado do teste de Schiller, se positivo ou negativo, e em que locais foram realizadas as biópsias: local de realização e número de fragmentos, certificando-se de que foram encaminhados ao exame anatomopatológico, a data da realização do exame e a assinatura de quem o fez.

Dicas para um bom laudo de colposcopia

1. Usar a nomenclatura da IFCPC de 2011.
2. Quando houver tumor, descrever o aspecto da colposcopia, se o tumor é exofítico ou ulcerado e a presença de vasos atípicos. Descrever, também, a extensão da lesão e o tamanho no maior diâmetro (menor ou maior que 4 cm) e se há ou não extensão para paredes vaginais, se só no terço superior ou se atinge o terço inferior do canal da vagina.
3. Para lesões de vulva, descrever quantidade de lesão, coloração, variação de superfície, localização e realização ou não de biópsia. Com termos simples e claros, deve-se descrever a imagem vista, nunca a opinião quanto ao exame anatomopatológico, pois a colposcopia descreve apenas a imagem.
4. Se houver coleta de material para exame citopatológico, é conveniente referir o local de coleta e quantas lâminas foram utilizadas, a fim de separar o material.
5. Embora não obrigatório, se o laudo puder ser acompanhado de documentação fotográfica, de boa qualidade, é apropriado e de bom tom[5-7].

REFERÊNCIAS BIBLIOGRÁFICAS

1. De Palo G, Chanen W, Dexeus S. Patologia y tratamiento del tracto genital inferior. 1. ed. Barcelona: Masson; 2000.
2. Martins NV, Ribalta JCL (eds.). Patologia do trato genital inferior. 1.ed. São Paulo: Roca; 2005.
3. Moraes e Silva Filho A, Longatto Filho A. Colo uterino e vagina: processos inflamatórios – aspectos histológicos, citológicos e colposcópicos. 1.ed. Rio de Janeiro: Revinter; 2000.
4. Seidl S. Colposcopia practica-compendio y atlas. 1.ed. Barcelona: Masson; 2000.
5. Martins NV, Campaner AB, Parellada CI, Ribalta JCL (eds.). Patologia do trato genital inferior – diagnóstico e tratamento. 2.ed. São Paulo: Roca; 2014.

6. Ribalta JCL, Focchi J. Colposcopia na patologia do trato genital inferior. In: Girão MJBC, Baracat EC, Lima G (eds.), Nazario ACP, Facina G, Sartori MGF, Di Bella ZIKJ (ed. assoc.). Tratado de ginecologia. 1.ed. Rio de Janeiro: Atheneu; 2017.
7. Campaner AB, Speck NMG, Chaves MANS. Classificação e achados colposcópicos. In: Campaner AB, Focchi J, Chaves MANS, Speck NMG (eds.). Melhores práticas em patologia do trato genital inferior e colposcopia. v.1. Barueri: Manole; 2018. p.37-70.

6 | Vulvoscopia

Ana Carolina Silva Chuery
Neila Maria de Góis Speck
Elisabeth Rautmann Cesarino Linhares
Julisa Chamorro Lascasas Ribalta

DEFINIÇÃO

A vulvoscopia é realizada desde 1971, quando Broen e Ostergard demonstraram que, associada ao teste de Collins, era eficiente no diagnóstico precoce da neoplasia vulvar ou do pudendo.[1] Seu valor como método propedêutico, no entanto, só foi valorizado por volta dos anos 1990, com a necessidade de se diagnosticarem lesões induzidas pelo papilomavírus humano (HPV) na região anogenital.

Os órgãos genitais externos são de fácil acesso ao exame, porém, relativamente complexos na interpretação das imagens observadas. Isso se deve ao fato de coexistirem diferentes tipos de epitélios, como escamoso estratificado não queratinizado, finamente queratinizado e queratinizado com folículos pilosos, e diversos tipos de glândulas, como as sebáceas e as sudoríparas.[2]

Cada epitélio reage de maneira peculiar de acordo com o tipo de agressão que possa vir a sofrer. Logo, conhecer bem essas características torna-se fundamental para interpretar corretamente os dados.

A vulvoscopia é indicada para mulheres com sintomas vulvares crônicos, em especial prurido, lesões epiteliais, indícios de HPV, lesões pré-malignas ou malignas do trato anogenital e imunoincompetência.[2]

Atualmente, o aumento na incidência das doenças HPV-induzidas e das neoplasias intraepiteliais no trato anogenital é o maior responsável por sua crescente indicação, principalmente em jovens. Mesmo naquelas assintomáticas, o exame usado como rastreamento propicia alta eficácia de diagnóstico das lesões intraepiteliais vulvares.[3] Mulheres com diagnóstico de lesão intraepitelial cervical e/ou vaginal e/ou anal devem se submeter a esse exame, pois o achado de lesão sincrônica na vulva é comum.[2]

A maior contraindicação para uma vulvoscopia satisfatória é a vulvovaginite (Figura 1). Nesses casos, deve-se tratar primeiramente o processo inflamatório e/ou infeccioso.

CAPÍTULO 6 VULVOSCOPIA 35

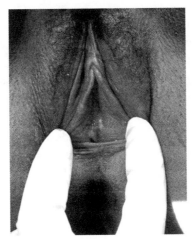

FIGURA 1 Avaliação à vista desarmada da região anogenital, que se mostra hiperemiada, edemaciada e com fissuras perineais, as quais contraindicam a vulvoscopia.

Para o exame, recomenda-se abstinência sexual por dois dias, a fim de evitar que microtraumas dificultem a interpretação das imagens, e aparar os pelos com tesoura, para que não escondam nenhuma lesão pequena.

A técnica da vulvoscopia segue as seguintes etapas:[2]

1. Limpeza com soro fisiológico, para a retirada de resíduos de secreção etc.
2. Observação à vista desarmada de toda a região vulvar, incluindo a perianal (Figura 2).
3. Observação por colposcópio, com pequenos aumentos para que se tenha acesso à maior área possível.

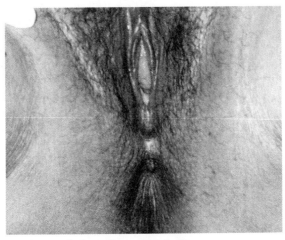

FIGURA 2 Avaliação à vista desarmada da região anogenital.

4. Aplicar ácido acético a 5% e aguardar de 3 a 5 minutos.
5. Nova observação colposcópica de toda a região já estudada, interpretando as alterações decorrentes do ácido acético.
6. Reconhecer que os maiores aumentos para a vulva são limitados, mas que para certos pormenores vasculares, como na área não queratinizada, podem ser de especial ajuda.
7. Usar o filtro verde após o ácido acético pode ajudar a identificar pequenas lesões.
8. Documentar fotograficamente os achados vulvoscópicos (Figura 3).
9. Biopsiar as lesões suspeitas.

Na suspeita de dermatose vulvar, a aplicação do ácido acético não oferece subsídios na identificação de imagens que sejam esclarecedoras ao caso, o que torna seu uso desaconselhável (Figura 4).[4] Atualmente o teste de Collins está em desuso pela alta taxa de resultados falso-positivos, sendo reservado para os casos de dúvida no diagnóstico.[2]

Não é incomum observar resposta difusa de acetorreação, em especial na área não queratinizada, onde a ação do ácido acético a 5% pode ocorrer devido à vulvite de origem inespecífica (Figura 5).[5]

Ao escolher o local da biópsia, deve-se considerar a área de alteração mais significativa. Em casos de úlceras, entretanto, recomenda-se retirar um fragmento que inclua a borda da lesão e a pele ao redor. Antes da biópsia, deve-se infiltrar localmente com solução de lidocaína a 2%, com ou sem vasoconstritor, com seringa hipodérmica e agulha de insulina, superficialmente na base da lesão, para deixar a área sobrelevada, a fim de facilitar a biópsia. As lesões menores, especialmente, devem ser biopsiadas

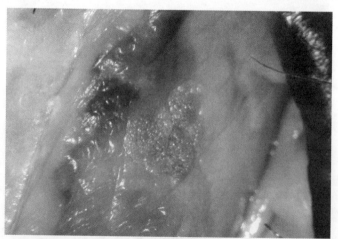

FIGURA 3 Avaliação colposcópica (maior aumento) de lesão HPV induzida em transição do epitélio escamoso queratinizado para o não queratinizado.

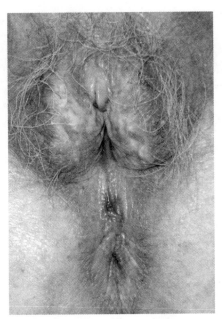

FIGURA 4 Dermatose vulvar (líquen simples crônico) com extensas áreas de espessamento epitelial. 📷

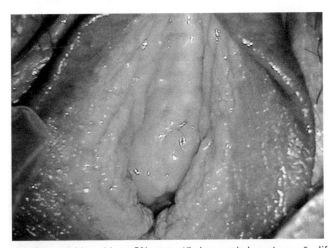

FIGURA 5 Visão após aplicar o ácido acético a 5% em vestíbulo, sugerindo acetorreação difusa de origem indeterminada. 📷

(Figura 6). Para tanto, os instrumentais podem ser: dermátomo de Keyes, pinça de biópsia tipo Gaylor-Medina, pinça de Kevorkian, tesoura Íris e lâmina fria ou de alta frequência (Figura 7), dependendo da sua disponibilidade e/ou da experiência do examinador.[2,3]

O material retirado para estudo histopatológico deve conter epitélio e estroma suficientes para o diagnóstico correto. Assim, as espécies retiradas das áreas de es-

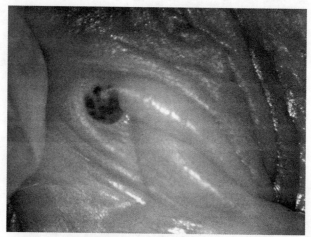

FIGURA 6 Lesão hipercrômica de capuz de clitóris, devendo ser excisionada para análise como um todo.

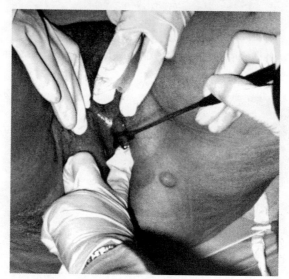

FIGURA 7 Extirpação de lesão em grande lábio por meio da alça de alta frequência.

pessamento epitelial devem ser mais profundas e imediatamente fixadas em formol a 10%.

Para hemostasia, na maioria das vezes, basta compressão local ou sutura, no caso de lesões extensas. Hemostático não deve ser empregado de maneira rotineira.

Deve-se separar as biópsias, etiquetá-las e descrever as características da lesão da melhor forma possível, de modo que o patologista possa chegar a uma conclusão definitiva, evitando-se, assim, novos procedimentos.

Uma das dificuldades na descrição da vulvoscopia era a falta de consenso sobre a terminologia ou classificação adequada para as imagens vulvares. Na tentativa de diminuir essa barreira, Coppleson e Pixley, em 1992, sugeriram uma classificação, que não foi muito aceita. Posteriormente, Maia, em 1996 e depois em 1999, propôs uma terminologia e classificação dos achados da vulvoscopia, também não muito difundida. A classificação colposcópica de Barcelona, 2002, utilizava termos já consagrados e mundialmente aceitos, excluindo a classificação histológica, na tentativa de tornar a descrição dos vários achados vulvoscópicos simples e objetiva.

Em 2011, a *International Federation of Cervical Pathology and Colposcopy* propôs a terminologia da colposcopia e da vulvoscopia, sendo aprovada durante o Congresso Mundial, no Rio de Janeiro. Essa nova classificação teve como objetivo padronizar a nomenclatura pelos colposcopistas, médicos e pesquisadores que atuam na área de patologia do trato genital inferior. A descrição dos achados inclui aqueles do exame clínico, e os encontrados sob visão colposcópica e após aplicação do ácido acético a 5%, além de citar padrões para identificar malignidade (Tabela 1).[4]

TABELA 1 Terminologia clínica/colposcópica da vulva (incluindo ânus), IFCPC 2011[4]

Seção	Padrão		
Definições básicas	**Várias estruturas:** Uretra, abertura dos ductos de Skene, clitóris, prepúcio, frênulo, pube, grandes lábios, pequenos lábios, sulcos interlabiais, vestíbulo, abertura dos ductos vestibulares, aberturas dos ductos de Bartholin, hímen, fúrcula, períneo, ânus, junção escamocolunar anal (linha denteada)		
	Composição: Epitélio escamoso: área pilosa/não pilosa, mucosa		
Achados normais	Micropapilomatose, glândulas sebáceas (grânulos de Fordyce), hiperemia vestibular		
Achados anormais	Princípios gerais: tamanho em centímetros, localização		
	Tipo da lesão: • Mácula • Mancha • Pápula • Placa • Nódulo • Cisto • Vesícula • Bolha • Pústula	**Cor da lesão:** • Cor da pele • Vermelha • Branca • Escura	**Morfologia secundária:** • Eczema • Liquenificação • Escoriação • Púrpura • Cicatriz • Úlcera • Erosão • Fissura • Verruga
Achados vários/miscelânea	• Trauma • Malformação		
Suspeita de malignidade	Neoplasia grosseira, ulceração, necrose, sangramento, lesão exofítica, hiperqueratose Com ou sem descoloração branca, cinza, vermelha ou marrom		
Achados colposcópicos anormais/outros achados de magnificação	Epitélio acetobranco, pontilhado, vasos atípicos, irregularidades da superfície Junção escamocolunar anal anormal (anotar localização na linha denteada)		

A terminologia também introduz definições dos achados anormais de lesões primárias (Tabela 2) e das apresentações morfológicas secundárias (Tabela 3).[4]

TABELA 2 Definições de tipos de lesões primárias, IFCPC 2011[4]

Termo	Definição
Mácula	Área pequena (< 1,5 cm) com alteração de cor, plana e não palpável
Mancha	Área maior (> 1,5 cm) com alteração de cor, plana e não palpável
Pápula	Lesão pequena (< 1,5 cm), palpável e elevada
Placa	Lesão grande (> 1,5 cm), palpável, elevada e achatada no topo
Nódulo	Pápula grande (> 1,5 cm); frequentemente hemisférica ou com margens mal definidas; pode estar localizada na superfície, dentro ou abaixo da pele; os nódulos podem ser císticos ou sólidos
Vesícula	Coleção pequena (< 0,5 cm) com conteúdo líquido claro
Bolha	Coleção grande (> 0,5 cm) com conteúdo líquido claro
Pústula	Coleção com pus; o líquido é branco ou amarelo

TABELA 3 Definições de apresentação morfológica secundária, IFCPC 2011[4]

Termo	Definição
Eczema	Grupo de doenças inflamatórias que são caracterizadas clinicamente pela presença de placas avermelhadas, pruriginosas, mal delimitadas, com evidência menor de microvesiculação e/ou, mais frequentemente, ruptura subsequente da superfície
Liquenificação	Espessamento do tecido e aumento da proeminência dos sulcos cutâneos. Escamas podem ou não ser detectadas na liquenificação vulvar. A liquenificação pode ser na aparência de coloração vermelho brilhante, vermelho escura, branca ou da cor da pele
Escoriação	Ruptura superficial que ocorre como resultado do "ciclo prurido-coçadura"
Erosão	Defeito raso da superfície da pele; ausência de alguma ou de toda a epiderme até a membrana basal; a derme está intacta
Fissura	Erosão linear e fina da superfície da pele
Úlcera	Defeito mais profundo; ausência de epiderme e de alguma ou de toda a derme

Os aspectos mais valorizados nas lesões subclínicas do HPV e na lesão intraepitelial vulvar são os acetobranqueamentos bem demarcados com superfície papilar e áreas com pigmentação acinzentada ou amarronzada. Em áreas não queratinizadas, algumas lesões apresentam-se como pontilhado antes mesmo da aplicação do ácido acético.

REFERÊNCIAS BIBLIOGRÁFICAS

1. Broen EM, Osergard DR. Toluidine blue and colposcopy for screening and delineating vulvar neoplasia. Obstet Gynecol. 1971;38:775.
2. Calux NMC. Vulvoscopia. In: Martins, NV. Patologia do trato genital inferior. São Paulo: Roca; 2005. p.755-62.

3. Caschetto S, et al. Screening strategies for vulvar preneoplastic and neoplastic lesions. Minerva Ginecol. 2000;52(12):491-5.
4. Bornstein J, Sideri M, Tatti S et al.; Nomenclature Committee of International Federation for Cervical Pathology and Colposcopy. 2011 terminology of the vulva of the International Federation for Cervical Pathology and Colposcopy. J Low Gen Tract Dis. 2012;16(3):290-5.
5. Van Beurden M, et al. Normal findings in vulvar examination and vulvoscopy. Br J Obstet Gynaecol. 1997;104(3):320-4.

7 | Dosagens hormonais e testes funcionais

Márcia Gaspar Nunes
Rita de Cassia de Maio Dardes
Geraldo Rodrigues de Lima

INTRODUÇÃO

Nem sempre a anamnese e os exames físico e ginecológico são suficientes para o diagnóstico das diversas afecções hormonais. Neste caso, as dosagens hormonais e os testes funcionais são indispensáveis para elucidar grande número de quadros endócrinos e disfuncionais e para diagnosticar os casos de amenorreia e de infertilidade.

Ao solicitar exames para avaliação hormonal, o ginecologista deve estar consciente da indicação e familiarizado com sua interpretação. O conhecimento da fisiologia do eixo hipotalâmico-hipofisário-ovariano, da glândula suprarrenal e da tireoide é importante para a tomada de decisão pelo profissional.

Alguns hormônios apresentam variações significativas com a ingesta alimentar, sendo os mais marcantes a insulina e o hormônio do crescimento. O cortisol também apresenta elevação significativa após uma refeição, bem como o paratormônio que cai após a ingestão de quantidades significativas de cálcio, mas a maioria das dosagens hormonais é pouco ou nada afetada pelo jejum.

Quanto a variações circadianas, a mais conhecida e nítida é aquela do sistema ACTH/cortisol, que exige cuidadosa avaliação do horário da coleta antes de analisar o resultado. As variações circo-anuais são menos importantes, mas não devemos esquecer que os níveis de vitamina D são menores no final do inverno.

As variações decorrentes da evolução do ciclo menstrual são muito marcantes, em especial dos níveis dos hormônios diretamente relacionados com ele, como LH, FSH, estradiol e progesterona. Outros esteroides de produção ovariana, como a testosterona, a androstenediona (que aumentam na fase lútea e, principalmente, com o pico ovulatório) e a 17 alfa-hidroxiprogesterona (que aumenta na fase lútea), também apresentam flutuações significativas e devem ser interpretados levando-se em conta a época do ciclo em que foram colhidas as amostras de sangue.

Recomenda-se que a coleta das amostras seja efetuada no início da fase folicular (até o 5º dia do ciclo). Para as mulheres em amenorreia, a coleta pode ser realizada a qualquer momento. Ressalta-se que a progesterona deve ser dosada sempre na fase lútea.

Utilizamos rotineiramente os imunoensaios para as determinações hormonais. Os imunoensaios baseiam-se em uma reação antígeno-anticorpo. Eles medem a capacidade de ligação do hormônio presente no sangue ou em outro fluido orgânico (antígeno) contra um anticorpo (monoclonal) produzido em laboratório.

Para os hormônios proteicos utilizamos os ensaios imunométricos não competitivos, baseados em excesso de anticorpos. Esse ensaio é conhecido como técnica de "sanduíche", ou ensaios imunométricos de dois sítios. Nesses ensaios são utilizados dois anticorpos, um de fase sólida (captura) e um de fase líquida (sinalizador) que formam "complexos sanduíches" com o antígeno (o hormônio a ser detectado). Assim, o antígeno liga-se a dois anticorpos simultaneamente, o que além de permitir dupla identificação torna mais rápido o equilíbrio da reação. Isso possibilitou ensaios imunométricos de alta sensibilidade e menor tempo de execução. Para a sinalização utilizam-se marcadores fluorescentes e quimioluminescentes. A imunofluorescência apresenta como vantagens maior sensibilidade e menor tempo de ensaio. A quimioluminescência tem maior capacidade de geração de sinal, o que contribui para maior precisão do método.[1]

Os esteroides sexuais também podem ser quantificados pelos métodos imunofluorimétrico e quimioluminescência.[2] Infelizmente, o ensaio não competitivo, ou técnica de duplo anticorpo, não pode ser aplicado aos hormônios de baixo peso molecular, como os esteroides, pois sua pequena estrutura não permite o acoplamento simultâneo de dois anticorpos. Para os esteroides utiliza-se a técnica competitiva. O princípio dessa técnica baseia-se em uma competição entre uma quantidade fixa e limitada de hormônio marcado e o hormônio existente em uma amostra por ligação com uma quantidade limitada de anticorpos específicos.[1] As quantidades de antígeno marcado e do anticorpo são mantidas constantes, construindo-se uma curva padrão. A partir dessa curva pode-se quantificar a quantidade de hormônio na amostra do paciente.[1,2] Metodologia baseada em cromatografia líquida de alta performance associada à espectrometria de massa (HPLC-MS/MS), cujo emprego ainda está limitado devido à complexidade técnica e ao custo dos equipamentos, contudo, poderá revolucionar os ensaios dos esteroides no século XXI.[2]

DETERMINAÇÕES HORMONAIS BASAIS

Na Tabela 1 estão listadas as principais dosagens hormonais isoladas em Ginecologia e suas indicações.

TABELA 1 Dosagens hormonais isoladas em Ginecologia e suas indicações

Dosagem	Indicação
Gonadotrofinas (FSH e LH)	Puberdade precoce, amenorreias e menopausa precoce
Prolactina (PRL)	Distúrbio menstrual, infertilidade e galactorreia
Beta-hCG	Gravidez
TSH e T4 livre	Hipotireoidismo/hipertireoidismo
Testosterona total	Hirsutismo acentuado ou virilização
S-DHEA	Hiperandrogenismo de origem suprarrenal
17-hidroxiesteroides ou cortisol	Síndrome de Cushing
17-hidroxiprogesterona	Deficiência enzimática da suprarrenal
Estradiol	Monitoração folicular
Progesterona	Insuficiência lútea
Hormônio antimülleriano (HAM)	Identificação de pacientes más respondedoras a tratamentos de infertilidade

Gonadotrofinas

Devemos ter em mente que como a secreção das gonadotrofinas – o hormônio folículo-estimulante (FSH) e o hormônio luteinizante (LH) – apresenta caráter pulsátil, uma dosagem única reflete apenas um instante da secreção. Assim, a dosagem das gonadotrofinas (LH e FSH) será informativa apenas quando seus valores forem claramente alterados: FSH elevado > 20 mUI/mL sugere defeito primário ovariano; níveis de FSH e LH reduzidos em relação aos valores de referência sugerem origem central (hipotálamo-hipofisária).

A dosagem de FSH no terceiro dia do ciclo vem sendo utilizada, ainda, para a avaliação da reserva folicular e para predizer o sucesso de tratamento de infertilidade. Como existe grande variabilidade entre os diversos ensaios de FSH disponíveis, tem sido difícil estabelecer um nível de corte universal, mas valores > 10 mUI/mL no início do ciclo têm sido associados à baixa resposta à indução de ovulação, apesar de não preverem incapacidade de concepção.[3]

A dosagem de LH serve para se avaliar a ativação do eixo gonadotrófico na suspeita de puberdade precoce central. Em meninas, o valor de LH > 0,6 U/L (método imunofluorimétrico – IFMA) ou > 0,2 U/L (método quimioluminescência – ICMA) confirma o diagnóstico de puberdade precoce central. Valores de LH basal < 0,6 U/L (IFMA) ou < 0,2 U/L (ICMA), contudo, não excluem o diagnóstico de puberdade precoce central, havendo necessidade de realizar um teste funcional.[4]

Hormônio antimülleriano

O hormônio antimülleriano (HAM) é uma glicoproteína da superfamília do fator de crescimento TGF-beta. É expresso, em mulheres, pelas células da granulosa de folículos em crescimento. Esse hormônio não pode ser detectado no sangue periférico ao nascimento, sendo, entretanto, dosado quando o potencial reprodutivo é atingido, durante a puberdade. O HAM apresenta pequena variabilidade de suas concentrações ao longo do ciclo menstrual, o que lhe confere confiabilidade de resultados e facilidade de coleta, pois pode ser dosado em qualquer dia do ciclo.

As mulheres apresentam concentrações decrescentes de HAM com o passar da idade, sendo detectadas mais precocemente que outras alterações hormonais, como o aumento do FSH e a baixa de inibina-B.[5] Mulheres na pós-menopausa, aquelas com insuficiência ovariana prematura e as ooforectomizadas apresentam níveis baixos de HAM, em geral aquém do limite de detecção do método (< 0,1 ng/mL).

Em pacientes com síndrome dos ovários policísticos, as concentrações de HAM podem ser 2-5 vezes maiores do que o intervalo de referência adequado à idade.

Determinação do HAM tem sido utilizada como marcador da capacidade reprodutiva de mulheres jovens que serão submetidas a tratamento para neoplasias e na avaliação de pacientes que serão submetidas a tratamentos de infertilidade (para identificação de potenciais más respondedoras). As concentrações ideais para prever a resposta à fertilização *in vitro* ainda estão sendo estabelecidas, mas valores < 1 ng/mL são de mau prognóstico. Em contraste, quando as concentrações de HAM excederem 3 ng/mL, há maior risco de síndrome de hiperestímulo ovariano.

Finalmente, esse marcador tem sido utilizado em crianças com estados intersexuais, em que o nível de HAM acima dos parâmetros para o sexo feminino é preditivo para presença de tecido testicular, enquanto valor indetectável sugere a sua ausência.

Prolactina

A determinação de prolactina (PRL) é fundamental no diagnóstico etiológico dos distúrbios menstruais, incluindo amenorreia com ou sem galactorreia e infertilidade.

A PRL é um hormônio bastante heterogêneo e, do ponto de vista de peso molecular, existem três formas principais em circulação: monômero de 23 kDa, dímero (*big prolactin*) de 45 kDa e macroprolactina (*big-big prolactin*) de peso molecular acima de 150 kDa. Em condições normais, predomina em circulação a forma monomérica. A macroprolactinemia é constituída, na maioria dos casos, por associação entre uma molécula de prolactina e uma de imunoglobulina (IgG), o que leva a uma meia-vida mais longa e atividade biológica menor. A caracterização das três formas é idealmente realizada através de estudos de cromatografia em colunas de gel de filtração, onde a distinção se dá em função do peso molecular. Contudo, este método é trabalhoso, demorado e de alto custo. O método de triagem mais empregado, por sua simplicidade, boa reprodutibilidade e correlação com o método de referência, é a precipitação com polietilenoglicol (PEG). O teste tem como base a observação de que a exposição de imunoglobulinas a concentrações definidas de PEG leva à sua insolubilidade. O PEG precipita a macroprolactina, cujos níveis no sobrenadante, portanto, se reduzem. A quantidade de prolactina existente no sobrenadante é medida com o mesmo ensaio empregado, e a recuperação calculada com base no valor inicial da amostra. Recuperações > 65% classificam a amostra como tendo predomínio de formas monoméricas, e recuperações ≤ 30% como predomínio de formas de alto peso molecular (macroprolactina). Os valores entre 30% e 65% de recuperação são classificados como indeterminados e devem ser submetidos à cromatografia em uma coluna de gel filtração para melhor definição.[6]

Nas pacientes com macroprolactinomas, os níveis séricos de PRL usualmente são > 200 ng/mL, enquanto naquelas com microprolactinomas em geral situam-se entre 100 e 200 ng/mL, mas, às vezes, podem ser < 100 ng/mL.

Estrogênios

O estradiol (E2) é o principal estrogênio produzido pelos ovários durante a vida reprodutiva, e seus valores são baixíssimos na pós-menopausa. Apresenta variação significativa ao longo do ciclo menstrual, atingindo pico por ocasião da ovulação. Seus níveis séricos elevam-se por estímulo com gonadotrofinas exógenas em protocolos de indução de ovulação. Sua dosagem tem utilidade no caso de amenorreias hipotalâmicas e retardo sexual, no diagnóstico e no seguimento de meninas com puberdade precoce e como marcador de tumores secretores de estrogênios.

A estrona (E1) adquire importância na pós-menopausa por ter origem na conversão periférica de androgênios. As dosagens de E1 se restringem a algumas situações especiais, como a produção estrogênica na pós-menopausa.

Progesterona

A progesterona é um hormônio que se eleva após a ovulação, atingindo valores máximos (cerca de 10 a 20 vezes mais elevados que os da fase folicular) 6 a 8 dias após a ovulação (fase lútea do ciclo menstrual). Sua dosagem pode ser utilizada como critério de ovulação. Quando o ciclo menstrual é regular, ou seja, com 28 a 30 dias de intervalo, o período ideal para coleta é em torno do 22º ou 23º dia. Valores de progesterona superiores a 5 ou 10 ng/mL (dependendo dos valores de referência de cada laboratório) são indicativos de ciclos ovulatórios.[7] Cabe ressaltar que a curva de secreção de progesterona na fase lútea é variável e depende do momento da ovulação. Assim, uma única coleta pode não coincidir com o período de maior secreção de progesterona, e coletas seriadas (*pool* de 3 dosagens consecutivas) podem ajudar na elucidação do quadro. Se a média for superior a 10 ng/mL, pode indicar ciclo ovulatório.

17-alfa-hidroxiprogesterona

A 17-alfa-hidroxiprogesterona (17-OH-progesterona) é um esteroide secretado pela suprarrenal e pelas gônadas. São considerados normais níveis < 200 ng/dL. Sua dosagem é indicada para o diagnóstico da deficiência da 21-hidroxilase, o defeito de síntese suprarrenal mais comum, apresentando níveis francamente elevados (> 1.000 ng/dL) no estado basal na forma clássica. A forma não clássica pode ocorrer na criança (puberdade precoce periférica) e no adulto e está associada a manifestações de hiperandrogenismo mais leves que a da forma clássica, podendo não ser suficiente a dosagem isolada da 17-OH progesterona, sendo necessário teste de estímulo com ACTH.

Androgênios

A dosagem dos androgênios é utilizada para o diagnóstico e manejo das mulheres com hiperandrogenismo e, ainda, no diagnóstico de puberdade precoce heterossexual.

Os níveis circulantes de testosterona total são decorrentes da síntese pelos ovários (25%), suprarrenal (25%) e conversão periférica (50%). Seus valores oscilam durante o ciclo menstrual, tendo um pico no meio do ciclo. Níveis aumentados de testosterona total, entre 80 e 200 ng/dL, em mulheres apresentando ciclos menstruais com intervalos longos (> 45 dias), nos fazem suspeitar de anovulação crônica. Níveis de testosterona total > 200 ng/dL fazem a suspeita de tumores funcionantes, de origem ovariana ou suprarrenal. Aumento de testosterona total (> 200 ng/dL) associado ao aumento dos níveis de sulfato de deidroepiandrosterona (DHEA-S), cujos níveis circulantes são quase que totalmente oriundos das suprarrenais, sugere o diagnóstico de tumor.

A testosterona encontrada no soro apresenta-se basicamente ligada a proteínas, sendo a fração livre (biologicamente ativa) da ordem de apenas 1% em mulheres normais. É possível determinar a testosterona livre por método direto, contudo, esse método apresenta baixa acurácia – em especial em baixas concentrações (mulheres e crianças) – e deve, portanto, ser evitada. Métodos indiretos baseados na determinação de testosterona total e da globulina ligadora de hormônios sexuais (SHBG) têm maior acurácia.

Recentemente, várias publicações fundamentadas em HPLC-MS/MS foram apresentadas e demonstraram sua superioridade em relação aos métodos tradicionais para dosagem de testosterona.[8]

AVALIAÇÃO DA FUNÇÃO TIREOIDIANA

As alterações da tireoide, principalmente o hipotireoidismo, estão frequentemente associadas à anovulação crônica e à infertilidade. Além disso, no hipotireoidismo, os sintomas muitas vezes são confundidos com os da insuficiência ovariana. Dessa forma, deve-se dosar TSH e T4 livre em pacientes com problemas de anovulação crônica e/ou infertilidade e no climatério, pois o clínico pode detectar uma disfunção tireoidiana incipiente. No caso de hipotireoidismo primário, o aumento do TSH vem acompanhado de hiperprolactinemia. Logo, quando a PRL estiver alta, deve-se dosar o TSH. Finalmente, nos casos de puberdade precoce, é necessário solicitar TSH.

TESTES FUNCIONAIS

Em algumas situações clínicas, as determinações hormonais basais são insuficientes para o diagnóstico. Uma vez que o sistema endócrino se caracteriza por sua habilidade em responder a mecanismos regulatórios e contrarregulatórios (*feedback* positivo e negativo) que permitem atender rapidamente às mudanças requeridas, o emprego de testes dinâmicos – também conhecidos como testes funcionais – representa importante recurso diagnóstico na investigação endocrinológica. Esses testes consistem em avaliações hormonais seriadas, em resposta à administração de um fator estimulatório ou inibitório exógeno.

Na Tabela 2, estão listados os principais testes funcionais utilizados em Ginecologia e suas indicações.

TABELA 2 Testes funcionais mais utilizados em Ginecologia e suas indicações

Teste funcional	Indicação
Teste de estímulo com GnRH	Puberdade precoce, puberdade retardada, hipogonadismo hipogonadotrófico, amenorreias
Teste de estímulo com a-GnRH	Puberdade precoce
Teste de estímulo com ACTH	Avaliação da reserva suprarrenal, identificação de defeitos de síntese da suprarrenal
Megateste	Hipopituitarismo (síndrome de Sheehan)
Teste de supressão do cortisol com dexametasona	Síndrome de Cushing
Teste de tolerância oral à glicose	Diabete melito

Teste de estímulo com GnRH ou seu análogo

O teste do GnRH é utilizado para estimular a secreção de LH e FSH. Sua ministração visa a avaliar, nos casos de hipogonadismo hipogonadotrófico, a sede da disfunção, se hipotalâmica ou hipofisária, bem como diagnosticar se há amadurecimento precoce do eixo hipotalâmico-hipofisário-ovariano, nos casos de puberdade precoce, e ainda na monitorização de terapia com análogo agonista de GnRH.

Nesse teste, coleta-se amostra de sangue antes da infusão de GnRH (100 mg EV em *bolus*). Coletam-se então amostras seriadas a cada 15 minutos, até 60 minutos da aplicação do GnRH. Pico de resposta para LH ocorre entre 15 e 30 minutos. Pico de resposta para FSH se dá entre 45 e 60 minutos.

Para a avaliação da reserva gonadotrófica em indivíduos com retardo puberal ou hipogonadismo hipogonadotrófico, considera-se como resposta normal:[9]

- pico de LH > 10 UI/L (IFMA) ou incremento > 5 UI/L acima do basal;
- pico de FSH: incremento máximo 3 ± 1 UI/L, contudo o FSH pode não aumentar durante a prova, mesmo em indivíduos normais.

Na investigação da puberdade precoce, o teste de estímulo com GnRH é considerado como padrão-ouro para demonstrar a origem central da afecção, assim como para monitorar a eficácia do tratamento com análogos do GnRH. Os valores de pico de LH > 6,9 U/L (IFMA) ou > 3,3 U/L (ICMA) em meninas indicam ativação do eixo gonadotrófico (puberdade precoce central).[4] A determinação de FSH basal ou após estímulo com GnRH não é útil para o diagnóstico de puberdade precoce central. Na monitorização do tratamento da puberdade precoce central com análogos de GnRH, considera-se que o eixo gonadotrófico está bloqueado quando LH basal é < 0,6 U/L (IFMA) e LH pico é < 2,3 U/L (IFMA).

Teste de estímulo com análogo do GnRH

Os valores de LH obtidos após teste clássico de estímulo com GnRH de ação curta são significativamente correlacionados àqueles após o estímulo com os análogos do GnRH (a-GnRH). Assim, em crianças, esse teste pode substituir o com GnRH para o diagnóstico de puberdade precoce central e para monitorização do tratamento da puberdade precoce central.

Nesse teste, coleta-se amostra de sangue – para determinação de LH e estradiol basal – antes da ministração intramuscular de a-GnRH (acetato de leuprolida *depot*). Duas horas após aplicação de a-GnRH, realiza-se uma coleta para determinação de estradiol; 24 horas após aplicação de a-GnRH, faz-se outra para estimar o estradiol. Os valores de pico de LH indicam ativação do eixo gonadotrófico (puberdade precoce central).[10]

Teste de estímulo com cortrosina ou ACTH

Sendo a cortrosina um análogo do ACTH, este teste pode avaliar reserva suprarrenal e identificar defeitos de síntese das enzimas 21-hidroxilase, 11-hidroxilase e 3-beta-hidroxiesteroide desidrogenase. Em mulheres adultas com ciclos menstruais, realizamos o teste na fase folicular precoce para evitar interferência da secreção de progesterona pelo corpo lúteo. Se a paciente estiver em amenorreia, o teste pode ser executado em qualquer data.

Nesse teste, coleta-se amostra de sangue para determinação hormonal basal antes da administração de cortrosina (250 mcg endovenoso). Nova determinação hormonal deve ser realizada 60 minutos após a ministração do ACTH sintético.

Dosa-se 17-OH-progesterona para avaliação da deficiência de 21-hidroxilase.[11] Em indivíduos normais, os valores basais de 17-OH-progesterona encontram-se < 200 ng/dL e ocorre um incremento de 1,5 a 3 vezes o valor basal. Assim, valores até 400 ng/dL após estimulação são considerados normais. Na deficiência de 21-hidroxilase o pico de 17-OH-progesterona pode ser > 1.000 ng/dL.

Megateste

Tem como objetivo avaliação integral da função hipofisária, ou seja, analisar a capacidade de secreção de LH, FSH, TSH, GH e da função hipotálamo-hipófise-suprarrenal em um único teste. É útil na avaliação de hipopituitarismo decorrente de diversas doenças (tumores, malformações, infecções, trauma, isquemia, autoimune, após cirurgias ou radioterapia). O ginecologista costuma solicitá-lo na suspeita da síndrome de Sheehan.

Consiste no emprego simultâneo dos estímulos com GnRH, TRH e hipoglicemia induzida por insulina. O GnRH ativa a síntese e a secreção do LH e FSH, o TRH ativa a liberação de TSH e prolactina, ao passo que a hipoglicemia induzida pela insulina estimula a secreção de GH, ACTH e corticosteroides.[12]

Esse teste não deve ser realizado se a paciente não tiver acesso venoso adequado, tiver antecedente de crises convulsivas, doença coronariana ou pesar menos do que 20 kg. Ele deve ser feito sempre na presença do médico pelo risco de coma hipoglicêmico e crises convulsivas.

Modo de execução: cauterizar veia com *scalp* 19 a 21 e mantê-la com solução fisiológica. No tempo zero (basal), são realizadas coletas para TSH, FSH, LH, GH, PRL e cortisol. Após a coleta dos exames basais, administram-se por via endovenosa, sequencialmente: TRH = 7 mcg/kg de peso até um máximo de 200 mcg; GnRH 100 mcg; insulina simples (regular) = 0,05 (suspeita de pan-hipopituitarismo) a 0,1 UI/kg de peso. Deve-se deixar sempre glicose a 25% ou 50% preparada antes da aplicação de insulina, para o caso de hipoglicemia severa. O médico deve permanecer ao lado da paciente durante todo o teste, e não deixá-la adormecer. Se houver hipoglicemia grave, deve-se aplicar glicose intravenosa (IV). No caso de hipoglicemia grave e perda de acesso venoso, deve-se aplicar glucagon intramuscular (IM), uma ampola para adultos. Determinações hormonais seriadas são realizadas em 15, 30, 45, 60 e 90 minutos. Pico de resposta para LH ocorre entre 15 e 30 minutos após aplicação de GnRH. Pico de resposta para FSH se dá entre 45 e 60 minutos após aplicação de GnRH. Pico de resposta para TSH e prolactina ocorre entre 15 e 30 minutos após aplicação de TRH. Pico de resposta para GH e cortisol é visto entre 45 e 90 minutos após aplicação de insulina simples.

Interpretação: em indivíduos normais, a administração de GnRH provoca aumento de duas a três vezes do valor basal das gonadotrofinas (FSH e LH); a administração de TRH provoca um aumento rápido no nível sérico de TSH acima de 3-5 vezes (dentro de 30 minutos) e estende-se por volta de duas a três horas; a hipoglicemia sintomática (glicemia < 40 mg/dL) estimula a secreção de GH (pico de GH > 5,1 ng/mL) e de cortisol (pico de cortisol > 18-20 mcg/dL). Em pacientes com hipotireoidismo primário, há resposta exagerada. Em pacientes com hipotireoidismo hipofisário (secundário), a elevação de TSH após o estímulo está reduzida ou ausente.

Teste de supressão do cortisol com dexametasona

O teste baseia-se na fisiologia do eixo hipotálamo-hipófise-suprarrenal e no *feedback* negativo pelo qual a administração exógena de glicocorticoide inibe a secreção de CRH e ACTH, com consequente redução da produção de cortisol pelas suprarrenais. Na síndrome de Cushing existe uma produção autônoma de cortisol que não é inibida por esse mecanismo. Administram-se dois comprimidos de 0,5 mg (1 mg no total) de dexametasona por via oral entre 23 e 24 horas. Na manhã seguinte, às 8 h, dever-se-á coletar o sangue para dosagem de cortisol sérico.

Interpretação: considera-se supressão do cortisol após 1 mg de dexametasona quando os valores de cortisol são inferiores a 1,8 mcg/dL. Para concentrações > 1,8 mcg/dL, é necessário prosseguir a investigação da síndrome de Cushing com teste de supressão com dexametasona 0,5 mg, de 6 em 6 horas, durante dois dias. A administração da dexametasona inicia-se às 12 horas do primeiro dia do teste, e termina às 6 horas da manhã do terceiro dia; coleta da amostra para determinação de cortisol deve ocorrer às 8 horas da manhã do terceiro dia (2 horas após último comprimido de dexametasona). Resposta normal: supressão de cortisol com valores < 1,8 mcg/dL.[13]

Teste de tolerância oral à glicose oral (TTOG)

Compreende a dosagem de glicemia em jejum e 2 horas após a ingestão de 75 g de glicose por via oral. É realizado após jejum de 12 horas. O teste pode ser complementado com as dosagens de insulina nos tempos zero e 2 horas.

Interpretação: a tolerância normal à glicose é definida quando os valores de glicemia no jejum e 2 horas após a carga de glicose são abaixo de 100 e 140 mg/dL, respectivamente.

A dosagem de insulina de jejum tem sido apontada como um método simples para a avaliação da sensibilidade à insulina. Em indivíduos resistentes à insulina (RI), as concentrações plasmáticas de jejum estão elevadas e se correlacionam com a intensidade da RI determinada pelo *clamp* euglicêmico hiperinsulinêmico, que é considerado o padrão-ouro para avaliação da RI. No entanto, a insulinemia é alvo de críticas quanto à sua interpretação. Assim, desenvolveram-se modelos matemáticos para predizer a sensibilidade à insulina através da medida da glicemia e insulina de jejum. Destacam-se os índices HOMA-IR[18] (*homeostasis model assessment of insulin resistance*) e QUICKI[19] (*quantitative insulin sensitive check index*). O índice HOMA-IR é expresso pela seguinte equação: HOMA-IR = glicemia (mMol/L) x insulina (mUI/L) ÷ 22,5. O índice QUICKI é expresso pela seguinte equação: QUICKI = 1 ÷ (log insulina mUI/L + log glicemia mg/dL). Embora esses índices venham sendo amplamente utilizados, há pouco consenso quanto aos pontos de corte para a classificação da RI. Além disso, ainda não existe padronização entre os laboratórios quanto aos tipos de ensaios utilizados para a determinação da insulina plasmática. Para o índice HOMA-IR, em adultos, o ponto de corte mais aceito, acima do qual se define a RI, é 2,7. Para o índice QUICKI, o ponto de corte abaixo do qual se define RI é 0,35.

A curva insulinêmica de duas horas (curva simplificada) também pode ser útil para avaliação de resistência à insulina, apesar de não existir padronização; contudo, resposta exagerada de insulina após administração de glicose é característica da RI.

REFERÊNCIAS BIBLIOGRÁFICAS

1. Alberton BD. Hormonal assay methodology: present and future prospects. Clin Obstet Gynecol. 1990;33(3):591-610.
2. Shackleton C. Clinical steroid mass spectrometry: a 45-year history culminating in HPLC-MS/MS becoming an essential tool for patient diagnosis. J Steroid Biochem Mol Biol. 2010;121:481-90.
3. Weghofer A, Margreiter M, Fauster Y, et al. Age-specific FSH levels as a tool for appropriate patient counselling in assisted reproduction. Hum Reprod. 2005;20(9):2448-52.
4. Resende EA, Lara BH, Reis JD, et al. Assessment of basal and gonadotropin-releasing hormone-stimulated gonadotropins by immunochemiluminometric and immunoflurometric assays in normal children. J Clin Endocrinol Metab. 2007;92:1424-9.
5. Broer SL, Broekamns FJ, Laven JS, Fauser BC. Anti-müllerian hormone: ovarian reserve testing and its potential clinical implications. Hum Reprod Update. 2014;20(5):688-701.
6. Vieira JGHV. Macroprolactinemia. Arq Bras Endocrinol Metab. 2002;46(1):45-50.
7. Sterzik K, Abt M, Grab D, Schneider V, Strehler E. Predicting the histologic dating of an endometrial biopsy specimen with the use of Doppler ultrasonography and hormone measurements in patients undergoing spontaneous ovulatory cycles. Fertil Steril. 2000;73(1):94-8.
8. Vieira JGH, Nakamura OH, Ferrer CM, et al. Importância da metodologia na dosagem de testosterona sérica: comparação entre um imunoensaio direto e um método fundamentado em cromatrografia líquida de alta performance e espectrometria de massa em Tandem (HPLC/MS-MS). Arq Bras Endocrinol Metab. 2008;52(6):1050-5.
9. Franchimont P, Demoulin A, Bourguignon JP. Clinical use of LH-RH test as a diagnostic tool. Horm Res. 1975;6:177-91.

10. Brito VN, Latronico AC, Arnhold IJ, Mendonça BB. Single luteinizing hormone determination 2 hours after depot leuprolide is useful for diagnosis and therapy monitoring of gonadotropin-dependent precocious puberty in girls. J Clin Endocrinol Metab. 2004;99:4338-42.
11. Speiser PM, Azziz R, Baskin LS, et al. Congenital adrenal hyperplasia due to steroid 21-hydroxylase deficiency: an Endocrine Society clinical practice guideline. J Clin Endocrinol Metab. 2010;95(9):4133-60.
12. Sheldon WR Jr, DeBold CR, Evans WS, et al. Rapid sequential intravenous administration of four hypothalamic releasing hormones as a combined anterior pituitary function test in normal subjects. J Clin Endocrinol Metab. 1985;60:623-30.
13. Orth DN. Cushing syndrome. N Engl J Med. 1995;332:791-803.

8 | Histeroscopia

Luiz Cavalcanti de Albuquerque Neto

DEFINIÇÃO

A histeroscopia foi um dos primeiros métodos desenvolvidos para a visualização e o estudo direto da cavidade do útero. Seus avanços, porém, tiveram de esperar por inovações técnicas em outras áreas antes de se tornarem viáveis na prática diária. Inicialmente, houve vários problemas que impediram seu progresso, como a dificuldade de distensão da cavidade do útero, a deficiência na iluminação e a espessura da ótica em diâmetro suficiente para ultrapassar o canal endocervical e atingir a cavidade do útero[1]. Todavia, as inovações técnicas recentes revolucionaram a área, e a histeroscopia abriu novas possibilidades diagnósticas para o canal do colo e a cavidade do corpo do útero, colocando a curetagem uterina em segundo plano.[1] Hoje, é possível realizar um exame endoscópico no próprio consultório, sem qualquer tipo de anestésico ou dilatação do canal do colo do útero.[1]

A histeroscopia diagnóstica é um exame ambulatorial e reprodutível[1] que não requer preparo prévio, anestesia ou antibioticoterapia. Emprega-se, modernamente, a expressão histeroscopia ambulatorial, que pode ser diagnóstica ou cirúrgica, quando se usa o equipamento *set* de Bettocchi.[2]

Para realizar o exame ambulatorial de diagnóstico, é necessário um endoscópio, com diâmetro de 2 a 2,9 mm, conectado a uma fonte de luz, geralmente de 150 watts. Para a técnica histeroscópica, utiliza-se tanto o meio gasoso quanto o líquido, a fim de se distender a cavidade uterina.[3]

A distensão por gás carbônico (CO_2) requer o uso de um insuflador que controle automaticamente a pressão intrauterina. Na prática clínica, esse método é conhecido desde os relatos de Lindermann (1972),[4] mas foi idealizado por Rubin (1925).[1] Por ser confiável e seguro, esse método é considerado de escolha para a histeroscopia diagnóstica. Todavia, os novos equipamentos (*set* de Bettocchi) empregam solução salina a 0,9% ou manitol a 3%,[2] podendo ser usados sem auxílio do espéculo de Collins e possibilitando sua realização em mulheres virgens.[2]

O histeroinsuflador eletrônico, usado para distender, utiliza um fluxo de, em média, 30 a 60 mL/min com pressão de insuflação de 60 mmHg, e um sistema eletrônico de controle que assegura pressão intrauterina constante, sem exceder o limite de segurança de 180 mmHg, o que previne as complicações relacionadas à embolia gasosa.[3]

Líquidos como meio de distensão na histeroscopia ambulatorial diagnóstica e/ou cirúrgica estão reservados aos casos em que se utiliza o *set* de Bettocchi.[2]

A moderna histeroscopia ambulatorial diagnóstica e cirúrgica dispensa o emprego do espéculo de Collins e da pinça do tipo Pozzi. O meio líquido é usado para distender a vagina e a cavidade uterina. A camisa diagnóstica de Bettocchi é ovalada e apresenta um canal acessório, permitindo a entrada de pinças de biópsia e de tesouras com diversos formatos,[2] além de facilitar a entrada da ótica pelo orifício interno do canal do colo que, na maioria das vezes, possui forma de fenda transversa ou ovalada. Esse fato revolucionou a histeroscopia, permitindo a visualização da cavidade em mais de 96% dos casos e a realização da biópsia dirigida, da exérese de pequenos pólipos, da lise de sinéquias e de outros procedimentos em ambiente ambulatorial.[2]

A Figura 1 apresenta um algoritmo de procedimentos em mulheres que têm indicação para histeroscopia.

INDICAÇÕES DA HISTEROSCOPIA AMBULATORIAL DIAGNÓSTICA

Qualquer processo patológico intracavitário pode se beneficiar do diagnóstico endoscópico. A indicação mais frequente é o sangramento uterino anormal.[5]

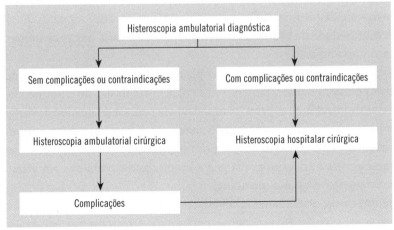

FIGURA 1 Algoritmo de procedimentos em mulheres com indicação de histeroscopia.

Na menacma, os pólipos endocervicais e endometriais, as endometrites e as disfunções endócrinas podem ser os responsáveis por eventuais sangramentos uterinos anormais.[5]

Na transição menopausal e na pós-menopausa, o endométrio atrófico, os carcinomas do colo do útero e do endométrio, os pólipos endocervicais e endometriais e os sangramentos iatrogênicos provocados pela inadequada utilização da terapia hormonal são responsáveis pelo maior contingente de casos. A atrofia endometrial é uma das causas mais frequentes de sangramento uterino na pós-menopausa.[6]

O estado hipoestrogênico propicia a atrofia, o superficialismo e a maior delicadeza das paredes vasculares, de modo que a eritrodiapedese e o progressivo acúmulo de sangue na cavidade do útero provocam sangramento anormal.[7]

Pacientes inférteis ou estéreis formam a segunda maior indicação da histeroscopia diagnóstica.[8] Nessa avaliação, a histeroscopia tem as seguintes funções:

- enriquecer as informações sobre os fatores do colo e do útero, como permeabilidade do óstio externo e do canal endocervical, presença ou não de tumor (pólipos, sinéquias, miomas, neoplasias) e observação de aspectos ligados à fisiologia do ciclo (pela avaliação do muco do colo do útero);
- auxiliar no diagnóstico precoce de lesões provocadas pelo HPV;
- obter dados a respeito da permeabilidade do óstio interno e das alterações anatômicas encontradas na cavidade do útero;
- confirmar e complementar com detalhes o que, às vezes, já foi diagnosticado por ultrassonografia transvaginal, histerossalpingografia, laparoscopia ou ressonância magnética;
- definir o que outros métodos não conseguem fazer com precisão.

Apesar de a histeroscopia indicar precisamente a localização de corpos estranhos, metaplasia óssea e dispositivo intrauterino com perda do fio-guia na cavidade uterina, não há obrigatoriedade da avaliação histeroscópica de rotina nas pacientes em programas de reprodução assistida.[8]

Outro ponto importante da histeroscopia diagnóstica é a possibilidade de acompanhamento das pacientes em tratamento clínico de hiperplasias do endométrio, favorecido pela baixa complexidade e, principalmente, pela realização de biópsia dirigida com o sistema de Bettocchi.[2] Pode-se empregá-lo, ainda, no diagnóstico diferencial de afecções intracavitárias suspeitas e não definidas por outras técnicas, como no espessamento do eco endometrial pela ultrassonografia pélvica, que requer avaliação por visão direta e a amostra suficiente para estudo morfológico.[2,3]

Em muitos casos, essas imagens podem corresponder a formações polipoides, como pólipo, leiomioma submucoso e carcinoma polipoide. A histeroscopia pode auxiliar também no diagnóstico de falhas de enchimento do contraste na histerossalpingografia. Nos casos de citologia oncológica não compatível com o achado colposcópico, a histeroscopia pode avaliar o canal endocervical e possibilitar a localização da lesão.

Em obstetrícia, pode-se indicar a histeroscopia para o diagnóstico de restos placentários, bem como para o acompanhamento da involução da neoplasia trofoblástica gestacional.[2,3,9]

Contraindicações

As principais contraindicações são gestação, vulvovaginite e menorragia intensa.

Se houver dúvida clínica de gravidez, deve-se dosar a beta-hCG plasmática. São discutidas as possibilidades de lesão provocada pela intensidade da luz e pela pressão intracavitária causada pela distensão. Como ambas as teorias necessitam de melhores estudos e definições, deve-se evitar o exame em mulheres grávidas.[9]

A histeroscopia em mulheres com vulvovaginite intensa pode disseminar a infecção para o trato genital alto. Sugere-se, nesses casos, o tratamento prévio antes da indicação do exame endoscópico.[10]

A menorragia ou fluxo menstrual intenso impossibilita a correta visualização da cavidade do útero, pois, em meio gasoso, pode haver a formação de grande quantidade de bolhas. Nesses casos, é preciso distender a cavidade com meio líquido para, lavando-a insistentemente, tentar melhorar a observação.[11]

Complicações

As complicações surgem quando as contraindicações são ignoradas, o instrumental é inadequado, o endoscopista não possui experiência compatível e quando há obstrução do óstio externo do colo do útero.

O eventual pinçamento do colo com Pozzi e a utilização do histerômetro podem provocar cólica ou desconforto à paciente. Sensação de náuseas e vômitos podem ocorrer por estímulo vagal ou hipotensão. Nesses casos, preconiza-se a atropina 0,5 mg sublingual ou intramuscular.

A dor em região escapular é outra situação que pode ocorrer durante exames mais demorados pela passagem do CO_2 pelas tubas.[12]

Os traumas provenientes do choque entre a ótica e o tecido são complicações que podem provocar sangramento indesejado e perfuração uterina. Quando isso ocorre, deve-se verificar se há sangramento importante ou lesão de algum outro órgão adjacente, o que é muito raro. Na ausência de trauma em outros tecidos e sangramento abundante, retira-se a ótica lentamente, observando o seu trajeto. A paciente permanece em observação por 3 horas, com controle dos sinais vitais. A necessidade de laparoscopia ou laparotomia na avaliação da cavidade do abdome é excepcional.[12,13]

A endometrite e a doença inflamatória pélvica são complicações raras, pertinentes às falhas na assepsia da vagina e na esterilização do material utilizado no exame.[10]

A complicação mais temida é a embolia gasosa. Sua prevenção está no respeito aos valores pressóricos da paciente e na utilização do histeroinsuflador ajustado a, no máximo, 60 mmHg, realizando o exame entre 3 e 5 min.[13]

Biópsia

A utilização do equipamento de Bettocchi garante a realização da biópsia dirigida em todas as pacientes que se submeteram ao exame com sucesso[2], sendo importante nas lesões suspeitas de neoplasia, nas quais a precisão da biópsia é essencial para o diagnóstico.

HISTEROSCOPIA CIRÚRGICA

A histeroscopia ambulatorial diagnóstica é obrigatória antes de qualquer histeroscopia cirúrgica. O equipamento necessário para sua realização deve possuir ressectoscópio acoplado a uma ótica de 4 mm de diâmetro e 30 cm de comprimento, fonte de luz de 300 watts, equipamento automático para infusão de líquidos (Hysteromat®, Endomat® e outros) e câmera de vídeo com monitor.[3] Além disso, é fundamental que seja capaz de infundir e aspirar líquido sob pressão constante e suficiente para distender a cavidade do útero, proporcionando perfeita visualização.

Diferentemente do exame diagnóstico, que utiliza o CO_2, nessa cirurgia, emprega-se líquido como meio distensor. Em constante troca, consegue-se manter a cavidade limpa e adequada visualização.[13]

Quando se emprega o bisturi monopolar, o líquido de eleição é o manitol a 3%, por não conduzir energia. Já quando se emprega o bisturi bipolar, pode-se optar por água destilada ou soro fisiológico, visto que não há dissipação de energia elétrica com esse equipamento.[14]

A histeroscopia cirúrgica é a melhor opção para exérese de pólipos endocervicais e endometriais, que representam a indicação mais frequente. Os leiomiomas submucosos tipo grau 0 (G0), completamente localizados na cavidade do útero, apresentam resultados excepcionais. Nos leiomiomas tipo G1 (mais da metade localizados na cavidade do útero) e G2 (menos da metade localizados na cavidade do útero), o resultado final depende de alguns outros fatores, como localização, número e tamanho.[15]

A técnica da miomectomia histeroscópica possibilita dividir o ato operatório em dois tempos e é indicada para os casos de grandes tumores ricamente vascularizados, que podem requerer um tempo maior de cirurgia, mas com o advento do bisturi bipolar, esse tempo foi reduzido.[14]

A cirurgia histeroscópica não deve exceder 45 min, pois há risco de desequilíbrio hidreletrolítico (*overload*), sobretudo com uso de manitol como líquido distensor.[3]

Outras indicações precisas do procedimento histeroscópico são as malformações uterinas (septo) e sinéquias. Salienta-se, ainda, a ablação do endométrio, opção terapêutica para pacientes com sangramento anormal uterino provocado por lesões benignas que não respondem ao tratamento clínico. Essa ação visa a completa remoção do endométrio, tanto em profundidade quanto em extensão, mantendo a futura possibilidade de exploração da cavidade do útero. Para o sucesso da cirurgia, deve-se remover a camada funcional do endométrio até a membrana basal.[16]

Outras técnicas para remoção do endométrio têm surgido, entre as quais se destacam:

- ressecção com bisturi bipolar (*versapoint*);
- hidrotermoablação;
- terma-*choice*;
- *laser* (Ellit®) e/ou micro-ondas;
- radiofrequência;
- fotodinâmica;
- crioablação.[17]

A técnica mais promissora, já bastante experimentada, é a ressecção com o bisturi bipolar, em que se utiliza solução salina e reduz muito os riscos de distúrbios hidreletrolíticos, além de apresentar excelente potência de corte.[14]

Complicações

Podem ser mecânicas, como laceração do colo e perfuração uterina; hemorrágicas, quando o corte ultrapassa a membrana basal e atinge o miométrio, sede de vasos com maior calibre; e relacionadas à distensão uterina, que são as complicações mais preocupantes.

Para evitar complicações de maior perigo é necessário seguir as seguintes medidas:

- controlar a diferença entre a entrada e a saída de líquido do útero, que não pode exceder 1.000 mL. O emprego de dispositivos que controlam a entrada do fluxo de líquido, como Endomat®, Histeromat® ou outros equipamentos, pode amenizar esse risco;
- não exceder 45 min de cirurgia;
- evitar ultrapassar o limite da camada basal do endométrio;
- preferir a anestesia regional (raquiperidural), que favorece a observação do nível de consciência da paciente, quando, com corrente monopolar, utiliza-se o manitol a 3% ou a glicina a 1,5%.

REFERÊNCIAS BIBLIOGRÁFICAS

1. Russell JB. History and development of hysteroscopy. Obstet Gynecol Clin North Am. 1988;15(1):1-11.
2. Bettocchi S, Nappi L, Ceci O, Selvaggi L. What does "diagnostic hysteroscopy" means today? The role of the new techniques. Curr Opin Obstet Gynecol. 2003;15(4):303-8.
3. Valle RF. Development of hysteroscopy: from a dream to a reality, and its linkage to the present and future. J Minim Invasive Gynecol. 2007;14(4):407-18.
4. Lindemann JH. Hysteroscopy in connection with the planned parenthood. Cesk Gynekol. 1972;37(7):522.
5. Alanis Fuentes J, Martínez Gutiérrez M, Mata MP. Hysteroscopy findings in patients with postmenopausal genital bleeding. Ginecol Obstet Mex. 2007;75(5):253-8.
6. Angioni S, Loddo A, Milano F, Piras B, Minerba L, Melis GB. Detection of benign intracavitary lesions in postmenopausal women with abnormal uterine bleeding: a prospective comparative study on outpatient hysteroscopy and blind biopsy. J Minim Invasive Gynecol. 2008;15(1):87-91.
7. Marello F, Bettocchi S, Greco P, Ceci O, Vimercati A, Di Venere R, et al. Hysteroscopic evaluation of menopausal patients with sonographically atrophic endometrium. J Am Assoc Gynecol Laparosc. 2000;7(2):197-200.
8. Godinjak Z, Idrizbegovic E. Should diagnostic hysteroscopy be a routine procedure during diagnostic laparoscopy in infertile women? Bosn J Basic Med Sci. 2008;8(1):44-7.
9. Goldenberg M, Schiff E, Achiron R, Lipitz S, Mashiach S. Managing residual trophoblastic tissue. Hysteroscopy for directing curettage. J Reprod Med. 1997;42(1):26-8.
10. Demirol A, Guven S, Bozdag G, Gurgan T. Hydrosalpinx as an unusual complication of office hysteroscopy: case report. Clin Exp Obstet Gynecol. 2007;34(1):61-2.
11. Apgar BS, Kaufman AH, George-Nwogu U, Kittendorf A. Treatment of menorhagia. Am Fam Physician. 2007;75(12):1813-9.
12. De Carvalho Schettini JA, Ramos de Amorim MM, Ribeiro Costa AA, Albuquerque Neto LC. Pain evaluation in outpatients undergoing diagnostic anesthesia-free hysteroscopy in a teaching hospital: a cohort study. J Minim Invasive Gynecol. 2007;14(6):729-35.
13. Bradley LD. Complications in hysteroscopy: prevention, treatment and legal risk. Curr Opin Obstet Gynecol. 2002;14(4):409-15.
14. Litta P, Spiller E, Saccardi C, Ambrosini G, Caserta D, Cosmi E. Resectoscope or Versapoint for hysteroscopic metroplasty. Int J Gynaecol Obstet. 2008;101(1):39-42.
15. Makris N, Vomvolaki E, Mantzaris G, Kalmantis K, Hatzipappas J, Antsaklis A. Role of a bipolar resectoscope in subfertile women with submucous myomas and menstrual disorders. J Obstet Gynaecol Res. 2007;33(6):849-54.
16. Munro MG. Endometrial ablation: where have we been? Where are we going? Clin Obstet Gynecol. 2006;49(4):736-66.
17. Practice Committee of the American Society for Reproductive Medicine. Indications and options for endometrial ablation. Fertil Steril. 2006;86(5 Suppl):S6-10.

Diagnóstico por imagem em Mastologia | 9

Simone Elias
Karen Borrelli Ferreira Alves
Cláudio Kemp (*in memoriam*)

INTRODUÇÃO

O principal objetivo do diagnóstico por imagem em Mastologia é a detecção precoce do câncer. Sabe-se que quanto menor a neoplasia, menor o risco de comprometimento axilar,[1] assim, a chance de cura está diretamente relacionada ao momento do diagnóstico, desde que o tratamento adequado e precoce seja instituído.

O rastreamento de câncer da mama constitui-se na aplicação de teste com potencial de sua detecção em uma população sem sinais ou sintomas da doença. Assim, não se trata de um teste preventivo, onde a doença será evitada, mas, sim, uma prevenção secundária. Convém ressaltar ainda que a mamografia de rastreamento não é diagnóstico, mas uma intervenção que identifica, em mulheres assintomáticas, alterações radiológicas com potencial elevado de serem uma neoplasia maligna.[2]

A elevada incidência do câncer da mama e seus impactos sociais, psicológicos e econômicos estimulam a aplicação de um teste de triagem nas mulheres nas faixas etárias de maior risco.

O câncer de mama é o principal tipo de câncer na mulher (sem considerar os tumores de pele não melanoma), exceto na região Norte. Estima-se para o Brasil, para cada ano do biênio 2018-2019, cerca de 59.700 casos novos, ou seja 56,33 novas mulheres afetadas e 6,9 mortes a cada 100.000.[3]

No mundo, serão 1,8 milhão de casos e cerca de 544 mil óbitos. Metade de todos os casos e 38% dos óbitos ocorrem em países desenvolvidos.

Apesar da incidência, o prognóstico deste câncer é considerado bom. Verifica-se que a sobrevida aos cinco anos é de 73% nos países desenvolvidos, 58% no Brasil, sendo 84% nos EUA. Nos EUA, a elevação da incidência tem se associado à diminuição da mortalidade.[4] Em países LDC (*least developed countries* – países menos desenvolvidos), o câncer de mama é diagnosticado em estádios avançados, pela deficiência da detecção precoce.[5]

TESTE DE TRIAGEM

Em rastreamento populacional organizado avalia-se uma população definida, além de uma logística que inclui investigação adicional em tempo hábil para a conclusão diagnóstica e encaminhamento para o tratamento adequado. Além disso, são instituídas medidas para a realização de uma cobertura populacional de cerca de 70%, além de estímulo para adesão aos múltiplos ciclos da mamografia subsequentes. Assim, o principal objetivo do rastreamento é demonstrado pela queda na mortalidade por câncer em relação ao grupo a ele não submetido.[2] Os benefícios observados nas curvas de sobrevida não são imediatos, ocorrendo anos após o início do rastreamento.

Importante ressaltar que o autoexame (AEM) e o exame clínico das mamas (ECM) foram, durante muito tempo, considerados métodos importantes a serem implementados. Contudo, atualmente não existem evidências científicas da eficácia do AEM ou do ECM na redução da mortalidade pelo câncer. Neste contexto, as mulheres devem ser encorajadas a estar atentas a qualquer alteração na mama, sendo que o exame clínico faz parte de um processo de conscientização, levando a mulher a uma avaliação diagnóstica. Não se deve encorajar o AEM ou o ECM como métodos isolados, mas sempre associados à mamografia, principalmente em mulheres acima dos 40 anos.[6]

Nos dias atuais, o rastreamento para o câncer de mama, por meio da mamografia, consiste na melhor forma de prevenção secundária para a doença. Desde que respeitado o controle de qualidade do método, a mamografia promove a detecção precoce na fase assintomática, implicando na redução da morbimortalidade causada pelo diagnóstico tardio.

Metanálise de estudos realizados pela Cochrane mostrou que a redução da mortalidade é da ordem de até 15%.[7] A maior probabilidade de redução da mortalidade por câncer de mama em vários países desenvolvidos deve ser atribuída aos programas de rastreamento e também à evolução das terapias adjuvantes.[8]

DIRETRIZES

A Sociedade Americana de Câncer alterou recentemente suas recomendações para mamografias. Mulheres entre 40 e 44 anos devem discutir com seu médico sobre o início da mamografia de rastreamento periódica; de 45 até 54 anos devem realizá-la anualmente e após os 55 anos devem manter exame anual enquanto sua expectativa de vida for superior a 10 anos.[9] A Sociedade Brasileira de Mastologia recomenda o rastreamento mamográfico na faixa etária de 40-69 anos, e acima de 70 recomenda que a mamografia anual seja realizada em mulheres que tenham condições de serem submetidas à investigação diagnóstica invasiva e tratamento após um resultado anormal.[6] A União Europeia recomenda mamografia periodicamente na faixa de 50-69 anos.[10] O Ministério da Saúde recomenda o rastreamento mamográfico na faixa de 50-69 anos, devido às controvérsias observadas na faixa etária de 40-49 anos, e aos limitados estudos com população nacional.[11]

MAMOGRAFIA

A mamografia permite estudar a composição geral da glândula, em particular as áreas de interesse. Ainda permite detectar tumores multicêntricos ou bilaterais. Isso é possível graças à diferença nos coeficientes de absorção dos feixes de raios X entre os diferentes tecidos da glândula. Esse fato também está diretamente relacionado à maior limitação desse método em mamas densas.[12]

O aspecto radiológico de normalidade das mamas é muito variável, sendo composto por tecido epitelial (ductos e lóbulos) e tecido conjuntivo, cuja proporção modifica-se com a idade, fornecendo padrões de densidade variáveis de acordo com cada período.

Assim, em jovens abaixo de 35 anos de idade e nulíparas, a maior densidade compromete bastante a eficácia do exame. Entretanto, conforme o tecido glandular é substituído pelo gorduroso, a melhora do contraste é nítida, facilitando a leitura. Geralmente, isso ocorre a partir dos 40 anos de idade, quando a mamografia enseja melhor desempenho.

A qualidade e heterogeneidade dos laudos mamográficos também são fatores que interferem diretamente no objetivo principal do rastreamento. Assim, objetivando uniformizar o vocabulário, padronizar a interpretação e orientar a conduta para os achados mamográficos, o American College of Radiology, em 1992, em estudo colaborativo com instituições afins, elaborou um sistema de informações padronizadas denominado *Breast Imaging Reporting and Data System* (BI-RADS®), hoje na quinta edição.[13]

No Brasil, em abril de 1998, o Colégio Brasileiro de Radiologia (CBR) promoveu, em São Paulo, uma reunião com a Federação Brasileira das Sociedades de Ginecologia e Obstetrícia (FEBRASGO) e com a Sociedade Brasileira de Mastologia (SBM) com o mesmo objetivo de uniformizar os laudos mamográficos, baseando-se nesse sistema.

Além da padronização, algumas observações que constam no BI-RADS®:[13]

- o relatório deve ser conciso e organizado;
- descrever a indicação do exame (que pode ser rastreamento, reconvocação, diagnóstico ou seguimento);
- descrição da composição mamária, pois o padrão mamográfico constitui importante fator de risco para câncer. Mulheres que apresentam o padrão mamográfico D (mamas extremamente densas) têm risco relativo aumentado em cerca de 4 vezes quando comparadas às com padrão A (mamas quase completamente gordurosas);

- o exame clínico das mamas é parte integrante da propedêutica e deve ser realizado. Alguns cânceres de mama são palpáveis, porém não têm representação mamográfica;
- achados clínicos suspeitos deverão ser avaliados independentemente dos achados mamográficos;
- nenhum exame ou conjunto de exames pode assegurar a ausência de câncer;
- mesmo em casos de mamas densas, as pacientes devem se submeter à mamografia de rastreamento nos intervalos recomendados;
- impressão final, que deverá classificar a lesão descrita – categorias de 0 a 6;
- se uma anormalidade suspeita for diagnosticada, o relatório deverá sugerir biópsia;
- o estudo complementar com ultrassonografia em mulheres com padrão mamográfico denso e sem achados anormais à mamografia pode ser efetivo em populações de maior risco quando realizado com equipamento adequado, por profissional qualificado e sempre como um exame complementar à mamografia. O aumento de resultados falso-positivos deve ser considerado.

A mamografia de rastreamento inclui quatro incidências-padrão: duas médio-laterais oblíquas e duas crânio-caudais.

- médio-lateral oblíqua (MLO): nessa incidência visualiza-se a maior parte da mama, além de melhor observar o tecido junto à parede torácica e a cauda axilar. Para bom posicionamento o músculo peitoral deve ser visível até a altura do mamilo, o sulco inframamário deve ser visível, o tecido glandular deve estar bastante espalhado e o mamilo, bem nítido e centrado;
- crânio-caudal (CC): essa incidência complementa a incidência médio-lateral oblíqua; o feixe vai da porção superior à inferior. Essa incidência deve incluir todo o corpo da glândula com a gordura retromamária e o mamilo bem centralizado e visível. Em cerca de 30% das vezes pode-se observar o músculo peitoral. Nessa incidência, o quadrante medial é o mais importante, pois trata-se de área "cega" na incidência oblíqua médio-lateral.

Na mamografia diagnóstica, quando existe suspeição de câncer, podem ser necessárias incidências complementares além das incidências-padrão.

Principais incidências complementares

Compressão localizada (ou seletiva): é realizada com um compressor de acrílico pequeno no intuito de avaliar se a lesão é real ou trata-se de somação (superposição) de imagens. Auxilia ainda no estudo do contorno da lesão ou presença de tecido gorduroso entremeado, por isso é mais utilizada para estudo das assimetrias.

Ampliação: esta incidência é usada para avaliar a morfologia das calcificações agrupadas. As chamadas "leite-de-cálcio", que representam grãos de cálcio no interior de microcistos, são facilmente diagnosticadas na incidência ampliada em perfil. Para aplicar essa técnica é necessário aumentar a distância entre o receptor de imagem e a mama (por meio de uma plataforma de acrílico específica para esse fim), ponto focal de 0,1 mm (chamado de foco fino) e retirar a grade antidifusora. Deve ser usada com parcimônia, pois aumenta a dose de radiação em quase 5 vezes.

Perfil absoluto 90 graus (perfil verdadeiro): o feixe de raios X geralmente penetra medialmente a um ângulo de 90 graus. É particularmente útil em mamas submetidas à cirurgia ou naquelas heterogeneamente densas, pois permite um espalhamento mais efetivo do tecido, ao invés de se fazerem várias compressões localizadas.

É muito importante que as mamografias sejam analisadas pelo médico assistente. Assim, um negatoscópio deve fazer parte do arsenal na sala de atendimento, primeiro no intuito de avaliar a qualidade do exame e depois para verificar se os achados descritos no relatório são concordantes com as imagens. Com o direcionamento dos achados do exame clínico, pode-se surpreender alguma lesão não identificável à mamografia.

Análise sistemática das imagens mamográficas[12]

1. Posicionamento: verificar itens da OML e CC (descritos anteriormente) e simetria.
2. Pele: verificar se está normal, espessada ou retraída.
3. Mamilo e região retroareolar: analisar a forma e a posição do mamilo e da aréola, espessamento ou retrações.
4. Elementos anatômicos: observar a densidade, a relação simétrica entre o parênquima e o tecido fibroadiposo bilateral (avaliar assimetrias), e a harmonia arquitetural glandular (se existe distorção do parênquima).
5. Áreas de atenção: são as topografias de maior incidência de câncer, como a cauda axilar, região retroareolar e a transição glândula/gordura retromamária. Os quadrantes mediais não devem conter elementos fibroglandulares.
6. Nódulos: formação nodular que se destaca no tecido adiposo ou no tecido fibroglandular.
7. Calcificações: podem ser classificadas como microcalcificações e macrocalcificações.
8. Linfonodos axilares: devem ser ovoides e com hilo gorduroso central. O tamanho dessas estruturas, desde que essas características estejam mantidas, não é um critério de suspeição.

Segundo o BI-RADS®,[13] o relatório deve ser iniciado por uma descrição sucinta da composição mamária (ou padrões mamográficos – PM), que está diretamente relacionada à maior ou menor sensibilidade do exame, conforme:

A. mamas quase completamente substituídas por tecido gorduroso;

B. há áreas de tecido fibroglandular disperso;

C. as mamas são heterogeneamente densas, o que pode obscurecer pequenos nódulos;

D. as mamas são extremamente densas, o que diminui a sensibilidade do exame.

A seguir, o laudo deve apresentar uma descrição objetiva dos achados significantes encontrados (nódulos, calcificações, distorção de arquitetura e assimetrias). A descrição desses achados deve incluir tamanho, morfologia, associação a outras lesões e localização. A localização clínica de uma anormalidade deve ser extrapolada para a localização radiográfica, baseando-se em quadrantes ou de acordo com a face de um relógio.

A comparação com estudos prévios assumiu maior importância na última edição do estudo, pois permite classificar uma mamografia inconclusiva (categoria BI-RADS® 0) ou negativa (categoria BI-RADS® 1 ou 2), de acordo com a estabilidade da lesão (p.ex., assimetria estável há mais de 3 anos) ou valorizar novos achados (p.ex., assimetria em desenvolvimento ou nova assimetria), elevando a categoria (BI-RADS® 4 ou 5).

A sessão do vocabulário e sistematização do laudo no BI-RADS® são as mais importantes na prática do ginecologista e do mastologista. As categorias visam dividir os exames em negativos, suspeitos e inconclusivos. E, ao final de cada relatório, o exame deve ser classificado em uma das seis categorias (Tabela 1) e cada uma inclui sugestão de conduta de acordo com o risco esperado para câncer.

A categoria BI-RADS® 1 e 2 são exames considerados sem achados relevantes e portanto negativos para câncer de mama.

A categoria BI-RADS® 4 inclui os achados suspeitos, onde o risco oscila entre 3 e 94%. São lesões que não têm características clássicas de malignidade, mas também não podem ser classificadas como provavelmente benignas. Nessa categoria se inclui a maioria das indicações de procedimentos intervencionistas. Está subdividida em:

- 4A – baixa suspeição (> 2%, mas até 10%);
- 4B – suspeição intermediária (≥ 10% e ≤ 50%);
- 4C – alta suspeição (≥ 50% e < 95%).

A categoria BI-RADS® 5 inclui as imagens altamente sugestivas de malignidade (≥ 95%). Essa categoria anteriormente envolvia lesões para as quais um tratamento cirúrgico em um só tempo poderia ser considerado sem uma biópsia preliminar. Atualmente, pela ampla disponibilidade das biópsias por agulha, proceder a cirurgia sem um diagnóstico cito-histológico prévio raramente ocorre. Portanto, a razão atual para se classificar um exame como categoria 5 é identificar lesões para as quais qualquer diagnóstico não maligno em biópsia por agulha seja automaticamente considerado discordante, resultando na recomendação de repetição da biópsia (geralmente cirúrgica).

TABELA 1 Categorias de risco do BI-RADS® – *Breast Imaging Reporting and Data System*

Categoria	Risco de malignidade	Recomendação
0	Indeterminada	Estudo adicional
1	0%	Rotina
2	0%	Rotina
3	< 2%	Intervalo menor
4A	≥ 2% e < 10%	Biópsia
4B	≥ 10% e < 50%	Biópsia
4C	≥ 50% e <95%	Biópsia
5	≥ 95%	Biópsia
6	Confirmada	Cirurgia, se indicado

A categoria BI-RADS® 0 (zero) revela um exame que deverá ser complementado (com US/ampliação ou compressão da imagem inconclusiva). Após estudo complementar, a categoria BI-RADS® 0 deverá ser reclassificada.

A categoria BI-RADS® 3 é um exame inicialmente classificado como BI-RADS® 0 (zero) e que após complemento revela uma lesão com risco de malignidade inferior a 2%. Sugere-se pedir um controle em intervalo inferior a 1 ano para avaliar a estabilidade da lesão (são achados que não se esperam alterações, já que são considerados benignos, porém é preferível avaliação precoce). É importante realizar o estudo completo (ampliação, compressão e/ou USG) antes de classificar o achado nesta categoria, diminuindo o risco de falso-negativos. Se durante o controle os achados mostrarem aumento do tamanho, número ou extensão, a biópsia estará indicada. São exemplos: fibroadenoma não calcificado, assimetria focal e calcificações redondas agrupadas. Orienta-se o primeiro controle unilateral em 6 meses após o exame inicial. Mantendo-se inalterado, realizar outro exame, bilateral, em 12 meses. Estabilidade confirmada, o próximo controle deverá ser realizado 24 meses após o exame inicial – podendo então ser reclassificado como categoria 2 ou 3.

Nota: na disciplina de Mastologia-Unifesp, lesões palpáveis até 3,0 cm com aspecto clínico e imaginológico provavelmente benigno, em mulheres com idade inferior a 35 anos e sem fatores de risco pessoal ou familiar, são classificadas na categoria BI-RADS® 3 e não requerem biópsia.

Finalmente, há a categoria BI-RADS® 6, que foi instituída para situações específicas (p.ex., após uma biópsia com resultado positivo, mas ainda antes da terapêutica cirúrgica).

Principais achados mamográficos

Nódulos

As principais características dos nódulos são: forma, margens (ou contorno) e densidade. A Tabela 2 mostra como os nódulos devem ser classificados dentro da categoria BI-RADS®.

TABELA 2 Classificação dos nódulos na mamografia, segundo BI-RADS®

Categoria 2	Categoria 3	Categoria 4	Categoria 5
a. Nódulos com densidade de gordura (lipomas e cistos oleosos) b. Nódulos com componente parcial de gordura (densidade mista) = hamartomas ou fibroadenolipomas, galactoceles, linfonodos intramamários e abscessos c. Nódulos com calcificações "em pipoca" (fibroadenoma parcialmente ou totalmente calcificado) d. Cistos = nódulo visto na MMG e após complemento com US mostram-se anecoicos, com reforço acústico posterior e paredes finas	Nódulos redondos ou ovoides, com margens circunscritas ou obscurecidos pelo tecido adjacente, sem calcificações, impalpáveis, sólidos a US (e sem nenhuma característica ecográfica de suspeição)	Nódulos sólidos com forma irregular ou verticalizados na US ou com contornos microlobulados, maldefinidos ou espiculados ou qualquer nódulo com calcificações que não sejam leite-de-cálcio em microcistos ou grosseiras, típicas do fibroadenoma. Podem ser divididos em 4A/4B/4C de acordo com o grau de suspeição. Na prática, essas lesões têm indicação de estudo cito ou histológico	Nódulos com forma irregular e contornos espiculados

MMG: mamografia; US: ultrassonografia.

Calcificações

As calcificações decorrem do depósito anormal de sais de cálcio, geralmente em tecidos previamente lesados (epiteliais ou conjuntivos) e nas secreções, sendo genericamente denominadas calcificações distróficas. Outra explicação refere-se à expressão gênica por processos biológicos do metabolismo do cálcio intracelular.

O cálcio, como mensageiro intracelular, é de suma importância, pois participa de vários processos, como proliferação e secreção celular, contração muscular e morte celular programada por apoptose. Em condições fisiológicas, a concentração do cálcio no citoplasma é mantida em níveis bastante baixos contra o gradiente osmótico, por meio de bombas que transportam o cálcio para fora da célula, para organelas armazenadoras e para o retículo endoplasmático e a mitocôndria.

Uma das proteínas envolvidas no processo de imortalização celular é a S100P, que também participa de uma série de processos biológicos envolvendo o íon cálcio.

As células epiteliais normais ou diferenciadas da glândula mamária têm habilidade limitada para sua multiplicação. A morte dessas células é caracterizada pela progressiva parada de seu desenvolvimento e consequente envelhecimento, o que também pode ser observado em culturas celulares. Células tumorais, porém, desenvolvem mecanismos para evitar esse envelhecimento e tornam-se imortais – evento considerado chave no processo carcinogênico. Essas células podem estar associadas ao acúmulo de cálcio e, posteriormente, tornam-se calcificações agrupadas, ou seja, uma evidência radiográfica precoce do câncer de mama. Assim, a precipitação dos sais de cálcio é observada no carcinoma *in situ*. De fato, esse câncer se manifesta em 70% a 80% das vezes pela presença de microcalcificações.

Radiologicamente, o principal critério para diferenciar as calcificações benignas das malignas é a análise de sua forma. Outros critérios compreendem a distribuição, o número, o tamanho, a densidade e a estabilidade das calcificações.

A grande maioria das calcificações mamárias é benigna e são identificadas e classificadas sem dificuldades na categoria BI-RADS® 2.

A Tabela 3 mostra como as calcificações devem ser descritas, segundo a nomenclatura do BI-RADS®.

As calcificações vasculares, especialmente em mulheres acima de 50 anos de idade, sugerem risco potencial para doença coronariana.[14] Assim, desde então tem sido demonstrado que de 16% a 31% das mulheres coronariopatas apresentam calcificações vasculares observadas na mamografia (CVM). E mulheres com CVM apresentam um risco de até 6 vezes maior para doença coronariana do que aquelas que não apresentam CVM.

Assimetrias

Assimetrias são com frequência lesões benignas, mas devem ser estudadas criteriosamente, pois podem ocultar um câncer. A correlação com a história e os dados clínicos é fundamental, pois, além de direcionar o estudo, pode alterar a categoria e,

TABELA 3   Classificação das calcificações, segundo BI-RADS®

Categoria 3	Categoria 4	Categoria 5
Consiste em um grupo bem específico, com probabilidade de malignidade muito baixa (< 2%). São calcificações redondas, ovaladas ou puntiformes, agrupadas em arranjo circular. O importante nesse tipo de calcificações é que só devem ser classificadas na categoria 3 após estudo com incidências ampliadas em duas projeções (CC e ML) e se obedecerem rigorosamente aos critérios de morfologia e distribuição descritos.	4A – VPP menor que 10%: incluem as calcificações grosseiras e heterogêneas, que são calcificações bem definidas, irregulares, maiores que 0,5 mm, que tendem a coalescer. 4B – VPP de 10% a 50%: incluem as calcificações amorfas ou indistintas, que são muito pequenas e tênues para permitir um estudo adequado de sua morfologia. Calcificações amorfas agrupadas ou com distribuição linear ou segmentar são indicativas de biópsia. 4C – VPP maior que 50%: incluem as calcificações pleomórficas agrupadas, diferentes em forma e tamanho e menores que 0,5 mm de diâmetro e as calcificações com distribuição linear ou segmentar, independentemente de sua distribuição.	São calcificações com valor preditivo de malignidade acima de 95% e incluem as microcalcificações com morfologia arboriforme (moldando os ductos), linear ou pleomórfica e distribuição linear ou segmentar.
Obs.: as áreas com microcalcificações devem ser biopsiadas, se apresentarem alteração no seguimento mamográfico: aumento em número, alteração da morfologia ou distribuição, e ainda se estiverem adjacentes a um câncer recém-diagnosticado.		

consequentemente, a conduta. Processos inflamatórios, traumas antigos ou em resolução, cirurgias prévias e/ou necrose gordurosa são imagens de difícil diagnóstico diferencial com os carcinomas.

A distribuição de tecido fibroglandular nas mamas ocorre, comumente, de forma simétrica. No entanto, assimetrias podem ocorrer em até 3% das pacientes e correspondem, em sua maioria, a variações da normalidade e a artefatos de posicionamento, podendo, ainda, estar relacionadas à alteração pós-cirúrgica ou a áreas de maior densidade referentes à terapia hormonal.[12]

Na disciplina de Mastologia, a sequência de estudo das assimetrias é:[15]

- comparação com exame anterior, se disponível;
- compressão seletiva em incidência diferente da incidência-padrão inicial (em mamas não densas);
- ultrassonografia dirigida (primeira opção se mamas densas ou após compressão caso a assimetria não se atenue ou desapareça).

Objeto de estudo de tese de mestrado, a análise de 32.888 mamografias realizadas entre janeiro de 2002 e agosto de 2005, no Hospital Universitário da Universidade Federal de São Paulo – HSP, revelou um total de 447 assimetrias, com seus exames inicialmente classificados como BI-RADS® 0. As pacientes foram submetidas a incidências complementares com perfil absoluto e crânio-caudal. Destas, 291 tiveram o diagnóstico esclarecido e foram reclassificadas como BI-RADS® 2. As demais foram encaminhadas ao ambulatório da disciplina de Mastologia, onde foi realizada a compressão localizada seguida da ultrassonografia. Em 22 das pacientes, encontrou-se alguma alteração na ultrassonografia, 8 foram classificadas como BI-RADS® 3 e 14 tiveram achados suspeitos (BI-RADS® 4).[16]

TABELA 4 Classificação das assimetrias, segundo BI-RADS®

Tipo de assimetria	Características	BI-RADS®
Assimetria em única incidência	Vista somente em uma incidência Pode precisar de compressão ou ultrassonografia Pode representar sobreposição de tecido	1
Assimetria global	Geralmente normal, se impalpável Ocupa área maior que um quadrante Não está associada a nódulo, distorção ou calcificações	2
Assimetria focal	Forma similar nas duas incidências Contorno côncavo. Pode precisar de complementos para excluir nódulo, distorção ou calcificações (compressão/US)	3
Nova assimetria ou assimetria em desenvolvimento	Nova ou aumentou quando comparada com exames prévios. Complemento obrigatório. É suspeita, a menos que um cisto simples seja identificado no local	4

A compressão das áreas de assimetria revelou três casos de distorção, que foram encaminhados para biópsia cirúrgica, com resultado maligno. Um total de 31 pacientes foi submetido à investigação histológica e em 22 (71,9%) o resultado foi benigno.

Os exames anteriores, quando disponíveis, auxiliaram na avaliação da estabilidade da imagem e foram considerados BI-RADS® 2 em 91 pacientes ou BI-RADS® 3 em 26.

O estudo sistematizado das assimetrias modifica significativamente a classificação do exame da paciente e diminui a indicação de procedimentos invasivos desnecessários.[16]

Distorções

As intervenções cirúrgicas prévias, particularmente as de natureza estética (com ou sem prótese), provocam necrose gordurosa e distorções do parênquima, trazendo dúvidas na interpretação radiológica e dificultando a detecção precoce de recidivas.

O recurso técnico mais indicado neste achado é a compressão localizada com reparo radiopaco na cicatriz que frequentemente permite diferenciar distorções de cirurgias prévias de neoplasias. Em caso de lesões benignas, atenuam a densidade e modificam a morfologia após a compressão localizada. Já as distorções suspeitas podem ter sua densidade realçada e a forma mantida, pois o tecido neoplásico é pouco compressível.

A realização de uma mamografia após a cirurgia conservadora do câncer de mama e antes do início do tratamento radioterápico é de grande valia, principalmente se a lesão primária era constituída por microcalcificações. Esse exame basal, além de permitir avaliar a presença de calcificações residuais, é essencial para a adequada interpretação de exames posteriores.

As alterações provocadas pelos traumas cirúrgicos ou pela radioterapia ocorrem com maior frequência no primeiro ano e as principais são: cisto oleoso, necrose gordurosa, edema e espessamento de pele e das traves de tecido conjuntivo (ligamentos de Cooper). O aparecimento de novas lesões ou o aumento dessas alterações devem ter seu diagnóstico comprovado.

Os critérios incluídos neste sistema para avaliação dos achados mamográficos estão resumidos na Tabela 5.

ULTRASSONOGRAFIA

Os primeiros trabalhos demonstrando o aspecto ultrassonográfico do câncer mamário surgiram apenas no início da década de 70 por Kobayashi, que associou a sombra acústica posterior aos nódulos malignos.[17]

Decorrente de sua baixa especificidade, a mamografia necessita de outros métodos de imagem para reduzir os achados falso-positivos e, dentre os métodos disponíveis, a ultrassonografia (US) é o principal método auxiliar.[12]

Há muito tempo que a indicação da ultrassonografia mamária deixou de ser apenas para o diagnóstico diferencial entre lesões císticas e sólidas. A evolução dos equipa-

TABELA 5 — Léxico mamográfico segundo BI-RADS® 5ª edição

Composição mamária	a. Mamas quase completamente substituídas por tecido gorduroso b. Há áreas de tecido fibroglandular disperso c. As mamas são heterogeneamente densas, o que pode obscurecer pequenos nódulos d. As mamas são extremamente densas, o que diminui a sensibilidade da mamografia	
Nódulos	Forma	Ovalada
		Redonda
		Irregular
	Margens	Circunscritas
		Obscurecidas
		Microlobuladas
		Indistintas
		Espiculadas
	Densidade (em relação ao TFG)	Hiperdenso
		Isodenso
		Hipodenso
		Conteúdo de gordura
Calcificações	Tipicamente benignas	Cutâneas
		Vasculares
		Grosseiras (em pipoca)
		Bastonete
		Redonda
		Anelar (periférica)
		Distrófica
		Leite-de-cálcio
		Sutura
	Suspeitas	Amorfas
		Grosseiras heterogêneas
		Pequenas e pleomórficas (microcalcificações)
		Pequenas e lineares ou pequenas e ramificadas
	Distribuição	Difusa
		Regional
		Agrupada
		Linear
		Segmentar
Distorção arquitetural		

(continua)

CAPÍTULO 9 DIAGNÓSTICO POR IMAGEM EM MASTOLOGIA **73**

TABELA 5 Léxico mamográfico segundo BI-RADS® 5ª edição *(continuação)*

Assimetrias	Assimetria – identificada em única incidência
	Assimetria global – mais de um quadrante (geralmente benigna)
	Assimetria focal – menos de um quadrante
	Assimetria em desenvolvimento (necessário comparar com exames anteriores)
Linfonodo intramamário	
Lesão de pele	
Achados associados (outros achados associados, mas secundários à lesão principal)	Retração de pele
	Retração de papila
	Espessamento de pele
	Espessamento trabecular
	Adenopatia axilar
	Distorção arquitetural
	Calcificações
Localização da lesão	Lateralidade
	Quadrante e face do relógio
	Profundidade
	Distância da papila

mentos (monitores e transdutores de alta resolução), além de estudos que associaram as características da imagem com o valor preditivo (de benignidade ou malignidade), melhoraram a efetividade do método.[18]

Assim, critérios específicos para a classificação dos achados ultrassonográficos permitem identificar lesões com alta probabilidade de benignidade, para as quais o acompanhamento ultrassonográfico seja seguro, e evitar biópsias desnecessárias.

Como todo método de propedêutica complementar, deve-se conhecer o principal objetivo que motiva sua indicação e também se o resultado implicará em alteração da conduta.

Preconiza-se que a US seja realizada após a mamografia (em pacientes onde esta última esteja indicada) e preferencialmente direcionada para uma dúvida específica (mamográfica ou clínica). Apenas esse detalhe aumenta a sensibilidade do método em cerca de 10%.

A combinação desses métodos, quando adequada, pode reduzir o número de biópsias, em razão da capacidade da US de esclarecer pseudolesões visualizadas na mamografia, diferenciar cistos de nódulos sólidos e principalmente por possibilitar avaliação mais detalhada dos nódulos sólidos, diferenciando-os em boa parte dos casos.[18]

TABELA 6 Indicações da ultrassonografia mamária

Dúvida ao exame clínico	Poderá ser a primeira opção em pacientes jovens, onde a mamografia apresenta sua sensibilidade diminuída devido ao parênquima denso
Achados mamográficos inconclusivos	Podem necessitar de avaliação ultrassonográfica os nódulos isolados e circunscritos, nódulos parcialmente circunscritos ou indefinidos, assimetrias focais em mamas densas
Evitar biópsias desnecessárias	Evidenciando características de benignidade e excluindo características de malignidade em lesões sólidas passíveis de seguimento
Evitar mamografias em curto prazo desnecessárias	Esclarecendo aspecto cístico ou sólido benigno de lesões detectadas na mamografia
Orientar procedimentos por agulha	Direcionando biópsias de lesões identificáveis por esse método
Avaliação de implantes de silicone	Evidenciando rutura extra (siliconomas) e intracapsular (linhas paralelas no interior da prótese)
Second-look após RM	Visibilizando lesões detectadas na RM que não foram identificadas na US anteriormente
Dopplervelocimetria	É um fraco preditivo de malignidade, e seu uso está indicado em associação a outras características

Sistematização do laudo ultrassonográfico[13]

Em 2003, o BI-RADS® estendeu-se também para a US. As categorias do BI-RADS®-US conferem os mesmos valores de risco de malignidade que o mamográfico, embora a validação dos valores preditivos ainda seja alvo de estudos no mundo inteiro.[19]

O BI-RADS®-US foi subdividido em alguns tópicos, que devem ser avaliados e classificados segundo critérios específicos. Foram distribuídos em: padrão eco-textural do parênquima mamário (composição mamária), nódulos, calcificações e casos especiais.

Além da padronização, algumas observações devem ser feitas com relação às informações que devem constar no laudo, facilitando a comunicação entre o operador do exame ultrassonográfico e o médico assistente. As seguintes informações devem ser disponibilizadas:

- equipamento utilizado no estudo;
- descrição das alterações encontradas;
- caracterização das lesões segundo os critérios apresentados e descrição da localização e dimensões;
- classificação final do estudo segundo as seis categorias;
- se o estudo for considerado incompleto, deve ser feita referência ao método que deverá ser utilizado para sua complementação;

- comparação com exames anteriores;
- correlação com dados clínicos e de outros métodos (mamografia e ressonância magnética);
- sugestão de conduta.

Os critérios incluídos neste sistema para avaliação dos achados ultrassonográficos estão resumidos na Tabela 7.

RESSONÂNCIA MAGNÉTICA

Heywang et al utilizaram, em 1985, pela primeira vez, contraste paramagnético (gadolínio) em ressonância magnética mamária. Após essa data, vários trabalhos têm sido publicados, ressaltando as possibilidades diagnósticas e as limitações do novo método.

TABELA 7 Léxico ultrassonográfico segundo BI-RADS®

Composição tecidual		A. Padrão de fundo homogêneo e ecotextura adiposa B. Padrão de fundo homogêneo e ecotextura fibroglandular C. Padrão de fundo heterogêneo
Nódulos	Forma	Ovalada
		Redonda
		Irregular
	Orientação	Paralela à pele
		Não paralela à pele
	Margens	Circunscritas
		Não circunscritas Indistintas Anguladas Microlobuladas Espiculada
	Padrão ecogênico	Anecoico
		Hiperecoico
		Complexo (cístico-sólido)
		Hipoecoico
		Isoecoico
		Heterogêneo
	Fenômenos posteriores	Ausentes
		Realce
		Sombra
		Padrão combinado

(continua)

TABELA 7 Léxico ultrassonográfico segundo BI-RADS® *(continuação)*

Calcificações	Calcificações dentro do nódulo
	Calcificações fora do nódulo
	Calcificações intraductais
Achados associados (outros achados associados)	Distorção arquitetural
	Alterações ductais
	Alterações de pele (espessamento ou retração)
	Edema
	Vascularização (ausente/interna/periférica)
	Avaliação da elasticidade (suave/intermediária/dura)
Casos especiais	Cisto simples
	Microcistos agrupados
	Cisto de conteúdo espesso
	Nódulo dérmico ou epidérmico
	Corpo estranho (incluindo implantes)
	Linfonodos intramamários
	Linfonodos axilares
	Alt. vasculares (malformações arteriovenosas/pseudoaneurismas/sínd. de Mondor)
	Coleção pós-operatória
	Necrose gordurosa

As principais vantagens da ressonância magnética (RM) com contraste estão relacionadas à sua capacidade tomográfica, à avaliação da vascularização e à alta sensibilidade para diagnóstico de câncer invasivo, principalmente em mama com parênquima denso. Ainda assim, há várias limitações importantes para a utilização desse método, como especificidade moderada, alto custo, grande número de cortes por mama e não detecção de microcalcificações. Dessa forma, a RM com contraste não deve ser utilizada como método isolado, muito menos de rastreamento. [20]

A captação aumentada do contraste paramagnético nos tumores invasivos e de algumas lesões *in situ* decorre, principalmente, do aumento da permeabilidade vascular e do interstício. Os tumores malignos habitualmente exibem rápida, precoce e intensa captação do contraste injetado por via venosa, enquanto as lesões benignas exibem realce mais lento.[21]

A ressonância mamária é uma técnica em rápida evolução e possibilita identificar praticamente a totalidade dos tumores invasivos e a grande maioria dos não invasivos, além da multifocalidade tumoral e a extensão dessas lesões, sendo particularmente indicada como complemento no rastreamento de mulheres de alto risco, avaliação pré-operatória de câncer em mamas densas ou moderadamente densas (com o intuito de surpreender multifocalidade e alterar a conduta) e na avaliação de próteses.

A realização do exame requer condições mínimas, como sistemas 1,5 Tesla, resolução espacial de 1 mm, posicionamento adequado, bobina dedicada e protocolo do exame definido.

Em 2003, foi estabelecido um sistema de padronização de laudos para a ressonância magnética, o ACR BI-RADS®-MRI. O relatório deve incluir a descrição morfológica e cinética das lesões, além da categoria e da recomendação de conduta.

CUIDADOS PARA A REALIZAÇÃO DA RM DAS MAMAS

TABELA 8

História	Antecedentes pessoais ou familiares de câncer de mama devem ser informados
Exame clínico	Descrever no pedido médico se algum achado clínico relevante está presente
Achados mamográficos	A paciente deverá ter uma mamografia recente (até 6 meses) para correlação
Menacma	O exame deve ser realizado preferencialmente entre o 7º e o 14º dia do ciclo menstrual
Lactantes	A passagem para o leite materno é mínima. Não há necessidade de suspender a amamentação
Climatério/TH	Não há necessidade de interromper a terapia hormonal
Avaliação de integridade de implantes de silicone	Não é necessário uso de contraste nesta situação
Uso de contraste	Deve constar no pedido médico – com contraste (exceto em casos específicos onde o uso do gadolínio seja desnecessário ou contraindicado – p.ex. gravidez, insuficiência renal)
Dispositivos implantáveis Tatuagens	Qualquer implante metálico ou tatuagem recente (devido ao campo magnético) serão questionados antes da realização do exame

A especificidade da RM é limitada. Lesões benignas, como fibroadenomas, adenose esclerosante e alterações fibrocísticas, podem produzir sinais falso-positivos de malignidade.[22]

Resultados falso-negativos são reportados em alguns carcinomas ductais invasivos indiferenciados e em carcinomas lobulares invasivos. A sensibilidade para carcinoma ductal *in situ* é de aproximadamente 40%.

A Tabela 9 resume as diretrizes para indicação da ressonância de mama complementar ao rastreamento mamográfico para mulheres de alto risco.

CONTROLE DE QUALIDADE

Sendo a mamografia o exame de escolha para a detecção precoce do câncer da mama, uma padronização mínima deve ser obedecida para garantir exames de qualidade e controle de doses para atingir seus objetivos.

Em países onde existe o rastreamento organizado, a implementação de práticas de garantia e qualidade são instituídas por lei. Na Europa, publicaram-se as Diretrizes

TABELA 9 Recomendação de rastreamento do câncer de mama com ressonância magnética nas mulheres de alto risco

Recomendação de rastreamento anual (baseado em evidências)
• Mulheres com mutação dos genes BRCA1 ou 2
• Mulheres com parentes de 1º grau com mutação dos genes BRCA1 ou 2
• Risco de desenvolver câncer de mama estimado em ≥ 20%
Recomendação de rastreamento anual (consenso de especialistas)
• Mulheres submetidas à radioterapia torácica entre 10 e 30 anos de idade
• Mulheres com síndrome de Li-Fraumeni ou parentes de 1º grau
• Mulheres com síndromes de Cowden e Bannayan-Riley-Ruvalcaba ou parentes de 1º grau
Evidências insuficientes para recomendar ou contraindicar
• Risco de desenvolver câncer de mama estimado entre 15% e 20%
• Mulheres com diagnóstico prévio de CLIS, HLA e HDA
• Mamas densas na mamografia
• Mulheres com antecedente pessoal de câncer de mama, incluindo CDIS
Contraindicações (consenso entre os especialistas)
• Risco de desenvolver câncer de mama estimado em < 15%

Fonte: American Cancer Society, 2007. CLIS = carcinoma lobular *in situ*; HLA = hiperplasia lobular atípica; HDA = hiperplasia ductal *in situ*; CDIS = carcinoma ductal *in situ*.

Europeias para a Garantia da Qualidade no Rastreamento e Diagnóstico do Câncer de Mama em 2006, oferecendo uma base conceitual e técnica sobre o tema.[10]

Embora no Brasil o rastreamento seja oportunístico, foi criado em 2012 pelo Ministério da Saúde o PNQM/MS – Programa Nacional de Qualidade em Mamografia.[23] Assim, a Portaria n. 531 tem como objetivo garantir a qualidade do exame oferecido à população. O PNQM tem abrangência nacional e aplica-se a todos os serviços de diagnóstico por imagem que realizam mamografia, públicos ou privados, participantes ou não do Sistema Único de Saúde (SUS). Em 28 de novembro de 2013, o PNQM foi atualizado pela Portaria n. 2.898.

Entretanto, infelizmente sua implantação no território nacional não tem avançado como esperado.

IMPORTANTE

Em face de lesões suspeitas, a investigação histopatológica por procedimentos minimamente invasivos é o padrão-ouro para a maioria dos achados. Por meio desses procedimentos confirma-se o diagnóstico e obtém-se amparo legal e suporte para conduta expectante nos casos benignos. Para os malignos, é possível definir a conduta mais apropriada.

Ainda, a análise conjunta dos métodos diagnósticos, os dados clínicos e o histórico familiar definirão se a lesão será acompanhada ou removida.

A indicação de cirurgias desnecessárias revela insegurança do profissional nos métodos diagnósticos solicitados, lembrando que a opção inadequada do seguimento pode retardar a detecção da doença em fases iniciais e modificar uma conduta conservadora. Sendo assim, o conhecimento das indicações e limitações de cada método complementar ou procedimento minimamente invasivo permite a decisão mais acertada para definir conduta segura.

REFERÊNCIAS BIBLIOGRÁFICAS

1. Carter CL, Allen C, Henson DE. Relation of tumor size, lymph node status, and survival in 24.740 breast cancer cases. Cancer. 1989;63:181-7.
2. Vieira RAC, Mauad EC, Matthes AGZ, Mattos JSC, Haikel Jr RL, Bauab SP. Rastreamento mamográfico: começo – meio – fim. Rev Bras Mastol. 2010;20(2):92-7.
3. INCA – Instituto Nacional do Câncer. Disponível em: http://www.inca.gov.br/estimativa/2018/estimativa-2018. Acesso em 30 de maio de 2018.
4. Lee BL, Liedke PE, Barrios CH, Simon SD, Finkelstein DM, Goss PE. Breast cancer in Brazil: present status and future goals. Lancet Oncol. 2012;13(3):e95-e102.
5. Anderson BO, Shyyan R, Eniu A, Smith RA, Yip CH, Bese NS, et al. Breast cancer in limited-resource countries: an overview of the Breast Health Global Initiative 2005 guidelines. Breast Journal. 2006;12(Suppl 1):S3-15.
6. Urban LABD, Duarte DL, Santos RPD, Maranhão NMA, Kefalas AL, Canella EO, et al. Recomendações do Colégio Brasileiro de Radiologia e Diagnóstico por Imagem, da Sociedade Brasileira de Mastologia e da Federação Brasileira de Ginecologia e Obstetrícia para rastreamento do câncer de mama por métodos de imagem. Rev Bras Mastologia. 2013;23(1):5-1.
7. Gotzsche PC, Nielsen M. Screening for breast cancer with mammography. The Cochrane database of systematic reviews. 2009(4):CD001877.
8. Berry DA, Cronin KA, Plevritis SK, Fryback DG, Clarke L, Zelen M, et al. Effect of screening and adjuvant therapy on mortality from breast cancer. N Engl J Med. 2005;353(17):1784-92.
9. American Cancer Society. American Cancer Society recommendations for the early detection of breast cancer. Disponível em: https://www.cancer.org/cancer/breast-cancer/screening-tests-and-early-detection/american-cancer-society-recommendations-for-the-early-detection-of-breast-cancer.html. Acesso em 30 de maio de 2018.
10. Perry N, Broeders M, de Wolf C, Tornberg S, Holland R, von Karsa L. European guidelines for quality assurance in breast cancer screening and diagnosis. Fourth edition – summary document. Annals of Oncology: official journal of the European Society for Medical Oncology ESMO. 2008;19(4):614-22.
11. INCA – Instituto Nacional do Câncer. Detecção precoce. Disponível em: http://www2.inca.gov.br/wps/wcm/connect/tiposdecancer/site/home/mama/deteccao_precoce. Acesso em 30 de maio de 2018.
12. Kopans DB. Breast imaging. 2. ed. Philadelphia: Lippincott-Raven; 1988. p. 232-42.
13. American College of Radiology Committee on Breast Imaging Reporting and Database. Breast imaging reporting and data system, Va: American College of Radiology; 2013.
14. Maas AH, van der Schouw YT, Mali WP, van der Graaf Y. Prevalence and determinants of breast arterial calcium in women at high risk of cardiovascular disease. Am J Cardiol. 2004;94(5):655-9.

15. Kemp C, Martinelli SE. Metáforas e manejo dos achados mamográficos. In: Kemp C, Baracat FF, Rostagno R. Lesões não palpáveis da mama. Diagnóstico e tratamento. Rio de Janeiro: Revinter; 2002. p.75-84.

16. Morón MER. Investigação radiológica das assimetrias focais detectadas em mamografia de rastreamento: validação e protocolo (tese de mestrado). São Paulo: Universidade Federal de São Paulo; 2008. Rev Bras 2009 Jan/Fev; 42(1):30.

17. Kobayashi T. Present status of differential diagnosis of breast cancer by ultrasound. Jpn J Clin Oncol. 1974;4:145.

18. Sickles EA. Benign breast lesions: ultrasound detection and diagnosis. Radiology. 1984 May;151(2):467-70.

19. Kolb TM, Lichy J, Newhouse JH. Comparison of the perfomance of screening mammography, physical examination, breast ultra-sound and evaluation of factors that influence them: an analysis of 27.825 patient evaluations. Radiology. 2002;225(1):166-75.

20. Heywang-Köbrunner SH, Beck R. Contrast-enhanced MRI of the breast. Berlim: Springer-Verlag; 1996.

21. Heywang-Köbrunner SH, Viehweg P, Beck R. MRI – Interpretative criteria. International Breast Imaging Update. Viena; 1998. p.29-32.

22. Müller-Schimpfle M, Stoll P, Stern W, et al. Do mammography, sonography and MR mammography have a diagnostic benefit compared with mammography and sonography? AJR. 1997;168:1323-9.

23. Brasil. Ministério da Saúde. Portaria n. 2898/GM, de 28 de novembro de 2013. atualiza o Programa Nacional de Qualidade em Mamografia (PnQM/Ms). Brasília: Diário Oficial da União. 2013;seção 1:119-21.

Procedimentos minimamente invasivos em Mastologia | 10

Simone Elias
Fabiano Mesquita Callegari
Beatriz Daou Verenhitach
Andrea Yumi Watanabe
Amanda Neves Machado
Marcia Fernanda Roque da Silva
Cláudio Kemp (*in memoriam*)

INTRODUÇÃO

Cada vez mais as mulheres se submetem à triagem mamográfica com o intuito da detecção precoce do câncer. No entanto, os achados suspeitos requerem avaliação histológica para comprovação de sua natureza benigna ou maligna.

Um dos maiores problemas inerentes ao diagnóstico de lesões mamográficas duvidosas é o estresse físico e psicológico que essas mulheres experimentam no decorrer desse processo. Os procedimentos minimamente invasivos (por agulha e em ambiente ambulatorial) são, na atualidade, a melhor opção diante dessa situação clínica.

BREVE HISTÓRICO

Analisar materiais obtidos por punção de cavidades, órgãos ou tumores com agulha ou trocater não é um procedimento recente. Os primeiros relatos são de Stanley, que, em 1833, estudou o material aspirado de abscessos hepáticos. A partir de então, o método passou a ser utilizado para analisar tumores em geral.

Em 1930, Martin e Ellis foram os primeiros a descrever a técnica de biópsia aspirativa para tumores palpáveis de mama. No entanto, essa técnica foi largamente desenvolvida a partir de 1950, na Suécia.

No início dos anos 1970, ao desenvolver uma mesa de estereotaxia para o emprego da punção aspirativa com agulha fina, o instituto Karolinska consolidou seu uso no diagnóstico das lesões impalpáveis, demonstrando ser uma técnica com boa acurácia para avaliar anormalidades radiológicas. Como consequência, a biópsia percutânea experimentou sólido e eficaz crescimento.

Lindgren, na década de 1980, desenvolveu uma caixa de metal contendo molas que disparavam um trocater com o propósito de obter fragmentos de tecidos de rim orientado pela ultrassonografia, denominado *core biopsy*. Seu objetivo era suprir as deficiências da punção por agulha fina.

Posteriormente, Parker (1988) adaptou esse propulsor automático a um sistema de biópsia estereotáxica com a paciente sentada. Buscando diminuir as dificuldades inerentes ao procedimento realizado por essa técnica, adaptou o propulsor à mesa estereotáxica, permitindo o procedimento com a paciente em decúbito.

Em 1992, outra grande inovação somou-se a esses procedimentos: a mamografia digital de campo localizado, que reduziu para 20 segundos a obtenção de imagem, permitindo ampliar a imagem da lesão e, consequentemente, melhorar a eficácia do método.

A partir de 1996, surgiu a biópsia assistida a vácuo, com o intuito de resolver as dificuldades inerentes aos métodos anteriores.

Cada um dos métodos será abordado separadamente.

PAAF – PUNÇÃO ASPIRATIVA POR AGULHA FINA DA MAMA

A punção aspirativa por agulha fina (PAAF) é utilizada há mais de 50 anos como método diagnóstico de lesões mamárias. As vantagens são inúmeras e aplicáveis até hoje. É procedimento simples, com material de baixo custo e realizada em ambiente ambulatorial. Inicialmente, seu uso era para elucidar o diagnóstico de lesões palpáveis, porém logo foi aplicada para lesões impalpáveis, especialmente após a ampla difusão da ultrassonografia mamária.[1]

A PAAF da mama tem demonstrado sensibilidade e especificidade variáveis, respectivamente, de 35% a 95% e 48% a 100%.[1,2] Esses índices podem ser melhorados quando se estabelece o tripé diagnóstico (clínica x imagem x citologia). Assim, a coleta do material, preparo e fixação adequados, e leitura por citopatologista experiente, constituem uma dificuldade e apenas encontram-se acessíveis em poucos locais. Infelizmente, a ausência de um desses fatores constitui a causa mais frequente de resultados díspares.

Em face de concordância diagnóstica, uma conduta clínica pode ser estabelecida com segurança, porém quando ausente, uma nova amostra da lesão deverá ser obtida, por exemplo, por meio de "*core needle biopsy*".[2]

O ambulatório da disciplina de Mastologia da EPM/Unifesp funciona no modelo de "*one stop clinic*".[3] Trata-se de um serviço especializado, composto por uma unidade clínica (mastologistas e oncologistas) e uma unidade de diagnóstico (radiologistas e patologistas). No mesmo local, é possível o acesso a atendimento clínico, serviços de imagem e biópsias.

Nessa logística, o patologista é um membro-chave da equipe multidisciplinar de especialistas e tem um papel primordial, já que o manejo da paciente é em grande parte baseado nos achados patológicos.

Assim, esse profissional deve ter conhecimento geral dos princípios do tratamento do câncer e também de imagem das lesões mamárias. Deve ainda possuir conhecimentos específicos na classificação de lesões malignas não invasivas e invasivas, na correlação radiológica e patológica das lesões benignas e malignas e, principalmente, na interpretação da citologia aspirativa por agulha fina (Figura 1).

Esses requisitos devem ser respeitados para se constituir o modelo ideal de um centro de referência de diagnóstico de doenças da mama.[4]

A PAAF pode ser realizada sem o auxílio de métodos de imagem (no caso de lesões palpáveis) ou guiada por ultrassonografia ou mamografia (estereotaxia), em caso de lesões impalpáveis.

Na Tabela 1, enumeramos as principais indicações e limitações da punção com agulha fina.

Materiais utilizados

- Citoaspirador: onde se acopla a seringa e dá estabilidade ao movimento do procedimento, impedindo que o aspirador sinta a pressão negativa exercida.

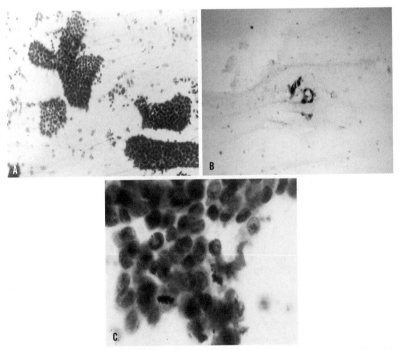

FIGURA 1 Exemplos de esfregaços de PAAF de mama: (a) células epiteliais em arranjo de "dedo-de-luva", material proveniente de um fibroadenoma; (b) material escasso impedindo o diagnóstico citológico; e (c) citologia positiva de um carcinoma.

GINECOLOGIA • PARTE 1 MÓDULO BÁSICO

TABELA 1   Principais indicações e limitações da PAAF

Indicações
• Lesões sólidas suspeitas (BI-RADS® 4 ou 5) de qualquer dimensão (a acurácia da *core* biópsia é menor em lesões inferiores a 1,0 cm de diâmetro, por erro do alvo)
• Lesões complexas (com conteúdo cístico/sólido; o objetivo da PAAF aqui é obter material da área ecogênica)
• Lesões redondas circunscritas (aqui destacadas, embora essas lesões já estejam incluídas como BI-RADS® 4)
• Adenopatias (axilares, supra e infraclaviculares ou cervicais)
• Lesões em leito cirúrgico (cirurgias oncológicas ou estéticas) para surpreender recidivas locorregionais
• Confirmar benignidade em lesões categoria BI-RADS® 3, em situações especiais (como cancerofobia ou dificuldade de seguimento)
• Cistos simples que coincidam com topografia de queixa dolorosa
Limitações
• Lesões espiculadas, sem centro denso (constituem lesões com alvo de difícil identificação. Geralmente são menos celulares, o que dificulta obter material adequado)
• Microcalcificações agrupadas sem área de assimetria associada ou sem expressão ecográfica

Fonte: Callegari FM, Elias S.[5]

- Seringa (10 ou 20 mL).
- Agulha de fino calibre: preferencialmente de 23 Gauge (25 x 0,6 mm).
- Lâminas para microscopia.
- Material para assepsia.

Categorias diagnósticas[6]

Em nosso serviço, o relatório final contempla a descrição das características celulares do esfregaço, a impressão diagnóstica e também a categoria diagnóstica. Atualmente, adotamos a classificação recomendada pelo *National Health Service Breast Screening Programme* (NHSBSP Publication n. 50/2001).

TABELA 2   Categorias diagnósticas da citologia mamária

C1	Inadequado
C2	Benigno
C3	Atipia/provavelmente benigno
C4	Suspeito para malignidade
C5	Maligno

National Health Service Breast Screening Programme (NHSBSP Publication n. 50/2001).

Estudos complementares[7]

Além da análise citológica propriamente dita, material adicional pode ser coletado para mais estudos que podem complementar as informações obtidas com a análise morfológica.

As coletas adicionais devem ter seu material fixado em formol tamponado a 10% para que o laboratório faça o blocado em parafina (*cell block*). Nesse *cell block* podemos realizar o estudo imuno-histoquímico (RE, RP, HER2 e Ki-67). Nos casos duvidosos para HER2 no exame imuno-histoquímico, pode-se fazer a hibridização *in situ* nesse *cell block* (CISH – *chromogenic in situ hybridization*).

PAAF de linfonodo axilar[8]

Excelente método para a pesquisa de metástase axilar. O procedimento segue os mesmos preceitos descritos anteriormente.

BAG – BIÓPSIA COM AGULHA GROSSA

A biópsia por agulha grossa (BAG), ou *core biopsy,* é o padrão-ouro para diagnóstico pré-operatório de lesões mamárias, substituindo com propriedade a biópsia cirúrgica. Possui maior sensibilidade e especificidade que a punção com agulha fina (PAAF), além de menor incidência de exames insatisfatórios.[9,10]

Técnica

Utiliza-se agulha grossa de calibre 12 a 14G adaptada a um propulsor automático de grande velocidade, com avanço de 1,5 a 2,2 cm (Figura 2). A acurácia varia conforme o número de fragmentos (70% para um fragmento; 100% para quatro ou mais).[11,12]

Melhores resultados são obtidos em lesões maiores que 1,0 cm, palpáveis ou não. Oferecem maior dificuldade as lesões localizadas próximas à parede torácica ou da papila.

TABELA 3 Principais indicações

1. Lesões sólidas suspeitas BI-RADS® 4 ou 5 (nota: a acurácia da *core* biópsia é menor em lesões inferiores a 0,5 cm de diâmetro)
2. Confirmar benignidade em lesões categoria BI-RADS® 3 em situações específicas (como cancerofobia ou dificuldade de seguimento)
3. Adenopatias axilares

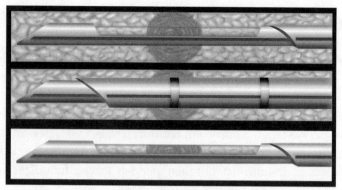

FIGURA 2 Em alta velocidade, a primeira agulha (interna e sólida) aloja o material (área circular) na chanfradura existente em sua porção distal. A segunda agulha reveste a primeira, corta o tecido e prende o espécime.

A escolha do método de orientação depende das características da lesão e da mama e de apropriada seleção de pacientes.

- BAG guiada por ultrassom: indicada para todas as lesões que possam ser adequada e corretamente visualizadas por este método. É mais confortável e rápida que a biópsia estereotáxica, e não necessita de adaptações do aparelho de ultrassom ou da pistola (Figura 3).
- BAG guiada por estereotaxia (mamografia): indicada para microcalcificações de alta densidade e suspeitas. Necessita de mamógrafo que adapte a plataforma de estereotaxia ou de mesa de estereotaxia para executar em posição supina.

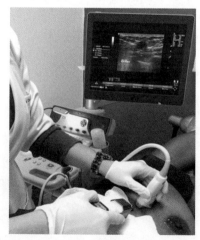

FIGURA 3 Biópsia por agulha grossa guiada por US. Nota-se na tela a imagem da lesão-alvo e da agulha corretamente posicionada.

A experiência do examinador influencia a efetividade do método. Quando a indicação e a realização da biópsia forem adequadas, a acurácia pode atingir 95%, especificidade 100% e sensibilidade de 72%. Alguns autores relatam sensibilidade de 98,5% para BAG de lesões palpáveis, e de 85,7% a 89% para BAG de lesões não palpáveis.[13,14] Em nosso meio, estudo relata alta sensibilidade (94,9%) e especificidade (98,6%) da BAG para o diagnóstico das lesões mamárias (palpáveis e não palpáveis), com VPP e VPN, respectivamente, de 98,9% e 93,5%.[11,12] Estudo que avaliou retrospectivamente os resultados de 500 casos de BAG comparando com os resultados de biópsia cirúrgica e seguimento obteve sensibilidade de 94,9% e valor preditivo positivo de 99%.[15]

Falso-negativos variam de 0% a 13% atribuídos a fatores quantitativos (número insatisfatório de fragmentos) e qualitativos (quando o alvo não é atingido).[9,13,15]

São pontos negativos da BAG:

- Aumento do tempo e dos custos quando comparada à PAAF.
- Dificuldade de acesso em cidades longe de centros de referência.

Acompanhamento de lesões com resultado benigno à BAG

A correlação do resultado da BAG com a imagem, além de rígido controle de qualidade, com aderência estrita a protocolos de conduta, é estratégia para reduzir o índice de falso-negativo e subdiagnósticos, além de minimizar atrasos no tratamento.

Recomenda-se prosseguir a investigação caso não haja completa concordância.[16-18] Controle imaginológico precoce é recomendado para surpreender um resultado falso-negativo, e deve ser realizado após 6 e 12 meses da BAG, mesmo com resultados benignos. Após esse período, preconiza-se retornar ao rastreamento habitual.

TABELA 4 Vantagens da biópsia com agulha grossa

1. Evitar cirurgia desnecessária, quando o resultado é benigno
2. Elevar o número de diagnósticos pré-operatórios de câncer
3. Planejar a marcação do linfonodo sentinela com radioisótopo ou azul patente no caso de resultado de câncer invasor
4. Avaliar lesões em leito cirúrgico (recidivas)
5. Não há necessidade de treinamento específico do patologista
6. Fornecer material para estudo histológico e imuno-histoquímico
7. Possibilidade do uso do US para orientação da biópsia em tempo real
8. Baixa incidência de complicações: hematoma (1:1.000 casos), infecção local (1:1.000 casos) e pneumotórax (< 1:1.000).
9. Dor e equimose em cerca de 50%
10. É mais barata que a biópsia cirúrgica (reduz os custos em 50%), além de ser mais rápida, menos dolorosa e desconfortável

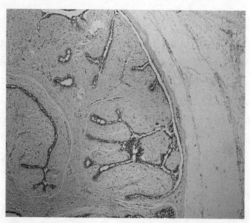

FIGURA 4 Fragmento de fibroadenoma obtido por agulha grossa, evidenciando a proliferação dos componentes estromal e epitelial lobular e acinar. O diagnóstico foi concordante com a imagem ultrassonográfica, possibilitando acompanhamento seguro.

Em estudos de revisão, carcinomas perdidos podem ocorrer em média em 4,2% das vezes, sendo que 76,9% foram identificados logo após a biópsia (imagem não compatível com resultado anatomopatológico) e 23,1% foram identificados no controle. Subdiagnósticos, ou diagnósticos subestimados, são aqueles que podem estar associados à presença de outra lesão de maior gravidade.[19] Associam-se principalmente às lesões denominadas complexas (cicatriz radial e lesões papilíferas) e neoplasias lobulares (Tabela 5).

As lesões papilíferas correspondem a menos de 10% das lesões benignas e 1% a 2% dos carcinomas de mama. O manejo de lesões papilíferas resultantes de BAG ainda é tema controverso, apresentando resultados falso-negativos de 9%; recomenda-se a excisão cirúrgica completa da lesão para diferenciação entre papiloma, lesão papilífera com atipia e carcinoma papilífero.[19,20]

A neoplasia lobular, que compreende a hiperplasia lobular atípica e o carcinoma lobular *in situ*, geralmente é multicêntrica e bilateral. As mulheres com esse diagnósti-

TABELA 5 Risco estimado de subdiagnóstico e conduta conforme resultado histológico obtido pela biópsia por agulha grossa (BAG)

Resultado da BAG	Estimativa da ocorrência de subdiagnóstico	Lesão provavelmente associada	Conduta após resultado da BAG
Hiperplasia ductal com atipia	39%	Carcinoma ductal *in situ*	Exérese cirúrgica
Carcinoma ductal *in situ*	20,4%	Carcinoma invasivo	Exérese cirúrgica
Cicatriz radial	15%	Carcinoma ductal *in situ*; carcinoma tubular	

co apresentam risco maior de ter carcinoma infiltrativo, tanto ductal quanto lobular. A conduta após resultado de neoplasia lobular na BAG ainda é controversa. Os índices de diagnóstico são subestimados em torno de 34% e, não raramente, há dificuldade de diferenciá-lo do carcinoma ductal *in situ*. Nessas situações especiais a biópsia excisional é a opção mais apropriada. Nos casos de diagnóstico de BAG de neoplasia lobular clássica e ausência de achados radiológicos suspeitos, excepcionalmente pode-se evitar a exérese cirúrgica, mantendo rigoroso seguimento radiológico.[19,20]

BAV – BIÓPSIA A VÁCUO

A acurácia da punção aspirativa com agulha fina (PAAF) varia consideravelmente, pois depende de inúmeras variáveis. Além disso, a PAAF não diferencia carcinoma ductal *in situ* (DCIS) de carcinomas invasivos (CDI). A biópsia por agulha grossa (BAG) atinge uma sensibilidade de 85% a 97% e uma especificidade que se aproxima de 100%. Exige correlação concordante entre imagem e achados histológicos, visando minimizar resultados falso-negativos.[21,22] A discordância entre avaliação mamográfica e histológica requer nova BAG ou biópsia cirúrgica. A BAG é excelente método para biópsia de nódulos, porém apresenta limitações em avaliar microcalcificações, esbarrando principalmente na amostra insuficiente.[23,24]

A BAV foi introduzida em 1995 e entre suas vantagens incluem-se inserção única, aquisição de amostras de tecidos contíguos e maiores, capacidade direcional na obten-

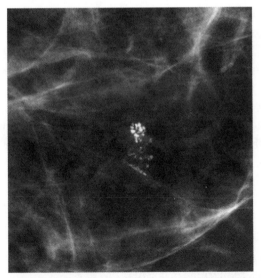

FIGURA 5 Calcificações irregulares e agrupadas em pequena área (< 2,0 cm) – categoria BI-RADS© 4. Exemplo de lesão ideal para indicação de biópsia a vácuo. Nesse procedimento, a lesão será bem amostrada e, em caso de resultado negativo, a paciente prescindirá de cirurgia. Em caso positivo, toda a estratégia do tratamento cirúrgico poderá ser planejada.

ção dos fragmentos e possibilidade de deixar um marcador na área biopsiada (que servirá para orientar exérese da área em caso de achados com atipia ou malignidade).[25,26]

Inicialmente, um dispositivo de biópsia de calibre 14 Gauge foi utilizado, logo substituído por agulha de 11 Gauge para se obterem amostras maiores. Um volume de tecido 10 vezes maior é obtido com BAV comparado com BAG. Pode-se concluir, portanto, que BAV é mais precisa do que BAG na avaliação de microcalcificações.[27,28]

Um estudo prospectivo, da disciplina de Mastologia da Unifesp-EPM, para avaliar o valor da biópsia a vácuo dirigida por ultrassonografia no diagnóstico e no tratamento de lesões mamárias não palpáveis, obteve, em uma amostra de 114 lesões, sensibilidade de 84,2% e especificidade de 100%. Os valores preditivo positivo, preditivo negativo e falso-negativo foram, respectivamente, de 100%, 95,8% e 2,6%.[29]

Muitos estudos têm investigado a utilidade da BAV para o diagnóstico precoce do câncer.

A hiperplasia ductal com atipia (HDA) e DCIS são lesões de risco que desempenham importante papel em decisões terapêuticas, portanto é relevante conhecer a taxa de subestimação da HDA e DCIS.[30,31] Uma metanálise recente sobre BAV mostrou uma taxa média de subestimação da HDA e do DCIS de, respectivamente, 20,9% e 11,2%.[32]

Com alta sensibilidade (98%) e especificidade (quase 100%), a BAV é uma alternativa para a biópsia cirúrgica na maioria das lesões e permite o planejamento mais adequado do tratamento.

Lesões complexas, como lesões papilíferas, cicatriz radiada[33] (com ou sem atipia) e neoplasias lobulares trazem dificuldades para os patologistas na análise dos fragmentos da BAG ou da BAV. Mesmo com agulhas mais calibrosas (8 Gauge), a dificuldade diagnóstica e os resultados subestimados são semelhantes aos encontrados com agulhas de menor calibre.

Resultados falso-negativos ocorrem em torno de 19,1% na cicatriz radial, e de 9% nas lesões papilíferas.[33] Já na neoplasia lobular, os achados variam de hiperplasia lobular até carcinoma lobular *in situ*. Os índices de diagnóstico oscilam em torno de 34% e, não raramente, há dificuldade de diferenciação com o carcinoma ductal *in situ*.[34] Nessas situações especiais, a biópsia excisional é a opção mais apropriada.

A biópsia a vácuo é um procedimento mais oneroso que a PAAF e a BAG, pois exige materiais mais dispendiosos. Todavia, apresenta vantagens substanciais em relação aos métodos anteriores, como:

- maior conforto para a paciente durante o procedimento, já que se introduz a sonda apenas uma vez para a retirada dos fragmentos, em comparação às múltiplas inserções requeridas pela BAG;
- o processo de aquisição das amostras é contínuo, girando-se a agulha e aspirando-se os fragmentos em toda a volta (360°), tornando-as mais representativas (Figura 7);

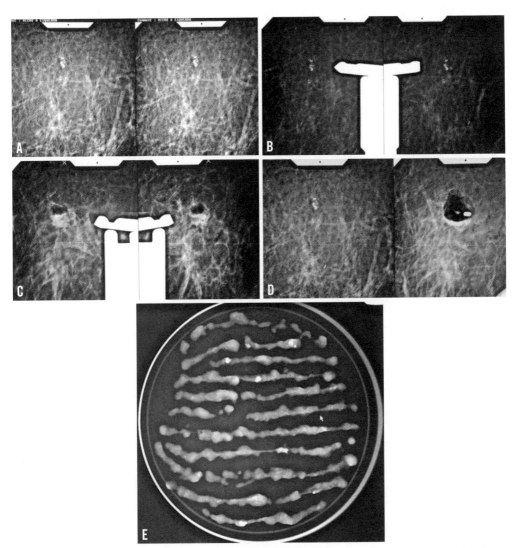

FIGURA 6 Sequência de uma biópsia a vácuo por estereotaxia de calcificações irregulares e agrupadas de categoria BI-RADS® 4. (A) Radiografia estereotáxica mostrando área de interesse; (B) radiografia estereotáxica com agulha de biópsia na posição pré-tiro; (C) radiografia estereotáxica mostrando área biopsiada, sem calcificações residuais; (D) radiografia estereotáxica mostrando lesão de interesse antes da biópsia e clipe ancorado após o procedimento; (E) radiografia dos fragmentos com calcificações (amostragem suficiente).

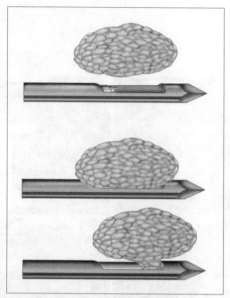

FIGURA 7 Detalhe do funcionamento do sistema a vácuo, que, associado à lâmina do bisturi circular em alta rotação, permite obter fragmentos íntegros e de melhor qualidade.

- o vácuo, associado ao sistema e à lâmina do bisturi circular em alta rotação, permite obter fragmentos íntegros e de melhor qualidade, o que facilita a análise macroscópica e elimina resultados insatisfatórios;
- permite aspirar o sangue durante e após o término do procedimento, diminuindo a formação de hematoma.

A ocorrência de infecção é praticamente inexistente, mas depende da assepsia e dos cuidados durante o procedimento. A escolha da via de acesso e do método que orientará a biópsia (ultrassonografia ou estereotaxia) depende das características das lesões. Os nódulos são mais facilmente identificados pela ultrassonografia, e as microcalcificações, pela mamografia.

As lesões identificadas apenas na mamografia são as indicações da biópsia a vácuo orientada pela estereotaxia (microcalcificações agrupadas, distorção fibroglandular e assimetria). Eventualmente, incluem-se nódulos que estão em áreas de substituição gordurosa e que mostram dificuldade de visibilidade na ultrassonografia (US).

Atualmente, existem três sistemas de biópsia a vácuo: Mammotome®, Suros® e Enspire®.

ALGORITMOS DE CONDUTA

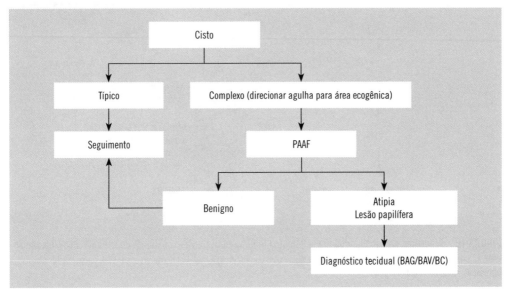

FIGURA 8 Algoritmo do manejo dos cistos, segundo suas características determinadas pela ultrassonografia e citologia.
PAAF = punção aspirativa com agulha fina; BAG = biópsia com agulha grossa; BAV = biópsia a vácuo; BC = biópsia cirúrgica.

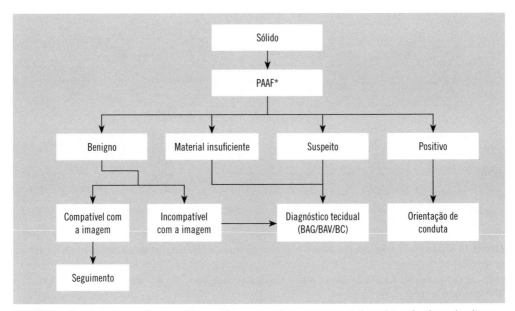

FIGURA 9 Algoritmo do manejo dos nódulos sólidos, segundo suas características determinadas pela ultrassonografia e citologia.
* Este método poderá ser a primeira opção para nódulos sólidos quando existirem as condições para sua realização apropriada (coleta e fixação do material adequada e leitura por citopatologista experiente). PAAF = punção aspirativa com agulha fina; BAG = biópsia com agulha grossa; BAV = biópsia a vácuo; BC = biópsia cirúrgica.

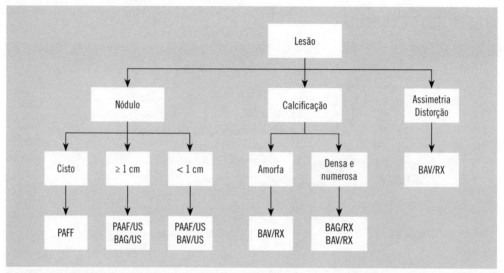

FIGURA 10 Algoritmo da escolha dos procedimentos minimamente invasivos diante de achados imaginológicos.
PAAF = punção aspirativa com agulha fina; BAG = biópsia com agulha grossa; BAV = biópsia a vácuo; BC = biópsia cirúrgica; US = ultrassonografia; RX = estereotaxia.

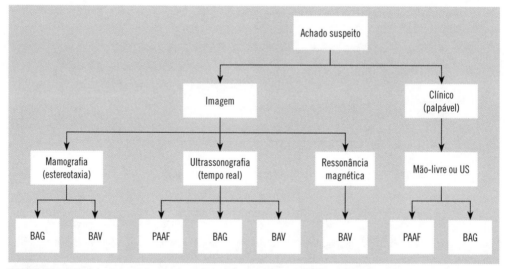

FIGURA 11 Algoritmo da escolha dos procedimentos minimamente invasivos perante achados suspeitos (clínico ou imagem).
PAAF = punção aspirativa com agulha fina; BAG = biópsia com agulha grossa; BAV = biópsia a vácuo; BC = biópsia cirúrgica; US = ultrassonografia.

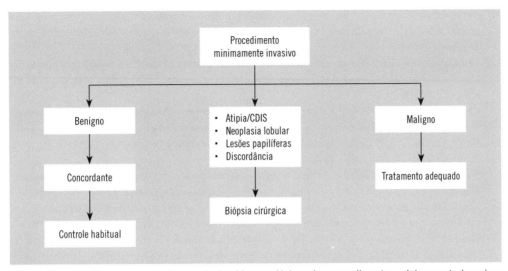

FIGURA 12 Algoritmo do manejo dos resultados histopatológicos dos procedimentos minimamente invasivos (biópsias por agulha).

REFERÊNCIAS BIBLIOGRÁFICAS

1. Willems SM, et al. Diagnosis of breast lesions: fine-needle aspiration cytology or core needle biopsy? A review. J Clin Pathol, 2012;65:287-92.
2. Garg S, et al. A comparative analysis of core needle biopsy and fine-needle aspiration cytology in the evaluation of palpable and mammographically detected suspicious breast lesions. Diagn Cytopathol. 2007;35:681-9.
3. Eltahir A, Jibril JA, Squair J, Heys SD, Ah-See AK, Needham G, et al. The accuracy of "one stop" diagnosis for 1110 patients presenting to a symptomatic breast clinic. J R Coll Surg Edinb. 1999;44:226-30.
4. Perry N, Broeders M, de Wolf C, Törnberg S, Holland R, von Karsa L. European guidelines for quality assurance in breast cancer screening and diagnosis. Fourth edition – summary document. Ann Oncol. 2008;19(4):614-22.
5. Callegari FM, Elias S. Punção aspirativa por agulha fina da mama. In: Elias S, Facina G, Araujo Neto JT, Nazário ACP. Mastologia: condutas atuais. Barueri: Manole; 2015. p. 51-60.
6. Non-operative Diagnosis Subgroup of the National Coordinating Group for Breast Screening Pathology. Guidelines for non-operative diagnostic procedures and reporting in breast cancer screening. Sheffield: NHS Breast Screening Programme; 2001 (NHSBSP Publication N. 50).
7. Hammond ME, Hayes DF, Dowsett M, et al. American Society of Clinical Oncology/College of American Pathologists guideline recommendations for immunohistochemical testing of estrogen and progesterone receptors in breast cancer. Arch Pathol Lab Med. 2010;134:907-22.
8. Zahraa H, Hieken, TJ, Boughey, JC. Axillary ultrasound in the management of the newly diagnosed breast cancer patient. Breast J. http://dx.doi.org/10.1111/tbj.12497.
9. Parker SH, Burbank F, Jackmann RJ. Percutaneous large-core breast biopsy: a multi-institutional study. Radiol. 1994;193:359-64.
10. Dershaw D. Imaging guided biopsy: an alternative to surgical biopsy. Breast J. 2000;6(5):294-8.

96 GINECOLOGIA · PARTE 1 MÓDULO BÁSICO

11. Steinmacher DI. Avaliação da biópsia percutânea por agulha grossa com propulsor automático na propedêutica de lesões palpáveis e não palpáveis de mama [tese]. São Paulo: Universidade Federal de São Paulo; 2005.

12. Verenhitach BD, Elias S, Patrocínio AC, Nazário ACP. Evaluation of the clinical efficacy of minimally invasive procedures for breast cancer screening at a teaching hospital. J Clin Pathol. 2011. doi:10.1136/jclinpath-2011-200057.

13. Centeno AD, Koch RS, Freurd L. Correlação anatomorradiológica de alterações mamárias através da core biopsy e punção aspirativa por agulha fina. Rev Bras Mastol. 2004;14(1):21-7.

14. Ko ES, Cho N, Cha JH. Sonographically-guided 14-Gauge core needle biopsy for papillary lesiosn of the breast. Kor J Radiol. 2007;8:206-11.

15. Moutinho MSP, Elias S, Kemp C. Acurácia diagnóstica da biópsia percutânea com agulha grossa orientada por estereotaxia nas lesões mamárias categoria BI-RADS 4. Rev Bras Gin Obstet. 2007:608-13.

16. Dillon MF, Hill ADK, Quinn CM. The accuracy of ultrasound, stereotactic and clinical core biopsies in the diagnosis of breast cancer, with an analysis of false-negative cases. Ann Surg. 2005;242(5):701-7.

17. Ibrahim AEK, Bateman AC, Theaker JM, Low JL, Addis B, Tidbury P, et al. The role and histological classification of needle core biopsy in comparison with fine needle aspiration cytology in the preoperative assessment of impalpable breast lesions. J Clin Pathol. 2001;54:121-5.

18. Schueller G, Schueller-Weidekamm C, Helbich TH. Accuracy of ultrasound-guided, large core needle breast biopsy. Eur Radiol. 2008;18:1761-73.

19. Lieberman L, La Trenta L, Dershaw DD, Abramson AF, Morris EA, Cohen MA. Impact of core biopsy on the surgical management of impalpable breast cancer. Am J Radiol. 1997;168:495-9.

20. Verkooijen HM, Peeters PHM, Buskens E. Diagnostic accuracy of large-core needle biopsy for nonpalpable breast disease – a meta-analysis. Brit J Cancer. 2000;82(5):1017-21.

21. Kemp C. Punção aspirativa. In: Rodrigues de Lima G, Gebrim LH, Cintra E, Oliveira V, Valente Martins N. Ginecologia oncológica. São Paulo: Atheneu; 1999. p. 223-30.

22. Kemp C, Elias S, Borreli K, Narvaiza DG, Kemp CGM, Schor AP. Punção aspirativa por agulha fina orientada por ultra-sonografia em 671 lesões não palpáveis. RBGO. 2001;5(23):321-7.

23. Liberman L. Clinical management issues in percutaneous core breast biopsies. Radiol Clin North Am. 2000;38(4):791-807.

24. Parker SH, Burbank F, Jackman RJ, Aucreman CJ, Cardenosa G, Cink TM, et al. Percutaneous large-core breast biopsy: a multi-institucional study. Radiology. 1994;193(2):359-64.

25. Fahrbach K, Sledge I, Cella C, Linz H, Ross SD. A comparison of the accuracy of two minimally invasive breast biopsy methods: a systematic literature review and meta-analysis. Arch Gynecol Obstet. 2006;274:63-73.

26. Stavros T. US of solid breast nodules. Distinguishing benign from malignant. Can we use the data in the real word? Breast imaging and intervention into the 21st century. Fort Myers: Sillabus; 1999. p. 4:22-5.

27. Parker SH, Klaus AJ, Me Wey PJ, et al. Sonografically guided directional vaccum – assisted breast biopsy using a haudheld device. AJR. 2001;177:405-8.

28. Burbank F, Parker SH, Fogarty TJ. Stereotactic breast biopsy: improved tissue harvesting with the Mammotome. Am Surg. 1996;62:738-44.

29. Ambrosio ACC, Kemp C, Gonçalves TD, Rodrigues de Lima G. Valor da mamotomia no diagnóstico e na terapia de lesões não palpáveis. RBGO. 2004; 26:34-7.

30. Burbank F. Stereotatic breast biopsy of atypical ductal hyperplasy and ductal carcinoma in situ lesion: approved accuracy with directional, vacuum-assisted biopsy. Radiology. 1997;202:843-7.

31. Lourenço AP, Mainiero MB, Lazarus E, Giri D, Schepps B. Stereotactic breasat biopsy: comparison of histologic underestimation rates with 11 and 9 gauge vacuum-assisted breast biopsy. AJR. 2007;189:275-9.

32. Yu YH, Liang C, Yuan ZX. Diagnostic value of vacuum-assisted breast biopsy for breast carcinoma: a meta-analysis and systematic review. Breast Cancer Res Treat. 2010;120:469-79.

33. Becker L, Trop I, David J, Latour M, Ouimet-Oliva D, Gaboury I, et al. Management of radial scars found at percutaneous breast biopsy. JACR. 2006;57(2):72-8.

34. Philpots LE, Shaheen NA, Jain KS, Carter D, Lee CH. Uncommon high-risk lesions of breast diagnosed at stereotactic core-needle biopsy: clinical importance. Radiology. 2001;216(3):831-7.

11 Localização pré-cirúrgica de lesões impalpáveis e pesquisa do linfonodo sentinela

Simone Elias
Mario Luiz V. Castiglioni
Andrei Alves de Queiroz
Cláudio Kemp (*in memoriam*)

LOCALIZAÇÃO PRÉ-CIRÚRGICA DE LESÕES IMPALPÁVEIS

Por muitos anos, a biópsia cirúrgica a céu aberto foi o único método para o estudo dessas lesões impalpáveis. No passado, foram realizadas numerosas cirurgias às cegas, orientadas apenas por localização espacial de duas projeções ortogonais na mamografia. Além de excessivas, essas cirurgias provocavam alterações estéticas e radiográficas observadas em exames subsequentes.[1]

Inicialmente, o método que mostrou ser mais efetivo para orientar a retirada dessas lesões foi por meio de reparo metálico, introduzido no interior da mama. Um guia metálico era introduzido à mão livre, por meio da orientação espacial das duas projeções, em craniocaudal e perfil absoluto. Posteriormente, com a janela alfanumérica, a orientação biplanar simplificou enormemente essa localização, sendo a técnica mais utilizada nos dias atuais.[2]

Com a mamografia digital de campo limitado, iniciada em 1992, a obtenção da imagem tornou-se mais rápida, levando apenas 20 segundos. Essa tecnologia facilitou o manejo e tornou o procedimento mais rápido e mais tolerável pela paciente.[3] Em seguida, em 1993, surgiu uma nova técnica com resultados promissores para localização pré-operatória de lesões impalpáveis. Por meio da injeção intratumoral de coloide de alto peso molecular marcado com isótopos radioativos, conseguiu-se, durante o procedimento cirúrgico e com o auxílio de uma sonda portátil, detectar a radiação proveniente da lesão e identificar sua localização com precisão. Esse procedimento foi denominado *radioguided occult lesion locatization* (ROLL).[4]

A escolha do método e do material a ser utilizado depende do exame que identificou a lesão, da sua localização, do equipamento disponível e da experiência do profissional. Atualmente, a marcação pré-operatória pode ser feita com agulha, fio-guia, corantes ou ROLL.[2]

A radiografia da peça operatória é obrigatória (no caso de calcificações) em qualquer dos métodos escolhidos, pois certifica a retirada adequada da lesão, possibilita ao patologista identificá-la para o exame de congelação e orienta a ampliação das margens cirúrgicas, quando necessário.

Técnicas

Marcação com reparo metálico – agulhamento

A cirurgia precedida pela localização da lesão com reparo metálico apresenta falha em 4% das vezes, variando de 0,2% a 20%.[5] Além da experiência dos profissionais envolvidos no procedimento, a causa mais frequente de insucesso é a posição inadequada do reparo metálico. Isso pode ocorrer no ato do agulhamento por inúmeros motivos: sangramento ou reflexo vasovagal; no deslocamento da agulha após o procedimento (mamas gordurosas) ou durante o ato cirúrgico (pelo deslocamento do fio-guia durante sua manipulação).[6-8] Quando é corretamente realizado, porém, mostra-se um método seguro e orienta a exérese da área desejada para estudo.[5]

A colocação do reparo metálico, denominado, na prática, agulhamento pré-operatório, pode ser dirigida pela mamografia ou pela ultrassonografia, dependendo do método que identificou a lesão com maior nitidez.

Nas lesões identificadas pela mamografia, pode-se contar com os métodos da janela alfanumérica ou da estereotaxia. Para tanto, empregam-se a mamografia convencional com filmes ou a mamografia digital.

O método da janela é o mais utilizado, por ser simples, rápido e praticamente indolor. Além disso, o compressor fenestrado e o colimador com marcador óptico são peças opcionais disponíveis na maioria dos mamógrafos comercializados.[9]

A estereotaxia, por sua vez, pode ser praticada com a paciente sentada ou deitada, em uma mesa específica. O material é composto por uma agulha e um fio com gancho em sua extremidade que se fixa no tecido da lesão. Há sistemas cujo fio tem uma porção mais espessa em sua extremidade, o que facilita sua localização durante o ato operatório e impede corte acidental (Figura 1). Para auxiliar a localização do fio durante a cirurgia, foram desenvolvidas cânulas rígidas estéreis que são introduzidas pelo fio-guia e podem ser mais facilmente palpadas pelo cirurgião. Na falta da cânula, pode-se usar Abbocath® ou Gelco® n. 16 ou 18, conforme a espessura do fio com que se fez o agulhamento.[2]

Marcação com corantes vitais ou material inerte

Pode-se, também, optar pela marcação da lesão com injeção de corante azul patente, empregando-a isoladamente ou associando-se ao fio-guia. As desvantagens são a rápida difusão do corante nos tecidos ao redor, marcando área maior que a necessária, e a possibilidade de reação alérgica.

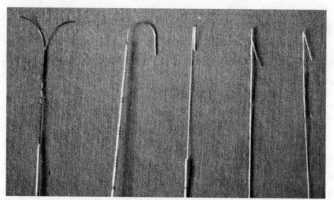

FIGURA 1 Tipos de fios flexíveis de aço cirúrgico utilizados para marcação pré-operatória.

Outro método se faz com partículas de carbono, material inerte que não se difunde nos tecidos. São necessários de 1,5 a 3 mL de uma solução estéril de carvão vegetal a 4%. Essa opção apresenta como vantagem a possibilidade da marcação pré-cirúrgica ser feita com alguns dias de antecedência. No entanto, durante o ato operatório, pode ser adverso demais seguir uma fina linha negra, ainda com risco de remoção excessiva de tecido. O sangramento também pode obscurecer a marcação, perdendo-se o local da lesão.[10]

Marcação com radiotraçador

Consiste em injetar, na área da lesão, traçador (fitato, estanho coloidal ou dextran) marcado com tecnécio-99m (^{99m}Tc). Suas partículas têm tamanho que dificulta a dispersão do local de injeção, de modo que o radiotraçador migre do sítio de injeção pelo sistema linfático local.[4]

Pode-se introduzir o material marcado sob orientação ultrassonográfica ou estereotáxica (mamografia). A marcação adequada atinge resultados considerados bons na técnica ultrassonográfica, em 96,7% dos casos, e na estereotáxica, em 94,8%.

Imagens de localização da lesão após a injeção são obtidas e enviadas ao cirurgião para a posterior manipulação cirúrgica. Com o intuito de facilitar a localização da lesão, faz-se uma marca na pele suprajacente ao ponto de máxima captação, mercê de um detector portátil de radiação gama (*gamma probe*).

Durante a cirurgia, a sonda confirma o local da lesão (ponto de máxima captação), orientando sua excisão. Após a remoção, é direcionada para a peça cirúrgica (agora afastada do campo operatório) para comprovar a retirada da área correta, posteriormente é direcionada para a cavidade cirúrgica para verificar resíduos de eventual atividade radioativa. Em face de atividade acima dos níveis esperados (limite de 10% da captação da peça cirúrgica), nova ressecção deve ser realizada para a completa remoção da lesão.

As vantagens são permitir menor remoção de tecidos e melhorar os resultados estéticos da cirurgia. A técnica é de fácil aprendizado e não contamina os profissionais durante sua execução.[4]

Análise da imagem da lesão

É primordial fazer minuciosa análise do exame que identificou a lesão para escolher o método de imagem que orientará o procedimento, certificar-se do local da lesão e planejar a via de acesso.

As lesões cutâneas podem mimetizar lesões intramamárias (tanto nódulos quanto microcalcificações) e devem-se realizar radiografias tangenciais para confirmá-las, evitando-se procedimentos cirúrgicos desnecessários.

Múltiplas lesões obrigam a análise cuidadosa da relação espacial, a fim de avaliar a necessidade de mais de um fio-guia – o que também pode ser necessário nas lesões extensas, com o intuito de assegurar sua completa remoção.[2]

Localização por mamografia

Inicia-se pela identificação da lesão em duas radiografias ortogonais (perfil absoluto e crânio-caudal), o que, além de prover sua exata localização e possibilitar escolher a melhor via de acesso (a menor distância possível entre a pele e a lesão), auxiliará o cirurgião no ato operatório.

Geralmente, para uma lesão localizada nos quadrantes superiores, a via de acesso para a marcação será a incidência crânio-caudal. Se localizada em um dos quadrantes inferiores, a técnica respeita o quadrante em que a lesão se encontra.[11] Caso esteja lateral, o acesso será pela incidência lateral; caso esteja no quadrante ínfero-medial, pela incidência medial. Quando a lesão está na junção dos quadrantes inferiores, a incidência crânio-caudal é a mais frequentemente utilizada (Figura 2).

Serão descritas a seguir as técnicas com janela alfanumérica e estereotaxia. Quando se empregam corante vital, material inerte e radiofármacos, os procedimentos são semelhantes.

Janela alfanumérica

Após escolher a via de acesso, comprime-se a mama e obtém-se uma radiografia que indicará a posição exata da lesão em relação às coordenadas alfanuméricas. Deve-se selecionar o modo de descompressão manual no painel do mamógrafo, pois, durante o tempo de revelação da radiografia, a mama permanece comprimida, e fazer marcações na pele, delimitando os limites internos da janela do compressor, possibilita checar se ocorreu movimentação da paciente.[2,5]

O colimador para o agulhamento possui um marcador óptico que é colocado na posição desejada. Após a antissepsia da região, é realizada a anestesia local e a agulha é introduzida na projeção do cruzamento das hastes do marcador (Figura 3). A introdução é feita perpendicularmente e obtém-se uma radiografia que deve mostrar o contorno da canopla da agulha. Nesse momento, pode-se descomprimir a mama. Poste-

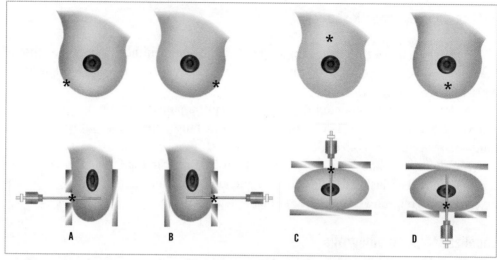

FIGURA 2 Opções de via de acesso para marcação pré-operatória, conforme topografia da lesão. A: lesão no quadrante ínfero-lateral; B: lesão no quadrante ínfero-medial; C: lesão na intersecção dos quadrante superiores; D: lesão na intersecção dos quadrantes inferiores.

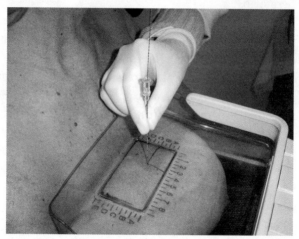

FIGURA 3 Detalhe do mamógrafo equipado com compressor fenestrado especial (janela alfanumérica). Por meio desse acessório, pode-se realizar agulhamento e marcação com corante ou radioisótopo de lesões observadas apenas pela mamografia.

riormente, realiza-se uma radiografia ortogonal, utilizando, dessa vez, o compressor e o colimador habituais.[2,5]

Se o procedimento foi iniciado na incidência crânio-caudal, realiza-se uma radiografia mediolateral para conferir a posição da agulha no eixo Z (profundidade) e vice-versa. O ideal é que a agulha ultrapasse a lesão em cerca de 1 cm. Então, fixa-se o fio-guia no tecido por meio do gancho e retira-se a agulha. Deve-se obter uma radiografia com o fio no interior da mama, com o cuidado de não se utilizar a incidência em que se iniciou o exame, pois a compressão do fio no sentido de sua inserção resultará em seu aprofundamento. Nos casos em que se usa fio com uma parte mais espessa, essa porção deve ficar junto à lesão, e o gancho, cerca de 1 cm depois dela.

A colocação de um marcador metálico na pele junto ao orifício de saída do fio poderá auxiliar na localização espacial quanto à profundidade da lesão. Fixa-se a porção externa do fio à pele com micropore, para evitar seu deslocamento.

Estereotaxia

O procedimento é iniciado com a incidência escolhida e, então, faz-se a radiografia inicial para confirmar a identificação da lesão. Posteriormente, são realizadas as radiografias estereotáxicas, com angulação de –15 e +15 graus. Por meio de cálculo trigonométrico, o computador fornecerá a coordenada Z da profundidade e prossegue-se com assepsia, anestesia local e introdução da agulha. Novas radiografias anguladas são realizadas, confirmando a posição adequada. A agulha é retirada e faz-se uma nova incidência complementar, ortogonal à da inserção, ratificando a posição do fio.[2,5]

Localização por ultrassonografia

Se a área a ser marcada for observada pela ultrassonografia, a escolha será sempre por esse método. Como é realizada com a paciente em decúbito dorsal, essa técnica propicia maior conforto e rapidez, além de permitir o monitoramento da imagem em tempo real.[2,5]

O procedimento é iniciado com a identificação da lesão e escolhe-se o menor trajeto. São realizadas antissepsia da pele e anestesia local. A inserção da agulha é monitorada com a imagem na tela até transfixar a lesão (Figura 4). Em seguida, avança-se o fio-guia, fixando-o na área de interesse, e a agulha é retirada. A porção externa do fio fica fixada à pele. Mesmo que a lesão não tenha sido identificada na mamografia, outra radiografia pode auxiliar o cirurgião a localizar o fio.

Deve-se lembrar de não comprimir a mama no sentido da introdução do fio. Em lesões profundas, deve-se introduzir a agulha o mais paralelamente possível à parede torácica, a fim de evitar complicações.

Para as técnicas com corantes vitais, material inerte e radiotraçador a metodologia é semelhante.

PESQUISA DO LINFONODO SENTINELA

O termo linfonodo sentinela (LS) foi, primeiramente, utilizado por Gould et al., em 1960, que, ao estudarem o câncer das glândulas parótidas, descreveram o primeiro linfonodo que recebia os vasos linfáticos provenientes do tumor.[12]

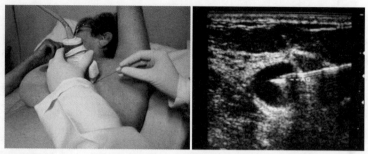

FIGURA 4 Detalhe de marcação pré-operatória com fio metálico realizado em tempo real guiado pela ultrassonografia.

A importância dessa drenagem linfática foi destacada por Cabañas (1977) ao pesquisar pacientes com câncer de pênis e evidenciar sobrevida de 90% em 5 anos nos casos em que a histologia mostrava ausência de metástase no linfonodo sentinela.[13]

Morton et al. (1994) reforçaram esse conceito ao confirmarem os achados da biópsia do LS, trabalhando com pacientes com melanoma maligno.[14]

Os primeiros a investigar o LS nos carcinomas de mama foram Krag, em 1993[15], e Giuliano, em 1994. Krag descreveu a localização por meio do radiofármaco, e Giuliano, pela técnica do corante azul patente. A partir de então, o interesse pela identificação do LS foi crescente, principalmente após a evidência de que a frequência de metástase axilar nos tumores iniciais da mama é muito baixa.[16]

De fato, Silverstein, em 1994, em uma série de 96 casos de tumores T1a, encontrou apenas 3% de axila comprometida.[17] Já Paganelli e Veronesi, em estudo de 436 casos de câncer inicial (menor que 1,2 cm), mostraram que a dissecção axilar podia ser evitada sem risco significante, com 98% de sobrevivência, após 5 anos de seguimento.[18]

Conceito

O conceito do LS baseia-se em dois princípios básicos: na existência de uma drenagem linfática ordenada e previsível para uma base linfonodal e na função do primeiro linfonodo dessa base, que atua como filtro para as células tumorais.[12] Assim, o LS é o primeiro da cadeia linfática de drenagem do tumor e deve refletir o estado de todo esse conjunto linfonodal. Sua utilização baseia-se na premissa de que esses são os linfonodos de maior risco para metástases do câncer e que, se forem negativos, os linfonodos remanescentes da cadeia de drenagem também o serão, evitando-se, assim, a necessidade de esvaziamento linfonodal locorregional amplo.[19]

A circulação linfática das mamas tende a acompanhar o suprimento sanguíneo, representado, principalmente, pelos vasos axilares e mamários internos e por uma contribuição mínima dos vasos perfurantes das cadeias intercostais. A maioria da linfa drena para os linfonodos axilares e aproximadamente 3%, apenas o faz para a cadeia mamária interna.[12]

A drenagem linfática faz-se para o plexo linfático ao redor de cada lóbulo mamário, que segue o caminho dos ductos galactóforos, convergindo para a aréola para formar o plexo subareolar de Sappey (parte do plexo subcutâneo) e, depois, superficialmente, através do quadrante súpero-lateral, dirige-se para a região axilar.[12]

Radiotraçador

Os radiotraçadores aqui empregados são denominados radiocoloides.

O radiocoloide ideal deve prover a visualização dos canais linfáticos a partir do local da injeção até o linfonodo correspondente, ficando retido. Após a injeção, os radiocoloides são drenados com a linfa em velocidade inversamente proporcional ao tamanho da partícula. As partículas maiores ficam retidas indefinidamente no local da injeção e as menores tendem a migrar e até ultrapassar o primeiro linfonodo, dirigindo-se para os linfonodos do segundo e do terceiro níveis. Esse processo de drenagem pode durar horas.[20]

A quantidade de radioatividade retida no LS 15 a 18 horas após a injeção é muito baixa, ficando ao redor de 1% quando a injeção é intra ou subdérmica, e de 0,1% quando a injeção é peritumoral.

Dispõem-se de muitos radiocoloides no estudo do LS. No Brasil, os mais utilizados são o Dextran-500, o estanho coloidal e o fitato, todos preparados a partir de frascos liofilizados e marcados *in vitro* com a adição de tecnécio-99m, de maneira asséptica.

Técnica de injeção

Durante a injeção dos radiocoloides, três parâmetros devem ser considerados: o local da injeção, o volume injetado e a atividade injetada. Pode-se, ainda, considerar o tempo de injeção em relação à cirurgia.

As técnicas de injeção mais usuais são a intratumoral, a peritumoral intersticial e a intra/subdérmica.

A injeção intratumoral pode ser feita com uma atividade maior de radiocoloide de até 4 mCi (158 MBq) em um volume de solução de até 4 mL, objetivando aumentar a pressão do líquido no interstício intratumoral e forçar sua drenagem pelo sistema linfático; a peritumoral intersticial é feita adjacente ao tumor, podendo ser realizada de forma radial em, pelo menos, 4 pontos, com volume não superior a 1 mL por ponto de injeção e atividade total não superior a 1 a 2 mCi (37 a 74 MBq); a intradérmica é feita na pele sobre a lesão em um volume de, no máximo, 0,3 mL, com atividade máxima de 1 mCi (37 MBq).

Entre as técnicas citadas, a que promove migração mais rápida do material é a intra/subdérmica, podendo-se detectar o linfonodo após 20 a 30 min.[21]

Aquisição das imagens

O estudo deve ser iniciado imediatamente após a injeção do radiocoloide e terminar quando o LS for localizado. As primeiras imagens são importantes para definir as vias de drenagem linfática, podendo ser detectada mais de uma base de drenagem na axila. Imagens nas projeções anterior (com os braços completamente abduzidos), lateral e oblíquas (quando necessário) do tórax são obtidas durante todo o tempo de estudo.[22]

Depois de detectado, o LS é marcado sobre a pele com tinta permanente, preferencialmente em dois planos, nas projeções anterior e lateral, para que se tenha noção da profundidade. Isso se faz com a paciente deitada, com os braços abduzidos em 90 graus, já que essa será a posição utilizada durante a cirurgia. Essas coordenadas deverão ser o mais acuradas possíveis, de modo que, no ato operatório, faça-se uma dissecção bem orientada, diminuindo muito o tempo cirúrgico e aumentando a exatidão da localização do LS. Para melhor identificação topográfica desse linfonodo, é importante enviar uma imagem com os contornos da paciente e a localização do LS marcado com o tecnécio (Figura 5).

A técnica mais atual é a obtenção das imagens do linfonodo em equipamentos híbridos que adquirem as imagens da cintilografia no modo tomográfico (Spect) e, concomitantemente, uma tomografia convencional. Após a aquisição, as imagens são processadas e fundidas, promovendo melhor localização topográfica e em profundidade do linfonodo.

Sonda de detecção intraoperatória (*gamma-probe*)

Os principais parâmetros de uma sonda de detecção são sensibilidade (taxa de contagens por unidade de atividade – cts/KBq), resolução energética (importante para a

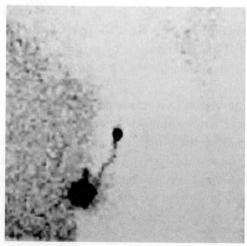

FIGURA 5 Cintilografia mamária evidenciando o local de injeção do radiofármaco, o ducto linfático e o LS (aquisição de imagem com a paciente em perfil com membro superior elevado).

rejeição da radiação de fundo) e resolução espacial (capacidade de localizar a atividade dentro do volume que está sendo explorado).

Atualmente, há vários modelos de sondas de detecção, todos com os parâmetros bem definidos e alta capacidade de detecção.

A sonda de detecção deverá ser encoberta com uma capa estéril para sua utilização no campo operatório. Após posicionar o paciente na mesa cirúrgica, a escolha do melhor local para a incisão deverá ser feita com a sonda de detecção rastreando o local de maior atividade (área quente) a partir das marcas deixadas na pele pelo "médico nuclear" no momento da cintilografia (Figura 6).

A área demarcada deverá ser dissecada e a atividade de captação medida constantemente, até se aproximar do linfonodo mais captante (quente). Quando este for detectado, faz-se nova verificação da captação sobre ele (*in vivo*) e compara-se a outra área, distante das de maior captação.

Após a exérese, é conveniente verificar a captação na peça (*ex vivo*) para confirmar sua retirada antes de enviá-la para exame histológico. Em seguida, faz-se verificação no leito cirúrgico para certificar a ausência de atividade, a existência apenas residual ou a presença de outros linfonodos.

O LS deverá ter, comparativamente, uma captação de 10% ou mais da área de injeção inicial e de, no mínimo, 10 vezes a da área de radiação de fundo escolhida, distante da área de injeção inicial e do linfonodo. Assim, durante o procedimento, na pesquisa do LS, a sonda deverá estar direcionada para longe dos locais da injeção do material, a fim de evitar riscos de contaminação na captação.[23]

Pode-se, também, extirpar ambulatorialmente o LS com anestesia local. O objetivo é obter previamente o resultado do exame anatomopatológico do espécime, possibilitando melhor consenso para o planejamento cirúrgico definitivo.

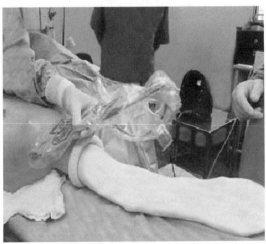

FIGURA 6 Pesquisa intraoperatória do linfonodo sentinela com sonda de detecção (*gamma-probe*).

Indicações

A pesquisa do LS tem mostrado resultados encorajadores, como acurácia de 97%, sensibilidade de 93% e especificidade de 100%. Assim, a biópsia do LS está indicada e deve se tornar prática usual nas pacientes em que a axila encontra-se clinicamente negativa e nos casos iniciais (T < 3 cm), já que o comprometimento axilar está relacionado diretamente ao aumento do volume tumoral.[16-18]

Alguns tumores ditos especiais, por seu comportamento biológico menos agressivo, como os que se apresentam circunscritos (mucinoso, papilífero, adenoide cístico) e o subtipo tubular, que, comumente, possui baixo índice de metastatização para os linfonodos axilares, podem ser beneficiados pela pesquisa do LS, mesmo com diâmetros tumorais maiores (< 5 cm).[18]

Outra questão é o carcinoma *in situ* extenso. Deve-se considerar para essa pesquisa, também, a possibilidade de invasão na investigação posterior na peça cirúrgica. De fato, Lagios et al. (1982), estudando 186 casos de carcinoma *in situ*, mostraram que aqueles com extensão abaixo de 2,5 cm não apresentaram metástase nos linfonodos axilares; já dos maiores que 2,5 cm, 47% tinham comprometimento axilar.[24] Assim, os casos com programação para mastectomia, principalmente quando associados à reconstrução mamária de imediato, devem ser considerados.

Os procedimentos invasivos, como punção aspirativa com agulha fina, biópsia com agulha grossa (*core*) e mamotomia, não inviabilizam a pesquisa do LS. As biópsias cirúrgicas prévias, porém, mantêm opiniões contraditórias.[25]

É consistente com o conceito anatômico de que o sucesso da identificação do LS depende da normalidade e da integridade da anatomia do quadrante superior lateral e da região axilar da mama, já que a drenagem dos vasos linfáticos dessa glândula contornam os lóbulos mamários e retornam para a superfície, onde coalescem na região subareolar e, então, dirigem-se superficialmente para os linfonodos axilares.[25] Por esse motivo, as próteses mamárias não deveriam ser inseridas por meio das técnicas transaxilar ou periareolar, orientando-se o emprego de técnicas que utilizem o sulco inframamário, tendo como objetivo não afetar a drenagem linfática superficial da mama e não interferir na identificação do verdadeiro LS.[26]

Rotineiramente, quando o LS resulta negativo para células neoplásicas, com baixo risco de falso-negativo (apenas 3% dos casos), evita-se o esvaziamento axilar sistemático, o que é muito relevante para o seguimento clínico das pacientes, por reduzir o custo do tratamento ao encurtar o tempo do procedimento cirúrgico, da internação e, consequentemente, das complicações imediatas e tardias (Figura 7).

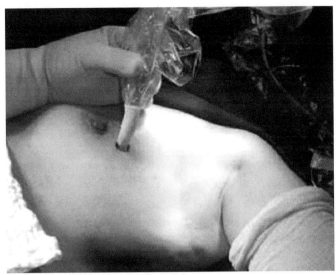

FIGURA 7 Técnica do ROLL: identificação da área mais captante, que corresponde ao sítio da lesão (local da injeção). Secundariamente, o linfonodo sentinela é pesquisado pela mesma técnica, porém apresenta 10% da atividade da área da injeção inicial.

As causas de insucesso estão diretamente relacionadas à experiência dos profissionais envolvidos no processo de identificação da lesão, da sua correta localização, da escolha do método para injeção do marcador radioativo e da técnica do procedimento nuclear e cirúrgico. Além disso, há as causas relacionadas às pacientes, como alto índice de massa corpórea (IMC), idade avançada (ambos pela dificuldade de difusão do marcador radioativo) e invasão metastática extensa nos linfonodos regionais. Nesses casos, pode ocorrer o desvio do fluxo para outros níveis da cadeia de drenagem, dificultando a identificação do LS verdadeiro.[27]

Deve ser considerada, ainda, a possibilidade de detecção de mais de um LS, principalmente após a injeção peritumoral.

A identificação do LS compreende o linfonodo corado em azul pelo corante vital utilizado no canal linfático, também de cor azul, que chega diretamente nele ou por qualquer linfonodo com radioatividade com 10% ou mais daquela do local da injeção inicial. O número de linfonodos removidos é pouco relevante, já que está diretamente relacionado ao objetivo de identificar o linfonodo positivo e, assim, evitar resultados falso-negativos. De fato, a percentagem de falso-negativos é menor quando se identificam múltiplos LS comparados a apenas um.

Proteção radiológica

É um procedimento seguro tanto para a paciente quanto para os profissionais nele envolvidos.

Embora a exposição aos níveis de atividade empregados seja extremamente baixa, as equipes médica, de enfermagem e os técnicos envolvidos no procedimento poderão contar com dosímetros pessoais.

A dose de radiação estimada para as mãos do cirurgião é de 5 a 94 mcSv por paciente, que fica muito abaixo, p.ex., da radiação recebida anualmente de fontes naturais (3 mSv).

Todo e qualquer material utilizado na cirurgia que tiver contato com a peça cirúrgica ou com o campo operatório deverá ser segregado e encaminhado para avaliação e posterior desprezo, conforme as normas de radioproteção vigentes.

REFERÊNCIAS BIBLIOGRÁFICAS

1. Jackson VP. Presurgical needle localization. In: Bassett LW, Jackson VP, Jahan R, Fu YS, Gold RH: Diagnosis of diseases of the breast. Philadelphia: WB Saunders; 1997. p.243-50.
2. Finguerman F, Kemp C. Localização pré-cirúrgica. In: Kemp C, Baracat FF, Roman F. Lesões não-palpáveis da mama – diagnóstico e tratamento. Rio de Janeiro: Revinter; 2003. p.173-84.
3. Dershaw DD, Fleischman RC, Liberman L, et al. Use of digital mammography in needle localization procedures. AJR. 1993;161:559-62.
4. De Cicco C, Pizzamiglio M, Trifiro G, Luini A. Radioguided occult lesion localization (ROLL) and surgical biopsy in breast cancer. QJ Nucl Med. 2002;46:145-51.
5. Kopans DB. Imaging-guided needle placement for biopsy and the preoperative localization of clinically occult lesions. In: Kopans DB (ed.). Breast imaging. Philadelphia: JB Lippincott; 1998. p.637-720.
6. Davis PS, Wechsler RJ, Feig SA, March DE. Migration of breast biopsy localization wire. AJR. 1988;150:787-8.
7. Helvie MA, Ikeda DM, Adler DD. Localization and needle aspiration of breast lesions: complications in 370 cases. AJR. 1991;157:711-4.
8. Kopans DB. Migration of breast localization wire Letters. AJR. 1988;151:614-5.
9. Kopans DB, Lindfors K, McCarthy KA, Meyer JE. Spring hookwire breast lesion localizer: use within rigid-compression mammographic systems. Radiology. 1985;157:537-8.
10. Langlois SLP, Carter ML. Carbon localization of impalpable mammographic abnormalities. Australas Radiol. 1991;35:237-41.
11. Homer MJ. Preoperative needle localization of lesions in the lower half of the breast: needle entry from below. AJR. 1987;149:43-5.
12. Tansi PJ, Nieweg OE, Olmos RAV, et al. History of sentinel node and validation of the technique. Breast Cancer Res. 2001;3:109-12.
13. Cabañas RM. An approach for the treatment of penile carcinoma. Cancer. 1977;127:392-9.
14. Morton DL, Wen DR, Wong JH, et al. Technical details of intraoperative lymphatic mapping for early-stage melanoma. Arch Surg. 1994;220:392-9.
15. Krag DN, Weaver DL, Alex JC, Fairbank JT. Surgical resection and radiolocalization of the sentinel lymph node in breast cancer using a gamma probe. Surg Oncol. 1993;2(6):335-9.
16. Giulliano AE, Kirgan DM, Guenther JM, et al. Lymphatic mapping and sentinel lymphadenectomy for breast cancer. Ann Surg. 1994;220:391-401.
17. Silverstein MJ, Gierson ED, Waisman JR, Senofsky GM, Colburn WJ, Gamagami P. Axillary lymph node dissection for t1a breast carcinoma. Is it indicated? Cancer. 1994;73(3):664-7.
18. Veronesi U, Paganelli G, Viali G, Luini A, Zumida S, Gallinbert V, et al. A randomized comparison of sentinel-node biopsy with routine axillary dissection in breast cancer. N Engl J Med. 2003;349(6):546-53.

19. Cody III HS. Clinical aspects of sentinel node biopsy. Breast Cancer Res. 2001; 3:104-8.
20. Mariani G, Moresco L, Vilae G, et al. Radioguided sentinel lymph node biopsy in breast cancer surgery. J Nucl Med. 2001;42:1198-215.
21. Jakub JW, Pendas S, Reintgen DS. Current status of sentinel lymph node mapping and biopsy: facts and controversies. The Oncologist. 2003;8:59-68.
22. Birdwell RL, Smith KL, Betts BJ, Ikeda DM, Straus W, Jeffrey SS. Breast cancer: variables affecting sentinel lymph node visualization at preoperative lymphoscintigraphy. Radiology. 2001;220:47-53.
23. Cantin J, Scarth H, Levine M, Hugi M. Clinical pratice guidelines for the care and treatment of breast cancer: sentinel lymph node biopsy. CMAJ. 2001;165(2):166-73.
24. Lagios MD, Westdahl PR, Margolin FR, Rose MR. Duct carcinoma *in situ*. Relationship of extent of noninvasive disease to the frequency of accult invasion, multicentricity, lymph node metastases and short-term treatment failures. Cancer. 1982;50:1309-14.
25. Luini A, Galimberti V, Gatti G, Arnone P, Vento AR, Trifiro G, et al. The sentinel node biopsy after previous breast surgery: preliminary results on 543 patients treated at the European Institute of Oncology. Breast Cancer Res Treat. 2005;89:159-63.
26. Shons AR. Breast cancer and augmentation mammoplasty: the preoperative consultation. Plastic and Reconstructive Surgery. 2002;383-5.
27. Brenot-Rossi I, Houvenaeghel G, Jacquemeier J, Bardou VJ, Martino M, Hassan-Sebag N, et al. Nonvisualization of axillary sentinel node during lymphoscintigraphy: is there a pathologic significance in breast cancer? J Nucl Med. 2003;44:1232-7.

12 | Estudo urodinâmico e cistoscopia

Eliana Viana Monteiro Zucchi
Mauro Suguita
Marair Gracio Ferreira Sartori
Manoel João Batista Castello Girão
Letícia Maria de Oliveira

ESTUDO URODINÂMICO

O estudo urodinâmico (EUD) é exame de escolha para avaliar as disfunções do trato urinário inferior. Há consenso em sua indicação para pacientes com distúrbios neurológicos ou previamente a cirurgias de correção de incontinência urinária de esforço (IUE). Contudo, distúrbios miccionais, como os que ocorrem na bexiga hiperativa, podem ser clinicamente diagnosticados, prescindindo-se do EUD.

Os resultados do exame dependem de inúmeras variáveis, de modo a tornar-se indispensável descrever a padronização adotada e a calibragem do aparelho.[1] Assim, tem-se empregado a padronização descrita pela Sociedade Internacional de Continência (ICS).[2,3]

O exame compreende as seguintes etapas:

- cistometria;
- avaliação da função esfincteriana uretral;
- fluxometria e estudo fluxo-pressão (EFP);
- estudo urodinâmico ambulatorial;
- complicações.

Cistometria

Verifica a estocagem da urina e o enchimento vesical. Por meio da cistometria, é possível avaliar a capacidade vesical, a sensação vesical ao enchimento, a contratilidade e a complacência da bexiga. Entre as alterações de armazenamento, podem-se citar a capacidade vesical funcional e noturna reduzida, hiperatividade do detrusor, hipersensibilidade e obstrução vesical externa e as alterações urogenitais da idade.

A cistometria normal pode ser dividida em três fases distintas, sendo que, na fase inicial, há pequena elevação da pressão intravesical, entre 2 e 8 cmH$_2$O, e é determinada pelas propriedades da parede vesical. Na segunda fase ocorre o enchimento vesical com mínima alteração da pressão; e, na terceira, o aumento da pressão intravesical e a contração do detrusor provocam o esvaziamento da bexiga.

A posição da paciente durante o exame deve ser em pé ou sentada. A temperatura do fluido injetado e a velocidade de infusão também podem influenciar o resultado. Fluido mais gelado e maior velocidade de infusão, por exemplo, aumentam a incidência de hiperatividade do detrusor.

Para o enchimento da bexiga é utilizada solução salina; no entanto, o dióxido de carbono, ainda que provoque irritação da mucosa vesical com resultados falso-positivos e não permita a fluxometria, também pode ser usado, assim como os contrastes radiológicos, principalmente se o exame for associado à fluoroscopia.[1]

A cistometria pode ser realizada com apenas um ou vários canais. O exame com um canal é simples e usa apenas um cateter de Folley, uma seringa e um medidor de pressão venosa central ou, se feito eletronicamente, um transdutor de pressão. Essa técnica apenas monitora a pressão intravesical, isto é, não diferencia o aumento da pressão causado pela contração do detrusor daquele causado pela força abdominal, e tem especificidade de 88% para o diagnóstico de hiperatividade do detrusor, mas é de baixa sensibilidade (63%).

A cistometria realizada com multicanais consegue medir as pressões intravesical, abdominal e, às vezes, uretral, sendo considerada a melhor técnica para o EUD. Inicia-se com a colocação de um transdutor na vagina ou no reto para medir a pressão intra-abdominal. Podem ocorrer artefatos que interferem no resultado do exame, como os provocados pela presença de prolapso genital ou de fezes em grande quantidade no reto e até mesmo mudanças no posicionamento da paciente. Outro transdutor é colocado na bexiga para medir a pressão intravesical. Existem, também, transdutores duplos, que medem a pressão intravesical e a uretral simultaneamente[1].

Durante o exame, a bexiga é preenchida com solução salina a uma velocidade de 10 a 100 mL/min e são solicitados testes provocativos, como tosse, manobra de Valsalva ou fazer a paciente ouvir ou ver água corrente. Em alguns casos, é realizado o *stop test* a fim de averiguar o controle voluntário da micção.

Pode-se, ainda, acoplar a eletroneuromiografia à cistometria, inserindo eletrodos em músculos específicos.

Os seguintes parâmetros cistométricos devem ser analisados:

- resíduo pós-miccional: são considerados normais valores menores que 50 mL;
- sensações durante a fase de enchimento vesical na cistometria:
  - primeira sensação de enchimento vesical: quando a paciente tem ciência, pela primeira vez, do enchimento da bexiga;

- primeiro desejo de urinar: a primeira vontade de urinar, mas que pode ser adiada até um momento mais conveniente, geralmente ocorre com volume intravesical ao redor de 150 mL e pode estar alterado nas pacientes classificadas como hipo ou hipersensíveis;
- aumento da sensação vesical: definida como uma primeira sensação precoce de enchimento da bexiga (ou um desejo precoce de urinar) e/ou forte desejo precoce de urinar que ocorre em face de baixos volumes vesicais e persiste;
- sensação vesical reduzida: definida como a sensação reduzida durante o enchimento vesical;
- ausência de sensação vesical: quando a paciente não manifesta qualquer sensação de enchimento;
- sensações vesicais não específicas: podem fazer a paciente tomar consciência do enchimento vesical, como sintomas vegetativos ou sensação de plenitude abdominal;
- dor vesical: achado normal, referido durante o exame;
- urgência: repentino e forte desejo de urinar;
- limiar sensorial vésico-uretral: sensação comum que é percebida durante a estimulação sobre o local em estudo;
- capacidade vesical:
  - capacidade cistométrica: volume vesical ao final da fase de seu enchimento. Esse valor deverá ser especificado quando o enchimento for interrompido por normal ou forte desejo miccional. A capacidade cistométrica é calculada somando-se o volume urinado e o resíduo vesical;
  - capacidade vesical máxima: definida como o volume que a paciente sente e não pode retardar a micção, tendo forte desejo de urinar. Varia entre 350 e 500 mL, podendo ser alterado por várias doenças. Entre as principais causas do aumento da capacidade vesical, incluem-se as neuropatias, a obstrução urinária baixa e a inibição social. Quanto às principais causas da diminuição da capacidade vesical, têm-se as infecções, a lesão neurológica alta e a incontinência urinária (IU). Deve-se enfatizar que a capacidade vesical isolada não tem valor clínico, mas adquire importância quando associada à medida da pressão intravesical. Como exemplo, pode-se citar uma paciente com a capacidade vesical aumentada e a pressão intravesical normal – situação provavelmente sem significado clínico. No entanto, se a pressão intravesical estiver aumentada, pode haver obstrução urinária baixa, disfunção neurológica sensorial ou, ainda, lesão do neurônio motor inferior;
  - capacidade vesical máxima sob anestesia: volume que pode ser injetado na bexiga com a paciente sob anestesia;
- complacência: relação entre a variação do volume vesical e da pressão intravesical. Deve-se excluir a contração do detrusor;

- função do detrusor durante a cistometria:
  - função normal do detrusor: quando ocorre o enchimento vesical com pouca ou nenhuma alteração de pressão. Não há contrações involuntárias, apesar dos testes provocativos;
  - hiperatividade do detrusor: observação urodinâmica de contração involuntária do detrusor que pode ser espontânea ou provocada.

Existem diferentes padrões de hiperatividade do detrusor:

- hiperatividade do detrusor fásica: caracterizada como uma forma de onda que pode ou não levar à perda de urina (Figura 1);
- hiperatividade do detrusor terminal: definida como uma única contração involuntária do detrusor, que se dá na capacidade cistométrica máxima e não pode ser suprimida, resultando no esvaziamento da bexiga (geralmente, está associada à sensação vesical reduzida);
- IU por hiperatividade do detrusor: resultante de uma contração involuntária do detrusor. Atualmente, não existe valor mínimo de pressão vesical que caracteri-

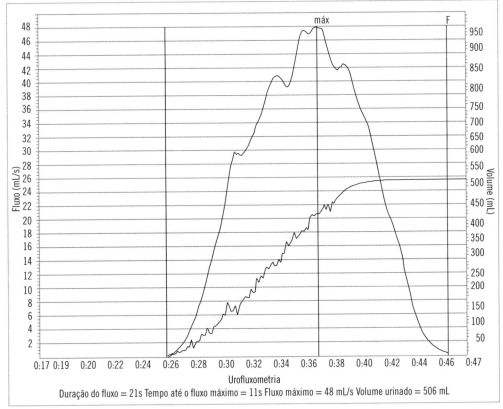

FIGURA 1 Representação gráfica de fluxometria normal.

ze a contração não inibida do detrusor, pois este depende da qualidade do aparelho e da técnica do exame;

- IUE: definida como a perda de urina involuntária aos esforços, à tosse ou aos espirros;
- pressão abdominal no momento da perda: é a pressão intravesical que causa perda de urina pelo aumento da pressão abdominal, na ausência da contração do detrusor.

Pode-se dividir as alterações funcionais da fase de enchimento vesical em:

- alterações da sensibilidade vesical: aumento ou diminuição da sensação vesical, ausência da sensação vesical, sensação vesical não específica, dor vesical, urgência e limiar sensorial vésico-uretral;
- alterações da função do detrusor: hiperatividade do detrusor que pode ser de causa idiopática ou neurológica;
- alterações da complacência vesical: calculada dividindo-se a variação do volume pela variação da pressão do detrusor (Δ volume /Δ pressão do detrusor);
- alterações da capacidade vesical: a capacidade de armazenamento de urina menor ou superior aos valores considerados normais (350 a 500 mL);
- alterações da função uretral: incompetência do mecanismo de fechamento uretral, incontinência devido ao relaxamento uretral e IUE.

Avaliação da função esfincteriana uretral

O termo defeito esfincteriano retornou com McGuire et al., em 1976, e alguns estudos posteriores demonstraram maior taxa de falha cirúrgica em pacientes submetidas à colpossuspensão e que possuíam baixa pressão máxima de fechamento uretral.[4-7]

Contudo, os estudos de DeLancey (1994) demonstraram a importância das estruturas periuretrais no mecanismo de continência.

Desta forma, não existe critério único e definitivo para o diagnóstico, porém, os dois exames mais utilizados para caracterizá-lo são a pressão máxima de fechamento uretral (PMFU) e o *leak point pressure*.[8] No entanto, segundo o Comitê da ICS[2], em relação às medidas da pressão uretral, não há parâmetro que diferencie a incompetência uretral dos outros tipos de IU, que meça o grau de severidade da IU, que consiga dizer se a cirurgia terá sucesso e que retorne aos valores normais após o êxito do procedimento.

Perfil pressórico uretral

Este exame é realizado desde 1923, mas sofreu diversas modificações ao longo dos anos, como o uso de manômetros com fluidos, balões medidores de pressão, cateteres de fluido, dentre outros.[9]

O exame mede a pressão ao longo da uretra e registra uma curva. Existem muitas formas de medir essa pressão e, atualmente, a mais aceita é a que se faz com cateter de *microtip*. Durante o exame, a paciente é colocada em posição sentada, com um cateter na bexiga. Este é tracionado à velocidade constante por meio da uretra, traçando o perfil pressórico uretral (PPU).

Os cateteres recentes possuem duplo medidor, um mais distal e outro mais proximal. O medidor proximal desliza pela uretra enquanto o distal permanece na bexiga, medindo a pressão intravesical. Alguns solicitam, durante o exame, que a paciente realize manobra de esforço, como a de Valsalva ou tosse, e avaliam a repercussão desta sobre a uretra.

Segundo a padronização da ICS[2], os parâmetros do PPU devem especificar o tipo de medida, o período que durou o exame, o aparelho utilizado, a posição da paciente, o volume vesical, o teste provocativo empregado, a velocidade de infusão e a velocidade de tração do cateter, para que possam ser reprodutíveis e comparáveis.

Os parâmetros que se podem obter são:

- pressão da uretra (PU): definida como a pressão necessária para abrir a uretra fechada;
- PPU: gráfico que indica a pressão intraluminal ao longo da extensão da uretra;
- pressão de fechamento uretral (PFU): obtido subtraindo-se a pressão intravesical da uretral;
- pressão máxima uretral (PMU): pressão máxima medida durante o exame;
- pressão máxima de fechamento uretral (PMFU): diferença máxima entre as pressões uretral e intravesical. Em exames feitos com *microtip* e com a paciente sentada, o valor normal seria acima de 20 cmH_2O. Quando são usados cateteres de fluxo, o valor normal é considerado acima de 30 cmH_2O[7];
- comprimento funcional da uretra (CFU): extensão da uretra em que a pressão uretral excede a intravesical. O valor normal varia de 2 a 5 cm;
- razão da pressão de transmissão (PTR): aumento na pressão uretral ao esforço como uma porcentagem de um aumento simultâneo da pressão intravesical.

Quando se executam manobras de esforço, como tosse ou Valsalva, pode-se obter a PTR, que mede a diferença entre as pressões na bexiga e na uretra ao esforço e cuja fórmula é:

$$\frac{\Delta \text{ pressão máxima uretral}}{\Delta \text{ pressão vesical}} \times 100 = PTR$$

É importante lembrar que os valores obtidos referem-se ao aumento das pressões, registrado durante as manobras de esforço.

A PTR, juntamente com o *Valsalva leak point pressure* (VLPP), é um dos exames utilizados para o diagnóstico do defeito esfincteriano uretral. Para o diagnóstico de IUE, o PPU possui sensibilidade de 62% e especificidade de 70%. O PPU sofreu muitas críticas em razão de problemas técnicos, como os artefatos, as variações do resultado conforme a posição da paciente, a influência do calibre do cateter, entre outros, e devido ao fato de ser realizado em repouso e relacionar-se pouco ao diagnóstico de IUE[11].

Valsalva leak point pressure

A pressão abdominal no momento da perda *(abdominal leak point pressure)* é a pressão intravesical em que ocorre perda de urina consequente ao aumento de pressão abdominal na ausência de contração do detrusor. Por ser executada durante a manobra de Valsalva, também é chamada de *Valsalva leak point pressure*. Foi descrita por McGuire et al.[12] em 1993 e, desde então, é um dos exames mais utilizados para avaliar a função uretral.

A medida é padronizada de acordo com o volume infundido e o calibre do cateter. O valor da pressão de perda *(leak point)* se eleva com o aumento do calibre do cateter e diminui com o aumento do volume intravesical. É importante, também, decidir que teste provocativo será utilizado. O mais comum é a manobra de Valsalva, podendo ser efetuado com a tosse.

Alguns autores conseguiram correlacionar os valores do VLPP à PMFU. No entanto, existe uma diferença fundamental entre esses exames. O primeiro é praticado durante o esforço, e o segundo, em repouso; por isso, avaliam diferentes mecanismos de continência. Quanto ao diagnóstico, não se deve basear-se em um único exame para concluir quanto ao defeito esfincteriano, mas associar todos os dados obtidos à anamnese e aos exames complementares.

O valor de corte para o VLPP é de 60 cmH_2O, quando o volume vesical estiver entre 150 e 250 mL. Valores iguais ou abaixo deles são sugestivos de defeito esfincteriano uretral (Figura 2).

Pressão de resistência uretral

Em 2004, Slack et al.[13] introduziram este novo parâmetro para avaliar a função esfincteriana uretral.

A PRU é definida como a pressão necessária para abrir e manter aberto o esfíncter uretral ao repouso. Utiliza-se um *plug* uretral ao invés de um cateter intrauretral, que poderia provocar artefatos no exame. Alguns autores encontraram maior valor da PRU em pacientes normais em comparação às pacientes com IUE; outros, uma correlação entre os valores da PRU e do estudo de fluxo-pressão (EFP). Contudo, a aplicação clínica deste exame ainda é incerta.

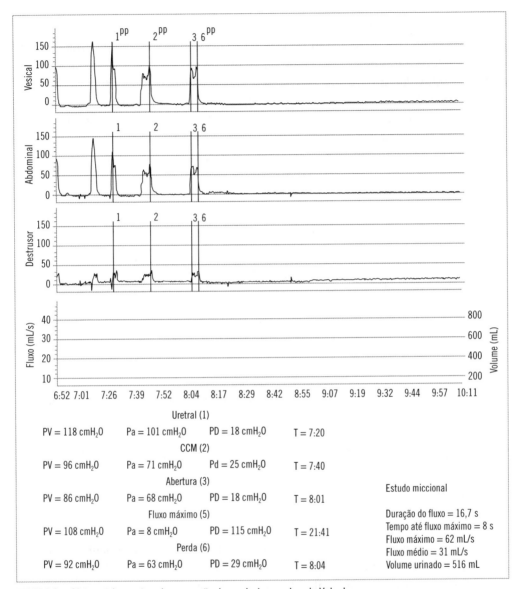

FIGURA 2 Cistometria mostrando a pressão de perda à manobra de Valsalva.

Fluxometria e estudo fluxo-pressão

A fluxometria e o estudo fluxo-pressão (EFP) têm como objetivo avaliar o mecanismo de micção.

O exame é feito com a paciente urinando em um assento especial, a cadeira de fluxo, que mede o volume de urina eliminado por unidade de tempo. A bexiga deve estar repleta natural ou artificialmente.

Existem formas distintas de medir o volume urinário, sendo a mais comum aquela que utiliza o peso do fluido em um sensor e origina uma curva de fluxo (fluxometria livre). O volume mínimo de urina para que o exame seja considerado adequado varia entre 100 mL e 200 mL. A fluxometria pode estar associada à monitoração da pressão intravesical, abdominal e, às vezes, uretral, originando o EFP. É uma avaliação mais completa e fidedigna, pois determina a pressão de detrusor, o relaxamento uretral e o aumento da pressão abdominal.

Os principais parâmetros obtidos na fluxometria são:

- razão de fluxo: volume de fluido expelido pela uretra por unidade de tempo. Os valores devem ser expressos em mL/s (1,4 a 3,3 mL/s);[1]
- volume urinado: total de volume expelido via uretral;
- fluxo máximo: o maior valor medido. Este parâmetro, juntamente com a pressão do detrusor no fluxo máximo, é útil para avaliar, por exemplo, quadros obstrutivos. Os valores normais variam entre 12 e 15 cmH_2O, sendo que valores maiores podem ser considerados normais, e menores, sugestivos de baixo fluxo;
- tempo de micção: duração total da micção, incluindo as interrupções. Quando a micção é completada sem interrupção, o tempo de micção é igual ao tempo de fluxo;
- tempo de fluxo: tempo durante o qual as medidas de fluxo realmente ocorrem;
- fluxo médio: volume urinado pelo tempo de fluxo;
- tempo para o fluxo máximo: tempo que o início do fluxo leva para atingir o fluxo máximo.

Além dos já citados na fluxometria, os principais parâmetros do EFP são:

- pressão pré-miccional: pressão intravesical imediatamente antes da contração pressórica (início do fluxo miccional);
- pressão de abertura: pressão medida no início do fluxo urinário;
- tempo de abertura: intervalo de tempo entre o começo do aumento da pressão do detrusor e o início do fluxo;
- pressão máxima: maior valor de pressão encontrado;
- pressão no fluxo máximo: menor pressão medida no pico de fluxo. Este é o parâmetro mais usual, sendo que valores maiores que 50 cmH_2O indicam boa contratilidade do detrusor. Entretanto, pode variar entre 20 e 50 cmH_2O;
- pressão de fechamento: pressão medida no final do fluxo;
- pressão mínima de micção: menor pressão durante o fluxo. Não é necessariamente igual à pressão de abertura ou à do fechamento uretral.

Essa avaliação gera um gráfico no qual se observa o padrão de fluxo urinário. O gráfico normal tem a forma de sino invertido (Figura 3) e os gráficos com padrão

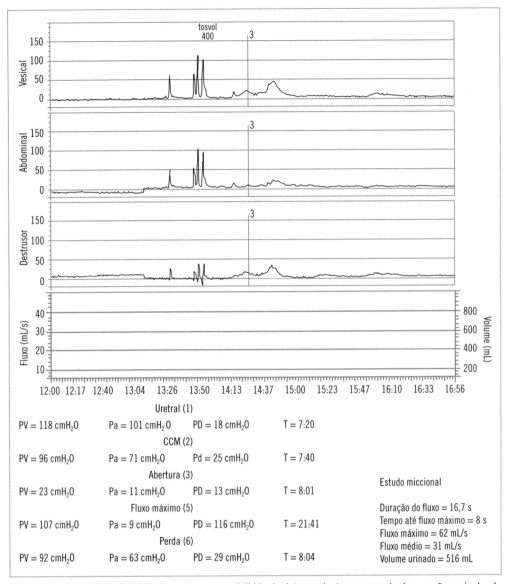

FIGURA 3 Cistometria. Episódio de contração não inibida do detrusor (notar o aumento da pressão vesical e da pressão do detrusor sem alteração da pressão abdominal).

intermitente, que podem indicar quadro obstrutivo, ocorrem em pacientes assintomáticas em até 17%. Pode-se observar, também, padrão de fluxo de baixa amplitude e complementado pelo EFP; é necessário verificar se é causado por hipocontratilidade do detrusor ou por obstrução baixa do trato urinário. Ainda no caso do EFP, deve-se verificar se a maior pressão vesical é causada pelo aumento da pressão abdominal ou pela contração do detrusor.

Alguns estudos demonstram que um padrão de curva normal na fluxometria não descarta disfunção miccional e que o padrão da curva não distingue os vários tipos de incontinência urinária.[14,15]

Este exame também exibe problemas técnicos, como os artefatos provocados artificialmente pelo aparelho, a inibição da paciente durante o exame e a dificuldade para urinar com o cateter, o que ocorre em 20% a 30% das pacientes. A densidade urinária também é questionada por alguns autores e deve ser de 1 g/mL.[1]

A obstrução urinária é incomum e pode ser causada por distopia genital com acotovelamento da uretra, por cirurgias prévias ou, menos frequentemente, por compressão externa.[16] Hoje, os quadros obstrutivos estão se tornando mais comuns em pacientes operadas, principalmente em razão das técnicas de *sling*, evoluindo com sintomas de bexiga hiperativa.

O quadro obstrutivo na mulher não tem critério urodinâmico totalmente definido. Aceitam-se, normalmente, os critérios para o homem. Muitos autores tentam definir os critérios de obstrução na mulher, mas, geralmente, utiliza-se o fluxo máximo da fluxometria livre que varia entre 12 e 15 cmH_2O e/ou a pressão do detrusor no fluxo máximo do EFP, com valores entre 20 e 60 cmH_2O.[17]

EUD ambulatorial

O EUD ambulatorial foi desenvolvido para avaliar o funcionamento do trato urinário inferior em condições mais fisiológicas e por período maior, melhorando sua eficácia e acurácia. Se faz com equipamentos portáteis, pode estender-se por horas e tem a vantagem de ser realizado com a bexiga fisiologicamente cheia, além de permitir à paciente fazer suas atividades habituais.

Este exame é considerado mais sensível, menos invasivo e mais fisiológico; porém, é mais custoso, sujeito a artefatos e possui número significativo de falso-positivos para o diagnóstico da bexiga hiperativa. Tem duração aproximada de 4 horas e é realizado colocando-se um transdutor na bexiga e outro no reto, firmemente fixados. Os transdutores são ligados a um aparelho que armazena os dados e a paciente pode locomover-se normalmente enquanto a bexiga se enche naturalmente. Pede-se-lhe ingerir aproximadamente 180 mL/hora de líquidos, o equivalente a 2.000 mL/dia, e durante o exame, ela preenche um diário miccional, de modo que, toda vez que for urinar, o faz em um fluxômetro. Nos 30 min finais, com a bexiga repleta, são solicitadas as manobras provocativas, como tossir, escutar a água corrente e pular, ou outras que podem causar perda de urina.[18]

Apesar de muitos autores acreditarem ser um exame mais sensível, o EUD ambulatorial ainda não é recomendado rotineiramente e, segundo a ICS[18], estaria indicado nos casos em que os sintomas do trato urinário inferior não podem ser explicados ou reproduzidos pelo EUD convencional, nas disfunções neurológicas, nos casos em que o EUD convencional não pode ser realizado ou para avaliar os resultados das terapias.

Complicações

Poucas complicações são descritas no EUD. A principal é a infecção do trato urinário (ITU), que incide em até 28,3% dos exames e pode diminuir com antibióticos profiláticos, reduzindo-a para menos de 8%. Em estudo recente, realizado em nosso setor, foram avaliados 217 pacientes e concluiu-se que o uso de antibióticos prévio ao EUD não reduz a incidência de ITU na população alvo.[19]

Outras complicações menores, como dor e desconforto, também são descritas.

URETROCISTOSCOPIA

A uretrocistoscopia é um procedimento simples, seguro, pouco invasivo e que permite a visão direta da uretra, da bexiga e dos meatos ureterais. Foi realizada, pela primeira vez, há 200 anos e aprimorada ao longo do tempo, permitindo procedimentos diagnósticos e/ou terapêuticos.[20]

Instrumental

O cistoscópio pode ser rígido (Figura 4) ou flexível e é formado por um conjunto de lentes e uma camisa metálica que as envolve, uma fonte de luz, além de uma estrutura que faz a conexão entre a camisa e a óptica chamada ponte, que permite a introdução de pinças de biópsia, tesoura e cateteres para irrigação e distensão da bexiga.

A óptica tem seu ângulo de visão formado pelo eixo de orientação da lente e o eixo do cistoscópio. Pode ser de 0°, que permite visão direta e é indicada para visua-

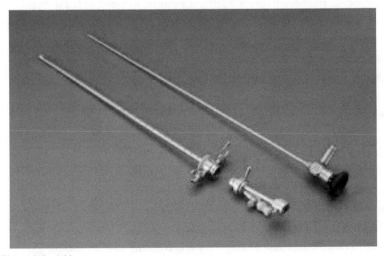

FIGURA 4 Cistoscópio rígido.

lizar a uretra; de 30°, para visão oblíqua permitindo realizar biópsias e injeções intravesicais; de 70°, que possibilita visão lateral e procedimentos intravesicais; e de 120°, para visão mais ampla e retrógrada.[21]

No Brasil, utiliza-se o cistoscópio rígido, com óptica de 30° ou 70°, e solução fisiológica ou água estéril em temperatura ambiente para distender as paredes vesicais e possibilitar sua inspeção.

Técnica

Para este procedimento, a paciente deve ter urocultura recente e negativa.

A cistoscopia diagnóstica pode ser feita após a instalação de anestésico tópico. Entretanto, havendo necessidade de biópsia ou de qualquer outro procedimento invasivo, deve-se proceder à sedação ou à analgesia.

A paciente é colocada em posição de litotomia e, após a assepsia da genitália externa, o cistoscópio é introduzido pelo meato uretral. A distensão vesical é então feita com água destilada quando o procedimento for diagnóstico; solução salina, para os procedimentos mais prolongados em que há a possibilidade da absorção do líquido infundido para o espaço vascular; e solução de glicina a 1,5% quando for necessário o uso de eletrocautério.[21]

Devem-se observar as paredes da uretra, o aspecto da mucosa e sua coloração e a presença de fístulas ou divertículos, geralmente localizados na parede posterior da uretra, que podem ser mais bem visualizados após manobra que comprima o colo vesical e aumente a pressão intrauretral, permitindo a abertura do seu orifício. Em seguida, o colo vesical é avaliado em sua integridade pela perfeita coaptação de suas bordas. Ultrapassada essa região, com ligeira angulação do cistoscópio, é possível observar o trígono, os óstios ureterais e a saída periódica de urina.

Finalmente, as paredes laterais e anterior e o fundo da bexiga devem ser investigados quanto à integridade da mucosa, trabeculações, vascularização e presença de corpo estranho, como fios de sutura.[22]

A profilaxia da infecção do trato urinário é praticada com dose única de quinolona ou fosfomicina.

Indicações

As principais indicações da uretrocistoscopia são:[23]

- hematúria micro ou macroscópica;
- citologia suspeita ou positiva para neoplasia;
- infecções do trato urinário de repetição;
- hiperatividade detrusora refratária aos tratamentos habituais;
- achados ultrassonográficos suspeitos;

- volume residual aumentado;
- dor vesical;
- estadiamento de neoplasia do colo do útero;
- urgência ou urgeincontinência sem causa aparente;
- avaliação intraoperatória de *slings* retropúbicos ou de cirurgias pélvicas complicadas (Figura 5);
- perda urinária contínua, a fim de diagnosticar e localizar fístulas do trato urinário;
- cateterização dos ureteres;
- injeções vesicais de toxina botulínica para o tratamento da bexiga hiperativa refratária a outros medicamentos.[24]

Diagnóstico

Os achados mais comuns durante a cistoscopia são:

- cálculos vesicais;
- corpo estranho (fios de sutura);
- tumores primários ou metastáticos (1,7% das hematúrias);
- uretrites crônicas ou atróficas;
- fístulas uretrais e vesicais;
- divertículos de uretra;
- trigonites;
- ureterocele;
- trabeculações;

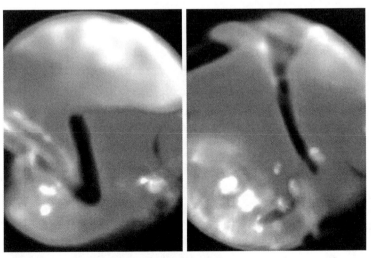

FIGURA 5 Cistoscopia mostrando fio de prolene na bexiga.

- cistite intersticial (úlcera de Hunner);
- traumas vesicais gerados durante os procedimentos cirúrgicos (agulhas, faixas ou fios de sustentação).

Complicações

As complicações são raras. Todavia, pode-se observar ITU (2% a 8%), traumas uretrais, como falso trajeto ou lesão direta da uretra, e perfurações vesicais que se tornam menos frequentes com o cistoscópio flexível.

O uso profilático de antibióticos deve ser considerado, em especial, para pacientes imunocomprometidas e para usuárias de válvulas cardíacas.[25]

REFERÊNCIAS BIBLIOGRÁFICAS

1. Gammie A, Clarkson B, Constantinou C, et al. International Continence Society guidelines on urodynamic equipment performance. Neurourol Urodyn. 2014;33(4):370-9.
2. Abrams P, Cardozo P, Fall M, et al. The standardisation of terminology of lower urinary tract function: report from the standardisation sub-committee of the International Continence Society. Neurourol Urodyn. 2002;21(2):167-78.
3. Shafe W, Abrams P, Liao L et al. Good urodynamic practices: uroflowmetry, filling cystometry and pressure-flow studies. Neurourol Urodyn. 2002;21(3):261-74.
4. McGuire EJ, Lytton B, Pepe V, Kohorn EL. Stress incontinence. Obstet Gynecol. 1976;47:255-64.
5. DeLancey JO. Structural support of the urethras it relates to stress urinary incontinence: the hammock hypothesis. Am J Obstet Gynecol. 1994;170:1713-20.
6. Sand PK, Bowen LW, Panganiban P, Ostergard DR. The low pressure urethra as a factor in failed retropubic urethropexy. Obstet Gynecol. 1987;69:399-402.
7. Koonings PP, Bergman A, Ballard CA. Low urethral pressure and stress urinary incontinence in women: risk factor for failed retropubic surgical procedure. Urology. 1990;36:245-8.
8. Pizzoferrato AC, Fauconnier A, Xavier F, Bader G, Dompeyre P. Urethral closure pressure at stress: a predictive measure for the diagnosis and severity of urinary incontinence in women. Int Neurourol J. 2017;21:121-7.
9. Lose G, Griffiths D, Hosker G, Kulseng-Hanssen S, Perucchini D, Schafer W, et al. Standardisation of urethral pressure measurement: report from the standardization sub-committee of The International Continent Society. Neurourol Urodyn. 2002;21(3):258-60.
10. Pajoncini C, Costantini E, Guercini F, Bini V, Porena M. Clinical and urodynamic features of intrinsic sphincter deficieny. Neurourol Urodyn. 2003;22(4):264-8.
11. Martin JL, Williams KS, Sutton AJ, Abrams KR, Assassa RP. Systematic review and meta-analisis of methods of diagnostic assessment for urinary incontinence. Neurourol Urodyn. 2006;25(7):674-83.
12. McGuire EJ, Fitzpatrick CC, Wan J, Bloorn D, Sanvordenker J, Ritchey M, Gormley EA. Clinical assessment of urethral sphincter function. J Urol. 1993;150:1452-4.
13. Slack M, Tracey M, Hunsicker K, Godwin A, Patel B, Sumeray M. Urethral retro-resistance pressure: a new clinical measurements of urethral function. Neurourol Urodyn. 2004;23(7):656-61.
14. Pauwels E, Wachter SD, Wyndaele JJ. A normal flow pattern in women does not exclude voiding pathology. Int Urogynecol J. 2005;16(2):104-8.

15. Costantini E, Mearini E, Pajoncini C, et al. Uroflowmetry in female voiding distunbances. Neurourol Urodyn. 2003;22(6):569-73.
16. Grouta A, Blaivas JG, Chaikin DC. Bladder outlet obstruction in women: definition and characteristics. Neurourol Urodyn. 2000;19:213-20.
17. Salvatore S, Khullar V, Cardoso LD. Urodynamic parameters in obstructed women. Neurourol Urodyn. 2000;19:480.
18. Waalwijk va Doorn E, Anders K, Khullar V, Kulseng-Hanssen S, Pesce F, Robertson A, et al. Standardisation of ambulatory urodynamic monitoring: report of the Standardisation Sub-Committee of the International Continence Society for Ambulatory Urodynamic Studies. Neurourol Urodyn. 2000;19(2):113-8.
19. Hirakauwa EY, Bianchi-Ferraro AMHM, Zucchi EVM, Kajikawa MM, Girão MJBC, Sartori, MGF, et al. Incidence of bacteriúria after urodynamic study with or without antibiotic prophylaxis in womwn with urinary incontinence. Rev Bras Ginecol Obstet. 2017;39(10):534-40.
20. Arruda RM, Prado DS, Sartori MGF, Girão MJBC. Exames subsidiários em uroginecologia. In: Escola Paulista de Medicina. Uroginecologia e cirurgia vaginal. 2006. Disponível em: http://www.uroginecologia.com.br.
21. Gleason JL. Cystoscopy and other urogynecologic procedures. Obstet Gynecol Clin N Am. 2013;40:773-85.
22. Patwardhan S, Arunkalaivanan AS. Urogynaecology: an ambulatory approach. Br J Hosp Med (Lond). 2007;68(8):414-7.
23. Groutz A, Samandarov A, Gold R, Pauzner D, Lessing JB, Gordon D. Role of urethrocystoscopy in the evaluation of refractory idiopathic detrusor instability. Urology. 2001;58(4):544-6.
24. Hermieu JF, Ballanger P, Amarenco A, et al. Recommandations pour l'utilisation de la toxine botulinique de type A (Botox®) dans l'hyperactivité vésicale rétractaire idiopathique. Progrès en Urologie. 2013;23:1457-63.
25. Zucchi EVM. Uretrocistoscopia. In: Girão MJBC, Sartori MGF, Ribeiro RC, Castro RA, Jármy-Di Bella ZIK. Tratado de Uroginecologia e Disfunções do Assoalho Pélvico. Barueri: Manole; 2015.

2

Ginecologia Geral

13 | Corrimento genital

Maria Gabriela Baumgarten Kuster Uyeda
Roberto Zamith
Sérgio Mancini Nicolau
Marair Gracio Ferreira Sartori
Manoel João Batista Castello Girão

DEFINIÇÃO

Corrimento é uma anormalidade na quantidade ou no aspecto físico do conteúdo vaginal, que se exterioriza pelos órgãos genitais externos. Pode ser um sintoma referido pela paciente ou apenas identificado pelo ginecologista.

O quadro clínico é fundamental para o estabelecimento do diagnóstico sindrômico dessa ginecopatia. Muitas vezes, porém, apenas o quadro clínico é insuficiente para determinar a etiologia do corrimento genital, de modo que, para o estabelecimento do diagnóstico etiológico, é de fundamental importância o estudo do ecossistema vaginal, que compreende a medida do pH e a avaliação da flora.

As causas mais corriqueiras de corrimento vaginal são vaginose bacteriana, candidíase vulvovaginal, vaginose citolítica, tricomoníase, gonococia e infecção por clamídia.

VAGINOSE BACTERIANA

Antigamente, a vaginose bacteriana era designada como vaginite inespecífica. Trata-se de uma síndrome caracterizada por infecção polimicrobiana, cuja ocorrência depende do sinergismo entre a *Gardnerella vaginalis* e as bactérias anaeróbias (Mobiluncus e bacteroides) que estão associadas ao decréscimo de lactobacilos.

Prefere-se o termo vaginose ao termo vaginite, pois a resposta inflamatória é escassa, aparecendo em cerca de apenas 50% das infecções genitais baixas. A importância da vaginose não se deve apenas à sua elevada frequência, mas, principalmente, ao relacionamento com enfermidades obstétricas, como corioamnionite, trabalho de parto prematuro e endometrite pós-parto. Além dessas entidades, há relação com endometrites não puerperais, salpingites (DIPA), infecções pós-operatórias e do trato urinário.

Admite-se que essa afecção não seja uma infecção verdadeira, mas um desarranjo da flora vaginal determinado por um fator que não é completamente conhecido, podendo ser o contato sexual o causador de alterações que permitem o desenvolvimento de *Gardnerella* preexistente (talvez aumentando o seu número) ou um modo de introduzir um novo elemento à flora vaginal.

Na Figura 1, podem ser observadas, de modo esquemático, as relações entre a *Gardnerella vaginalis* e os demais agentes implicados nessa doença.

Quadro clínico

Corrimento abundante, homogêneo, branco-acinzentado, de odor fétido e com pequenas bolhas. O odor piora após o coito ou durante a menstruação, quando o pH vaginal se eleva. Observa-se, eventualmente, disúria, dispareunia, prurido e colpite discreta.

Diagnóstico

Presença de três dos seguintes critérios:

- características clínicas do corrimento;
- pH vaginal > 4,5;

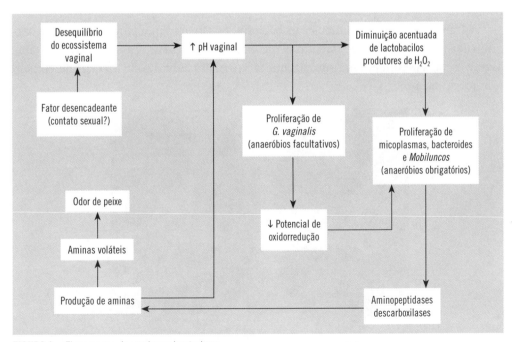

FIGURA 1 Fluxograma da vaginose bacteriana.

- teste das aminas positivo;
- exame microscópico demonstrando as células-chave (*clue-cells*).

Teste das aminas

O teste das aminas consiste na adição de KOH a 10% sobre uma gota de conteúdo vaginal. Nos casos de vaginose, ocorre a liberação de aminas biovoláteis (cadaverina, putrescina e trimetilamina), que exalam odor de peixe deteriorado.

Exame microscópico

O exame microscópico pode ser feito a fresco com soro fisiológico ou corado pelos métodos de Gram, Papanicolaou, azul de cresil brilhante a 1%, entre outros. Observa-se escassez de lactobacilos, leucócitos e células-chave, que representam células vaginais ou ectocervicais descamadas e intensamente parasitadas em sua superfície pela *Gardnerella* (Figura 2).

Tratamento

Medidas gerais

- Abstinência sexual.
- Acidificação do meio vaginal.
- Duchas vaginais com peróxido de hidrogênio a 1,5%.

A Gardnerella, o Mobiluncus e os bacteroides são extremamente sensíveis ao oxigênio liberado pelo peróxido de hidrogênio. Portanto, não se deve associá-lo a nitroimidazólicos, pois diminuem sua eficácia, que são os mais efetivos contra a Gardnerella sob condições anaeróbicas.

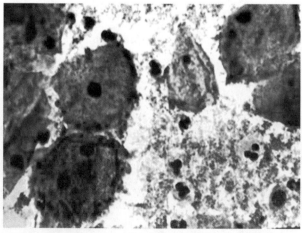

FIGURA 2 Esfregaço vaginal corado pelo azul de cresil mostrando *clue-cells*.

Medidas medicamentosas

Podem-se utilizar derivados nitroimidazólicos, como metronidazol, tinidazol, ornidazol, secnidazol e clotrimazol, por via sistêmica. Recomendam-se 2 g em dose única e, após 3 dias, 500 mg a cada 12 horas, via oral (VO), durante 7 dias, quando necessário.

Os índices de cura são superiores a 90%. Quando o *Mobiluncus curtis* está envolvido, costuma haver resistência aos nitroimidazólicos. Nesse caso, pode-se utilizar tianfenicol em dose de 2,5 g/dia, por 2 dias, ou clindamicina por 7 dias em doses de 300 mg a cada 12 horas, VO, ou na apresentação de creme a 2% para aplicações vaginais ao deitar.

Quanto ao parceiro da paciente, embora pareça controverso, prefere-se não tratá-lo rotineiramente. Essa conduta alicerça-se no fato de a vaginose ocorrer por desequilíbrio da flora e não pela introdução de algum agente agressor estranho ao meio vaginal.

Com a utilização de nitroimidazólicos, os efeitos colaterais mais intensos são gastrintestinais, como náuseas e sabor metálico na boca. Evitar interação com o álcool, pois os nitroimidazólicos inibem a enzima álcool desidrogenase, levando à ocorrência de efeito denominado antabuse, caracterizado por náuseas, vômitos, cólicas abdominais e rubor.

A potencialização de anticoagulantes warfarínicos e anticonvulsivantes pode ser observada. Seu emprego é contraindicado no 1º trimestre e desaconselhado nos 2º e 3º trimestres da gravidez, mesmo nas preparações tópicas.

Como opção terapêutica durante a gestação, usa-se a amoxicilina na dose de 500 mg, a cada 8 horas, VO, durante 7 dias ou, pelo mesmo período, a clindamicina, VO ou vaginal.

CANDIDÍASE VULVOVAGINAL

A cândida é um fungo Gram-positivo, saprófito e responsável por 20% a 25% dos corrimentos genitais de natureza infecciosa. A mais comum é a espécie *C. albicans* e, em 15 a 20% dos casos, outras espécies, como a *C. glabrata* e a *C. tropicalis*, podem estar envolvidas.

Quadro clínico

Corrimento branco, em placas, aderente, com aspecto de leite coalhado e prurido intenso, determinando hiperemia, maceração e escoriações na região vulvar, causando, às vezes, disúria e dispareunia (Figura 3).

Os sintomas podem ser decorrentes de reação alérgica à toxina da levedura (canditina) e surgem ou pioram na fase pré-menstrual. Existe colpite difusa ao exame ginecológico e, frequentemente, ocorre a forma ulcerativa, acompanhada de sintomas dolorosos, particularmente durante a micção. Essa forma clínica pode simular infecção herpética.

Habitualmente, os fungos do gênero Candida provenientes do trato gastrintestinal atingem a vagina e podem ser encontrados em 20% das mulheres assintomáticas

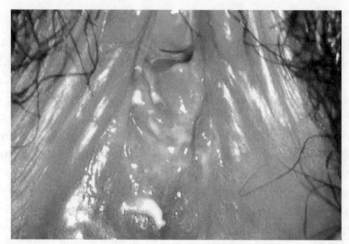

FIGURA 3 Foto de genitália externa, mostrando hiperemia de introito vaginal com corrimento branco.

e sadias. Para que a mucosa vaginal torne-se colonizada pela Candida, é preciso que o fungo tenha adesão a suas células. O que explica a maior prevalência da *C. albicans* em detrimento das outras espécies é o fato de as espécies albicans apresentarem maior capacidade de aderência às células vaginais.

Na dependência das condições do hospedeiro, a Candida deixa de ser um saprófito e passa a ser um agente agressor, causando uma infecção sintomática. Apenas uma minoria das mulheres com infecção clínica apresenta um dos fatores considerados como facilitadores dessa doença como a gravidez, os contraceptivos hormonais com altas doses de estrogênio, o diabete melito, antibióticos sistêmicos de largo espectro, duchas vaginais e vestuário inadequado feito com fios sintéticos, a utilização de absorventes perfumados, que predispõem à reação alérgica local.

Classificação

É importante a classificação da candidíase em simples ou complicada, pois implica manejo terapêutico diferenciado, ou seja:

- não complicada (simples): ocorre fora da gravidez, em mulheres sadias que apresentam episódios isolados e manifestações clínicas leves ou moderadas, e, frequentemente, por *C. albicans*;
- complicada: engloba a candidíase vulvovaginal recorrente (três ou mais episódios no período de 12 meses).

Os episódios com manifestações clínicas severas e outras espécies, que não a *C. albicans*, aparecem na presença de alguma alteração, como diabete, imunodepressão ou gravidez.

Diagnóstico

Baseia-se no quadro clínico e no exame microscópico. O pH vaginal é ácido, ficando entre 3,5 e 4,5. O exame microscópico pode ser corado (Gram, Papanicolaou, lugol, azul brilhante de cresil a 1%, entre outros) ou a fresco, com KOH ou NaOH a 10%. Identifica-se o agente na forma de filamentos ramificados (pseudo-hifas) e de brotamentos (esporos), que indicam infecção ativa. Tanto os lactobacilos quanto os leucócitos são numerosos e as alterações nucleares são intensas.

A cultura (Sabouraud ou Nickerson) constitui recurso terapêutico de exceção.

Tratamento

Medidas gerais

- Usar vestuário geral e íntimo adequados, evitando roupas justas ou sintéticas.
- Manter hábito higiênico correto, evitando duchas vaginais ou desodorantes íntimos.
- Identificar e corrigir fatores predisponentes, como contracepção hormonal, diabete e hábitos alimentares inconvenientes, como dietas com excesso de açúcares, de derivados lácteos e pobres em zinco.
- Realizar alcalinização do meio vaginal com bicarbonato de sódio (30 a 60 g dissolvidos em 1 L de água) e embrocação vulvovaginal com violeta de genciana a 1%.

Tratamento específico

Não complicada

Todos os esquemas terapêuticos são altamente eficazes. Entre as opções disponíveis, destacam-se o fluconazol, 150 mg, VO, em dose única, ou o itraconazol, 200 mg, VO, a cada 12 horas, por 1 dia. O tratamento por via vaginal, de eficácia um pouco inferior, pode ser empregado em esquemas de dose única (fenticonazol 600 mg, clotrimazol 500 mg, tioconazol a 300 mg, isoconazol a 600 mg ou butoconazol a 100 mg) ou por período mais prolongado (terconazol a 0,8% por 5 dias, clotrimazol a 2% por 3 dias, nitrato de miconazol a 2% por 10 dias), por meio de óvulos ou cremes vaginais.

Complicada

Nos casos de comprometimento vulvar severo, os agentes azólicos tópicos podem exacerbar os sintomas de queimação e prurido. Opta-se, preferencialmente, pela via sistêmica, utilizando-se fluconazol, 150 mg, VO, em dose única, ou itraconazol, 200 mg,

VO, a cada 12 horas, por 1 dia, e repete-se essa prescrição após 5 a 7 dias. Nesse caso, é conveniente a associação com anti-inflamatórios não hormonais ou anti-histamínicos, pois, além do alívio da sintomatologia, há melhora da resposta imune do hospedeiro contra os antígenos da Candida.

Os corticosteroides tópicos de baixa potência também podem propiciar alívio mais rápido da sintomatologia. Já os corticosteroides tópicos de maior potência devem ser evitados, pois podem piorar o ardor vulvovaginal. Quando se desejar o tratamento tópico, os melhores resultados imediatos são obtidos com o emprego de nistatina 100.000 UI por 14 noites, associada a bicarbonato de sódio.

Recorrentes

Na fase aguda, o tratamento tem como finalidade garantir a remissão clínica e micológica da doença. Utiliza-se o mesmo esquema de tratamento da infecção fúngica com comprometimento vulvar severo, acrescido de tratamento tópico por 14 dias. Na etapa seguinte, o tratamento supressivo deve perdurar por 6 meses. Se a opção for pela via tópica, a escolha recai sobre o clotrimazol em comprimidos vaginais de 500 mg/semana; se for pela via sistêmica, pode-se utilizar fluconazol a 150 mg/semana ou itraconazol a 50 a 100 mg/dia. Quando a ocorrência das recidivas no período pré-menstrual é nítida, pode-se optar pelo tratamento de manutenção com fluconazol a 150 mg em dose única ou itraconazol a 200 mg a cada 12 horas no pré-mênstruo por 6 meses. Não cabe o tratamento do parceiro, a menos que ele também apresente sintomas.

Espécies não albicans

Nistatina em creme vaginal 100.000 UI/noite ou cápsulas vaginais de ácido bórico a 600 mg/dia, ambas por 2 semanas.

Gravidez

Após o 1º trimestre, pode-se utilizar quaisquer das formulações tópicas em esquema de longa duração. Nos casos de recorrência, deve-se repetir o tratamento tópico de longa duração e, depois, manter o tratamento com comprimidos vaginais de clotrimazol a 500 mg/semana até o término da gestação.

TRICOMONÍASE

Representa cerca de 10% a 15% dos corrimentos genitais infecciosos. O *Trichomonas vaginalis* é um protozoário oval ou piriforme, anaeróbio e flagelado que possui movimento contínuo característico. Sua transmissão é essencialmente sexual. A associação com o gonococo é comum, provavelmente devido à sua capacidade de fagocitá-lo. O sinergismo infeccioso com flora anaeróbia também é comum.

Quadro clínico

Corrimento profuso, amarelo ou amarelo-esverdeado, bolhoso e fétido, acompanhado de disúria, prurido e dispareunia. O aspecto bolhoso decorre da frequente associação ao *Micrococcus alcaligenes aerogenes*. Os sintomas intensificam-se no período pré-menstrual e a colpite, de natureza focal, expressa-se clinicamente pelo "colo em framboesa" e pelo aspecto "tigroide" ao teste de Schiller.

Diagnóstico

O diagnóstico pode ser clínico ou microscópico.

O pH vaginal fica em geral em torno de 5 a 7 e o teste das aminas pode ser fracamente positivo. O exame microscópico a fresco tem sensibilidade um pouco maior que o corado, pois permite identificar a motilidade característica do agente. Ao exame corado, o protozoário revela forma ovoide, aspecto borrado e tamanho intermediário entre os leucócitos e as células epiteliais de descamação. Os polimorfonucleares são numerosos e os lactobacilos são escassos.

Eventualmente, as alterações nucleares podem ser intensas e simular alterações coilocitóticas ou displásicas, que regridem por completo após tratamento adequado.

Tratamento

O tratamento pode ser realizado por meio de nitroimidazólicos, preferencialmente por via sistêmica, para atingir a infecção uretral e vesical. Os nitroimidazólicos mais utilizados são o metronidazol, o tinidazol, o secnidazol e o ornidazol, em dose única de 2 g, VO.

É imperativo o tratamento do parceiro. Como medidas terapêuticas adjuvantes, indica-se a acidificação do meio vaginal e, eventualmente, a embrocação com mercurocromo na fase aguda e na gravidez.

VAGINOSE CITOLÍTICA

Trata-se de um estado de desequilíbrio do ecossistema vaginal caracterizado por diminuição do pH vaginal e elevação da população de lactobacilos.

Quadro clínico

Corrimento vaginal branco, grumoso, acompanhado de prurido genital e ardor, que piora no período pré-menstrual. Essas características simulam uma infecção fúngica.

Diagnóstico

O diagnóstico pode ser clínico ou microscópico.

No esfregaço, percebe-se aumento do número de lactobacilos, pequeno número de leucócitos, evidências de citólise e ausência de Trichomonas, Gardnerella ou Candida. O pH situa-se entre 3,5 e 4,5.

Tratamento

O tratamento é realizado por meio de alcalinização do meio vaginal com duchas vaginais com 30 g a 60 g de bicarbonato de sódio diluído em 1 L de água morna, 2 a 3 vezes/semana (repetição na fase lútea).

GONOCOCIA

O agente etiológico *Neisseria gonorrhoeae* é um diplococo Gram-negativo intracelular com pouca resistência às alterações do meio ambiente. O gonococo tem nítida predileção pelo epitélio cilíndrico e pelo pH alcalino. Sua propagação é superficial, planimétrica e ascendente. O período de incubação varia de 3 a 7 dias, podendo a infecção ser sintomática ou não, tanto em homens quanto em mulheres.

Na mulher, o gonococo infecta a endocérvice, o endométrio e a endossalpinge, levando à doença inflamatória pélvica aguda. Pode haver peri-hepatite e/ou periesplenite gonocócica pela ascensão do germe pelas goteiras parietocólicas. É possível, também, que sua ascensão no trato genital ocorra por acoplamento aos espermatozoides.

Quadro clínico

Em geral, o quadro clínico da infecção gonocócica baixa é pouco evidente na mulher, ao contrário do que ocorre no homem. A endocervicite típica caracteriza-se por secreção espessa e purulenta e pode haver também o acometimento das glândulas paraauretrais (Skeene), vestibular maior (Bartholin) e da uretra. O pus uretral, embora seja um sinal raro na gonorreia feminina, pode ser encontrado por manobra de expressão uretral.

Diagnóstico

O diagnóstico se faz por exame bacteriológico de material coletado preferencialmente da endocérvice, evidenciando-se diplococos Gram-negativos agrupados aos pares no interior de leucócitos. Quando são encontrados apenas diplococos extracelulares, o resultado é duvidoso, impondo-se a cultura em meio específico (Thayer-Martin com vancomicina, colistina e nistatina).

Tratamento

O gonococo pode apresentar resistência aos antibióticos por dois mecanismos: mediada por plasmídeos ou cromossômica. Para a adequada orientação terapêutica, deve-se conhecer as características epidemiológicas da região em que se está atuando.

Medicamentos de escolha em regiões de alta resistência bacteriana
- Ceftriaxona a 250 mg, IM, dose única.
- Ciprofloxacina a 500 mg, VO, dose única.
- Espectinomicina a 2 g, IM, dose única.

Opções terapêuticas
- Norfloxacina a 800 mg, VO, dose única.
- Cefotaxima a 1 g, IM, dose única.

Drogas utilizáveis em regiões de baixa resistência bacteriana
- Penicilina G procaína a 4.800.000 UI, IM, dose única (2.400.000 em cada nádega) + probenecida a 1 g, VO.
- Cloridrato de tetraciclina a 500 mg, VO, a cada 6 horas, por 7 dias.
- Ampicilina a 3,5 g, VO, dose única + probenecida a 1 g, VO.
- Amoxicilina a 3 g, VO, dose única + probenecida a 1 g, VO.
- Tianfenicol a 2,5 g, VO, dose única.

Convém lembrar que, em 40% a 50% das pacientes com gonococia, há infecção simultânea por clamídia. Assim, julga-se conveniente o tratamento conjunto com doxiciclina (100 mg, VO, a cada 12 horas, por 10 dias) ou, alternativamente, azitromicina (1 g, VO, dose única).

Sempre que possível, o controle da cura deve ser feito por cultura após 14 dias. Vale lembrar que o tratamento do parceiro é mandatório.

INFECÇÃO POR *CHLAMYDIA TRACHOMATIS*

Clamídias são intracelulares obrigatórios e Gram-negativos que se multiplicam por divisão binária no interior de partículas citoplasmáticas das células hospedeiras. A infecção é semelhante à gonocócica, disseminando-se de forma planimétrica e ascendente, acometendo as regiões revestidas por epitélio cilíndrico.

O espectro clínico é bastante amplo; os sorotipos D a K causam as infecções geniturinárias e os tipos L1, L2 e L3 relacionam-se ao linfogranuloma venéreo.

Quadro clínico

Geralmente, as mulheres infectadas são assintomáticas. A endocervicite mais característica é a hipertrófica erosiva, que produz secreção mucopurulenta. As formas altas de infecção podem acarretar sequelas, como esterilidade, aumento do risco de gravidez ectópica e algia pélvica crônica.

Diagnóstico

O exame citológico é de baixa sensibilidade e tem pequeno valor preditivo. As reações sorológicas, como a fixação de complemento ou a microimunofluorescência, possuem indicação precisa no linfogranuloma venéreo e na doença inflamatória pélvica, quando os níveis de anticorpos séricos estão bastante elevados.

A detecção de antígenos da clamídia pode ser feita pela imunofluorescência direta com anticorpos monoclonais e imunoensaios enzimáticos, como o método Elisa, que tem elevada sensibilidade e especificidade. O padrão-ouro no diagnóstico é dado pela cultura celular, no entanto, esse método possui custo muito elevado.

Atualmente, com as técnicas de biologia molecular, como o PCR e a hibridização de DNA, têm-se obtido resultados superiores aos de cultura. Todavia, deve-se ressaltar que esses métodos também não são adequados para controle de tratamento, pois são tão sensíveis que conseguem captar, inclusive, fragmentos não mais viáveis do agente etiológico, fato que tem sido atenuado pela possibilidade da realização de exames quantitativos.

Tratamento

Para o tratamento medicamentoso, dispõe-se de várias opções, como tetraciclinas ou derivados, doxiciclina, azitromicina ou quinolonas, como a ofloxacina. A doxiciclina é usada com mais frequência, na dose de 100 mg, VO, a cada 12 horas, por 7 a 10 dias, ou, alternativamente, a azitromicina, em dose única de 1 g, VO, com eficácia clínica semelhante à da doxiciclina por 1 semana. Na gestação, existem como alternativa terapêutica, além da azitromicina, o estearato de eritromicina a 500 mg, VO, a cada 12 horas, e amoxicilina a 500 mg, VO, a cada 8 horas, ambos por 7 dias. É indispensável medicar o parceiro.

VAGINITE INFLAMATÓRIA RECORRENTE

De etiologia desconhecida, assemelha-se à tricomoníase, mas não se encontra o protozoário. Ao exame a fresco, depara-se com numerosos leucócitos. Costuma surpreender mulheres após a menopausa. O tratamento é difícil, mas pode-se conseguir bons resultados com metronidazol VO e, localmente, com creme de clindamicina e corticoides.

BIBLIOGRAFIA

1. Cibley LJ, Cibley LJ. Cytolitic vaginosis. Am J Obstet Gynecol. 1991;165:1245-9.
2. Donders G, et al. Pathogenesis of abnormal vagianal bacterial flora. Am J Obstet Gynecol. 2000;182:872-8.
3. Giraldo P, et al. Vaginal colonization by Candida in asymptomatic women with and without a history of recurrent vulvovaginal candidiasis. Obstet Gynecol. 2000;95:413-6.
4. Hellberg D, Nilsson S, Mardh PA. The diagnosis of bacterial vaginosis and vaginal flora changes. Arch Gynecol Obstet. 2001;265:11-5.
5. Mardh PA, et al. Facts and miths on recurrent vulvovaginal candidosis: a review on epidemiology, clinical manifestations, diagnosis, pathogenesis and therapy. Int J STD & AIDS. 2002;13:522-39.
6. Sobel JD, et al. Vulvovaginal candidiasis: epidemiologic, diagnostic and therapeutic considerations. Am J Obstet Gynecol. 1998;178:203-11.
7. Val ICC, Almeida Filho GL. Abordagem atual da candidíase vulvovaginal. Editorial DST-J Bras Doenças Sex Transm. 2001;13(4):3-5.
8. World Health Organization Guidelines for management of sexually transmitted infections. Genebra: WHO; 2001.
9. Zamith R, Sato H. Corrimento genital. In: Prado FC, Ramos JA, Ribeiro Vale J (eds.). Atualização terapêutica 2007: manual prático de diagnóstico e tratamento. 23.ed. São Paulo: Artes Médicas; 2007.

14 | Doenças sexualmente transmissíveis

Fernanda Kesselring Tso
Hélio Sato
Marair Gracio Ferreira Sartori
Manoel João Batista Castello Girão

A denominação "doença sexualmente transmissível" (DST) decorre do modo de transmissão da doença que acontece, principalmente, por contato íntimo, como o coito. Os argumentos para essa classificação são a possibilidade de enfatizar, em campanhas de prevenção, que essas infecções podem ser evitadas com métodos anticoncepcionais de barreira e/ou comportamento sexual monogâmico e a remissão à obrigatoriedade de avaliar os parceiros. Finalmente, é importante ressaltar que, diante do diagnóstico de uma dessas enfermidades, deve-se rastrear outras DST em razão da alta incidência de coinfecções ou mesmo de superinfecções.

Os agentes etiológicos podem ser:

- vírus: HIV, hepatite B (HBV), hepatite C (HCV), papilomavírus humano (HPV) e herpes simples (HSV-1 ou HSV-2);
- bactérias: *Haemophilus ducreyi* (cancroide), *Klebsiella granulomatis* (donovanose), *Chlamydia* – cepas L1, L2 e L3 (linfogranuloma venéreo), *Treponema pallidum* (sífilis), *Neisseria gonorrhoeae*, *Chlamydia trachomatis* e micoplasmas (*Mycoplasma hominis, Ureaplasma urealyticum* e *Mycoplasma genitalium*);
- protozoários: *Trichomonas vaginalis*;
- ectoparasitas: *Phthirus pubis* (fitiríase).

O perfil heterogêneo das DST não se restringe apenas aos agentes etiológicos; as manifestações clínicas e os órgãos acometidos também são variados. Diante dessa complexidade, a assistência às pacientes deve ser multidisciplinar, envolvendo ginecologista, neurologista, dermatologista, infectologista, psicólogo, pediatra e, finalmente, obstetra, nos casos de gravidez.

No Serviço de Combate de Doenças Sexualmente Transmissíveis da Escola Paulista de Medicina (EPM), entre janeiro de 1997 e março de 2003, os diagnósticos mais frequentes foram: condiloma acuminado (55,1%), vulvovaginites (22,7%), sífilis (9,9%), herpes genital (8,5%), Aids (3,3%) e cancroide (1,5%). O HPV, as vulvovaginites e a Aids são temas extensos e, portanto, estão em outros capítulos. A seguir, serão analisadas a sífilis e outras doenças que se manifestam por úlceras genitais, como herpes e cancroide.

SÍFILIS

A sífilis apresenta manifestações clínicas locais e sistêmicas que variam conforme suas fases: primária, secundária, latente e terciária. Pode também ser classificada como precoce, quando diagnosticada com menos de 1 ano do início da infecção, ou tardia, após esse período.

O agente etiológico da sífilis, *Treponema pallidum*, é uma espiroqueta capaz de penetrar o organismo através da pele ou das mucosas. Após período médio de 3 semanas, ele determina no local da inoculação a lesão característica da fase primária, o cancro duro ou protossifiloma – uma úlcera de fundo limpo, geralmente única, com bordas endurecidas e sobrelevadas, que pode se associar à linfadenomegalia satélite. Quase sempre, essa lesão passa despercebida, uma vez que é indolor, incide em localizações como colo do útero ou paredes vaginais, e regride espontaneamente.

Após 2 a 6 meses da fase primária, inicia-se a secundária. As manifestações clínicas são exuberantes e subdividem-se em: gerais, tegumentares e linfonodulares. Os sinais e sintomas gerais são febre, cefaleia e artralgia. As manifestações cutâneas são roséola sifilítica, que se manifesta com exantema maculopapular disseminado, mais frequente nas regiões palmares e plantares; despapilamento da língua; *alopecia areata* e condiloma plano nas regiões anogenitais.

Quanto à manifestação linfática, observa-se micropolilinfonodopatia generalizada. O acometimento do linfonodo epitroclear é patognomônico.

Segue-se, então, a fase latente, caracterizada pela ausência de manifestações clínicas. Inicia-se após a regressão espontânea do quadro clínico do secundarismo, mas seu início pode ser indeterminado em razão da fase secundária ser discreta ou passar despercebida. Dura de 3 a 20 anos e evolui para cura espontânea em 1/3 dos casos ou progride para a fase terciária.

Na sífilis terciária, aparecem os efeitos mais graves, que acometem órgãos vitais, sobretudo do sistema cardiovascular e do sistema nervoso central (SNC). Destacam-se, no sistema cardiovascular, a inflamação da aorta, o aneurisma e a insuficiência aórtica.

Em todas as fases o *Treponema pallidum* pode atravessar a barreira hematoencefálica e, assim, acarretar sintomas e sinais neurológicos e oftalmológicos. Inúmeros sintomas decorrem do acometimento do SNC, destacando-se afasia e alterações motoras e de comportamento, como *tabes dorsalis*. Finalmente, outra manifestação da fase terciária, que envolve o tegumento, são as nodulações denominadas gomas sifilíticas.

Diagnóstico

Genericamente, as infecções são diagnosticadas por técnicas que comprovam a presença do agente ou, indiretamente, a existência de anticorpos específicos. A confirmação da sífilis não é diferente; pode-se tentar identificar o *Treponema pallidum* pela bacterioscopia de campo escuro ou com o auxílio de anticorpos marcados com fluoresceína – a imunofluorescência. As reações sorológicas são a base da maioria dos métodos diagnósticos.

Outros aspectos dos exames subsidiários dizem respeito às fases da sífilis em que determinada prova deve ser realizada e à importância de interpretar corretamente os resultados. Assim, os exames de campo escuro ou de microimunofluorescência devem ser realizados apenas em amostras obtidas de lesões como cancro duro ou condiloma plano, ou no aspirado de linfonodos acometidos, que são densamente infectados pelo *T. pallidum*.

O achado da espiroqueta confirma o diagnóstico, mas sua ausência não o exclui. Exceto no início da fase primária, as provas sorológicas são mais sensíveis e de execução mais simples, sendo o principal recurso para o rastreamento populacional e a confirmação diagnóstica.

Os exames sorológicos são divididos em treponêmicos e não treponêmicos. Os testes não treponêmicos mais utilizados baseiam-se nas reações de floculação, como os *Venereal Disease Research Laboratory* (VDRL) e o teste *Rapid Plasma Reagin* (RPR).

O VDRL utiliza a cardiolipina, componente do tecido normal, como antígeno para quantificar anticorpos circulantes no soro, mediante diluições progressivas com solução salina 1:1, 1:2, 1:4 e assim sucessivamente. Conclui-se que quanto maior for a diluição reagente, maior é a concentração desse anticorpo. Contudo, os níveis dos anticorpos ascendem a partir da inoculação, tornando-se detectáveis em 4 a 6 semanas, alcançando o ápice na fase secundária e declinando nas fases latente e terciária (Figura 1). Desse modo, a concentração desses anticorpos não se relaciona com o progresso das fases da infecção.

Considerando o baixo custo, a simplicidade de execução e a alta sensibilidade, o VDRL é o teste de eleição para rastreamento da doença e monitoração do tratamento. No entanto, em face de enfermidades de tecido conjuntivo, malária, mononucleose, uso de drogas ilícitas, gestação e hanseníase, esse teste deve ser descartado, pois essas alterações podem levar a resultados falso-positivos. Salienta-se que, em alguns casos, mesmo após tratamento, os anticorpos não declinam. A negativação depende da fase em que se instituiu o tratamento, dos títulos iniciais e de ter sido ou não a primeira infecção.

Após o tratamento da sífilis primária, ocorre a negativação do VDRL em 72% após 3 anos; na secundária, porém, acontece em apenas 56%.

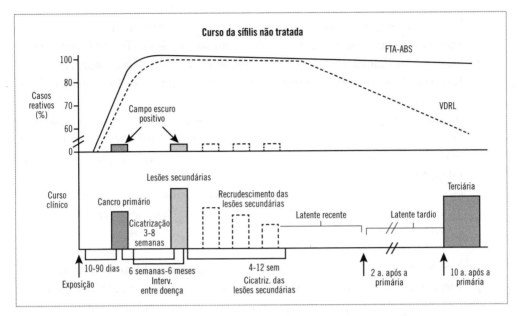

FIGURA 1 Perfil sorológico e manifestações clínicas e laboratoriais da sífilis. FTA-ABS: *Fluorescent Treponemal Antibody Absorption*; VDRL: *Venereal Disease Research Laboratory*. Fonte: adaptada de Manual de Controle das Doenças Sexualmente Transmissíveis (DST) do Ministério da Saúde.

Nos testes treponêmicos usam-se antígenos do treponema para a identificação de anticorpos específicos, conferindo-lhes alta especificidade e sendo, portanto, utilizados para a confirmação diagnóstica. Raramente, porém, negativam após tratamento; 85% das pacientes permanecem com a prova positiva.

O teste treponêmico mais difundido é o *Fluorescent Treponemal Antibody Absorption* (FTA-ABS), no qual o soro da paciente é incubado com antígeno do treponema e, se houver anticorpos presentes, há formação de complexo antígeno-anticorpo. Nesse caso, adiciona-se conjugado de anticorpo associado à fluoresceína, para sinalizar os complexos e permitir sua visibilização.

Para identificação da neurossífilis, analisa-se o líquido cefalorraquidiano. Classicamente, há aumento de proteínas totais, pleiocitose e VDRL positivo. Essa conduta deve ser seguida em pacientes com história de sífilis e queixas neurológicas.

Tratamento

A penicilina é o antibiótico de eleição. Sua posologia e via de administração variam conforme a fase da sífilis.

Outras alternativas são a doxiciclina e a tetraciclina, que devem ser utilizadas somente em casos de exceção, já que sua eficácia não está bem estabelecida, havendo maior possibilidade de falha terapêutica.

- Sífilis recente (primária e latente recente): penicilina benzatina 2.400.000 UI, intramuscular, em dose única (1.200.000 UI em cada nádega). Total de 2.400.000 UI.
- Sífilis tardia (latente de tempo indeterminado, latente tardia e terciária): penicilina benzatina 2.400.000 UI intramuscular por semana, por três semanas. Total de 7.200.000 UI.
- Neurossífilis: penicilina cristalina endovenosa, 3 a 4 milhões de unidades por dose de 4 em 4 horas por 10 a 14 dias. Total de 18 a 24 milhões de unidades por dia. O seguimento é feito com punção liquórica semestral até que a celularidade esteja normal.
- Gestantes: penicilina benzatina nos mesmos esquemas, com seguimento sorológico com VDRL mensal. Deve-se instituir o novo tratamento caso o título não caia duas diluições.

A alergia à penicilina é evento raro (1:100.000 pessoas). O Ministério da Saúde orienta que, em caso de reação, deve-se tentar a dessensibilização à penicilina e, somente em último caso, substituir a penicilina por eritromicina ou tetraciclina, 500 mg a cada 6 horas, via oral, por 15 dias para sífilis recente e por 30 dias para sífilis tardia. Gestantes alérgicas à penicilina devem ser dessensibilizadas.

A reação de Jarisch-Herxheimer, outro aspecto importante da terapêutica, caracteriza-se por febre acompanhada de cefaleia, mialgia e outros sintomas gerais nas primeiras 24 horas após o início do tratamento. É mais frequente nas fases precoces e decorre da liberação maciça de endotoxinas da espiroqueta. As pacientes devem ser avisadas sobre a possibilidade da reação e orientadas a utilizar antipiréticos, a fim de não confundirem os efeitos com reação alérgica à penicilina e interromperem o tratamento.

Finalmente, o acompanhamento sorológico deve ser realizado com testes não treponêmicos trimestrais, no primeiro ano, e semestrais, no segundo, utilizando, preferencialmente, sempre o mesmo teste VDRL ou RPR e o mesmo laboratório. O aumento de duas diluições deve ser considerado como doença ativa, ou seja, reinfecção ou falha no tratamento. Nesse caso, deve-se pesquisar a possibilidade de novo contato, excluir a neurossífilis e reinstituir tratamento de acordo com a fase da enfermidade.

É importante lembrar que a sífilis é uma doença de notificação compulsória e todos os parceiros dos últimos 90 dias antes do início dos sintomas devem ser avaliados.

ÚLCERAS GENITAIS

São caracterizadas por lesões localizadas em vulva, períneo, vagina e região perianal, nas quais há perda da integridade dos tecidos superficiais. As DST que expressam essas lesões são, por ordem decrescente de frequência, sífilis primária, herpes genital, cancro mole, linfogranuloma venéreo e donovanose. O exame minucioso dessas lesões e dos tecidos que as circundam, somado à anamnese e aos conhecimentos epidemiológicos, permite inferir a etiologia. As características que devem ser analisadas são localização, forma, borda, fundo, secreção, consistência, profundidade e presença ou ausência de dor.

O Ministério da Saúde recomenda que toda paciente que se apresente com quadro de úlcera genital deverá ser tratada empiricamente de acordo com quadro clínico e história, antes mesmo de testes confirmatórios. A chamada abordagem sindrômica atinge a terapêutica adequada mais rapidamente e quebra a cadeia de transmissão. Essa abordagem é útil em áreas sem recursos diagnósticos e auxilia também no raciocínio diagnóstico a partir das síndromes clínicas (Figura 2).

HERPES

Os agentes etiológicos são os DNA-vírus, HSV-1 e o HSV-2, sendo este responsável por 85% das infecções genitais. As manifestações clínicas iniciam-se após o período de incubação de 2 a 7 dias, e a primoinfecção costuma ter quadro clínico mais grave e duradouro que as recidivas. Os sintomas são caracterizados por parestesias discretas,

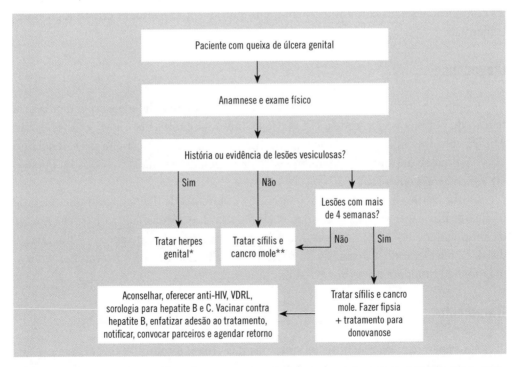

FIGURA 2 Fluxograma da abordagem das úlceras genitais, segundo recomendação do Ministério da Saúde. VDRL: *Venereal Disease Research Laboratory.*
*Em caso de herpes, tratar sífilis se VDRL ou RPR forem reagentes, o que será visto no retorno. Se o quadro não for sugestivo de herpes, tratar sífilis e cancro mole.
**Se forem lesões ulcerosas múltiplas e soroprevalência de herpes for igual ou maior que 30% na região, deve-se tratar herpes concomitantemente a sífilis e cancro mole.

prurido, ardor ou dor de intensidade variável, febre, mal-estar, cefaleia, mialgia e dor abdominal. Após a primoinfecção, o vírus fica latente nos gânglios dos nervos cranianos ou da medula e, mediante o declínio da vigilância imunológica, há recidivas.

As lesões cutâneas são vesículas dolorosas agrupadas e localizadas, principalmente, na vulva e no colo do útero. Essas lesões podem impedir a micção, acarretando retenção urinária. Após 2 dias do surgimento, em média, as vesículas rompem e formam numerosas exulcerações, dolorosas e com fundo limpo, cujos limites são irregulares. Frequentemente, a linfoadenomegalia inguinal dolorosa acompanha esse quadro. Após 2 a 3 semanas, as lesões cicatrizam com maior ou menor facilidade, dependendo da extensão, da maceração, do atrito, da infecção secundária e do tratamento adequado. Não está esclarecido ainda, porém, por quanto tempo o vírus permanece transmissível depois da cura e não se sabe por quanto tempo as pacientes são infectantes. Sabe-se apenas que existe o potencial de transmissão da doença mesmo após alguns meses do desaparecimento da úlcera.

Finalmente, o espectro de doenças causadas pelo HSV também inclui infecções das mucosas, meningoencefalites, prostatites, ceratoconjuntivites e infecção neonatal. As complicações mais comuns incluem meningite asséptica e lesões dermatológicas extragenitais.

Diagnóstico

Como subsídios diagnósticos, destaca-se, pela alta sensibilidade e especificidade, a reação de polimerase em cadeia (PCR). Já as imunoglobulinas M (IgM) e G (IgG) são válidas com finalidade diagnóstica apenas na primoinfecção, pela alta prevalência do HSV. Estima-se que aproximadamente 90% da população tenha anticorpos IgG para o HSV-1, e 22%, para o HSV-2.

Outra técnica é a citologia vaginal com a coloração de Tzanck, cujo encontro de inclusões nucleares virais em células gigantes multinucleadas sugere herpes. Apesar da simplicidade de execução desse método, sua sensibilidade é de apenas 40%. Diante disso, e considerando a demanda da paciente em aliviar o desconforto rapidamente, o diagnóstico fundamenta-se nos achados clínicos.

Tratamento

A terapêutica visa amenizar os sintomas nas crises, diminuir a frequência e a duração das manifestações, dificultar a transmissão e oferecer suporte psicológico, por tratar-se de doença crônica com possibilidade de limitar a vida profissional e pessoal da paciente. Para tanto, dispõe-se de anti-inflamatórios não hormonais (AINH) que, além de aliviarem os sintomas, diminuem a replicação viral, pois as prostaglandinas E e F estimulam *in vitro* a proliferação do vírus.

A lavagem das lesões com água boricada 4 a 6 vezes ao dia também é uma alternativa, pois, ainda que seja pouco eficaz, é de muito baixo custo. As medicações antivirais, como aciclovir, famciclovir e valaciclovir, são pertinentes somente quando administradas sistemicamente, uma vez que as apresentações tópicas não são eficazes e podem levar à resistência secundária, ao facilitar seleções de cepas mais resistentes. Esses fármacos devem ser iniciados nas fases vesicular ou ulcerosa precoce, visto que, quando administrados tardiamente, não beneficiam a paciente, pois as lesões regridem espontaneamente no mesmo prazo. As doses e a duração do tratamento preconizado são maiores na infecção primária que na secundária (Tabelas 1 e 2).

TABELA 1 Drogas, posologia e duração do tratamento do episódio primário do herpes genital

Droga	Posologia	Duração do tratamento
Aciclovir	400 mg, 3 vezes/dia	7 a 10 dias
Famciclovir	250 mg, 3 vezes/dia	7 a 10 dias
Valaciclovir	1 g, 2 vezes/dia	7 a 10 dias

TABELA 2 Drogas, posologia e duração do tratamento do episódio não primário do herpes genital

Droga	Posologia	Duração do tratamento
Aciclovir	400 mg, 3 vezes/dia	5 dias
Famciclovir	125 mg, 2 vezes/dia	5 dias
Valaciclovir	500 mg, 2 vezes/dia	3 a 5 dias

O herpes genital recidivante caracteriza-se por 6 ou mais episódios durante 1 ano, e sugere-se administrar as medicações antivirais diariamente com fins profiláticos, para diminuir os episódios em torno de 70% a 80% (Tabela 3).

TABELA 3 Drogas e posologia no herpes genital recidivante

Droga	Posologia
Aciclovir	400 mg, 2 vezes/dia
Famciclovir	250 mg, 2 vezes/dia
Valaciclovir	500 mg a 1 g, 1 vez/dia

O risco de transmissão neonatal é alto, em 30% a 50% dos casos, entre gestantes que adquirem o HSV durante o terceiro trimestre, e baixo, em menos de 1%, entre aquelas que apresentam episódios recidivantes durante a gravidez ou que adquirem a infecção na primeira metade.[18] As gestantes sem história de HSV devem ser aconselhadas a não ter relações sexuais com parceiros sabidamente portadores de herpes no final da gestação. Toda parturiente deve ser cuidadosamente examinada e questionada sobre sintomas e sinais de herpes. Na vigência de lesões herpéticas o parto deverá ser cesáreo.

O aciclovir pode ser administrado durante a gestação e a amamentação. Tratamento supressivo com aciclovir no final da gestação diminui as taxas de cesárea nas mulheres com HSV recidivante. Inicia-se a partir da 36ª semana a medicação com aciclovir 400 mg via oral de 8 em 8 horas ou de valaciclovir 500 mg via oral de 12 em 12 horas.

CANCRO MOLE OU CANCROIDE

Causado pelo *Haemophilus ducreyi*, tem prevalência menor que a do herpes, mas frequentemente associa-se ao herpes ou à sífilis (cancro misto de Rollet). A úlcera produzida por essa infecção atinge tecidos mais profundos e a perda da integridade da pele facilita a entrada de outros agentes, como HIV, HBV e HBC.

As manifestações clínicas aparecem no local da inoculação, com formação de pápulas que evoluem para pústulas e, posteriormente, para úlceras. Essas lesões acometem a derme e a epiderme e são intensamente dolorosas, com fundo sujo e bordas sobrelevadas com edema. Por serem autoinoculáveis, costumam ser numerosas e em espelho, com evolução de 2 a 5 dias. Geralmente, há linfoadenomegalia inguinal dolorosa, designada de bubão, que pode fistulizar.

Diagnóstico

Para confirmação diagnóstica, a citologia com coloração de Gram do raspado das bordas da lesão ou do aspirado do bubão é a técnica mais simples para evidenciar o agente. Apesar de a PCR e a cultura de *H. ducreyi* terem sensibilidade e especificidade mais elevadas, não são técnicas facilmente disponíveis.

Tratamento

Consiste em diminuir os sintomas com anti-inflamatórios não hormonais, concomitantemente aos antibióticos (Tabela 4). Entre eles, destacam-se, pela alta eficácia e simplicidade da posologia, a azitromicina e o ceftriaxona. Todos os parceiros dos últimos 10 dias antes do início dos sintomas devem ser avaliados e tratados, independentemente de terem ou não lesões ativas.

TABELA 4 Drogas e posologia no tratamento do cancroide

Drogas	Posologia
Azitromicina	1 g, VO, dose única
Ceftriaxona	250 mg, IM, dose única
Ciprofloxacino	500 mg, VO, 2 vezes/dia por 3 dias
Eritromicina	500 mg, VO, 3 vezes/dia por 7 dias

LINFOGRANULOMA VENÉREO

Causado pela *Chlamydia trachomatis* (cepas L1, L2 e L3), que tem predileção pelos vasos linfáticos e linfonodos. Cumprido o período de incubação de 6 a 12 semanas, forma-se uma úlcera fugaz e indolor no local da inoculação, raramente observável. Após 3 a 21 dias, segue-se acometimento dos linfonodos inguinais ou femorais nos homens heterossexuais e dos perirretais ou perineais nas mulheres e nos homens homossexuais.

É importante ressaltar que a linfoadenomegalia é a manifestação clínica que motiva a paciente a procurar atendimento médico. Ela é facilmente identificável, grande, dolorosa e de consistência endurecida. As sequelas surgem após 1 a 6 meses e, habitualmente, são exuberantes, com fístulas persistentes de secreção abundante e amarelada. Na convalescença, formam-se cicatrizes hipertróficas na epiderme ou que levam a retrações nas mucosas, o que as torna especialmente graves quando ocorrem no reto. Finalmente, essa fibrose pode obstruir a drenagem linfática, acarretando a elefantíase genital.

Diagnóstico

A dosagem sorológica de anticorpos pela reação de fixação de complemento em titulação superior a 1:64 consiste em subsídio ao diagnóstico.

Tratamento

Para tratamento desta moléstia, recomenda-se a administração de:

- doxiciclina a 100 mg, a cada 12 horas, por 21 dias;
- eritromicina a 500 mg, a cada 6 horas, por 21 dias;
- tetraciclina a 500 mg, a cada 6 horas, por 21 dias.

Ao constatar que todos os esquemas terapêuticos são de longa duração, o regime com azitromicina a 1 g por semana, durante 3 semanas, apesar de carecer de mais dados clínicos para ser universalmente aceito, deve ser considerado pela sua praticidade.

DONOVANOSE

Entre as DST que manifestam úlceras genitais no Brasil, a donovanose é a de menor incidência. Seu agente etiológico é a bactéria Gram-negativa *Klebsiella granulomatis*, que pode ser transmitida não somente pelas relações sexuais, mas também pelo contato direto e por infecção vertical. Sua característica clínica mais marcante é presença de úlceras indolores, hipervascularizadas e, portanto, facilmente sangrantes, com evolução extremamente lenta e ausência de acometimento dos linfonodos. São citadas como úlceras de aparência de "bife vermelho", o que ressalta a dissociação entre o aspecto exuberantemente desagradável e a completa ausência de dor.

Diagnóstico

Confirma-se o diagnóstico pela citologia do raspado profundo da lesão com coloração de Giemsa ou Leishman, evidenciando os corpúsculos de Donovan.

Tratamento

Preconiza-se a administração de doxiciclina a 100 mg, a cada 12 horas ou a associação de sulfametaxazol-trimetoprim (160/800 mg), a cada 12 horas. Outra alternativa é a azitromicina 1 g via oral em dose única, seguida por 500 mg via oral ao dia por 3 semanas ou até cura clínica.

Essas medicações devem ser prescritas até 3 semanas após o desaparecimento das lesões, de modo que se torna necessário acompanhar, semanalmente, a evolução da moléstia.

Os parceiros dos últimos 60 dias antes do início dos sintomas devem ser convocados e avaliados, mas não precisam ser tratados se assintomáticos.

BIBLIOGRAFIA

1. American College of Obstetricians and Gynecologists. Clinical management guidelines for obstetrician-gynecologists. Management of herpes in pregnancy. ACOG Practice Bulletin No. 82. Obstet Gynecol 2007;109:1489-98.
2. Brasil. Ministério da Saúde. Elaboração Coordenação Nacional DST e Aids. Secretaria de Políticas de Saúde. Doenças sexualmente transmissíveis em imagens. 1999. Disponível em: http://www.aids.gov.br/sites/default/files/ (Acesso: 06 Nov. 2015).
3. Brasil. Ministério da Saúde. Secretaria de Vigilância em Saúde. Programa Nacional de DST e Aids. Manual de controle das doenças sexualmente transmissíveis. 4. ed. Brasília: Ministério da Saúde; 2005.
4. Briggs GC, Freeman RK, Yaffe SJ. Drugs in pregnancy and lactation. 9th ed. Philadelphia, PA: Lippincott Williams & Wilkins; 2011.
5. CDC. Sexually transmitted diseases treatment guidelines, 2015. MMWR Recommendations and Reports. 2015;64(3).
6. Cwikel JG, Lazer T, Press F, Lazer S. Sexually transmissible infections among female sex workers: an international review with an emphasis on hard-to-access populations. Sex Health. 2008;5(1):9-16.
7. Domantay-Apostol GP, Handog EB, Gabriel MT. Syphilis: the international challenge of the great imitator. Dermatol Clin. 2008;26(2):191-202.
8. Greer L, Wendel Jr. GD. Rapid diagnostic methods in sexually transmitted infections. Infect Dis Clin North Am. 2008;22(4):601-17.
9. Hollier LM, Wendel GD. Third trimester antiviral prophylaxis for preventing maternal genital herpes simplex virus (HSV) recurrences and neonatal infection. Cochrane Database Syst Rev. 2008 Jan 23;(1):CD004946.

10. Kalu EI, Ojide CK, Chuku A, Chukwuonye II, Agwu FE, Nwadike VU, et al. Obstetric outcomes of human herpes virus-2 infection among pregnant women in Benin, Nigeria. Disponível em: http://www.njcponline.com.
11. Lewis DA. Chancroid: clinical manifestations, diagnosis, and management. Sex Transm Infect. 2003;79(1):68-71.
12. Marshall BD. The contextual determinants of sexually transmissible infections among street-involved youth in North America. Cult Health Sex. 2008;10(8):787-99.
13. Mohammed TT, Olumide YM. Chancroid and human immunodeficiency virus infection – a review. Int J Dermatol. 2008;47(1):1-8.
14. Nakubulwa S, Kaye DK, Bwanga F, Tumwesigye NM, Nakku-Joloba E, Florence Mirembe F. Effect of suppressive acyclovir administered to HSV-2 positive mothers from week 28 to 36 weeks of pregnancy on adverse obstetric outcomes: a double-blind randomised placebo-controlled trial. Reproductive Health. 2017;14:31.
15. Patel DR. Management of pelvic inflammatory disease in adolescents. Indian J Pediatr. 2004;71(9):845-7.
16. Skinner SR, Parsons A, Kang M, Williams H, Fairley C. Sexually transmitted infections. Initiatives for prevention. Int J Adolesc Med Health. 2007;19(3):285-94.

15 | Doença inflamatória pélvica aguda

Roberto Zamith
Hélio Sato
Marair Gracio Ferreira Sartori
Manoel João Batista Castello Girão
Maria Gabriela Baumgarten Kuster Uyeda

As eficazes ações imunológicas do colo uterino geralmente impedem a ascensão de bactérias do trato genital inferior ao superior, ou seja, as mantêm abaixo do óstio interno do colo. A quebra dessas defesas causa a infecção das estruturas do trato genital superior e dos tecidos adjacentes e pode, ainda, alcançar órgãos do andar superior do abdome. Designa-se doença inflamatória pélvica (DIP) a ocorrência parcial ou total dessa infecção. Assim, ao especificar a localização anatômica, as infecções são denominadas endometrite, salpingite, salpingo-oforite e pelviperitonite.

Sustentou-se, no passado, que as infecções ocorriam somente de forma aguda. No início da década de 1980, porém, constatou-se que a *Chlamydia trachomatis* e os micoplasmas (*Mycoplasma hominis, Ureaplasma urealyticum* e *Mycoplasma genitalium*) podem infectar cronicamente o trato genital superior[1].

Entre os agentes primários, além da Chlamydia e dos micoplasmas, cita-se a *Neisseria gonorrhoeae*. Esses agentes recebem a qualificação de primários, pois alcançam primeiramente o trato genital superior. Os agentes primários ocasionam alterações imunológicas e bioquímicas, como menor produção de radicais livres, que favorecem a chegada, a instalação e a manutenção dos agentes secundários.

Os agentes secundários são os anaeróbios *Gardnerella vaginalis, Haemophilus influenzae* e os bacilos Gram-negativos provenientes do meio externo ou de constituintes da flora vaginal. Dessa maneira, conclui-se que a DIP é uma entidade polimicrobiana.

A DIP assume maior incidência em mulheres com maior número de parceiros sexuais – comportamento mais frequente em jovens[2]. Os métodos de contracepção de barreira impedem a ascensão dos espermatozoides e, portanto, são protetores. As opções hormonais, analogamente, ao tornarem o muco endocervical mais espesso, dificultam a ascensão de microrganismos ao trato genital superior e, desse modo, conferem relativa proteção. Por outro lado, o dispositivo intrauterino de cobre (DIU) pode predispor à ocorrência da DIP e levar a situações de maior gravidade na presença de agentes peculiares, como Actinomyces, Fusobacterium sp. e Peptostreptococcus sp.[3]

Atualmente, a mortalidade por DIP é extremamente baixa, porém as sequelas da infecção podem remeter às aderências pélvicas que, por sua vez, podem levar a morbidades crônicas de difícil resolução, como dor pélvica, infertilidade ou gestação ectópica.[4] Nesse contexto, a fim de prevenir, ou ao menos mitigar, essas afecções, o tratamento deve ser instituído precocemente, embora, muitas vezes, a terapêutica seja retardada pela dificuldade em consolidar o diagnóstico. A postergação do início da terapêutica deve-se, em grande parte, ao fato de o quadro clínico compreender largo espectro de sintomas e assemelhar-se a outras afecções que demandariam conduta cirúrgica em vez de clínica, como a apendicite aguda.

Para o diagnóstico, de acordo com as orientações do Centro de Controle de Doenças dos Estados Unidos (CDC), empregam-se os seguintes parâmetros:

1. Parâmetro mínimo para suspeição da DIP:
   - desconforto no exame pélvico ao mobilizar o colo uterino, o útero ou os anexos uterinos.
2. Outros achados:
   - temperatura acima de 38,3ºC;
   - corrimento vaginal mucopurulento ou purulento;
   - aumento de leucócitos no conteúdo vaginal;
   - provas de atividade inflamatória aumentadas (velocidade de hemossedimentação ou proteína C-reativa).
3. Critérios específicos:
   - sinais de endometrite na avaliação histomorfológica de amostra endometrial;
   - espessamento tubário ou achado de piossalpinge na ressonância magnética ou na tomografia computadorizada;
   - alterações nos padrões de circulação sanguínea sugestivas de infecção pélvica analisadas pela ultrassonografia pélvica com Doppler;
   - observação direta da infecção por laparoscopia, que é o subsídio mais eficaz para o diagnóstico da DIP (Figura 1).

É importante reiterar que, entre os critérios mais específicos, dois são invasivos (coleta de amostra de endométrio e laparoscopia) e os demais dependem de aparelhos de imagem. Via de regra, esses critérios demandam especialistas na área de diagnóstico de imagem, mas, muitas vezes, esses recursos ou profissionais não estão disponíveis. Acrescenta-se, ainda, que, quanto mais precocemente o diagnóstico for confirmado, menores serão as sequelas da DIP, de modo que, em algumas situações, o diagnóstico deve ser clínico. Assim, cabe discorrer sobre alguns outros aspectos clínicos, entre eles, reconhecer que as manifestações clínicas variam conforme a resposta imunológica da paciente, o

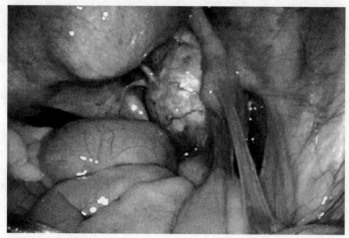

FIGURA 1 Aderências tubárias.

estágio da infecção e o agente, bem como os órgãos acometidos. A DIP, assim como a síndrome de imunodeficiência adquirida (Aids), é considerada doença sexualmente transmissível (DST), de modo que as infecções associam-se epidemiologicamente. Nas mulheres com Aids, a DIP manifesta-se com menor atividade inflamatória. Todavia, ocorrem abscessos com maior frequência, demandando maior índice de intervenções para drenagens.[6] Similarmente, pacientes com imunodeficiências primárias e decorrentes de doenças autoimunes também manifestam formas mais graves da infecção. Outras variações mais discretas de imunossupressão são mais difíceis de serem percebidas, mas devem ser consideradas, bem como as variações decorrentes de deficiências alimentares, estresse emocional e outras.

A manifestação clínica é dependente, ainda, dos estágios da infecção, que são divididos em:

- estágio I: salpingite aguda sem irritação peritoneal;
- estágio II: salpingite com irritação peritoneal;
- estágio III: salpingite aguda com oclusão tubárea ou abscesso tubo-ovariano;
- estágio IV: abscesso tubo-ovariano roto ou sinais de choque séptico.

Os agentes infecciosos também determinam a intensidade dos sintomas. A *Neisseria gonorrhoeae*, por induzir uma resposta aguda, leva a sintomas mais exuberantes. Por outro lado, a *Chlamydia trachomatis* provoca reação de imunidade celular, levando à perda da atividade mucociliar do epitélio, que reveste internamente as tubas, gerando aderências tubárias e sua obstrução. O processo infeccioso com esse microrganismo, habitualmente, ocorre de forma lenta e insidiosa, com poucas manifestações clínicas.[7] Finalmente, a ascensão da infecção, por meio das goteiras parietocólicas, leva os agentes até a parte superior do abdome, ou seja, hipocôndrios e epigástrio. Nessas localizações, a infecção acarreta a formação de aderências periepáticas e periesplênica, que caracterizam a síndrome de Fitz-Hugh-Curtis (Figura 2), levando a paciente a sentir desconfortos abdominais difusos. Cabe citar que poucos (de 4% a 29%) casos de DIP cursam com essa evolução.[8] O diagnóstico diferencial da DIP é feito de acordo com as demais causas de abdome agudo inflamatório, em particular, a apendicite aguda. A imprecisão diagnóstica pode ser muito lesiva à paciente, visto que a apendicite deve ser tratada cirurgicamente, e a DIP aguda, com medicamentos. Outros diagnósticos devem ser afastados, como abdome agudo hemorrágico decorrente de gravidez ectópica e cisto ovariano roto ou de causa vascular, como torção anexial.

Em caso de dúvida diagnóstica, a laparoscopia é o subsídio de maior acurácia, permitindo não apenas o diagnóstico correto, mas também o acesso à terapêutica. As intervenções laparoscópicas permitem: a coleta de amostras para estudo histomorfológico, especialmente útil para a confirmação de tuberculose peritoneal; a coleta de material para cultura; a reconstituição da arquitetura das estruturas pélvicas por meio da retirada de tecidos necróticos e lises de aderências; a drenagem de abscesso; a lavagem exaustiva da cavidade abdominal; e a colocação de drenos. O tratamento é eminentemente clínico, com antibioticoterapia em regime ambulatorial. Entretanto, as seguintes condições implicam internação hospitalar, conforme o CDC de 2015:

- estado geral muito comprometido;
- náuseas e vômitos incoercíveis;
- suspeita ou confirmação de abscesso tubo-ovariano;
- pacientes sem condições de seguimento após 3 dias do início da terapia;
- resposta inadequada à terapia ambulatorial;

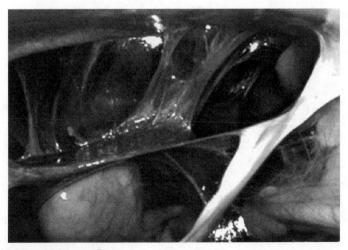

FIGURA 2 Aderências periepáticas.

- intolerância às alternativas de medicações orais;
- pacientes imunodeficientes ou com outros quadros debilitantes.

A terapia parenteral hospitalar tem eficácia similar à de medicações orais, desde que a paciente a realize de modo regular e completo.[9] Todavia, vale lembrar que tanto a regularidade da administração das medicações quanto o seguimento da melhora clínica são mais exatos na opção parenteral. Desse modo, alguns autores preconizam que, em todas as pacientes, a terapêutica deva ser iniciada em regime hospitalar e após indícios de melhora clínica, complementada em domicílio. Em geral, a individualização do tratamento permite escolher a melhor opção para cada mulher. Diversas são as alternativas terapêuticas tanto de regime oral quanto parenteral. Deve-se considerar que a eficácia é diferente de acordo com o agente predominante e com a resistência microbiana, que variam de região para região. A aceitação, bem como o custo para a paciente, também deve ser avaliada para a definição do esquema de antibioticoterapia.

Outro ponto de controvérsia no tratamento da DIP é a necessidade de cobertura de anaeróbios. No entanto, ao considerar que agentes anaeróbios foram isolados em torno de 27% das DIP[10] e que possuem a capacidade de danificar o epitélio das tubas[11], convém a cobertura contra esses agentes.

O esquema de tratamento ambulatorial proposto pelo CDC é composto por:

- ofloxacino 400 mg, VO, a cada 12 horas, ou levofloxacino 500 mg, VO, 1 vez/dia, associado ao metronidazol 500 mg, a cada 12 horas, por 14 dias;
- ceftriaxona 250 mg, IM, dose única, ou cefoxitina 2 g, IM, dose única, ou cefalosporina de 3ª geração, associada à doxiciclina 100 mg, VO, a cada 12 horas, por 14 dias, e metronidazol 500 mg, VO, a cada 12 horas, por 14 dias.

Apesar de ainda não terem sido oficializadas pelo CDC, algumas evidências apontaram melhor eficácia da azitromicina em comparação à doxiciclina, e soma-se, ainda, a posologia muito mais simples, ou seja, 1 g por semana, durante 2 semanas.[12] No tocante às alternativas parenterais, o CDC (2015) sugere:

- cefoxitina 2 g, EV, a cada 6 horas, associada com doxiciclina 100 mg, VO ou EV, a cada 12 horas;
- clindamicina 900 mg, EV, a cada 8 horas, associada à gentamicina com dose de ataque, IM ou EV, de 2 mg/kg de peso e manutenção com 1,5 mg/kg de peso, a cada 8 horas;

A resposta ao tratamento é variada e, portanto, a reavaliação deve ser feita após 48 a 72 horas do início da antibioticoterapia. Sintomas e sinais, como desconforto hipogástrio, dor à mobilização do colo do útero e febre, devem desaparecer ou, pelo menos, melhorar significativamente. Nas pacientes em que não ocorrer melhora clínica, indica-se a revisão do diagnóstico e, se ainda não foi procedida, segue-se a investigação com laparoscopia. A troca de esquema de antibioticoterapia deve ser evitada previamente ao procedimento.

Considerando que a DIP é fundamentalmente adquirida por contato sexual, todos os parceiros com quem a paciente se relacionou nos 60 dias retroativos da data do diagnóstico devem receber cobertura contra *C. trachomatis* e *N. gonorrhoeae*. Pela mesma razão, outras DST devem ser investigadas, enfatizando-se a coleta de teste para HIV, lues e hepatite B e C, e orientações sobre hábitos sexuais devem ser oferecidas.

Caso uma usuária de DIU (dispositivo intrauterino) receba o diagnóstico de doença inflamatória pélvica, não é obrigatória a retirada do dispositivo.

Finalmente, recomenda-se que a paciente seja seguida a longo prazo para cuidados acerca das sequelas da DIP, ou seja, dor pélvica crônica, dispareunia e infertilidade.

REFERÊNCIAS BIBLIOGRÁFICAS

1. Henry-Suchet J, et al. Microbiology of specimens obtained by laparoscopy from controls and from patients with pelvic inflammatory disease or infertility with tubal obstruction: Chlamydia trachomatis and Ureaplasma urealyticum. Am J Obstet Gynecol. 1980;138:1022-5.
2. Sutton MY, et al. Trends in pelvic inflammatory disease hospital discharges and ambulatory visits, United States, 1985-2001. Sex Transm Diseases. 2005;32:778-84.
3. Viberga I, et al. Microbiology profile in women with pelvic inflammatory disease in relation to IUD use. Infect Dis Obstet Gynecol. 2005;13:183-90.
4. Haggerty CL, et al. PID Evaluation and Clinical Health (PEACH) Study Investigators. Predictors of chronic pelvic pain in an urban population of women with symptoms and signs of pelvic inflammatory disease. Sex Transm Dis. 2005;32:293-9.
5. Centers for Disease Control and Prevention. Sexually transmitted diseases. Treatment Guidelines. Morbidity and Mortality Weekly Report. 2006:56-61.
6. Irwin KL, et al. Influence of human immunodeficiency virus infection on pelvic inflammatory disease. Obstet Gynecol. 2000;95:525-34.
7. Mardh PA. Tubal factor infertility, with special regard to chlamydial salpingitis. Curr Opin Infect Dis. 2004;17:49-52.
8. Risser WL, et al. Incidence of Fitz-Hugh-Curtis syndrome in adolescents who have pelvic inflammatory disease. J Pediatr Adolesc Gynecol. 2007;20:179-80.
9. Ness RB, et al. Effectiveness of inpatient and outpatient treatment strategies for women with pelvic inflammatory disease: results from the Pelvic Inflammatory Disease Evaluation and Clinical Health (PEACH) Randomized Trial. Am J Obstet Gynecol. 2002;176:929-37.
10. Saini S, et al. Role of anaerobes in acute pelvic inflammatory disease. Indian J Med Microbiol. 2003;21:189-92.
11. Ness RB, et al. Bacterial vaginosis and risk of pelvic inflammatory disease. Obstet Gynecol. 2004;104:761-9.
12. Rowland K, Ewigman B. Azithromycin for PID beats doxycycline on all counts. J Fam Pract. 2007;56:1006-9.

16 | Dor pélvica crônica

Eduardo Schor
Hélio Sato
Alexander Kopelman
Marair Gracio Ferreira Sartori
Nucelio Luiz de Barros Moreira Lemos

DEFINIÇÃO

Segundo a *International Pelvic Pain Society*, a dor pélvica crônica (DPC) é definida como um quadro doloroso, cíclico ou não, em região inferior do abdome ou pelve, com duração superior a 6 meses. Geralmente, a DPC não se manifesta somente pelo sintoma álgico, sendo considerada, portanto, uma síndrome. A dor pode expressar-se como dismenorreia, dispareunia ou desconforto crônico relacionado ou não à ciclicidade menstrual ou ao fator desencadeante[1].

EPIDEMIOLOGIA

A DPC ocupa amplo destaque pela sua elevada prevalência, uma vez que atinge 15% das mulheres em idade reprodutiva[2]. Nos Estados Unidos, 20% das consultas ginecológicas e 40% das laparoscopias são motivadas pela DPC. Sua prevalência é semelhante às de enxaqueca, dor lombar e asma[3]. Vale lembrar que os órgãos pélvicos são as principais estruturas que desencadeiam o desconforto e sua inervação visceral remete à sensação dolorosa de localização imprecisa que, ao contrário da inervação eferente somática tegumentar, impossibilita a paciente de apontar com precisão o ponto doloroso. Assim, observam-se sintomas inespecíficos e, por vezes, coincidentes, uma vez que, em algumas pacientes, encontram-se etiologias concomitantes.

Somam-se, ainda, alterações psicológicas e osteomusculares, que acrescem maior intensidade aos impulsos neurológicos álgicos e podem modificar, por vezes, a sua interpretação pelo sistema nervoso central. É importante salientar que os distúrbios emocionais afetam mais de 60% das pacientes que padecem de DPC, sendo a depressão o mais frequente.

Desse modo, o cuidado médico inicia-se com a anamnese detalhada, a fim de que as pacientes tenham o diagnóstico elucidado, evitando-se tratamentos inadequados. Cerca de 25% das pacientes com DPC não possuem etiologia definida mesmo após 4 anos de seguimento[4].

ETIOLOGIA

As causas de DPC podem ser separadas em dois grandes grupos; ginecológicas e não ginecológicas. Entre as causas ginecológicas, a principal é a endometriose, responsável por 40% a 45% dos casos, que, geralmente, manifesta-se com dismenorreia. A ciclicidade da dor também pode ocorrer nos casos de adenomiose e mioma uterino que, no entanto, podem cursar com aumento da duração e da quantidade do fluxo menstrual. Outras causas ginecológicas relevantes são as aderências pélvicas, encontradas em 25% das mulheres, e varizes pélvicas (Tabela 1).

As causas não ginecológicas incluem a síndrome do cólon irritável, a obstipação, a cistite intersticial, as musculoesqueléticas, a dor miofascial e a do assoalho pélvico.

Os diagnósticos diferenciais de dor pélvica crônica são também demonstrados na Tabela 1. As afecções de origem ginecológica mais importantes serão expostas a seguir (com exceção da endometriose, que é tratada com exclusividade no capítulo específico).

TABELA 1   Diagnósticos diferenciais de dor pélvica crônica

Ginecológicas
• Endometriose
• Adenomiose
• Síndrome de congestão pélvica
• Aderências pélvicas
• Leiomioma
• Tumores malignos
• Síndrome do ovário residual
Gastrintestinais
• Constipação
• Síndrome do cólon irritável
• Diverticulite e diverticulose
• Diverticulite de Meckel
• Tumores malignos
• Doença inflamatória intestinal
• Hérnias

(continua)

TABELA 1 Diagnósticos diferenciais de dor pélvica crônica *(continuação)*

Geniturinárias
- Cistite intersticial
- Bexiga hiperativa
- Uretrite crônica
- Tumores malignos

Doença miofascial
- Fasceíte
- Dor miofascial da parede abdominal
- Síndrome piriforme

Esqueléticas
- Escoliose
- Osteíte púbica
- Doenças degenerativas
- Hérnias

Doenças psicológicas
- Somatização
- Disfunção psicossexual (inclui passado de abuso sexual)
- Depressão

ADENOMIOSE

Segundo Zaloudek, a adenomiose caracteriza-se pela infiltração das glândulas da camada basal do endométrio entre as fibras do miométrio em uma extensão superior a meio campo com lente objetiva de menor aumento. Essa infiltração pode causar irregularidade e até deformidade no corpo uterino[5], dificultando a mobilidade e a contração miometrial; associa-se à secreção de prostaglandinas pelas células endometriais ectópicas, leva a quadros de hipermenorragia, observada em 40% a 50% das pacientes, dismenorreia, vista em 15% a 30%, e dor em peso no hipogástrio. Acomete, mais comumente, mulheres na 4ª ou 5ª décadas da vida. Seus sintomas assemelham-se aos do mioma uterino.

Do ponto de vista histomorfológico, há duas formas de disposição: difusa e focal. Na primeira, encontram-se glândulas e estroma endometrial espalhados por toda a musculatura uterina. Já na segunda, observa-se nódulo de tecido endometrial circunscrito no meio do miométrio.

Antecedentes de cirurgias uterinas, como curetagens, partos normais, cesarianas ou miomectomias, estão presentes na maioria dos casos e são considerados eventos desencadeantes, visto que a ruptura da membrana basal endometrial é uma condição necessária para a infiltração. Suspeita-se que endometrites de repetição e hiperestrogenismo também sejam fatores causais. A doença em nulíparas e em mulheres na pós-menopausa é evento raro.

A suspeita diagnóstica é apontada na história clínica. A ressonância magnética (RM) da pelve é o exame de escolha para subsídio diagnóstico e tem alto índice de confirmação pelo exame histopatológico[6]. Naquele exame, observa-se aumento da zona juncional, ou seja, a transição entre o endométrio e o miométrio vista pela RM ponderada em protocolo T2 (Figura 1). A confirmação diagnóstica, porém, é realizada apenas pelo estudo anatomopatológico.

Quanto às opções terapêuticas, a histerectomia é o tratamento mais eficaz. Quando há desejo reprodutivo, porém, o SIU liberador de levonorgestrel demonstrou ser eficiente no controle do sangramento excessivo do útero e da dismenorreia decorrentes de adenomiose[7]. A supressão da menstruação com contraceptivos hormonais também pode aliviar os sintomas.

VARIZES PÉLVICAS

Também denominadas síndrome da congestão pélvica (SCP), as varizes consistem na dilatação e tortuosidade das veias ovarianas. Estima-se que sua prevalência seja de 6% nas mulheres com DPC[8].

A dilatação venosa surge pela incapacidade das válvulas das veias gonadais. É afecção mais encontrada à esquerda, onde há maior tendência a refluxo, uma vez que a veia gonadal esquerda desemboca na veia renal esquerda em ângulo reto. No dimítrio oposto, o fluxo venoso termina na veia cava inferior em ângulo agudo, facilitando o trabalho de contenção das válvulas. Alguns estudos demonstraram haver correlação entre a SCP e variações anatômicas[9], como a veia renal esquerda retroaórtica. A multiparidade, a hipertensão portal e o antecedente de varizes são outros fatores de risco.

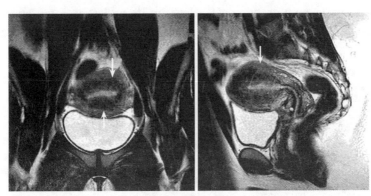

FIGURA 1 Cortes coronal e sagital de uma ressonância magnética ponderada em T2. Evidencia-se aumento da zona juncional (setas).

A manifestação clínica caracteriza-se por dor pélvica em peso, de intensidade variável, com exacerbação no período pré-menstrual e, principalmente, após longo período em posição ortostática ou sentada. Os sintomas melhoram na posição deitada e as pacientes, usualmente, acordam sem dor pela manhã, com piora dos sintomas no final do dia. Pode cursar com dispareunia ou dor pós-coito e, mais raramente, com sintomas urinários, dor perineal ou ciatalgia. Esses sintomas sugerem encarceramento nervoso (conflito neurovascular), que deve ser tratado por meio da descompressão laparoscópica dos nervos afetados,[10] visto que a embolização dá resultados muito limitados.[11]

A ultrassonografia com Doppler colorido pode auxiliar na elucidação diagnóstica e deve ser procedida com a paciente em posição ereta e sob vigência de manobra de Valsalva. A RM, por sua vez, pode identificar dilatações nas veias gonadais. A flebografia por cateterismo da veia femoral é o método diagnóstico mais sensível, pois possibilita a identificação precisa de tortuosidades e dilatações no território venoso pélvico.

O tratamento mais proposto é a ligadura laparoscópica da veia ovariana, em toda a sua extensão, até a desembocadura na veia renal ou cava, bem como ligadura da hipogástrica, quando se mostra varicosa. A melhora da queixa é de cerca de 70%. A embolização percutânea é uma opção menos invasiva que remete a taxas de oclusão venosa entre 96% e 99%[12], com alívio dos sintomas em aproximadamente 58% das pacientes[13].

A Figura 2 mostra dilatação e a resolução da veia gonadal antes e após a embolização (A, B e C).

ADERÊNCIAS PÉLVICAS

Ao perderem sua integridade, as superfícies de tecidos e os órgãos formam bandas de colágeno no processo de cicatrização, que caracterizam as aderências. Estima-se que 25% das mulheres com DPC tenham aderências. Cumpre reiterar que esses processos decorrem de qualquer agressão e surgem em qualquer parte da cavidade abdominal; porém, considera-se que as aderências na pelve têm origem ginecológica, uma vez que suas causas primárias, em grande parte, derivam de moléstias como endometriose e doença inflamatória pélvica, ou de intervenções cirúrgicas em órgãos genitais internos.

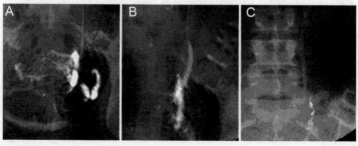

FIGURA 2 A e B: dilatação da veia gonadal antes da embolização. C: resolução da veia gonadal após a embolização.

Os motivos pelos quais as aderências pélvicas levam à DPC não estão completamente estabelecidos. Especula-se que a menor mobilidade das estruturas, a limitação do peristaltismo intestinal, a tração entre os órgãos e os estímulos das fibras aferentes C são os principais desencadeantes do desconforto. Outro elemento que suscita questionamentos é a carência de correlação entre a quantidade e o grau das aderências com a intensidade da dor. A previsibilidade de surgimento das aderências diante de determinada agressão iatrogênica, como cirurgias e radioterapias, também é muito falha. Pela falta dessa associação e pela imprevisibilidade, bem como pela dificuldade de confirmação diagnóstica, mormente alcançada apenas pela laparoscopia, a melhor alternativa é prevenir seu surgimento. Para tanto, a principal atuação médica incide sobre suas causas, ou seja, diante da suspeita de endometriose, doença inflamatória pélvica, apendicite aguda, cistos ovarianos hemorrágicos extensos, entre outros, o tratamento deve ser iniciado o mais precocemente possível, a fim de evitar as aderências ou, ao menos, diminuir sua quantidade e intensidade.

Outras medidas que previnem a formação de aderências são alguns cuidados durante atos cirúrgicos, como a retirada de talco das luvas, o uso de gazes e compressas umedecidas, a irrigação durante a intervenção, a hemostasia adequada e, na laparoscopia, o aquecimento do gás. No entanto, é interessante reiterar que o uso excessivo e inadequado de eletrocoagulação pode remeter à isquemia e, assim, o tecido carente de oxigenação buscará irrigação sanguínea em outras superfícies, originando aderências vasculares cuja espessura e firmeza superam as avasculares.

A profilaxia de infecção, obtida por meio de antissepsia apropriada e por antibióticos, também colabora para essas prevenções.

Entretanto, se a paciente com aderências pélvicas padecer de dores, as opções terapêuticas variam de clínicas a cirúrgicas, cujas eficácias são muito variadas e, por vezes, insatisfatórias. Entre essas opções, destaca-se a adesiólise por laparoscopia, mais eficaz que aquela por laparotomia. Mesmo no procedimento laparoscópico, porém, o índice de recidiva tanto das aderências quanto da dor é elevado, portanto, essas intervenções são indicadas apenas nos casos de aderências graves.

Diversas substâncias podem ser utilizadas para se evitar nova formação das aderências como: as soluções cristaloides, as coloides e as membranas, porém, apesar de as últimas apresentarem resultados mais favoráveis, a eficácia dessas alternativas é relativa. Também é importante alertar que, quanto mais intensas forem as aderências, maiores serão as complicações do procedimento. As lesões em alças intestinais, em especial, são extremamente críticas.

Finalmente, outros tratamentos para controle das dores decorrentes das aderências pélvicas são as medicações para coibir os estímulos dolorosos. Sobressai-se a gabapentina, que, originalmente, foi utilizada para convulsões, mas também se mostrou eficaz em diminuir a hipersensibilidade neuronal, ou seja, neuralgias pós-herpéticas e outras, e cuja eficácia já foi comprovada na síndrome de dor pélvica crônica. Similarmente, a amitriptilina tem o mesmo efeito, porém as evidências apontam menor eficácia e seus efeitos colaterais são mais desconfortáveis. O tramadol é um antidepressivo com efeito analgésico mediado por receptores opioides. Os anti-inflamatórios não hormonais e a duloxetina também são opções terapêuticas. Muito utilizados na América do Norte nas últimas duas décadas, os opioides vêm sendo proscritos em doenças não terminais, dada a epidemia da dependência ao fentanil nos EUA e Canadá.

Outra alternativa relevante é a acupuntura, que, progressivamente, se estabelece no meandro médico.

A ablação laparoscópica dos ligamentos uterossacros e a neurectomia pré-sacral são procedimentos destinados a romper a inervação aferente da região pélvica pela secção dos ligamentos uterossacros em suas inserções no colo uterino e pelo isolamento e secção do plexo nervoso pré-sacral. Esses procedimentos foram executados por muitos anos, mas, atualmente, sua utilização é rara, uma vez que mostraram pequeno valor terapêutico[14].

CONSIDERAÇÕES FINAIS

Distúrbios osteomusculares também devem ser investigados, pois, muitas vezes, causam ou pioram a dor pélvica. Sabe-se que alterações musculares, principalmente posturais e de quadril, são encontradas em mulheres com dor pélvica, independentemente do diagnóstico, justificando atenção a esse aspecto.

Conclui-se, dessa maneira, que, pela complexidade da DPC, a atenção multidisciplinar é fundamental para a remissão dos sintomas. Salienta-se que as alterações emocionais que a dor impõe resultam em limitações e piora do quadro clínico. Já nas psicopatologias de natureza depressiva, depressivo-ansiosa, somatoforme e dissociativa, a DPC, bem como a anedonia, a insônia e outros sintomas, faz parte dos sintomas primários dessas afecções. Assim, fica patente a relevância em dar especial atenção ao histórico pessoal, ao mundo mental e à subjetividade das pacientes e, nessa entoação, indicar cuidados psicoterapêuticos e tratamento com antidepressivos, quando necessário.

REFERÊNCIAS BIBLIOGRÁFICAS

1. Williams RE, Hartmann KE, Steege JF. Documenting the current definitions of chronic pelvic pain: implications for research. Obstet Gynecol. 2004;103:686-91.
2. Cheong Y, William Stones R. Chronic pelvic pain: aetiology and therapy. Best Pract Res Clin Obstet Gynaecol. 2006;20(5):695-711.
3. Stones RW. Pelvic vascular congestion. Half a century later. Clin Obstet Gynecol. 2003;46:831-6.
4. Zondervan KT, et al. The community prevalence of chronic pelvic pain in women with associated illness behaviour. The British Journal of General Practice. 2001;51:541-7.
5. Kairi-Vassilatou E, et al. A clinicopathological study of the relationship between adenomyosis and other hormone-dependent uterine lesions. Eur J Gynaecol Oncol. 2004;25:222-4.

6. Reinhold C, et al. Uterine adenomyosis: endovaginal US and MR imaging features with histopathologic correlation. Radio-Graphics. 1999;19(spec no):S147-S160.

7. He SM, et al. Effect of levonorgestrel intrauterine system in the treatment of adenomyosis. Zhonghua Fu Chan Ke Za Zhi. 2005;40:536-8.

8. Metzger DA. Mechanism of pain in pelvic congestion syndrome. Presented at the 9th Scientific Meeting of the IPPS. San Diego: California; 2002.

9. Koc Z, Ulusan S, Oguzkurt L. Association of left renal vein variations and pelvic varices in abdominal MDCT. Eur Radiol. 2007;17(5):1267-74.

10. Lemos N, Marques RM, Kamergorodsky G, Ploger C, Schor E, Girão MJ. Vascular entrapment of the sciatic plexus causing catamenial sciatica and urinary symptoms. Int Urogynecol J. 2016;27(2):317-9.

11. Nasser F, Cavalcante RN, Affonso BB, Messina ML, Carnevale FC, de Gregorio MA. Safety, efficacy, and prognostic factors in endovascular treatment of pelvic congestion syndrome. Int J Gynaecol Obstet. 2014;125(1):65-8.

12. Nicholson T, Basile A. Pelvic congestion syndrome, who should we treat and how? Tech Vasc Interv Radiol. 2006;9(1):19-23.

13. Maleux G, et al. Ovarian vein embolization for the treatment of pelvic congestion syndrome: long-term technical and clinical results. J Vasc Interv Radiol. 2000;11:859-64.

14. American College of Obstetricians and Gynecologists. Practice Bulletin n.51. Chronic pelvic pain. Obstet Gynecol. 2004;103(3):589-605.

17 | Endometriose

Eduardo Schor
Alexander Kopelman
Hélio Sato
Marair Gracio Ferreira Sartori
Manoel João Batista Castello Girão

INTRODUÇÃO

A endometriose caracteriza-se pela presença de tecido semelhante à mucosa uterina fora do útero. Esses implantes são encontrados principalmente no peritônio, nos ovários e, em menor frequência, nas tubas, na serosa uterina e em sítios extragenitais (intestino, bexiga e pleura).

EPIDEMIOLOGIA

É diagnosticada em cerca de 40% das mulheres com dor pélvica crônica e em 30% das que apresentam infertilidade. A real prevalência da doença na população geral é desconhecida, visto que não há, ainda, estudos epidemiológicos abrangentes. Estima-se, porém, que a doença acometa ao redor de 10% das mulheres na menacma.

A prevalência da doença, bem como sua agressividade, tem aumentado alarmantemente, por motivos ainda obscuros, o que a torna cada vez mais um sério problema de saúde pública, que merece mais atenção dos serviços de saúde e da população de modo geral. Muitos pesquisadores especulam que o estilo de vida da mulher moderna, aliado a fatores ambientais, sejam os responsáveis por essa tendência.

ETIOPATOGENIA

A etiopatogenia da endometriose vem sendo estudada desde o final do século XIX, quando Iwanoff, em 1860, propôs que a transformação do mesotélio peritoneal em tecido endometrial, ou seja, a metaplasia celômica, seria a causa da doença. A teoria etiopatogênica descrita por Sampson, em 1925, foi, entretanto, mais aceita pelos estudiosos.

Esse autor postulou que o refluxo de células endometriais viáveis através das tubas, durante o período menstrual, era a causa da endometriose.

Sampson criou também outra teoria baseada na possibilidade da disseminação de células endometriais por meio de vasos linfáticos ou sanguíneos e, desse modo, explicava o aparecimento da moléstia em sítios distantes da pelve, como nos pulmões e na pleura.

Entretanto, no início da década de 1980, vários autores observaram tecido endometrial viável na pelve de cerca de 90% das mulheres que se submeteram à laparoscopia no período perimenstrual. Diante dessa revelação, a teoria da menstruação retrógrada isoladamente não poderia mais explicar a gênese da endometriose. Desde então, várias linhas de pesquisa têm procurado elucidar quais são os outros fatores envolvidos. Entre essas pesquisas, alterações imunológicas, cromossômicas e em células endometriais tópicas (Tabela 1) já foram descritas. Todavia, os mecanismos etiopatogênicos ainda permanecem obscuros. Acredita-se também que a dioxina, poluente ambiental universal, possa estar envolvida na gênese da doença, agindo de forma sinérgica e remetendo não somente à gênese como também à progressão da doença.

A influência dos esteroides sexuais na endometriose é estudada por vários autores. Trata-se de doença estrogênio-dependente, que afeta mulheres na menacma e que raramente é encontrada na pós-menopausa, exceto nas mulheres que recebem terapia hormonal. Demonstra-se, nos implantes endometriais, a presença de receptores para estrogênio e progesterona, bem como da enzima aromatase, responsável pela conversão de androstenediona e testosterona em estrona e estradiol.

TABELA 1 Alterações imunológicas, cromossômicas e em células endometriais tópicas

Alterações imunológicas
• Diminuição da citotoxicidade das células NK
• Aumento de secreção de citocinas por macrófagos peritoneais
• Presença de anticorpos antiendométrio
Alterações endometriais
• Resistência à progesterona
• Aumento de expressão de integrinas
• Maior capacidade de digestão da matriz extracelular
• Propriedade de induzir angiogênese
• Desordens do ciclo celular (maior proliferação e menor apoptose)
• Hiperexpressão da enzima aromatase
• Células-tronco mesenquimais
Alterações cromossômicas
• Polimorfismos nos genes da família CYP
• Polimorfismos nos genes que codificam os receptores de progesterona

LOCAIS DE IMPLANTAÇÃO

O tecido endometrial ectópico é encontrado com maior frequência na pelve e acomete, em ordem decrescente de prevalência, os ligamentos uterossacros, os ovários, a escavação retouterina, a escavação vesicouterina, os ligamentos largos, a serosa uterina e as tubas. O intestino é acometido em 5% das enfermas e o trato urinário, principalmente a bexiga, em 2% delas. A endometriose pulmonar e pleural é rara. A moléstia atualmente é dividida, dependendo de sua apresentação fenotípica, em endometriose peritoneal superficial ou profunda e ovariana (endometrioma).

QUADRO CLÍNICO

Assim como a etiopatogenia, as causas dos sintomas também não estão plenamente estabelecidas. A ocorrência da dismenorreia pode ser explicada pela queda da progesterona no início da fase menstrual, que leva à produção de diversas substâncias algógenas, como as prostaglandinas que, ao estimularem os nocirreceptores peritoneais, levam à dor cíclica. Já os implantes profundos, ou seja, com infiltração superior a 5 mm de profundidade, atuam fisicamente nesses receptores e, assim, contribuem para o sintoma álgico. Posteriormente, a síntese dessas substâncias pró-inflamatórias, associada à presença de áreas cruentas leva, em longo prazo, à formação de aderências que, por sua vez, podem ocasionar alterações da arquitetura pélvica e dores contínuas.

Quanto à infertilidade, nos casos de doença avançada, a distorção da anatomia pélvica por si só leva à dificuldade de concepção. Outros estudos mostraram que, independentemente da gravidade das lesões, as disovulias, como o folículo não roto, ambiente peritoneal hostil pelo processo inflamatório, má qualidade oocitária e alterações da motilidade tubária contribuem para a diminuição do potencial reprodutivo. Além disso, diversos estudos demonstraram que no endométrio das mulheres com endometriose há hipoexpressão de genes essenciais para a implantação embrionária, como o gene HOXA-10 e HOXA-11.

Geralmente, o diagnóstico de endometriose é confirmado entre a 3ª e a 4ª décadas de vida. No entanto, o tempo médio entre o início dos sintomas e a confirmação acontece em cerca de 8 anos, portanto, a doença tem seu início, frequentemente, na adolescência. Esse atraso diagnóstico decorre da não valorização adequada dos sintomas, tanto pela paciente quanto, em alguns casos, pelo médico. A maioria das doentes é nuligesta, pois a gestação e a lactação são períodos de mitigação dos níveis plasmáticos de estrogênio e de aumento da progesterona. Por outro lado, a menarca precoce, as malformações uterinas e a estenose do ósteo do colo uterino são fatores predisponentes.

Vale citar que nenhum estudo identificou, de maneira consistente, qualquer outro fator epidemiológico, associado ao surgimento da endometriose, como protetor ou predisponente à doença, como: raça, nível socioeconômico, uso de álcool, tabagismo, alterações do ciclo menstrual ou prática de exercícios físicos.

O principal sintoma da endometriose é a dor em cólica, progressiva, de forte intensidade, com irradiação para região lombar ou membros inferiores no período menstrual, ou seja, dismenorreia. Habitualmente, a dor cede com anti-inflamatórios ou analgésicos, mas, com a progressão da doença, o sintoma intensifica-se de modo que, em muitos casos, a paciente procura auxílio médico de urgência para alívio imediato do sintoma durante o catamênio.

Outros sintomas da afecção são dispareunia de profundidade decorrente do acometimento dos ligamentos uterossacros e infertilidade. Esses sintomas, juntamente com a dismenorreia, compõem a tríade clínica da endometriose. Em alguns casos, podem ser encontrados cistos ovarianos, denominados endometriomas. Dor à eliminação de gases (disquezia) e enterorragia no catamênio são sintomas observados em alguns casos. Podem haver, também, sintomas urinários, como disúria e hematúria recorrentes no período menstrual, que patenteiam a infiltração vesical pela endometriose.

O exame ginecológico pode evidenciar dor à mobilização do útero e nodulações nos ligamentos uterossacros e no fórnice vaginal posterior, que denunciam a infiltração profunda de implantes. O aumento do volume dos anexos pode ser decorrente de endometriomas. A relação entre a retroversão uterina e a endometriose não foi devidamente estabelecida, embora não seja infrequente em pacientes acometidas pela doença. Quando a retroversão é fixa, porém, a probabilidade de doença retrocervical é grande.

O acometimento do septo retovaginal é raro, devendo-se salientar que a doença profunda que atinge a escavação retouterina é distinta da doença do septo. O diagnóstico nessa localização é feito por meio de exame minucioso com toque vaginal e anal concomitante do septo retovaginal, palpando-se as nodulações dolorosas tanto pela vagina quanto pelo reto.

EXAMES SUBSIDIÁRIOS

No que se refere aos subsídios diagnósticos sustentou-se, durante muito tempo, que o diagnóstico da endometriose era possível apenas mediante estudo anatomopatológico de biópsia de lesão suspeita por laparoscopia. Contudo, dada a sua incidência cada vez maior e a limitação de proceder a laparoscopia em todas as pacientes com suspeita diagnóstica, bem como o caráter progressivo dos sintomas e das sequelas da doença na paciente com quadro clínico típico, sugere-se considerar o diagnóstico clínico e iniciar a terapêutica.

Inúmeros trabalhos já foram realizados com a finalidade de se obter, por meio de marcadores plasmáticos, a detecção da endometriose, porém, até o momento, nenhum deles logrou êxito na comprovação que permitisse sua utilidade clínica. Entre eles, o mais investigado foi o CA-125, mas, pela baixa sensibilidade (40%) e especificidade

(50%), seu uso tanto no diagnóstico diante da suspeita da moléstia quanto no rastreamento populacional é falho. Pondera-se que, em casos selecionados, possa ter alguma valia no acompanhamento de pacientes com a doença e apontar a possibilidade de recidiva; quando optado pela sua mensuração, deve-se fazê-la nos primeiros dias após o início do fluxo menstrual.

Métodos de imagem são importantes, não para o diagnóstico, mas para a programação terapêutica. Entre os métodos disponíveis, a ressonância magnética ou a ultrassonografia transvaginal após preparo intestinal são fundamentais diante da suspeita de endometriose profunda ou de acometimento de trato gastrintestinal e urinário, pois a observação de infiltração nas estruturas desses tratos possibilita melhor planejamento terapêutico. A ultrassonografia pélvica é de grande valia em caso de suspeita de endometrioma.

A laparoscopia deve ser indicada quando houver dúvida diagnóstica ou para o tratamento cirúrgico. A doença é observada na laparoscopia por várias evidências, como as lesões vermelhas, mais precoces e mais ativas, que evoluem para negras e, finalmente, para brancas, nas quais o componente fibrótico predomina. As aderências também fazem parte dos achados laparoscópicos e geralmente são firmes e vasculares, levando, em casos extremos, a obliterações das escavações retouterinas e vesicouterinas.

A laparoscopia também permite estadiar a doença, de acordo com classificação da American Society of Reproductive Medicine, modificada em 1996, a qual considera o número de implantes, sua profundidade e as aderências para obter a pontuação e, assim, aquilatar a afecção em 4 estádios, ou seja:

- mínima: estádio I;
- leve: estádio II;
- moderada: estádio III;
- grave: estádio IV.

É importante reiterar que o estádio guarda relação com o potencial de fertilidade e não com a intensidade do quadro clínico.

TRATAMENTO

Para o tratamento da endometriose, deve-se considerar a queixa principal da paciente, se infertilidade ou dor pélvica.

Assim, em pacientes que padecem da dor pélvica e sem desejo imediato de gestação, cuja principal suspeita diagnóstica seja a endometriose, deve-se avaliar o acometimento ovariano por endometrioma. Na ausência desse parâmetro, pode-se, antes da indicação cirúrgica, instituir tratamento clínico, com anticoncepcionais combinados (de preferência com doses baixas de estrogênios) ou progestagênios puros de forma contínua. Entre os disponíveis, nenhuma formulação mostrou vantagem sobre as demais. O tratamento deve ser mantido até que haja desejo de gestação. Em casos de falha de tratamento clínico, indica-se a laparoscopia.

Nos casos de falha do tratamento clínico, previamente à laparoscopia podem-se administrar os análogos do hormônio liberador de gonadotrofinas (a-GnRH) e, se após 6 meses os sintomas persistirem, a cirurgia deve ser indicada. Outras drogas outrora utilizadas, como o danazol e a gestrinona via oral, pelos efeitos colaterais, não são mais utilizadas. Recentemente foi proposto o uso da gestrinona via vaginal com menos efeitos colaterais, no entanto ainda com número insuficiente de estudos para que seja recomendado.

Foi recentemente aprovado pelo FDA o primeiro antagonista oral do GnRH, o elagolix, de uso diário. Os dados iniciais são bastante promissores, vale acompanhar os resultados finais de avaliação.

Em caso de desejo de gestação, vários elementos devem ser considerados, a fim de se delinear a melhor conduta. A idade, o tempo de infertilidade e a qualidade do sêmen, bem como o grau de ansiedade do casal, são fatores determinantes da conduta. O estádio da endometriose é apenas mais um dado que deve ser considerado. No entanto, há uma premissa nesses casos, segundo a qual o tratamento clínico não deve ser feito em mulheres com desejo de gestação.

O tratamento cirúrgico tem como base a remoção de todos os implantes visíveis da doença e associa-se a intervenções de restauração da arquitetura pélvica, como a lise de aderências e a exérese de endometriomas ovarianos.

Quando existe comprometimento intestinal ou urinário, as decisões devem ser pautadas na adequada avaliação da profundidade da invasão dos órgãos. Caso a doença acometa a camada muscular interna do intestino, a ressecção somente do nódulo pode não ser suficiente para erradicar toda a endometriose e, portanto, pela alta taxa de recidiva, sugere-se a ressecção do segmento envolvido.

Os procedimentos cirúrgicos neuroablativos, como secção dos ligamentos uterossacros e neurectomia pré-sacral, são de pouca valia. O tratamento com análogos do GnRH não deve ser indicado previamente à cirurgia, exceto nos casos de acometimento vesical nos quais a redução do tamanho do nódulo é importante para a preservação dos meatos ureterais.

O tratamento clínico pós-cirúrgico deve ser indicado, visto que, em estádios avançados da doença, é tecnicamente impossível a remoção de todos os implantes e a probabilidade de existirem implantes microscópicos é grande. Nessa circunstância, deve-se propor os análogos do GnRH, a fim de promover um ambiente peritoneal hipoestrogênico, com consequente atrofia dos implantes restantes e, assim, alcançar a complementação terapêutica.

Quanto aos análogos do GnRH, cabe recordar que foram sintetizados no início da década de 1980 e atuam bloqueando os receptores de GnRH na hipófise, impedindo a síntese de hormônio luteinizante (LH) e de hormônio folículo-estimulante (FSH) e, por consequência, inibindo a função ovariana, o que culmina em hipoestrogenismo semelhante ao encontrado na pós-menopausa. São inúmeras as formulações disponíveis, bem como as várias formas de administração (intramuscular, subcutânea e nasal). Podem ser aplicados diariamente (*spray* nasal), mensalmente ou trimestralmente, por não mais de 6 meses. Como efeitos colaterais, observam-se sinais e sintomas semelhantes aos encontrados no climatério, com destaque para os fogachos, as alterações psíquicas, a diminuição de libido, o hipotrofismo vaginal e, principalmente, a diminuição de massa óssea. Pequenas doses de estrogênios, porém, minimizam esses efeitos e inibe a perda de massa óssea, sem prejudicar a ação terapêutica do análogo de GnRH. Para esse fim, costumam-se prescrever estrogênios equinos conjugados de 0,3 a 0,625 mg/dia, estradiol 0,5 a 1,0 mg/dia ou tibolona a 2,5 mg/dia.

É importante alertar que, após a eliminação da doença peritoneal, caso a paciente retornar ao ciclo menstrual fisiológico, pode ocorrer recidiva da endometriose. Para a prevenção, desde que não haja desejo imediato de gestação, propõe-se induzir a amenorreia com contraceptivos hormonais de modo contínuo, preferindo-se o composto de etinilestradiol 0,003 mg e levonorgestrel 0,15 mg ou acetato de medroxiprogesterona de depósito 150 mg a cada 3 meses. Outra boa alternativa é o dispositivo intrauterino (DIU) contendo levonorgestrel, salientando que não deve ser colocado em mulheres com antecedentes de endometrioma, já que com esse dispositivo a ovulação não é suprimida. A propósito, o dienogeste (2 mg/dia) é ótima alternativa para combater a dor.

Nos casos de endometriose grave em mulheres com prole constituída que não tenham mais desejo reprodutivo, a histerectomia total pode ser indicada. A remoção dos ovários deve ser considerada com o intuito de se eliminar o estímulo estrogênico aos possíveis implantes remanescentes, uma vez que a preservação das gônadas possibilita a recidiva da afecção.

Outro ponto a ser considerado é que a dor pélvica de longa duração tem como consequência alterações osteomusculares, principalmente posturais, de modo que devem ser avaliadas e, se presentes, o tratamento fisioterápico deve ser instituído. Analogamente, a cronicidade da queixa pode remeter a transtornos emocionais, como ansiedade e depressão, que não podem ser negligenciados pelo ginecologista, muitas vezes requerendo intervenção medicamentosa e/ou psicoterápica.

A endometriose também pode surgir em cicatrizes cirúrgicas, comumente nas de cesarianas ou miomectomias. Manifesta-se por dor e nódulo que aumenta de volume durante o período menstrual. O tratamento é exclusivamente cirúrgico e consiste na remoção, com margem de segurança, de todo o tecido endometrial. Não há necessidade de tratamento clínico complementar, tampouco de prevenção de recidiva.

A manifestação ovariana da endometriose ocorre, às vezes, por meio de tumor cístico denominado endometrioma. A imagem ultrassonográfica é típica, notando-se cisto hipoecogênico com partículas em suspensão e o principal diagnóstico diferencial é o cisto de corpo lúteo hemorrágico. Com frequência, o endometrioma associa-se à endometriose profunda e, portanto, minuciosa investigação deve ser realizada previamente à indicação cirúrgica. Quando a paciente é sintomática ou o cisto apresenta sinais ultrassonográficos de crescimento, indica-se a cirurgia, que consiste na remoção da cápsula do endometrioma, de preferência por meio de laparoscopia. Nesses casos, não há benefício com o uso de análogos do GnRH previamente à cirurgia. Em endometriomas volumosos ou recidivantes ou, ainda, quando não há mais desejo reprodutivo, a ooforectomia é a melhor opção. Vale salientar que, em pacientes jovens e com desejo futuro de gravidez, deve-se manusear o ovário da forma mais criteriosa possível e usar o mínimo necessário de corrente elétrica, evitando, assim, danos ao parênquima sadio.

A transformação maligna da endometriose é evento raro. Acredita-se que possa ocorrer em apenas 1% das portadoras da doença, e o sítio de malignização mais usual é o ovário, em aproximadamente 75% das vezes, podendo existir, também, no septo retovaginal, de modo que o tratamento segue os mesmos preceitos do carcinoma de ovário.

BIBLIOGRAFIA

1. Abou-Setta AM, Al-Inany HG, Farquhar CM. Levonorgestrel-releasing intrauterine device (LNG-IUD) for recurrence of symptoms in women who have had surgery for endometriosis. Disponível em: http://www.cochrane.org/reviews/en/ab005072.html.2008.
2. Bazot M, Daraï E. Diagnosis of deep endometriosis: clinical examination, ultrasonography, magnetic resonance imaging, and other techniques. Fertil Steril. 2017 Dec;108(6):886-94.
3. European Society of Human Reproduction and Embryology. ESHRE Guideline for the diagnosis and treatment of endometriosis. Disponível em: http://guidelines.endometriosis.org/2013.
4. Hughes E, et al. Ovulation suppression for endometriosis. Disponível em: http://www.cochrane.org/reviews/en/ab000155.html. 2008.
5. Oosten KG, Diamond MP. Endometrium and endometriosis. Oxford: Blackwell Science Inc.; 1997.
6. Podgaec S. Endometriose. Coleção Febrasgo. Rio de Janeiro: Elsevier; 2014.
7. Royal College of Obstetricians and Gynecologists. Guidelines 2005. Disponível em: http://www.rcog.org.uk/resources/Public/pdf/initial_%20management_chronic_pelvic_pain41.pdf.2008.
8. Ugwumadu L, Chakrabarti R, Williams-Brown E, Rendle J, Swift I, John B, et al. The role of the multidisciplinary team in the management of deep infiltrating endometriosis. Gynecol Surg. 2017;14(1):15.
9. Vercellini P, Buggio L, Frattaruolo MP, Borghi A, Dridi D, Somigliana E. Medical treatment of endometriosis-related pain. Best Pract Res Clin Obstet Gynaecol.2018 Feb 15. pii: S1521-6934(18)30033-6.

18 | Afecções benignas do útero

Mariano Tamura Vieira Gomes
Gustavo Anderman Silva Barison
Rodrigo de Aquino Castro
Manoel João Batista Castello Girão

LEIOMIOMA UTERINO

O leiomioma uterino é um tumor monoclonal benigno, circunscrito, originado das células musculares lisas do miométrio.[1] Contém, além de células musculares, quantidade variável de tecido conjuntivo fibroso, sendo envolto por fina pseudocápsula de fibras musculares. Seu aspecto macroscópico é de um nódulo bem delimitado, na maioria das vezes arredondado e lobulado, trabeculado ou espiralado e de cor róseo-esbranquiçada. As suas características micro e macroscópicas podem alterar mediante processos degenerativos induzidos por suprimento sanguíneo insuficiente, principalmente em miomas muito volumosos. Nesses casos, podem ocorrer degenerações hialina, cística, gordurosa, calcificada, infecciosa, ou vermelha, também chamada de necrobiose asséptica, comum na gravidez e nas pacientes usuárias de contraceptivos hormonais.[2]

Epidemiologia

O leiomioma constitui o tumor pélvico feminino mais frequente, apresentando prevalência estimada entre 20% e 30% em mulheres de idade fértil e de 40% acima dos 40 anos.[2,3] É a principal indicação de histerectomias e sua incidência gira em torno de 12,8 por 1.000 mulheres/ano nos EUA; de fato, lá 175 mil histerectomias por leiomioma são realizadas a cada ano. Acomete, preferencialmente, negras (2 a 3 vezes mais que brancas), obesas e nulíparas, com frequência maior entre 30 e 50 anos.[3] Sua real incidência, porém, é de difícil avaliação, uma vez que parte significativa das pacientes é assintomática. Exames anatomopatológicos de úteros retirados por outras razões mostram que há presença concomitante de leiomiomas em até 77% dos casos.

Nas negras, os miomas costumam surgir precocemente, crescem mais rapidamente, atingem dimensões maiores e são mais sintomáticos, tendo seu pico de incidência entre 35 e 39 anos, portanto mais cedo do que nas brancas, com pico entre 40 e 44 anos. Hereditariedade e carga genética também atuam como fatores de risco, pois a presença de miomas em parentes de primeiro grau aumenta o risco de uma paciente adquirir doença em 2 vezes. Nesse sentido, estudos têm sido conduzidos para analisar a relação de alterações genéticas, como Progins, mutações nos genes *COMT, CYP 17* e dos receptores de estrogênio, entre outras, com o desenvolvimento do tumor, com enfoque maior naquelas ligadas à produção, ao metabolismo e à ação dos esteroides sexuais (estrogênio e progesterona), sabidamente envolvidos na gênese da doença.[4-6] Ainda quanto aos fatores de risco, observa-se que mulheres com peso superior a 70 kg apresentam chance de desenvolver mioma 3 vezes maior do que mulheres com peso inferior a 50 kg, fato que pode ser justificado pela maior conversão periférica nas células adiposas, de androgênios em estrogênios.

De outro lado, a multiparidade pode ser considerada um fator protetor, reduzindo o risco de desenvolvimento do mioma a cada gestação. Alguns acreditam que uma eventual isquemia miometrial durante a gestação possa atuar diminuindo a taxa de crescimento dos tumores e até reduzindo nódulos preexistentes. Essa hipótese, porém, ainda merece mais estudos. O uso de pílulas anticoncepcionais por 5 anos ou mais também é apontado como fator protetor (não deixa nascer mais nódulos), apesar do mecanismo biológico para tal efeito não estar esclarecido. Por fim, a literatura mostra que mulheres que fumam 10 cigarros por dia têm risco 18% menor de desenvolver leiomioma em relação àquelas que não fumam, atribuindo-se essa proteção ao efeito antiestrogênico do cigarro.[3]

Fisiopatologia

O desenvolvimento do mioma gira em torno de um processo de gênese e crescimento tumoral. A transformação neoplásica é o evento inicial, quando células miometriais que sofrem mutações somáticas perdem o controle do seu crescimento e apresentam um novo fenótipo. A partir de então, inicia-se o crescimento tumoral, mediado pelos esteroides sexuais, que atuam localmente e levam ao crescimento e à proliferação celular pela ligação aos seus receptores presentes no tumor.[7] Além dos esteroides sexuais, há ativação de proto-oncogenes e de fatores de crescimento, entre outros mecanismos.[3] O estrogênio tem sido classicamente considerado responsável pelo desenvolvimento do mioma, por estimular a produção de matriz extracelular e a neovascularização; entretanto, evidências bioquímicas, patológicas e clínicas mostram que a ação local da progesterona é que promove o crescimento tumoral e o bloqueio da apoptose. Dessa forma, estrogênio e progesterona agem em sinergia, estimulando a proliferação celular e o crescimento do tecido neoplásico.[4,7]

Um dado relevante nos miomas uterinos é que a resposta à privação hormonal é individual e diversa, ou seja, os tumores têm comportamentos diferentes de regressão, por conta de prováveis diferenças em sua vascularização, composição celular e comportamento biológico. É importante salientar que, até o momento, não são conhecidos inteiramente os mecanismos fisiopatológicos moleculares na formação do leiomioma uterino. Por isso, esse tema ainda é motivo de investigação.

Classificação

Os miomas podem ser corporais ou cervicais. Os corporais são mais frequentes (98%) e podem ser subdivididos em subserosos, intramurais e submucosos. Os cervicais (1,3%) podem ser subdivididos em supra e intravaginais. Existem ainda os miomas parasitas, que são aqueles que não estão ligados ao útero e recebem suprimento de outros órgãos ou estruturas.

Recentemente, a FIGO (Federação Internacional de Ginecologia e Obstetrícia) propôs uma nova classificação. Lesões submucosas pediculadas, totalmente intracavitárias, são chamadas de tipo 0. Os tipos 1 e 2 são submucosos com componente intramural, sendo o tipo 1 com menos de 50% e o tipo 2 com mais de 50% de penetração no miométrio. Lesões do tipo 3 são totalmente intramurais, mas estão justapostas ao endométrio. Lesões do tipo 4 são intramurais e estão completamente envoltas pelo miométrio, sem contato com a serosa ou a superfície endometrial. Miomas subserosos do tipo 5 têm mais de 50% de componente intramural, enquanto miomas do tipo 6 têm menos de 50%. Miomas do tipo 7 são subserosos pediculados. Por sua vez, lesões transmurais são classificadas de acordo com sua relação com o endométrio e, a seguir, de acordo com sua relação com a serosa (registram-se os dois tipos/números, separados por hífen). Por fim, miomas do tipo 8 são aqueles sem nenhuma relação com o miométrio, incluindo lesões cervicais e aqueles sem conexão direta com o útero, também chamados de miomas parasitas.

Quadro clínico

Aproximadamente metade das pacientes com mioma uterino é assintomática e o quadro clínico pode variar dependendo da localização, do tamanho e número de miomas, entre outros fatores. Os miomas subserosos muitas vezes não provocam sintomas. Quando muito volumosos, podem ser responsáveis por queixas de compressão nos sistemas digestório e urinário, com obstipação e/ou polaciúria, além de compressão da região lombossacral, gerando dor pélvica. Os tumores intramurais são responsáveis por sintomas menstruais, principalmente sangramento uterino abundante e dismenorreia. Em alguns casos, por meio de distorções da cavidade uterina ou de obstrução tubária, podem causar infertilidade. Por fim, os miomas submucosos costumam ser os mais sintomáticos, constituindo a forma hemorrágica por excelência. A presença de abaulamento endometrial gera atrito e sangramento, muitas vezes de grande monta, em qualquer fase do ciclo (sangramento intermenstrual). Além disso, a lesão endometrial pode comprometer a nidação do ovo, gerando infertilidade e abortamentos. Existe ainda uma situação em que o nódulo submucoso pode se exteriorizar pelo canal cervical e ficar preso à cavidade por um pedículo vascular, caracterizando o chamado mioma parido, que cursa com dor e sangramento agudos.

Tem-se, assim, que o principal sintoma causado pelos miomas uterinos, que acaba por comprometer seriamente a qualidade de vida das pacientes, é o sangramento uterino anormal (SUA), presente em suas diferentes formas em 80% dos casos sintomáticos.[1] O mecanismo do sangramento deve-se a uma somatória de fatores, dentre eles o aumento da superfície endometrial sangrante, a redução e a dificuldade da contratilidade miometrial pela presença dos nódulos, a estase venosa no endométrio adjacente ao mioma, além da maior produção de prostaciclinas, com prejuízo da vasoconstrição local.[8] O sangramento, quando intenso, pode levar a quadro de anemia, por vezes com necessidade de hemotransfusão. O mioma pode ainda cursar com outras manifestações clínicas menos frequentes, como quadros infecciosos (pós-torção ou degeneração), poliglobulia (decorrente de fístulas arteriovenosas ou eritropoiese local) e hipoglicemia (por provável ação local do fator de crescimento insulinoide do tipo 1).

Diagnóstico

O diagnóstico inicia-se com a avaliação das queixas previamente citadas, quando referidas na anamnese, assim como com exame físico geral e ginecológico bem conduzidos. Na propedêutica clínica, o útero aumentado de tamanho, com superfície irregular, de consistência fibroelástica e mobilidade látero-lateral ao exame de toque bimanual reforça a hipótese diagnóstica. Na propedêutica complementar, a ultrassonografia pélvica transvaginal e/ou transabdominal é o exame de imagem que confirma a presença de nódulos uterinos com aspecto característico. Trata-se do exame de escolha, por ser o que apresenta melhor custo-benefício: rápido, pouco invasivo, indolor e barato.

Mediante dúvida diagnóstica e necessidade de investigação adicional, pode-se lançar mão de outros exames de imagem, como a histeroscopia (no caso de leiomioma submucoso) e a ressonância magnética da pelve, exame de custo elevado, porém que pode trazer informações mais minuciosas e precisas do que a ultrassonografia, especialmente em úteros grandes, maiores que 375 cm³, ou com 4 ou mais miomas. Permite um mapeamento pélvico detalhado, com avaliação adequada do número de tumores, sua localização, sua relação com endométrio, miométrio e serosa e a presença de degeneração. O diagnóstico diferencial se faz com tumores anexiais, endometriose, adenomiose, neoplasia de endométrio, pólipos endometriais e gravidez, além do sarcoma uterino, cuja suspeita deve sempre ser levantada mediante crescimento tumoral rápido e sintomático, em especial na pós-menopausa ou depois dos 50 anos.

Tratamento

A conduta terapêutica nas pacientes com leiomioma do útero deve ser individualizada, levando-se em consideração idade, gravidade dos sintomas, achados físicos e laboratoriais, tamanho e localização dos nódulos, estado hormonal, desejo reprodutivo e comorbidades associadas.

Não existem tratamentos com resultados infalíveis e isentos de riscos ou complicações e, por isso, nem toda mulher com mioma deve ser tratada. Também por essa razão, tampouco se deve indicar tratamento com base apenas no volume uterino ou do mioma em pacientes assintomáticas. Como a morbimortalidade em cirurgias uterinas por indicações benignas em mulheres em idade reprodutiva supera os achados de malignidade em histerectomias por provável leiomioma (0,2% a 0,3% de risco de sarcoma uterino por cirurgia), a conduta expectante é uma opção em determinados casos, sendo inclusive a recomendação inicial para o acompanhamento de miomas assintomáticos. O tratamento profilático, com o intuito de evitar complicações futuras decorrentes dos leiomiomas, também não é recomendado, visto que não existem preditores confiáveis de progressão da doença.[9]

Mulheres com desejo reprodutivo e miomas submucosos e mulheres com compressão ureteral levando à hidronefrose, mesmo que assintomáticas, são exceções e devem ser adequadamente tratadas. Pacientes com sangramento uterino anormal, dor pélvica, dismenorreia, dispareunia ou sintomas compressivos são candidatas ao tratamento, que tem como principal objetivo o alívio sintomático. Infertilidade, complicações gestacionais pelo mioma e programação de reprodução assistida também são condições em que se pode indicar tratamento conservador (miomectomia), o que aumenta as chances de implantação nos casos em que há nódulos submucosos ou distorção da cavidade uterina por miomas intramurais.

Tratamento clínico

O tratamento clínico tem como objetivo o controle dos sintomas, podendo estar ou não associado à redução de volume dos miomas. Estudos sugerem que medicações poderiam promover adequado alívio sintomático em algumas mulheres, principalmente naquelas em que o sangramento uterino é a única manifestação clínica. Apresentam, contudo, eficácia limitada no tratamento dos miomas uterinos, uma vez que não promovem, na maioria das vezes, redução volumétrica dos tumores e do útero. De maneira geral, 75% das mulheres apresentam alguma melhora após um ano de tratamento clínico, porém grande parte delas acaba necessitando de tratamento complementar mais efetivo.[10]

Anti-inflamatórios não hormonais inibem a síntese de prostaciclinas e auxiliam no controle de distúrbios de sangramento leves a moderados, assim como da dismenorreia, podendo ser iniciados 1 dia antes do fluxo menstrual.[10,11] Agentes antifibrinolíticos, como o ácido tranexâmico, são amplamente utilizados em casos de sangramento uterino anormal, reduzindo esses sintomas. Contraceptivos hormonais orais combinados e contraceptivos à base de progestagênio são comumente utilizados no auxílio do controle do sangramento uterino anormal, promovendo redução do fluxo menstrual por atrofia endometrial. Estudos demonstram diminuição do sangramento, bem como aumento do hematócrito, após implante do sistema intrauterino liberador de levonorgestrel (SIU-LNG). Outra vantagem desse dispositivo é seu efeito contraceptivo em mulheres sem desejo reprodutivo imediato. Esteroides androgênicos, como a gestrinona, podem ser uma opção efetiva no tratamento dos leiomiomas sintomáticos em algumas mulheres, promovendo diminuição do seu volume e induzindo amenorreia, sem causar hipoestrogenismo. Entretanto, associam-se frequentemente a efeitos colaterais decorrentes do hiperandrogenismo, como acne, seborreia, hirsutismo e ganho ponderal, que podem culminar na não adesão ao tratamento e sua descontinuidade.

Análogos agonistas do GnRH (a-GnRH), como a gosserrelina, triptorrelina e leuprorrelina, podem reduzir em até 50% o volume do útero e dos leiomiomas após 3 meses de uso.[12] Essa classe de medicações atua inicialmente aumentando a liberação de gonadotrofinas (*flare up*), o que leva ao esgotamento e à dessensibilização dos receptores (*down-regulation*), culminando em estado de hipogonadismo hipogonadotrófico, clinicamente semelhante ao observado na menopausa. Os a-GnRH promovem, ainda, melhora dos sintomas álgicos, polaciúria, urgência miccional e noctúria. Porém, leiomiomas pediculados, calcificados ou com grande componente de tecido conjuntivo não respondem bem ao tratamento e permitem observar variação individual de resposta entre pacientes ou entre diferentes tumores na mesma pessoa. A má resposta pode ser explicada também por alterações sarcomatosas.

Os análogos do GnRH podem, ainda, induzir degeneração hialina, vermelha, necrose e a infiltração de células inflamatórias. São efeitos colaterais alterações no sono, ressecamento vaginal, instabilidade vasomotora com fogachos, cefaleia, mialgia, artralgia e alterações de humor. A principal e mais limitante complicação associada ao uso dos a-GnRH é a perda de densidade mineral óssea, irreversível com mais de 6 meses de uso, o que justifica a contraindicação da sua prescrição contínua e prolongada.

Diante do exposto, os análogos de GnRH devem ser utilizados preferencialmente no pré-operatório de casos selecionados, para redução do volume tumoral e/ou melhora dos níveis hematimétricos. Após suspensão da medicação, os leiomiomas e seus sintomas retornam gradativamente aos níveis pré-terapêuticos, fato que contraindica seu uso isolado.

Efeito terapêutico semelhante ao observado com o uso dos análogos agonistas do GnRH é observado com os análogos antagonistas do GnRH (cetrorelix, ganirrelix). Essa classe de medicações compete com o GnRH endógeno pela ligação à hipófise e, por isso, apresenta como principal vantagem o início rápido dos efeitos terapêuticos, sem o estímulo inicial (*flare up*) observado com o uso dos agonistas.[12] Inibidores de aromatase foram descritos como responsáveis pela diminuição volumétrica de miomas, bem como redução dos sintomas associados em mulheres na transição menopausal. Entretanto, o papel desses medicamentos no manejo do leiomioma uterino ainda necessita de esclarecimentos, principalmente no que diz respeito à duração do efeito terapêutico, além de risco e custo-efetividade. Como observou-se aumento do tamanho dos miomas relacionado aos níveis séricos de progesterona, moduladores seletivos dos receptores de progesterona (SPMR) foram apontados como possíveis candidatos no tratamento farmacológico do leiomioma uterino. Assim, podemos citar asoprisnil, mifepristona, telapristona e, mais recentemente, o acetato de ulipristal. Este último, por meio da ação em receptores no tecido miometrial e endometrial, diminui o volume tumoral sem efeito significativo nos níveis de estradiol. Além disso, os mecanismos relacionados à redução volumétrica dos leiomiomas provocados por tal medicação estariam relacionados à inibição de proliferação celular, indução de apoptose e facilitação da reorganização da matriz extracelular. Entre os efeitos adversos observados, destacam-se a elevação de creatinofosfoquinase (CPK), sem efeitos cardiovasculares associados e com reversão espontânea no seguimento.[13] Porém, recentemente, foram relatados casos de lesão hepática, incluindo insuficiência hepática aguda com necessidade de transplante de fígado, possivelmente associados ao acetato de ulipristal, de modo que o uso seguro dessa medicação carece de estudos adicionais.[14]

Tratamentos invasivos

Tratamentos invasivos visam a exérese tumoral, redução do seu volume, ou mesmo a retirada do órgão acometido. Podem ser cirúrgicos ou não cirúrgicos.

Histerectomia

A histerectomia consiste no tratamento definitivo para o leiomioma, apresentando eficácia bem estabelecida com resultados favoráveis na grande maioria das pacientes, quando bem indicada. É recomendada nos casos sintomáticos refratários a outros tratamentos, em mulheres com prole constituída que apresentem outras doenças associadas (tais como neoplasia intraepitelial cervical de alto grau, endometriose, adenomiose, hiperplasia endometrial ou risco elevado para neoplasia endometrial) e em mulheres sem desejo reprodutivo e com manifestações clínicas significativas e desejo de tratamento definitivo do quadro. Leiomiomas são a principal indicação de histerectomia, sendo responsáveis por 30% a 50% desses procedimentos.[15]

A morbidade associada à histerectomia deve ser considerada em pacientes cujo único sintoma é sangramento, ou que estão na transição menopausal, visto que, para essas, outras opções terapêuticas podem ser resolutivas (como o implante do SIU-LNG ou a ablação endometrial).

A histerectomia não interfere negativamente na função sexual, ocasionando melhora naquelas com sintomas significativos prévios à cirurgia. O procedimento pode ser realizado por laparotomia, laparoscopia ou via vaginal. Esta última, quando bem indicada, apresenta menor tempo cirúrgico, menor tempo de recuperação pós-operatória e custos

CAPÍTULO 18 AFECÇÕES BENIGNAS DO ÚTERO **183**

mais baixos. Por sua vez, a via laparoscópica permite investigação de afecções pélvicas associadas e revisão meticulosa da hemostasia, devendo ser considerada em casos de úteros com menor mobilidade, menos acessíveis ou diante da suspeita de doença inflamatória pélvica, endometriose ou doenças anexiais. A via laparotômica é indicada nos casos de úteros volumosos, mas vale ressaltar que a escolha da via cirúrgica depende também da experiência da equipe cirúrgica e da estrutura hospitalar. Complicações intraoperatórias, como trauma de ureter, vesical ou de alças intestinais ocorrem em 1% a 2% dos casos.[15,16]

Miomectomia

É o tratamento conservador indicado para excisão tumoral e a principal técnica para mulheres com desejo reprodutivo. Por outro lado, quando não se objetiva a preservação da fertilidade, a miomectomia pode ser associada à ablação endometrial, otimizando o controle do sangramento uterino. Deve ser sempre precedida pela avaliação do número, tamanho e localização dos nódulos, além da mobilidade uterina e de condições associadas na pelve, como a presença de outras enfermidades. Leiomiomas submucosos são candidatos à miomectomia histeroscópica. A laparotomia é a via de acesso clássica para a exérese dos miomas subserosos ou intramurais, mas procedimentos laparoscópicos e laparoscópicos robô-assistidos têm evidência de resultados favoráveis e são a via de escolha, sempre que possível. Leiomiomas paridos podem ser removidos por via vaginal, com torção do seu pedículo. Acredita-se que uma avaliação pré-operatória adequada, seguida da remoção do maior número possível dos miomas, seja fundamental para diminuir as recidivas. A prescrição de análogos do GnRH no pré-operatório deve ser avaliada caso a caso.

As principais complicações decorrentes do procedimento são hemorragia intra e pós-operatória, formação de aderências pélvicas, sinéquias intrauterinas e ruptura uterina no 3° trimestre ou durante trabalho de parto em gestação subsequente, de modo que a via de parto indicada pós-miomectomia é a cesariana. Essas complicações estão diretamente relacionadas ao número de leiomiomas retirados. A taxa de recorrência com necessidade de novo tratamento mantém-se ao redor de 20% a 30% em 5 anos, com indicação de histerectomia em 8% das pacientes. Esse risco é menor quando apenas um mioma está presente e é removido.[17] Os índices de gestação pós-miomectomia em casais previamente inférteis situam-se em torno de 50%, sendo aproximadamente 70% para pacientes sem outros componentes de infertilidade associados (85% de gestações espontâneas) e 33% a 45% quando existe concomitância de outros fatores relacionados à infertilidade (39% de gestações com auxílio de reprodução assistida). A taxa de abortamento é semelhante à da população geral, aproximadamente 20%.[18]

Embolização das artérias uterinas (EAU)

A EAU é uma alternativa conservadora e minimamente invasiva para tratamento dos miomas sintomáticos, com obstrução do suprimento sanguíneo do tumor, que se faz com a injeção de partículas de polivinil-álcool, microesferas ou esponjas nas artérias uterinas e seus ramos. Essa técnica reduz o volume dos miomas em 30% a 46% e as pacientes referem alívio dos sintomas em 75% a 90% dos casos.[19] As complicações mais comuns são leves, como hematomas no sítio de punção, dor abdominal pós-embolização por necrose tecidual, mialgia, leucocitose e febre, mas podem ocorrer endometrite, piometra ou trombose arterial, entre outros eventos maiores. É importante frisar que pacientes com úteros muito volumosos ou com grande número de miomas costumam se beneficiar menos da EAU, ainda que o consumo de partículas seja bem grande.[19,20] Nesse procedimento não há envio de material para exame anatomopatológico.

Recidivas ou refratariedade dos sintomas ocorrem em 25% a 30% dos casos em 5 anos, com necessidade de novos tratamentos. Estudos mostram a ocorrência de gravidez e parto pós-embolização; no entanto, os estudos que comparam os benefícios da EAU aos da miomectomia, avaliando riscos, benefícios e impacto sobre a fertilidade, demonstram melhor taxa de gravidez, menor índice de abortamento e maior número de nascidos vivos com a miomectomia. Deve-se destacar também alguns relatos de amenorreia e de insuficiência ovariana prematura após EAU, ocorrências inadvertidas, cuja incidência pode diminuir com o aperfeiçoamento da técnica.

Por fim, ressalta-se que as séries que registraram gestações após o procedimento não tomaram como base populações previamente inférteis e, portanto, não se pode aferir melhora da fertilidade a partir dos seus resultados. A EAU também pode ser utilizada em casos extremos como medida de exceção, no pré-operatório de miomectomias muito desafiadoras, como ferramenta para tentar facilitar o acesso cirúrgico. No entanto, a EAU está formalmente contraindicada nos casos de leiomiomas submucosos pediculados, pelo risco de isquemia, infecção e até sua expulsão.[20] Vale lembrar que a presença de adenomiose associada pode contribuir para menor sucesso do tratamento.

Ultrassom focalizado guiado por ressonância magnética (ExAblate®)

Trata-se de método que emprega feixes ultrassônicos de alta intensidade (500 a 700 W/cm^2) direcionados temporariamente a um ponto do tumor, levando a aumento da temperatura (55°C a 90°C) e necrose coagulativa no tecido-alvo. É denominado também HIFU (*high-intensiy focused ultrasound*). Estudos iniciais mostraram que 71% das mulheres apresentaram melhora significativa dos sintomas e redução tumoral após 6 meses e 50% após um ano. Houve, entretanto, necessidade de complementação com tratamento cirúrgico em 21% das pacientes avaliadas. Foram encontrados efeitos colaterais leves, como febre, dor abdominal, náusea, dor lombar ou em membros inferiores, infecção urinária ou genital, além da possibilidade de queimaduras na pele (principalmente em cicatrizes). Deve-se estar sempre atento a nódulos próximos ao intestino ou à bexiga, pelo risco de lesão térmica.[21]

Há relatos de gestação com sucesso pós-tratamento, porém a literatura ainda é escassa a esse respeito e, assim, não se recomenda esse tratamento para mulheres com desejo reprodutivo, a não ser em protocolos de pesquisa devidamente aprovados.

Leiomioma uterino e gestação

Gestações associadas a leiomiomas uterinos possuem maior chance de complicações, como abortamento, gravidez ectópica, trabalho de parto prematuro, descolamento prematuro de placenta, inserção baixa de placenta e apresentação fetal anômala. A degeneração tumoral (necrobiose asséptica) ou a torção de leiomiomas subserosos pediculados durante a gestação e o puerpério podem ocasionar dor aguda.

A conduta é usualmente expectante ou clínica, com analgesia e observação, ficando o tratamento cirúrgico reservado aos casos com evolução desfavorável. Na ausência de contraindicações obstétricas, a via de parto preferencial é a vaginal. Quando por ocasião de cesariana, a miomectomia concomitante não é recomendada e permanece restrita a casos excepcionais, pelo maior risco de sangramento.

Leiomioma uterino na pós-menopausa

Por se tratar de tumor hormônio-dependente, espera-se redução volumétrica do leiomioma na pós-menopausa. O uso de terapia hormonal, a depender da dose utilizada, pode associar-se ao crescimento tumoral, sem, na maioria das vezes, causar repercussões clínicas, não constituindo contraindicação absoluta. O uso de estrogênios em baixa dose, bem como tibolona e raloxifeno, não aumenta o volume do leiomioma. É digno de nota que a terapia hormonal não eleva o risco de leiomiossarcoma. Além disso, o sangramento na pós-menopausa deve ser sempre investigado, independentemente da presença de leiomiomas, sendo mandatória a exclusão de outras causas, como a neoplasia endometrial.

Considerações finais

Diante de sua natureza benigna, o leiomioma do útero apresenta, de modo geral, bom prognóstico. Assim, a análise crítica e a seleção do procedimento adequado para cada caso proporcionam maior satisfação e resultados apropriados.

PÓLIPOS UTERINOS

Define-se como pólipo uterino a hiperplasia tecidual localizada, associada a eixo conjuntivo vascular e coberta por epitélio, que pode variar entre escamoso, escamocolunar ou colunar. O número de vasos presentes no estroma conjuntivo também é variável. São classicamente divididos em endometriais ou endocervicais, a depender da sua origem: cavidade uterina e superfície endometrial ou canal endocervical, respectivamente.

Pólipo endocervical

Pólipos endocervicais são tumores inflamatórios originados de dobras hiperplásicas que envolvem o epitélio e a lâmina própria do canal cervical. Seu epitélio é composto por células cilíndricas glandulares. Habitualmente, originam-se no canal endocervical, embora possam ser provenientes do óstio externo da cérvice uterina. Ocorrem mais frequentemente na menacma, com maior incidência após os 40 anos, e sua etiologia é incerta. Acredita-se que inflamação crônica do canal cervical e fatores hormonais, como o estímulo estrogênico, possam estar associados ao seu desenvolvimento.[22] A endocervicite poliposa é importante diagnóstico diferencial, na qual observa-se ausência de eixo vascular definido.

Os pólipos endocervicais podem ser identificados ao exame físico especular, em que são visualizados como estruturas lobulares ou em forma de gota, de coloração avermelhada, arroxeada ou pálida, a depender da vascularização e congestão vascular. Não costumam ultrapassar 3 cm de comprimento, embora sejam descritos pólipos que alcançam toda a vagina e o seu introito. Geralmente são únicos, mas podem ser múltiplos. O pedículo vascular é longo e fino, sendo menos frequentes os pólipos endocervicais com pedículos curtos e sésseis.

A colposcopia possui maior acurácia diagnóstica quando comparada ao exame especular: pólipos endocervicais são achados em aproximadamente 2% das pacientes submetidas a esse exame.[23] Pólipos endometriais podem estar associados em até 30% dos casos, não raro sendo confundidos com os pólipos endocervicais, pela dificuldade em se localizar a inserção exata do pedículo vascular.[22,23]

Pólipos endocervicais podem ser recorrentes em algumas mulheres, sendo achados incidentais em exames de rotina. Na maioria das vezes, são assintomáticos, mas podem ser causa de sangramento ao coito, dor pélvica do tipo cólica e secreção cervical. Em gestantes, podem aumentar de tamanho e sangrar com facilidade.

Quando sintomáticos, grandes (com mais de 3 cm de diâmetro), ou de aparência atípica, os pólipos endocervicais devem ser removidos. A polipectomia pode ser facilmente realizada ambulatorialmente por meio de torção do pólipo no nível do seu pedículo, com pinça de biópsia ou de apreensão. Caso seja visível, a inserção do pedículo pode ser coagulada, de modo a diminuir sangramento e chance de recorrência. A análise anatomopatológica do pólipo excisado é mandatória, embora a ocorrência de malignidade seja rara.

Pólipo endometrial

Pólipos endometriais estão entre as causas mais frequentes de sangramento uterino anormal em mulheres na menacma e na perimenopausa. Sua prevalência chega a 10% a

15% em mulheres assintomáticas, sendo maior entre aquelas com queixa de sangramento uterino anormal, com prevalência estimada de 20% a 30%.[22]

Caracterizam-se por projeções focais da mucosa uterina, nutridas por eixo conjuntivo vascular recoberto por epitélio atrófico, hiperplásico ou funcionante – característica que classifica o pólipo endometrial. Seu estroma é fibroso e os vasos têm parede espessa. Podem ser pediculados ou sésseis, únicos ou múltiplos, variam de poucos milímetros a até 5 a 6 cm e podem se desenvolver em qualquer localização da cavidade uterina. Diversos mecanismos moleculares foram propostos para justificar o desenvolvimento dos pólipos endometriais, desde hiperplasia endometrial monoclonal, hiperexpressão de aromatase no endométrio ou mesmo mutações gênicas, mas acredita-se que sua etiologia seja multifatorial.[23]

Pólipos atróficos exibem epitélio colunar baixo e glandular cuboide e originam-se de pólipos hiperplásicos ou funcionais, sendo mais frequentes na pós-menopausa. Pólipos funcionais acompanham a histofisiologia endometrial. Por sua vez, pólipos hiperplásicos apresentam proliferação endometrial em intensidade variável, podendo exibir atipias celulares, correspondendo ao endométrio hiperplásico atípico focal. De maneira análoga ao endométrio, originam-se em resposta ao estímulo estrogênico. A hiperplasia pode estar presente apenas no pólipo, estando o restante do revestimento endometrial com aspecto proliferativo ou até mesmo atrófico. Não há, portanto, obrigatoriedade de consonância histológica entre o pólipo e o endométrio adjacente.

Como apresentam receptores hormonais em sua estrutura, a maioria dos fatores de risco para o desenvolvimento do pólipo endometrial envolve atividade e/ou níveis elevados de estrogênio endógeno ou exógeno. Seus mecanismos fisiopatológicos incluem maior sensibilidade focal da mucosa ao estímulo estrogênico – possivelmente pelo maior número local de receptores desse hormônio. Entre os fatores de risco associados ao desenvolvimento dos pólipos endometriais estão o uso de estrogênios ou substâncias estrogênio-agonistas, como tamoxifeno, terapia estrogênica na pós-menopausa, obesidade e outros componentes da síndrome metabólica (resistência insulínica e dislipidemia). Mulheres com síndrome de Lynch ou com síndrome de Cowden também possuem risco aumentado para desenvolver pólipos endometriais.[24]

A maioria dos pólipos endometriais é assintomática, sendo diagnosticada como achado incidental na presença de células endometriais em citologia cervical, na avaliação de infertilidade ou em exames de imagem. O principal sintoma associado é o sangramento uterino anormal, presente em 64% a 88% das mulheres com pólipos endometriais sintomáticos.[23] É válido ressaltar que mulheres com sangramento uterino anormal devem ser sempre submetidas à avaliação para excluir leiomioma submucoso, hiperplasia endometrial, carcinoma de endométrio e sangramento uterino não estrutural, que estão entre os principais diagnósticos diferenciais dos pólipos endometriais.

A maior parte dos pólipos endometriais é diagnosticada pela ultrassonografia pélvica transvaginal. Outros exames que podem auxiliar no diagnóstico são a histeroscopia e a ressonância magnética. O teste de progesterona também é útil, administrando-se acetato de medroxiprogesterona, 10 mg/dia, por 10 dias. Diante de ausência de sangramento pós-medicação ou da manutenção da espessura aumentada do eco endometrial, o diagnóstico mais provável é pólipo endometrial. A confirmação diagnóstica é possível com biópsia ambulatorial e análise histopatológica. Tal avaliação é importante, uma vez que os pólipos, principalmente aqueles com hiperplasia atípica, podem raramente sofrer transformação carcinomatosa. Além disso, adenocarcinomas endometriais podem ser polipoides. A diferenciação histopatológica dessas condições depende da presença de células malignas na base do pólipo: quando presentes, trata-se de carcinoma polipoide primário. Se ausentes na base e presentes em sua extremidade, trata-se de pólipo com transformação maligna, situação em que há maior possibilidade de sangramento, decorrente do aumento da vascularização local.

A grande maioria dos pólipos endometriais é benigna e a prevalência de pólipo endometrial associado à malignidade varia de 0,5% a 3%.[25,26] Uma revisão sistemática com metanálise evidenciou que a incidência de pólipos malignos ou hiperplásicos é maior em mulheres na pós-menopausa e naquelas que apresentam sangramento, quando comparadas às mulheres na menacma e às sem sangramento, respectivamente.[26] Tais fatores de risco são os mesmos demonstrados no câncer de endométrio. É importante discutir sobre o risco real de transformação maligna dos pólipos endometriais, visto que há estudos que mostram associação dessas lesões ao câncer. Alguns autores mostram que, nas pacientes que têm pólipos, a probabilidade de desenvolver adenocarcinoma é duas vezes maior do que em outras mulheres. Sendo assim, os pólipos funcionariam como marcadores de risco de futuro câncer endometrial ou como verdadeiras lesões sentinelas.[26]

Tratamento

Na impossibilidade de tratar clinicamente pólipos preexistentes, terapêuticas que diminuem o risco do aparecimento de novos pólipos estão em evidência, como é o caso do uso de SIU-LNG (sistema intrauterino liberador de levonorgestrel) em mulheres que utilizam tamoxifeno. O tratamento cirúrgico do pólipo endometrial consiste na polipectomia histeroscópica. Essa remoção cirúrgica objetiva tratar os sintomas e obter material para análise histológica.

Entretanto, a necessidade de remoção sistemática tem sido questionada, visto que, conforme previamente exposto, os pólipos são achados incidentais em 5% a 15% das mulheres, em sua maioria são benignos e boa parte regride espontaneamente. É consenso que pólipos endometriais sintomáticos devem ser excisados. Nesses casos, a polipectomia objetiva o alívio dos sintomas e a detecção de eventual carcinoma, uma vez que os pólipos sintomáticos são mais frequentemente associados à malignidade.

O manejo de pólipos assintomáticos depende da probabilidade de malignidade em cada caso. Sugere-se a remoção de pólipos assintomáticos em mulheres que possuam fatores de risco para hiperplasia endometrial ou câncer de endométrio: idade aumentada, uso de estrogênio isolado, uso de tamoxifeno, menarca precoce, menopausa tardia (após os 55 anos), nuliparidade, anovulação crônica, obesidade, *diabetes mellitus*, tumor secretor de estrogênio, síndrome de Lynch, síndrome de Cowden, história familiar de câncer de endométrio, ovário, mama ou câncer colorretal. Na ausência de tais fatores, a polipectomia deve ser realizada na presença de algum dos seguintes achados: pólipo com diâmetro acima de 1,5 cm, múltiplos pólipos ou pólipo exteriorizando-se pela cérvice uterina. Evidências do impacto da remoção do pólipo endometrial em mulheres com infertilidade são limitadas, entretanto, existe uma tendência a se realizar polipectomia também nesses casos. Diante da opção por polipectomia histeroscópica, há melhora dos sintomas em 75% a 100% dos casos, de acordo com estudos de seguimento de até 52 meses.[27]

Considerações finais

Estudos adicionais são necessários para permitir melhor compreensão etiológica, histológica e do potencial oncogênico dos pólipos uterinos, bem como dos reais benefícios da sua remoção, incluindo resolução dos sintomas associados ao sangramento uterino anormal e detecção precoce ou prevenção de neoplasias endometriais malignas.

REFERÊNCIAS BIBLIOGRÁFICAS

1. Parker WH. Etiology, symptomatology, and diagnosis of uterine myomas. Fertil Steril. 2007;87(4):725-36.
2. Agency for Healthcare Research and Quality. Management of uterine fibroids. Summary, evidence report/technology assessment: number 34. Rockville, MD: AHRQ Publication; 2001. N. 01-E051. Disponível em: www.ahrq.gov/clinic/epcsums/utersumm.htm.
3. Gomes MTV, Castro RA, da Silva IDCG, Baracat EC, de Lima GR, Girão MJBC. Análise da patogênese do leiomioma do útero. Femina. 2006;34(6):381-7.
4. Gomes MTV, Castro RA, Villanova FE, da Silva IDCG, Baracat EC, de Lima GR, et al. The progesterone receptor gene polymorphism, PROGINS, may be a factor related to the development of uterine fibroids. Fertil Steril. 2007;87(5):1116-21.
5. Barão MA, Oliveira E, Gomes MTV, da Silva ID, Sartori MG, Girão MJ, et al. The role of MSP I CYP1A1 gene polymorphism in the development of uterine fibroids. Fertil Steril. 2010;94(7):2783-5.
6. Oliveira E, Castro RA, Gomes MTV, Silva IDCG, Baracat EC, Lima GR, et al. Role of glutathione S--transferase (GSTM1) gene polymorphism in development of uterine fibroids. Fertil Steril. 2009;91(4):1496-8.
7. Marsh EE, Bulun SE. Steroid hormones and leiomyomas. Obstet Gynecol Clin North Am. 2006;33(1):59-67.
8. Silva RO, Gomes MTV, Castro RA, Bonduki CE, Girão MJ. Uterine fibroid symptom – quality of life questionnaire translation and validation into Brazilian Portuguese. Rev Bras Gineco Obstet. 2016;38(10)518-23.
9. Rackow BW, Arici A. Options for medical treatment of myomas. Obstet Gynecol Clin North Am. 2006;33(1):97-113.

10. Olive DL, Lindheim SR, Pritts EA. Non-surgical management of leiomyoma. Curr Opin Obstet Gynecol. 2004;16:239-43.

11. Marret H, Fritel X, Ouldamer L, Bendifallah S, Brun JL, De Jesus I, et al. Therapeutic management of uterine fibroid tumors: updated French guidelines. Eur J Obstet Gynecol Reprod Biol. 2012;165:156-64.

12. Surrey ES, Hornstein MD. Prolonged GnRH agonist and add-back therapy for symptomatic fibroids: long-term follow-up. Obstet Gynecol. 2002;99(5 Pt 1):709-19.

13. Simon JA, Catherino W, Segars JH, Blakesley RE, Chan A, Sniukiene V, et al. Ulipristal acetate for treatment of symptomatic uterine leiomyomas: a randomized controlled trial. Obstet Gynecol. 2018;131(3):431-9.

14. Loews R. EU regulators to review fibroid drug for possible liver risk. December 01, 2017.

15. Simms-Stewart D, Fletcher H. Counselling patients with uterine fibroids: a review of the management and complications. Obstet Gynecol Int. 2012;2012:539365.

16. Wong FWS, Lim DCE. Factors influencing the choice of hysterectomy approach for the management of fibroid uterus. Gynecology and Minimally Invasive Therapy. 2013;2(2):61-4.

17. Sirkeci RF, Belli AM, Manyonda IT. Treating symptomatic uterine fibroids with myomectomy: current practice and views of UK consultants. Gynecol Surg. 2017;14:11.

18. Sudik R, Hüsch K, Steller J, Daume E. Fertility and pregnancy outcome after myomectomy in sterility patients. Eur J Obstet Gynecol Reprod Biol. 1996;65:209-14.

19. Bernardo A, Gomes MTV, Castro RA, Girão MJ, Bonduki CE, Yokohama CA. Impact of the myoma arterial embolization by uterine volume, diameter myoma greater and in the ovarian function. Rev Bras Ginecol Obstet. 2011;33(8):201-6.

20. Usadi RS, Marshburn PB. The impact of uterine artery embolization on fertility and pregnancy outcome. Curr Opin Obstet Gynecol. 2007;19(3):279-83.

21. Stewart EA, Gedroyc WMW, Tempany CMC, Quade BJ, Inbar Y, Ehrenstein T, et al. Focused ultrasound treatment of uterine fibroid tumors: Safety and feasibility of a noninvasive thermoablative technique. Am J Obstet Gynecol. 2003;189(1):48-54.

22. Clark TJ, Stevenson H. Endometrial Polyps and Abnormal Uterine Bleeding (AUB-P): What is the relationship, how are they diagnosed and how are they treated? Best Pract Res Clin Obstet Gynaecol. 2017;40:89-104.

23. Salim S, Won H, Nesbitt-Hawes E, Campbell N, Abbott J. Diagnosis and management of endometrial polyps: a critical review of the literature. J Minim Invasive Gynecol. 2011;18(5):569-81.

24. Bueloni-Dias FN, Spadoto-Dias D, Delmanto LR, Nahas-Neto J, Nahas EA. Metabolic syndrome as a predictor of endometrial polyps in postmenopausal women. Menopause. 2016;23(7):759-64.

25. Papadia A, Gerbaldo D, Fulcheri E, Ragni N, Menoni S, Zanardi S, et al. The risk of premalignant and malignant pathology in endometrial polyps: should every polyp be resected? Minerva Gynecol. 2007;59(2):117-24.

26. Lee SC, Kaunitz AM, Sanchez-Ramos L, Rhatigan RM. The oncogenic potential of endometrial polyps: a systematic review and meta-analysis. Obstet Gynecol. 2010;116(5):1197-205.

27. Nathani F, Clark TJ. Uterine polypectomy in the management of abnormal uterine bleeding: A systematic review. J Minim Invasive Gynecol. 2006;13:260-8.

Acupuntura em Ginecologia | 19

Roberto Zamith
Jou Eel Jia
Lidia Slavik
Lia Mitsue Ota
Marair Gracio Ferreira Sartori

INTRODUÇÃO

Acupuntura é a técnica da Medicina Tradicional Chinesa (MTC) mais difundida no ocidente. A inclusão de um capítulo referente a essa técnica, neste livro, deve-se ao fato de o Departamento de Ginecologia da Universidade Federal de São Paulo (Unifesp) possuir um setor de Acupuntura, onde algumas mulheres têm suas ginecopatias tratadas com essa prática.

A MTC sustenta-se em quatro grandes pilares: acupuntura, fitoterapia, dietoterapia (Shu-Shieh) e práticas corporais, como Lien Chi, Tai Chi Chuan, Lian Gong e Chi Gong, além das técnicas de massagem (Tui-Na e Suo Chi).

A introdução da acupuntura no ocidente está vinculada à fundação da Companhia das Índias Ocidentais, em 1602. Como foram os jesuítas que trouxeram os relatos dessa técnica para a Europa, utilizou-se um termo derivado do latim (*acus*, que significa agulha, e *puncture*, que significa pontuar, perfurar) ao invés de San Shio (agulha e fogo), termo utilizado na China para designá-la. Apesar de esse conhecimento ter chegado ao ocidente no início do século XV, permaneceu em esquecimento até 1939, ano em que Soulié de Morant, diplomata francês que servia na China, publicou a obra *L'Acupuncture Chinoise*. O isolamento do mundo ocidental propiciou um distanciamento da forma de raciocínio e linguagem da nossa cultura que persiste até os dias atuais.

No Brasil, a acupuntura é reconhecida pelo Conselho Federal de Medicina (CFM) desde 1995 e, a partir de 1998, passou a ser integrante do Conselho de Especialidades da Associação Médica Brasileira (AMB). Desde dezembro de 2001, a acupuntura participa do rol de especialidades médicas normatizadas pelo CFM, pela AMB e pela Comissão Nacional de Residência Médica (CNRM).

Classicamente, a acupuntura consiste na inserção de agulhas delgadas através da pele em locais específicos do organismo, os quais são denominados pontos de acupuntura ou acupontos. Atualmente, além do agulhamento propriamente dito, há outras técnicas de estimulação dos acupontos, como a digitopressão e outras mais sofisticadas que empregam eletroestimulação ou *laser*.

De acordo com a teoria médica chinesa Qi e Xue, energia e sangue fluem pelo organismo através de discretos canais e vasos denominados meridianos. Nessas vias principais, há pontos que permitem a manipulação e o ajuste terapêutico da energia que está em trânsito. Assim, é facultado ao acupunturista que envie mais ou menos energia ao organismo como um todo ou a uma determinada área. É possível, também, direcionar o Qi, o Xue e o Tin/Ye (fluidos corpóreos) e acelerar, acalmar ou, ainda, aquecer e esfriar o fluxo desses humores.

É difícil para a mente ocidental aceitar que os bons resultados obtidos com a acupuntura estão ligados à remoção de obstruções do fluxo de Qi e de sangue ao longo dos meridianos, pois, para os ocidentais, essa é uma hipótese um tanto vaga. Assim, ainda hoje, muitos consideram a acupuntura como uma prática mística e sem base científica. Todavia, graças aos avanços obtidos com pesquisas, que tornaram compreensíveis à mentalidade ocidental os mecanismos envolvidos pelas técnicas de acupuntura, esse pensamento vem se modificando.

BASES CIENTÍFICAS

Numerosos estudos em animais e em seres humanos têm demonstrado que a acupuntura pode produzir múltiplas respostas biológicas. Essas respostas podem ocorrer localmente, isto é, no ponto de aplicação ou próximo a ele, ou a distância, mediadas por neurônios sensoriais que as levam às várias estruturas do sistema nervoso central, podendo ativar vias que afetam vários sistemas fisiológicos no cérebro e/ou na periferia cerebral.

Tem sido dada especial atenção ao papel dos opioides endógenos na analgesia pela acupuntura. Evidências consideráveis suportam a afirmação de que peptídeos opioides são liberados durante a acupuntura e que os efeitos analgésicos dessa técnica são, ao menos parcialmente, explicados pelo mecanismo opioidérgico. Os antagonistas opioides, como a naloxona, revertem ou abolem, na maioria das vezes, a analgesia induzida pela acupuntura, reforçando a afirmativa anterior.

A estimulação pela acupuntura pode, também, ativar o hipotálamo e a hipófise, o que possibilita um amplo espectro de efeitos sistêmicos. Alterações na secreção de neurotransmissores, neurormônios e mudanças na regulação do fluxo sanguíneo, tanto central quanto perifericamente, têm sido muito documentadas. Há, também, evidências de alterações nas funções imunes produzidas pela acupuntura.

Nos seres humanos nos quais a dor é aliviada pela acupuntura, observa-se aumento de betaendorfina no líquido cefalorraquidiano (LCR). Recentemente, foi demonstrado que os animais que não reagem à acupuntura começam a responder ao tratamento após a administração de D-fenilalanina, substância capaz de inibir a enzima que degrada a metencefalina. É possível que diferenças nos mecanismos enzimáticos dos ratos que respondem ou não à acupuntura possam explicar esse fenômeno em humanos. Ademais, as pessoas que não respondem à morfina para alívio da dor nociceptiva parecem ter diferenças nos mecanismos enzimáticos para sua glucoronização.

Do ponto de vista da neurofisiologia moderna, as informações mais fundamentais sobre a acupuntura talvez tenham sido fornecidas por meio dos experimentos que demonstraram que essa técnica é ineficaz quando aplicada em área cujo suprimento nervoso tenha sido bloqueado por anestésicos locais, demonstrando que o efeito da acupuntura é conduzido ao longo dos nervos.

ACUPONTOS

Os acupontos foram determinados empiricamente no transcorrer de milhares de anos de prática médica. Uma comparação feita com um atlas de anatomia mostrou que muitos desses pontos correspondem aos pontos em que as terminações nervosas penetram na fáscia.

Existem 361 acupontos com localização anatômica bem definida. Analisando-se sua topografia, percebe-se que 309 estão situados sobre ou muito próximos a nervos; 286 estão sobre ou muito próximos aos principais vasos sanguíneos, que são cercados por terminações nervosas (*nervi vasorum*). Pode-se dizer, portanto, que o acuponto é uma região da pele em que há grande concentração de terminações nervosas sensoriais, ou seja, que está em íntima relação com nervos, vasos sanguíneos, tendões, periósteos e cápsulas articulares, de modo que sua estimulação possibilita acesso direto ao sistema nervoso central.

Estudos morfofuncionais identificaram plexos nervosos, elementos vasculares e feixes musculares como os mais prováveis sítios receptores dos acupontos. Outros receptores encapsulados, principalmente os órgãos de Golgi, do tendão e os bulbos terminais de Krause, também podem ser observados.

Muitos trabalhos têm demonstrado a presença de grande número de mastócitos nos acupontos. Além disso, esses pontos possuem propriedades elétricas diversas das áreas adjacentes, como condutância elevada, menor resistência, padrões de campo organizados e diferenças de potencial elétrico, sendo denominados pontos de baixa resistência elétrica da pele (PBRP). Podem ser localizados na superfície da pele por meio de um localizador de pontos. A alta condutância dos acupontos é suportada pelo encontro de alta densidade de junções celulares em fenda no epitélio do acuponto, sendo que essas junções são complexos proteicos hexagonais que formam canais entre as células adjacentes. Também já é bem estabelecido, pela biologia celular, que as junções em fenda facilitam a comunicação intercelular e aumentam a condutividade elétrica. Percebe-se, ainda, que os acupontos também apresentam temperatura mais elevada, maior taxa metabólica e maior liberação de CO_2 que o tecido adjacente.

Nota-se que, em ratos, há correlação positiva entre o desenvolvimento pós-natal de PBRP e o aumento na contagem de mastócitos no tecido conjuntivo da derme nesses pontos.

Verificou-se que, em acupontos de humanos e de ratos, podem ser observadas junções entre mastócitos e fibras nervosas aferentes e eferentes imunorreativas para o neurotransmissor substância P (SP). Observaram-se, também, junções específicas mastócito-célula nervosa nos acupontos, bem como indícios de degranulação de mastócitos no acuponto após sua estimulação com agulha.

Funcionalmente, os mastócitos estão intimamente ligados às reações de hipersensibilidade imediata, inflamação neurogênica e enfermidades parasitárias. Em razão de agentes capazes de ativar o mastócito, sua participação tem sido sugerida como adjuvante ou amplificador de respostas inflamatórias agudas não relacionadas à hipersensibilidade imediata. Sabe-se, p.ex., que os mastócitos produzem interleucina 8 (IL-8), potente agente quimiotático para neutrófilos. A combinação das características descritas torna o acuponto extremamente reativo ao pequeno estímulo causado pela inserção da agulha.

Seguramente, pode-se afirmar que a acupuntura segmentar é uma forma altamente eficaz para o alívio da dor. Foi demonstrado empiricamente que a utilização de pontos distantes do local com problemas era igualmente efetiva e, com o intuito de ressaltar esse fato, terapeutas antigos desenharam ilustrações nas quais os vários pontos eram unidos por linhas que, no ocidente, foram denominadas meridianos ou canais. A finalidade de unir um grupo de pontos é realçar que a estimulação de determinado ponto pode ter efeito a distância, atuando sobre a víscera ou o órgão correspondente àquele meridiano.

A teoria dos meridianos constitui, sem dúvida, um dos alicerces teóricos da acupuntura. De acordo com essa teoria, o Qi (energia vital) e o sangue circulam por esse sistema de canais, pelo qual os órgãos internos são conectados aos superficiais e aos tecidos, criando um todo integral.

Os meridianos podem ser divididos em 12 regulares e 8 extras. Os 14 meridianos principais compreendem os 12 regulares e mais 2 extras, um que corre ao lado da linha média do abdome e do tórax e outro ao longo da linha média das costas. Foram identificados 361 pontos de acupuntura ao longo dos 14 meridianos. A nomenclatura padronizada desses pontos consiste do nome chinês fonético *pinyin* seguido pelo código alfanumérico entre parênteses; por exemplo: Hegu (IG-4), Shenmen (C-7) etc.

Há, ainda, vários outros pontos de acupuntura com propriedades terapêuticas específicas situados fora dos meridianos, denominados pontos extraordinários. A inserção da agulha no ponto de acupuntura pode provocar uma série de reações sensitivas concomitantes, como dor, queimação ou choque, constituindo o que se chama de "Te Qi" ou de sensação da acupuntura.

A maior parte dos acupunturistas concorda que, ao se inserir adequadamente a agulha, suscita-se uma sensação de calor, que frequentemente se manifesta ao terapeuta como uma coloração avermelhada da pele ao redor da agulha. É muito sugestivo que esse fenômeno seja resultante de um reflexo axonal, de modo que a ausência do fenômeno sugere que a agulha não alcançou fibras nervosas e, portanto, não foi inserida na posição correta.

Como uma agulha, ao ser inserida, pode estimular vários tipos de fibras nervosas, há necessidade de se estabelecer qual tipo de fibra nervosa periférica é responsável pelo efeito da acupuntura. Há algum tempo, aceita-se que as fibras A-delta estejam envolvidas nesse fenômeno, pois foi demonstrado, em voluntários humanos, que a estimulação microneurográfica das fibras A-delta dá origem a uma sensação de ferroada, como a sensação produzida por uma picada de agulha. Além disso, foi demonstrado que as fibras A-delta transmitem as sensações mencionadas anteriormente como essenciais para o efeito da acupuntura.

Dado interessante é o fato de a acupuntura ser ineficaz quando aplicada sobre áreas da pele afetadas por neuralgia pós-herpética, sendo que nessas áreas a sensação de ferroada normalmente também está abolida. Assim, pode-se concluir que, para haver efeito da acupuntura, as fibras sensoriais A-delta devem, obrigatoriamente, ser estimuladas.

Numerosos estudos recentes sugerem que os neurônios nociceptivos polimodais C devem ser considerados como substrato fisiológico do efeito da acupuntura. Suscintamente, pode-se dizer que as principais características das fibras A-delta (ou tipo III) são o diâmetro variando entre 2 a 5 mcm, a velocidade de condução entre 12 a 30 m/s, a função de transmitir dor inicial ou rápida (sensação de ferroada), o frio e a pressão. Já as fibras do tipo C são mais delgadas, com diâmetro entre 0,4 e 1,2 mcm, mais lentas, com velocidade de condução entre 0,5 e 2 m/s, sendo responsáveis por dor prolongada (dor secundária ou lenta), prurido e calor. Desse modo, a sensibilidade dolorosa que acompanha o tratamento pela acupuntura é o resultado do estímulo das fibras C.

DOENÇAS GINECOLÓGICAS VISTAS DE ACORDO COM A MTC

Ao estudar-se a fisiopatologia das doenças sob a óptica da MTC, uma das primeiras dificuldades com que se depara é o fato de as traduções dos termos chineses serem palavras já conhecidas no ocidente, com significado e conotações próprias. O fígado da MTC, por exemplo, não é o mesmo órgão físico da medicina ocidental, mas uma representação. Assim, para se pensar no fígado da MTC, qualquer conhecimento prévio que se tenha a respeito do fígado da medicina ocidental deve ser deixado de lado, do contrário, os conceitos podem ser confundidos e as ideias chinesas parecerem simplórias, arcaicas e exóticas. Uma vez que se consegue apreciar o conceito pelo seu próprio mérito, dentro de seu sistema, o conceito chinês de fígado torna-se muito claro e útil, ajudando a iluminar muito do que se encontra envolto em sombras no ocidente. Um exemplo grosseiro, mas que explica bem a diferença entre o órgão físico e o conceitual, é que pacientes colecistectomizados, esplenectomizados ou gastrectomizados continuam a apresentar normalmente as representações desses órgãos e dessas vísceras, embora, fisicamente, não mais existam.

Outra dificuldade com que se depara é que nem sempre há correspondência entre o diagnóstico da medicina ocidental e o da chinesa, pois esta utiliza apenas o interrogatório, a inspeção (principalmente da língua), a olfação/ausculta e a palpação (principalmente do pulso), obtendo-se, consequentemente, tipos de diagnósticos um pouco diferentes.

Alguns conceitos da MTC apresentam peculiaridades. De acordo com a teoria médica chinesa, o sangue é formado pela interação de três órgãos: baço, rins e coração. O baço separa a porção mais límpida da energia dos alimentos e a envia para o coração; os rins, da mesma forma, enviam essência de Jing ao coração. Essa essência é uma substância primordial no organismo.

Ao nascimento há uma quantidade de Jing geneticamente determinada. Posteriormente, forma-se mais Jing a partir da energia que não é utilizada no dia a dia. Tanto a essência congênita quanto a adquirida são armazenadas nos rins e, quando o organismo necessita de uma rápida suplementação de energia ou quando é necessário substrato para a formação de novos tecidos ou substâncias, as essências são utilizadas. Assim, entende-se que o sangue (Xue) é formado no coração a partir da essência enviada pelo rim que, combinada à parte mais límpida dos alimentos, é transformada e transportada superiormente pelo baço para, depois, esse sangue ser bombeado pelo coração para o restante do organismo.

Conceitualmente, o sangue menstrual é considerado um excesso de sangue, que é mandado para baixo em direção ao útero com a finalidade de tornar-se sua fonte de sustentação. Aceita-se que a menstruação se inicie por volta dos 14 anos de idade, ocasião em que os rins e o baço tornam-se maduros, criando-se, assim, excesso de sangue. O início da menstruação, tanto na menarca quanto em cada ciclo subsequente, é denominado chegada do Tian Gui ou água celestial. De modo figurado, o útero é como um copo que, quando enchido suficientemente de sangue, transborda, ocorrendo a menstruação.

Na MTC, o útero e o fígado estão intimamente relacionados. O útero é o recipiente de acúmulo do sangue, mas é no fígado que este é armazenado, sendo esta uma das principais funções do fígado na medicina chinesa.

Se o fígado armazena adequadamente o sangue, as menstruações são regulares e o fluxo é normal. Outra função do fígado é controlar o adequado fluxo de Qi do organismo, sendo que Qi e sangue estão intimamente relacionados. Se o Qi não fluir suavemente, o sangue também não fluirá. Nesse caso, o sangue não será capaz de transbordar através do útero no momento adequado nem na quantidade certa.

A dismenorreia, ou dor durante a menstruação, é considerada dificuldade ao livre fluxo do sangue menstrual, e ocorre, frequentemente, devido à incapacidade do fígado em manter Qi e sangue regulados. Os meridianos do fígado, do baço-pâncreas e dos rins atravessam a pelve e podem afetar a menstruação. Os meridianos denominados extraordinários também percorrem a pelve, afetando a menstruação, a concepção e a gestação. Esses meridianos são o Vaso Governador ou Ren Mai, o Vaso Concepção ou Du Mai e o Chong Mai ou Vaso Penetrador. O Ren Mai e o Chong Mai, especialmente, são considerados reguladores da menstruação. O Ren Mai transporta principalmente Qi e o Chong Mai principalmente sangue, sendo conhecido como "mar do sangue". Sua função está intimamente ligada ao fígado e, se algum desses meridianos estiver bloqueado, congesto ou deficiente, será manifestada uma desordem menstrual.

DISMENORREIA

Caracteriza-se por dor abdominal baixa relacionada ao ciclo menstrual. A dor pode se espalhar por todo o abdome e pela região lombossacral ou irradiar-se para vulva e ânus. A intensidade é variável e pode ser aliviada com o fluir da menstruação. O fato de a dor começar antes ou durante o fluxo sugere um padrão de excesso. Quando a dor se inicia no final ou após o fluxo, sugere-se padrão de deficiência, que também é sugerido pela melhora da dor com a pressão. Se a dor piora com a pressão, sugere excesso ou plenitude.

A MTC aponta quatro causas básicas para a dismenorreia, sendo o quadro clínico particular a cada uma delas.

Tensão emocional

A raiva, a frustração de expectativas, o ressentimento e o ódio podem gerar estagnação de Qi do fígado e de Xue. Clinicamente, percebe-se dor abdominal baixa durante a menstruação ou antecedendo-a em 1 ou 2 dias, sentimento de distensão e sensibilidade do abdome e das mamas, início hesitante do fluxo menstrual, alívio da dor após a eliminação de coágulos, tensão pré-menstrual e irritabilidade. O fluxo é escuro e com coágulos. A língua fica púrpura, com pontos avermelhados, e o pulso é tenso.

Frio e umidade

O frio contrai e provoca estase de Xue. Frio e umidade excessiva podem fazer com que o frio invada o útero, principalmente após o período menstrual. Clinicamente, nota-se dor vários dias antes ou durante a menstruação. Quando há sensação de frio no abdome, a dor é aliviada pela aplicação de calor. O fluxo é escasso, escuro e com coágulos. A língua fica arroxeada ou púrpura-arroxeada e o pulso é tenso.

Esforço excessivo e doença crônica

Geram deficiência de Qi e Xue, especialmente no baço-pâncreas, e produzem, também, má nutrição do Chong Mai e do Vaso Concepção. Clinicamente, caracterizam-se por dor hipogástrica, que piora ao final ou após o período menstrual e que é aliviada por pressão e massagem. Há sensação de vazio no baixo ventre, fadiga e discreta tontura. O fluxo é escasso, vermelho e fluido. A língua fica pálida, com fina saburra branca, e o pulso, fino e fraco.

Atividade sexual excessiva e partos

O rim e o fígado são enfraquecidos, induzindo o vazio do Chong Mai e da Vaso Concepção. Clinicamente, há queixa de dor ao final ou após o fluxo, que é aliviada por pressão e massagem, além de dor nas costas, tonturas, zumbidos, visão borrada e exaustão. O fluxo é escasso, a língua fica vermelha e sem saburra, e o pulso, fino e fraco ou profundo e fraco.

A orientação terapêutica para o tratamento de dismenorreia inclui a prescrição dos seguintes pontos: VC3 , E30, BP4, BP6, BP8, BP12 e BP13. Além dessa orientação geral, devem ser adicionados pontos específicos de acordo com a etiologia envolvida:

- tensão emocional: F2, CS6 e C7;
- frio e umidade: VC8 (Moxar), IG4, E36 e VC12;
- esforço excessivo e doença crônica: BP10, VC15 e R2;
- atividade sexual excessiva e partos: R3, VC6, F3, F8, R7 e R11.

SANGRAMENTO UTERINO NÃO ESTRUTURAL

É a denominação de toda perda sanguínea imprevisível e irregular quanto à intensidade, à duração e ao tempo de aparecimento. É de origem uterina, na ausência de gravidez ou de qualquer afecção orgânica do trato genital. Na MTC, essa entidade é denominada síndrome Ben Lou (Ben significa perda de sangue brutal, em grande quantidade e em curta duração; Lou significa gotejamento, continuidade).

A etiologia da síndrome Ben Lou pode estar relacionada à tensão emocional, a atividades irregulares, falta de disciplina, atividade sexual excessiva, esforço físico excessivo ou partos, havendo manifestações clínicas específicas para cada uma dessas etiologias.

Tensão emocional

As emoções podem afetar o fígado, levando à estagnação de Qi e produzindo calor no Xue. Clinicamente, a menstruação surge repentinamente em grande quantidade ou ocorre gotejamento prolongado e persistente por vários dias após a menstruação. Acompanhando o quadro, pode haver irritabilidade, inquietude, sede, rubor facial, dor abdominal baixa, obstipação e urina escura. O pulso é forte e superficial, flutuante. A língua é vermelha com saburra amarelada.

Atividades irregulares, falta de disciplina e atividade sexual excessiva

Ocorrendo deficiência do Yin do rim e do fígado, pode ocorrer geração de calor-vazio que afeta o Xue. Nessa situação, ocorre menstruação fora de época ou gotejamento por vários dias após o período menstrual. O sangue apresenta aspecto aquoso e coloração vermelho fresca. Acompanhando o quadro, pode haver cólica em pontada ou latejante, urina escassa, fezes secas, inquietação mental e rubor malar. O pulso é flutuante, fraco e vazio. A língua é avermelhada, fina e com pouca saburra.

Esforço físico excessivo

Pode levar a déficit de Yang e deficiência do baço-pâncreas, que falha em controlar o Xue. A queixa é de menstruações que tardam em seu início e que têm sangramento prolongado com gotejamento. O sangue apresenta coloração pálida. Podem ocorrer lombalgias, fraqueza nos joelhos, compleição pálida, sensação de frio e urina pálida. O pulso é profundo, fino e vazio. A língua é pálida, úmida, edemaciada e com fina saburra esbranquiçada.

Partos

A perda excessiva de Xue enfraquece o rim e o fígado. A menstruação apresenta-se com sangue fino e claro, a respiração é curta, há sensação de fraqueza e cansaço, palidez cutâneo-mucosa e, eventualmente, extremidades frias. O pulso é vazio e profundo e a língua, pálida e fina.

A orientação terapêutica para o tratamento da síndrome Ben Lou inclui a prescrição dos seguintes pontos: VC4, E30, BP1, BP4, BP6, BP8, BP10, CS6, E36 e IG4. Além dessa orientação geral, devem ser adicionados pontos específicos de acordo com a etiologia envolvida:

- tensão emocional: F2, F8 e VC17;
- atividades irregulares e atividade sexual excessiva: R3 e B23;
- esforço excessivo: TA3 e VC12;
- partos: R3 e F2.

SÍNDROME PRÉ-MENSTRUAL

A síndrome pré-menstrual inclui inúmeros sintomas que aparecem antecedendo a menstruação, entre os quais se destacam depressão, tristeza, irritabilidade, crises de choro, propensão para explosões de raiva, distensão e dor no abdome e/ou nas mamas, cefaleias, tonturas, inquietação, insônia, edema, diarreia e mal-estar geral.

De acordo com a MTC, há vários fatores etiopatogênicos que contribuem para a gênese dessa síndrome, como:

- tensão emocional: raiva, frustração e ressentimento causam, em longo prazo, estagnação de Qi do fígado;
- dieta: laticínios e gorduras levam à formação de mucosidade. Isso, associado à estagnação de Qi do fígado, pode gerar calor e Yang, que se acumulam no tórax e nas mamas, obstruindo a difusão de ZhongQi;
- excesso de trabalho e de atividade sexual: enfraquecem o Yin do rim e do fígado, estagnando o Qi do fígado.

Assim, nessa síndrome, podem ser encontrados padrões de excesso (estagnação de Qi do fígado) ou de deficiência (deficiência de Xue, de Yin do fígado e de Yang do baço-pâncreas e do rim), os quais apresentam manifestações clínicas características e terapêutica apropriada.

Estagnação do Qi do fígado

Apresenta distensão abdominal e das mamas antes do período menstrual, irritabilidade, mau humor, depressão e dor hipocondrial. Em casos leves, o corpo da língua pode estar inalterado; em casos crônicos, os lados podem estar vermelhos. O pulso se apresenta em corda e os pontos a serem acionados são: VC3, F2 e F8.

Mucosidade

Ocasiona agitação e depressão, sensação de opressão no peito, face vermelha, olhos avermelhados, cabeça pesada, tontura, excesso de sonolência, cefaleia em peso, distúrbios gastrodigestivos, edema e retenção de líquidos. A língua fica vermelha com revestimento pegajoso amarelo e o pulso rápido e escorregadio. Os pontos a serem acionados são: E38 e F1.

Deficiência de Xue do fígado

Depressão e choro antes do período menstrual, leve distensão abdominal e das mamas, períodos menstruais escassos, cansaço, memória precária, pouco sono e leve tontura. A língua fica pálida, possivelmente só nos lados, o pulso é rugoso ou fino e, possivelmente, em corda. Os pontos a serem acionados são: F3 e BP6.

Deficiência de Yin do fígado

Leve distensão nas mamas e irritabilidade antes e após o período menstrual, dor nas costas e nos joelhos, tontura, visão borrada, memória precária, insônia, olhos e garganta secos, calor na palma da mão. A língua fica vermelha e sem revestimento e o pulso, flutuante e vazio. Os pontos a serem acionados são: F2, R3 e P9.

Deficiência de Yang do baço-pâncreas

Tensão pré-menstrual moderada, depressão com choro, leve distensão abdominal e nas mamas, cansaço, dor nas costas, sensação de frio, diurese frequente e pálida e pouco desejo sexual. A língua é pálida e inchada e o pulso, profundo e fraco. Os pontos a serem acionados são: BP10, R7, TA5 e BP1.

INFECÇÃO DO TRATO URINÁRIO

De acordo com a MTC, a formação da urina é decorrência de um processo de transformações nas quais participam o estômago (Wei), o baço (Pi), o pulmão (Fei), o intestino delgado (Xiaochang), o rim (Shen), o triplo aquecedor (Sanjiao) e a bexiga (Pangguang).

Quando ocorre acúmulo de umidade-calor no aquecedor inferior, ocorrem disfunções no rim e na bexiga quanto ao transporte de água, produzindo um estado anormal da urina. Com a demora do tratamento, pode ocorrer transformação da umidade-calor, ocorrendo consumo de líquidos orgânicos que causam infecção das vias urinárias.

A presença de calor e umidade pode ser decorrente de uma alimentação não equilibrada, com consumo abundante de alimentos gordurosos, doces ou álcool. Nesses casos, ocorre o comprometimento do baço-pâncreas e do estômago devido à descida do calor e da umidade à via das águas, provocando congestão do triplo aquecedor inferior. O movimento descendente da umidade-calor prejudica, também, a função da bexiga de controlar a urina.

As manifestações clínicas incluem micção frequente, urgente, gotejante e/ou dolorida, acompanhada de sensação de queimação, língua com revestimento pegajoso e macio, e pulso rápido. Outros sintomas também podem estar presentes, como dor na parte inferior das costas, aversão ao frio, febre, sede e gosto amargo na boca.

Com a ação prolongada do calor, ocasiona-se estase de urina. Podem haver alterações emocionais, levando à estase do fígado, à diminuição do fluxo de Qi e à estase de Qi no triplo aquecedor inferior. Outra possibilidade é a de que ocorra comprometimento da energia do baço-pâncreas e do rim, devido ao estresse do dia a dia, aos esforços físicos excessivos, à atividade sexual excessiva, às doenças crônicas e ao fogo do Yin do rim (consumo da essência).

Infecção urinária e litíase urinária de longa permanência geram deficiência e afundamento do Qi do baço-pâncreas e fraqueza do Qi do rim. As manifestações clínicas incluem episódios recorrentes de dificuldade e gotejamento urinário com hematúria, região lombar dolorida e desânimo. Se, simultaneamente, ocorrer deficiência de Yin, estarão presentes os sintomas de calor na palma das mãos e rubor da face.

O tratamento adequado deve considerar os fatores etiopatogênicos envolvidos. Assim, segue-se uma sugestão de pontos apropriada para cada situação:

- alteração do Qi: B23, B24, B28, VC6 e TA3;
- calor e umidade: B23, B47, BP6 e E29;
- alteração do Xue: BP10, VC3, E36, B54 e B22;
- mucosidade: B23, B25, B26, B27, VB34, BP9 e TA3;
- fadiga: B32, VC4, R3 e TA6.

A possibilidade de tratamento das infecções do trato urinário por meio da acupuntura não significa que se deva olvidar o tratamento convencional com antibióticos. Na realidade, a associação das terapias, procurando o rápido controle do quadro infeccioso e visando o bem-estar da paciente, dificultando recidivas, é muito benéfica.

CORRIMENTOS GENITAIS

As descargas vaginais patológicas implicam em alterações na quantidade, na coloração, na consistência ou no cheiro do conteúdo vaginal. Uma descarga vaginal fisiológica é produzida e armazenada pelos rins, transformada e distribuída pelo baço-pâncreas, governada pelo Ren Mai e controlada pelo Dai Mai.

Quando o Dai Mai está frouxo, o Qi afunda e a umidade desce para a região vaginal. O desmoronamento de Qi do Dai Mai está relacionado à deficiência do rim, enquanto a formação de umidade é causada pela deficiência do baço-pâncreas.

Genericamente, as causas de corrimentos genitais podem ser divididas entre plenitude e vazio. São causas de plenitude: umidade-frio do baço-pâncreas, estagnação de Qi do fígado, umidade-calor e mucosidade. As causas de vazio compreendem a deficiência de Yang e de Yin do rim. Todas essas situações têm manifestações clínicas peculiares, devendo o tratamento ser individualizado. No entanto, há uma sugestão geral de pontos para o tratamento de corrimentos vaginais, que devem ser complementados com pontos específicos para cada situação. A sugestão de pontos comuns para o tratamento é VB26, B50, VC6 e BP6.

Umidade-frio do baço-pâncreas

Pode ocorrer devido à exposição a umidade-frio, clima úmido, habitação, alimentos (crus e frios), esforço mental e preocupação. As mulheres são mais propensas à umidade externa, especialmente após o parto ou a menstruação. A invasão do baço-pâncreas por umidade externa impede o Yang puro de ascender à cabeça, causando sensação de peso.

O baço-pâncreas tem comunicação com a região bucal e a umidade altera o paladar e o sabor dos alimentos. A umidade se caracteriza por descendência, levando à turvacidade e ocasionando a leucorreia. Clinicamente, há corrimento abundante de cor branca, às vezes amarelado, sem odor, sensação de peso e de cabeça vazia, anorexia, alteração do paladar e fraqueza nos membros.

A língua fica pálida, com saburra branca, espessa, pegajosa e com marca de dentes. O pulso é lento e escorregadio. Os pontos a serem acionados são: BP9, VC12 e E36.

Estagnação do Qi do fígado

Pode ser causada por alterações emocionais como frustração, mágoa e ressentimento. As emoções diminuem o fluxo de Qi, que fica estagnado. A estase do Qi do fígado obstrui a circulação de Xue no Chong Mai e no Ren Mai.

Clinicamente, percebe-se corrimento amarelado, espesso, constante, odor fétido, dor no hipocôndrio, alterações menstruais, irritabilidade e TPM. A língua fica levemente vermelha na lateral e o pulso em corda. Os pontos a serem acionados são: VB34, P9, F3, E30 e BP12.

Umidade-calor

Pode advir de alimentação inadequada (alimentos gordurosos, álcool, doces) e presença crônica de umidade-frio, formando turvacidade e alterando TAM, BP e Qi Hua, criando estase que impede a difusão de Yang Qi para a parte superior do corpo. Com a presença do calor interno, forma-se umidade-calor.

Clinicamente, manifesta-se com corrimento abundante, amarelo pegajoso, com cheiro fétido, purulento, fezes fétidas, sede e disúria. A língua fica vermelha com revestimento amarelo e pegajoso, e o pulso, escorregadio e rápido. Os pontos a serem acionados são: VC3, BP9, BP12, F2 e F8.

Mucosidade

Pode advir de alimentação irregular, excesso alimentar (alimentos crus, gorduras, doces, álcool), alteração do baço-pâncreas e da função de transporte e estagnação (ancestral e adquirida). A transformação do Tin e Ye alterando o Qi Hua gera umidade e turvacidade que, mediante a presença de calor interno, converte-se em mucosidade, com tendência a descer e a acumular-se no TAI, afetando o rim, o Chong Mai e o Ren Mai.

Clinicamente, há corrimento abundante, viscoso, branco, obesidade, ciclos menstruais longos, cabeça pesada e tonturas. A língua apresenta revestimento gorduroso e o pulso fica deslizante. Os pontos a serem acionados são: B20, BP12, BP13, VC12 e E29.

Deficiência Yang do rim (Qi inconsistente)

Pode ser proveniente de perdas de Yuang Qi e do déficit de Ming Men, causados por partos consecutivos em curto período, cirurgia abdominal, fraturas, principalmente dos membros inferiores, e doenças crônicas que consomem o Jing, como estresse, atividade sexual excessiva e alteração ancestral do rim.

A perda da capacidade de catalisação de Zhong Qi pela energia fonte incapacita o Yang Qi de ascender do VG4 para o segmento superior da coluna, propiciando sintomas de secreções vaginais, prolapsos, sensação de frio nas costas etc.

Clinicamente, tem-se corrimento abundante, branco, fluido, contínuo, lombalgia, sensação de frio, palidez, cansaço e peso no abdome inferior e prolapso de útero e de reto. A língua fica pálida e o pulso fraco e profundo. Os pontos a serem acionados são: B23, E36, VC4 e VG4.

Deficiência de Yin do rim

Pode ser causada por estresse com perda de Yin e Jing, má nutrição e vícios. Como consequência, há formação de calor vazio interno. Quando ocorre perda de grande quantidade de Jing, há sintomas de fadiga e corrimento por alteração do Ren Mai e Chong Mai.

A deficiência de Yin leva ao desgaste do Tin e do Ye, ocasionando garganta seca à noite e urina concentrada. A descarga vaginal mostra-se serossanguinolenta, de odor forte e amiúde, acompanhada de agitação mental, rubor malar e insônia. A língua fica vermelha e ressecada e o pulso, rápido, flutuante e vazio. Os pontos a serem acionados são: BP12, C5, C7, R2, R6, R3, R9 e VC4.

SÍNDROMES MAMÁRIAS

De acordo com a MTC, os problemas mamários são basicamente decorrentes da estagnação do Qi no tórax e nas mamas. Essa estagnação pode ser do Qi do fígado, do pulmão, do coração ou de uma combinação desses fatores. A deficiência do Qi e Xue também pode contribuir para problemas mamários. Entre as queixas mamárias mais frequentes, destaca-se a mastalgia, principalmente a cíclica, que, habitualmente, manifesta-se com distensão pré-menstrual. Mais raramente, a distensão pode ocorrer no pós-mênstruo. Entre os fatores etiológicos envolvidos na gênese desse distúrbio, destacam-se as emoções, o excesso de trabalho, as gestações e dieta irregular.

As emoções, como raiva, frustração e ressentimento, levam à estagnação do Qi do fígado. Este, por sua vez, agride o estômago, estagnando o Qi do meridiano do estômago no triplo aquecedor superior. Essas alterações influenciam diretamente as mamas, pois o meridiano do fígado influencia os mamilos e os ductos. Nessa situação, ocorrem sintomas de distensão e inchaço pré-menstruais, devido à ascensão do Qi do fígado.

Trabalho prolongado e em condições estressantes, sem o repouso adequado, bem como gestações seguidas, são causas de deficiência do Yin do fígado e do rim. A deficiência do Yin do rim ocasiona a deficiência do Yin do fígado, que leva à estagnação do seu Qi. O Qi do fígado estagnado leva à distensão pré e pós-menstrual. A deficiência Yin do fígado, por sua vez, leva a um aumento do Yang (falso Yang), que pode causar dor e sensação de queimação na pele das mamas.

Irregularidades na dieta, como o consumo abundante de laticínios e alimentos crus ou gordurosos, pode levar à formação de mucosidade, que, quando associada a fatores emocionais com estagnação do Qi do fígado, causa mastalgia intensa, com distensão e inchaço pronunciados.

De acordo com o fator etiopatogênico predominante, há diferentes manifestações clínicas. Assim, ao se planejar a terapêutica, essas particularidades devem ser consideradas.

Na estagnação do Qi do fígado, o início da sintomatologia é variável, de 3 a 15 dias antes do catamênio. O quadro álgico é intenso, com sensibilidade ao mínimo contato físico ou a simples deambulação. Há irritabilidade concomitante e sensação de opressão torácica. O pulso é em corda e a língua vermelha e arroxeada. Os pontos a serem acionados são: F3, VB34, VB41, F14, E18, VB21, CS6.

A estase de Xue do fígado manifesta-se com distensão e dor mamária, que melhora após o início do fluxo. Nota-se irregularidade menstrual com sangramento intermitente e prolongado e inquietude mental. O pulso é em corda e a língua é violácea. Os pontos a serem acionados são: F3, VB34, VB41, F14, E18, TA6, VB21, CS6, BP10, B17 e BP4.

Nos casos em que há mucosidade com estagnação de Qi, nota-se distensão pré-menstrual importante, com mamas muito inchadas e aumentadas, sensação de nódulos à palpação, opressão torácica, irritabilidade, irregularidade menstrual e obesidade. O pulso é escorregadio e a língua, inchada com revestimento gorduroso. Os pontos a serem acionados são: F3, TA6, VB41, VB4, CS6, VC12, BP9, E40, BP6, B22, B20 e E18.

A deficiência do Yin do fígado e do rim é um padrão que ocorre, principalmente, em mulheres climatéricas. A distensão mamária é menos severa e, concomitantemente, pode haver rubor malar, calor nos 5 palmos, inquietude mental e garganta seca. O pulso é fino e rápido e a língua é vermelha. Os pontos a serem acionados são: P7, R6, VC4, VC7, BP6, R3, F3, CS7, C6 e R2.

ABSCESSOS MAMÁRIOS

Na MTC, o abscesso da mama está associado à estagnação de Qi e de Xue nos meridianos principais do fígado e do estômago, que governam a mama, e no órgão fígado e na víscera estômago, com fogo no estômago e umidade-calor no fígado e na vesícula biliar.

Clinicamente, percebe-se vermelhidão na mama, inchaço, dor, secreção purulenta, estado febril, inquietude e sede. A língua é vermelha com saburra gordurosa amarga e o pulso em corda, rápido e escorregadio. Os pontos a serem acionados para as mamas são: VC17, E1, E19, E36, VB21, F3 e F14.

Para calor no estômago e no fígado, acionar IG 4 e IG 10; para febre, IG 4 e TA5; para umidade-calor, F5 e VB41.

BIBLIOGRAFIA

1. Auteroche B, et al. Acupuntura em ginecologia e obstetrícia. São Paulo: Andrei; 1985.
2. Filshie J, White A. Acupuntura médica. São Paulo: Roca; 2002.
3. Maciocia G. A prática da medicina chinesa. São Paulo: Roca; 1996.
4. Maciocia G. Obstetrícia e ginecologia em medicina chinesa. São Paulo: Roca; 2003.
5. Maciocia G. Os fundamentos da medicina chinesa. São Paulo: Roca; 1996.
6. Ross J. Combinações dos pontos de acupuntura. São Paulo: Roca; 2002.
7. Ross J. Zang Fu. São Paulo: Roca; 2003.
8. Yamamura Y. A arte de inserir. São Paulo: Roca; 2004.

Abdome agudo | 20

José Maria Soares Júnior
Sérgio Mancini Nicolau
Geraldo Rodrigues de Lima
Edmund Chada Baracat
Maria Gabriela Baumgarten Kuster Uyeda

DEFINIÇÃO

A urgência ginecológica, pela gravidade e pelas repercussões gerais que pode causar, deve ser diagnosticada e tratada em caráter de emergência, pois representa risco de morte iminente e sequelas muitas vezes irreversíveis, tornando a presteza no diagnóstico e no tratamento fundamental.

Algumas das urgências ginecológicas podem se manifestar com quadro de abdome agudo, caracterizado pela presença de afecção não traumática de surgimento súbito em vísceras ou estruturas contidas na cavidade abdominal. Além disso, podem advir de processo agudo incidindo em víscera previamente normal ou pela recrudescência da doença crônica.

Conforme os sinais, os sintomas ou a origem da afecção, o abdome agudo ginecológico pode ser:

- hemorrágico: gravidez ectópica, rotura de cistos ou de tumores pélvicos;
- inflamatório: moléstia inflamatória pélvica aguda;
- isquêmico: decorrente de necrose de neoplasias, de torção de anexos e de leiomioma pediculado e de degeneração vermelha de leiomioma;
- não ginecológico: apendicite, colecistite, diverticulite, traumático, cálculo urinário.

INCIDÊNCIA

Entre as causas de abdome agudo hemorrágico, a gravidez ectópica rota é a intercorrência mais frequente nos processos hemorrágicos internos.[1] Às vezes, o diagnóstico é difícil, especialmente nos casos com quadros clínicos atípicos, com história prolongada de perdas sanguíneas genitais irregulares ou com ausência de atraso menstrual.[1]

Apesar de a taxa de crescimento da população mundial estar diminuindo, a incidência da gravidez ectópica vem se elevando progressivamente nos últimos anos. Estima-se que seu risco na população seja de 20 em 1.000 gestações, nos Estados Unidos.[1] Se a paciente submeteu-se a procedimentos para fertilização assistida, o risco passa a ser de 1 em 95 gestações.

A gravidez ectópica é a causa mais comum de mortalidade materna durante o primeiro trimestre. Quando diagnosticada precocemente, pode ser tratada clinicamente. Dessa forma, deve ser lembrada e rapidamente descartada nas pacientes em idade reprodutiva que apresentam dor abdominal e sangramento genital com ou sem atraso menstrual. O quadro de abdome agudo decorre, em geral, da rotura tubária com formação de hemoperitônio.[1]

A incidência da rotura de cisto folicular ou de corpo lúteo como causa de abdome agudo é menor e o quadro clínico é discreto. Na maioria das vezes, a regressão é espontânea e, em raríssimos casos, há sangramento intenso. É importante ressaltar que o hemoperitônio pela rotura de tumor pélvico é muito infrequente; porém, o prognóstico costuma ser mais sombrio, sobretudo em neoplasias malignas.[2,3]

Entre os tumores de ovário que causam abdome agudo, destacam-se os endometriomas, presentes em cerca de 10% das mulheres com tumor de ovário submetidas à laparotomia. Sua rotura promove extravasamento de sangue na cavidade peritoneal com subsequente quadro de abdome agudo hemorrágico. Outra causa pode ser a ruptura de vasos de leiomioma uterino subseroso pediculado.[2,3]

Atualmente, o abdome agudo inflamatório, consequente de doença inflamatória pélvica (DIPA), constitui entidade grave, sendo uma das infecções mais sérias que acometem a mulher. Na fase aguda (DIPA), a doença está associada à progressão de microrganismos da vagina, os quais acometem o colo, o útero, as tubas (ascensão planimétrica) e, finalmente, o peritônio e os órgãos adjacentes. Nos Estados Unidos, aproximadamente 60 mil mulheres são internadas por ano em consequência da DIPA.[4] Calcula-se sua incidência em 1% a 2% das mulheres jovens e sexualmente ativas ao ano.[5] Menos frequentemente, as torções totais ou parciais de órgãos ou tumores pélvicos podem causar abdome agudo. Essas torções causam isquemia dos órgãos ou tumores, provocando quadro agudo de dor. Quando a intervenção é tardia, pode haver necrose, perda total do órgão e até óbito.

Estudos epidemiológicos realizados nos Estados Unidos mostram que a torção ovariana é a quinta causa de emergência cirúrgica ginecológica (perde para gestação ectópica, rotura de corpo lúteo, doença inflamatória pélvica e apendicite).[5]

ETIOPATOGENIA

A gravidez ectópica resulta da implantação embrionária fora do útero. A localização mais comum é a tubária. Classicamente, a invasão trofoblástica ocorre, primeiramente, no lúmen do órgão, atingindo progressivamente a lâmina própria, a camada muscular e, depois, o peritônio visceral, tornando a tuba suscetível à rotura.[6]

Há múltiplos fatores que contribuem para o aumento do risco relativo. Teoricamente, qualquer fator que impeça a migração do embrião para a cavidade endometrial predispõe à gravidez ectópica. Ao que parece, a infecção pélvica prévia seria o fator mais importante.

Pacientes com história de salpingite apresentam probabilidade cerca de 1.000 vezes maior de ter uma gestação tubária que a população em geral. A incidência de dano tubário eleva-se expressivamente após os sucessivos episódios de moléstia inflamatória pélvica.[6]

Outro fator de risco é a história de gravidez ectópica prévia. Assim, a paciente que já apresentou essa afecção tem entre 50% e 80% de possibilidade de ter uma gestação normal subsequente e de 10% a 25% de enfrentar outra gravidez ectópica.[6]

Assinalam-se, ainda, como fatores predisponentes as cirurgias tubárias prévias, como salpingostomia, neossalpingostomia, fimbrioplastia, reanastomose tubária e lise de aderências peritubárias e periovarianas. A própria ligadura tubária é um importante fator predisponente.[8]

Alguns estudos têm mostrado que a indução da ovulação com clomifeno, gonadotrofinas ou análogos de GnRH poderia aumentar o risco de gravidez ectópica, sugerindo que múltiplos ovócitos e elevada concentração hormonal poderiam predispor à doença.[9] As mulheres com dispositivo intrauterino (DIU) teriam incidência de 3% a 4%. Relatam-se, ainda, como outros fatores predisponentes a idade avançada, o tabagismo, o uso prévio de dietilbestrol, cirurgias abdominais prévias e malformações uterinas.[7]

A etiologia da doença inflamatória pélvica ainda não está totalmente esclarecida, principalmente pelo fato de o local da infecção ser de difícil acesso, criando dificuldades técnicas para a realização da correta e adequada avaliação microbiológica. Diversos estudos, porém, indicam que alguns microrganismos seriam os causadores da enfermidade, como *Chlamydia trachomatis*, *Neisseria gonorrhoeae*, micoplasma e ureaplasma, entre outros. Estudos epidemiológicos mostram que os mais comuns são a clamídia e o gonococo. Contudo, na maioria dos casos, haveria uma infecção polimicrobiana causada por organismos que ascendem planimetricamente desde a vagina até o colo uterino, infectando as mucosas endometrial e tubária e atingindo, *a posteriori*, a cavidade abdominal – peritonite.[8]

Mais de 15% dos casos de DIPA podem ser decorrentes de procedimentos que alteram a barreira do colo do útero, como DIU (não medicado), biópsia endometrial e curetagem uterina. Esses procedimentos permitem que a flora vaginal colonize o trato genital superior.[9] É importante ressaltar que a lesão tecidual e a necrose causadas pela moléstia inflamatória pélvica podem predispor à infecção concomitante de bactérias anaeróbicas, como *Prevotella*, bacterioides, peptococos e peptoestreptococos – fato que pode agravar ainda mais o quadro de abdome agudo.

O abdome agudo do tipo isquêmico pode ser decorrente da torção anexial, da torção de leiomiomas submucosos ou subserosos pediculados, da torção de cistos resultantes do crescimento exagerado do folículo durante o ciclo menstrual, de tumores de ovário de médio porte (com diâmetro de 5 a 15 cm), de cistos tubários e de apêndices vesiculosos (epoóforo).[2] É, também, mais comum nas mulheres que se submeteram à estimulação ovariana e apresentaram resposta exagerada (síndrome de hiperestimulação).[6]

FISIOPATOLOGIA

A localização mais frequente da gravidez ectópica é a tuba uterina, sendo que 80% das implantações ocorrem na região ampolar. A ocorrência em outros sítios, como no abdome e nos ovários, é mais rara, correspondendo, respectivamente, a apenas 1,4% e menos de 0,2% dos casos.[10]

Na gestação tubária rota ou no abortamento tubário, pode haver perda de grande quantidade de sangue para as cavidades abdominal e uterina. Assim, instala-se quadro de hemoperitônio e irritação peritoneal associados a alterações hemodinâmicas, além de sangramento pela vagina. A paciente, então, apresenta sintomas como fraqueza, tonturas, síncope e perda da consciência. Em alguns casos, a evolução pode ser mais insidiosa, dependendo do calibre do vaso, do grau de comprometimento tubário e de eventual tamponamento por coágulos sanguíneos e/ou por órgãos adjacentes.[10] Já o sangramento da ruptura de cisto folicular ou de corpo lúteo, em geral, é de pequena monta.[11]

No abdome agudo decorrente de DIPA, o aumento de bactérias na região causa resposta inflamatória rápida e intensa. Há grande migração de leucócitos e de bactérias pelas tubas em direção aos ovários e à cavidade abdominal. Desse modo, formam-se abscesso tubo-ovariano, pelviperitonite e, nos casos mais graves, peritonite generalizada. Na infecção por gonococo, pode ocorrer, também, comprometimento do trato urológico, em especial da uretra.[12]

Na torção anexial, qualquer porção da tuba ou do ovário pode sofrer isquemia. Há controvérsias sobre a congestão vascular pélvica, que ocorre durante a ovulação e no período perimenstrual, ser fator predisponente para torção. Dependendo do grau de torção, pode haver, inicialmente, dificuldade de drenagem sanguínea, visto que as paredes das veias ovarianas e tubárias colabam tão facilmente quanto a das artérias. Assim, ocorre grande congestão no órgão, levando à necrose e contribuindo para a piora da torção. Consequentemente, pela estase sanguínea, formam-se trombos nos vasos comprometidos. É importante ressaltar que esse fato pode predispor à embolia durante as manobras efetuadas na tentativa de distorcer o anexo durante a cirurgia.

A torção de tumores de ovário pode causar, ainda, secundariamente, hemoperitônio por extravasamento sanguíneo em razão da obstrução venosa.[2,6]

QUADRO CLÍNICO

O quadro clínico do abdome agudo ginecológico depende de sua etiologia. Os sintomas e sinais clínicos relacionados ao ciclo menstrual, ao padrão de atividade sexual, ao uso de medicamentos e ao emprego de métodos anticoncepcionais são importantes no estabelecimento do diagnóstico de cada tipo de abdome agudo.[2,9,10]

Dor súbita, em facada, latejante, com aumento progressivo de intensidade e sem sinais de irritação peritoneal sugere torção de tumores pediculados, anexiais ou uterinos. Nesse caso, a dor é insuportável durante a mobilização do colo uterino. O toque sob analgesia permite identificar o tumor pélvico. Dor pélvica irradiada para o ombro supõe irritação do diafragma, geralmente pelo acúmulo de sangue até a cúpula diafragmática (sinal de Lafond).

Na pós-menopausa, pela possibilidade de necrose tumoral ou invasão de órgãos adjacentes, o carcinoma ovariano e/ou o sarcoma uterino devem ser considerados entre as hipóteses de abdome agudo de origem ginecológica. No entanto, a torção de tumores malignos é rara, justamente por causa das aderências pélvicas que os tumores causam. Da mesma forma, os endometriomas de alto potencial fibrótico, pelo conteúdo hemático (hemossiderina), permanecem fixos e, por vezes, com aspecto de pelve congelada.

O peritonismo pode ser tardio e pouco evidente, em caso de acúmulo de sangue, ou precoce e intenso, quando se trata de secreção purulenta que provoca descompressão brusca dolorosa e pode acentuar-se em direção à região anexial, sugerindo origem ginecológica da doença (sinal de Halban).

Raramente, observa-se arroxeamento periumbilical, resultado do acúmulo de sangue intraperitoneal (sinal de Cullen), principalmente na gravidez ectópica. As repercussões gerais, como palidez cutânea, taquidispneia, hipertermia, hipotensão arterial e hipotensão ortostática, contribuem para a avaliação geral e indicam maior agressividade e rapidez nas medidas terapêuticas.

O exame especular permite a caracterização do aspecto do colo, identificando sinais de gravidez, traumatismo ou infecções. A dor pélvica associada a corrimento vaginal purulento, via de regra, indica doença inflamatória pélvica.[13]

Corrimento vaginal purulento e sinais de peritonismo difuso em abdome inferior ou região de hipogástrio, associados à punho-percussão dolorosa de loja hepática, são sugestivos de DIPA com envolvimento inflamatório do peritônio parietal e da cápsula hepática (síndrome de Fitz-Hugh-Curtis).[14] O toque vaginal uni ou bidigital, associado ao toque retal, permite a caracterização ginecológica da dor e sua relação com os demais órgãos pélvicos, exceto na paciente obesa.

A identificação do útero e dos anexos, sua relação com a bexiga e as alças intestinais, as características da sensibilidade local, a presença de abaulamento ou dor aguda ao toque do fórnice vaginal posterior (grito de Douglas ou sinal de Proust), associadas aos demais parâmetros clínicos, definem clinicamente a doença ginecológica aguda.[14]

DIAGNÓSTICO

Clínico

A gravidez ectópica é a intercorrência mais comum entre os processos hemorrágicos internos. Depara-se, frequentemente, com quadro clínico atípico, com história arrastada de perdas sanguíneas genitais irregulares, dor abdominal e ausência de atraso menstrual. Sintomas típicos, como dor súbita, sinais e sintomas de hipovolemia com história de atraso menstrual, são menos encontrados. Deve-se sempre questionar sobre processos inflamatórios pélvicos pregressos.[2]

O diagnóstico se faz pela história, pelo exame físico, por meio de teste imunológico para gravidez que, mesmo negativo, não invalida o diagnóstico, e pela ultrassonografia pélvica, que pode demonstrar tumor em topografia anexial, com presença de líquido na escavação retouterina, ou presença do concepto vivo fora do útero.

Às vezes, o diagnóstico da doença inflamatória pélvica pode ser difícil pelo amplo espectro de sintomas clínicos. Todavia, alguns sinais clínicos, como dor abdominal, dor à mobilização anexial e dor no colo uterino, são necessários. Outros sintomas, como corrimento ou fluxos genitais anormais e presença de febre, podem ajudar no diagnóstico clínico. A avaliação laboratorial pode ser de grande ajuda para se estabelecer o diagnóstico.

Na torção anexial, os achados clínicos são comumente inespecíficos, de modo que há demora no diagnóstico e na intervenção cirúrgica. O diagnóstico pode ser feito mais facilmente quando ocorre a apresentação clássica da doença, com dor abdominal localizada em uma das fossas ilíacas, evidências de peritonite e presença de massa anexial. A torção de tumores de ovário, porém, pode levar a hemoperitônio por obstrução venosa e extravasamento sanguíneo, dificultando o diagnóstico. A laparotomia e, atualmente, a videolaparoscopia são úteis no diagnóstico de tumores anexiais.[2]

Os tumores ovarianos que sofrem torção são, geralmente, os de médio volume (5 a 15 cm). O quadro clínico depende do grau de torção. Se esta for mínima e lenta, os sintomas são discretos; porém, se for de 360 graus, pode haver dor intensa, aguda e súbita, náuseas e vômitos, sinais de peritonite e íleo adinâmico ou paralítico. O diagnóstico baseia-se na anamnese e nos exames físico geral e ginecológico, aliados à propedêutica complementar.[2]

Laboratorial e exames complementares

A avaliação de exames básicos laboratoriais, como o hemograma, revela o estado hemodinâmico da paciente, possibilitando a adoção de medidas para estabilizá-la. A estabilidade hemodinâmica constitui importante fator para indicação do procedimento cirúrgico, além de auxiliar no diagnóstico diferencial quando a afecção é infecciosa ou hemorrágica.

A análise do leucograma, da velocidade de hemossedimentação e da proteína C-reativa também pode ser útil na caracterização da infecção e de sua repercussão sistêmica e auxilia na avaliação da terapia antimicrobiana instituída. O sedimento urinário, por sua vez, proporciona suspeita diagnóstica de infecções assintomáticas.

A dosagem de beta-hCG é de grande valia, pois pode comprovar o diagnóstico de gravidez em processo de abortamento ou de uma gravidez ectópica tubária.[2,6]

A bacterioscopia da secreção do colo do útero com pesquisa de gonococo ou clamídia permite o diagnóstico da DIPA, que exige ultrassonografia pélvica transvaginal. O baixo custo, a especificidade e a sensibilidade proporcionam o diagnóstico de tumores pélvicos, de líquido livre ou acumulado em escavação retouterina e de gravidez tópica ou ectópica, sendo essencial para o diagnóstico definitivo do abdome agudo de causa ginecológica.[12]

A ressonância magnética (RM) deve ser reservada para casos em que persistam dúvidas diagnósticas, clínicas e/ou ultrassonográficas. É de grande auxílio na delimitação pélvica de tumores, principalmente quando se suspeita de corpo estranho e abscesso pélvico de origem não ginecológica. Em caso de abaulamento do fórnice vaginal posterior, recomenda-se a culdocentese, que, além de possibilitar a análise macroscópica do líquido pélvico, permite obter material para cultura, por meio de antibiograma, e a drenagem do conteúdo.[2,9,13]

Diferencial

O diagnóstico diferencial inclui doenças ginecológicas ou não, capazes de ocasionar dificuldades na abordagem inicial da paciente com abdome agudo. A apendicite aguda deve ser sempre colocada entre as hipóteses diante de quadro de abdome agudo inflamatório. Se houver dúvida, a laparoscopia pode ser utilizada para esclarecimento definitivo, permitindo o tratamento cirúrgico da apendicite ou possibilitando a obtenção de material para cultura e irrigação exaustiva do foco infeccioso ginecológico.

Entre as causas não ginecológicas, assinalam-se apendicite, diverticulite, adenite mesentérica, gastroenterite, infecção ou litíase urinária.

TRATAMENTO

Clínico

O tratamento do abdome agudo isquêmico e hemorrágico é cirúrgico. Contudo, se a paciente tiver repercussão hemodinâmica importante ou estiver em choque, deve-se estabilizar o quadro hemodinâmico antes da intervenção cirúrgica, com a reposição de hemoderivados, se necessário.

Ao contrário dos outros tipos de abdome agudo ginecológico, o causado por moléstia inflamatória pélvica requer tratamento clínico prévio, com objetivos em curto e longo prazos. Em curto prazo, procura-se eliminar sinais e sintomas de infecção e erradicar agentes patogênicos, e, em longo prazo, busca-se minimizar a lesão tubária. Assim, o principal enfoque da terapêutica é o início mais precoce possível, visando evitar danos irreversíveis aos anexos uterinos.

Cirúrgico

No abdome agudo ginecológico, a indicação cirúrgica pode ter finalidade diagnóstica, terapêutica ou de prevenção de sequelas tardias. Inicialmente, deve-se decidir pela via de acesso, que pode ser videolaparoscópica ou laparotômica.[15] A Figura 1 mostra o algoritmo de acompanhamento da paciente com essa afecção.

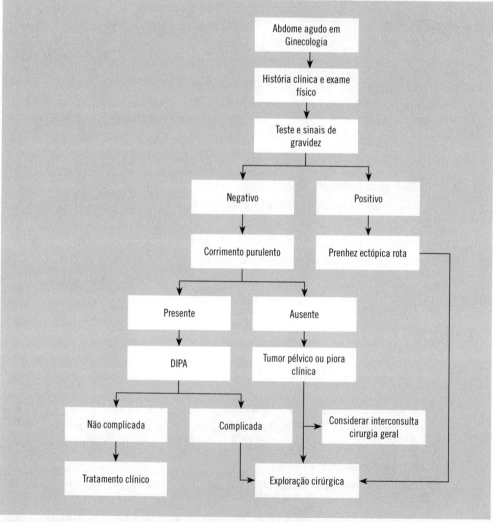

FIGURA 1 Algoritmo de acompanhamento do abdome agudo em Ginecologia.
DIPA: doença inflamatória pélvica aguda.

Quando o quadro agudo advém da presença de sangue na cavidade abdominal, a indicação cirúrgica é inquestionável e deve ser realizada o mais rápido possível, permitindo que a conduta seja mais conservadora.

Diante de gravidez tubária rota, cujo dano à tuba não é muito extenso, pode-se optar pela conduta conservadora com a retirada do conteúdo gestacional, seguida de hemostasia e exaustiva lavagem da cavidade para evitar futuras aderências. Quando a lesão tubária é extensa, porém, a salpingectomia é obrigatória. Nos casos de abortamento tubário, a conduta conservadora é quase sempre possível com a retirada do conteúdo gestacional, hemostasia e lavagem da cavidade.[15]

A ruptura da cápsula dos tumores ovarianos ou a persistência de hemorragia proveniente de um cisto folicular podem provocar sangramento insidioso ou de maior monta, dependendo do calibre do vaso sanguíneo comprometido. Todavia, em ambas as situações, a paciente pode evoluir com dor aguda por irritação peritoneal pelo sangue. Nesses casos, a videolaparoscopia precoce permite realizar a hemostasia do vaso comprometido e a lavagem da cavidade.[2,15]

Alguns autores indicam o uso precoce da laparoscopia tanto para diagnosticar corretamente, quanto para avaliar o grau de comprometimento da DIPA e tratá-la com urgência, levando a um melhor prognóstico reprodutivo para, então, indicar a cirurgia.

As torções totais ou parciais de órgãos ou tumores pélvicos, quando não são tratadas o mais brevemente possível, podem levar à necrose e perda do órgão. Muitas vezes, o diagnóstico só é confirmado por laparoscopia.

A avaliação do estado do órgão comprometido e o grau de isquemia ditam se a conduta deverá ser conservadora, com a sua manutenção ou ser radical. As torções podem causar somente edema e congestão dos tecidos; ou o órgão pode se apresentar necrosado e extremamente edemaciado. No primeiro caso, procede-se a distorção com material atraumático, seguida da aspiração de cisto ou da realização de salpingostomia quando há hidrossalpinge. Nos casos severos, impõe-se a exérese do órgão acometido, sem realizar a distorção prévia pelo risco de embolia, que pode ser fatal.[2,15]

PROGNÓSTICO

O prognóstico do abdome agudo hemorrágico por gravidez ectópica geralmente é bom. Aproximadamente 80% das pacientes que tiveram essa afecção podem ter gestações tópicas normais; as demais são mais suscetíveis a apresentar outro episódio de gravidez ectópica.[1,2,3]

As principais complicações da doença inflamatória pélvica aguda são as recidivas, a formação de abscesso tubo-ovariano, a infertilidade, a gravidez ectópica e a algia pélvica crônica. Há grande risco de novos episódios em pacientes que apresentaram essa afecção.

A evolução do abdome agudo isquêmico dependerá do grau de comprometimento do órgão. Em alguns casos, pode haver desprendimento de êmbolos durante a manipulação do anexo, podendo ser fatal.[2]

REFERÊNCIAS BIBLIOGRÁFICAS

1. Kriebs JM, Fahey JO. Ectopic pregnancy. J Midwifery Womens Health. 2006;51(6):431-9.
2. Burnett LS. Gynecologic causes of the acute abdomen. Surg Clin North Am. 1988;68(2):385-98.
3. Young GP. Abdominal catastrophes. Emerg Med Clin North Am. 1989;7(3):699-720.
4. Centers for Disease Control and Prevention (CDC). Pelvic inflammatory disease (PID). Disponível em: http://www.cdc.gov/std/pid/stats.htm.
5. McWilliams GD, Hill MJ, Dietrich CS. 3rd Gynecologic emergencies. Surg Clin North Am. 2008;88(2):265-83.
6. Solima E, Luciano AA. Ectopic pregnancy. Ann N Y Acad Sci. 1997;828:300-15.
7. Tay JI, Moore J, Walker JJ. Ectopic pregnancy. BMJ. 2000;320(7239):916-9.
8. Meyers DS, Halvorson H, Luckhaupt S. U.S. Preventive services task force. Screening for chlamydial infection: an evidence update for the U.S. Preventive Services Task Force. Ann Intern Med. 2007;147(2):135-42.
9. Delvigne A, Rozenberg S. Review of clinical course and treatment of ovarian hyperstimulation syndrome (OHSS). Hum Reprod Update. 2003;9(1):77-96.
10. Cabero A, Laso E, Laín JM, Mañas C, Escribano I, Calaf J. Increasing incidence of ovarian pregnancy. Eur J Obstet Gynecol Reprod Biol. 1989;31(3):227-32.
11. Kives SL, Perlman S, Bond S. Ruptured hemorrhagic cyst in an undescended ovary. J Pediatr Surg. 2004;39(11):e4-6.
12. Kropp RY, Latham-Carmanico C, Steben M, Wong T, Duarte-Franco E. What's new in management of sexually transmitted infections? Canadian Guidelines on Sexually Transmitted Infections, 2006 Edition. Can Fam Physician. 2007;53(10):1739-41.
13. Patel DR. Management of pelvic inflammatory disease in adolescents. Indian J Pediatr. 2004;71(9):845-7.
14. Popovich D, McAlhany A. More than meets the eye: when Fitz-Hugh-Curtis syndrome complicates PID. Adv Nurse Pract. 2006;14(3):57-60.
15. Marino L, Montoli S, Riccardi A, Pistoni A, Paganelli A, Di Battista G, et al. Laparoscopy in obstetrics and gynecological emergencies. Acta Eur Fertil. 1987;18(5):339-41.

Ginecologia do esporte 21

Maita Poli de Araujo
Zsuzsanna Ilona Katalin de Jármy Di Bella
Eliana Viana Monteiro Zucchi
Manoel João Batista Castello Girão

A Ginecologia do Esporte é a área de conhecimento que tem como objetivo ajudar mulheres na prática de exercícios físicos, de forma que situações como tensão pré-menstrual, dismenorreias, sangramentos uterinos anormais ou excessivos e lesões ortopédicas não interfiram de forma negativa no desempenho esportivo, e ao mesmo tempo, o exercício físico excessivo ou praticado de forma inadequada não interfira na saúde ginecológica.

Atividade física é o termo designado para qualquer movimento corpóreo que resulte em gasto energético e que envolva a musculatura esquelética. Por outro lado, exercício físico é definido como atividade física realizada de forma sistemática com o objetivo de melhorar a aptidão física. Neste sentido, o exercício físico melhora a flexibilidade, resistência cardiorrespiratória, força muscular e composição corpórea.

Esporte é um exercício físico com regras. Normalmente, o esportista participa de competições e tem o objetivo de superar as próprias marcas e a de outros atletas.

É crescente o número de mulheres que se dedicam à atividade física, exercício e esporte e os benefícios que essa prática proporciona à saúde são inegáveis. Todavia, seja como atletas ou esportistas, as mulheres se expõem aos riscos dos conhecidos traumas musculoesqueléticos e também a forte impacto nos sistemas ginecoendócrino e geniturinário.

ATIVIDADE FÍSICA NA ADOLESCÊNCIA

A adolescência é definida pela Organização Mundial da Saúde (OMS) como o período compreendido entre 10 e 19 anos de idade, faixa etária em que ocorrem muitas mudanças orgânicas e psíquicas. É, também, um período em que o jovem tem contato com inúmeras modalidades esportivas, seja por lazer ou por estímulo, para desenvolver determinada habilidade.

O exercício físico e o esporte têm impacto nessa fase, pois causam dúvidas em relação aos projetos individuais. Expectativas de bom desempenho no esporte coletivo e excesso de treinos, além de lesões agudas e crônicas, têm repercussões na saúde e na doença.

Entre os aspectos positivos do exercício físico, destacam-se a socialização, o desenvolvimento de uma personalidade pouco suscetível a vícios, melhora da autoestima, o equilíbrio na ingesta e no gasto calórico e a menor predisposição a doenças. No entanto, o início precoce da atividade esportiva, sem orientação adequada ou pautada em treinamentos exaustivos, pode provocar uma competitividade exagerada no adolescente durante a fase de formação da personalidade, gerando risco de lesões em órgãos ainda em desenvolvimento e promovendo alterações alimentares.

Especificamente nas meninas, existem parcos estudos avaliando o impacto do exercício físico e do esporte nessa fase da vida, em que também ocorrem alterações hormonais importantes, como retardo na menarca e modificações corporais, observadas pelo atraso do surgimento dos caracteres sexuais secundários ou pelas características androgênicas que o corpo da atleta assume.

O estresse físico imposto a essas jovens leva à maior produção de adrenalina, além do aumento de hormônio adrenocorticotrófico (ACTH), cortisol e prolactina. Ocorre, ainda, o aumento dos opioides endógenos mormente da betaendorfina com consequente diminuição dos hormônios liberadores de gonadotrofinas (GnRH) e queda nos níveis de hormônio folículo-estimulante (FSH) e hormônio luteinizante (LH).

O baixo peso exigido em algumas modalidades desportivas, reduzindo o tecido adiposo e diminuindo a conversão periférica de androgênios em estrogênios, contribui para o hipoestrogenismo.

A atleta que tinha ciclos menstruais regulares pode apresentar encurtamento da fase lútea, anovulação e até amenorreia secundária (ausência de três ou mais ciclos menstruais após a menarca).

Em longo prazo, pode haver redução da massa óssea com microfraturas em vértebras e consequente escoliose, além das chamadas fraturas de estresse, que têm origem também no hipoestrogenismo.

TRÍADE DA MULHER ATLETA

A modalidade esportiva, a intensidade e a duração dos treinos e o estado nutricional da atleta podem desencadear a tríade da mulher atleta (Figura 1). A tríade é uma síndrome clínica caracterizada por: 1) disponibilidade energética diminuída (com ou sem transtorno alimentar), 2) irregularidade menstrual e 3) baixa densidade mineral óssea (Figura 1).

As principais modalidades de risco para a tríade são aquelas em que é necessário um padrão magro para aumentar a nota (nado sincronizado, ginástica rítmica) e em esportes com controle de peso.

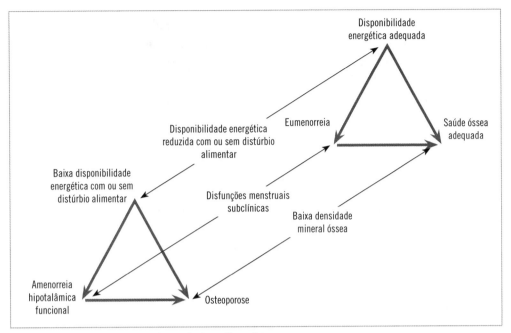

FIGURA 1 Espectro sintomático da tríade da mulher atleta.

Jovens com distorção da imagem corpórea, que preocupam-se com a ingesta calórica e treinam compulsivamente são também predispostas à tríade.

O hormônio do crescimento (GH) é responsável pelo estímulo hepático à produção do fator de crescimento insulinoide (IGF-I) e atua no trofismo ósseo. A anorexia promove queda dos níveis de GH e, consequentemente, de IGF-I, comprometendo a formação óssea e sua densidade, com níveis subnormais de deidroepiandrosterona (DHEA), que também contribuem para a perda óssea.

O tratamento visa a restaurar o ciclo menstrual e equilibrar a ingesta calórica, tornando-a compatível com a necessidade de cada atleta. Corrigir o hipoestrogenismo é controverso, porém, aliviar a perda óssea é fundamental. Os contraceptivos hormonais podem ser indicados, uma vez que, além de compensar a insuficiência hormonal, permitem à atleta ter maior controle do ciclo para as viagens e competições.

É importante realizar diagnóstico diferencial entre a amenorreia decorrente da tríade e a resultante da síndrome dos ovários policísticos (SOP), que cursa com quadro clínico de acne e hirsutismo decorrentes do hiperandrogenismo, amenorreia, oligomenorreia, infertilidade, obesidade do tipo central e acantose *nigricans* em razão do hiperinsulinismo.

Na atleta de alta performance adolescente, a menarca ocorre, em geral, após os 14 anos de idade. Contudo, os ciclos podem se tornar progressivamente irregulares, culminando com a amenorreia.

Na mulher atleta com a tríade, os níveis de gonadotrofinas hipofisárias são baixos e o hipoestrogenismo é a causa da amenorreia e da osteoporose que se instala ao longo do tempo. Essas atletas apresentam corpo com características androgênicas, porém diferente do observado na SOP, em que predominam hirsutismo e acne.

A contração muscular aciona uma proteína transportadora de glicose (GLUT-4), existente na membrana de células musculares que, na presença de insulina, permite a maior captação de glicose. Esse mecanismo explica o benefício da atividade física, diminuindo a resistência à insulina.

O diagnóstico da tríade da mulher atleta é de exclusão. Inicialmente afastam-se causas endócrinas dos distúrbios menstruais como hipotiroidismo, hiperprolactinemia e anovulação crônica. Avaliação nutricional é fundamental para quantificar o aporte energético da paciente. Considera-se o mínimo de energia diária, para que uma atleta menstrue regularmente, o valor de 30 Kcal/kg MM/dia (onde MM significa massa magra). A densitometria óssea deve ser solicitada em atletas com amenorreia há mais de seis meses, que tiveram duas fraturas por *stress* prévias, com transtorno alimentar e com perda de mais de 10% do peso em um mês (Figura 2).

SÍNDROME PERIMENSTRUAL E ESPORTE

Aproximadamente 85% das mulheres têm, durante os anos reprodutivos, uma série de sintomas emocionais e de alterações comportamentais desagradáveis no período

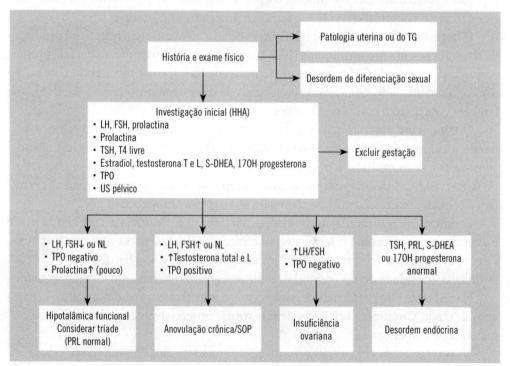

FIGURA 2 Avaliação das disfunções menstruais na tríade da mulher atleta.

perimenstrual, que vão desde a conhecida síndrome pré-menstrual, com exacerbações de transtornos físicos e mentais preexistentes, como a depressão e a ansiedade, até o transtorno disfórico pré-menstrual (TDPM).

Define-se a síndrome da tensão pré-menstrual (TPM) como o conjunto de sintomas e sinais físicos, psicológicos e/ou comportamentais que surge na fase lútea e desaparece durante ou logo após o período menstrual, e apresenta intensidade que interfere na vida.

A associação entre a ovulação e a ocorrência da síndrome da tensão pré-menstrual é clássica, visto que ocorre apenas em mulheres na menacma – os sintomas desaparecem em mulheres ooforectomizadas. Conclui-se que os hormônios e os neurotransmissores ligados ao eixo hipotálamo-hipófise-ovários, bem como os esteroides sexuais, a prolactina e o sistema renina-angiotensina-aldosterona, tenham íntima influência na manifestação dessa síndrome, particularmente nos sintomas de retenção hídrica. O eixo hipotálamo-hipófise-suprarrenal, envolvendo produção de catecolaminas, endorfinas, serotonina, melatonina, dopamina e ácido gaba-aminobutírico (Gaba) justificaria os sintomas de alteração de apetite, sensação de bem-estar e outras manifestações neuropsíquicas.

O quadro clínico é variado e polimorfo, de modo que a mesma mulher, em ciclos menstruais diferentes, manifesta sinais e sintomas distintos, inclusive variando a intensidade das queixas.

Entre os sintomas mais comuns, citam-se:

1. Neuropsíquicos:
   - emocionais: astenia, ansiedade, irritabilidade e depressão;
   - cognitivos: dificuldade de concentração e indecisão;
   - comportamentais: alteração de apetite, transtornos do sono, modificação dos hábitos sexuais, isolamento social, agressividade e tentativa de suicídio.
2. Decorrentes da retenção hídrica:
   - oligúria;
   - ganho de peso;
   - aumento do volume e da sensibilidade mamária;
   - dor pélvica e em membros inferiores;
   - distensão do abdome por edema de alças intestinais.
3. Miscelânea:
   - náuseas;
   - vômitos;
   - alteração do trânsito intestinal;
   - dores musculares e osteoarticulares;
   - taquicardia;
   - dispneia;
   - precordialgia;

- acne;
- enurese;
- manifestações alérgicas: rinite, sinusite, prurido cutâneo, prurido vulvar, urticária, asma, conjuntivite.

Embora seja difícil comprovar, os exercícios aeróbicos moderados, como caminhada, trote, ciclismo, natação e hidroginástica, por pelo menos 30 min, 5 vezes/semana, são indicados para mulheres com síndrome da tensão pré-menstrual.

Quando se comparam os sintomas pré-menstruais, particularmente a depressão, entre mulheres que praticam atividade aeróbica e que fazem musculação, as primeiras têm melhores resultados.

A ioga também tem efeitos benéficos, combinando alongamentos lentos e técnicas de respiração e meditação, que minimizam a tensão muscular e o mau humor característico. A prática de exercícios físicos aeróbicos e regulares ativa o sistema de endorfinas, promovendo sensação de bem-estar. Além disso, a circulação sanguínea ativada permite a eliminação mais rápida de catabólitos e diminui a quantidade de líquido acumulado nos tecidos.

Em suma, a atividade física regrada, realizada com equipamentos adequados, em local arejado, orientada por profissional especializado, promove, além dos efeitos de condicionamento físico, como aumento na capacidade aeróbica, da força muscular e da amplitude, a redução da gordura corpórea e resistência articular, o aumento da autoestima, a diminuição da depressão e da ansiedade e a melhora do sono, do raciocínio e do humor, todos benéficos para o período pré-menstrual e durante a menstruação.

Existem estudos que sinalizam que encurtar as horas de sono na fase pré-menstrual aumenta os níveis de serotonina e diminui os níveis de melatonina, melhorando os quadros depressivos.

Para a atleta de elite, cujas alterações emocionais afetam o desempenho, pode-se propor a supressão da menstruação, desde que se usem substâncias (hormônios) permitidas pela *World Anti-Doping Agency* (WADA).

No esporte, as atletas, muitas vezes, utilizam os contraceptivos não só para evitar gestação, como para atenuar a dismenorreia e o fluxo menstrual, além de obter melhor controle do ciclo menstrual. O efeito desses medicamentos no desempenho ainda não é totalmente conhecido, embora alguns autores tenham demonstrado que os contraceptivos hormonais, em especial os monofásicos, têm efeito benéfico na função endotelial e no desempenho anaeróbico. A força muscular e a frequência cardíaca não se alteram por estas substâncias.

Estudos recentes demonstraram o efeito protetor dos contraceptivos hormonais na prevenção das lesões do ligamento cruzado anterior do joelho, evento mais prevalente em atletas do sexo feminino.

Algumas medidas dietéticas também são sugeridas, como:

- reduzir a ingestão de açúcar refinado, sal, carne vermelha, frituras, gorduras hidrogenadas e bebidas alcoólicas;
- preferir peixes, aves, grãos e legumes;
- evitar a ingestão de café, chá, chocolate e refrigerantes;
- aumentar a ingestão de fibras, como verduras, legumes e frutas.

O uso de vitaminas do complexo B, em especial as vitaminas B6 (100 mg/dia), C e E (300 a 500 UI/dia) para aliviar os sintomas mamários, também pode ser indicado.

Quanto ao desempenho, este é maior durante a menstruação e até uma semana após o fim do período menstrual.

ATIVIDADE FÍSICA NO CLIMATÉRIO

No climatério, importantes mudanças metabólicas, como o hipotireoidismo ou o diabete melito, tornam-se mais frequentes, acarretando ganho de peso e concorrendo para alterações emocionais, como ansiedade e depressão, além dos clássicos sintomas vasomotores e, mais tarde, urogenitais, como a dispareunia, a urgeincontinência e as infecções urinárias de repetição.

Anualmente, a osteoporose é responsável por 1,2 milhão de fraturas e acomete oito vezes mais as mulheres que homens acima de 50 anos da idade.

A massa óssea tem seu patrimônio definido em torno dos 20 anos de idade, iniciando lento processo de perda a partir dos 40 anos (0,5% ao ano). No primeiro ano pós-menopausa, esse decréscimo atinge cifras de 3% ao ano. O resultado final desses eventos dependerá de fatores genéticos e ambientais, como hábito alimentar e atividade física regular.

Ao longo da vida, os ossos são constantemente remodelados, havendo equilíbrio dinâmico entre a neoformação e a reabsorção óssea. Um estilo de vida que inclui exercícios físicos regulares permite que a força muscular exercida sobre os diversos segmentos ósseos atue como fator osteogênico.

A estrutura óssea pode ser mantida pela força da gravidade (impacto) e pela contração muscular. Atividades físicas como corrida e caminhada exercem importante efeito sobre a densidade mineral óssea da coluna e dos quadris, sendo mais eficientes que esportes como ciclismo e natação. Cerca de 2 a 3 horas de exercício por semana podem reduzir a perda óssea que seria esperada com o passar dos anos.

Com o envelhecimento, ocorre um declínio da massa muscular em duas fases. A primeira fase é lenta e vai dos 25 aos 50 anos de idade, com perda de 10% da massa muscular. A partir dos 50 anos, essa perda é rápida e pode comprometer 40% da musculatura. Além disso, a perda maior é de fibras de contração rápida, havendo aumento das fibras de contração lenta. O treinamento físico regular ameniza essa perda, mantendo a massa e a força muscular, que têm importante papel na redução do risco de quedas e de consequentes fraturas.

O aumento da massa muscular implica, também, em maior densidade mineral óssea, que será mais efetiva se associada a atividades de impacto. Em estudo com atletas com no mínimo 20 anos de prática esportiva nas diversas modalidades, não fumantes e que tiveram o último episódio menstrual dentro dos 12 meses anteriores à pesquisa observou-se que as atividades de médio e alto impacto colaboraram com o aumento da massa mineral óssea. Ao compararem nadadoras com mulheres de vida sedentária, não notaram diferença nos valores da densidade mineral óssea. Esses resultados permitiram a conclusão de que exercícios regulares de impacto por longo período são recomendados para manutenção da massa óssea.

Por outro lado, sintomas urogenitais podem se agravar com as atividades de alto impacto. A força de impacto gerada pelo ato de pular ou saltar, transmitida ao assoalho pélvico, provocaria dano nesses músculos, culminando com a incontinência urinária e o prolapso genital. O uso de calçados adequados, para a diminuição desse impacto, e a fisioterapia apropriada, para individualizar o grupo muscular envolvido em tal esforço (*biofeedback*), dariam maior proteção ao assoalho pélvico, prevenindo eventuais lesões.

Os episódios de perda urinária que venham a ocorrer durante a prática de esportes podem ser decorrentes de falha no mecanismo de continência, comprometido pelo hipoestrogenismo. Além do adelgaçamento da camada muscular periuretral, há involução do plexo vascular e das anastomoses arteriovenosas que circundam a uretra.[15] Finalmente, vem a fadiga muscular em virtude da solicitação constante da musculatura do assoalho pélvico após movimentos repetidos de impacto ou de aumento da pressão abdominal. O suprimento sanguíneo da fibra muscular e a oferta de nutrientes, como o oxigênio, estariam comprometidos, levando à perda do tônus muscular no colo vesical. Nessa circunstância, a reabilitação funcional do assoalho pélvico por fisioterapia pode ser indicada com sucesso. O uso de cones vaginais, os exercícios perineais ou a eletroestimulação possibilitariam recuperar o tônus muscular dessa região e restabelecer parte do mecanismo de continência urinária.

As mulheres fisicamente ativas têm menor risco para doenças cardiovasculares, mantendo estáveis os níveis de pressão arterial, o índice de massa corpórea, o metabolismo lipoproteico e a tolerância à glicose. A perda de 1 kg do peso corpóreo está associada à redução de 1,6 e 1,3 mmHg nas pressões sistólica e diastólica, respectivamente. Quando a atividade física é regular e bem orientada, o indivíduo hipertenso poderá ter sua pressão arterial reduzida em cerca de 10 mmHg no repouso.

O exercício físico regular eleva os níveis de HDL-colesterol, mantendo menores níveis séricos de triglicérides, LDL-colesterol e colesterol total pelo maior consumo de gorduras como substrato energético, e aumenta a tolerância à glicose e a sensibilidade à insulina, permitindo maior captação de glicose plasmática para espaço intracelular.

Ao despolarizar a membrana celular, o estímulo nervoso que gera a contração muscular promove a liberação de cálcio do retículo sarcoplasmático. A maior concentração de cálcio aumenta a atividade muscular e, consequentemente, a necessidade de trifosfato de adenosina (ATP). Para isso, ocorre a ativação da glicogênio-fosfatase, permitindo que mais glicogênio seja convertido em glicose-6-fosfato e mais ATP seja gerado, atendendo à demanda exigida pelo músculo, acionando a GLUT-4 e promovendo maior captação de glicose.

A instabilidade do centro termorregulador responsável pelos fogachos pode ser amenizada pela produção de opioides endógenos induzida pela atividade física regular, razão pela qual a frequência de sintomas vasomotores é menor nas mulheres fisicamente ativas.

O efeito favorável do esporte sobre o ganho ponderal imposto pela idade permite maior controle sobre os níveis hormonais, fatores de crescimento e sistema imune. O exercício influencia a secreção do hormônio de crescimento que, entre outros efeitos, aumenta a síntese proteica no músculo. A maior produção de GH pode ser observada nas mulheres que, além da atividade física, recebem terapia hormonal (TH).

Estudos epidemiológicos demonstraram que o exercício físico, quando regular, ajuda a prevenir alguns tipos de câncer, como o de cólon, de endométrio e de mama. Este último tem maior proteção quando a atividade física é feita no período compreendido entre a menarca e o primeiro parto. Observou-se em mulheres na pré e pós-menopausa redução de até 50% do risco para câncer de mama, quando a atividade física é praticada por 182 horas ou mais ao ano (3,5 horas por semana).

Uma avaliação cardiorrespiratória prévia ao início de qualquer programa de exercício está sempre indicada. É fundamental avaliar o percentual e a distribuição da gordura corpórea, pois a relação cintura/quadril significativamente alterada na pós-menopausa pode ser preditor de doença coronariana. Os níveis de ferritina e hemoglobina, se abaixo do normal, podem comprometer o rendimento durante o exercício. As medidas da força muscular e da flexibilidade vão permitir, em conjunto com os outros dados já obtidos, individualizar o programa de exercícios.

Evitar o sedentarismo, seja com exercícios programados, seja com atividades de lazer, como dança e jardinagem e tarefas do cotidiano (afazeres domésticos), sempre traz bons resultados.

A terapia estrogênica, eficiente em reduzir os sintomas da pós-menopausa e diminuir os riscos de osteoporose, quando não associada à atividade física regular, não parece suficiente para proteger a massa mineral óssea. Assim, o bem-estar gerado pela atividade física, a maior autoestima que se observa nessas mulheres e a possibilidade de socialização diminuem a ansiedade e a depressão tão comuns nessa etapa da vida.

IMPACTO DA ATIVIDADE ESPORTIVA NO ASSOALHO PÉLVICO

É frequente o relato de perda involuntária de urina em mulheres jovens, atletas e, muitas vezes, nulíparas. A prevalência da incontinência urinária (IU) durante a prática esportiva em atletas de elite é maior em esportes que envolvem atividades de alto impacto, tornando-se embaraçosa e afetando sua concentração e seu desempenho. Verificou-se que em atletas universitárias nulíparas sem fator de risco 28% delas referiram ter tido algum tipo de perda de urina na prática esportiva ou durante as competições.

O movimento que mais provocou perda foi pular com as pernas em abdução (30%), seguido de corrida (30%), de salto com as pernas em adução (28%) e queda após o salto (14%).

É maior, também, a frequência de IU em atletas que apresentam algum tipo de disfunção alimentar, em relação às atletas saudáveis (38,8 e 15%, respectivamente).

As condições que contribuem para IU em mulheres jovens e nulíparas ainda não estão completamente elucidadas. Alterações extrínsecas ou genéticas do tecido conjuntivo frouxo e as atividades de alto impacto poderiam explicar essa condição. Na verdade, muitos autores acreditam que qualquer evento que leve ao aumento da pressão abdominal, como o trabalho árduo, a constipação intestinal com esforço para evacuar, a tosse crônica e o exercício físico, possa predispor à perda de urina.

Apesar de tantas evidências, ainda não é possível concluir que a atividade de alto impacto possa causar lesão do tecido conjuntivo dos músculos do assoalho pélvico (MAP). Estudo retrospectivo com atletas de atividade de baixo impacto (natação) e alto impacto (ginástica) não demonstrou diferença entre a prevalência de IU 20 anos após cessar a atividade. Concluiu-se, então, que a participação em atividade de impacto, se regular e intensa, na juventude, não predispõe à IU na idade adulta.

Estudo com mulheres paraquedistas demonstrou hipermobilidade do colo vesical, prolapso da parede anterior da vagina e perda de urina à manobra de Valsalva. Todas referiram que os sintomas tiveram início após algum evento traumático seguido de dor pélvica. É possível que o alto impacto de algumas atividades, como ginástica ou corrida, resulte em dano ao suporte uretral, em especial o destacamento da fáscia pubocervical da parede pélvica, causando hipermobilidade do colo vesical. Dessa forma, com o colo vesical infrapúbico, há diferença de pressão, isto é, a pressão intra-abdominal transmitida ao colo vesical excede a pressão de fechamento uretral, daí a perda de urina.

No assoalho pélvico, 67% a 76% das fibras musculares são do tipo I, ou seja, fibras de contração lenta, ricas em mitocôndrias, que se contraem por mecanismo oxidativo e são responsáveis pela manutenção do tônus muscular do MAP. Fatores que comprometem o suprimento de oxigênio para essas fibras promovem, também, diminuição da sua capacidade contrátil. As fibras do tipo II são recrutadas e, por serem de contração rápida, não têm a mesma eficiência que as do tipo I para manter o tônus muscular do assoalho pélvico, comprometendo o mecanismo de continência.

Medidas do músculo levantador do ânus (LA), em corte transverso (plano coronal), de atletas de elite praticantes de atividades de alto impacto foram comparadas com as de mulheres sedentárias e nulíparas. Observou-se que, nas atletas, a área muscular era maior, ou seja, o impacto e o constante aumento da pressão abdominal promovem adaptação funcional e consequente hipertrofia muscular, confirmada por Shafik et al. em estudos de eletromiografia.

Existe a hipótese de que a amenorreia hipotalâmica, decorrente do exercício físico intenso, associada a desordens alimentares (anorexia ou bulimia) ou à combinação de ambos, levaria a baixos níveis de estrogênios, contribuindo para a IU em atletas.

O Setor de Ginecologia do Esporte do Departamento de Ginecologia da Unifesp tem observado, com frequência, queixas urinárias por parte das atletas e sua relação com o estado nutricional. Desse modo, deve-se incluir no exame pré-participação a avaliação funcional do assoalho pélvico, e os sintomas urinários.

A fisioterapia voltada para os MAPs é efetiva em mulheres adultas com IU, tem taxa de cura subjetiva ao redor de 56% a 70% e taxa de cura objetiva (*pad test* < 2 g) de 44% a 67%. Usualmente, o tratamento da IU envolve treinamento vesical, treinamento dos MAP com ou sem resistência, cones vaginais, *biofeedback*, eletroestimulação, medicamentos e cirurgia.

As atletas de elite estão acostumadas ao treinamento regular e, por isso, são muito motivadas ao exercício. Adicionar ao seu programa de treinamento três séries de 8 a 12 contrações dos MAP, 3 a 4 vezes por semana, não seria uma sobrecarga e fortalece esse grupo muscular tornando-o capaz de contrações eficientes durante o aumento repentino da pressão intra-abdominal.

Treinadores e técnicos têm importante papel na orientação das atletas quanto aos meios para prevenir a IU e outros danos ao assoalho pélvico, sendo fundamental que conheçam sua anatomia e a fisiologia.

TRAUMAS DAS MAMAS NO ESPORTE

Cerca de 32% das atletas queixam-se de desconforto e mastodínea durante a prática esportiva, muitas vezes confundida com dor do músculo peitoral. Estima-se, ainda, que 52% sofreram algum traumatismo nas mamas, provocado pelo atrito ou pela abrasão dos mamilos contra as vestes, promovendo dor e sangramento.

Em algumas modalidades esportivas, as atletas estão sujeitas a traumas diretos e consequentes hematomas, lacerações e infecções ou contusões que, além de equimoses e hematomas, podem evoluir com necrose gordurosa e calcificações, com repercussão mamográfica, além de tromboflebites superficiais.

É importante lembrar que as atletas com próteses de silicone podem ter rotura da cápsula da prótese e deformidades nas mamas em decorrência do trauma.

BIBLIOGRAFIA

1. Berz K, McCambridge T. Amenorrhea in the female athlete: what to do and when to worry. Pediatr Ann. 2016;45(3):e97-e102.
2. Matzkin E, Curry EJ, Whitlock K. Female athlete triad: past, present and future. J Am Acad Orthop Surg. 2015;23(7):424-32.
3. Javed A, Tebben PJ, Fischer PR, Lteif AN. Female athlete triad and its components: toward improved screening and management. Mayo Clin Proc. 2013;88(9):996-1009.

4. Beals KA, Meyer NL. Female athlete triad update. Clin Sports Med. 2007;26(1):69-89.
5. Rodrigues de Lima G, Girão MJBC, Baracat EC. Ginecologia de consultório. São Paulo: EPM – Editora de Projetos Médicos; 2003.
6. Nunes MG, Soares Jr JM, Haidar MA, Maciel GAR, Baracat EC. Síndrome pré-menstrual. In: Atualização terapêutica. 22.ed. São Paulo: Artes Médicas; 2005.
7. Silva CML, Gigante DP, Carret MLV, Fassa AG. Estudo populacional de síndrome pré-menstrual. Rev Saúde Publ. 2006;40(1):47-56.
8. Elliot KJ, Cable NT, Reilly T. Does oral contraceptive use affect maximum force production in women? Bj Sports Med. 2005;39:15-9.
9. Rickelund A, Eriksson MJ, Schenck-Gustafsson K, Hirschberg AL. Oral contraceptives improve endothelial function in amenorrheic athletes. J Clin Endocrinol Metab. 2005;90(6):3162-7.
10. Beynnon BD, et al. The relationship between menstrual cycle phase and anterior cruciate ligament injury. Am J Sports Med. 2006;34:757-64.
11. Horwill F. A leading (male) running coach shows how PMT can affectathletic performance, and what to do about it. In: Female athletes – training for success. Baskerville Press Ltd; 2005. p.65-9.
12. Powers SK, Howley ET. Músculo esquelético. 3.ed. Barueri: Manole; 2000.
13. Powers SK, Howley ET. Exercício para populações especiais. In: Fisiologia do exercício. 3.ed. Barueri: Manole; 2000.
14. Moreno AL, Zucchi EVM, Sartori MGF. Incontinência urinária e prática esportiva In: Fisioterapia em uroginecologia. 1.ed. Barueri: Manole; 2004.
15. Kanaley JA, Giannopoulou I, Collier S, Ploutz-Snyder R, Carhart Jr R. Hormone-replacement therapy use, but not race, impacts the resting andexercise-induced GH response in postmenopausal women. Eur J Endocrinol. 2005;153(4):527-33.
16. Dorn J, Vena J, Brasure J, Freudenheim JO, Graham S. Lifetime physical activity and breast cancer risk in pre and postmenopausal women. Med Sci Sports Exerc. 2003;35(2):278-85.
17. Bo K. Urinary incontinence, pelvic floor dysfunction, exercise and sport. Sports Med. 2004;34(7):451-64.
18. Jiang K, Novi JM, Darnell S, Arya LA. Exercise and urinary incontinence in women. Obste Gynecol Survey. 2004;59(10):717-21.
19. Kruger JA, Murphy BA, Heap SW. Alterations in levator ani morphology in elite nulliparous athletes: a pilot study. Australian and New Zealand J Obstet Gynaecol. 2005;45:42-7.
20. Shafik A, Doss S, Asaad S. Etiology of the resting myoeletric activity of levator ani muscle: physioanatomic study with a new theory. World J Surg. 2003;27:309-14.
21. Parmigiano TR, Zucchi EV, Araujo MP, Guindalini CS, Castro RA, Di Bella ZI, Girão MJ, Cohen M, Sartori MG. Pre-participation gynecological evaluation of female athletes: a new proposal. Einstein. 2014;12(4):459-66.
22. Smith LJ, Eichelberger TD, Kane EJ. Breast injuries in female collegiate basketball, soccer, softball and volleyball athletes: prevalence, type and impacto n sports participation. Eur J Breast Health. 2018;14(1):46-50.

3

Uroginecologia e Disfunções do Assoalho Pélvico

22 | Incontinência urinária de esforço

Zsuzsanna Ilona Katalin de Jármy Di Bella
Manoel João Batista Castello Girão
Marair Gracio Ferreira Sartori
Sergio Brasileiro Martins
Letícia Maria de Oliveira
Rodrigo de Aquino Castro

INTRODUÇÃO

A Sociedade Internacional de Continência e a Sociedade Internacional de Uroginecologia definem a incontinência urinária de esforço (IUE) como perda urinária involuntária associada aos esforços ou durante o aumento da pressão intra-abdominal. Pode-se observar a perda urinária pela uretra sincrônica ao esforço e, ainda, uma perda urinária perceptível durante a fase de enchimento vesical na cistometria, concomitante ao aumento da pressão abdominal não acompanhada de contração do detrusor. Estima-se que a prevalência de IUE na população feminina varie entre 10% e 40%, sendo muito frequente entre 40 e 60 anos de idade.

FISIOLOGIA

A continência urinária ocorre quando há estabilidade do músculo detrusor e existe um gradiente de pressão entre a uretra e a bexiga, isto é, a pressão uretral excede a vesical, tanto em repouso quanto no esforço. Para isso, o sistema nervoso central, o sistema nervoso autônomo, a bexiga, a uretra e o colo vesical devem estar integrados anatômica e funcionalmente, e vários mecanismos estão envolvidos, entre eles:

- Mecanismo esfincteriano uretral extrínseco: é composto pela musculatura estriada da parede uretral e pela musculatura periuretral. As fibras estriadas da parede uretral são menores, de contração lenta, mantendo um tônus basal, responsável pela continência ao repouso. As fibras musculares periuretrais são maiores, de contração rápida, responsáveis pela continência aos esforços.

- Mecanismo esfincteriano uretral intrínseco: é formado pela musculatura lisa do colo vesical e da uretra proximal, pela mucosa, pelas fibras colágenas do tecido conectivo; e pela rede vascular, responsáveis pela oclusão da uretra, produzindo um efeito selante.
- Suporte da uretra e colo vesical: é fornecido pelas estruturas do assoalho pélvico, isto é, músculo levantador do ânus e tecido conectivo da fáscia endopélvica, formando os ligamentos uretropélvicos.
- Mecanismo neurológico: a intacta inervação do assoalho pélvico e da uretra é necessária para o adequado funcionamento e a integração de todas as estruturas responsáveis pela continência.
- Efeito hormonal: com a idade, ocorre diminuição da pressão uretral, o que é atribuído não apenas ao envelhecimento tecidual com consequente denervação, mas à deprivação estrínica. O estrogênio mantém o trofismo da mucosa, a musculatura e o tecido conjuntivo uretral, atuando em todos os componentes do mecanismo esfincteriano uretral intrínseco.

Fatores de risco

A IUE é multifatorial, sendo considerados como principais fatores de risco a idade, a obesidade, o tabagismo, a paridade e o estado hormonal.

- Idade: a perda gradativa do tônus muscular e os efeitos a longo prazo da denervação provocada pelos partos, além das alterações hormonais, têm influência na incontinência urinária. A faixa etária dos 40 aos 60 anos é a mais predominante na IUE.
- Obesidade: o aumento do índice de massa corpórea e o volume abdominal interferem na prevalência da incontinência urinária, pois o aumento da pressão abdominal diminui o gradiente de pressão vesical e uretral.
- Tabagismo: aumenta o risco relativo de incontinência urinária na ordem de 1,80 a 2,92 nas fumantes habituais. O hipoestrogenismo decorrente do cigarro, a tosse crônica e a doença pulmonar obstrutiva crônica têm associação bem estabelecida com a IUE.
- Paridade: independentemente do número de partos vaginais, existe o dobro de risco relativo de IUE comparado a nuligestas. Fetos macrossômicos, perímetro cefálico maior que 35,5 cm, segundo período do parto prolongado, posição fetal e apresentação cefálica defletidas estão associados a maior risco de IUE ao longo da vida. O parto cesárea diminui os riscos de IUE, porém não elimina o risco ao longo da vida.
- Estado menopausal: o déficit de estrogênio tem impacto negativo sobre os mecanismos uretrais extrínsecos e intrínsecos.

ETIOPATOGENIA

Entre as teorias inicialmente propostas para explicar a etiopatogenia da IUE, destacam-se a uretra curta e a perda do ângulo uretrovesical. Ambas as teorias foram abandonadas, embora a uretra curta seja um possível fator etiológico, porém raro.

Teoria da equalização da pressão intra-abdominal

Proposta por Enhorning, em 1961, sugere que o deslocamento da uretra proximal de sua posição intra-abdominal durante o esforço ocasionaria falha na transmissão de pressão, levando ao aumento de pressão vesical em escala maior que o aumento da pressão uretral (Figura 1).

O deslocamento da uretra proximal e do colo vesical seria causado por alterações do suporte e por danos no assoalho pélvico, seja nos ligamentos pubouretrais, no tecido conectivo, no músculo levantador do ânus ou na inervação pudenda.

Alguns aspectos enfraquecem a teoria da equalização da pressão intra-abdominal, como procedimentos cirúrgicos que levam a altas taxas de cura da incontinência urinária sem que, no entanto, haja qualquer elevação do colo vesical. Além disso, muitas mulheres têm hipermobilidade uretral e são continentes.

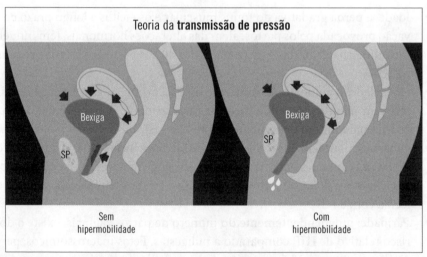

FIGURA 1 Representação esquemática da teoria da transmissão de pressão para IUE. À esquerda, o colo vesical encontra-se acima do bordo superior da sínfise púbica (SP). Dessa forma, a pressão abdominal (setas) exercida sobre a bexiga durante o esforço também é transmitida para o colo vesical, comprimindo a uretra e mantendo-a fechada e sem mobilidade. À direita, o colo vesical encontra-se abaixo do bordo superior da SP. O deslocamento do colo vesical da posição intra-abdominal durante o esforço impossibilitaria a transmissão da pressão abdominal para a uretra proximal, mantendo-a aberta. Assim, tem-se aumento da pressão vesical em escala maior que o aumento da pressão uretral.

Alterações no mecanismo esfincteriano uretral intrínseco

Associadas ou não à hipermobilidade uretral, ocasionam, também, perda da pressão uretral, levando a quadro clínico mais grave, com incontinência a mínimos esforços. Alterações na musculatura da parede vesical, no plexo vascular, na mucosa uretral e no tecido conjuntivo podem ser secundárias a trauma de parto (lesão direta ou da inervação), trauma cirúrgico, radioterapia, alterações do colágeno e hipoestrogenismo.

Teoria integral

Proposta por Petros e Ulmstem, em 1990, estabelece que não só os sintomas de IUE, como os de urgência e urgeincontinência são decorrentes da frouxidão da porção suburetral da vagina e/ou de seus ligamentos de sustentação. Segundo a teoria integral, a parede vaginal anterior, ancorada pelo ligamento pubouretral, possui papel fundamental no suporte do assoalho pélvico.

A vagina é suspensa anteriormente pelo ligamento pubouretral, superiormente pelo arco tendíneo da fáscia endopélvica e, posteriormente, pelos ligamentos uterossacros. Em repouso, as contrações lentas do músculo pubococcígeo, anteriormente, e dos músculos levantador e longitudinal do ânus, posterior e inferiormente, respectivamente, tracionam a vagina, esticando-a (Figura 2A). Dessa forma, há um suporte para as terminações nervosas da base da bexiga, o que previne a ativação prematura do reflexo da micção e, portanto, evita os sintomas de urgência e urgeincontinência.

Durante a micção, há relaxamento reflexo do músculo pubococcígeo, prevalecendo, então, a tração posteroinferior da bexiga, o que abre o colo vesical ao mesmo tempo em que estimula as terminações nervosas, ativando e reforçando o reflexo da micção.

Ao esforço, as contrações rápidas do MPC tracionam a parede vaginal anteriormente contra a uretra, fechando-a e comprimindo-a contra o esfíncter estriado periuretral, criando um efeito selante na mucosa vaginal (Figura 2B). Esse mecanismo pode manter o fechamento uretral mesmo na presença de colo vesical incompetente.

Defeitos na porção suburetral da vagina e/ou nos ligamentos pubouretrais podem afetar esse mecanismo, levando à perda urinária aos esforços (Figura 2C).

Ao mesmo tempo, durante o esforço, os feixes dos músculos levantador e longitudinal do ânus tracionam a base da bexiga posteroinferiormente, causando um movimento de torção da uretra, fechando o colo vesical. Para o funcionamento adequado desse mecanismo, é necessário que os ligamentos cardinais e uterossacros e o septo vaginal estejam íntegros, de modo que a contração muscular transmita-se à parede vaginal e à bexiga. É necessário, também, que a área do colo vesical tenha elasticidade suficiente para que os movimentos opostos de tração anterior da uretra e posteroinferior da bexiga sejam possíveis.

A frouxidão do ligamento pubouretral e da parede vaginal anterior contribuem para o afunilamento do colo vesical durante o aumento da pressão abdominal. Adicionalmente,

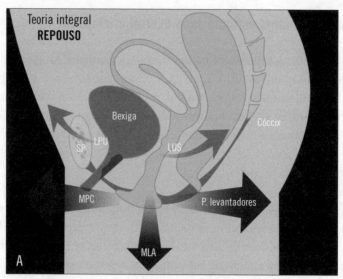

FIGURA 2A A vagina é suspensa entre o ligamento pubouretral (LPU) anteriormente e o ligamento uterossacro (LUS) posteriormente. Na posição de repouso, as forças musculares que se opõem ao músculo pubococcígeo (MPC), à placa dos levantadores e ao MLA (músculo longitudinal do ânus) tracionam a vagina. 📷

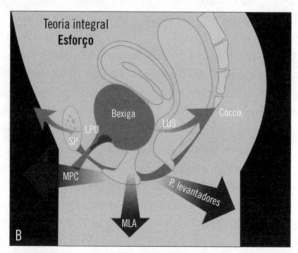

FIGURA 2B O fechamento ativo (i.e., com o aumento da pressão abdominal) requer a contração do MPC anteriormente, empurrando a parede vaginal e fazendo-a comprimir a uretra, mantendo-a fechada e sem mobilidade. Ao mesmo tempo, a placa dos levantadores e o MLA empurram a base da bexiga para baixo e posteriormente, resultando em um diferencial de forças contrário. A IUE resulta da falha desse mecanismo ativo de fechamento uretral devido à lesão no LPU. 📷

o estímulo dos receptores sensitivos nessa região poderia explicar as queixas de urgência observadas em algumas pacientes devido à ativação prematura do reflexo da micção. Dessa forma, a lesão do ligamento pubouretral é possivelmente o fator mais importante responsável pela redução do mecanismo de fechamento uretral e do colo vesical.

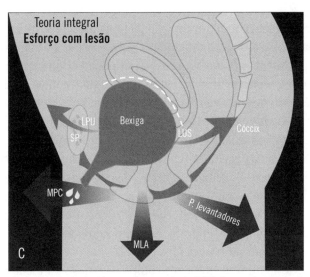

FIGURA 2C O colo vesical está aberto devido ao relaxamento do MPC. Sua contração ineficaz ou ausente permite que a contração em sentido oposto do MLA e da placa dos levantadores resulte em abertura passiva e afunilamento do colo vesical. As linhas tênues representam a bexiga em repouso.

A teoria integral não invalida as anteriores, mas as complementa. Ademais, baseada nela propôs-se a técnica de faixa sem tensão sob a uretra para a correção cirúrgica da IUE.

DIAGNÓSTICO

O diagnóstico correto dos diferentes tipos de incontinência urinária é fundamental. Só assim é possível evitar tratamentos desnecessários ou incorretos, que podem piorar o quadro clínico e comprometer a terapêutica adequada.

A investigação inicia-se com anamnese e exame físico minuciosos. Todavia, o diagnóstico feito com base apenas nos dados obtidos por eles pode levar a erro em cerca de 25% dos casos de IUE. Nas pacientes com bexiga hiperativa, o erro é maior, podendo chegar a até 45%.

Na anamnese, é importante pesquisar o tipo de perda de urina, os fatores que pioram ou desencadeiam-na, o tempo de sintomas, os tratamentos prévios e as doenças associadas. É imprescindível, ainda, que a história clínica contenha informações sobre medicamentos que a paciente faz uso, uma vez que várias drogas causam efeitos colaterais sobre o trato urinário, como os diuréticos e os alfabloqueadores.

Quadros de infecção urinária podem cursar com incontinência urinária que desaparece após o tratamento. Além disso, é necessário questionar a respeito de incontinência esfincteriana para gases e/ou fezes, pois não é incomum sua associação com a incontinência urinária.

236 GINECOLOGIA ▪ PARTE 3 UROGINECOLOGIA E DISFUNÇÕES DO ASSOALHO PÉLVICO

Queixas neurológicas, como diminuição da força muscular, dificuldade na marcha, parestesia de membros inferiores e dificuldade para esvaziar a bexiga, devem ser valorizadas, uma vez que doenças como esclerose múltipla e Parkinson podem inicialmente manifestar-se como queixas urinárias. Antecedentes de traumas e/ou cirurgias raquimedulares também são importantes na história clínica.

Os objetivos do exame clínico são reproduzir e caracterizar a perda urinária, descartar alterações neurológicas e fístulas urogenitais e identificar distopias e outras afecções pélvicas. É realizado com a paciente em posição ginecológica e ortostática, preferencialmente com a bexiga cheia. Solicitam-se manobras de Valsalva e tosse, observando-se perda de urina, sincrônica ou não ao esforço, e se é uretral ou extrauretral.

Na inspeção dos órgãos genitais externos, a presença de dermatite amoniacal indica a gravidade do quadro. Sinais de hipoestrogenismo, como a carúncula uretral e a mucosa atrófica, também podem ser observados.

A integridade de alguns reflexos, como bulbocavernoso e anocutâneo, deve ser avaliada. Quando normais, indicam que o arco reflexo sacral (S2, S3 e S4) e o componente motor do nervo pudendo estão preservados. Entretanto, ressalta-se que a falta de resposta não indica necessariamente anormalidade neurológica.

Os prolapsos genitais e as roturas perineais devem ser diagnosticadas e classificadas, já que sua associação com a incontinência urinária é bastante frequente e, no caso de tratamento cirúrgico, as correções podem ser feitas simultaneamente. Nas distopias acentuadas, pode haver dificuldade para esvaziar a bexiga, havendo sensação de esvaziamento vesical incompleto. Durante a investigação diagnóstica, reduzem-se os prolapsos, de preferência com pessários, para pesquisar incontinência urinária oculta.

A incontinência urinária oculta ocorre naquela mulher com prolapso genital acentuado, que por promover uma angulação uretral, não se queixará de IUE. Porém, após o tratamento cirúrgico da distopia, surgirá a perda urinária. Comumente referem perda urinária aos esforços antes da acentuação do prolapso quando inquiridas.

A integridade funcional da musculatura do assoalho pélvico também deve ser pesquisada por meio da manobra digital ou com perineômetro. Essa avaliação permite aferir a capacidade de contração da musculatura, valiosa nos casos de tratamento fisioterápico.

O diário miccional é outra ferramenta para o diagnóstico da incontinência urinária, particularmente quando se suspeita de síndrome de bexiga hiperativa. O diário permite avaliar a gravidade dos sintomas e os efeitos do tratamento. Durante o preenchimento do diário, a paciente será orientada a anotar a frequência miccional (diurna e noturna), o volume líquido ingerido, o volume urinado, os episódios de perda urinária e de enurese noturna, a urgência miccional e/ou a perda de urina durante a relação sexual, bem como a quantidade de absorventes consumidos diariamente. A duração do diário miccional pode ser de 3, 5 ou 7 dias.

O teste do absorvente ou *pad-test* é uma forma objetiva de avaliação da incontinência urinária. Serve para documentar e quantificar a perda de urina, além de ser útil na monitorização dos efeitos do tratamento. É especialmente recomendado nos casos de incontinência urinária cuja perda não foi detectada no exame clínico e no estudo urodinâmico. Consiste no uso de um absorvente previamente pesado por um período determinado, durante o qual a paciente executa atividades normais de seu dia a dia (longa duração) ou exercícios que as simulem (curta duração). A seguir, o absorvente é retirado e seu peso comparado ao do início do teste. A diferença de peso maior que 1 g caracteriza a perda de urina involuntária.

No ambulatório de Uroginecologia e Cirurgia Vaginal da Universidade Federal de São Paulo (Unifesp), realiza-se o teste em 20 min (teste simplificado). Inicia-se com a sondagem vesical de alívio para medir a urina residual e infundem-se 250 mL de soro fisiológico ou água destilada em temperatura ambiente. A seguir, com o absorvente previamente pesado, a paciente deve tossir, agachar-se, pular e fazer manobra de Valsalva (10 vezes cada); subir e descer 5 degraus de escada 10 vezes; lavar as mãos em água corrente por 1 min e caminhar por 10 min. Ao final dos 20 min, o absorvente é retirado e seu peso novamente aferido, classificando-se os resultados em:

- diferença < 2 g: teste negativo;
- diferença de 2 a 10 g: incontinência urinária leve a moderada;
- diferença de 10 a 50 g: incontinência urinária grave;
- diferença > 50 g: incontinência urinária muito grave.

Considera-se o valor mínimo de 2 g, pois existe perda de fluido vaginal e suor que são também removidos pelo absorvente.

O teste do cotonete (*Q-tip test*) e a ultrassonografia avaliam a mobilidade do colo vesical. O teste do cotonete consiste na introdução de um cotonete estéril na uretra e observação do ângulo de deslocamento do cotonete por meio de um goniômetro durante a manobra de Valsalva. Deslocamentos acima de 30° indicam hipermobilidade do colo vesical. O teste do cotonete não faz mais parte da propedêutica atual.

Por sua vez, a ultrassonografia do colo vesical é realizada com a paciente em posição ginecológica, com a bexiga confortavelmente cheia. O transdutor é posicionado na região subclitoridiana e mede-se a distância do colo vesical em relação à sínfise púbica durante o repouso e durante a manobra de Valsalva. Considera-se hipermobilidade do colo vesical quando há deslocamento de 10 mm ou mais. Atualmente, não mais se avalia a mobilidade do colo vesical rotineiramente, apenas nos casos em que se suspeita de uretra rígida.

Por último, a propedêutica complementar mais utilizada para a investigação da incontinência urinária é o estudo urodinâmico, que mimetiza as fases de armazenamento e esvaziamento vesical medindo as pressões abdominal, vesical e uretral com diferentes volumes vesicais. Recentes estudos indicam que não há necessidade do estudo urodinâmico para casos típicos de IUE que serão tratados por cirurgias de *sling* vaginal, embora o estudo urodinâmico pré-operatório tenha poder legal e em nosso país seja quesito obrigatório pré-operatório na Saúde Suplementar. Desta forma, na indicação cirúrgica, nos casos de recidiva e na falha do tratamento clínico, indica-se o estudo urodinâmico, não sendo propedêutica necessária no tratamento clínico e fisioterapêutico. A técnica do exame e os parâmetros analisados estão discutidos em outro capítulo.

O diagnóstico correto da incontinência urinária é fundamental para o adequado tratamento, devendo-se lembrar que, nos casos cirúrgicos, a primeira intervenção é a que tem maior chance de sucesso. Além disso, o diagnóstico errôneo pode piorar o quadro clínico de forma irreversível.

TRATAMENTO CLÍNICO DA IUE

O tratamento não cirúrgico da IUE vem ganhando realce nos últimos anos em face da melhora de seus resultados e dos poucos efeitos colaterais que provoca.

Entre as várias terapêuticas não cirúrgicas, destacam-se as técnicas fisioterapêuticas, como exercícios perineais, cones vaginais, *biofeedback* e a eletroestimulação. Mais recentemente, a laserterapia e a radiofrequência microablativa são opções promissoras para o tratamento da incontinência urinária, porém carecem de mais estudos a este respeito. A terapêutica medicamentosa tem pouca importância na IUE, assim como obturadores uretrais não são mais usados em nosso meio.

Exercícios perineais

O exercício perineal é a modalidade fisioterapêutica que proporciona as melhores evidências científicas no tratamento de mulheres com IUE. Os exercícios terapêuticos para o assoalho pélvico foram descritos, inicialmente, por Arnold Kegel, em 1948, com a prática de 300 a 400 contrações do assoalho pélvico por dia. Posteriormente, introduziu-se o conceito da resistência progressiva no tratamento da IUE, com índices de cura superiores a 70% com menor número de repetições. Atualmente, preconizam-se poucas repetições diárias, com reforço gradativo da intensidade da força e do tempo de contração, para aumentar o recrutamento das fibras do tipo II.

A contração associada de outros grupos musculares, como os abdominais, glúteos e adutores da coxa, mascara a real força de contração dos músculos do assoalho pélvico. Dessa forma, passou-se a solicitar a contração específica dos músculos do assoalho pélvico, mantendo-se os demais músculos em repouso ou até mesmo em tensão constante.

As taxas de sucesso dos exercícios perineais variam de 30% a 80%, dependendo da aderência da paciente por longo tempo.

Cones vaginais

Os cones vaginais fortalecem a musculatura do assoalho pélvico por meio da retenção de cones vaginais com pesos crescentes. São dispositivos com a mesma forma e volume e pesos que variam de 20 a 100 gramas. Inicialmente identifica-se qual cone a paciente consegue reter na vagina durante 1 min, com (cone ativo) ou sem (cone passivo) contração voluntária dos músculos do assoalho pélvico.

O cone passivo reflete o tônus em repouso da musculatura do assoalho pélvico e, nessa fase, são recrutadas, principalmente, as fibras musculares de contração lenta (tipo I). A tendência do cone de sair da vagina leva à contração involuntária (reflexa) da musculatura do assoalho pélvico, com o objetivo de mantê-lo em sua posição original. Essa contração pode ser demonstrada por meio da eletromiografia dos músculos pubococcígeos.

No cone ativo, a paciente contrai a musculatura de forma voluntária, como nos exercícios propostos por Kegel. Contudo, diferentemente destes, os cones permitem distinguir facilmente a contração da musculatura do assoalho pélvico daquela dos músculos abdominais. Além disso, o tempo de aprendizado para o uso dos cones vaginais é de aproximadamente um terço do tempo necessário para os exercícios perineais.

Os cones vaginais estão indicados nos casos leves e moderados de IUE, com índices de sucesso que variam de 60% a 78%.

Os efeitos colaterais relatados com cones ocorrem em 10% das usuárias, sendo os mais comuns: dor local, infecções genitourinárias, sangramento e aumento do fluido vaginal.

Biofeedback

O *biofeedback* é utilizado para melhorar a conscientização corporal e a ação das modalidades fisioterápicas, empregando-se aparelhos que emitem sinais sonoros ou ondas elétricas avisando quando ocorre o relaxamento uretral. Atualmente, os aparelhos monitoram a pressão abdominal para evitar a ação da musculatura acessória.

ELETROESTIMULAÇÃO

O estímulo elétrico aumenta a pressão intrauretral por meio da estimulação direta dos nervos eferentes na musculatura periuretral. Além disso, a eletroestimulação aumenta o fluxo sanguíneo dos músculos da uretra e do assoalho pélvico, restabelecendo as conexões neuromusculares e melhorando a função da fibra muscular, hipertrofiando-a e modificando o seu padrão de ação por aumento do número de fibras musculares rápidas.

Na IUE, recomendam-se frequências de 50 a 100 Hz, sendo que na síndrome da bexiga hiperativa as frequências ideais oscilam entre 5 e 20 Hz. Em relação à corrente, pode ser alternada, bipolar ou interferencial. A intensidade é individual, refletindo diferenças de sensibilidade e impedância dos tecidos, devendo ser a máxima tolerada, que usualmente se encontra entre 0 e 100 mA.

A eletroestimulação pode ser realizada em regime ambulatorial ou domiciliar. Os eletrodos podem ser externos (vaginais ou anais), transcutâneos ou implantados diretamente na raiz nervosa por meio de cirurgia.

A terapêutica da IUE pela eletroestimulação pode ser dividida em terapias de curta e de longa duração. As de longa duração caracterizam-se por estímulos de baixa intensidade, administrados durante algumas horas ao dia, por vários meses ou anos. As de curta duração, por sua vez, caracterizam-se por estímulos de intensidade submáxima, dependendo do nível de tolerância à dor. Ambos são regimes nos quais a frequência e a duração são extremamente variáveis, podendo ser diários ou semanais, com duração de até 30 minutos, por período máximo de 5 meses.

Alguns efeitos colaterais são descritos após a estimulação elétrica vaginal de longa duração, como dor, irritação vaginal e infecção urinária. Na terapia de curta duração, a incidência desses efeitos varia de 0% a 14%. Dados da literatura mostram taxas de cura variando de 30% a 50% e, de melhora clínica, de 6% a 90%.

Tratamento farmacológico

O tratamento farmacológico com estrogênios está indicado na IUE de intensidade leve, em particular quando os sintomas se iniciam no climatério e não há distopia genital importante. Os estrogênios atuam em elementos importantes da continência, aumentando a vascularização e o trofismo da mucosa uretral e melhorando tônus muscular periuretral. Podem ser prescritos por via oral, transdérmica ou vaginal. A estrogenioterapia tem resultados conflitantes na literatura, sendo que a maior parte das revisões sistemáticas não só não sinaliza melhora da IUE, como refere inclusive piora do quadro clínico. Todavia, nesses estudos não há individualização dos casos de IUE que se manifestam no período da menacma ou na pós-menopausa.

Drogas, como a duloxetina, foram estudadas para tratamento da IUE leve ou moderada. Essa droga aumenta o tônus uretral pela inibição da recaptação da serotonina e da noradrenalina no centro da micção, na medula. Embora aceita em alguns países europeus, no Brasil a droga não é indicada para o tratamento da IUE.

Por sua vez, a imipramina pode melhorar alguns quadros de incontinência urinária mista por sua dupla ação: aumenta o tônus uretral e relaxa o detrusor. Essa droga tem custo muito acessível, porém tem importantes efeitos colaterais por agir em receptores cardiovasculares e gastrointestinais, o que restringe o seu uso.

Obturadores uretrais artificiais

Os dispositivos de oclusão uretral foram desenvolvidos, nos últimos anos, para o tratamento da IUE, em particular nos casos refratários às demais técnicas. O obturador é inserido na uretra, retirado e substituído por outro, a cada micção, pela própria paciente.

Entre os efeitos adversos, descrevem-se episódios de cistite bacteriana e alta taxa de abandono do tratamento.

Aplicação de energia na vagina

Recentemente, energia na vagina e na vulva ganhou importância no tratamento da atrofia vulvovaginal, agora denominada síndrome genitourinária da pós-menopausa (SGUM), que engloba sintomas como secura e ardor vaginal, dispareunia, prurido, vestibulodínea e sangramento na relação sexual. As alterações atróficas também afetam os epitélios vesical e uretral, desencadeando sintomas como disúria, noctúria, incontinência urinária, infecções de repetição e a urgência miccional.

Aos poucos, revisões sistemáticas vêm surgindo na literatura mostrando que quadros menos graves de incontinência urinária podem ter bons resultados com a laserterapia ou com a radiofrequência, porém é nítida a carência de estudos robustos prospectivos e randomizados e comparativos entre as técnicas de laserterapia e radiofrequência, bem como comparando com a fisioterapia e estrogenioterapia. É observada substancial melhora nos questionários de qualidade de vida.

Os parâmetros urodinâmicos melhoram após a laserterapia com incremento dos valores do fluxo médio, da sensação de primeiro desejo, do volume vesical que desencadeia o desejo imperioso de urinar e da pressão máxima de fechamento uretral.

Para a indicação dessas novas modalidades de tratamento não há necessidade de propedêutica complementar e não existem contraindicações descritas até o momento, salvo infecção urinária ou vulvovaginal aguda. Pacientes com antecedentes de herpes devem receber profilaxia por 5 dias antes da aplicação da radiofrequência ou da laserterapia com aciclovir ou famciclovir. Quando a atrofia vulvovaginal for muito importante, pode haver dificuldade técnica de introdução da ponteira de laser ou do espéculo para a aplicação da radiofrequência.

Recomendam-se 3 aplicações com intervalos mensais em ambas as técnicas, seja a laserterapia fracionada ou a radiofrequência microablativa para as disfunções urogenitais, como a SGUM, a incontinência urinária e a frouxidão vaginal. Aplica-se anestésico local com ação cutânea (lidocaína 4% ou associação lidocaína e tetracaína) antes da aplicação no introito vaginal e vulvar 1 hora antes do procedimento e recomenda-se proteger a região com um filme plástico para melhor absorção do anestésico. Para as aplicações vaginais pode-se utilizar xilocaína *spray* imediatamente antes do procedimento. O epitélio vaginal deve ser limpo com uma gaze seca e levemente umedecido com soro fisiológico em ambas as técnicas. Repete-se o mesmo para a região vulvar. Quando o objetivo é o tratamento da IUE aplica-se sob a região infrauretral e nas laterais das paredes vaginais entre 11 e 2 horas dupla passagem da energia. Deve-se evitar a superposição do laser ou da radiofrequência, pois a manutenção de parte do tecido sem o efeito do calor é importante para o resultado final.

Recentemente o FDA chamou a atenção para a ausência de dados de longo prazo sobre o efeito dessas modalidades terapêuticas.

Laserterapia

O acrônimo laser significa *light amplification by stimulated emission of radiation* e corresponde a qualquer aparelho que produza radiação eletromagnética monocromática, infravermelha ou ultravioleta. Existe produção de energia em forma de luz (feixe paralelo, concentrado e monocromático) por meio de estimulação elétrica.

Portanto, o laser produz diferentes efeitos térmicos conforme o tecido, ao transformar energia luminosa em calor. Dependendo da temperatura, a energia térmica pode vaporizar, carbonizar, coagular, estimular neocolagênese ou simplesmente aquecer o tecido. A luz age no metabolismo energético celular da mitocôndria aumentando a síntese de adenosina trifosfato.

Em Medicina, o primeiro laser de CO_2, de aplicação contínua, foi usado na década de 60 para o rejuvenescimento facial, porém complicações como cicatrizes, manchas e feridas eram frequentes. Posteriormente surgiu o CO_2 fracionado, utilizado nos dias atuais, desde 2007, no Brasil.

Sua ação é em micropontos formando microzonas térmicas de energia, existindo áreas expostas e não expostas, conhecido como laser ablativo. A água tecidual absorve a energia da luz e a transforma em calor. O laser de CO_2 emite comprimentos de onda de 10.600 nm (infravermelho distante) e tem alta afinidade com a água.

Já o laser de érbio, também utilizado em uroginecologia, emite um comprimento de onda de 2.940 nm e tem o poder de absorção pela água 10 vezes maior que o laser de CO_2. Dessa forma, o dano térmico do laser de CO_2 é de 50 a 150 nm, enquanto o dano térmico do laser de érbio é de 10 a 20 nm, tornando o laser de érbio 3 vezes menos doloroso que o laser de CO_2, porém este último tem maior poder de hemostasia.

Entre os principais efeitos do laser destacam-se a retração do colágeno e a manutenção tecidual sem destruição atingindo-se a temperatura tecidual de 60°C a 65°C.

A ponteira vaginal do laser fracionado atinge profundidade de 0,2 mm a 0,5 mm da parede vaginal, sendo que a ação principal é sobre os fibroblastos, que são as células-chave para produção de colágeno; e na matriz extracelular, composta por fibras elásticas, proteases e glicosaminoglicanos. Novas fibras colágenas são produzidas pelo efeito térmico, sendo conhecido como neocolagênese.

Dessa forma, existe retração do colágeno superficial, bem como reorganização do colágeno profundo. Além disso, existe formação de novos conglomerados proteoglicanos e ácido hialurônico, retenção de água nesse novo tecido com contração da mucosa, aumento de vasos sanguíneos culminado com melhora do trofismo vaginal caracterizado pela maior espessura do epitélio e melhor elasticidade.

Tanto o laser de CO_2 quanto o de érbio são aplicados com ponteiras de 360 graus que promovem pequenas perfurações equidistantes. Até o momento não existe estudo comparativo entre laser de CO_2 e o de érbio. A camisa é introduzida até o fundo vaginal e a seguir a ponteira. Iniciam-se os disparos enquanto rotaciona-se o conjunto para atingir todas as paredes vaginais de forma igual, e vai-se retirando o conjunto de centímetro em centímetro. Recomenda-se abstinência sexual por 7 dias.

Radiofrequência

Por sua vez, a radiofrequência constitui-se na emissão de onda eletromagnética situada na faixa entre 30 KHz e 300 MHz, sendo que os aparelhos de alta frequência, indicados com finalidade similar à do laser, trabalham na faixa de 4 MHz. Foi aplicada inicialmente na Ginecologia para a vaporização tecidual e tratamento de lesões HPV-induzidas.

Existem diferentes equipamentos de radiofrequência, podendo ser não ablativa ou microablativa, esta última com importante potencial de uso em uroginecologia e ação similar ao laser fracionado. As técnicas fracionadas são ablativas, porém visam pouco dano epidérmico. A radiofrequência fracionada microablativa se faz com microagulhas equidistantes, que liberam a corrente de modo bipolar, criando áreas de pele afetadas intercaladas com áreas não afetadas, semelhante à laserterapia fracionada. A ponteira possui 64 microagulhas de 200 μm de diâmetro e 1 mm de comprimento, distribuídas no formato de oito colunas, com oito agulhas cada. As áreas do epitélio não atingidas pela corrente aceleram a recuperação das áreas afetadas.

Estudos histológicos demonstram que a profundidade da ablação térmica depende do pulso e da intensidade da corrente aplicada, variando entre 100 e 150 μm. O diâmetro das colunas de ablação varia entre 80 e 120 μm.

Assim como a laserterapia, a radiofrequência, decorrente do calor produzido, levará a denaturação do colágeno, contração de suas fibras, ativação de fibroblastos com neocolagênese e remodelamento de tecido.

Introduz-se um espéculo descartável na vagina e a seguir a ponteira vaginal até o fundo dela, realizando-se os disparos sequencialmente no sentido longitudinal, do 1/3 superior ao inferior, sem sobreposição das aplicações, sob visão direta. O eletrodo deve ser mantido paralelo à mucosa e levemente pressionado contra ela. O procedimento é repetido rodando-se o espéculo para permitir a aplicação em todas as paredes vaginais. A região vestibular é a mais sensível, sendo o último local a receber os disparos.

A laserterapia tem custo bem mais elevado quando comparado ao da radiofrequência microablativa, sendo sua aplicação mais confortável para o ginecologista. Ambos os métodos propiciam promissores resultados na IUE, mas não existem estudos a longo prazo, e não se estabeleceu ainda a necessidade de repetição do tratamento nem tampouco com que intervalo, se necessário.

TRATAMENTO CIRÚRGICO DA IUE

Há inúmeras técnicas cirúrgicas descritas para a correção da IUE. A opção cirúrgica ainda é a principal forma terapêutica dessa afecção, ainda que o tratamento clínico venha conquistando espaço. Entre as justificativas para a preferência da cirurgia estão os resultados mais rápidos e duradouros e a alta prevalência de distopias urogenitais, que, associadas à queixa de perda urinária, necessitam de correção cirúrgica.

Inúmeras técnicas cirúrgicas para o tratamento da IUE foram descritas na literatura, o que mostra a dificuldade de tratar uma enfermidade que envolve a função urinária. O aparecimento de novas técnicas e, portanto, de novas complicações e o acompanhamento em longo prazo das pacientes operadas levam não apenas à necessidade de novos aprendizados, mas à reavaliação de conceitos que pareciam definitivos.

A cirurgia ideal deve ter altos índices de cura, ser pouco invasiva, diminuindo assim a morbidade do procedimento, ser reprodutível, ou seja, poder ser realizada por um grande número de cirurgiões e ser pouco dispendiosa. Assim, deve-se procurar as técnicas que mais se aproximem do ideal e individualizar o tratamento, considerando-se fatores como idade, doenças sistêmicas, atrofia vaginal, prolapso genital associado, obesidade e a experiência do cirurgião com a técnica escolhida.

Entre as várias técnicas descritas, consideram-se como boas opções as cirurgias de colpossuspensão retropúbica, pelas técnicas de Burch ou de Marshall-Marchetti-Krantz, e as cirurgias de alça, também conhecidas como *sling*, que podem ser autólogas, heterólogas ou sintéticas.

As cirurgias vaginais pela técnica de Kelly-Kennedy (uretroplastia e plicatura do colo vesical) estão em desuso pelos altos índices de recidiva a médio e longo prazo, além de aumentarem a predisposição da paciente ao defeito esfincteriano promovido pela denervação e fibrose periuretral pós-cirúrgica. As cirurgias de suspensão endoscópica do colo vesical pela técnica de Stamey-Pereira também perderam espaço pelos altos índices de recidiva, pois são feitas com tecidos de pouca resistência para a correção da topografia do colo vesical.

A cirurgia de Burch, que consiste na elevação do colo vesical com fixação do tecido paravaginal ao ligamento ileopectíneo ou ligamento de Cooper foi, por muito tempo, considerada padrão-ouro para a correção cirúrgica da incontinência urinária sem defeito esfincteriano uretral com taxa de 85% de cura na incontinência primária e de 70% a 75% nos casos de recidiva em 5 anos.

Com o advento das técnicas de *slings* autólogos e sintéticos, a cirurgia de Burch foi perdendo cirurgiões adeptos, embora ainda hoje seja indicada em casos que necessitem de laparotomia concomitante ou na existência de defeitos paravaginais. Ressalta-se que pacientes com índice de massa corpórea elevado ou que apresentem acúmulo de tecido adiposo abdominal têm risco maior para angulamento dos ureteres com a colpossuspensão retropúbica. Essa técnica facilita, também, a ocorrência de enteroretoceles pela anteriorização da vagina. Outras complicações são hemorragia intraoperatória, suturas transvesicais, retenção urinária e trombose venosa profunda.

Os *slings* autólogos podem ser de parede vaginal ou de aponeurose. Nesses casos, utilizam-se, respectivamente, faixa de mucosa vaginal ou aponeurose do músculo reto abdominal (ou de fáscia lata), criando-se um novo suporte para a uretra que funcionará como mecanismo esfincteriano, de modo que a faixa deve apenas apoiá-la e não comprimi-la. A uretrocistoscopia é tempo obrigatório intraoperatório para confirmação de que não houve passagem de fio inabsorvível na luz vesical. Essa técnica é particularmente indicada para pacientes com defeito esfincteriano uretral e para aquelas com recidiva ou com obesidade acentuada.

As taxas de sucesso no *sling* de mucosa vaginal variam de 35% a 93%. Quanto ao *sling* aponeurótico, as taxas de sucesso giram em torno de 85% e é preferencialmente indicado, apesar da necessidade de se retirar uma faixa de apouneurose do músculo reto abdominal de aproximadamente 10 cm x 1,5 cm. Entre as complicações pós-operatórias mais frequentes, citam-se a retenção urinária e hiperatividade do detrusor e, em menor grau, infecção de ferida abdominal, infecção urinária e prolapso genital. Para diminuir as taxas de obstrução urinária, é possível posicionar a faixa de aponeurose mais próxima do 1/3 médio da uretra e não sob o colo vesical, como inicialmente descrito.

Os *slings* podem ser, ainda, heterólogos, que utilizam faixas de submucosa porcina ou sintéticos, mais empregados nos dias atuais.

Slings sintéticos

O material ideal para fabricação do *sling* sintético deve ser química e fisicamente inerte, não carcinógeno, mecanicamente forte, não causar reações inflamatórias ou alérgicas, ser esterilizável, não permitir a formação de biofilme, não ser fisicamente modificado pelo tecido vivo, e ter elasticidade adequada. Estudos provaram que o polipropileno tipo I monofilamentar e macroporoso seria o material que mais se aproxima dessas especificações.

Em 1996, Ulmsten et al. desenvolveram a técnica chamada *tension-free vaginal tape* (TVT), em que se inseria a faixa sob a uretra média sem tensão ou fixação, pela via retropúbica, com pequena dissecção periuretral, perfuração do ligamento uretro-pélvico e passagem da faixa da região vaginal com pertuito de saída suprapúbico bilateral (Figuras 3 a 11).

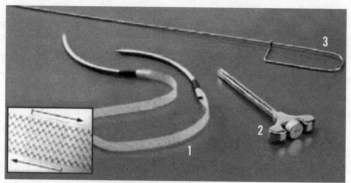

FIGURA 3 Material cirúrgico para cirurgia de TVT (*tension-free vaginal tape*): (1) faixa do TVT com agulhas; (2) introdutor; (3) guia rígido para sonda vesical. 📷

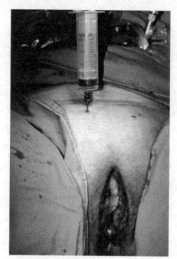

FIGURA 4 Anestesia local do espaço retropúbico e incisões na pele da região suprapúbica. 📷

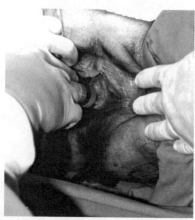

FIGURA 5 Anestesia local do ligamento uretropélvico. 📷

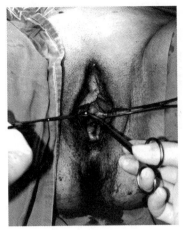

FIGURA 6 Abertura e dissecção da mucosa vaginal.

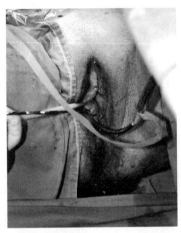

FIGURA 7 Introdução da primeira agulha do TVT.

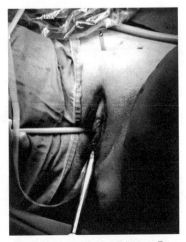

FIGURA 8 Exteriorização da agulha na abertura da pele do abdome.

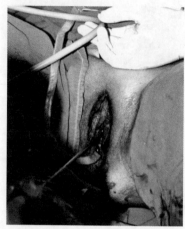

FIGURA 9 Controle cistoscópico após a passagem da primeira agulha.

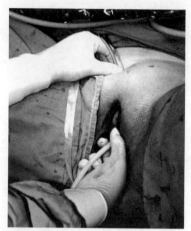

FIGURA 10 Finalização da passagem da primeira agulha.

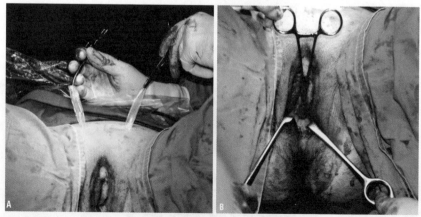

FIGURA 11 Ajuste da posição da faixa após a passagem e o controle cistoscópico da segunda agulha, com contrapressão exercida por pinça tipo Kelly na porção vaginal da faixa, para retirada dos envoltórios de plástico.

As indicações de *sling* sintético são cirurgia primária para IUE, recorrências, defeito esfincteriano e incontinência do tipo misto. As taxas de cura variam entre 80% e 98%, e existem seguimentos publicados por mais de 17 anos com manutenção das taxas de continência próximas dos primeiros anos de seguimento. A uretrocistoscopia é tempo obrigatório, pois caso se detecte a faixa intravesical basta retirá-la e passá-la novamente em topografia adequada. Nesses casos, mantém-se sondagem vesical de demora por 7 a 10 dias.

As complicações intraoperatórias dos *slings* sintéticos retropúbicos são perfuração vesical (1,5% a 15%) e, mais raramente, sangramento com formação de hematoma, perfuração da mucosa vaginal, lesão de trato urinário, intestinal ou de grandes vasos. As complicações pós-operatórias são retenção urinária (2,3% a 13%), urgência miccional (0,3% a 21,3%), urgência com incontinência, hematoma pélvico, infecção do trato urinário e erosões vaginal, uretral e vesical.

Com o intuito de popularizar o *sling* entre os ginecologistas, desenvolveu-se a técnica de inserção de *slings* sintéticos via transobturatória, em que a faixa de polipropileno é passada pelo forame obturador, de pertuito na pele próximo da raiz das coxas com saída periuretral pela vagina (de fora para dentro). A passagem da agulha helicoidal deve ser guiada pelos dedos do cirurgião para prevenir lesões do trato urinário baixo.

Entre os benefícios citam-se baixo risco de lesões vesicais, intestinais ou vasculares; baixo risco de hematoma retropúbico e redução da disfunção urinária pós-operatória.

Pouco tempo depois, De Leval, em 2003, desenvolveu a técnica de *sling* transobturador pela técnica *inside-out* (de dentro para fora) com a passagem da agulha pelo forame obturador de dentro da pelve, por incisão infrauretral na parede vaginal anterior, para fora, por incisões feitas nas coxas (Figuras 12 a 26). Dessa forma, diminui-se ainda mais a possibilidade de lesão vesical ou uretral.

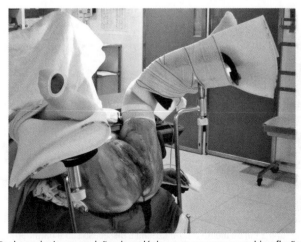

FIGURA 12   Colocação da paciente em posição ginecológica com as pernas em hiperflexão.

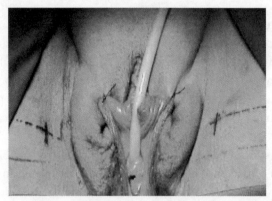

FIGURA 13 Identificação dos pontos de saída das agulhas após sondagem vesical.

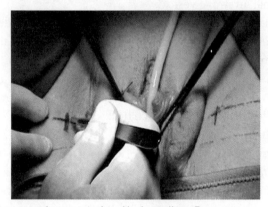

FIGURA 14 Incisão de 5 mm na pele, no ponto de saída da agulha.

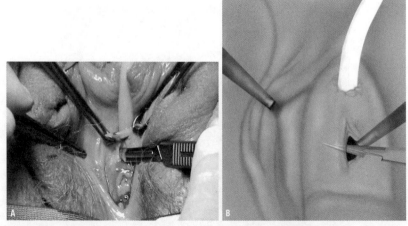

FIGURA 15 Incisão sagital a 1 cm do meato uretral externo e dissecção sub e parauretral, de poucos milímetros, com bisturi, bilateralmente.

CAPÍTULO 22 INCONTINÊNCIA URINÁRIA DE ESFORÇO **251**

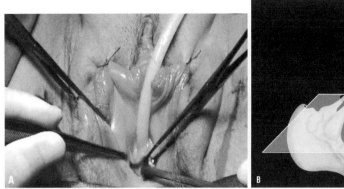
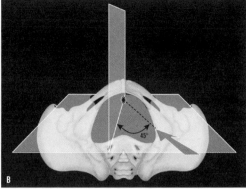

FIGURA 16 Introdução de tesoura através da incisão, para dissecção mais profunda, com ângulo de 45° relativamente ao plano sagital uretral, em direção à parte superior do ramo isquiopúbico. 📷

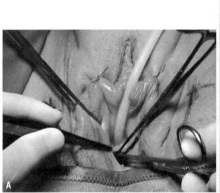
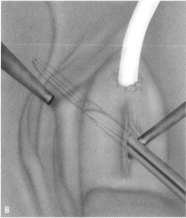

FIGURA 17 Uma vez alcançada a parte superior do ramo isquiopúbico, o contato com o osso é perceptível; assim, a membrana do obturador é perfurada com as pontas da tesoura, delicadamente abertas. 📷

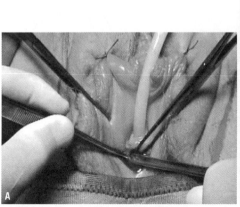
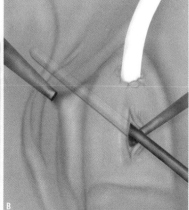

FIGURA 18 O guia é empurrado através da incisão até alcançar e perfurar a membrana do obturador. 📷

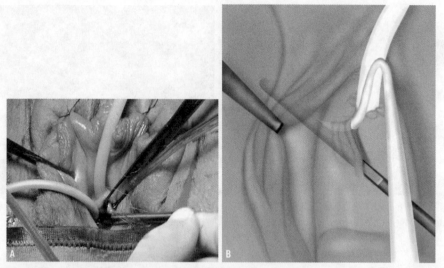

FIGURA 19 A ponta do tubo plástico, que envolve o segmento espiral da agulha, é introduzida no sulco do guia e, em seguida, passada através do forame obturador. 📷

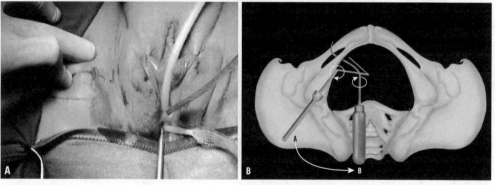

FIGURA 20 Após a retirada do guia, o passador é rodado de dentro para fora, com o cabo alinhado paralelamente ao eixo sagital vulvar. 📷

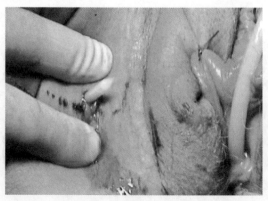

FIGURA 21 A ponta do tubo aparece na incisão previamente realizada na pele na altura da raiz da coxa. 📷

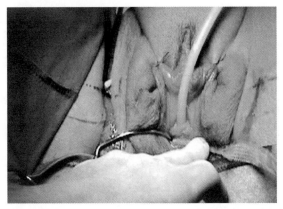

FIGURA 22 O tubo é puxado do passador, que é removido com um movimento rotacional inverso. 📷

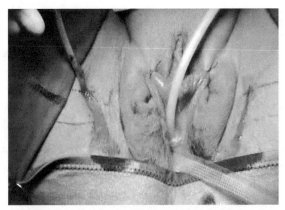

FIGURA 23 Os primeiros centímetros da faixa são exteriorizados e todo o procedimento é realizado no lado contralateral. 📷

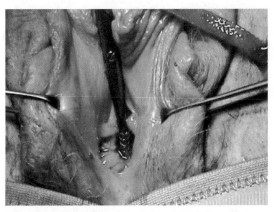

FIGURA 24 Ajusta-se a faixa, deixando um pequeno espaço suburetral entre ela e a face ventral da uretra e retirando o envoltório plástico que a recobre. 📷

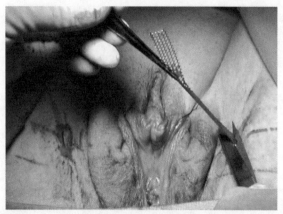

FIGURA 25 A faixa é cortada na altura do tecido subcutâneo.

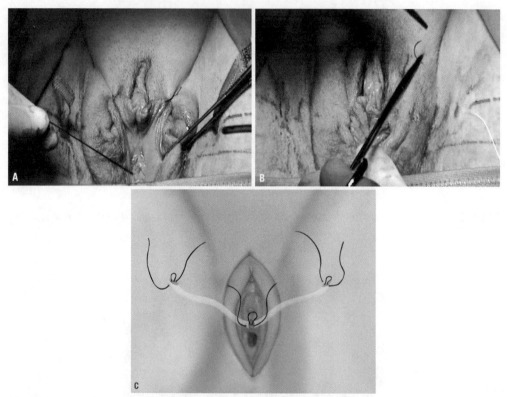

FIGURA 26 As incisões vaginal e cutâneas são fechadas.

As taxas de sucesso dos *slings* transobturadores giram em torno de 85% a 90% em 5 anos e as principais complicações são retenção urinária, urgência miccional, exposição da tela e dor em membro inferior associada a passagem da tela na musculatura e/ou desenvolvimento de dor neuropática. As complicações ocorrem em menor incidência do que na via retropúbica, com exceção da dor nas coxas que é mais prevalente na via transobturadora de dentro para fora (passagem da tela da vagina para a pele).

Ao se compararem resultados a longo prazo das técnicas transobturadoras com a via retropúbica, a maior parte dos estudos mostra resultados semelhantes, embora exista leve tendência de melhores resultados com a técnica retropúbica.

Atualmente, embora não haja consenso na literatura, para os casos mais graves de incontinência urinária, na presença de defeito esfincteriano, na IUE recidivada em mulheres com diagnóstico de IUE abaixo dos 50 anos e nas atletas prefere-se a correção pela via retropúbica.

Mais recentemente, surgiram preocupações sobre o futuro das técnicas cirúrgicas com faixa de polipropileno, pois alguns países (Escócia e Austrália), preocupados com as complicações ocorridas com o uso abusivo de telas de polipropileno para tratamentos de prolapsos genitais, preconizaram a retirada definitiva do produto do mercado, tanto para o tratamento do prolapso genital quanto para a incontinência urinária.

Até o momento, inúmeras revisões sistemáticas e metanálises mostram baixíssimos riscos no uso da tela de polipropileno para a correção da IUE, e taxas de sucesso não alcançadas por nenhuma cirurgia antecessora dos *slings* sintéticos.

Por fim, deve-se sempre corrigir as lesões do assoalho pélvico que promovem a distopia urogenital associada à IUE, utilizando-se preferencialmente as técnicas sítio-específicas. As roturas perineais, quando não são tratadas corretamente, pioram os resultados cirúrgicos do tratamento da IUE em longo prazo.

REFERÊNCIAS BIBLIOGRÁFICAS

1. Capobianco G, Madonia M, Morelli S, Dessole F, De Vita D, Cherchi PL, et al. Management of female stress urinary incontinence: a care pathway and update. Maturitas. 2018;109:32-8.
2. De Leval J, Waltregny D. New surgical technique for treatment of stress urinary incontinence TVT-Obturator: new developments and results. Surg Technol Int. 2005;14:212-21.
3. Kegel AH. Progressive resistence exercise in the functional restoration of the perineal muscles. Am J Obst Gynecol. 1948;4:238-48.
4. Padmanabhan P, Dmochowski R. Urinary incontinence in women: a comprehensive review of the pathophysiology, diagnosis and treatment. Minerva Ginecol. 2014;66(5):469-78.
5. Dumoulin C, Hay-Smith EJ, Mac Habée-Séguin G. Pelvic floor muscle training versus no treatment, or inactive control treatments, for urinary incontinence in women Cochrane Database Syst Rev. 2014;14(5):CD005654.
6. Roth CC, Winters JC, Woodruff AJ. What's new in slings: un update on midurethral slings. Curr Opin Urol. 2007;17:242-7.
7. Thom DH, et al. Differences in prevalence of urinary incontinence by race/ethnicity. J Urol. 2006;175(1):259-64.
8. Ulmsten U, et al. An ambulatory surgical procedure under local anesthesia for treatment of female urinary incontinence. Int Urogynecol J Pelvic Floor Dysfunction. 1996;7(2):81-6.

23 | Bexiga hiperativa

Raquel Martins Arruda
Marair Gracio Ferreira Sartori
Paulo Cezar Feldner Jr.
Manoel João Batista Castello Girão

INTRODUÇÃO

A bexiga hiperativa é uma síndrome que se caracteriza pela urgência miccional (não fisiológica), usualmente acompanhada de aumento da frequência urinária e de noctúria, na ausência de fatores infecciosos, metabólicos ou locais. A incontinência urinária (urgeincontinência) também pode estar presente, e é referida por cerca de um terço a metade das pacientes.[1]

A bexiga hiperativa compromete sobremaneira a qualidade de vida, causando isolamento social, queda de produtividade, vergonha, frustração, ansiedade e baixa autoestima.[2] Outras morbidades associadas são a disfunção sexual e a privação do sono.[2]

EPIDEMIOLOGIA

A bexiga hiperativa é uma afecção cuja prevalência, caracteristicamente, aumenta com o avançar da idade.

Um dos maiores estudos epidemiológicos brasileiros com base populacional avaliou 3.000 indivíduos acima de 30 anos (1.500 homens e 1.500 mulheres) e utilizou os conceitos atuais sugeridos pela Sociedade Internacional de Continência. Realizado em 2008, o estudo evidenciou prevalência da síndrome da bexiga hiperativa em 5,1% dos homens e em 10% das mulheres, aumento de frequência das micções em 15,4% dos homens e em 23,7% das mulheres. Mais de três quartos da população estudada relatou desconforto por apresentar os sintomas e houve grande associação com depressão e ansiedade.[3]

Estudo mais recente, publicado em 2017, referiu prevalência semelhante dos sintomas de bexiga hiperativa em homens e mulheres com mais de 40 anos de idade (25% e 24%, respectivamente), em cinco cidades brasileiras.[4]

FISIOPATOLOGIA

A bexiga hiperativa é uma afecção crônica e atinge grupo heterogêneo de pacientes que apresentam sintomas semelhantes e fisiopatologia diversa e não completamente conhecida.

Córtex cerebral e traumas medulares

O córtex cerebral, especialmente a região frontal direita, exerce ação predominantemente inibitória sobre o reflexo da micção. A inibição cortical deficiente é uma das causas de bexiga hiperativa neurogênica, mas seu envolvimento na fisiopatologia da bexiga hiperativa não neurogênica não está ainda estabelecido.[5]

Alterações na atividade aferente

As fibras aferentes do tipo C parecem não participar da micção normal. São fibras não mielinizadas, localizadas principalmente na região suburotelial. A emergência do reflexo medular da micção mediado por fibras C tanto em animais como em humanos parece estar implicada na fisiopatologia da bexiga hiperativa relacionada a traumas e a algumas afecções medulares.[5]

Neurotransmissores e receptores

O óxido nítrico liberado por nervos eferentes do colo vesical e da uretra de várias espécies animais, inclusive em humanos, é uma das possíveis substâncias envolvidas no relaxamento uretral que precede o esvaziamento vesical. Sua deficiência pode determinar relaxamento uretral inadequado, com consequente aparecimento de contrações involuntárias do detrusor.[5]

A adenosina trifosfato (ATP) participa das transmissões aferente e eferente no trato urinário inferior. A utilização de antagonistas do ATP tem se mostrado eficaz para reduzir em 75% a atividade aferente induzida pela distensão vesical *in vitro*. Adicionalmente, o aumento de receptores purinérgicos em nervos eferentes e/ou a diminuição da atividade da ATPase têm sido relatados em pacientes com bexiga hiperativa não neurogênica e em casos relacionados à obstrução vesical.[5]

A presença de receptores NK_1 e NK_2 foi demonstrada em bexigas humanas e em certas espécies animais. Verificou-se que a hiperatividade vesical induzida por irritação química pode ser inibida por antagonistas dos receptores NK. Esses resultados sugerem que algumas taciquininas poderiam participar da micção normal e da fisiopatologia da bexiga hiperativa.[5]

Tem sido relatado que a densidade de fibras nervosas imunorreativas à substância P e ao CGRP em mulheres com hiperatividade do detrusor idiopática é maior que naquelas sem a afecção. Da mesma forma, o aumento do fator de crescimento neuronal (NGF) foi relacionado à maior atividade reflexa do músculo detrusor.[5]

Certos prostanoides produzidos pelo urotélio e pelo plexo suburotelial em resposta à distensão vesical, ao trauma e processos inflamatórios levam à liberação de taciquininas. Desta forma, também poderiam estar envolvidas com a gênese da hiperatividade vesical.[5]

O polipeptídeo intestinal vasoativo (VIP) é considerado agente inibitório das vias eferentes parassimpáticas e excitatório das vias aferentes, juntamente com a substância P. Concentrações reduzidas de VIP foram encontradas em biópsias de detrusor em pacientes com bexiga hiperativa, em comparação com outras a musculatura vesical normal. Tal fato sugere que a ausência da inibição por esse fator estaria relacionada com o desencadeamento da bexiga hiperativa.[5]

Estudos em animais demonstraram que a diminuição dos níveis de serotonina e de norepinefrina acompanha-se de depressão e de hiperatividade vesical. Entretanto, o papel da serotonina no reflexo de micção em humanos e na fisiopatologia da bexiga hiperativa ainda não está bem estabelecido.[5]

Teorias miogênica e neurogênica

A fisiopatologia da bexiga hiperativa também parece envolver o aumento de ligações elétricas entre as células do músculo detrusor. Tais ligações quando disfuncionais permitiriam que contrações locais, que normalmente se extinguem, se propaguem, podendo gerar contrações clinicamente detectáveis.[5]

O modelo fisiopatológico proposto (teoria neurogênica) pressupõe que alterações neurológicas na parede vesical representadas por denervação e ligações intercelulares anormais podem determinar os sintomas de urgência e o aumento da frequência miccional.[5]

Pesquisadores têm sugerido que mudanças estruturais e ultraestruturais primárias do músculo detrusor (teoria miogênica) levariam à hiperatividade vesical. Essas observações sugerem que o evento primário seria a denervação focal e a hipertrofia de células musculares.[5]

Defeitos anatômicos

A correção cirúrgica da incontinência urinária de esforço associa-se à cura da urgeincontinência em 53% a 82% das pacientes com queixas mistas.[6]

Uma das explicações para esses achados encontra respaldo na neurofisiologia da micção. Sabe-se que a presença de urina no lúmen uretral desencadeia uma contração reflexa do detrusor, contribuindo para o completo esvaziamento vesical. Desse modo, a perda de urina desencadeada pelo esforço estimularia fibras aferentes dos nervos pudendos e pélvicos, ocasionando contrações involuntárias do músculo detrusor e o aparecimento dos sintomas de bexiga hiperativa.[7]

Para Petrus e Ulmsten (1990),[8] os sintomas de quase todos os tipos de incontinência urinária (excetuando-se as de causas inflamatórias e neurogênicas) decorrem de defeitos anatômicos da parede vaginal e/ou dos seus tecidos de sustentação. A integridade anatômica estabiliza os mecanorreceptores da bexiga, evitando o desencadeamento precoce do reflexo da micção.

Alterações no microbioma

Estudos recentes mostraram que a urina contém uma variedade de bactérias que não são detectáveis com as técnicas usuais de cultura e cujo papel no funcionamento e nas desordens do trato urinário ainda não é conhecido.[9]

Evidências indicam que alterações nesse microbioma vesical podem estar associadas à fisiopatologia e à severidade dos sintomas de bexiga hiperativa.[9]

DIAGNÓSTICO

O diagnóstico de bexiga hiperativa é eminentemente clínico e estabelecido a partir dos sintomas, como definido pela Sociedade Internacional de Continência, em 2002.[1]

Desse modo, uma anamnese cuidadosa é fundamental. A urgência miccional (não fisiológica) é o sintoma que define a síndrome, ou seja, é obrigatória, ainda que de difícil caracterização e quantificação.[1] Alguns autores têm avaliado a urgência miccional por meio de escalas analógicas visuais.

Após a anamnese, deve-se realizar o exame físico, incluindo o neurológico. A bexiga hiperativa pode ser o primeiro sinal de algumas doenças neurológicas, e o uroginecologista deve estar atento a esse fato.[10]

O diário miccional é auxiliar importante no diagnóstico, além de ser útil para avaliar os efeitos do tratamento. Possibilita identificar o tipo e a quantidade de líquido ingerido, o volume urinado, a intensidade dos sintomas de urgência e das perdas urinárias. Pacientes com bexiga hiperativa costumam apresentar várias micções com pequeno volume, bem como diminuição do volume máximo urinado em relação às pacientes que não têm a afecção.[11]

Os exames de urina tipo I e urocultura são indispensáveis para se afastar infecções do trato urinário. O ultrassom, seja do trato urinário ou da pelve, exclui litíase, tumores e mede o resíduo pós-miccional no caso de processos obstrutivos. A citologia urinária está particularmente indicada nos casos refratários aos tratamentos habituais e naqueles com hematúria.[11]

A cistoscopia deve ser realizada nas pacientes com sintomas de bexiga hiperativa caso haja suspeita de corpo estranho intravesical (fios de sutura), cálculos, tumores vesicais, hematúria ou divertículos. Também está indicada nos casos que não responderam ao tratamento.[11]

Nas pacientes com bexiga hiperativa neurogênica é obrigatória a investigação do trato urinário alto, além dos exames específicos para cada afecção.[11]

O estudo urodinâmico permite o diagnóstico da hiperatividade do detrusor, que se caracteriza por contrações involuntárias durante a cistometria. Não está indicado de rotina, e sim em situações específicas, quais sejam: quando existe queixa associada de perda aos esforços, casos neurogênicos, pacientes refratárias ao tratamento convencional e quando houver queixas associadas de dor ou relacionadas ao esvaziamento vesical.

TRATAMENTO

Tratamento comportamental e fisioterapêutico

A Sociedade Internacional de Continência recomenda o tratamento conservador como a primeira linha terapêutica da incontinência urinária.[11] Aqui estão incluídos tratamento comportamental e fisioterápico.

O tratamento comportamental refere-se ao conjunto de técnicas que têm por objetivo promover mudanças nos hábitos da paciente e que influenciam os sintomas das disfunções do assoalho pélvico, a fim de minimizá-los ou eliminá-los. Inclui orientações quanto à ingesta hídrica, o treinamento vesical, treinamento dos músculos do assoalho pélvico (exercícios perineais) e educação sobre o trato urinário inferior.[12]

Dentre as modalidades de tratamento fisioterapêutico, merecem destaque os exercícios perineais (com ou sem associação com técnicas de *biofeedback*) e a eletroestimulação.

Os exercícios perineais têm sido indicados para tratar a bexiga hiperativa, mas sua real eficácia e mecanismo de ação ainda não estão bem estabelecidos. O objetivo principal é ensinar à paciente como e quando contrair a musculatura do assoalho pélvico, reduzindo a sensação de urgência e adquirindo a capacidade de alcançar o banheiro.[13]

A eletroestimulação envolve a aplicação de estímulos elétricos no assoalho pélvico, seja por meio de eletrodos externos (vaginais, retais, tibiais, etc.) ou internos (implantados por meio de cirurgia). A inibição vesical se faz à custa de dois reflexos medulares, ambos com fibras aferentes dos nervos pudendos. Há ativação de fibras eferentes dos nervos hipogástricos para o detrusor e para os gânglios pélvicos e, ao mesmo tempo, inibição de fibras eferentes dos nervos pélvicos no núcleo sacral da micção.[14]

Tratamento farmacológico

A terapêutica farmacológica é a segunda linha de tratamento da bexiga hiperativa. Idealmente, deve ser indicada como adjuvante à primeira linha de tratamento.

Anticolinérgicos

No Brasil temos quatro anticolinérgicos disponíveis, todos com nível um de evidência clínica e grau de recomendação A: oxibutinina, tolterodina, darifenacina e solifenacin.

O cloridrato de oxibutinina é uma amina terciária, com ação anticolinérgica, antiespasmódica e anestésica local. É agente antimuscarínico não seletivo, com afinidade de 7 a 12 vezes maior por receptores M_1 e M_3 em relação aos demais receptores muscarínicos. Possui maior afinidade pelas parótidas do que pela bexiga. Os metabólitos ativos são responsáveis por mais de 90% da ação anticolinérgica após administração oral. O principal metabólito ativo é a N-desetil oxibutinina, principal responsável pelos efeitos colaterais da medicação.[15]

O tartarato de tolterodina é uma amina terciária, antagonista competitivo da acetilcolina, com a mesma afinidade pelos diferentes subtipos de receptores muscarínicos. Apresenta afinidade tecidual pela bexiga cerca de duas vezes maior do que a da oxibutinina. Além disso, sua afinidade pela bexiga é aproximadamente oito vezes maior do que pelas parótidas, o que reduz de forma importante a incidência de boca seca. Por ser pouco lipossolúvel, apresenta baixo potencial para atravessar a barreira hematoencefálica. O principal metabólito ativo, a 5-hidroximetil tolterodina, tem a mesma potência da tolterodina.[15]

O bromidrato de darifenacina é uma amina terciária, com afinidade 60 vezes maior pelo receptor M_3 em relação ao M_2, e muito pouca afinidade pelo subtipo M_1. Essas características reduzem efeitos colaterais relacionados à cognição (por ação em receptores M_1) e cardíacos (por ação em receptores M_2), sendo bem tolerada inclusive por pacientes com mais de 65 anos.[15]

O outro anticolinérgico disponível no Brasil é o succinato de solifenacin. Assim como a darifenacina, sua ação anticolinérgica se dá predominantemente sobre os receptores M_3. Apresenta ação 40 vezes menor sobre as glândulas salivares em comparação à oxibutinina e 79 vezes menor em relação à tolterodina, o que reduz consideravelmente a incidência de boca seca.[15]

Agonistas β_3 adrenérgicos

Mais recentemente, os agonistas β_3 adrenérgicos têm se mostrado eficazes no tratamento da bexiga hiperativa e da hiperatividade do detrusor.

Tais medicamentos apresentam ação direta no músculo detrusor, por meio da ativação dos receptores β_3 adrenérgicos e também ação indireta nos nervos parassimpáticos, inibindo a liberação de acetilcolina. O efeito final desses dois mecanismos de ação é o relaxamento do músculo detrusor e o aumento da capacidade da bexiga, sem comprometer o seu esvaziamento.[16]

O mirabegron foi aprovado pelo FDA em junho de 2012. No Brasil foi liberado em 2016 e está disponível em comprimidos de 50 mg para uso uma vez ao dia. Os principais efeitos colaterais do mirabegron são boca seca (12%) e hipertensão (5,5%).[16]

Estrogênios

Diversos autores referem que os estrogênios tópicos (via vaginal) melhoram os sintomas de bexiga hiperativa, bem como diminuem os episódios de infecção urinária em mulheres na pós-menopausa.

A última revisão Cochrane a respeito do tema (2012) corrobora esses resultados. Os autores concluíram que os estrogênios administrados por via vaginal promovem melhora significativa dos diferentes tipos de incontinência urinária (esforço, urgeincontinência e incontinência urinária mista), da frequência e da urgência miccional. Entretanto, a dose ideal, os efeitos a longo prazo e após a sua parada permanecem desconhecidos.[17]

Toxina botulínica

A toxina botulínica é uma neurotoxina produzida pela bactéria anaeróbia *Clostridium botulinum*. Somente as toxinas A e B são disponíveis para uso clínico e a maioria dos trabalhos publicados refere-se à onabotulinum toxina A. A aplicação é um procedimento minimamente invasivo, que pode ser realizado ambulatorialmente, com anestesia local. As aplicações são realizadas com cistoscópio rígido ou flexível.[18]

O Consenso Internacional de Incontinência Urinária de 2009 apresentou grau de recomendação A para o uso de toxina botulínica A em casos de síndrome da bexiga hiperativa e hiperatividade do detrusor.[19] A *European Urological Association*, o *National Institute for Health and Clinical Excellence* (NICE) e o *5th International Consultation on Incontinence* recomendam o uso da toxina botulínica somente nos casos refratários.[20]

A eficácia da toxina botulínica no tratamento da bexiga hiperativa tem sido demonstrada por vários pesquisadores, conforme revisão Cochrane publicada em 2011.[21] Essa revisão incluiu 19 estudos randomizados e todos apresentaram resultados favoráveis à utilização da toxina, tanto em casos neurogênicos quanto idiopáticos. Entretanto, há poucos estudos comparando a toxina com outras modalidades de tratamento.

Os efeitos colaterais descritos são: dor, infecção urinária (13% a 15%), retenção urinária (mais comum nos casos neurogênicos), hematúria, boca seca, obstipação, incontinência fecal. Raramente, pode causar fraqueza muscular generalizada e dificuldade respiratória. A incidência de efeitos colaterais, bem como a duração da ação, é dose-dependente.[20]

Neuromodulação sacral

A neuromodulação sacral consiste no implante cirúrgico de eletrodos na raiz nervosa sacral S_3 e de um gerador de impulsos elétricos, que é implantado no subcutâneo.

Trata-se de uma alternativa terapêutica reservada para casos graves refratários aos tratamentos convencionais. É menos invasiva que o tratamento cirúrgico convencional e preserva a integridade anatômica do trato urinário.[18,20]

A implantação do eletrodo é realizada em duas etapas. A primeira etapa é a fase de teste, e já nessa fase implanta-se o eletrodo permanente, o que contribuiu para diminuir as complicações e taxas de falso-negativo de procedimento.[22]

O eletrodo é posicionado com auxílio de radioscopia. Às pacientes que apresentam resposta positiva após uma a quatro semanas (melhora subjetiva e melhora > 50% no diário miccional) é oferecido o implante definitivo. As taxas de sucesso variam de 60% a 75%.[22]

Tratamento cirúrgico

Opção de exceção, reservada aos casos intratáveis por outros métodos. Consiste basicamente nas ampliações vesicais e nas derivações urinárias.

CONSIDERAÇÕES FINAIS

1. A bexiga hiperativa é uma síndrome, portanto, seu diagnóstico é essencialmente clínico.
2. O estudo urodinâmico não é indicado de rotina, mas, sim, em casos específicos.
3. O objetivo do tratamento é promover alívio dos sintomas e melhora da qualidade de vida.
4. Pacientes devem ser orientadas de que a bexiga hiperativa é afecção crônica e que, portanto, na maioria das vezes, não há cura definitiva.
5. Sempre que possível, a primeira escolha de tratamento é a comportamental.
6. A terapêutica farmacológica é a segunda linha de tratamento.
7. Os medicamentos mais utilizados são os anticolinérgicos. A eficácia dos diferentes anticolinérgicos é semelhante e a escolha se baseia principalmente na incidência e severidade dos efeitos colaterais de cada medicamento.
8. Os agonistas β_3 têm menos contraindicações e menos efeitos colaterais que os anticolinérgicos.
9. Toxina botulínica e neuromodulação sacral têm sido reservadas aos casos refratários à primeira e à segunda linha de tratamento.
10. O tratamento cirúrgico é exceção.

REFERÊNCIAS BIBLIOGRÁFICAS

1. Abrams P, Cardozo L, Fall M, Griffiths D, Rosier P, Ulmsten U, et al. Standardisation of terminology of lower urinary tract function: report from the Standardisation Sub-committee of the International Continence Society. Am J Obstet Gynecol. 2002;187(1):116-26.
2. Sand PK, Appell RA. Disruptive effects of overactive bladder and urge urinary incontinence in younger women. Am J Med. 2006;119(3A):16S-23S.

3. Neves RCS. Prevalência e grau de desconforto de bexiga hiperativa numa área urbana no nordeste brasileiro. 2008. Dissertação (Mestrado em Biotecnologia em Saúde e Medicina Investigativa). Fundação Oswaldo Cruz. Salvador: Centro de Pesquisas Gonçalo Moniz; 2008.

4. Soler R, Gomes CM, Averbeck MA, Koyama M. The prevalence of lower urinary tract symptoms (LUTS) in Brazil: Results from the epidemiology of LUTS (Brazil LUTS) study. Neurourol Urodyn. 2018;37(4):1356-64.

5. Chu FM, Dmochowski R. Pathophysiology of overactive bladder. Am J Med. 2006;119(3A):3S-8S.

6. Basu M, Duckett J. Effect of prolapse repair on voiding and the relationship to overactive bladder and detrusor overactivity. Int Urogynecol J Pelvic Floor Dysfunct. 2009;20:499-504.

7. Jung SY, Fraser MO, Osawa H, Yokoyama O, Yoshiyama M, de Groat WC, et al. Urethral afferent nerve activity affects the micturition reflex; implication for the relationship between stress incontinence and detrusor instability. Journal of Urology. 1999;162:204-12.

8. Petrus PPE, Ulmsten UI. An integral theory of female urinary incontinence. Experimental and clinical considerations. Acta Obstet Gynecol Scand. 1990;69(Suppl 153):7-31.

9. Karstens L, Asquith M, Davin S, Stauffer P, Fari D, Gregiry WT, et al. Does the urinary microbiome play a role in urge urinary incontinence and its severity? Front Cell Infect Microbiol. 2016;6:78.

10. Peyronnet B, Rigole H, Damphousse M, Manunta A. Management of overactive bladder in women. Prog Urol. 2015;25(14):877-83.

11. Abrams P, Andersson K, Brubaker L. Recommendations of the International Scientific Committee: evaluation and treatment of urinary incontinence, pelvic organ prolapsed and faecal incontinence. In: Abrams P, Cardozo L, Khoury S. Incontinence: 3rd International Consultation on Incontinence. Paris: Health Publication; 2005. p.1589-630.

12. Cardozo L. Systematic review of overactive bladder therapy in females. Can Urol Assoc J. 2011;5(5Suppl2):S139-S142.

13. Payne CK. Behavioral therapy for overactive bladder. Urology. 2000;55(5A Suppl):3-6.

14. Bourcier AP, Juras JC. Nonsurgical therapy for stress incontinence. Urol Clin North Am. 1995;22(3):613-27.

15. Ouslander JG. Management of overactive bladder. N Engl J Med. 2004;350:786-99.

16. Warren K, Burden H, Abrams P. Mirabegron in overactive bladder patients: efficacy review and update on drug safety. Ther Adv Drug Saf. 2016;7(5):204-16.

17. Cody JD, Jacobs ML, Richardson K, Moehrer B, Hextall A. Oestrogen therapy for urinary incontinence in post-menopausal women. Cochrane Database of Systematic Reviews 2012, Issue 10. Art. No: CD001405.

18. Robinson D, Cardozo L. Urinary incontinence in the young woman: treatment plans and options available. Women's Health. 2014;10(2):201-17.

19. Andersson K-E, Chapple CR, Cardozo L, Cruz F, Hashim H, Michel MC, et al. Pharmacological treatment of overactive bladder: report from the International Consultation on Incontinence. Current Opinion in Urology. 2009;19:380-94.

20. Tincello DG, Rashid T, Revicky V. Emerging treatments for overactive bladder: clinical potential of botulinum toxins. Res Rep Urol. 2014;6:51-7.

21. Duthie JB, Vincent M, Herbison GP, Wilson DI, Wilson D. Botulinum toxin injections for adults with overactive bladder syndrome. Cochrane Database of Systematic Reviews 2011, Issue 12. Art. No.: CD005493. .

22. Leng WW, Chancellor MB. How sacral nerve stimulation neuromodulation works. Urol Clin North Am. 2005;32:11-8.

Infecção urinária | 24

Letícia Maria de Oliveira
Cláudia Cristina Takano
Eliana Viana Monteiro Zucchi
Rodrigo de Aquino Castro
Emerson de Oliveira
Marair Gracio Ferreira Sartori

INTRODUÇÃO

A infecção do trato urinário (ITU) baixo é uma das mais frequentes doenças infecciosas da prática médica. Trata-se de um problema de saúde comum em mulheres entre 18 e 75 anos de idade, responsável por 8,1 milhões de visitas médicas por ano nos EUA, com custo anual estimado de mais de 2,6 bilhões de dólares.[1]

O termo ITU é bastante abrangente, compreendendo entidades clínicas cujos denominadores comuns são a colonização microbiana da urina e a inflamação de estruturas do trato urinário.

A ITU é a maior causa de sepse por agentes Gram-negativos em pacientes hospitalizadas ou nas que se submeteram a transplantes renais. Durante a vida, cerca de 40% a 50% das mulheres terão, pelo menos, um episódio de ITU e 20% a 30% terão episódio recorrente. A maioria das infecções agudas, porém, não é complicada.[1]

TERMINOLOGIA

- ITU: resposta inflamatória do urotélio à invasão bacteriana.
- Cistite: infecção da bexiga com sintomas de disúria, aumento da frequência urinária, urgência e ocasional dor suprapúbica.
- Bacteriúria assintomática é a presença de, pelo menos, 100 mil unidades formadoras de colônias (UFC)/mL e ausência de sinais e sintomas clínicos.
- Piúria: leucócitos na urina geralmente indicam ITU significativa.

- Pielonefrite aguda: infecção do parênquima renal e do sistema pielocalicial acompanhada de bacteriúria significante, usualmente com febre e dor em flanco.
- ITU isolada (ou de recorrência remota): primeiro episódio de ITU ou aquele separado por, pelo menos, 6 meses.
- ITU não complicada: infecção em trato urinário sem anormalidades estruturais.
- ITU complicada: infecção em pacientes com alteração anatômica, diabetes melito, cirurgia urológica prévia, história de cálculo renal, cateter vesical de demora, imunodepressão, lesão de medula espinhal e gestantes.
- ITU não resolvida: inabilidade de esterilizar a urina a despeito do tratamento.
- Reinfecção: nova infecção causada por um sorotipo diferente de bactéria após o fim do tratamento com documentada erradicação da ITU prévia (95% das recorrências em mulheres).
- Recidiva (persistência bacteriana): não se consegue esterilizar completamente a urina, de modo que a infecção retorna causada pelo mesmo microrganismo que se acreditava ter sido erradicado.[2]

FATORES DE RISCO

Atividade sexual

A *Escherichia coli* pode ser transmitida entre parceiros sexuais, sendo que as mesmas cepas de mulheres com ITU são encontradas na urina dos seus parceiros. O risco relativo de ITU aguda aumenta durante as 48 horas após o intercurso sexual, principalmente com o uso de agentes espermicidas associados ou não ao uso de diafragma ou preservativo. Além disso, a frequência dos intercursos sexuais mantém relação direta com a ocorrência de ITU.[3]

Cistite prévia

O risco de desenvolver uma segunda ITU é grande, com, pelo menos, 20% de recorrência em 6 meses de seguimento. Quando uma paciente que já teve cistite apresenta sintomas sugestivos de nova infecção, existe a probabilidade de 84% a 92% de uma nova ITU estar presente, de modo que um fator de risco importante em mulheres na menacma é a história prévia de um episódio de cistite e atividade sexual recente e/ou frequente.[3]

Gestação

A ITU é a infecção bacteriana mais comum durante a gestação. Cerca de 4% a 10% das gestantes têm bacteriúria assintomática e, destas, cerca de 15% a 60% terminam por desenvolver ITU posteriormente. Além disso, 1% a 4% das mulheres desenvolvem ITU aguda pela primeira vez durante a gravidez.

A pielonefrite é importante complicação na gravidez e ocorre em 2% a 4% das mulheres. Importantes modificações do trato urinário predispõem ao aumento de ITUs. A diminuição da capacidade renal de concentrar a urina, a glicosúria e a aminoacidúria reduzem sua atividade antibacteriana. A ação hormonal da progesterona diminui o tônus muscular e a peristalse ureteral, e além disso o aumento do volume uterino pode causar obstrução ureteral extrínseca. Essas alterações levam à estase urinária e ao refluxo vesicoureteral, predispondo à proliferação e à ascensão de microrganismos. ITU na gravidez associa-se a maior índice de prematuridade e de mortalidade perinatal.

Idade

Em mulheres idosas, as infecções geniturinárias são a segunda forma de infecção mais comum. A bacteriúria assintomática atinge cerca de 50% das mulheres nesse grupo etário. Nas idosas institucionalizadas, o risco de ITU aumenta substancialmente com a idade e a debilidade. As alterações atróficas urogenitais decorrentes da deficiência estrogênica contribuem para o aumento do risco, além da maior prevalência de outras condições, como distúrbios da micção, prolapso genital que leva a maior resíduo pós--miccional, higiene perineal precária, doenças neuromusculares, incontinência fecal, demências e, ainda, o uso de sondas.[2]

Diabetes melito

Mulheres com diabetes insulinodependentes têm a incidência de ITU aumentada em 2 a 4 vezes. Em geral, os agentes etiológicos são os menos usuais e complicações graves, como cistite e pielonefrite enfisematosa, são mais comuns. Várias alterações nos mecanismos de defesa do hospedeiro diabético explicam sua maior suscetibilidade às complicações decorrentes da ITU, como doença microvascular, levando à isquemia tecidual local e à fraca mobilização leucocitária, e neuropatia vesical (bexiga neurogênica).[2]

Instrumentação (uso de cateteres vesicais)

Em pacientes com ITU associada ao uso de cateter vesical de demora, a maioria dos agentes é proveniente da flora endógena (colônica e perineal). Pode ocorrer inoculação direta durante a inserção do cateter ou, mais tardiamente, por ascensão de microrganismos acumulados entre a superfície externa dos cateteres e a mucosa uretral (forma mais comum). Outra maneira, menos comum, é a contaminação dos cateteres durante a manipulação pelos profissionais de saúde.[2]

Outros fatores

Paridade aumentada, obesidade, traço falciforme, anormalidade anatômica congênita e cálculo em trato urinário.[2]

PATOGÊNESE

A frequência e a severidade da ITU dependem da relação entre os mecanismos de defesa uroepiteliais e a patogenicidade dos microrganismos uropatogênicos.

Fatores específicos de virulência permitem que as bactérias multipliquem-se e sobrevivam no hospedeiro.

Embora as ITU sejam causadas por várias espécies de microrganismos, a maioria (80%-90%) é causada por *Escherichia coli* uropatogênica (predominantemente sorotipos O, K e H). Essas E. coli têm inúmeros fatores de virulência que facilitam a colonização e invasão da vagina e trato urinário. Fatores específicos de virulência, como fímbria tipo 1, fímbria P e fímbria S melhoram a ligação com células vaginais e uroepiteliais.

Fatores de virulência também aumentam a resistência à atividade bactericida e à atividade fagocítica do hospedeiro.[2,4]

Outros fatores de virulência da *Escherichia coli* e do *Proteus mirabilis* bem estabelecidos incluem, além dos já citados:

- síntese de aerobactina e enterobactina;
- produção de hemolisina;
- aderência mediada por glicocálix;
- expressão de antígenos;
- produção de urease;
- motilidade.[4]

Mecanismo ascendente

O fato de a ITU ser muito mais comum em mulheres que em homens ressalta a importância da via ascendente. A uretra é curta e está localizada próxima da vulva e da região perianal, o que aumenta a probabilidade de infecção.

Alguns autores postulam que a intensa colonização do introito vaginal e da região periuretral por enterobactérias é crítica para o desenvolvimento da ITU. É possível que a colonização periuretral seja o pré-requisito de uma nova infecção vesical, sendo que algumas mulheres possuem defeitos no mecanismo de defesa perineal e vaginal, que resultariam em predisposição à colonização com uropatógenos. Todavia, outros autores acreditam que o fator decisivo não seja a colonização uretral por si, mas os fatores do hospedeiro e a habilidade desses organismos ascenderem à uretra, incluindo a capacidade de aderência à mucosa e de destruir os fatores normais de defesa do organismo, o que sugere a existência de predisposição genética celular à ITU em algumas mulheres. Aquelas que não são secretoras de antígeno e receptor celular, porém, podem ter risco aumentado para desenvolver ITU, uma vez que suas células uroepiteliais ligam-se à *E. coli* mais avidamente.

O uso recente de antibiótico aumenta o risco de a mulher ter ITU, pela alteração da flora urogenital, predispondo à colonização vaginal por uropatógenos. Alguns antibióticos, especialmente os betalactâmicos, promovem colonização vestibular por *Escherichia coli*. O *status* estrogênico parece ser outro importante fator relacionado ao aumento da aderência de microrganismos ao uroepitélio.[4]

Organismos infectantes

Há grandes diferenças entre a flora de uma paciente com um episódio inicial de ITU e a daquela com ITU recorrente. Como já foi dito, 80% a 90% dos casos de ITU aguda são causados por um único tipo de bactéria, sendo a *Escherichia coli* o agente mais comum.

Os remanescentes 10% a 20% são causados por outros organismos que colonizam a vagina e região periuretral.[2] *Staphylococcus saprophyticus* frequentemente causa ITU baixa e tem sido isolado em 3% de mulheres não gestantes, sexualmente ativas e em idade reprodutiva com pielonefrite.[5] *Proteus, Pseudomonas, Klebsiella* e *Enterobacter* têm sido isolados em mulheres com cistite e pielonefrite, e estas são usualmente associadas com alterações estruturais do trato urinário, cateter de demora e cálculo renal.[6] Enterococcus tem sido isolado em mulheres com alterações estruturais. Diagnósticos de Gram positivos, incluindo Streptococcus do grupo B, estão acontecendo cada vez mais associados a infecções fúngicas em mulheres com cateter de demora.[6]

HISTÓRIA CLÍNICA – SINTOMATOLOGIA

A bactéria ascende da uretra provocando resposta inflamatória na mucosa vesical, que é variável, levando à sintomatologia diversa. Na cistite, disúria, micção frequente e dolorosa em pequenas quantidades, com urina de aspecto turvo, urgência e, às vezes, dor ou peso suprapúbico são sintomas bastante comuns. Ocasionalmente, encontra-se hematúria macroscópica e, por vezes, febre.

Em mulheres com um ou mais sintomas de ITU, a probabilidade de infecção é de aproximadamente 50%. Combinações específicas de sintomas, como disúria e aumento da frequência urinária sem sintomas vaginais como corrimento e ardência, podem aumentar a probabilidade para mais de 90%, tendo efetivamente um diagnóstico baseado apenas na história.[7] Em mulheres idosas, os quadros de cistite raramente são sintomáticos. Nesse grupo etário, são comuns queixas de frequência urinária aumentada, disúria, hesitância e incontinência, sem nenhuma evidência de infecção associada. A maioria das cistites associadas ao cateter vesical de demora é assintomática.

Na infecção do trato urinário alto ou pielonefrite, é comum haver febre, dores nos flancos e, com frequência, sintomas urinários baixos, que antecedem por 2 dias os sintomas altos. Quadro álgico associado a forte dor irradiada para região inguinal é raro na paciente com pielonefrite e sugere cálculo.

TESTES DIAGNÓSTICOS

Urina I

A piúria no exame de urina tem alta sensibilidade (95%) e baixa especificidade relativa (70%). Todavia, a maioria das pacientes com infecção sintomática tem piúria. A presença de 5 a 10 leucócitos por campo no sedimento de uma corretamente colhida é considerada o limite normal. A presença de bactérias visíveis ao exame microscópico é menos sensível (40% a 70%), porém mais específica (85% a 95%), dependendo do número de bactérias observado. A detecção de somente uma bactéria por campo correlaciona-se com 10^5 UFC/mL ou mais.

Teste da fita

O teste da fita é barato, rápido e conveniente. É realizado mergulhando-se a tira reativa em amostra de urina recém-colhida de jato médio, e comparando-se a cor de região da fita com uma escala. A presença de nitrito aumenta a acurácia do teste, que tem sensibilidade de 75% e especificidade de 82%. O nitrito resulta da redução, pela bactéria, do nitrato na urina. São muito comuns resultados falso-negativos, principalmente em contagens menores que 10^2 a 10^3 UFC/mL, dependendo do tipo de bactéria. Resultados falso-positivos, no entanto, são raros.

A maioria dos pacientes com forte sintomatologia e teste da fita positivo pode ser tratada sem prévia urocultura, a menos que exista qualquer um dos fatores associados à ITU alta ou infecção complicada. Um resultado negativo do teste da fita não descarta a possibilidade de ITU. Em caso de dúvida, recomenda-se a cultura.

Urocultura

Culturas são necessárias para a identificação de organismos não usuais ou resistentes em mulheres nas quais os sintomas não cedem ou recorrem em 2 ou 4 semanas após o término do tratamento ou em outras situações de ITU complicada.

A acurácia da cultura de jato médio, colhido de maneira asséptica, depende do número de UFC/mL adotado como normal. Quando se adota o valor de 10^5 UFC/mL, a especificidade é alta, mas a sensibilidade é somente de 50%. Em mulheres jovens com sintomas de cistite, considerando-se como infecção mais que 10^2 UFC/mL, aumenta-se a sensibilidade consideravelmente, com uma mínima redução da especificidade, já que até 1/3 das mulheres jovens com ITU sintomática tem menos que 10^5 UFC/mL na urocultura.

Na mulher assintomática, culturas positivas podem representar somente contaminação por organismos saprófitos da pele e que estão presentes na uretra distal e no introito vaginal (difteroides, Neisseria e Staphylococcus). Já na presença de 10^5 UFC/mL existe a possibilidade de, em 80% das vezes, ser bacteriúria verdadeira e não contaminação. Se forem encontrados mais de 10^5 UFC/mL em duas coletas diferentes, esse valor pode chegar a 95%.

É provável, portanto, que significativa proporção de pacientes com ITU, sintomática ou não, tenha menos que 10^5 UFC/mL. Em mulheres com esses valores na urocultura, e havendo forte sintomatologia (frequência, urgência e disúria), existe a probabilidade de 33% de se ter ITU. Os achados falso-positivos podem ocorrer por contaminação da amostra ou incubação da urina antes de ser processada. Já os falso-negativos podem ser secundários a antibiótico, sabão dentro da vagina, obstrução a montante da infecção e tuberculose renal.

TRATAMENTO

O tratamento da ITU não complicada se faz de forma empírica, ou seja, sem que haja necessidade de documentação microbiológica. No entanto, sabe-se hoje que a resistência das diversas cepas de *Escherichia coli* varia de acordo com as diversas regiões e países, devendo-se levar em consideração este fator no momento da prescrição.[8]

Efeito colateral é um termo utilizado para descrever eventos adversos da terapia antimicrobiana, como a seleção de organismos droga-resistentes e colonização ou infecção por bactérias multirresistentes e tem sido associado com o uso indiscriminado de antibióticos de amplo espectro.[8]

O estudo ARESC avaliou a resistência de cepas de *Escherichia coli* a diversos antibióticos em vários países. A resistência destas cepas ao ciprofloxacino variou entre 1,4% e 13,2% entre os vários países. Já a fosfomicina teve variação de resistência entre 0,9% e 1,9%, e ampicilina entre 34,3% e 66% (Figura 1).[9]

No passado, eram recomendados, rotineiramente, 7 a 10 dias para o tratamento da cistite. Atualmente, sabe-se que, na maioria das vezes, existe somente uma infecção superficial da mucosa, que pode ser curada em 3 a 5 dias. Essa situação apresenta menor custo, maior adesão ao tratamento e menos efeitos colaterais. O tratamento em dose única, por sua vez, é menos eficaz.

Outra importante vantagem da terapia de curta duração é a menor seleção de bactérias no intestino, na urina e na flora vaginal. Todavia, não é recomendada para mulheres com prévia infecção por bactérias resistentes ou com sintomas há mais de 7 dias, devendo-se preferir drogas que causem mínimo efeito na flora vaginal normal e fecal, evitando-se vaginite por cândida ou resistência.

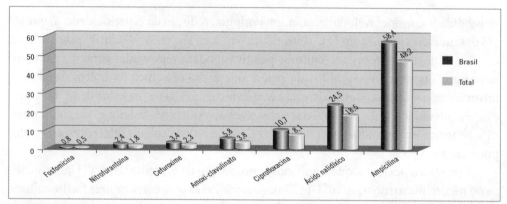

FIGURA 1 Variação da resistência de cepa de *E. coli*, comparando-se o Brasil e todos os países estudados. ARESC, Naber et al., 2008.

Drogas

Nitrofurantoína

É rapidamente excretada pela urina e não forma níveis terapêuticos na maioria dos tecidos, devendo ser preconizada apenas para o tratamento de ITU não complicada. Vários estudos mostram taxas de cura que variam de 88% a 93%, com baixos índices de resistência bacteriana[8]. Tem ação sobre *E. coli* e outras enterobactérias. Pseudomonas, e bactérias produtoras de urease como Proteus, são resistentes à nitrofurantoína. Costuma causar sintomas gastrintestinais e seu uso por períodos mais prolongados pode levar a alterações hepáticas e pulmonares. Ocasiona mínimo ou nenhum efeito sobre a flora fecal ou vaginal. O tratamento preconizado é de uma cápsula de 100 mg a cada 6 horas por 7 dias, tomada junto às refeições.[9]

Fosfomicina trometamol (Monuril®)

A fosfomicina em dose única é outra opção. Estudo recente, avaliando pacientes no Brasil e na Europa, mostrou que, na população brasileira, a *E. coli* apresentou taxa de sensibilidade ao redor de 97% para fosfomicina e, para as demais bactérias, ela oscilou em torno de 95%[9]. Como já foi dito, conhecimento do perfil de suscetibilidade bacteriana aos antimicrobianos no local em que a paciente vive é importante para o tratamento empírico das cistites não complicadas.

Mais de 90% das mulheres têm alívio dos sintomas dentro de 72 horas após o início da antibioticoterapia. Para aquelas com disúria grave, a fenazopiridina (Pyridium®) por 1 ou 2 dias pode reduzir os sintomas, embora ainda careça de dados de estudos controlados.

Efeitos adversos à fosfomicina trometamol podem ocorrer e incluem alterações gastrointestinais, dores de cabeça, *rash* cutâneo, reação hemolítica (em pacientes com deficiência de glicose-6-fosfato desidrogenase) e, raramente, nefrotoxicidade.

O conteúdo de um sachê com 3 g de fosfomicina deve ser diluído em água e tomado em dose única, preferencialmente à noite.

Fluoroquinolonas

As fluoroquinolonas possuem grande espectro de ação para a maioria dos uropatógenos Gram-negativos, *S. saprophyticus* e enterococos (60% a 70%). No entanto, a resistência bacteriana vem aumentando, chegando a mais de 20% para *E. coli* em mulheres menopausadas.[10] Causam mínimo ou nenhum efeito sobre a flora fecal ou vaginal. Seus efeitos adversos principais são náusea, diarreia e cefaleia.

Assim, estas drogas devem ser evitadas como primeira escolha devido ao aumento de resistência, recomendando-se atualmente que seja restrito a infecções causadas por Pseudomonas ou no tratamento de ITU complicadas. Um curso de 3 dias de ciprofloxacino (250 mg), levofloxacino (250 mg) e norfloxacino (400 mg), um comprimido a cada 12 horas é aceitável para casos de ITU não complicada, sendo que para ITU complicada recomendam-se 7 dias de tratamento.[8]

Sulfametoxazol-trimetoprim (SMT-TMP)

O curso de 3 dias com sulfametoxazol-trimetoprim (SMT-TMP) resulta em cura bacteriológica (i.e., erradicação do patógeno da urina) em até 7 dias após o início do tratamento em cerca de 94% das mulheres, sendo que cursos mais prolongados (7 a 10 dias) não são mais efetivos e estão associados a altas taxas de reações adversas.

O tratamento de dose única é menos eficaz, erradicando a ITU em cerca de 87% das pacientes. É barato e causa mínimo ou nenhum efeito sobre a flora fecal ou vaginal. Os efeitos colaterais comuns são a principal limitação e incluem hipersensibilidade, alterações intestinais, fotossensibilidade e anemia megaloblástica. Entretanto, a resistência ao SMT-TMP em culturas de mulheres com ITU aguda tem aumentado em até 18% nos EUA e em até 70% na América Latina. No estudo ARESC, o valor da resistência para cepas de *E. coli*, no Brasil, foi superior a 40%.[9] Dessa forma, alguns autores têm advogado o SMT-TMP somente em pacientes reconhecidamente não alérgicas, sem uso recente de antibióticos, com a prevalência local da resistência em urinas isoladas menor que 20% e quando a sensibilidade for demonstrada no antibiograma.[8] O tratamento recomendado é de uma cápsula de 160/800 mg, duas vezes ao dia por 3 dias.

Betalactâmicos

Todos os grupos de cefalosporinas foram muitos usados no tratamento de ITU, inclusive em gestantes. Atualmente em razão do aumento do índice de resistência bacteriana para cefalosporinas de primeira e segunda geração, estas não devem ser utilizadas para tratamento. Os betalactâmicos geralmente têm eficácia inferior e mais efeitos adversos, comparados a outros antimicrobianos.[8] Porém, quando associados com inibidores de penicilinase como ácido clavulânico e sulbactam, os betalactâmicos podem se tornar mais efetivos.

As cefalosporinas de terceira geração parecem ser as mais efetivas, mas seu alto custo as torna proibitivas, exceto na necessidade de terapia parenteral, quando as primeiras linhas de antibióticos já tiverem sido utilizadas e houver suspeita de resistência.

A duração do tratamento deve ser de 7 dias.

A ampicilina e a amoxicilina não devem ser usadas para tratamento empírico de ITU pela sua pouca eficácia e pelos altos índices de resistência bacteriana.[8]

SEGUIMENTO E AVALIAÇÃO

Em mulher com queixa de frequência, urgência e disúria, a urinocultura não é mandatória. A decisão terapêutica baseia-se na apresentação clínica e quando apenas houver piúria deve-se iniciar o tratamento. A terapia de curta duração pode ser razoável no primeiro momento (exceto pelas contraindicações). Se não houver resposta clínica, deve-se obter cultura, para a investigação de organismos resistentes; ou a terapia deve ser mudada para clamídia (doxiciclina ou azitromicina) nas pacientes sexualmente ativas.

Geralmente, seguimento de rotina, incluindo urocultura, é desnecessário após o tratamento para ITU, mesmo em mulheres com recorrência esporádica, a menos que os sintomas não cedam.

Leucocitúria alguns dias após o término do tratamento provavelmente indica mais uma ITU não resolvida do que recorrência. Assim, bacteriúria persistente após tratamento exige urocultura, teste de sensibilidade e reavaliação do antibiótico. Em casos isolados de ITU, não há razão para se propor estudos de imagem (ultrassonografia, tomografia, pielografia) ou cistoscopia na maioria dos casos, uma vez que esses exames raramente revelam alguma anormalidade que possa ser corrigida na ausência de outras indicações, como hematúria persistente.

ITU RECORRENTE

Cerca de 80% a 90% das mulheres que desenvolvem ITU experimentam outro episódio ao longo da vida. Entre 5% e 10% apresentam ITU recorrente, definida como a ocorrência de mais de 3 episódios em um ano ou 2 episódios em 6 meses. A maioria das mulheres com ITU recorrente apresenta reinfecção, enquanto a minoria (5% a 10%) tem recidiva.

A reinfecção ocorre quando há colonização urinária recorrente por diferentes microrganismos. Já na recidiva, os microrganismos são idênticos e a bacteriúria costuma persistir durante a terapia ou reaparecer logo após seu término (1 a 2 semanas).

A ITU recorrente não é essencialmente explicada apenas por anormalidades anatômicas ou funcionais do trato urinário. Pelo contrário, parece ser resultado da interação entre a infecção por *Escherichia coli* e o epitélio do trato urinário.

Vários estudos sugerem que mulheres com ITU recorrente têm maior suscetibilidade para a colonização vaginal por uropatógenos do que as mulheres sem essa doença,

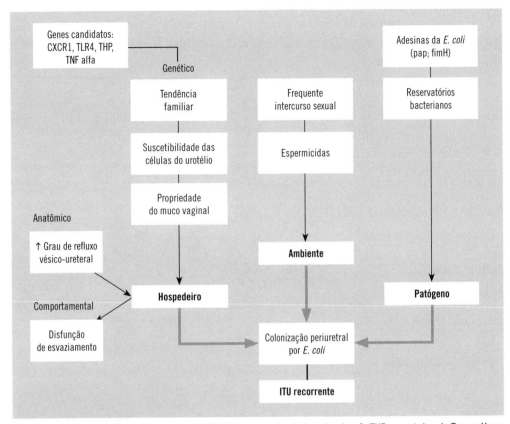

FIGURA 1 Fisiopatologia da ITU recorrente (CXCR1 = receptor da interleucina 8; THP = proteína de Tamm-Horsfall; TLR4 = receptor em dobra de sino 4 com reconhecimento microbiológico).
Adaptada de Finer e Landau (2004).

o que seria resultado de maior propensão para os coliformes uropatogênicos aderirem às células uroepiteliais.

Na fisiopatologia da ITU recorrente estão envolvidos: fatores do patógeno, do hospedeiro e do ambiente (Figura 2).[4]

Entre os fatores do hospedeiro, destaca-se a história familiar. Assim, em mulheres com ITU recorrente, verifica-se que a presença de história materna e a ocorrência precoce do primeiro episódio de ITU (antes dos 15 anos de idade) são importantes fatores de risco.

Os fatores genéticos do hospedeiro também merecem destaque. Nesse sentido, um fator com variabilidade genética que pode influenciar o desenvolvimento de ITU de repetição é a presença do receptor de interleucina 8 (IL-8R), CXCR1 – citocina inflamatória que promove a migração de neutrófilos para as células uroepiteliais. Foi demonstrado, também, que a ausência desse fator está relacionada à suscetibilidade para a ITU recorrente.

O conteúdo vaginal de mulheres com ITU recorrente liga-se mais avidamente à *Escherichia coli* que o de mulheres saudáveis e, dessa forma, suas propriedades também devem ser consideradas.

Entre os fatores ambientais, estudos do tipo caso-controle de mulheres com e sem história de ITU recorrente encontraram, após análise multivariada, forte relação dessa doença com a frequência das relações sexuais e o uso de espermicidas no ano que precedeu o processo infeccioso.

Finalmente, em relação aos fatores do patógeno, salienta-se o papel das fímbrias na colonização da bexiga e no recrutamento da resposta inflamatória.[11]

Recidiva (persistência bacteriana)

Manifesta-se como infecções frequentes causadas pelo mesmo microrganismo, com pequenos intervalos. Difere da infecção não resolvida, pois, nesse caso, existe um período de urina estéril, geralmente associado a uma lesão específica no trato urinário.

A presença de cálculos é a anormalidade mais comumente encontrada, pois o cálculo pode alojar a bactéria no seu interior, impedindo a penetração do antibiótico.

Reinfecção do trato urinário

Na reinfecção existe espaçamento de período longo e irregular, frequentemente causado por diferentes bactérias. É a causa da maioria das ITUs recorrentes. Usualmente, não há nenhuma lesão, pois, na maioria das vezes, é causada por ascensão direta da bactéria do reservatório fecal. O manejo deve ser direcionado aos fatores de risco causadores da reinfecção.

Nos casos de reinfecções menos assíduas, cada episódio pode ser tratado como se fosse um novo. Terapia de 3 dias pode ser iniciada nos casos de ITU baixa, sem complicações.

Os fatores de risco já foram discutidos neste capítulo.

Tratamento

Medidas comportamentais

Deve-se recomendar ingestão de dois a três litros de água por dia. A hidratação excessiva pode diluir a urina e diminuir a osmolaridade, que é um dos fatores de proteção do hospedeiro.

A micção após as relações sexuais deve ser orientada, pois diminui a chance de fixação de bactérias no trato urinário.

Mulheres que têm episódios repetidos de ITU e fazem uso de espermicidas vaginais, com preservativos ou diafragmas, devem considerar um método alternativo de contracepção e de proteção contra DST.[12]

Antibioticoprofilaxia

Pode ser feita de três modos:

- a longo prazo, diariamente de 6 a 12 meses;
- em dose única pós-relação sexual;
- em esquemas de curta duração autoiniciados pela paciente.

A profilaxia não deve ser iniciada até que a erradicação de infecção ativa seja confirmada por urocultura negativa pelo menos 1 a 2 semanas após o término do tratamento.

Estudos mostram que não há diferença entre antibioticoprofilaxia por 6 meses ou mais de 6 meses. Deve-se dar preferência aos esquemas mais curtos. A profilaxia a longo prazo pode ser feita com nitrofurantoína 100 mg ao dia, fosfomicina trometamol 3 g a cada 10 dias ou cefalexina 250 mg ao dia. As medicações devem ser tomadas à noite.

A profilaxia pós-coito pode ser a melhor opção para os casos com clara relação entre o intercurso sexual e a ITU subsequente. Pode-se usar nitrofurantoína 100 mg ou cefalexina 250 mg.

Outra estratégia a ser usada na ITU é a autoadministração intermitente. Muitas mulheres podem, sozinhas e com certa acurácia, diagnosticar os episódios recorrentes de cistite. Devem ser orientadas a, uma vez iniciados os sintomas, colher a urina para urocultura e iniciar um curso de 3 dias de antibiótico. Se os sintomas passarem, a urocultura deve ser repetida após 7 a 10 dias, para confirmar a eficácia do tratamento. Se continuarem, a suscetibilidade ao antibiótico deve ser avaliada.

A frequência do uso do antibiótico é similar àquela da profilaxia pós-coito, sendo preferida por muitas mulheres. As pacientes devem ser orientadas a procurarem o médico se não houver melhora clínica em 48 h após o início do tratamento.

Muitas pacientes com frequentes reinfecções após o tratamento são de meia-idade ou idosas e com ITU baixa. A maioria das reinfecções assintomáticas não deve ser tratada porque o uso repetitivo de antibióticos pode resultar em efeitos tóxicos.

De modo geral, os antibióticos para prevenção de ITUR devem ser prescritos apenas após as orientações e medidas gerais, ou caso a profilaxia não antimicrobiana não tenha tido sucesso.[1,12]

Estrogênios

Estriol intravaginal na pós-menopausa diminui significativamente a incidência de ITU recorrente. Os altos níveis de estrogênio vaginal revertem a atrofia urogenital e aumentam o número de bactérias comensais, como lactobacilos, que promovem redução do pH pelo ácido lático. O pH mais ácido reduz a colonização vaginal por bactérias Gram-negativas e uropatógenos. Assim, há menor probabilidade de ocorrer ITU por ascensão bacteriana pelo trato urinário.[13]

278 GINECOLOGIA • PARTE 3 UROGINECOLOGIA E DISFUNÇÕES DO ASSOALHO PÉLVICO

Além disso, os estrogênios melhoram os sintomas relacionados à síndrome genitourinária da pós-menopausa, tais como urgência miccional, disúria e polaciúria.

O estrogênio deve ser utilizado por meio de cremes ou comprimidos vaginais.

Imunomoduladores

Uma das modalidades de imunomodulador disponível é a de cápsulas contendo extratos de lisado de *Escherichia coli*, que são administradas por via oral. O contato da mucosa intestinal com esses antígenos aumenta a imunidade específica, com maior produção de IgA, e inespecífica, com maior ação de macrófagos, aumentando as defesas do hospedeiro contra a ITU.

Há evidências de redução dos episódios de ITU em relação ao placebo em mulheres utilizando extrato de *Escherichia coli*.

O lisado de *Escherichia coli* reduz a leucocitúria, a disúria e a bacteriúria.

A prevenção da ITUR com imunomoduladores é promissora, muito embora ainda sejam necessários mais estudos.[12,14]

Cranberry

Há muito tempo utiliza-se suco de *cranberry* para prevenção de ITU, pois contém proantocianidinas que parecem bloquear as fímbrias das enterobactérias, diminuindo a aderência do patógeno ao urotélio.

Os estudos são conflitantes sobre a real efetividade para prevenção de ITU de repetição. Sua diversidade de apresentações contribui para a ausência de evidências científicas quanto à efetividade. É encontrado em cápsulas, sucos, tabletes, chás, pós e frutas secas.

Mesmo sem evidências, o *cranberry* tem boa aceitação pelas pacientes e assim seu uso deve ser discutido com elas.[14]

Outras opções

Probióticos, D-manose, ácido hialurônico e glicosaminoglicanas (GaGs) são opções que necessitam de maiores evidências para terem sua eficácia confirmada.

REFERÊNCIAS BIBLIOGRÁFICAS

1. Price JR, Guran LA, Gregory WT, McDonagh MS. Nitrofurantoin vs other prophylactic agents in reducing recurrent urinary tract infections in adult women: a systematic review and meta-analysis. Am J Obstet Gynecol. 2016;215:548-60.
2. The American College of Obstetricians and Gynecologists. Treatment of urinary tract infection in nonpregnant women. ACOG Practice Bulletin n. 91. Obstet Gynecol. 2008;111:785-94.
3. Scholes D, Hooton TM, Roberts PL, Stapleton AE, Gupta K, Stamm WE. Risk factors for recurrent UTI in young women. Infect Dis. 2000;182:1177-82.
4. Finer G, Landau D. Pathogenesis of urinary tract infections with normal female anatomy. Lancet Infectious Diseases. 2004;4:631-5.

5. Scholes D, Hooton TM, Roberts PL, Gupta K, Stapleton AE, Stamm WE. Risk factors associated with acute pyelonephritis in healthy women. Ann Intern Med. 2005;142:20-7.
6. Ronald A. The etiology of urinary tract infection: traditional and emerging pathogens. Am J Med. 2002;113(suppl 1A):14S-19S.
7. Bent S, Nallamothu BK, Simel DL, Fihn SD, Saint S. Does this woman have an acute uncomplicated urinary tract infection? JAMA. 2002;287:2701-10.
8. Gupta K, Hooton TM, Naber KG, Wullt B, Colgan R, Miller LG, et al. International clinical practice guidelines for the treatment of acute uncomplicated cystitis and pyelonephritis in women: a 2010 update by the Infectious Diseases Society of America and the European Society for Microbiology and Infectious Diseases. Clin Infect Dis. 2011;52:103-20.
9. Naber KG, Schito G, Botto H, Palou J, Mazzei T. Surveillance study in Europe and Brazil on clinical aspects and Antimicrobial Resistance Epidemiology in Females with Cystitis (ARESC): implications for empiric therapy. Eur Urol. 2008;54:1164-75.
10. Miotla P, Romanek-Piva K, Bogusiewicz M, Markut-Miotla E, Adamiak A, Wróbel A, et al. Antimicrobial resistance patterns in women with positive urine culture: does menopausal status make a significant difference? Biomed Res Int. 2017;2017:4192908.
11. Wullt B. The role of P fimbriae for Escherichia coli establishment and mucosal inflammation in the human urinary tract. Int J Antimicrob Agents. 2003;21:605-21.
12. Epp A, Larochelle A, Lovatsis D, Walter JE, Easton W, Farrell SA, et al. Recorrent urinary tract infection. J Obstet Gynaecol Can. 2010;32:1082-101.
13. Cardozo L, Lose G, McClish D, Versi E, de Koning Gans H. A systematic review of estrogens for recurrent urinary tract infections: third report of the hormones and urogenital therapy (HUT) committee. Int Urogynecol J Pelvic Floor Dysfunct. 2001;12:15-20.
14. Beerepoot MAJ, Geerlings SE, van Haarst EP, van Charante NM, ter Riet G. Nonantibiotic prophylaxis for recurrent urinary tract infections: a systematic review and meta-analysis of randomized controlled trials. J Urol. 2013;190:1981-9.

25 | Fístulas urogenitais

Zsuzsanna Ilona Katalin de Jármy Di Bella
Mauro Suguita
Marair Gracio Ferreira Sartori
Manoel João Batista Castello Girão

INTRODUÇÃO

Define-se fístula como a comunicação entre dois órgãos motivada por malformações, processos inflamatórios e/ou infecciosos, trauma e/ou necrose. As fístulas urogenitais, por sua vez, implicam na comunicação anômala entre os tratos urinário e genital.

Nos países desenvolvidos, as fístulas são em sua maioria originadas após cirurgias ginecológicas por afecção benigna, comumente a histerectomia abdominal. Também são provenientes de procedimentos obstétricos, traumas, radioterapia prévia e fulgurações adjacentes ao trato urinário. Estima-se que 0,5% a 1% das histerectomias originam fístulas vesicovaginais. As fístulas associadas à histerectomia total abdominal, em particular, respondem por 75% de todos os casos.

As fístulas ainda são consideradas uma afecção comum nos países em desenvolvimento e têm alta prevalência em mulheres africanas multíparas que receberam assistência obstétrica precária, são desnutridas e apresentam baixa estatura. Também africanas em casamentos ainda na infância e partos na adolescência são importantes fatores de risco.

Fístulas vesicovaginais ocorrem em 3 a cada 1.000 partos nos países do leste africano, sendo que 200.000 mulheres aguardam correção cirúrgica apenas na Nigéria. Estimam-se 100.000 novos casos de fístulas por ano, porém, a capacidade internacional de tratamento gira ao redor de 6.500. A *United Nations Population Fund* (UNFPA) estima que mais de 2 milhões de mulheres pelo mundo apresentam fístulas, tendo criado o Dia do Fim das Fístulas Obstétricas em 2013, que acontece anualmente no dia 23 de maio.

FISIOPATOGENIA

A etiologia é variada e pode ser dividida em congênita ou adquirida, sendo a última a mais comum e, frequentemente iatrogênica, associada a procedimentos obstétricos e cirúrgicos, pós-radiação pélvica, neoplasias, doenças inflamatórias crônicas e por corpo estranho.

Fístulas congênitas são extremamente raras. A maioria está associada a outras malformações urogenitais, como fístula vesicovaginal congênita associada a ureter ectópico unilateral.

São classificadas quanto à sua localização, sendo as vesicovaginais as mais prevalentes, correspondendo a 75% das fístulas que envolvem o trato urinário.

Entre os fatores de risco salientam-se histórico de radiação pélvica (por vezes muitos anos depois), cesáreas, endometriose, cirurgia pélvica prévia, doença inflamatória pélvica, vasculopatias, tabagismo, retenção de pessário e presença de tela vaginal.

Nesses casos, a lesão é originada por trauma vascular durante a dissecção da bexiga, pela desvascularização ou lesão da parede posterior da bexiga não identificada durante o procedimento. A sutura da cúpula vaginal junto com a parede vesical após a histerectomia também desencadeia a formação de fístulas. Em ambas as situações, ocorrem isquemia tecidual, necrose e posterior formação de fístula.

As fístulas ureterovaginais também decorrem de lesões inadvertidas do ureter durante cirurgias pélvicas, como a histerectomia abdominal via laparoscópica ou aberta, ou ainda a histerectomia vaginal de grandes prolapsos. São as fístulas mais sérias, pelo potencial risco de quadros sépticos e pela perda de função renal.

Os principais mecanismos de lesão ureteral que provocam fístulas ureterovaginais iatrogênicas são clampeamento, secção, ligadura ou isquemia. As lesões intraoperatórias normalmente ocorrem no segmento próximo ao ligamento cardinal distal à artéria uterina e abaixo do ligamento infundíbulo pélvico.

As fístulas uretrovaginais podem ser assintomáticas quando ocorrem no 1/3 distal da uretra ou oligossintomáticas (a perda urinária só ocorre durante a micção), e podem se caracterizar como micção multidirecional, lembrando um jato em chuveiro.

A incidência das fístulas uretrovaginais vem diminuindo graças a melhor assistência obstétrica. O trabalho de parto prolongado, a utilização inadvertida de fórcipes, as colporrafias, as cirurgias para correção de incontinência urinária e de divertículos uretrais, a radioterapia e, mais raramente, os traumatismos durante cateterismo uretral podem originar fístulas uretrovaginais.

As fístulas secundárias ao trabalho de parto prolongado e/ou traumático (polo cefálico comprime o trígono ou o colo vesical contra o arco anterior da sínfise púbica) ocorrem por isquemia e necrose dos tecidos.

Felizmente, a maior parte dessas fístulas surge na uretra média ou distal, sendo pouco sintomáticas ou mesmo assintomáticas. Todavia, quando a fístula é mais proximal, ocorrem sintomas de incontinência urinária de graus variados e infecção urinária de repetição.

QUADRO CLÍNICO

O início dos sintomas varia de acordo com a etiologia das fístulas. Pacientes com fístula pós-cirurgia pélvica podem manifestar, no pós-operatório imediato, febre, íleo paralítico, desconforto abdominal, hematúria ou sinais de irritação vesical, sintomas provocados pela urina na cavidade peritoneal. A maioria das pacientes, no entanto, tem sintomas entre 7 e 10 dias após a remoção da sonda de Foley, queixando-se de perda de urina pela vagina em quantidade variada, na dependência do tamanho e da localização da fístula. Entre 10% e 15% das fístulas pós-cirúrgicas são tardias e tornam-se sintomáticas 10 a 30 dias após o procedimento. Algumas pacientes podem queixar-se de incontinência urinária e/ou de urgência associadas aos sintomas de secreção aquosa vaginal.

As fístulas pequenas ou localizadas entre a cúpula vaginal e o fundo vesical podem se manifestar por perda de urina mínima e intermitente. Essas pacientes permanecem secas durante a noite, quando ficam em decúbito dorsal, e urinam em grande quantidade a despeito da fístula.

Quando a comunicação anômala envolve o colo vesical e/ou o mecanismo esfincteriano uretral, simula sintomas de incontinência urinária aos esforços que, em geral, surgem após exérese de divertículo uretral, cirurgias para correção de incontinência urinária ou distopias da parede vaginal anterior.

Pacientes com fístula vesicouterina podem referir perda involuntária de urina, hematúria cíclica denominada menúria e diminuição da quantidade do fluxo menstrual, conhecida com síndrome de Youssef. Quando a fístula é decorrente de radioterapia, a manifestação clínica pode surgir após período de tempo variável, entre 5 meses e 30 anos. Aproximadamente 25% das pacientes com fístulas pós-radiação permanecem assintomáticas; as demais apresentam sintomas que antecedem a perda contínua de urina, como cistite, hematúria e hiperatividade, que melhoram após a perda de urina.

EXAME FÍSICO

O sinal patognomônico no exame físico é a perda de urina pela vagina, que pode ser visualizada no exame especular. Quando há dor ou descompressão brusca dolorosa na palpação do abdome no pós-operatório recente, deve-se suspeitar da existência de urina intraperitoneal. Todavia, às vezes é difícil determinar a origem da perda urinária durante o exame ginecológico. Para tanto, pode-se instilar solução de azul de metileno na bexiga e observar o local da fístula. A perda de líquido de coloração azulada faz o diagnóstico de fístula vesicovaginal, enquanto a perda de líquido claro ou amarelado, característico de urina, faz o diagnóstico de fístula ureterovaginal.

Quando a fístula é diminuta e de difícil caracterização, realiza-se o teste do tampão, colocando gaze nos terços superior, médio e inferior da vagina, e solicita-se que a paciente deambule, e então observa-se em qual compartimento vaginal localiza-se a perda urinária.

EXAMES COMPLEMENTARES

A videouretrocistoscopia é útil para localizar as fístulas vesicovaginais, avaliar sua extensão e estabelecer o planejamento cirúrgico considerando-se a distância dos ureteres.

Por sua vez, a urografia excretora é exame radiográfico contrastado útil para confirmar o diagnóstico de fístulas, particularmente as ureterovaginais. Observa-se o extravasamento do contraste do ureter para a vagina e obtêm-se indícios de comprometimento renal.

A ultrassonografia pode ser útil na observação de fístulas vesicouterinas e, eventualmente, de fístulas vesicovaginais e uretrovaginais; porém, a uretrocistografia miccional, apesar de ser um exame radiológico contrastado, é o mais utilizado para o diagnóstico dessas fístulas.

A tomografia computadorizada e a ressonância magnética são exames que possibilitam a investigação das fístulas urogenitais complexas, e não são realizados de rotina, uma vez que os exames contrastados e a videouretrocistoscopia têm boa capacidade de elucidar o diagnóstico.

TRATAMENTO

Mesmo nos dias atuais, o tratamento das fístulas é controverso, porém, os fundamentos básicos do tratamento cirúrgico, datados de 1852 e preconizados por Sims, ainda são seguidos. Entre os fundamentos básicos, citam-se:

- retirar o tecido cicatricial ou o tecido sem boa vitalidade;
- deixar o tecido ao redor solto e com boa mobilização;
- aproximar, por camadas, com fio de absorção tardia;
- não deixar tensão nas linhas de sutura;
- realizar boa hemostasia;
- não deixar espaço morto, diminuindo o risco de infecção;
- manter interposição de tecido (gordura, peritônio, omento) entre as camadas, se possível;
- fazer uso liberal de retalhos vascularizados a fim de obter novo suprimento sanguíneo para o tecido lesado em torno da fístula, promovendo melhor cicatrização;
- realizar drenagem vesical prolongada para prevenir hiperdistensão da bexiga e rotura da sutura.

Um dos pontos mais controversos é o tempo de espera entre o diagnóstico da fístula e sua correção cirúrgica. Apenas fístulas diminutas (até 5 mm) e de baixo débito podem cicatrizar com sondagem vesical de demora, preconizando-se 4 a 8 semanas.

Tradicionalmente aguardava-se o recrudescimento do processo inflamatório por até 3 meses, mas para diminuir o sofrimento das pacientes tem-se corrigido as fístulas mais precocemente, em até 2 a 4 semanas após a lesão, associando corticoide para diminuir o processo inflamatório. Sabe-se que, nas fístulas vesicovaginais, o edema, a presença de material de sutura e de inflamação ou de infecção possuem efeito adverso no resultado cirúrgico. As fístulas obstétricas, por outro lado, possuem boa resposta quando tratadas precocemente.

O reparo precoce das fístulas requer o diagnóstico dentro de 72 horas após a lesão. Nesse período, os tecidos ainda estão vascularizados e com aparência normal, podendo ser facilmente dissecados e fechados sem tensão. O fechamento precoce pode ser realizado pela via vaginal ou abdominal. No entanto, o reparo precoce nem sempre é possível, já que, muitas vezes, as fístulas são diagnosticadas tardiamente, dias ou semanas após a lesão inicial. Nessa fase, já estão complicadas por infecção, inflamação e diminuição da complacência, levando a dificuldades no fechamento.

Mais recentemente, relatam-se excelentes resultados após intervenção precoce, ou seja, logo após o diagnóstico. O sucesso nessas situações depende da experiência do cirurgião, da confecção de sutura sem tensão, do adequado suprimento sanguíneo e, ocasionalmente, do uso de retalhos.

A intervenção precoce minimiza, também, a morbidade e os efeitos psicológicos adversos pela perda contínua de urina ou a sondagem vesical de demora. O fechamento precoce é contraindicado em pacientes com tentativas anteriores de fechamento sem sucesso, fístula entérica associada a flegmão pélvico e radiação pélvica. Pacientes com esse tipo de fístula devem aguardar, pelo menos, 4 a 8 meses até a intervenção cirúrgica, e faz-se necessário o uso de tecido de interposição.

A grande vantagem de se esperar mais tempo, 8 a 12 semanas após a lesão, é a resolução do processo inflamatório, da infecção, do edema e a melhora da irrigação sanguínea local. Além disso, há tempo hábil para melhorar os estados nutricional e geral da paciente, como a correção da anemia, quando necessário. Esses fatores contribuem para melhor cicatrização e o estrogênio tópico aumenta o trofismo da mucosa vaginal.

Embora o tamanho e o intervalo entre lesão e tratamento ditem a conduta, o tratamento das fístulas baseia-se, principalmente, na localização. Tanto as vias abdominal quanto vaginal têm altas taxas de sucesso, devendo-se optar sempre que possível pela correção por via vaginal, interpondo, quando necessário, o retalho de Martius. A via abdominal tem indicação nas recorrências, nas fístulas complexas e quando há envolvimento do ureter, necessidade de ampliação vesical, na estenose vaginal e no comprometimento do útero ou cérvix uterina. Nos últimos anos, surgiram alternativas minimamente invasivas como injeção de cola cianoacrílica ou de fibrina e a fulguração da fístula para casos seletos, porém os resultados a longo prazo ainda são discutíveis.

Fístulas uretrovaginais

As fístulas uretrovaginais, conforme a localização, são assintomáticas ou pouco sintomáticas, não necessitando de tratamento específico. Quando o tratamento cirúrgico é necessário, a via de acesso é vaginal e, geralmente, é um procedimento simples.

Realiza-se incisão vertical, descola-se ao redor do orifício fistuloso até que as camadas estejam livres e separadas. Depois de retirado todo tecido cicatricial e fibrótico, deixando as bordas com boa vitalidade, as camadas são aproximadas com fio de absorção tardia e sem tensão.

Em alguns casos, há dificuldade de encontrar tecidos com boa vitalidade e em quantidade suficiente para fechar o trajeto fistuloso sem tensão, pois as camadas são finas, pouco vascularizadas, e pela possível presença de tecido cicatricial. Nessa situação, opta-se por interpor tecidos, como o tecido celular subcutâneo dos grandes lábios. Além disso, o bom fechamento da fístula não significa bom funcionamento da uretra, que pode tornar-se uma estrutura com fibrose, rígida e incapaz de se contrair, ocasionando incontinência urinária de esforço. Mantém-se sondagem vesical de demora por até 14 dias com sonda de Foley de calibre fino.

Fístulas vesicovaginais

As fístulas vesicovaginais, quando pequenas, não recorrentes, bem vascularizadas e não causadas por irradiação, são consideradas simples e possuem melhor resposta terapêutica.

Vários estudos têm descrito o fechamento espontâneo das fístulas apenas com a sondagem vesical de demora. Alguns autores estabeleceram 5 mm como valor de corte para tentar a correção da fístula com a drenagem; outros estabelecem 1 cm. Todavia, é consenso que quanto menor a fístula, maior é a chance de cura.

A duração da drenagem vesical varia de 10 a 60 dias, mas não existe estudo randomizado que comprove qual o melhor tempo para drenagem. O tamanho do cateter é importante para não haver distensão vesical, utilizando-se, inicialmente, calibres maiores, com trocas a cada 10 a 14 dias para outros de calibres menores.

O fator mais importante para o sucesso do fechamento da fístula é o intervalo entre o fator causal e o início da drenagem. Fístulas tratadas com drenagem vesical após 10 dias da injúria dificilmente regridem. Quando a drenagem é iniciada em até 3 semanas da lesão, a taxa de cura é de 39%; após 6 semanas, é de apenas 3%. A drenagem precoce motiva a aproximação das bordas, o que permite sua epitelização.

As demais fístulas são tratadas cirurgicamente, pois não fornecem bons resultados apenas com a drenagem vesical. Para tanto, a via de acesso pode ser abdominal, vaginal, laparoscópica ou combinada.

A via abdominal é indicada para a correção de fístulas supratrigonais, próximas aos orifícios ureterais, quando não se encontra adequada exposição por via vaginal, fístulas complexas com múltiplos trajetos fistulosos, complicadas por radioterapia ou, ainda, com aderência de alça intestinal ou necessidade de reimplantação uretérica.

A via vaginal é preferencial para as fístulas infratrigonais, pois o acesso é mais fácil, mais seguro e provoca menos sangramento, além de abreviar o tempo cirúrgico. Procedimentos combinados podem ser necessários nas fístulas complicadas pós-radioterapia ou na doença pélvica maligna. Nesses casos, é necessário acesso abdominoperineal simultâneo, com mobilização do omento e interposição em túnel criado entre a vagina, a bexiga e a uretra, técnica descrita por Turner-Warwick. Inicialmente, identifica-se a lesão, retira-se o tecido cicatricial ao redor e isolam-se as diferentes camadas, deixando-as liberadas. As camadas são aproximadas com fino fio absorvível e sem tensão; realiza-se uma boa hemostasia e, quando possível, interpõe-se um tecido entre as camadas, como tecido celular subcutâneo dos grandes lábios.

O importante, no pós-operatório, é manter boa drenagem vesical e usar antibiótico para diminuir o risco de infecção. Nas fístulas pós-radiação, recomenda-se deixar um intervalo maior. Pode-se drenar a bexiga via uretral e a suprapúbica, ou seja, dupla-drenagem, sendo que, primeiro, retira-se a via uretral e, depois, a suprapúbica.

Outra forma de tratamento é a fulguração via cistoscopia, que é mais simples e possui poucas complicações. Entretanto, deve-se usar essa técnica em fístulas simples e de pequena dimensão e os resultados são pobres.

Fístulas ureterovaginais

Em todos os casos de fístulas ureterovaginais, deve-se avaliar o trato urinário inferior, pois pode haver obstrução urinária associada. Caso haja obstrução urinária, realiza-se nefrostomia ou coloca-se um cateter duplo J para melhorar o quadro obstrutivo e programar, mais tardiamente, a correção sob melhores condições clínicas e cirúrgicas.

Geralmente, o terço distal do ureter está acometido, principalmente na altura do ligamento infundíbulo pélvico ou do fórnice vaginal. A técnica operatória depende da localização da fístula. Em cirurgias ginecológicas, as fístulas costumam ocorrer próximas à bexiga, de modo que a melhor técnica é a ureteroneocistoanastomose com antir-refluxo.

Na ureteroneocistostomia, a bexiga é aberta, o ureter próximo à bexiga é seccionado e o coto distal é fechado. A seguir, o ureter é reimplantado na bexiga e parte dele corre pela parede vesical para evitar o refluxo. Caso a lesão do ureter esteja mais alta, pode-se utilizar a técnica de Boari.

Fístulas vesicouterinas

Quando a fístula é diagnosticada precocemente, deve-se cateterizar a bexiga por, no mínimo, 3 semanas, com boa chance de resolução espontânea.

A presença de fluxo de sangue ou urina pela fístula dificulta a cicatrização, por isso, induz-se a amenorreia com anticoncepcional ou análogos do GnRH.

No tratamento cirúrgico, utiliza-se, habitualmente, acesso abdominal. Todavia, em casos de fístula vesicocervical, pode-se empregar a via vaginal.

Sempre se deve realizar a uretrocistoscopia pré-operatória para avaliar a localização da fístula em relação ao trígono. Utilizam-se os mesmos princípios de correção das fístulas e interpõe-se, entre as camadas de sutura, um tecido, como omento ou retalho de músculo uterino.

Outra opção de tratamento é a fulguração via cistoscopia, que foi, inicialmente, preconizada para fístulas vesicovaginais, mas que pode ser opção interessante nas fístulas vesicouterinas pelo fato de a parede do útero ser mais espessa e ter melhor irrigação sanguínea. Além disso, o procedimento é mais simples e tem poucas complicações.

Técnicas de tratamento de fístulas simples

Os princípios deste reparo são a criação de uma aba na parede vaginal anterior e o fechamento sem tensão em várias camadas. O trato fistuloso é cateterizado com sonda de Foley com o objetivo de auxiliar na mobilização das margens da fístula. É realizada uma incisão em "U" ou "J invertido" ao redor da fístula, criando-se um retalho vaginal. A fístula é fechada com fio absorvível 3-0 e, a seguir, fecha-se a fáscia vesical transversalmente sobre a fístula, invertendo os bordos. Finalmente, o retalho de mucosa vaginal é aproximado com fio absorvível 2-0. É importante evitar a sobreposição das linhas de sutura para melhor resultado. A interposição de um retalho tecidual pode ser utilizada.

A colpocleise parcial (procedimento de Latzko) é uma técnica alternativa para correção de fístulas simples localizadas na cúpula vaginal. O procedimento é indicado para fístulas menores que 1,5 cm, não sendo necessárias excisão da fístula nem sutura vesical, eliminando-se o risco de reimplantação ureteral.

Técnicas de tratamento de fístulas complexas

O sucesso no tratamento dessas fístulas depende da interposição de uma camada de reforço. Essa técnica é utilizada em casos de recorrência de tratamento anterior ou nas fístulas maiores que 2 cm. É utilizado o retalho labial de Martius ou uma combinação de retalho peritoneal e labial.

O retalho de Martius é formado por tecido adiposo-fascial bem vascularizado composto de um septo fibroso e gorduroso com poucas fibras musculares. Esse retalho é retirado do grande lábio, preservando-se o suprimento sanguíneo; deve medir, em média, 12 x 3 cm e ser inserido sobre o trajeto fistuloso através de um túnel que passa pelo lábio menor penetrando a vagina lateralmente. Deve ser suturado sobre a parede vesical, cobrindo os bordos fechados da fístula com pontos separados e fio 3-0. A parede vaginal é suturada com fio absorvível 2-0 e deixando-se um dreno no local da retirada do retalho.

Outra opção é uma combinação de retalho peritonial e labial para fístulas complicadas. Um retalho fasciocutâneo pode ser utilizado em situações nas quais a parede vaginal não possa ser fechada sem tensão. O retalho labial é trazido sobre uma ilha adjacente de pele labial que recebe seu suprimento sanguíneo de ramos perfurantes abaixo dele. As bordas de pele são suturadas à parede vaginal adjacente, provendo cobertura epitelial para o reparo.

Reparo de fístulas pós-radiação

A condição dos tecidos é extremamente importante para o fechamento desse tipo de fístula e, em geral, são necessários 10 a 12 meses de espera. Após o amadurecimento da fístula, a reconstrução inicia-se com completo debridamento de todo o tecido necrótico, mobilizando a parede vaginal. Nesse ponto, o peritônio e o reto tornam-se visíveis, devendo-se tomar cuidado para não causar lesões. Protegem-se os ureteres, cateterizando-os com ajuda do cistoscópio colocado pelo trajeto fistuloso.

O reparo é feito em múltiplas camadas, iniciando-se com a mucosa vesical com fio absorvível 4-0 contínuo. A seguir, fecha-se a camada muscular da bexiga com pontos transversos interruptos e fio 3-0.

A próxima camada é a parede vaginal. Como essa camada é praticamente excisada durante a abertura da fístula, é necessário um retalho muscular bem vascularizado com retalho fasciocutâneo para tornar o fechamento da fístula mais seguro. Geralmente, usa-se o músculo grácil pelo seu suprimento sanguíneo, comprimento e proximidade, além da mínima morbidade associada à sua retirada. O músculo é retirado por meio de incisão desde a borda medial do espaço poplíteo até a borda lateral do retalho fasciocutâneo pudendo proposto, que oferece um método ideal de cobertura do defeito da parede vaginal, provendo uma vagina de comprimento adequado com função sensória intacta.

CONCLUSÃO

As fístulas urogenitais, em sua maioria, são iatrogênicas, provenientes de cirurgias eletivas benignas e partos com assistência obstétrica precária. Uma vez estabelecidas, o diagnóstico baseia-se na perda involuntária e contínua de urina, associada ou não à micção espontânea. O tratamento pode ser drenagem vesical, quando o diagnóstico é precoce e o débito é pequeno. O tratamento cirúrgico pode ser precoce ou tardio, quando se aguarda a maturação do processo inflamatório decorrente da fístula. As vias de acesso cirúrgico dependem da localização da fístula e da experiência do cirurgião, além da necessidade ou não de reimplante ureteral. A via vaginal é o acesso de preferência.

BIBILIOGRAFIA

1. Ahmad S, et al. Management of vesicovaginal fistulas in women. Int J Gyn Obstet. 2005;88(1):71-5.
2. Ansquer Y, et al. Latzko operation for vault vesicovaginal fistula. Acta Obstet Gynecol Scand. 2006;85(10):1248-51.
3. Asanuma H, et al. Congenital vesicovaginal fistulae. Int J Urol. 2000;7:195-8.
4. Bazi T. Spontaneous closure of vesicovaginal fistulas after bladder drainage alone: review of the evidence. Int Uroynecol J. 2007;18(3):329-33.
5. Bodner-Adler B, Hanzal E, Pablik E, Koelbl H, Bodner K. Management of vesicovaginal fistulas (VVFs) in women following benign gynaecologic surgery: a systematic review and meta-analysis. PLoS One. 2017;12(2):e0171554.
6. Fang G, Hong L, Li B, Liu C, Wu D, Hong S, et al. Transvaginal genital fistula repair with insertion of Foley catheter via fistula tract. J Obstet Gynaecol Res. 2015;41(7):1049-55.
7. Huang WC, Zinman LN, Bihrle III W. Surgical repair of vesicovaginal fistulas. Urol Clin of N Am. 2002;29:709-23.
8. Javed A, Abdullah A, Faruqui N, Syed SS, Mehdi B, Pirzada AJ. Doctor! Will I be dry? Factors determining recurrence after vesicovaginal fistula repair. J Pak Med Assoc. 2015;65(9):954-95.
9. Melah GS, El-Nafaty AU, Bukar M. Early versus late closure of vesicovaginal fístulas. Int J Gynaecol Obstet. 2006;93(3):252-3.
10. Papanikolaou A, Tsolakidis D, Theodoulidis V, et al. Surgery for ureteral repair after gynaecological procedures: a single tertiary centre experience. Arch Gynecol Obstet. 2013;287(5):947-50.
11. Roenneburg ML, Genadry R, Wheeless Jr CR. Repair of obstetric vesicovaginal fistulas in Africa. Am J Obstet Gynecol. 2006;195(6):1748-52.
12. Sawant A, Kasat G, Kumar V. Cyanoacrylate injection in management of recurrent vesicovaginal fistula: our experience. Indian J Urol. 2016;32(4):323-5.
13. Shah SJ. Role of day care vesicovaginal fistula fulguration in small vesicovaginal fistula. J Endourol. 2010;24(10):1659-60.
14. Shirvan MK, Alamdari DH, Ghoreifi A. A novel method for iatrogenic vesicovaginal fistula treatment: autologous platelet rich plasma injection and platelet rich fibrin glue interposition. J Urol. 2013;189(6):2125-9.
15. Vo A, Kleib SJ. Female voiding dysfunction and urinary incontinence. Med Clin North Am. 2018;102(2):313-24.

26 | Prolapso genital

Sergio Brasileiro Martins
Paulo Cezar Feldner Jr
Marair Gracio Ferreira Sartori
Rodrigo de Aquino Castro
Manoel João Batista Castello Girão

INTRODUÇÃO

Define-se prolapso genital como a descida de um ou mais compartimentos vaginais (parede anterior, parede posterior, útero ou ápice da vagina) projetando-se para o interior ou exterior da cavidade vaginal.[1]

Com o aumento da expectativa de vida, cada vez mais ginecologistas deparam-se com o atendimento de pacientes com queixas urogenitais. Nos Estados Unidos, o prolapso genital acomete 3 milhões de mulheres e é responsável por mais de 300.000 procedimentos cirúrgicos por ano, com custos diretos de mais de 1 bilhão de dólares.[2,3] Estima-se que o risco de uma mulher submeter-se à cirurgia do prolapso genital ou da incontinência urinária varia de 11% a 19% até 85 anos de idade com taxas de recidiva de 29,2%.[4,5] Dados de 27.342 mulheres na pós-menopausa envolvidas no estudo *Women's Health Initiative Hormone Therapy Clinical Trial* (WHI) revelaram que aproximadamente 40% das pacientes possuíam algum tipo de prolapso genital.[6]

A etiologia do prolapso genital é complexa e multifatorial, envolvendo lesões nos ligamentos, músculos, tecido conectivo e inervação da pelve.[7] Os órgãos pélvicos são mantidos em sua posição por uma complexa interação entre os aparelhos de sustentação, compostos pelos diafragmas pélvico e urogenital (membrana perineal) e de suspensão.

A distopia ou prolapso genital é resultante do desequilíbrio das forças que mantêm o útero e os demais órgãos no interior da pelve. Lesões nesses tecidos podem ocasionar prolapso do compartimento apical (útero e/ou cúpula vaginal), do compartimento anterior (cistocele e/ou uretrocele) e/ou do compartimento posterior (retocele, enterocele, sigmoidocele).

De Lancey[8] delineou três níveis de suporte vaginal; postulou que defeitos anatômicos e disfunções associadas seriam secundários a lesões nessas estruturas. O nível I (terço superior da vagina) é suspenso pelo complexo ligamentar cardinal-uterossacral, que mantém a cérvice e a vagina proximal acima do hiato genital pela inserção na parede pélvica posterolateral. O nível II (terço médio) é inserido lateralmente à fáscia do arco tendíneo e à fáscia superior do levantador do ânus via adventícia vesicovaginal e adventícia retovaginal, respectivamente. O nível III (terço inferior) funde lateralmente ao músculo levantador do ânus na sua porção distal, anteriormente à membrana perineal e posteriormente ao corpo perineal (Figura 1).

ETIOLOGIA

A etiologia do prolapso genital é complexa e multifatorial. Bump e Norton[9] classificaram os fatores de risco para o prolapso genital em predisponentes, desencadeantes, promotores e descompensadores.

Os fatores predisponentes são aqueles que dificilmente podem ser evitados ou mudados, como raça, estrutura pélvica, alterações musculares ou neurológicas, doenças do tecido conjuntivo, genético.

Fatores desencadeantes são aqueles que podem ser modificados e dificilmente serão evitados. Citam-se parto, lesões neuromusculares, radiação e cirurgia. O parto é o maior fator desencadeante da disfunção do assoalho pélvico. Dentre os fatores materno-fetais, estariam envolvidos formato, dimensão da pelve, macrossomia e a posição do polo cefálico (occipitoposteriores). Durante o trabalho de parto, a aplicação do fórcipe ou o prolongamento do segundo estágio do parto levariam à compressão de nervos, a

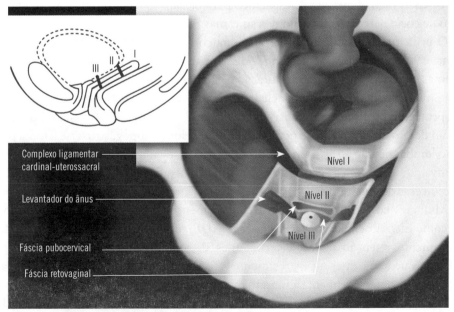

FIGURA 1 Anatomia da pelve, mostrando os três níveis de suporte vaginal.

avulsões de músculos e nervos, assim como à ruptura do tecido conectivo.[7] No estudo de planejamento familiar de Oxford (*Oxford Family Planning Study*) observou-se relação entre a incidência do prolapso genital e o número de partos. O risco relativo para desenvolver prolapso genital foi de 8,4 para uma mulher com dois partos e 10,9 para com quatro ou mais (95% IC 4,7-33,8), quando comparado com nulíparas.[10]

Fatores promotores são provavelmente aqueles mais fáceis de serem modificados, porém o impacto atual da modificação deles na história natural do prolapso genital permanece inconclusivo. Citam-se constipação, obesidade, tabagismo, cirurgias, hipoestrogenismo e outras comorbidades. O aumento crônico e repetitivo da pressão abdominal favorece o desenvolvimento do prolapso genital (constipação, pneumopatias, obesidade, atividades profissionais).[7]

Os fatores descompensadores são aqueles extrínsecos ao assoalho pélvico e podem acarretar disfunção ou descompensação em um assoalho pélvico compensado e estão mais relacionados com as afecções que resultam do envelhecimento. Há concordância na literatura que a idade tem papel fundamental na etiologia do prolapso, porém não isoladamente.[11] Em nosso meio, Sartori et al. (1995) encontraram pico de incidência entre 60 e 69 anos com aumento progressivo da idade conforme o grau de prolapso.[12]

DIAGNÓSTICO

As pacientes com prolapso genital podem referir saliência nos órgãos genitais associada com sintomas urinários, intestinais, sexuais e pélvicos. Com exceção do sintoma de protrusão vaginal, nenhum é específico para prolapso genital e o hímen parece ser o ponto de corte para aparecimento dos sintomas.[13]

O principal sintoma que se correlaciona com a gravidade do prolapso é "bola na vagina" e 90% das pacientes queixam-se disso quando o prolapso está entre +1 e +5.[14] Os sintomas são insidiosos, de longa duração e agravam-se com a idade e, principalmente, após a menopausa. No início as pacientes referem sensação de peso vaginal, depois, de uma protrusão pela vagina que surge ou se acentua durante o esforço físico. Com a progressão do prolapso, a paciente pode se queixar de dor no hipogástrio que irradia para a região lombar devido ao estiramento progressivo dos ligamentos. Já no prolapso uterino de longa duração, podem ser observadas lesões ulceradas no colo uterino, conhecidas como úlceras de decúbito.

Mulheres com prolapso genital frequentemente têm sintomas urinários associados, como incontinência urinária de esforço (IUE), urgência/frequência, dificuldade de esvaziamento, retenção, infecções recorrentes. Pacientes com prolapso genital que referiam perda urinária antes do aparecimento ou agravamento do prolapso e que agora estão continentes provavelmente apresentam angulação ou obstrução da uretra. Estima-se que 8% a 40% das pacientes continentes tenham IUE após correção do prolapso.[15] Portanto, para identificar se há incontinência urinária oculta deve-se, ao exame físico, reduzir o prolapso e solicitar que a paciente faça manobras de esforço para observar a perda urinária ou eventualmente solicitar o estudo urodinâmico com redução do prolapso.

O diagnóstico é feito pelo exame ginecológico solicitando que a paciente faça força. Pode-se utilizar espéculo bivalve para avaliar isoladamente a procidência da parede anterior, da parede posterior, do colo uterino ou da cúpula vaginal e o comprimento total da vagina.

A Sociedade Internacional de Continência (ICS), a Sociedade Americana de Uroginecologia e a Sociedade dos Cirurgiões Ginecológicos[16] propuseram, em consenso, uma classificação objetiva, tentando uniformizar as descrições sobre os prolapsos genitais.

O exame deve ser realizado durante o esforço para que se possa observar o prolapso, que deve ser confirmado pela paciente. O prolapso será expresso em centímetros acima (número negativo) ou abaixo (número positivo) do hímen. Por exemplo, se a parede vaginal anterior se exterioriza 2 cm para fora do hímen, receberá classificação +2 cm; se o colo está a 1 cm do hímen, receberá classificação –1.

Definem-se seis pontos de referência: dois na parede anterior, dois na parede posterior e dois na parede superior da vagina (Figura 2). São eles:

- ponto Aa: localizado na linha média da parede vaginal anterior, 3 cm acima do meato externo da uretra. Em relação ao hímen, sua posição poderá variar de +3 cm a –3 cm;
- ponto Ba: localizado na parede vaginal anterior, no ponto mais distal em relação ao ponto Aa quando há prolapso. Na posição normal, a posição do ponto Ba é –3 cm, e, quando há prolapso total, sua posição equivale ao comprimento total da vagina;
- ponto C: localizado no ponto mais distal do colo uterino ou da cúpula vaginal nos casos de histerectomia total;
- ponto D: localizado no fórnice vaginal posterior, quando há útero. É descrito para diferenciar prolapso de alongamento hipertrófico do colo. Quando o ponto C está muito mais positivo que o ponto D, é indicativo de alongamento do colo. O ponto D é omitido nas pacientes com histerectomia total;
- pontos Ap e Bp: são análogos aos pontos Aa e Ba e situam-se na parede vaginal posterior (Figura 2).

Assim, classifica-se o prolapso genital em:

- estágio O: não há prolapso. Os pontos Aa, Ap, Ba e Bp estão em –3 cm e os pontos C e D estão entre o comprimento total da vagina e o comprimento total da vagina –2 cm;
- estágio I: o ponto de maior prolapso está localizado 1 cm acima do hímen (–1 cm);

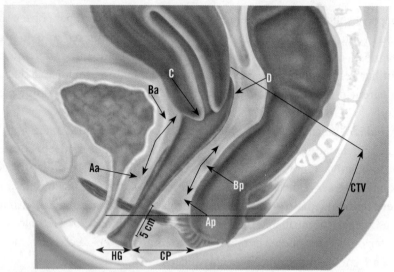

FIGURA 2 Anatomia da pelve feminina: pontos de referência para classificação do prolapso genital (Aa, Ba, C, D, Ap, Bp), hiato genital (HG), corpo perineal (CP) e comprimento total da vagina (CTV).

- estágio II: a porção mais distal do prolapso está entre 1 cm acima e 1 cm abaixo do hímen (−1 cm a +1 cm);
- estágio III: a porção mais distal do prolapso está mais que 1 cm abaixo do hímen (+1 cm), mas não se desloca mais que o comprimento total da vagina −2 cm;
- estágio IV: eversão completa. A porção mais distal do prolapso desloca-se, no mínimo, o comprimento total da vagina −2 cm.

O diagnóstico é eminentemente clínico, porém em casos selecionados podemos solicitar exames de imagem. A ultrassonografia bidimensional (transabdominal, transperineal ou translabial, introital e transvaginal) pode ser solicitada para avaliar mobilidade/descenso do colo vesical, afunilamento uretral, resíduo pós-miccional, anormalidades da bexiga ou uretra, descenso do POP, avaliação dos músculos do assoalho pélvico, avulsão do levantador do ânus, localização de telas utilizadas em cirurgias anteriores. Pode-se também empregar o ultrassom (US) tridimensional, com objetivo da obter imagens com maior resolução.[17]

Já a ressonância magnética permite a detecção de estruturas ligamentares e musculares com detalhe. Não há radiação ionizante, e o formato dinâmico permite a utilização de linhas de delimitação do limite das vísceras pélvicas, como a linha pubococcígea (traçada da margem inferior da sínfise púbica até a junção coccígea).[18] A defecografia se relaciona com a anatomia anorretal e com distúrbios da evacuação retal.

Didaticamente, pode-se dividir o prolapso genital por compartimentos (apical, anterior e posterior). Todavia, raramente encontra-se uma pacientes só com um defeito específico, o que torna necessário o minucioso exame ginecológico antes da indicação de cirurgia.

PROLAPSO DO COMPARTIMENTO APICAL (PROLAPSO UTERINO, CÚPULA VAGINAL E ENTEROCELE)

O prolapso uterino incide, preferencialmente, em mulheres multíparas, idosas e caucasianas, sendo que o pico de incidência acontece entre os 60 e 69 anos de idade. É uma afecção rara em nulíparas (2%); por isso, devem ser investigadas alterações neurológicas congênitas, como espinha bífida.

O prolapso uterino surge como consequência de lesões nas estruturas responsáveis pela suspensão dos órgãos pélvicos e por alterações nos músculos e nervos do aparelho de sustentação. Em alguns casos, o colo uterino ultrapassa o hiato urogenital formando duas áreas com diferentes pressões, acima e abaixo do diafragma pélvico e da membrana perineal, existindo, assim, uma dificuldade no retorno venoso da porção do colo, que causa edema crônico com aparecimento das hiperplasias e hipertrofias do colo uterino.

Já o prolapso do fórnice da vagina (cúpula vaginal) é o resultado da fraqueza do ápice vaginal, normalmente devido à histerectomia vaginal ou abdominal. A exata incidência do prolapso da cúpula vaginal é desconhecida, mas estima-se que ocorra entre 0,1% e 45%.[19]

A enterocele é uma herniação do peritôneo entre os ligamentos uterossacros e o ápice vaginal que contém alça intestinal ou omento e, progressivamente, rompe a fáscia retovaginal. A enterocele pode ser classificada em congênita, adquirida, de pulsão e de tração.

A enterocele congênita é rara e está associada ao desenvolvimento anormal do septo retovaginal; a adquirida pode ocorrer devido à elevação do colo vesical, como na cirurgia de Burch, pela anteriorização e verticalização do eixo vaginal; e a enterocele de pulsão acontece em menos de 1% e é observada após histerectomias. Já as enteroceles de tração são as mais comuns e ocorrem com a descida do fórnice posterior junto ao prolapso uterino.

TRATAMENTO

O tratamento é indicado de acordo com a gravidade dos sintomas e do prolapso e pode ser dividido em clínico e cirúrgico.

Tratamento clínico

O tratamento clínico pode ser indicado nas pacientes assintomáticas, naquelas que não desejam submeter-se a procedimento cirúrgico, com desejo reprodutivo, sem condições clínicas ou que aguardam a cirurgia. O tratamento conservador pode ser expectante com orientações comportamentais e mudanças de estilo de vida (perda de peso, tratar constipação, reduzir esforço físico), pela fisioterapia do assoalho pélvico e/ou a colocação de pessários.

O tratamento fisioterápico do assoalho pélvico tem por objetivo aprimorar a função dos músculos que o compõem, isto é, a força, *endurance* (contração sustentada), coordenação e com isso diminuir os sintomas, prevenir a piora do prolapso e evitar ou retardar a necessidade de cirurgia.

Hagen e Stark (2011),[20] em revisão sistemática seguida de metanálise, concluíram que o tratamento fisioterápico supervisionado por pelo menos 6 meses dos músculos do assoalho pélvico tem benefícios em termos anatômicos e melhora subjetiva. Dois trabalhos realizados em nosso serviço, em pacientes com estádio II, demonstraram que os exercícios do assoalho pélvico e exercícios hipopressivos associados com contração da musculatura são efetivos no tratamento do prolapso genital inicial.[21,22]

Outra opção de tratamento conservador para as pacientes que não desejam, ou têm contraindicação para a cirurgia, são os pessários vaginais. Trata-se de medida alternativa com taxas de sucesso variando entre 41% e 74%.[23] Recente revisão sistemática demonstrou que o pessário proporciona um efeito positivo na qualidade de vida, melhora significante na função sexual e na imagem corporal. Os principais motivos para descontinuação eram desconforto, dor e expulsão do pessário.[24]

Tratamento cirúrgico

O tratamento cirúrgico pode ser feito por cirurgias obliterativas, reconstrutivas ou compensatórias. As cirurgias obliterativas (colpocleise total ou parcial) são aquelas que ocluem a vagina e estão reservadas para pacientes com comorbidade importante e sem desejo da manutenção da função sexual. Já as cirurgias reconstrutivas ou sítio-específicas são as que utilizam os próprios tecidos da paciente para a restauração do suporte pélvico. As cirurgias compensatórias são aquelas em que se empregam enxerto biológico (autólogo ou heterólogo) ou material sintético em substituição aos tecidos deficientes.[25]

A fisiopatologia do prolapso genital acentuado envolve a descida do ápice vaginal e a realização só da histerectomia vaginal provavelmente não será suficiente para a cura do prolapso sem fixar a cúpula vaginal em alguma estrutura firme. Para o sucesso terapêutico, o ginecologista tem a difícil missão de corrigir todos os defeitos anatômicos, restaurando assim a anatomia pélvica, as funções urinária, intestinal e sexual.[26]

Nas pacientes que desejam manter a função reprodutiva, pode-se executar a cirurgia de Manchester ou a histeropreservação. A cirurgia de Manchester constitui-se na amputação do colo uterino hipertrófico e no encurtamento dos paramétrios. Todavia, essa cirurgia pode alterar o colo uterino, ocasionando dificuldade para engravidar.

A histeropreservação é indicada para as pacientes que desejam manter seu útero para manutenção da imagem corporal ou por desejo reprodutivo. Pode ser realizada por via abdominal ou vaginal. Recente revisão sistemática seguida de metanálise comparando a histeropexia abdominal ou vaginal com a histerectomia em pacientes com prolapso uterino concluiu que a preservação do útero diminui o tempo operatório, a perda sanguínea, o risco de exposição da tela, porém há falta de dados sobre resultados após 3 anos da cirurgia e os riscos de doenças uterinas.[27]

A histeropexia consiste na abertura da parede vaginal posterior, na identificação do ligamento sacroespinhal e na passagem de dois pontos de prolene 1, levando ao ligamento uterossacro direito e ao ápice vaginal.

Já nas pacientes idosas com alto risco cirúrgico, seja no prolapso uterino ou da cúpula vaginal, que não tenham vida sexual, pode-se indicar a colpocleise (Le Fort) acompanhada da perineorrafia após a avaliação do endométrio nas pacientes com útero e o seu consentimento ou de algum familiar. Trata-se de uma cirurgia com ótimos resultados, rápida execução e baixa morbidade. Revisão da literatura mostra que a colpocleise é associada com poucos efeitos adversos quando comparada à cirurgia reconstrutiva com taxas de complicação que variam de 8,1% a 19,1%.[28]

Nas pacientes com prole constituída, indica-se a histerectomia vaginal com encurtamento dos paramétrios e fixação na cúpula vaginal, com correção obrigatória das lesões-satélites. Quando presente, a incontinência urinária de esforço deve ser corrigida por meio de técnicas de alça, utilizando faixas de polipropileno ou *sling* de aponevrose.

Nas pacientes com prolapso uterino acentuado (POPQ III ou IV), o prolapso de cúpula já existe e só a histerectomia vaginal com a fixação dos ligamentos de suspensão, considerados frágeis, não seria suficiente para prevenir o prolapso da cúpula vaginal. Sendo assim, nas pacientes com prolapso apical (sem útero ou durante a histerectomia), as opções cirúrgicas seriam a colpossacrofixação via abdominal ou a suspensão via vaginal, utilizando uma estrutura pélvica para fixação, como o ligamento sacroespinhal, os ligamentos uterossacros ou músculo ileococcígeo.

Na escolha da via cirúrgica para o tratamento do prolapso apical, deve-se considerar os riscos, os benefícios, idade da paciente, a atividade sexual, as complicações e a experiência do cirurgião. Evidências de trabalhos randomizados demonstraram que a colpossacrofixação comparada à fixação no ligamento sacroespinhal tem menos recorrência (RR 0,23, 95% CI 0,07 a 0,77) e menos dispareunia (RR 0,39, 95% CI 0,18 a 0,86). Todavia, a fixação no sacroespinhal é mais rápida, com menor custo e permite retorno mais rápido às atividades da paciente (Figura 3).[29]

A fixação no ligamento sacroespinhal é uma das técnicas mais utilizadas e estudadas, com taxas de cura anatômica que variam de 63% a 97%. O procedimento pode ser feito bilateral ou unilateralmente, com preferência para o unilateral devido à menor probabilidade de lesão do reto. Faz-se a incisão na parede vaginal posterior até atingir o ápice da cúpula e disseca-se a fáscia retovaginal bilateral com abertura do espaço pararretal à direita. Identificam-se a espinha isquiática e o ligamento sacroespinhal e fazem-se duas

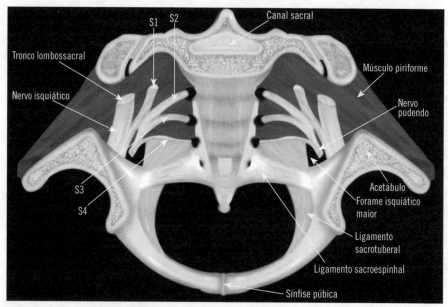

FIGURA 3 Anatomia da pelve feminina, evidenciando o ligamento sacroespinhal.

suturas de fios inabsorvíveis (prolene). Sob visualização direta, com a ajuda das válvulas de Breisky, para evitar lesões de artérias e nervos, a primeira sutura, realizada com porta--agulha longo, é passada a 2 cm medial à espinha isquiática, e a segunda, a 1 cm medial à primeira. Procede-se o fechamento da parede posterior com aproximação do levantador do ânus e transfixação dos fios de prolene na cúpula vaginal.

As complicações no intraoperatório são as lesões vasculares (artéria glútea inferior ou pudenda interna), nervosas e do reto. Como complicações tardias, podem-se encontrar dor na região glútea, dispareunia, encurtamento vaginal e cistocele (20% a 30%) devido à retroversão acentuada da vagina.[30]

Por outro lado, o encurtamento e a fixação dos ligamentos uterossacros e cardinais na cúpula vaginal são técnica descrita há mais de 80 anos para restaurar o compartimento apical no momento da histerectomia vaginal. A fixação da cúpula vaginal nos ligamentos uterossacros pode ser feita por via intra ou extraperitoneal e consiste na passagem bilateral de 2 a 3 pontos de fios permanentes ou fios com absorção tardia no terço médio dos ligamentos uterossacros. A lesão ureteral, seja pela ligadura ou angulação do ureter, tem sido a principal complicação na via intraperitoneal, havendo então a necessidade da cistoscopia intraoperatória.

Revisão sistemática seguida de metanálise utilizando os termos McCall modificado ou suspensão uterossacral concluiu que a suspensão da cúpula vaginal no ligamento uterossacro é procedimento altamente efetivo na restauração do suporte apical em 98% das mulheres com definição de sucesso anatômico definido como POP-Q estádio 0 (ótimo) ou estádio I (satisfatório) e 81% de cura no compartimento anterior, porém quando foi analisada a severidade do prolapso houve cura objetiva em 92% das pacientes com estádio 2 contra 67% das pacientes com estádio 3.[31]

A fixação da cúpula vaginal no músculo ileococcígeo foi descrita por Inmon em 1963. Essa técnica consiste em fixar a cúpula vaginal na fáscia do ileococcígeo lateralmente e próximo das espinhas isquiáticas. Serati et al., após seguimento de 68,8 (60-92) meses obtiveram taxas de 88,6% de cura subjetiva e de 84,1% de cura objetiva.[32]

O emprego de telas sintéticas de polipropileno para o tratamento dos POP foi introduzido em 2004 com a proposta de melhorar os resultados anatômicos dos tecidos nativos. As telas são inseridas pelo espaço vesicovaginal ou retovaginal com fixação no ligamento sacroespinhal para o tratamento do defeito apical. O conceito vigente era que as telas utilizando-se técnicas minimamente invasivas eram superiores ao reparo com tecido nativo com taxas de sucesso ao redor de 90%. Houve então utilização massiva por parte de ginecologistas e urologistas, porém com o passar do tempo foram observados e relatados efeitos adversos como exposição da tela, erosão para bexiga/reto, dor e dispareunia. Com isso, o FDA em 2011 e 2014 emitiu alerta das complicações com as telas e reclassificou em 2014 a utilização das telas de classe II (baixo/moderado risco) para classe III (alto risco) excluindo as faixas para correção de incontinência urinária e as telas na correção por via alta.[33] Em 2017 o FDA reclassificou todas as cirurgias uroginecológicas que utilizavam faixas ou telas para o tratamento do prolapso genital e/ou correção de incontinência urinária de esforço de classe I (baixo risco) para classe II (risco moderado).[34] Como consequência, o emprego de telas no tratamento do prolapso apical diminui acentuadamente em todo o mundo e muitas dessas telas não são mais disponíveis no mercado.

Pela via abdominal, prefere-se a colpossacrofixação, ou seja, a fixação da cúpula vaginal ao sacro após dissecção do espaço vesicovaginal e retovaginal com a interposição de tela de polipropileno ao ligamento longitudinal anterior do sacro.

A via laparoscópica ou robótica proporciona vantagens sobre a via aberta pela melhor visão da pelve, que facilita a dissecção e a colocação da sutura e tem menor tempo de permanência hospitalar, menor perda sanguínea e rápida recuperação, porém tem maior tempo cirúrgico. Revisão sistemática seguida de metanálise comparou a via aberta com a via laparoscópica em 12 estudos envolvendo 4.757 pacientes e demonstrou que as duas técnicas eram igualmente efetivas no tratamento apical, nas taxas de recorrência e as taxas de complicações eram similares entre as duas técnicas.[35]

Já quando se comparou a sacrocolpopexia via robótica com a via laparoscópica demonstrou-se que o tempo cirúrgico, a dor pós-operatória e os custos foram significativamente maiores no grupo da via robótica.[36]

PROLAPSO DA PAREDE ANTERIOR

A parede vaginal anterior é o local mais comum no prolapso genital e aquele que se acompanha de maior dificuldade no tratamento, por ser o local com maior índice de recidiva. As mulheres podem se queixar de peso no baixo ventre, "bola na vagina", perda urinária aos esforços, urgência ou urgeincontinência, dificuldade para iniciar a micção e eventualmente até retenção urinária pela angulação uretral.

Aproximadamente metade das mulheres que procuram atendimento ginecológico tem prolapso da parede anterior que desce até 1 cm acima do anel himenal, sendo a maioria assintomática.[37]

Os dois terços da vagina são mantidos em sua posição pelo músculo levantador do ânus e pela fáscia endovaginal, que envolve a cérvice e a vagina e estende lateralmente à fáscia pélvica do arco tendíneo. Lesões na sustentação da parede anterior podem ser divididas em quatro tipos de defeito:

- defeito paravaginal ou lateral: destacamento da parede lateral da vagina da fáscia pélvica do arco tendíneo (Figura 4);
- defeito central: lesão vertical na fáscia endopélvica estendendo da parte anterior para a posterior (Figura 4);
- defeito transverso: separação da fáscia pubocervical da inserção do anel pericervical (Figura 4);
- defeito distal: menos comum, é devido à quebra do suporte fibromuscular da parede anterior antes da inserção na sínfise púbica.

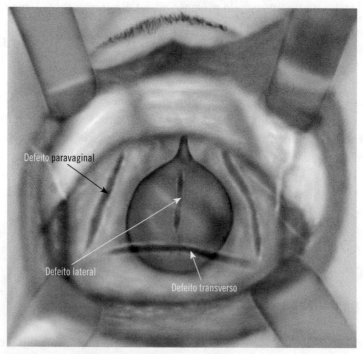

FIGURA 4 Lesões na sustentação da parede vaginal anterior.

O tratamento mais difundido para a correção da cistocele é a colporrafia anterior. Consiste na abertura da parede anterior e na dissecção da fáscia vesicovaginal. Utilizam--se pontos de vycril-0 e, às vezes, são necessárias múltiplas suturas para corrigir grandes cistoceles.

Embora, após 1 ano, as taxas de sucesso variem entre 80% e 100%, esses índices não se sustentam após estudos prospectivos randomizados, os quais citam taxas de sucesso de 37% a 57%. Na tentativa de melhorar esses resultados, utilizaram-se as telas de material sintético ou biológico como substituto ou reforço do tecido vaginal original durante a colpoperineorrafia. Após os avisos do FDA devido às elevadas taxas de extrusão, erosão, dor e dispareunia, a aplicação das telas na parede anterior ficou reservada para casos de recidiva com a anuência da paciente sobre possíveis eventos adversos.

Maher et al.,[38] em revisão sistemática com 33 *trials* incluindo 3.332 mulheres, avaliaram a efetividade da correção cirúrgica do prolapso da parede anterior. Os autores concluíram que o reparo com telas biológicas ou absorvíveis apresentou mínima vantagem quando comparado com tecido nativo. O reparo com tecido nativo era associado com a percepção de prolapso, risco aumentado para nova cirurgia e recorrência da parede anterior, quando comparado com as telas de prolipropileno, entretanto, o reparo com tecidos nativos era associado com menores taxas de incontinência urinária de novo, de lesão vesical e reduzidas taxas de cirurgia para prolapso, para incontinência urinária de esforço e exposição de telas. As atuais evidências não suportam o uso de telas no tratamento do prolapso da parede anterior.

Correção das distopias com telas

Grande variedade de materiais tem sido utilizada no tratamento da distopia genital, sendo que as telas podem ser divididas em sintéticas e biológicas.

As telas sintéticas são atóxicas, e podem ser mono ou multifilamentares, micro ou macroporosas. De acordo com o material, classificam-se em absorvíveis (ex: poligalactina, ácido poliglicólico), inabsorvíveis (ex.: polipropileno, polietileno) ou mistas. O tipo de tela sintética recomendado é de polipropileno monofilamentar e macroporosa (tipo I). As principais complicações pelo uso de telas sintéticas podem incluir: infecção, formação de seromas, extrusão, erosão, fístulas, dor pélvica e retração cicatricial. Uma grande desvantagem das telas sintéticas decorre das taxas de erosão e de extrusão do material que podem chegar a 25%.

As telas biológicas podem ser autólogas ou heterólogas. Essas últimas, aloenxertos ou xenoenxertos. O material autólogo aumenta a morbidade intraoperatória e pode predispor ao aparecimento de hérnias incisionais. As telas biológicas heterólogas, por sua vez, apesar do menor risco de erosão em comparação com as telas sintéticas, estão associadas ao risco de transmissão de príons, de vírus, como o HIV, e de zoonoses. Além disso, o potencial antigênico desses materiais pode desencadear reações imunológicas tipo corpo estranho, com subsequente autólise e falha cirúrgica. As técnicas de preparo de algumas dessas telas podem comprometer as qualidades do material, com diminuição de sua resistência.

A partir deste grande debate sobre o uso de telas na correção das distopias genitais, seguiram-se algumas revisões sistemáticas na tentativa de avaliar a eficácia, segurança e outros dados de morbidade.

Jia et al.[39] avaliaram 30 estudos envolvendo 2.472 mulheres. O seguimento médio foi de 14 meses com intervalo variando entre 1 e 38 meses. Na correção do prolapso da parede anterior, houve melhora anatômica com significativa redução das recidivas com qualquer tipo de tela comparada com o não uso (risco relativo de 0,48; IC 95% 0,32-0,72). As taxas de recorrência do prolapso, consoante o tipo de tela, foram: 8,8% nas sintéticas não absorvíveis; 23,1% nas sintéticas absorvíveis; e 17,9% nas biológicas. Os autores concluíram que os dados atuais ainda são insuficientes para se formar decisão definitiva sobre o valor desses materiais de forma rotineira. Enfatizaram a necessidade de mais estudos randomizados, controlados, prospectivos com cálculo e poder da amostra satisfatórios.

Foon et al.,[40] em outra revisão sistemática, avaliaram a taxa objetiva de recidiva e complicações com telas especificamente para o tratamento do prolapso da parede vaginal anterior. Incluíram, nesta revisão, 10 estudos randomizados com avaliação de 1.087 pacientes. Observaram menor risco de recidiva objetiva com os materiais biológicos (risco relativo de 0,56; 95% IC 0,34-0,92) e sintéticos absorvíveis (risco relativo de 0,44; 95% IC 0,21-0,89) em seguimento de um ano comparado às técnicas tradicionais. Contudo, ressaltaram que os intervalos de confiança são largos e os dados são insuficientes para estabelecer diferenças no risco de dispareunia, dificuldades miccionais ou recidiva subjetiva dos sintomas. Do mesmo modo, as informações sobre taxa de reoperação para o prolapso também são insuficientes. Reforçaram a necessidade de mais estudos randomizados, controlados, prospectivos com cálculo e poder da amostra satisfatórios.

Em recente revisão sistemática seguida de metanálise, os autores concluem que o uso de telas sintéticas para correção de prolapso da parede anterior pode reduzir a taxa de recorrência anatômica, porém está associado com taxa maior de complicações como sangramento e erosão. Além disso, não conseguiram demonstrar diferenças entre os tipos de reparo com relação ao sucesso subjetivo, qualidade de vida e taxas de reoperação para prolapso ou IUE. Concluem, ainda, que um procedimento anti-incontinência concomitante poderia ser benéfico para reduzir IUE pós-operatória, mas que isso deveria ser pesado contra potenciais efeitos adversos. Finalmente, ressaltam a necessidade de novos ensaios randomizados com poder de amostra adequado, incluindo, particularmente, a percepção das pacientes sobre os resultados funcionais e sintomas.[41]

Atualmente, existe pouca informação disponível sobre a conduta mais adequada nas erosões de telas. As opções incluem: terapia conservadora, repouso, uso de cremes à base de estrogênios e substâncias cicatrizantes, ou ainda a remoção transvaginal da tela e nova sutura da mucosa. Felizmente, a remoção da tela não resulta necessariamente na recidiva do prolapso, caso já tenha se passado tempo suficiente para a formação de fibrose.

PROLAPSO DA PAREDE POSTERIOR

A retocele é a protrusão do reto na parede posterior causada pelo enfraquecimento do septo retovaginal e do corpo perineal. Geralmente, as pacientes são assintomáticas, mas podem queixar-se de peso na vagina e de constipação intestinal.

O diagnóstico diferencial entre a retocele e enterocele pode ser difícil. Ao exame especular, é possível observar, nos casos de enterocele, perda da rugosidade vaginal, o que a torna mais lisa. Ao toque bimanual (vaginal e retal), é possível diferenciar o reto da protrusão que contém alças.

O tratamento da retocele ou enterorretocele se faz tradicionalmente pela colpoperineorrafia, que consiste na abertura da parede vaginal posterior com dissecção da fáscia retovaginal, identificação e aproximação dos levantadores do ânus na linha média. Nos casos de enterocele, deve-se identificar e abrir o saco herniário, retirando o excesso de peritônio e aproximando os ligamentos uterossacros na linha média para obliterar o fórnice posterior (Moscowitz). As taxas de cura situam-se entre 76% e 96%.

As complicações são raras e incluem dor, hematomas, infecção, lesão retal e dispareunia, devido à aproximação excessiva do levantador do ânus e/ou ao fechamento demasiado do introito vaginal.

REFERÊNCIAS BIBLIOGRÁFICAS

1. Haylen BT, Freeman RM, de Ridder D, et al. An International Urogynecological Association (IUGA) – International Continence Society (ICS) Joint Report into the Terminology for Female Pelvic Floor Dysfunction. Neurourology & Urodynamics. 29:4-20. International Urogynecology J. 2010;21:5-26.
2. Boyles SH, Weber AM, Meyn L. Procedures for pelvic organ prolapse in the United States, 1979-1997. Am J Obstet Gynecol. 2003;188:108.
3. Subak LL, et al. Cost of pelvic organ prolapse surgery in the United States. Obstet Gynecol. 2001;98:646.
4. Olsen AL, et al. Epidemiology of surgically managed pelvic organ prolapse and urinary incontinence. Obstet Gynecol. 1997;89:501-6.
5. Fialkow MF, Newton KM, Lentz GM, Weiss NS. Lifetime risk of surgical management for pelvic organ prolapse or urinary incontinence. Int Urogynecol J. 2008;19:437-40.
6. Hendrix SL, et al. Pelvic organ prolapse in the Women's Health Initiative: gravity and gravidity. Am J Obstet Gynecol, 2002;186:1160-6.
7. DeLancey JOL, Kane Low L, Miller JM, et al. Graphic integration of causal factors of pelvic floor disorders: an integrated life span model. Am J Obstet Gynecol. 2008;199:610.e1-610.e5.
8. De Lancey JOL. Anatomic aspects of vaginal eversion after hysterectomy. Am J Obstet Gynecol. 1992;166:1717-28.
9. Bump RC, Norton PA. Epidemiology and natural history of pelvic floor dysfunction. Obstet Gynecol Clin North Am. 1998;25:723-46.

10. Mant J, Painter R, Vessey M. Epidemiology of genital prolapse: observations from the Oxford family planning association study. BJOG. 1997;104:579-85.
11. Tinelli A, Malvasi A, Rahimi S, Negro R, Vergara D, Martignago R, et al. Age-related pelvic floor modifications and prolapse risk factors in postmenopausal women (Review). Menopause. 2010;17(1):204-12.
12. Sartori JP, Sartori MGF, Girão MJBC, et al. Queixas urinárias segundo o grau de prolapso uterino. Anais do "IV Congresso Latinoamericano de Uroginecologia y Cirurgía Vaginal", Vitória, Espírito Santo, Brasil. 1995; p.9.
13. Barber M, Walters MB, Bump R. Association of the magnitude of pelvic organ prolapse and presence and severity of symptoms. J Pelvic Med Surg. 2003;9:208.
14. Ghetti C, Gregory WT, Edwards R, Otto LN, Clark AL. Pelvic organ descent and symptoms of pelvic floor disorders. Am J Obstet Gynecol. 2005a;193:53-7.
15. Brubaker L, et al. Abdominal sacrocolpopexy with Burch colposuspension to reduce urinary stress incontinence. N Engl J Med. 2006;354:1627.
16. Bump RC, et al. The standardization of terminology of female pelvic organ prolapse and pelvic floor dysfunction. Am J Obstet Gynecol. 1996;175;10-7.
17. Dietz HP. Pelvic floor ultrasound in prolapse: what's in it for the surgeon? Int Urogynecol J. 2011;22(10):1221-32.
18. Torricelli P, Pecchi A, Caruso-Lombardi A, et al. Magnetic resonance imaging in evaluating functional disorders of female pelvic floor. Radiol Med. 2002;103:488-500.
19. Karram M, et al. High uterosacral vaginal vault suspension with fascial reconstruction for vaginal repair of enterocele and vaginal vault prolapse. Am J Obstet Gynecol. 2001;185:1339-42.
20. Hagen S, Stark D. Conservative prevention and management of pelvic organ prolapse in women. Cochrane Database of Systematic Reviews 2011, Issue 12. Art. No.: CD003882. DOI: 10.1002/14651858. CD003882.pub4.
21. Stüpp L, et al. Pelvic floor muscle and transversus abdominis activation in abdominal hypopressive technique through surface electromyography. Neurourol Urodyn. 2011 Nov;30(8):1518-21.
22. Resende AP, et al. Can hypopressive exercises provide additional benefits to pelvic floor muscle training in women with pelvic organ prolapse? Neurourol Urodyn. 2012 Jan;31(1):121-5.
23. Jones K, et al. Effect of pessary use on genital hiatus measurements in women with pelvic organ prolapse. Obstet Gynecol. 2008 Sep;112(3):630-6.
24. Albuquerque CSC, et al. Female pelvic organ prolapse using pessaries: systematic review. Int Urogynecol J. 2016;27:1797-803.
25. Weber AM. Richter HE. Pelvic organ prolapse. Obstet Gynecol. 2005 Sep;106(3):615-34.
26. Shull BL. Pelvic organ prolapse: Anterior, superior, and posterior vaginal segment defects. Am J Obstet Gynecol. 1999;181:6-11.
27. Meriwether KV, et al. Uterine preservation vs hysterectomy in pelvic organ prolapse surgery: a systematic review with meta-analysis and clinical practice guidelines. Am J Obstet Gynecol. 2018 Jan 17. pii: S0002-9378(18)30026-7.
28. Hill AJ, et al. Perioperative adverse events associated with colpocleisis for uterovaginal and posthysterectomy vaginal vault prolapse. Am J Obstet Gynecol. 2016;214:501.e1-6.
29. Maher C, Feiner B, Baessler K, Adams EJ, Hagen S, Glazener CMA. Surgical management of pelvic organ prolapse in women. Cochrane Database of Systematic Reviews, 2010, Issue 4. Art. Nº: CD004014. DOI: 10.1002/14651858.CD004014.pub4.
30. Petri E, Ashok K. Sacrospinous vaginal fixation-current status. Acta Obstet Gynecol Scand. 2011;90(5):429-36.
31. Marguiles RU, et al. Outcomes of transvaginal uterosacral ligament suspension: systematic review and metaanalysis. Am J Obstet Gynecol. 2010;202:124-34.

32. Serati M, et al. Iliococcygeus fixation for the treatment of apical vaginal prolapse: efficacy and safety at 5 years of follow-up. Int Urogynecol J Pelvic Floor Dysfunct. 2015;26(7):1007-12.

33. Food and Drug Administration, HHS. Obstetrical and gynecological devices; reclassification of surgical mesh for transvaginal pelvic organ prolapse repair; final order. Fed Regist. 2016;81(2):353-61.

34. Food and Drug Administration, HHS. Obstetrical and gynecological devices; reclassification of surgical instrumentation for use with urogynecologic surgical mesh. Fed Regist. 2017;82:1598-603.

35. De Gouveia De Sa M, et al. Laparoscopic versus open sacrocolpopexy for treatment of prolapse of the apical segment of the vagina: a systematic review and meta-analysis. Int Urogynecol J. 2016 Jan;27(1):3-17.

36. Paraiso MF, Jelovsek JE, Frick A, Chen CC, Barber MD. Laparoscopic compared with robotic sacrocolpopexy for vaginal prolapse: a randomized controlled trial. Obstet Gynecol. 2011;118:1005-13.

37. Swift SE. The distribution of pelvic organ support in a population of female subjects seen for routine gynecologic health care. Am J Obstet Gynecol. 2000;183:277-85.

38. Maher C, Feiner B, Baessler K, Christmann-Schmid C, Haya N, Brown J. Surgery for women with anterior compartment prolapse. Cochrane Database of Systematic Reviews 2016.

39. Jia X, Glazener C, Mowatt G, et al. Efficacy and safety of using mesh or grafts in surgery for anterior and/or posterior vaginal wall prolapse: systematic review and meta-analysis. BJOG. 2008;115(11):1350-61.

40. Foon R, Toozs-Hobson P, Latthe PM. Adjuvant materials in anterior vaginal wall prolapse surgery: a systematic review of effectiveness and complications. Int Urogynecol J. 2008;19(12):1697-706.

41. Van der Ploeg JM, et al. Transvaginal prolapse repair with or without the addition of a midurethral sling in women with genital prolapse and stress urinary incontinence: a randomised trial. BJOG. 2015;122:1022-30.

4

Endocrinologia Ginecológica

27 | Amenorreia

Cláudio Emílio Bonduki
Mauro Abi Haidar
Geraldo Rodrigues de Lima

INTRODUÇÃO

O ciclo menstrual é regulado por complexas interações de *feedback* entre os ovários, a hipófise e o hipotálamo e também da integridade da via canalicular genital (colo do útero, vagina e vulva). O sangramento menstrual regular é reflexo da integridade do eixo gonadal; ruptura em qualquer um desses pontos pode levar à irregularidade ou ausência do ciclo menstrual.[1]

Amenorreia é a ausência ou cessação anormal da menstruação de forma temporária ou definitiva durante o período reprodutivo. Pode ser fisiológica quando é decorrente de situações naturais como a gravidez e a lactação. Outra situação que merece menção é a chamada criptomenorreia ou falsa amenorreia, quando as menstruações ocorrem, porém o fluxo não se exterioriza por obstrução canalicular causada por agenesia de porção mulleriana da vagina ou defeito do seio urogenital, como o hímen imperfurado, septo vaginal, ficando o material menstrual retido a montante do ponto de obstrução.[1]

EPIDEMIOLOGIA

A prevalência da amenorreia primária é baixa, variando de 0,3% a 0,5% na puberdade. Já a da amenorreia secundária é de aproximadamente 5%, nos Estados Unidos. Mundialmente, não há evidências sólidas que indiquem maior incidência em determinado grupo étnico ou regional. Contudo, fatores ambientais, nutricionais e comportamentais podem estar relacionados à amenorreia e ao aparecimento de doenças sistêmicas e crônicas.[2-4]

CLASSIFICAÇÃO E CONCEITO

A amenorreia pode ser primária ou secundária. A primária se caracteriza como ausência de menstruação espontânea aos 14 anos em pacientes sem caracteres sexuais secundários ou aos 16 anos naquelas com desenvolvimento normal dos caracteres sexuais secundários.

A amenorreia secundária é caracterizada pela ausência de menstruação por pelo menos 6 meses em mulheres com ciclos irregulares ou por um período equivalente a 3 ciclos menstruais em pacientes que anteriormente menstruavam de forma regular.[2]

AMENORREIA PRIMÁRIA

Etiologia

Para entendermos as causas da amenorreia primária dividimos em de origem central (sistema nervoso central e hipotalâmicas), hipofisárias, gonadais e do trato canalicular. As causas centrais podem ser anatômicas ou funcionais; das anatômicas destacam-se síndrome de Frölich (obesidade com imaturidade sexual), tumores (exemplo: craniofaringioma), síndrome de Kallmann (hipogonadismo hipogonadotrófico com anosmia), infecções, traumatismo, cirurgia ou radioterapia. As de fundo funcional são as doenças crônicas, puberdade tardia – fator familiar, psicogênica, excesso de exercícios físicos, uso de medicamentos e distúrbios nutricionais (anorexia nervosa e bulimia).[1,2]

As causas hipofisárias são os tumores (adenomas), principalmente os micro ou macroprolactinomas, síndrome da sela turca vazia, infecções, traumatismo, cirurgias ou radioterapia.[1,2,4]

Entre as de origem gonadal (hipogonadismo hipergonadotrófico) ressaltam as disgenesias (síndrome de Turner, disgenesia gonadal pura ou mista e testículo disgenético – síndrome de Swyer), síndrome dos ovários resistentes, destruição do parênquima ovariano (cirurgia, infecção, rádio ou quimioterapia), pseudo-hermafroditismo masculino ou hermafroditismo verdadeiro.[1,2,4-7]

Entre os distúrbios canaliculares encontram-se a agenesia mulleriana, anomalias de drenagem do fluxo menstrual (síndrome de Mayer-Rokitansky-Kuster-Hauser, agenesia cervical, septos vaginais) e alterações do seio urogenital (hímen imperfurado).[1,2,4]

Fatores além do eixo gonadal também podem ocasionar amenorreia, como alterações tireoidianas (hipo ou hipertireoidismo), acromegalia, síndrome de Cushing, tumores suprarrenais, hiperplasia suprarrenal congênita (pseudo-hermafroditismo feminino), doenças crônicas, distúrbios nutricionais (desnutrição ou obesidade).[1,2,4,7]

A Tabela 1 mostra as principais causas de amenorreia.

TABELA 1 Principais causas de amenorreia

Hipotálamo	Doenças crônicas
	Puberdade tardia – fator familiar
	Psicogênica
	Atleta competitiva
	Obesidade (Frölich)
	Síndrome de Kallman
	Uso de medicamentos
	Neoplasias
	Radioterapia
Hipófise	Idiopáticas
	Neoplasia (adenomas)
	Hemocromatose
	Infarto
	Radioterapia
Tireoide	Hipo ou hipertireoidismo
Suprarrenal	Hiperplasia congênita da suprarrenal (pseudo-hermafroditismo feminino)
	Doença de Cushing
	Doença de Addison
	Neoplasias
Ovário	Disgenesia gonadal
	Pseudo-hermafroditismo masculino (síndrome de Morris; formas intermediárias de insensibilidade androgênica; deficiência da 5 alfa-redutase)
	Ooforite autoimune
	Neoplasia
	Cirurgia
	Químio ou radioterapia
Corpo do útero	Agenesia (síndrome de Mayer-Rokitansky-Küster-Hauser)
Colo do útero	Agenesia
Vagina	Agenesia
	Septo transverso
Hímen	Imperfurado

Diagnóstico

Na anamnese de mulheres com amenorreia primária, devem-se coletar dados sobre o desenvolvimento dos caracteres sexuais secundários (mamas e pelos axilares e púbicos). Deve-se também questionar a paciente sobre nódulos nas regiões inguinais, que podem representar as gônadas de indivíduos com síndrome de Morris ou feminilização testicular (síndrome de insensibilidade androgênica – psedo-hermafroditismo masculino).[1,2,4,7]

A avaliação do desenvolvimento pôndero-estatural é importante, principalmente quando há suspeita de disgenesia gonadal. Deve-se ainda pesquisar os antecedentes prévios de traumas, cirurgias e químio ou radioterapia.[1,2,4]

Em pacientes com anormalidade do sistema de drenagem do fluxo menstrual, deve-se verificar a ocorrência de dor pélvica periódica. Em muitos casos, o diagnóstico de criptomenorreia é realizado na consulta de urgência, visto que a dor pode ser intensa.[1,2,7]

Já no exame físico, devem ser observados o fenótipo e a presença de caracteres sexuais secundários de acordo com os estágios de Tanner,[1,2] avaliação da estatura e da envergadura, do estado nutricional e presença de acne, hirsutismo, *acantosis nigricans*,[4,7] avaliação dos órgãos genitais externos e internos. Caso a paciente seja virgem, realiza-se a vaginometria. Estigmas turnerianos (cúbito valgo, pterígio colli, implantação baixa das orelhas, tórax em escudo) fazem o diagnóstico da disgenesia gonadal.[1,2]

Os exames complementares são essenciais para determinar a etiologia, como cromatina sexual e cariótipo, quando se suspeita de distúrbios da diferenciação sexual (DDS) (disgenesias gonadais e pseudo-hermafroditismo masculino ou feminino), e as dosagens de gonadotrofinas, principalmente do hormônio folículo-estimulante (FSH).[1,2,4,7]

Quando o quadro clínico é de hiperandrogenismo ou de virilização, as dosagens de testosterona total e livre, sulfato de deidroepiandrostenediona (S-DHEA) e 17-hidroxi-progesterona (17-OH-P) são essenciais para o diagnóstico de deficiência enzimática da suprarrenal ou de tumores ovarianos ou suprarrenais.[1,2,4-7]

Caso esses valores das dosagens hormonais isoladas sejam limítrofes, pode-se aplicar os testes hormonais funcionais, como o da cortrosina. Em alguns casos, dosam-se o hormônio estimulante da tireoide (TSH), os hormônios tireoidianos, principalmente o T4 livre e a prolactina.[1,2]

Os exames por imagem nos casos de amenorreia, especialmente a ultrassonografia e a ressonância magnética (RM), são de grande valia nas malformações mullerianas, na disgenesia gonadal e nas afecções da suprarrenal. A RM é útil na avaliação do sistema nervoso central (SNC), principalmente das alterações de hipófise, como a síndrome da sela turca vazia.[1,2,4,7]

AMENORREIA SECUNDÁRIA

A amenorreia secundária não fisiológica é frequente em consulta em atenção primária.[3,4] É um desafio diagnóstico para o médico da atenção primária pelas muitas disfunções que podem causá-la. Então, sua abordagem precisa ser sistematizada para que sejam evitados procedimentos onerosos e desnecessários.[5]

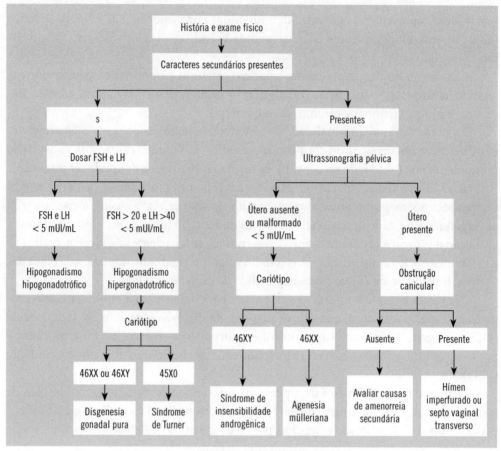

FIGURA 1 Algoritmo de avaliação de mulheres com amenorreia primária.

Gestação é a causa mais usual de amenorreia secundária. Depois de excluída essa possibilidade, as causas mais comuns são: ovarianas (40%), hipotalâmicas (35%), pituitárias (19%), uterinas (5%) e outras (1%).[6]

Amenorreia não é uma doença, mas um sintoma que, quando patológica, indica anormalidade neuroendócrina, genética ou anatômica.[7]

A avaliação diagnóstica da amenorreia secundária inclui anamnese, exame físico, exames laboratoriais e de imagem.[6]

A anamnese deve abordar a prática de exercícios físicos intensos, perda de peso, uso de medicações (anticoncepcionais orais, antipsicóticos, antidepressivos, anti-hipertensivos e opioides, entre outros), doenças prévias, antecedentes de manipulação uterina, história de radiação pélvica, de quimioterapia ou irradiação do SNC, fatores estressores, galactorreia, sintomas vasomotores, distúrbios visuais e cefaleia.[8-11]

As pacientes que suspendem o anticoncepcional hormonal após uso prolongado podem não ter o retorno imediato da função hipotalâmica, pelo bloqueio do eixo hipotálamo-hipófise por longo período de tempo. Nelas, pode ocorrer amenorreia fisiológica por até seis meses após o último comprimido ou 12 meses após a última injeção de acetato de medroxiprogesterona.[2]

O exame físico deve incluir: exame da pele em busca de sinais de hiperandrogenismo (hirsutismo, acne), *acantose nigricans* (hiperinsulinemia), sinais de deficiência estrogênica (pele fina, atrofia urogenital), galactorreia, medidas de peso e altura (sobrepeso/obesidade) e exame da tireoide (presença ou não de bócio).[8,9]

Na maioria dos casos o exame físico é normal.[4] Um teste de gravidez (ß-hCG) é o primeiro passo na avaliação laboratorial.[9] Descartada a gestação, solicita-se a dosagem de prolactina e realiza-se o teste de progestagênio.[6]

A secreção de prolactina pode ser transitoriamente elevada pelo estresse ou pela alimentação. Por essa razão, recomenda-se que a dosagem seja pelo menos repetida antes da solicitação do exame de imagem do SNC, principalmente naquelas pacientes com elevação discreta (< 50 ng/mL). Valores acima de 100 ng/mL sugerem prolactinoma.[8] O uso de medicações como metoclopramida, verapamil, risperidona, fenotiazidas (clorpromazina) e butirofenonas (haloperidol) pode levar a níveis de prolactina superiores a 100 ng/mL. Inibidores de recaptação de serotonina podem causar hiperprolactinemia; porém, os níveis raramente excedem a normalidade. Inibidores da monoaminoxidase e antidepressivos tricíclicos também podem aumentar os níveis de prolactina.[17,18,23] A magnitude da elevação dos níveis de prolactina induzida por medicações é variável e os níveis retornam ao normal dentro de alguns dias após a cessação da terapia.[23]

Sobre a dosagem de prolactina, deve ser lembrada a possibilidade de condições que podem levar a valores de prolactina falsamente baixos, particularmente o chamado efeito gancho (ou efeito *hook*), que se constitui em verdadeira armadilha para o correto diagnóstico das causas subjacentes. O efeito gancho se caracteriza por níveis falsamente baixos de prolactina, quando se empregam imunoensaios de dois sítios em pacientes com grandes prolactinomas que secretam grande quantidade de prolactina. O efeito gancho pode ser identificado através de uma nova dosagem da prolactina após diluição do soro a 1:100, quando se observará um aumento dramático do valor da PRL. A possibilidade desse artefato de dosagem deve ser considerada em toda paciente com quadro clínico exuberante ou com grandes adenomas hipofisários e com níveis de prolactina dentro da faixa de normalidade ou apenas moderadamente elevados. Na incompatibilidade entre a clínica e os valores de prolactina, deve-se suspeitar desse efeito e repetir as dosagens com a amostra diluída.[17,18,27,28]

Outra possibilidade que não pode ser esquecida na dosagem de prolactina é a macroprolactinemia, que responde por cerca de 10% dos casos de hiperprolactinemia. Resulta de um excesso de PRL polimérica (macroprolactina ou *big big prolactin*), cuja biodisponibilidade é diminuída e, por essa razão, a maioria dos pacientes com macroprolactinemia não apresenta os sintomas clássicos da hiperprolactinemia e, habitualmente, não requer tratamento.[29]

Além disso, devem ser descartadas doença tireoidiana (hipotireoidismo) e insuficiência renal, causas conhecidas de hiperprolactinemia.[9,19,23] Caso não seja encontrada uma explicação para o aumento da prolactina, deve ser realizado exame de imagem no seguimento da investigação (radiografia de sela turca, RM, tomografia computadorizada [TC]).[14,21] O objetivo do exame é descartar um tumor de hipófise ou hipotálamo. Porém, um prolactinoma pode estar presente, mas ser tão pequeno que não é detectado radiograficamente.[23,25] Embora a TC seja aceitável, a RM fornece melhor visão da área hipófise-hipotálamo, sendo mais efetiva em identificar microadenomas (tumores < 10 mm) e a extensão de tumores maiores.[9,23] Estudos pioneiros já reforçavam a necessidade de extensa avaliação em pacientes com amenorreia associada à hiperprolactinemia.[17,18] Em mulheres com hiperprolactinemia, a prevalência de tumor de hipófise é de 50% a 60%.[4]

O teste de progestogênio consiste na administração de 10 mg de acetato de medroxiprogesterona (ou equivalentes) uma vez ao dia, durante 7 a 10 dias. O teste é considerado positivo caso haja sangramento dentro de 2 a 7 dias do término do curso de progestagênio e significa que: existem níveis adequados de estrogênios endógenos para proliferar o endométrio; as gonadotrofinas estimulam o funcionamento ovariano; e o trato genital é permeável.[4,5,8] Em outras palavras, trata-se de um quadro de anovulação crônica. Quando a paciente com anovulação crônica apresenta sinais de excesso de androgênios, a causa mais comum é a síndrome dos ovários policísticos (SOP).[5,12] Os critérios mínimos para o diagnóstico são dois dos seguintes: hiperandrogenismo (clinicamente manifestado como acne e/ou hirsutismo e laboratorialmente como elevação de pelo menos um androgênio), oligomenorreia ou amenorreia e identificação de múltiplos cistos em ovário na ecografia transvaginal.[9]

Essa definição está sujeita a mudanças, por conta de no mínimo um estudo que mostrou que o critério ultrassonográfico para o diagnóstico de SOP não é útil, já que 20% das mulheres com ciclos regulares apresentam ovários policísticos.[13] Além disso, outros parâmetros ultrassonográficos da morfologia ovariana vêm sendo utilizados para identificar a SOP. Em estudo retrospectivo, pacientes com a síndrome apresentaram volume ovariano aumentado, assim como o estroma, área e relação estroma/área total, quando comparado com controles que apresentavam múltiplos folículos ovarianos.[26] Menos frequentemente, em cerca de 20% dos casos, a amenorreia resulta de doenças da suprarrenal, como hiperplasia suprarrenal e síndrome de Cushing ou tumores produtores de androgênios. Os tumores secretores de androgênios são a causa mais comum de etiologia suprarrenal (90% dos casos).[4,6]

Caso a paciente não sangre, realiza-se o teste de estrogênio e progestogênio, com 17 beta-estradiol 2,0 mg por 21 dias e adição de 10 mg de acetato de medroxiprogesterona nos últimos 10 dias (dias 12-21).[8,12] Podem ser utilizados outros estrogênios, e outros de progestogênios. Uma vez que não ocorra o sangramento, a causa da amenorreia é uterina.

A síndrome de Asherman é a causa uterina mais comum de amenorreia secundária.[9] São cicatrizes e sinéquias intrauterinas, usualmente provenientes de curetagem pós-parto ou infecção,[8] e correspondem a 5% das causas de amenorreia secundária, depois de excluída a gestação.[6] Para avaliação de sinéquias intrauterinas estão indicadas a histerossalpingografia ou a histeroscopia. Outro fator endometrial que não podemos esquecer é a infecção por tuberculose.[4,9]

Nas pacientes com sangramento após o teste de estrogênio e progestogênio, fica confirmada a integridade endometrial e entende-se que há hipoestrogenismo. O próximo passo é a dosagem de gonadotrofinas. Porém, deve-se aguardar duas semanas para a coleta pelos efeitos de *feedback* negativo do estrogênio e progestogênio exógeno sobre o eixo hipotálamo-hipófise.[14]

Níveis elevados de FSH marcam insuficiência ovariana.[15,16] Nesses casos, deve-se conhecer o cariótipo de mulheres com menos de 30 anos para excluir anormalidade cromossômica, que pode ser vista na síndrome de Turner ou na de Swyer.

Nas mulheres acima de 30 anos devem ser afastadas anormalidades autoimunes, como tireoidite, já que estão presentes em mais de 40% das pacientes com insuficiência ovariana prematura.[4]

Amenorreia associada com níveis de FSH baixos ou normais está associada com alteração hipofisária ou hipotalâmica, ou seja, hipogonadismo hipogonadotrófico. A avaliação adicional deve incluir exame de imagem do SNC para excluir lesão hipotalâmica ou hipofisária.[4,12]

Todas as pacientes sem clara explicação para os achados de hipogonadismo hipogonadotrófico e também aquelas que tiverem exames laboratoriais inalterados e sintomas como cefaleia, alterações de campo visual ou outro indicativo de disfunção hipotálamo-hipofisária devem ser submetidas à RM de crânio, preferencialmente, ou TC.[9] É recomendada a RM como o melhor procedimento de imagem.[24]

Esses exames de imagem podem evidenciar lesões, tumorais ou não, do SNC e, mais especificamente, da região do hipotálamo e da própria hipófise. Apenas para citar, podem existir doenças infiltrativas e neoplasias primárias ou metastáticas. Entre os tumores encontram-se os germinomas, os tumores do seio endodérmico, os granulomas eosinofílicos, os gliomas e os craniofaringeomas, estes, os mais comuns. Os craniofaringeomas são localizados na região suprasselar e os pacientes cursam frequentemente com cefaleia e alterações visuais.

Quando, de outra parte, a RM mostrar integridade da região do hipotálamo e da hipófise, as causas disfuncionais ganham força entre as hipóteses diagnósticas. Se houver hiperprolactinemia sem causas secundárias identificáveis, o diagnóstico de hiperprolactinemia idiopática deve ser considerado.[25]

TRATAMENTO

O tratamento pode ser específico ou inespecífico, quando não se diagnostica a causa. O tratamento é inespecífico quando a amenorreia, geralmente secundária, não tem qualquer diagnóstico de base e a paciente precisa ser medicada. Assim, recomenda-se a ministração cíclica de estrogênio mais progestagênio e apoio psicológico.[8,9]

Quando a causa é anatômica, o tratamento geralmente é cirúrgico. Nos casos de defeitos de drenagem do fluxo menstrual (amenorreia oculta, criptomenorreia ou pseudoamenorreia), deve-se fazer a correção cirúrgica do trajeto (himenotomia, ressecção de septo vaginal transversal, neovagina, dilatação vaginal, lise de sinéquias vaginais ou desobstrução do canal do colo do útero).[8,9,12]

Nos casos de agenesia mulleriana, pode-se construir a neovagina por técnicas não cruentas (método de Frank), cruentas (métodos de Davidov ou McIndoe), por dilatação vaginal ou outras. Contudo, nos casos de agenesia uterina não há tratamento.[8,9,12] Considerar o transplante de útero na síndrome de Rokitansky.

Nas sinéquias uterinas (síndrome de Asherman), o tratamento associado à hormonioterapia é a dilatação cervical com lise das sinéquias por video-histeroscopia e colocação de dispositivo intrauterino para evitar recidivas. Já nas causas ovarianas, como nas anovulações crônicas, caso a paciente deseje engravidar, recomenda-se induzir a ovulação. Caso contrário, pode-se empregar a terapia estroprogestativa.[8,9]

Nas disgenesias gonadais, independentemente do cariótipo, deve-se administrar estrogênios com a finalidade de desenvolver os caracteres sexuais secundários em um esquema terapêutico que se assemelha ao dos eventos hormonais próprios do desenvolvimento pubertário normal. Dessa forma, inicia-se com doses mais baixas e, posteriormente, as doses sofrem aumentos progressivos até atingirem 2 a 4 mg/dia de valerato de estradiol, continuamente. Todavia, após 3 a 6 meses, dependendo do desenvolvimento das mamas e dos pelos públicos, passa-se a administrar estrogênios e progestagênios ciclicamente para que haja descamação endometrial regular.[8,9,12]

Com a presença do cromossomo Y na análise cariotípica, impõe-se a retirada das gônadas. Alguns autores recomendam a exérese de todas as gônadas independentemente do cariótipo, em razão do elevado potencial de malignização.[2,8,9]

Na síndrome de feminização testicular, a conduta consiste na retirada das gônadas (testículos) após o desenvolvimento dos caracteres sexuais secundários (após 18 ou 20 anos), pois, a partir dessa idade o risco de malignização se torna mais elevado. Após a cirurgia, administram-se estrogênios e progestagênios ciclicamente com a finalidade de corrigir a deficiência estrogênica causada pela ablação das gônadas. A vagina dessas pacientes, apesar de curta, permite o ato sexual e, com o tempo, alonga-se com essa prática ou, se necessário, com moldes.[8,9,12]

Nas pacientes com ovários resistentes, que podem cursar com amenorreia primária ou secundária, a terapêutica também consiste na administração cíclica estroprogestativa para corrigir a amenorreia e desenvolver e manter os caracteres sexuais secundários.[2,8,9]

Nas amenorreias de origem hipofisária (síndrome de Sheehan), recomenda-se a terapia com hormônios ovarianos e suprarrenais. Em caso de desejo de nova gestação, recomenda-se a indução de ovulação. Já nos casos de adenomas hipofisários, o tratamento pode ser medicamentoso (drogas dopaminérgicas), cirúrgico ou radioterápico, dependendo do seu tamanho.[12,23,24,25]

Na síndrome da sela turca vazia deve-se empregar a terapia estroprogestativa e antiprolactinêmicos. É possível empregar drogas indutoras da ovulação, desde que a paciente deseje gestar. A mesma terapêutica deve ser administrada para as pacientes com hipogonadismo hipogonadotrófico (eunucoidismo).[23-25]

Na amenorreia pós-parto é possível usar drogas antiprolactinêmicas ou hormonioterapia estroprogestativa. Já na variante pós-pílula, a disfunção costuma ser autolimitada. Todavia, quando há pressa no retorno da função hipotálamo-hipofisária indica-se citrato de clomifeno ou inibidores de aromatase.[23-25]

Nos casos de amenorreia relacionada aos exercícios, a readequação da atividade física e do peso corpóreo pode normalizar os fluxos menstruais. As pacientes com síndrome dos ovários policísticos também são beneficiadas com o aumento de atividades físicas e com a perda de peso.[2,20,21,23,25]

Na menopausa prematura, a terapêutica se assemelha à da fisiológica, ou seja, administração cíclica estroprogestativa com os controles necessários. Nessas pacientes, pode haver associação com doenças autoimunes, como tireoidite, doença de Addison, artrite reumatoide e miastenia grave, por isso, há necessidade de avaliação anual.[2,20,21,23,25]

Nos casos de amenorreia de origem tireoidiana e suprarrenal ou nas pacientes diabéticas, recomenda-se o tratamento específico para a doença.[2,20,21,23,25]

Ressalta-se, ainda, que o apoio psicológico é fundamental para o êxito do tratamento.[2,20,21,23,25]

REFERÊNCIAS BIBLIOGRÁFICAS

1. Warren MP, Hagey AR. The genetics, diagnosis and treatment of amenorrhea. Minerva Ginecol. 2004;56:437-55.
2. Speroff LS, Glass RH, Kase N. Amenorrhea. In: Fritz MA, Speroff LS. Clinical gynecologic endocrinology and infertility. 6. ed. Philadelphia: Lippincott Williams & Wilkins; 1999. p.421-85.
3. Goroll AH, Mulley AG. Evaluation of secondary amenorrhea. In: Goroll AH, Mulley AG. Primary care medicine: office evaluation and management of the adult patient. 5. ed. Philadelphia: Lippincott Williams & Wilkins, 2006. p.780-6.
4. The Practice Committee of the American Society for Reproductive Medicine. Current evaluation of amenorrhea. Fertil Steril. 2004;83:266-72.
5. Malo JW, Bezdicek BJ. Secondary amenorrhea. A protocol for pinpoiting the underlying cause. Postgrad Med. 1986;15:86-95.

6. Reindollar RH, Novak M, Tho SP, McDonough PG. Adult-onset amenorrhea: a study of 262 patients. Am J Obstet Gynecol. 1986;155:531-43.
7. Crosignani PG, Vegetti W. A practical guide to the diagnosis and management of amenorrhea. Drugs. 1986;52:671-81.
8. Master-Hunter T, Heiman DL. Amenorrhea: evaluation and treatment. Am Fam Physician. 2006;73:1374-82.
9. Welt C, Barbieri R. Etiology, diagnosis and treatment of secondary amenorrhea. Disponível em: UpTo-Date: http://www.uptodate.com. Acessado em 13/11/2006.
10. Warren MP, Goodman LR. Exercise-induced endocrine pathologies. J Endocrinol Invest. 2003;26:873-8.
11. Facchinetti F, Fava M, Fiorini L, Genazzani AD, Genazzani AR. Stressful life events and affective disorders inhibit pulsatile LH secretion in hypothalamic amenorrhea. Psychoneuroendocrinology. 1993;18:397-44.
12. Lemcke D, Pattison J, Marshall LA, Cowley DS. Current care of women: diagnosis & treatment. 2. ed. McGraw-Hill; 2004. p.488-93.
13. Dunaif A, Thomas A. Current concepts in the polycystic ovary syndrome. Annu Rev Med. 2001;52:401-19.
14. Freitas F, Menke CH, Rivoire WA, Passos EP. Amenorréias. Rotinas em Ginecologia. 5. ed. São Paulo: Artmed; 2006. p.504-9.
15. Alzubaidi NH, Chapin HL, Vanderhoof VH, Calis KA, Nelson LM. Meeting the needs of young women with secondary amenorrhes and spontaneous premature ovarian failure. Obstet Gynecol. 2002;99:720-5.
16. Aiman J, Smentek C. Premature ovarian failure. Obstet Gynecol. 1985;66:9-14.
17. Wiebe RH, Hammond CB, Handwerger S. Prolactin-secreting pituitary microadenoma: detection and evaluation. Fertil Steril. 1978;29:282-6.
18. Wiebe RH, Hammond CB, Borchert LG. Diagnosis of prolactin-secreting pituitary adenoma. Am J Obstet Gynecol. 1976;126:993-6.
19. Grubb MR, Chakeres D, Malarkey WB. Patients with primary hypothyroidism presenting as prolactinomas. Am J Med. 1987;83:765-9.
20. Duncan BB, Schmidt MI, Giugliani E. Amenorréia. Medicina ambulatorial: condutas de atenção primária baseada em evidências. 3. ed. Porto Alegre: Artmed; 2004. p.439-45.
21. Amenorrhea. Disponível em: Dynamed: http://dynamed102.epnet.com/Detail.aspx?id=116009. Acessado em 05/12/2006.
22. Projeto Diretrizes. Associação Médica Brasileira/Conselho Federal de Medicina.
23. Schlechte J. Prolactinoma [Clinical practice]. N Engl J Med. 2003;349(21):2035-41.
24. Snyder P. Causes, presentation, and evaluation of sellar masses. Disponível em: UpToDate: http://www.uptodate.com. Acessado em 13/11/2006.
25. Snyder P. Clinical manifestations and diagnosis of hyperprolactinemia. Disponível em: UpToDate: http://www.uptodate.com. Acessado em 13/11/2006.
26. Fulghesu AM, Ciampelli M, Belosi C, Apa R, Pavone V, Lanzone A. A new ultrasound criterion for the diagnosis of polycystic ovary syndrome: the ovarian stroma/total area ratio. Fertil Steril. 2001 Aug;76(2):326-31.
27. Molitch ME. Disorders of prolactin secretion. Endocrinol Metab Clin. 2001;30:585-610.
28. Musolino NRC, Cunha Neto MB, Bronstein MD. Macroprolactinoma masquerading as pseudoprolactinoma: The hook effect. Arq Bras Endocrinol Metab. 1995;39(Supl.1):46.
29. Vilar L, Naves LA, Gadelha M. Armadilhas no diagnóstico da hiperprolactinemia. Arq Bras Endocrinol Metab. 2003;47/4:347-57.

Malformações genitais congênitas | 28

Cláudia Cristina Takano
Marina Silva Fernandes
Marair Gracio Ferreira Sartori
Manoel João Batista Castello Girão
Edmund Chada Baracat
José Maria Soares Júnior

INTRODUÇÃO

As malformações genitais congênitas (MGC) compreendem um grupo de alterações que comprometem tanto a anatomia quanto a funcionalidade dos órgãos genitais femininos. Tais malformações podem envolver a genitália externa (vulva) e interna (vagina, colo, útero, tubas e ovários), isoladamente ou em conjunto.[1]

Grande parte dessas malformações vem acompanhada de alterações em outros órgãos e sistemas, que devem ser cuidadosamente investigadas. Muito se pesquisa, na atualidade, sobre o envolvimento de genes específicos nas MGC. Alguns foram isolados e definidos como essenciais no desenvolvimento do trato reprodutivo feminino (Wnt, HOX, Lim1, Emx2, Pax2).[2] No entanto, relação causal com as malformações não foi totalmente estabelecida.

O conhecimento dessas malformações é essencial para que se realize o correto diagnóstico e para que o tratamento seja oportunamente estabelecido.

APRESENTAÇÃO CLÍNICA E DIAGNÓSTICO

O diagnóstico da maioria das MGC se faz na adolescência; naquelas que tiveram suas manifestações ao nascimento e infância, as repercussões podem se manter por toda a adolescência e vida adulta.[1]

O diagnóstico tem sua base na investigação da anatomia genital e também na pesquisa de alterações simultâneas de outros órgãos e sistemas. Um exame físico minucioso deve trazer informações acerca da anatomia vulvar, anal e via de saída urinária. A complementação com exames de imagem é imperativa, sendo a ressonância magnética (RM) uma das maiores aliadas na determinação da anatomia pélvica feminina. O advento da ultrassonografia tridimensional trouxe uma alternativa que pode se equiparar à RM na definição da anatomia uterina, porém esta ainda se mantém como primeira escolha na determinação da anatomia cervical e vaginal.[3]

O exame de cariótipo para determinação do sexo genético nos casos de agenesia mülleriana e malformações complexas e o aconselhamento genético são parte da rotina em centros especializados em MGC.

Em virtude do impacto psicológico e social que esse tipo de diagnóstico causa na paciente e em suas famílias, é de extrema importância a avaliação psicológica por um profissional qualificado e experiente. O acesso psicológico da adolescente é muito difícil em virtude da imaturidade emocional e intelectual, o que torna ainda mais importante o seguimento por um profissional habilitado.

ETIOLOGIA E CLASSIFICAÇÃO

O desenvolvimento sequencial do trato reprodutivo explica as grandes variações observadas nas MGC. Os ductos paramesonéfricos, ou de Müller, situam-se lateralmente aos ductos mesonéfricos ou de Wolf. Sem a supressão do gene SRY, presente nos embriões masculinos, o desenvolvimento dos ductos de Müller é estimulado. Esses ductos migram caudalmente e medialmente. Os ductos se canalizam, e a porção cranial do lúmen abre-se para a cavidade peritoneal, resultando na formação das tubas uterinas. A fusão caudal dos ductos, seguida de reabsorção da parte medial, origina uma cavidade uterina e colo únicos.[2]

A origem do tecido vaginal permanece não totalmente esclarecida. A teoria mais aceita é de que a vagina origina-se da fusão da porção mais caudal dos ductos de Müller com o seio urogenital. Entretanto, anomalias complexas são incompatíveis com essa origem apenas mülleriana. Recentemente, estudos experimentais sugerem que os ductos de Wolf não regridem completamente, e se fundem na linha média, unindo-se aos ductos de Muller cranialmente e ao seio urogenital caudalmente, formando a cavidade vaginal.[4]

Pela grande diversidade de apresentações clínicas e visando priorizar a didática, vamos dividir as MGC em: malformações da genitália externa (malformações vulvares e anomalias do desenvolvimento sexual), malformações da genitália interna (malformações da vagina, do colo uterino e do útero) e casos especiais.

Malformações da genitália externa

Anomalias do desenvolvimento sexual (ADS)

Compreendem um grupo extenso de alterações que se apresentam comumente com ambiguidade genital. Esta pode decorrer de alterações gonadais estruturais (com ou sem alteração dos cromossomos sexuais) ou de distúrbio na produção ou ação dos hormônios gonadais.[5]

CAPÍTULO 28 MALFORMAÇÕES GENITAIS CONGÊNITAS **321**

As condições que podemos encontrar nos ambulatórios de Ginecologia são as adolescentes que sofreram virilização da genitália (ADS, 46XX), cuja causa mais comum é a hiperplasia suprarrenal congênita. Esse quadro pode se apresentar ao nascimento, com procura por atendimento e realização de cirurgia reconstrutiva na infância ou mesmo com apresentação tardia, em que a virilização acontece na infância ou até na adolescência.

As pacientes que já sofreram procedimentos reconstrutivos na infância podem evoluir tardiamente com estenose vaginal, complicação que dificulta ou até impossibilita o intercurso sexual. Azziz et al. (1986), em estudo de seguimento de meninas com hiperplasia suprarrenal congênita, identificaram que 79% necessitaram de nova cirurgia reconstrutiva. Os mesmos autores também recomendam que o procedimento seja postergado o máximo possível e que a abordagem vaginal seja feita apenas após a puberdade.[5]

Os casos de clitoromegalia sem tratamento prévio devem ser resolvidos cirurgicamente, após exclusão de tumores ovarianos secretores de androgênio.[1] O procedimento cirúrgico sofreu modificação nos anos de 1970, com a preservação do plexo vasculonervoso que melhorou os resultados funcionais da cirurgia, permitindo melhor satisfação sexual nos seguimentos de longo prazo.[5]

Outra condição que pode aparecer nos ambulatórios é a insensibilidade parcial ou completa aos androgênios (ADS, XY), porém, como essa condição se apresenta com agenesia ou hipoplasia vaginal, discutiremos mais adiante.

Malformações da genitália interna

Malformações vaginais
Hímen imperfurado

Condição que pode, raramente, se apresentar ao nascimento com hidrocolpo (acúmulo de fluido secundário à obstrução, formando um cisto entre os lábios menores) ou após a puberdade com amenorreia primária e dor abdominal cíclica. Não raramente, essas pacientes são admitidas em prontos-socorros com dor abdominal importante e massa pélvica (hematometrocolpo). Ao exame físico da genitália é possível identificar a membrana himenal protrusa e até arroxeada, devido ao hematocolpo.[1] O tratamento é cirúrgico. Realiza-se incisão em cruz na membrana himenal, permitindo a drenagem de todo o conteúdo. Em geral, o tratamento é resolutivo e com pouca chance de complicações futuras (estenose de introito vaginal).[1]

Cistos vaginais

Cistos vaginais, em sua maioria, são remanescentes dos ductos müllerianos, cistos de inclusão epidérmica e remanescentes do ducto de Gartner. Geralmente estão localizados na parede lateral ou posterior da vagina. Não produzem muitos sintomas, mas podem crescer e provocar dispareunia e até sintomas urinários quando em grandes dimensões. Os cistos do ducto de Gartner geralmente são pequenos e localizados na parede vaginal anterior. Os cistos de inclusão epidérmica em geral estão relacionados a trauma ou cirurgia prévia. O tratamento inclui excisão cirúrgica dos cistos grandes ou sintomáticos. A depender da profundidade do cisto, a dissecção pode ser difícil, ocasionando sangramento. Nesses casos, a marsupialização pode ser considerada.[1]

Septo vaginal transverso

Decorrente da fusão incompleta entre o componente vaginal dos ductos müllerianos e o componente vaginal do seio urogenital.[1] É uma das MGC mais raras, com incidência de 1 a cada 80.000 mulheres. Pode estar localizado em qualquer altura da vagina, sendo mais comum entre o terço médio e superior. Normalmente é diagnosticado quando a paciente tenta iniciar sua vida sexual e percebe um obstáculo à penetração vaginal ou quando apresenta quadro de amenorreia primária ou, ainda, dor abdominal cíclica sem exteriorização do fluxo menstrual. Raramente está associado a alterações urológicas, porém pode estar associado a outras anomalias estruturais, como ânus imperfurado, coarctação de aorta e malformação de coluna lombar. O tratamento é cirúrgico e feito por via vaginal. Realiza-se a excisão completa do septo com anastomose da porção superior com a porção inferior. Deixa-se um molde para evitar estenose vaginal. Em septos mais altos ou de espessura maior, pode ser necessária a abordagem conjunta da via abdominal para guiar a ressecção vaginal e, assim, prevenir lesões vesicais e retais.[1,6]

Septo vaginal longitudinal

Condição que raramente acontece sozinha. Em geral está associada à duplicação cervical e uterina concomitante (útero didelfo). Quando isolado, pode ser parcial ou completo. Deve ser tratado cirurgicamente quando causar sintomas (dispareunia), ou quando estiver associado à infertilidade.[1,6]

Agenesia vaginal

A agenesia vaginal é consequente à agenesia dos ductos paramesonéfricos (Müller) e em geral está associada à agenesia ou hipoplasia cervical e uterina, fazendo parte do complexo que denominamos síndrome de Mayer-Rokitansky-Kuster-Hauser (SMRKH). A agenesia vaginal ainda pode ser resultado da insensibilidade androgênica, síndrome da insensibilidade aos androgênios, caracterizada pela genitália e fenótipo femininos, gônada masculina e cariótipo masculino (46,XY). Descreveremos as duas entidades separadamente.[1,3]

O diagnóstico pode ser feito pelo simples exame físico. Apesar de poder ser evidenciado desde o nascimento com exame cuidadoso dos genitais, na prática o diagnóstico em sua maioria é fechado na adolescência quando a paciente procura assistência com queixa de ausência de menstruação e/ou dificuldade no intercurso sexual. Devem ser solicitados exames de imagem para avaliação da anatomia pélvica e pesquisa de alterações simultâneas de outros órgãos (em especial trato urinário), perfil hormonal (FSH, LH, estradiol, testosterona total e livre) e exame de cariótipo.[3]

Síndrome de Mayer Rokitansky-Kuster-Hauser: tem incidência que varia de um caso para cada 4.000 a 5.000 nascimentos do sexo feminino e caracteriza-se pela ausência congênita do útero e dos 2/3 superiores da vagina. Tais pacientes possuem cariótipo feminino (46,XX), função ovariana e caracteres sexuais normais.[1,3] Pode estar acompanhada de outras anomalias, principalmente as do trato urinário (30% a 40%) em razão da origem embriológica comum. Nesse caso, as anomalias em conjunto são denominadas MURCS (*mullerian duct aplasia, renal dysplasia and cervical somite anomalies*) e são acompanhadas também por malformações musculoesqueléticas e/ou auditivas. As malformações mais frequentes são os defeitos do trato urinário superior, incluindo agenesia renal unilateral, ectopia renal unilateral ou bilateral, hipoplasia renal, rim em ferradura e hidronefrose.[3,6] Herança familiar é questionada, porém os trabalhos até hoje disponíveis não confirmam a relação causal. Até o momento, estudos de biologia molecular falharam em caracterizar um mecanismo genético relacionado com a síndrome.[7]

Síndrome da insensibilidade aos androgênios: é um dos tipos de anomalia do desenvolvimento sexual 46,XY (ADS 46,XY). Trata-se de uma mutação nos receptores androgênicos, podendo ser completa ou parcial. A forma completa foi descrita por Morris, em 1953, e caracteriza-se por fenótipo feminino, porém com cariótipo 46, XY e gônadas masculinas. As gônadas podem estar localizadas dentro da cavidade abdominal, na região inguinal ou mais raramente nos grandes lábios. A genitália externa é feminina, com rarefação dos pelos pubianos e a vagina em fundo cego com útero ausente. A forma parcial tem manifestação clínica variada, desde fenótipo feminino com virilização da genitália até fenótipo masculino com infertilidade na idade adulta.[8]

O tratamento da agenesia vaginal pode ser cirúrgico ou conservador. Em 2018, o *American College of Obstetricians and Gynecologists* (ACOG) recomendou a dilatação vaginal como primeira linha no tratamento dessa agenesia. Essa técnica também é a de escolha em diversos países como Reino Unido, Austrália, Estados Unidos e Rússia. Em estudo de coorte conduzido por Edmonds et al. (2012), foi encontrada uma taxa de sucesso de 94,5% com a dilatação vaginal; trata-se do maior estudo de coorte realizado até o momento.[10] O princípio desse tratamento consiste na criação de um canal vaginal a partir da progressiva dilatação do introito vaginal com dilatadores rígidos. Esse método foi desenvolvido por Frank[11] em 1938. A manutenção de uma prótese vaginal por vezes é necessária para manter o canal vaginal pérvio, assim como a realização dos exercícios na ausência de prática sexual regular.

Os tratamentos cirúrgicos ficam reservados para os casos de falha com o tratamento inicial ou mesmo para aquelas pacientes que desejarem a cirurgia como primeira opção. Existem várias técnicas cirúrgicas que foram aprimoradas com o tempo. Até o momento não existe consenso sobre a superioridade de uma delas. Deve-se optar pelo procedimento no qual o cirurgião seja mais experiente e que produza a menor chance de complicações para a paciente. Para fins didáticos e com o intuito de citar as principais técnicas cirúrgicas, dividiremos em três grupos, de acordo com a via de acesso: cirurgia vaginal, cirurgia abdominal e cirurgia combinada (vaginal e abdominal).[6]

Cirurgia vaginal

A técnica atualmente mais difundida é a idealizada por Robbert Abbé (1898) e popularizada por McIndoe (1938).[12] Na técnica clássica os pequenos lábios são separados e é feita uma incisão longitudinal no vestíbulo vaginal. O espaço retovesical é dissecado criando-se uma cavidade entre a bexiga e a ampola retal, que é recoberta por um enxerto de pele retirado da face interna da coxa e moldado sobre um conformador. O enxerto de pele sofre adaptações das suas características, mas não ocorre completa metaplasia em mucosa vaginal típica. Mantendo assim as características morfológicas e estruturais da pele, esse enxerto tem lubrificação e elasticidades bem diferentes daquelas da vagina normal. O resultado estético é um dos problemas mais importantes e o local doador do enxerto frequentemente mostra uma cicatriz nestas pacientes. Essa técnica foi modificada ao longo do tempo na tentativa de se buscar um material mais favorável ao revestimento do canal e que mostrasse maior identidade com a mucosa vaginal original. Brindeau (1934)[13] usou membrana amniótica, porém a possibilidade de transmissão de doenças e a dificuldade em se conservar o material foram grandes limitadores desse procedimento. Por fim, a tela de celulose oxidada encontra espaço, por ser um material de fácil disponibilização, que não oferece risco de transmissão de doenças e não envolve procedimento cirúrgico adicional, evitando a morbidade dos enxertos de pele.[14,15]

Cirurgia abdominal

Baldwin (1907) descreveu a criação de um canal vaginal com um segmento de íleo.[16] Posteriormente foram descritas modificações usando o sigmoide. A secreção mucosa crônica e o sangramento da neovagina são complicações frequentes.[17]

Vecchietti (1965) criou uma técnica que consistia na formação do canal vaginal com base na tração de um dispositivo de acrílico implantado no introito vaginal e conectado a dois fios que atravessam o espaço retovesical e se exteriorizam na parede abdominal. A tração progressiva desses fios promove a formação do canal vaginal. A dor durante o período de tração, a pouca lubrificação vaginal e a necessidade do uso prolongado de próteses vaginais são as principais desvantagens dessa técnica.[18]

Ambas as técnicas atualmente podem ser efetuadas por via laparoscópica, o que minimiza as complicações.

Cirurgia combinada

Davydov e Zhvitiascvilli (1974) descreveram uma via conjunta (vaginal e abdominal) em que o espaço retovesical é dissecado e por via abdominal o canal vaginal é revestido com peritônio da escavação retouterina.[19]

Malformações cervicais

As malformações cervicais podem ser classificadas em agenesia cervical, fragmentação cervical, fibrose cervical e obstrução cervical. A agenesia cervical é a mais comum, com incidência de 1 para cada 80.000-100.000 nascimentos,[20] sendo que em 50% existe associação com agenesia vaginal.[2] O quadro clínico consiste em amenorreia primária e dor abdominal cíclica, se houver útero com endométrio funcionante (menstruação). A ultrassonografia pélvica e a RM definem o diagnóstico. Embora o tratamento de primeira escolha seja a anastomose cervicovaginal, nem sempre as condições anatômicas permitem que essa recanalização seja bem-sucedida, motivo pelo qual o tratamento deve ser individualizado caso a caso. A taxa de sucesso da cirurgia de recanalização chega a 50% segundo alguns autores.[21,22] Nos casos em que a vaginoplastia também é necessária, o procedimento em dois tempos traz maior chance de sucesso.[22] Nesses casos, após a neovaginoplastia e até a realização da cervicoplastia, a paciente deve ser mantida com análogos de GnRH ou anticoncepcionais orais combinados para que não refaçam o hematométrio.[1]

Malformações uterinas

As malformações uterinas podem ser classificadas de diversas formas, sendo a classificação atualmente mais utilizada a da *American Fertility Society – Vaginal Cervical--Uterine-Adnexal associated malformation system* (Tabela 1).[23] Em 2013, a Sociedade Europeia de Reprodução e Embriologia Humana e a Associação Europeia de Ginecologia Endoscópica (ESHR/ESGE) propuseram um novo sistema de classificação, mais descritivo e abrangente. Nessa classificação a anatomia uterina mantém-se como a base para a categorização dessas anomalias, sendo que as alterações cervicais e vaginais são classificadas de forma independente (Tabela 2).[24]

Útero unicorno

O útero unicorno resulta do desenvolvimento completo de apenas um ducto mülleriano, com desenvolvimento incompleto ou ausente contralateral. É uma anomalia rara, correspondendo a 5% de todas as anomalias uterinas e com prevalência em torno de 0,06%.[25] Na apresentação mais comum há presença de um corno rudimentar, comunicante ou não.[3] Há associação em 40% dos casos com anomalias renais, 15% com endometriose e, mais raramente, ovários ausentes ou extrapélvicos.[25] As complicações mais significativas são obstétricas, sendo uma das anomalias müllerianas com piores resultados reprodutivos, com taxas superiores a 25% de abortamento no

TABELA 1 Classificação das anomalias dos ductos müllerianos (*American Fertility Society*)

Classificação	Achados clínicos	Descrição
I	Agenesia ou hipoplasia segmentar ou completa	Agenesia ou hipoplasia de vagina, colo, útero, tubas ou qualquer combinação destas estruturas. A síndrome de Mayer-Rokitansky-Kuster-Hauser é o exemplo mais comum
II	Útero unicorno com ou sem corno rudimentar	Desenvolvimento completo de um corno e incompleto do outro corno ou até ausente
III	Útero didelfo	Caracterizado por duplicação parcial ou completa da vagina, colo e útero
IV	Útero bicorno parcial ou completo	Útero bicorno completo caracteriza-se pela presença de septo que se estende do fundo até o orifício interno do colo. Útero bicorno parcial apresenta um septo localizado no fundo. Em ambas as condições há colo e vagina únicas
V	Útero septado completo ou parcial	Um septo completo ou parcial está presente na linha média de um útero único
VI	Útero arqueado	Um pequeno septo está presente no fundo uterino
VII	Anormalidades relacionadas ao DES	Presença de cavidade uterina em forma de "T" com ou sem cornos dilatados

TABELA 2 Classificação de ESHR/ESGE do trato genital feminino

Anomalias do trato genital feminino				
Anomalias uterinas			**Anomalias cervicais/vaginais**	
Classe		**Subclasse**	**Classe**	
U0	Útero normal		C0	Colo normal
U1	Útero dismórfico	1. Formato T	C1	Colo septado
		2. Infantil	C2	Colo duplicado
		3. Outros		
U2	Útero septado	1. Parcial	C3	Aplasia cervical unilateral
		2. Completo	C4	Aplasia cervical
U3	Útero bicorno	1. Parcial		
		2. Completo		
		3. Bicorporal septado		
U4	Hemiútero	1. Com cavidade rudimentar (comunicante ou não)	V0	Vagina normal
		2. Sem cavidade rudimentar (com corno acessório ou não)	V1	Septo longitudinal não obstrutivo
U5	Aplasia uterina	1. Com cavidade rudimentar (corno uni ou bilateral)	V2	Septo longitudinal obstrutivo
		2. Sem cavidade rudimentar (remanescente uterino uni ou bilateral/aplasia)	V3	Septo transverso ou hímen imperfurado
U6	Malformações não classificadas		V4	Aplasia vaginal

primeiro e início do segundo trimestre. A prevalência de parto prematuro é superior a 40% e de óbito fetal no terceiro trimestre de 10%. Se a gestação ocorrer no corno rudimentar, o risco de rotura é de 50% a 89% e apenas 30% das gestações atingem o termo, com taxa de nascidos vivos oscilando entre 0% e 13%. Sendo assim, indica-se a hemi-histerectomia, preferencialmente por via laparoscópica, se houver corno acessório rudimentar (com cavidade endometrial), mesmo que não comunicante, pela possibilidade de gravidez por migração transperitoneal dos espermatozoides.[26] A conduta recomendada para o útero unicorno rudimentar gravídico é a imediata excisão e reparo, podendo-se administrar methotrexate no pré-operatório. A conduta expectante é de alto risco, devido aos perigos de hemorragia secundária à rotura uterina, acretismo placentário e atonia uterina pós-parto.[25,26] A gestação no útero unicorno não rudimentar têm alto risco para parto pré-termo, porém até o momento a indicação de circlagem de rotina permanece controversa.[25,26]

Útero bicorno

O útero bicorno origina-se da fusão incompleta dos ductos müllerianos. Na forma completa, há um septo que se estende do fundo até o orifício interno do colo; na forma incompleta o septo encontra-se apenas no fundo. A cavidade vaginal e a cervical são únicas. Corresponde a cerca de 10% das anomalias müllerianas.[3,6] O útero bicorno total associa-se com taxas mais elevadas de abortamento espontâneo e parto pré-termo (28% e 20%, respectivamente).[6] É importante o diagnóstico diferencial com o útero septado, já que o prognóstico obstétrico no útero septado é pior, sendo frequentemente necessário tratamento cirúrgico. Para diferenciação, a ressonância magnética é de melhor acurácia.[25] O útero bicorno raramente necessita de tratamento cirúrgico, sendo que a indicação de metroplastia é restrita aos casos de perdas gestacionais recorrentes, em que foram descartadas outras causas.[25]

Embora várias técnicas de metroplastia sejam descritas, para os casos de útero bicorno, a metroplastia de Strassmann é a preconizada. Consiste na remoção do septo e unificação das duas cavidades.[25]

Útero didelfo

O útero didelfo decorre da interrupção completa ou parcial da fusão dos ductos müllerianos na linha média. Corresponde a 11% das malformações uterinas. A forma completa é caracterizada por dois hemiúteros e dois canais endocervicais. Em geral, as complicações obstétricas são pouco comuns nessa anomalia. Em pacientes com antecedentes de perdas gestacionais recorrentes a cirurgia de metroplastia pode ser considerada, porém os estudos têm mostrado resultados desapontadores nos casos de útero didelfo, ao contrário do útero septado.[25] A cirurgia de unificação do colo também não é preconizada, já que é tecnicamente difícil e pode causar incompetência cervical ou estenose.[6,27] A vagina pode ser única ou, mais frequentemente, dupla. Neste caso há presença de um septo longitudinal incompleto ou completo (este último presente em 75% das vezes).[25] Caso o septo obstrua uma das hemivaginas, caracteriza-se a síndrome de Herlyn-Werner-Wunderlüch, que consiste na presença de septo vaginal longitudinal, malformação uterina (em geral útero didelfo), obstrução de uma hemivagina e agenesia renal ipsilateral. O quadro clínico é de dor pélvica cíclica, porém em virtude da ocorrência de menstruação pela hemivagina não obstruída, o diagnóstico exato por vezes é tardio.[3] Ao exame físico, é possível identificar abaulamento da parede vaginal do lado em que a hemivagina encontra-se obstruída, sendo o diagnóstico confirmado com exames de imagem. O tratamento de escolha é a ampla ressecção do septo, para diminuir as chances de estenose.[28]

Útero septado

É a anomalia mülleriana mais comum, correspondendo a 55% delas.[6] Resulta da incompleta reabsorção do septo medial, após fusão dos ductos müllerianos. Esse septo é composto de tecido fibromuscular pouco vascularizado, apresentando variações no tipo e tamanho. Há associação com septo longitudinal vaginal em 25% dos casos, podendo ocorrer dispareunia e dor pélvica cíclica caso o septo obstrua o canal vaginal. Infertilidade, perdas gestacionais e complicações obstétricas também podem ocorrer. Em 20% dos casos há associação com anomalias renais e em até 56% com endometriose.[3,6] Mulheres que apresentam abortos espontâneos recorrentes ou partos pré-termos são candidatas ao tratamento cirúrgico, sendo que a técnica de eleição é a metroplastia histeroscópica; a laparoscopia concomitante pode ajudar a reduzir o risco de perfuração uterina. Em casos raros, em que não é possível a ressecção histeroscópica, indica-se a metroplastia abdominal. A excisão do septo cervical permanece controversa, não sendo indicada pela maioria dos autores.[6,29,30]

CONCLUSÃO

O principal objetivo do tratamento das MGC é restaurar a funcionalidade dos órgãos genitais, melhorando a qualidade de vida das pacientes e preservando, quando possível, a fertilidade. O quadro clínico, assim como as opções terapêuticas e complicações possíveis, devem ser discutidos com a paciente e os familiares. É recomendação do *American College of Obstetricians and Gynecologists* (ACOG) que as pacientes tenham relatório completo e detalhado das alterações anatômicas apresentadas, para que a assistência médica em centros não especializados seja adequada.

Muitas MGC podem comprometer a fertilidade e a qualidade de vida. Não raras vezes observamos pacientes que já se sentem com distúrbios de autoimagem, depressão e ansiedade, entre outros diagnósticos. O acompanhamento psicológico conjunto deve fazer parte da assistência de rotina dessas pacientes.

Em virtude da grande heterogeneidade de apresentações, há dificuldade no estabelecimento de consensos, no que diz respeito ao manejo e tratamento. Os grandes centros especializados devem ser a referência para conduta nesses casos, fornecendo uma assistência multidisciplinar para pacientes e familiares.

REFERÊNCIAS BIBLIOGRÁFICAS

1. Edmonds DK. Congenital malformations of the genital tract and their management. Best Practice and Research Clinical Obstet Gynecol. 2003;17:19-40.
2. Piazza JM, Urbanetz AA, Carvalho NS. Malformações genitais e erros genéticos. Femina. 2011;39:13-8.
3. Vallerie AM, Breech LL. Update in Mullerian anomalies: diagnosis, management, and outcomes. Curr Opin Obstet Gynecol. 2010;22:381-7.
4. Grimbizis GF, Campo M. Congenital malformations of the female genital tract: the need for a new classification system. Fertl Steril. 2010;94:401-7.
5. Azziz R, Mulaikal RM, Migeon CJ, et al. Congenital adrenal hyperplasia: long-term results following vaginal reconstruction, Fertil Steril. 1986;46:1011-4.
6. Amesse LS, Pfaff-Amesse T. Mullerian duct anomalies. Medscape Reference [Internet] (atualizada em 2018 abril 02; acesso em 2018 junho 04). Disponível em: https://emedicine.medscape.com/article/273534-overview.
7. Christopoulos P, Gazouli M, Fotopoulou G, Creatsas G. The role of genes in the development of Mullerian anomalies: where are we today? Obstet Gynecol Surv. 2009;64:760-8. (PubMed).
8. Melo KFS, Mendonça BB, Billerbeck AEC, Costa EMF, Latronico AC, Arnhold IJP. Androgen insensitivity syndrome: clinical, hormonal and molecular analysis of 33 cases. Arq Bras Endocrinol Metab. 2005;49/1:87-97.
9. ACOG Committee on Adolescent Healthcare. ACOG Committee Opinion No. 728: Mullerian agenesis: diagnosis, management, and treatment. Obstet Gynecol. 2018;131:e35-42.
10. Edmonds DK, Rose GL, Lipton MG, Quek J. Mayer-Rokytansky-Kuster-Hauser syndrome: A review of 245 consecutive cases managed by a multidisciplinary approach with vaginal dilators. Fertil Steril. 2012;97:686-90.
11. Frank RT. The formation of an artificial vagina without operation. Am J Obstet Gynecol. 1938; 5:1053-5.
12. McIndoe AH, Banister JB. An operation for the cure of congenital absence of the vagina. J Obstet Gynaecol Br Emp. 1938;45:490-4.
13. Brindeau A. Création d'un vagin artificial à l'aide des membranes ovulaires d'un oeuf à terme. Gynecol Obstet. 1934;29:385-92.
14. Sharma JB, Gupta N, Suneeta M. Creation of a neovagina using oxidized celulose (Surgicel) as a surgical treatment of vaginal agenesis. Arch Gynecol Obstet. 2007;275:231-5.
15. Crema L, Jármy-Di Bella Z, Takano CC, Castro R, Sartori MGF, Girão MJBC. The morphological aspects of neovaginoplasty using oxidized celulose membrane (Interceed). J Gynecol Surg. 2013;29(4):169-73.
16. Baldwin J. Formation of an artificial vagina by intestinal transplantation. Am J Obst Gynecol. 1907;56:636-40.
17. Karateke A, Haliloglu B, Parlak O, Coksuer H. Intestinal vaginoplasty: seven years' experience of a terciary center. Fertil Steril. 2010;94:2312-5.
18. Vecchietti G. Creation of an artificial vagina in Rokitansky-Kuster-Hauser syndrome. Attual Obstet Ginecol. 1965;11:131-47.
19. Davydov SN, Zhvitiascvilli OD. Formation of vagina (colpopoiesis) form peritoneum of Douglas pouch. Acta Chir Plast. 1974;16:35-41.
20. Suganuma N, Furuhashi M, Moriwaki T, Tsukahara Si, Ando T, Ishihara Y. Management of missed abortion in a patient with congenital cervical atresia. Fertil Steril. 2002;77:1071-3.

21. Edmonds DK. Diagnosis, clinical presentation and management of cervical agenesis. In: Gidwani G, Falcone T (eds.). Congenital malformations of the genital tract. Philadelphia: Lippincott Williams and Wilkins; 1999. p. 169-76.

22. Fujimoto VY, Miller H, Klein NA, Coules MR. Congenital cervical atresia: report of 7 cases and review of literature. Am J Obstet Gynecol. 1997;117:1419-25.

23. The American Fertility Society classifications of adnexal adhesions, distal tubal obstruction, tubal occlusion secondary to tubal ligation, tubal pregnancies, mullerian anomalies and intrauterine adhesions. Fertil Steril. 1984;49:944-55.

24. The ESHRE/ESGE consensus on the classification of female genital tract congenital anomalies. Human Reproduction. 2013;28:2032-44.

25. Troiano RN, McCarthy SM. Mullerian duct anomalies: imaging and clinical issues. Radiology. 2004;233:19-34.

26. Reichman D, Laufer MR, Robinson BK. Pregnancy outcomes in unicornuate uterus: a review. Fertl Steril. 2009;91:1886-94.

27. Rock JA. Surgery for anomalies of the mullerian ducts. In: Tompson JD, Rock JA (eds.). TeLind's operative gynecology. 9th ed. Philadelphia: JB Lippincott Williams & Wilkins; 2003. p. 705.

28. Vercelli P, Daguati R, Somigliana E, et al. Asymetric lateral distribution of obstructed hemivagina and renal agenesis in women with uterus didelphys: institutional case series and a systematic literature review. Fertil Steril. 2007;87:719-24.

29. Heinonen PK. Complete septate uterus with longitudinal vaginal septum. Fertil Steril. 2006;85:700-5.

30. Wang JH, Xu KH, Lin J, chen XZ. Histeroscopic septum resection of complete septate uterus with cervical duplication, sparing the double cervix in patients with recurrent spontaneous abortion or infertility. Fertil Steril. 2009;91:2643-9.

Sangramento uterino anormal não estrutural | 29

Cláudio Emílio Bonduki
José Maria Soares Júnior
Edmund Chada Baracat
Geraldo Rodrigues de Lima

INTRODUÇÃO

Há mais de uma década, a FIGO (Federação Internacional de Ginecologia e Obstetrícia) vem aprimorando a terminologia para o sangramento uterino anormal. Por longos anos, vários autores empregaram termos diferentes, não padronizados e, às vezes, ambíguos, com raízes gregas ou latinas, o que dificultava compreender a afecção.

A FIGO recomendou que as terminologias antigas fossem descontinuadas (Tabela 1) e sugeriu nova nomeclatura (Tabela 2). Apenas o termo amenorreia foi mantido. Foram também redefinidos os limites normais da menstruação (Tabela 2).

TERMINOLOGIA RECOMENDADA PELA FIGO

Distúrbios da regularidade

O sangramento menstrual irregular é caracterizado por durar mais de 20 dias em um ciclo individual no período de um ano.

A definição de amenorreia é ausência de menstruação por um período igual ou maior que 90 dias.

TABELA 1 Nomenclaturas abandonadas pela FIGO

Menorragia	Hipermenorreia	Hipomenorreia
Menometrorragia	Polimenorreia	Polimenorragia
Epimenorreia	Epimenorragia	Hemorragia uterina
Sangramento uterino disfuncional	Sangramento uterino funcional	Oligomenorreia

TABELA 2 Nomenclatura dos limites normais da menstruação

Frequência menstrual	Frequente	< 24 dias
	Normal	24 a 38 dias
	Não frequente	> 38 dias
Regularidade menstrual (ciclo a ciclo): variação em 12 meses	Ausente	Sem sangramento
	Regular	Variação de ± 2 a 20 dias
	Irregular	Variação > 20 dias
Duração do fluxo	Prolongado	> 8 dias
	Normal	4,5 a 8 dias
	Curto	< 4,5 dias

Distúrbios de frequência do fluxo

O sangramento menstrual infrequente é definido como um ou dois episódios em período de 90 dias. Já o frequente é quando há mais de quatro episódios em período de 90 dias.

Distúrbios da intensidade do fluxo

O intenso é designado como a perda excessiva que interfere com a qualidade de vida física, emocional, social e material e pode ocorrer sozinho ou em combinação com outros sintomas.

O intenso e prolongado (> 8 dias) é menos comum que o anterior. Importante fazer a diferenciação, pois as etiologias e os tratamentos podem ser diferentes.

O sangramento leve é baseado na queixa da paciente, raramente relacionado a alguma doença.

Distúrbios da duração do fluxo

O sangramento menstrual prolongado é o fluxo que excede 8 dias, enquanto o curto é menor que 2 dias.

Sangramento intermenstrual

Episódios irregulares de sangramento, geralmente leves e curtos, que ocorrem entre os fluxos menstruais normais. Muitas vezes associados com lesões estruturais benignas ou malignas. Podem ocorrer durante ou após as relações sexuais e no período ovulatório e pré-menstrual.

Sangramento fora da idade reprodutiva

O sangramento da pós-menopausa é quando ocorre após um ano ou mais da menopausa.

A menstruação precoce é considerada, geralmente associada com outros sinais de puberdade precoce, quando se dá antes dos 9 anos de idade.

Padrão de sangramento

É o "formato" do volume do sangramento ao longo do ciclo menstrual. Geralmente 90% de todo o fluxo menstrual é perdido nos três primeiros dias do ciclo, sendo mais intenso no primeiro e/ou segundo. Em mulheres com SUA este padrão é variável.

Sangramento uterino anormal crônico ou agudo

O sangramento uterino anormal (SUA) crônico pode ser definido como sangramento anormal em termos de volume, regularidade e/ou duração, e que esteve presente nos últimos seis meses. O SUA crônico não requer intervenção imediata. Já o SUA agudo foi definido como um episódio de sangramento intenso que tem quantidade suficiente para exigir intervenção médica imediata, a fim de evitar maior perda sanguínea. O SUA agudo pode ocorrer no contexto do SUA crônico ou de maneira isolada.

O SISTEMA PALM-COEIN

Em 2011, a FIGO recomendou uma nova padronização da terminologia para o sangramento uterino anormal, denominado sistema de classificação de PALM-COEIN (Pólipo, Adenomiose, Leiomioma, Malignidade e Hiperplasia – Coagulopatia, Ovulatória disfuncional, Endometrial, Iatrogênico e Não classificado). O acrônimo PALM-COEIN em inglês remete às palavras "palma" e "moeda", como representadas na Figura 1. É relevante assinalar que esse sistema só é válido na menacma.

Pela classificação PALM-COEIN, temos quatro causas estruturais (pólipo, adenomiose, leiomioma e malignidade e hiperplasia), quatro não estruturais (coagulopatia, ovulatória disfuncional, endometrial e iatrogênica) e uma não classificada.

As causas estruturais são entidades que podem ser diagnosticadas por técnicas de imagem ou histopatologicamente. Já no grupo não estrutural, isso não é possível.

O termo "sangramento uterino disfuncional" era anteriormente utilizado quando não se identificava uma etiologia orgânica ou sistêmica. Ele não existe mais nesta classificação e a FIGO aconselha que o abandonemos, passando a usar apenas o termo SUA: sangramento uterino anormal não estrutural.

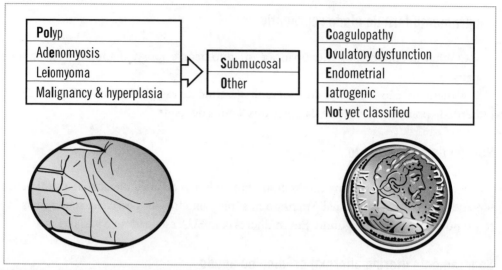

FIGURA 1 Sistema de classificação PALM-COEIN da FIGO para o sangramento uterino anormal. O leiomioma é subdividido em submucoso e outros que não atingem a cavidade endometrial.

Características dos componentes do sistema PALM-COEIN

Pólipos

São proliferações epiteliais que compreendem componentes vascular, glandular e fibromuscular do tecido conjuntivo e são muitas vezes assintomáticas. No entanto, a depender do seu grau de proliferação, podem gerar sangramentos. Podem se originar no endométrio e na endocérvice.

Adenomiose

A adenomiose corresponde à invasão do componente endometrial no miométrio, levando-se em conta que no útero não há uma camada basal separando o epitélio do músculo.

Das mulheres com adenomiose, 70% podem ter sintomas de SUA; 30% têm dismenorreia e 19%, ambos.

Leiomiomas

Os miomas uterinos são tumores benignos fibromusculares do miométrio. Sua prevalência é alta, atingindo 70% das mulheres caucasianas e até 80% das afrodescendentes. Deve-se considerar seu tamanho, localização e número. Todos esses fatores interferem nas chances de um mioma ser a gênese do sangramento uterino anormal, em particular os submucosos e os intramuais.

Malignidade ou hiperplasia

Embora lesões malignas e hiperplasia atípica sejam relativamente incomuns na menacma, são importantes causas potenciais de SUA e devem ser consideradas e descartadas.

Coagulopatias (SUA-C)

Distúrbios de coagulação devem ser lembrados quando a paciente tem algum dos seguintes sintomas:

- sangramento menstrual intenso desde a menarca;
- história familiar de distúrbios hemorrágicos;
- história pessoal de um ou mais dos seguintes: hematomas sem lesões conhecidas; sangramento da cavidade oral ou do trato gastrointestinal sem lesão conhecida; quadros de epistaxe com duração de mais de 10 minutos.

Se houver suspeita de um distúrbio de coagulação, o hematologista deve ser chamado a acompanhar o caso.

Anovulatório (SUA-O)

As pacientes não ovulam e apresentam níveis constantes de estrogênio estimulando o crescimento do endométrio. Essa proliferação sem a descamação periódica pela progesterona faz com que o endométrio cresça além dos limites possíveis do fornecimento de sangue pela vascularização normal. Assim, o tecido endometrial rompe e se descola do útero sem um padrão típico, de forma irregular e dessincronizado.

Em ciclos ovulatórios, a produção de progesterona pelo corpo lúteo transforma o endométrio proliferativo (anteriormente preparado por estrogênios) em secretor, que descama de maneira previsível e cíclica, quando não há gravidez.

A estimulação crônica e com baixos níveis de estrogênio resultará em sangramento reduzido em volume e com intervalos prolongados. Já na estimulação crônica com níveis mais altos de estrogênio, teremos episódios de sangramento mais frequentes e intensos.

Pode haver também a hemorragia por privação de estrogênio, com frequência nos extremos da vida reprodutiva. Em mulheres mais próximas à menopausa, a duração média do ciclo fica reduzida, muito por alteração no recrutamento folicular, resultando em fase proliferativa mais curta. Os folículos ovarianos secretam menos estradiol e a flutuação em seus níveis pode levar à proliferação endometrial insuficiente. Ocorre descamação irregular e esse sangramento pode ser leve e curto ou irregular. Com o tempo, a fase lútea também encurta, e, finalmente, a ovulação para, chegando a menopausa.

Em adolescentes, o defeito primário é também a anovulia. O corpo lúteo não é formado e os níveis de progesterona permanecem baixos. O endométrio não se torna secretor e, ao invés disso, continua a proliferar sob a influência do estrogênio sem oposição. De maneira análoga ao descrito, esse endométrio descama de forma irregular, que pode ocasionar sangramento intenso e prolongado.

Endometrial (SUA-E)

Há sempre ovulação e o distúrbio se dá em razão de alterações endometriais, insuficiência lútea, endometriólise excessiva, trombos inadequados, trombose excessiva, regeneração endometrial lenta, alterações vasculares e emocionais.

Iatrogênica (SUA-I)

É o sangramento uterino anormal associado à medicação com esteroides gonadais exógenos, sistemas ou dispositivos intrauterinos ou outros agentes sistêmicos ou locais.

Não classificado (SUA-N)

Esta categoria foi criada para acomodar as entidades que são raramente encontradas ou ainda não definidas.

EPIDEMIOLOGIA

É estimado que o SUA compreenda de 5% a 10% das queixas de mulheres atendidas nos consultórios ginecológicos.

A morbimortalidade diz respeito principalmente à anemia por deficiência de ferro, que pode chegar a 30% dos casos. As adolescentes são especialmente suscetíveis.

Como a maioria dos casos está associada com ciclos anovulatórios, adolescentes e mulheres na perimenopausa são particularmente vulneráveis. Cerca de 20% das mulheres afetadas são adolescentes e 50% estão na transição menopausal, entre os 40 e 50 anos de idade. Na menacma os fatores emocionais são preponderantes.

DIAGNÓSTICO

O diagnóstico se faz pela história clínica. Certificar-se que há realmente mais perda de sangue e o número de absorventes consumidos é útil. Recomenda-se primeiramente identificar as causas orgânicas (estruturais do corpo uterino), sistêmicas (coagulopatias) ou funcionais (outras causas não estruturais do corpo uterino). Deve-se sempre certificar-se que o sangramento não é gestacional.

Para diferenciar o sangramento "PALM" do "COEIN", podemos empregar exames complementares, como bioquímicos, de imagem ou até histopatológicos. Salienta-se que o raciocínio clínico deve nortear sempre a escolha dos testes diagnósticos, que apenas devem ser solicitados quando da dúvida sobre a mudança de conduta ou na definição do diagnóstico, quando não pôde ser obtido apenas clinicamente.

Testes laboratoriais

- Dosagem da fração beta da gonadotrofina coriônica humana (β-hCG): exame fundamental para afastar gestação, mesmo que a paciente não tenha atraso menstrual. A causa mais comum de sangramento uterino anormal durante os anos reprodutivos é a gravidez anormal. Descartar ameaça de aborto, aborto incompleto e gravidez ectópica.
- Hemograma completo para descartar anemia.
- Dosagem do hormônio estimulador tireoidiano (TSH), prolactina e testes da função hepática: hipertireoidismo, hipotireoidismo e hiperprolactinemia estão associados a disfunção ovulatória. Deve-se identificar e tratar essas condições. Na suspeita de alcoolismo ou hepatite, deve-se obter provas de função hepática. Qualquer doença que afete o metabolismo do estrogênio no fígado pode estar associada ao sangramento uterino anormal.
- Dosagem de fatores de coagulação: deficiência do fator de Von Willebrand e do fator XI: inicialmente pode se manifestar durante a adolescência; trombocitopenia primária ou secundária pode ser encontrada em pacientes mais velhas. De modo geral, quando há coagulopatias, temos hemorragia intensa e regular e associada com ciclos ovulatórios (sangramento menstrual intenso e prolongado).
- Outras dosagens hormonais quando necessárias: para a paciente com sangramento anovulatório o objetivo é o tratamento da causa. Deve-se obter uma avaliação hormonal completa em mulheres com sinais de hiperandrogenismo, tais como aquelas com SOP, deficiência da 21-hidroxilase ou na suspeita de tumores suprarrenais ou ovarianos e a hiperprolactinemia.

Exames de imagem

- Ultrassonografia pélvica (de preferência transvaginal): pode identificar miomas, pólipos, hiperplasias endometriais, carcinoma etc.

Exames histológico e anatomopatológico

- Citologia oncológica (Papanicolaou): deve estar sempre atualizada. O câncer cervical é ainda a neoplasia ginecológica mais comum em mulheres em idade reprodutiva na população mundial.
- Biópsia endometrial (por *Pipelle*, histeroscopia ou mesmo curetagem de prova): realizar uma biópsia para descartar hiperplasia ou câncer endometrial em mu-

GINECOLOGIA • PARTE 4 ENDOCRINOLOGIA GINECOLÓGICA

lheres de alto risco (com mais de 35 anos) e nas mais jovens em situação de risco extremo. Mulheres com anovulação crônica, obesidade, hirsutismo, diabetes ou hipertensão crônica são grupos de risco. A maioria das biópsias irá confirmar a ausência de endométrio secretor, quando da disfunção ovulatória, com várias intensidades de proliferação.

TRATAMENTO DO SANGRAMENTO UTERINO ANORMAL NÃO ESTRUTURAL

Tratamento clínico

O tratamento da coagulopatia deve ser acompanhado pelo hematologista e corrigida a causa específica. A mais comum é a doença de von Willebrandt. Na causa iatrogênica deve identificar o fator causador, eliminando-o ou substituindo-o por outra substância que não cause o sangramento anormal.

O tratamento farmacológico SUA-O e SUA-E envolve uma série de medicações, em sua essência hormonais, e tem boa resposta terapêutica.

Forma aguda

A depender da intensidade do sangramento é necessário intervenção para reposição de sangue e hidratação. Ao mesmo tempo, inicia-se o tratamento hormonal. O melhor tratamento seria feito com altas doses de estrogênios por via endovenosa. Infelizmente não contamos com produtos desta natureza.

Tratamos com hormônios por via oral com estrogênios, anticoncepcionais orais e por progestagênios sintéticos. Damos preferência aos anticoncepcionais que contêm doses mais elevadas de etinilestradiol, da ordem de 35 mg ou 50 mg. Dão-se duas pílulas de saída e depois uma de 4/4 ou 6/6 horas até cessar a perda de sangue, o que ocorre após 5 ou 6 horas. Segue-se com doses mais espaçadas como 8/8 horas por 3 dias e de 12/12 horas por 10 a 15 dias.

Caso não se consiga o objetivo, indica-se a curetagem uterina que faz parar a perda de sangue ao mesmo tempo que fornece material para exame anatomopatológico.

Forma crônica

Na forma crônica, estrogênios, progesterona, anti-inflamatórios não esteroides (AINEs), antifibrinolíticos e agonistas do GnRH podem ser usados. Mais recentemente, a desmopressina foi usada para controlar hemorragias que não respondem completamente aos tratamentos convencionais.

No início da menstruação, o endométrio secretor contém elevada concentração de ativador de plasminogênio. Este, por sua vez, é uma protease sérica que converte o plasminogênio em plasmina, uma enzima fibrinolítica. Assim, os antifibrinolíticos como o ácido tranexâmico, ácido épsilon aminocaproico ou ácido trans-4-amino-metil-ci-clohexano carboxílico promovem redução na perda de sangue menstrual.

Temos como destaque na modalidade de tratamento farmacológico os anticoncepcionais orais (ACOs). Eles suprimem o crescimento endometrial, restabelecem a ciclicidade do sangramento uterino, reduzem o volume de perda menstrual e atenuam os riscos de anemia por deficiência de ferro.

Os ACOs podem ser utilizados de forma eficaz em um regime cíclico ou contínuo para controlar o sangramento anormal.

Outro importante agente farmacológico é o estrogênio isolado. Com sua ação proliferativa endometrial, ele promove rápido desenvolvimento deste tecido, recobrindo os vasos epiteliais e subepiteliais do endométrio que estavam desnudos e sangrantes. O estrogênio também induz a formação de receptores de progesterona, tornando o tratamento subsequente com progestagênios mais eficaz.

Os progestagênios têm papel relevante, seja em esquema contínuo ou episódico, neste caso restabelecendo o padrão cíclico de sangramento (e controlando seu volume, por contenção da proliferação endometrial).

Em pacientes com contraindicação para o uso de pílula combinada, o progestagênio cíclico por 12 dias por mês a partir do 16º dia do ciclo (acetato de medroxiprogesterona na dose de 10 mg ao dia ou acetato de noretisterona de 2,5 a 5 mg ao dia) retoma o sangramento cíclico endometrial. A progesterona natural micronizada (na dose de 200 mg ao dia) pode provocar sonolência e náuseas, além de não diminuir tanto a perda de sangue quanto os progestagênios sintéticos.

Em algumas mulheres, incluindo aquelas que são intolerantes aos progestagênios sistêmicos ou naquelas que têm contraindicações aos estrogênios, o SIU, sistema liberador de levonorgestrel, pode ser considerado. Ele promove atrofia do endométrio, evitando níveis sistêmicos elevados.

Os anti-inflamatórios não hormonais inibem a formação de prostaciclina e por isso diminuem o fluxo sanguíneo. A prostaciclina é antagonista do tromboxano, substância que provoca vasoespasmos e aumenta os leucotrienos, acelera a agregação plaquetária, dando início à coagulação.

Em casos excepcionais, podemos usar os agonistas do GnRH, que suprimem a liberação de gonadotrofinas pela hipófise, depois de uma liberação inicial (efeito *flare up*), que leva a aumento rápido dos níveis de estradiol. Logo a seguir, os níveis de gonadotrofinas caem para níveis de hipogonadismo, resultante de redução acentuada dos receptores de GnRH na hipófise. O resultado é bloqueio da função ovariana, o que alguns autores chamam de "castração química", quebrando assim o ciclo contínuo de sangramento anormal em muitas pacientes anovulatórias. Como a terapia prolongada com análogos do GnRH está associada com osteoporose e outros efeitos secundários do hipoestrogenismo, a sua utilização é muito limitada.

Curetagem (ablação mecânica)

Nos serviços que não há disposição da histeroscopia, a curetagem é uma intervenção de diagnóstico e terapêutica, em especial para pacientes que não responderem ao tratamento hormonal, principalmente na urgência.

Ablação endometrial

É uma opção para pacientes que desejam preservar o útero. Esta técnica permite a visualização de estruturas cavitárias, bem como remover o endométrio (ablação), que pode ser feito por várias técnicas, como o laser, o *rollerball*, ressectoscópio ou ablação térmica.

O procedimento de ablação é mais conservador do que a histerectomia e tem um tempo de recuperação mais curto.

Embolização das artérias uterinas

Considerado procedimento minimamente invasivo, está indicado nos casos de falha do tratamento clínico, sem condiçoes clínicas para histerectomia ou nas desejosas na manutenção do útero ou de um futuro reprodutivo.

Apresenta ótimos resultados com melhora em aproximadamente 90% dos casos.

Histerectomia

As mulheres com prole constituída e que não responderam ao tratamento clínico hormonal, nem tiveram sucesso com os outros procedimentos cirúrgicos, são candidatas à histerectomia, como forma definitiva do tratamento do sangramento uterino anormal. Pode ser tanto por via vaginal como abdominal, por laparotomia ou laparoscopia, conforme a experiência do ginecologista.

BIBLIOGRAFIA

1. ACOG Practice Bulletin no. 110. Noncontraceptive uses of hormonal contraceptives. Obstet Gynecol. 2010 Jan;115(1):206-18.
2. ACOG Practice Bulletin no. 136. Management of abnormal uterine bleeding associated with ovulatory dysfunction. Obstet Gynecol. 2013 Jul;122(1):176-85.
3. Fraser IS. The dysfunctional uterus: dysmenorrhea and dysfunctional uterine bleeding. In: Shearman RP. Clinical Reproductive Endocrinology. Edinburgh: Churchill Livingstone; 1985. p.579-98.
4. Kaunitz AM, Meredith S, Inki P, et al. Levonorgestrel-releasing intrauterine system and endometrial ablation in heavy menstrual bleeding: a systematic review and meta-analysis. Obstet Gynecol. 2009;113:1104.
5. Lethaby A, Irvine G, Cameron I. Cyclical progestogens for heavy menstrual bleeding. Cochrane Database Syst Rev. 2008;CD001016.

6. Lethaby A, Duckitt K, Farquhar C. Non-steroidal anti-inflammatory drugs for heavy menstrual bleeding. Cochrane Database Syst Rev. 2013;1:CD000400.
7. Lethaby A, Penninx J, Hickey M, et al. Endometrial resection and ablation techniques for heavy menstrual bleeding. Cochrane Database Syst Rev. 2013;8:CD001501.
8. Lobo RA. Abnormal uterine bleeding: ovulatory and anovulatory dysfunctional uterine bleeding: management of acute and chronic excessive bleeding. In: Lentz GM, Lobo RA, Gershenson GM, Katz VL (eds.). Comprehensive Gynecology. Philadelphia: Elsevier; 2012.
9. Lukes AS, Moore KA, Muse KN, et al. Tranexamic acid treatment for heavy menstrual bleeding: a randomized controlled trial. Obstet Gynecol. 2010;116:865.
10. Middleton LJ, Champaneria R, Daniels JP, Bhattacharya S, Cooper KG, Hilken NH, et al. Hysterectomy, endometrial destruction, and levonorgestrel releasing intrauterine system (Mirena) for heavy menstrual bleeding: systematic review and meta-analysis of data from individual patients. BMJ. 2010 Aug 16;341:c3929.
11. Monteiro I, Bahamondes L, Diaz J, et al. Therapeutic use of levonorgestrel-releasing intrauterine system in women with menorrhagia: a pilot study. Contraception. 2002;65:325.
12. Munro MG, Critchley HO, Broder MS, et al. FIGO classification system (PALM-COEIN) for causes of abnormal uterine bleeding in nongravid women of reproductive age. Int J Gynaecol Obstet. 2011;113:3.
13. Rees MC, DiMarzo V, Tippins JR, et al. Leukotriene release by endometrium and myometrium throughout the menstrual cycle in dysmenorrhoea and menorrhagia. J Endocrinol. 1987;113:291.

30 | Síndrome da anovulação crônica

Márcia Gaspar Nunes
Ivaldo da Silva
Mauro Abi Haidar
Geraldo Rodrigues de Lima

INTRODUÇÃO

A ovulação é o resultado de um processo de maturação folicular que é orquestrado por uma cascata neuroendócrina. Qualquer alteração no eixo hipotálamo-hipófise-ovariano que resulte na falha da liberação do oócito maduro determinará anovulia.

Deve-se ressaltar que existem condições fisiológicas em que a anovulação pode ocorrer, como o início da puberdade, a perimenopausa, a amamentação, o puerpério e após abortamentos. Nos primeiros meses após a menarca (puberdade), a anovulação pode ser temporária em decorrência da imaturidade do eixo córtico-hipotálamo-hipófise-gonadal.

A síndrome de anovulação crônica (SAC) caracteriza-se pela ausência persistente da ovulação. Manifesta-se, clinicamente, por amenorreia ou sangramento irregular e pode surgir tanto por ocasião da menarca (SAC primária) como tardiamente (SAC secundária).[1] A SAC acomete de 15% a 20% da população feminina em idade fértil.

O manejo apropriado da SAC depende da causa. A Tabela 1 lista as causas de anovulação crônica.

ANOVULAÇÃO CRÔNICA HIPOTALÂMICA

A anovulação crônica hipotalâmica pode ser definida por alteração dos sinais hipotalâmicos para a adeno-hipófise, provocando a incapacidade de ovular. O termo é usado para se referir a mulheres que podem ser afetadas por anovulação crônica de origem hipotalâmica.[2] A baixa disponibilidade de energia (diminuição da ingestão calórica, gasto excessivo de energia ou ambos) e o estresse são causas comuns de anovulação hipotalâmica, às vezes chamada de funcional.

CAPÍTULO 30 SÍNDROME DA ANOVULAÇÃO CRÔNICA **343**

TABELA 1 Causas de anovulação crônica

1. Hipotalâmica
2. Psicogênica (incluindo pseudociese)
3. Associada ao exercício
4. Desordens alimentares
5. Hiperprolactinemia
6. Síndrome dos ovários policísticos
7. Hiperplasia suprarrenal
8. Disfunção tireoidiana
9. Síndrome de Cushing

Acredita-se que ocorra distúrbio funcional da secreção pulsátil do hormônio liberador de gonadotrofina (GnRH). A secreção anormal de GnRH leva à diminuição dos pulsos de gonadotrofinas, ausência de pico de secreção do hormônio luteinizante (LH) no meio do ciclo, falta de desenvolvimento folicular, anovulação e baixas concentrações de estradiol (E2). Apesar dos níveis baixos de estradiol sérico, as mulheres afetadas raramente apresentam sintomas relacionados ao hipoestrogenismo. Padrões neuroendócrinos variáveis de LH podem ser observados. As concentrações séricas do hormônio folículo-estimulante (FSH) são baixas ou normais e muitas vezes excedem as de LH, semelhante ao padrão observado em meninas pré-púberes.

O diagnóstico de anovulação crônica hipotalâmica se baseia na alteração dos ciclos menstruais (intervalos longos) e amenorreia, baixos níveis de gonadotrofinas e estradiol, evidência de um fator precipitante (exercícios, baixo peso, estresse) e a exclusão de doenças orgânicas.

Anorexia nervosa, bulimia

Os transtornos alimentares são comuns em adolescentes e mulheres jovens e podem representar as formas mais graves de anovulação crônica hipotalâmica funcional.

Os transtornos alimentares são geralmente divididos em três categorias: anorexia nervosa, bulimia e transtornos alimentares compulsivos. Todos os transtornos alimentares são caracterizados por hábitos alimentares alterados ou comportamento anormal no controle de peso. A má nutrição pode afetar a saúde física. Sintomas de depressão e transtornos de ansiedade são comuns.

Uma atitude distorcida e bizarra em relação à comida, ou ao peso, ou ao ato de comer, bem como uma imagem corporal distorcida e perda de peso caracterizam a anorexia nervosa. A presença de amenorreia não é mais necessária para o diagnóstico de anorexia nervosa, de acordo com o *Manual de Diagnóstico e Estatística dos Transtornos*

Mentais, quinta edição (DSM-5) da Associação Americana de Psiquiatria. Anorexia nervosa surge comumente na adolescência.

A bulimia começa mais tarde na adolescência. Aqui, observam-se compulsão alimentar e ingestão de quantidades extraordinárias de alimentos, pelo menos uma vez por semana. Na maioria dos casos, a compulsão alimentar é seguida por vômito autoinduzido compensatório ou abuso de laxantes. Indivíduos com bulimia raramente têm peso corporal significativamente alterado. Assim, o peso corporal é a diferença mais óbvia que distingue a bulimia da anorexia nervosa.

Os níveis de gonadotrofinas e estradiol das mulheres com anorexia são mais baixos do que os observados na fase folicular precoce de mulheres sem o transtorno. Estudos sequenciais dos ritmos ultradianos de gonadotropinas demonstraram que, à medida que as pacientes com anorexia submetidas à terapia ganham peso e melhoram psicologicamente, ocorrem alterações progressivas do ritmo de liberação das gonadotrofinas; estas alterações são similares àquelas normalmente observadas durante a puberdade. Inicialmente há aumento noturno das gonadotrofinas, seguido por aumento no nível médio das gonadotrofinas basais ao longo de 24 horas.[3]

Embora estudos rigorosos do ritmo ultradiano de liberação de gonadotrofinas não tenham sido realizados em mulheres com bulimia, presumivelmente elas apresentam distúrbios endócrinos semelhantes aos das pacientes com anorexia nervosa.

Perda de peso e anovulação crônica hipotalâmica

As atitudes da sociedade encorajam a dieta e a busca do corpo perfeito – e magro – principalmente em mulheres jovens. Vários problemas reprodutivos, incluindo a anovulação crônica hipotalâmica, têm sido associados à perda de peso. As mulheres afetadas são distintamente diferentes das anoréticas, uma vez que não preenchem os critérios diagnósticos para anorexia. A alteração do ciclo menstrual não ocorre antes da perda significativa de peso.

Anovulação crônica hipotalâmica associada ao exercício físico

Atividade física intensa e regular em mulheres está associada a distúrbios da função reprodutiva. O espectro de anormalidades inclui puberdade retardada, menarca tardia, padrões alterados de secreção de gonadotrofinas, perda de pico de LH, disfunção lútea, anovulação, ciclos menstruais com intervalos prolongados e amenorreia. As atividades associadas ao aumento de disfunção reprodutiva incluem corridas de média e longa distância, balé e ginástica. Nadadoras e ciclistas, apesar de terem intensidade de treinamento comparáveis, parecem ter taxas mais baixas de amenorreia.

Diversos fatores devem estar envolvidos no desencadear da anovulação crônica associada à atividade física intensa, entre eles as mudanças dietéticas, os efeitos hormonais do exercício agudo e crônico, as alterações no metabolismo hormonal decorrente da mudança de composição corporal, e o estresse psicológico e físico do próprio exercício. No entanto, acredita-se que a anovulação associada à prática de exercícios extenuantes é similar à de outras formas de anovulação hipotalâmica. Foi documentado que as mulheres engajadas no treinamento de resistência apresentam baixos níveis de leptina, altos níveis de cortisol e grelina, acompanhados por baixa secreção de LH.

Anovulação psicogênica

Anovulação crônica e amenorreia podem ocorrer em mulheres com história definida de trauma psicológico e socioambiental. Elas têm níveis basais de gonadotropinas baixos ou normais, resposta normal ao estímulo com GnRH, falha na resposta de *feedback* positivo ao estradiol e níveis basais de cortisol elevados.

O mecanismo pelo qual o estresse emocional causa anovulação hipotalâmica ainda não está totalmente elucidado, entretanto, evidências sugerem uma cascata de eventos neuroendócrinos que podem começar com elevação do CRH (hormônio liberador de ACTH), que interfere na pulsatilidade do GnRH, prejudicando a atividade hipotálamo-hipófise, sendo sugerido que o aumento da betaendorfina hipotalâmica desempenha papel importante.

Anovulação crônica hipotalâmica: considerações finais

As várias formas de anovulação crônica hipotalâmica associadas a estilos de vida que acabamos de discutir têm várias características em comum, sendo que a diminuição dos pulsos do GnRH com consequente alteração da secreção e liberação das gonadotrofinas – em particular do LH – parece ser o resultado em comum. Ainda não está claro se essas desordens formam uma única entidade ou vários distúrbios intimamente relacionados.

Psicoterapia e mudanças de estilo de vida podem ajudar no retorno do padrão ovulatório. No entanto, a ovulação nem sempre é retomada mesmo após o estilo de vida ser modificado. O uso de estrogênios exógenos deve ser considerado para prevenção da osteoporose, bem como ingesta adequada de cálcio deve ser encorajada. A terapia com estrogênios consiste em: 17-beta-estradiol (1-2 mg), valerato de estradiol (1-2 mg), estrogênios conjugados (0,625-1,25 mg), ou estradiol transdérmico (0,05-0,1 mg) continuamente; progesterona micronizada oral (200 mg) ou acetato de medroxiprogesterona (5-10 mg) devem ser adicionados durante 12-14 dias. Mulheres sexualmente ativas podem ser tratadas com contraceptivos hormonais.

O tratamento das mulheres afetadas que não respondem à psicoterapia e mudanças de estilo de vida e que desejam a gravidez é difícil. A terapia com citrato de clomifene é amiúde ineficaz nas mulheres hipoestrogênicas. É considerado como primeira linha

346 GINECOLOGIA · PARTE 4 ENDOCRINOLOGIA GINECOLÓGICA

de tratamento o hormônio liberador de gonadotrofina pulsátil (GnRH), e quando não disponível recomenda-se indução da ovulação com gonadotrofinas.[4]

ANOVULAÇÃO CRÔNICA DECORRENTE DE HIPERPROLACTINEMIA

Cerca de 15% das mulheres amenorreicas apresentam concentrações elevadas de prolactina (PRL). A radiologia mostra tumor hipofisário em cerca de 50% das mulheres hiperprolactinêmicas; todavia, a causa mais comum de hiperprolactinemia não tumoral é medicamentosa, e o hipotireoidismo primário deve ser sempre considerado.

A maioria das mulheres com hiperprolactinemia exibe insuficiência reprodutiva. A pulsatilidade do GnRH sofre efeito inibitório da dopamina produzida pelos neurônios dopaminérgicos tuberoinfundibulares. O aumento da dopamina hipotalâmica em mulheres com prolactinomas é ineficaz em reduzir a secreção de prolactina por lactótropos adenomatosos, mas ela pode atenuar a secreção pulsátil de LH através de um efeito negativo direto nos pulsos hipotalâmicos de GnRH. Medicamentos podem induzir hiperprolactinemia ao ocuparem os receptores de dopamina do lactótropo.

Nem sempre é possível descontinuar ou substituir uma medicação que está acarretando hiperprolactinemia, especialmente no caso de agentes antipsicóticos (onde o uso de agonistas dopaminérgicos pode exacerbar as condições psiquiátricas). Quando não for possível eliminar ou substituir a medicação que está promovendo hiperprolactinemia, e a paciente apresentar sintomas decorrentes do hipogonadismo, a terapia com estrogênio deve ser considerada.[5]

Os agonistas dopaminérgicos (bromoergocriptina e cabergolina) são indicados para abaixar os níveis de PRL, reduzir o tamanho tumoral e restaurar a função ovariana em pacientes com microadenomas e macroadenomas. Cabergolina possui eficácia superior tanto na normalização dos níveis de PRL quanto na redução do volume tumoral.[5]

ANOVULAÇÃO CRÔNICA DECORRENTE DE RETROALIMENTAÇÃO INADEQUADA

Para que a ovulação e a menstruação tenham características normais, é necessário haver perfeito sincronismo funcional do eixo hipotálamo-hipófise-ovário-endometrial e que o compartimento teca-folicular do ovário esteja atuante, contribuindo, assim, para a correta secreção de estradiol. O mecanismo de retroalimentação é fundamental na regulação da ciclicidade do aparelho reprodutor. Durante o fluxo menstrual, o baixo nível de estrogênio promove elevação de FSH pelo mecanismo de retroalimentação positivo. O aumento de FSH é imperativo para o crescimento folicular e a correta secreção do estradiol, que estimula a síntese de maior quantidade de receptores de FSH pelas células da granulosa, mantendo os folículos sensíveis ao FSH. A ação combinada e constante de FSH e estradiol estimula a síntese de receptores de LH nas células da teca, sendo pré-requisito indispensável para a ovulação e a luteinização. A ovulação é precedida por rápida elevação dos níveis de estradiol, que estimulam positivamente o hipotálamo e a hipófise anterior, desencadeando o pico do LH, indispensável à postura ovular e à formação do corpo lúteo. Assim, qualquer alteração na correlação harmônica entre o córtex cerebral, o hipotálamo, a hipófise e o ovário pode levar à SAC.

Síndrome dos ovários policísticos

Descrita inicialmente em 1935 por Stein e Leventhal, a síndrome dos ovários policísticos (SOP) caracteriza-se por anovulação crônica decorrente de retroalimentação inadequada, associada à superprodução ovariana (LH-dependente) de androgênios; parece que tudo começa com aumento dos pulsos de GnRH e daí a maior secreção de LH. Clinicamente, o início por ocasião da menarca é uma característica importante. É uma das desordens endocrinológicas mais frequentes em mulheres na idade reprodutiva, com prevalência de 6% a 10%. A SOP engloba amplo espectro de sinais e sintomas de disfunção ovariana.

Em 2003, o consenso de Rotterdam propôs que a SOP deve ser diagnosticada após a exclusão de outras causas de irregularidade menstrual e hiperandrogenismo e a presença de pelo menos dois dos seguintes critérios: ciclos menstruais com intervalos superiores a 35 dias ou amenorreia, sangramento uterino anormal, infertilidade, hiperandrogenismo clínico (caracterizado por hirsutismo, acne e alopecia) e/ou laboratorial (hiperandrogenemia) e alteração ultrassonográfica (presença de 12 ou mais folículos, medindo entre 2 a 9 mm de diâmetro e/ou volume ovariano acima de 10 cm^3).[6]

Pelo menos 50% das mulheres com SOP são obesas e a maioria apresenta resistência à insulina e hiperinsulinemia, que é caracterizada clinicamente por *acanthosis nigricans*. Vários dados confirmam a hipótese de que a resistência à insulina e a hiperinsulinemia exerçam um papel etiopatogênico na SOP. A insulina parece aumentar a secreção de LH e, em nível periférico, a secreção ovariana de androgênios; isso se dá pelo aumento da expressão do gene *CYP17* e da atividade do citocromo P450c17; a insulina tem ação sinérgica ao LH, tanto diretamente como pelo estímulo da secreção do fator de crescimento insulinoide 1 (IGF-1). A insulina diminui a síntese hepática de IGFBP-1 e da globulina ligadora dos hormônios sexuais (SHBG), aumentando os níveis de androgênios livres. Além disso, pode potencializar, *in vivo*, a produção androgênica pelas suprarrenais estimuladas pelo hormônio adrenocorticotrófico (ACTH) e também o metabolismo do cortisol (maior atividade da 5α-redutase do tipo 1 no fígado e na pele).[7] Pacientes obesas ou com resistência insulínica podem sofrer complicações decorrentes da hiperinsulinemia, como diabetes, dislipemia, hipertrigliceridemia e síndrome metabólica, levando ao aumento do risco cardiovascular.

Na terapêutica da SOP, como medida primária, deve-se controlar a nutrição e estimular exercícios para as pacientes obesas, de forma que haja consumo energético maior que a ingesta, culminando em perda de peso. Para melhorar a resistência periférica à insulina, o exercício é melhor que a dieta. O apoio psicológico é fundamental para essa terapia. Acredita-se que a perda de 5% ou mais do peso corpóreo total é capaz de reverter os sintomas.[8] A cirurgia bariátrica deve ser considerada nas pacientes com índice de massa corpórea ≥ 35 kg/m² e quando as mudanças de estilo de vida falharem.

Os agentes sensibilizadores de insulina (tiazolidinedionas e biguanidas) têm sido empregados para reduzir o nível de hiperinsulinemia e seu impacto negativo sobre a função ovariana e a prevenção a longo prazo de suas consequências cardiovasculares. Metformina (biguanida) é utilizada na dose inicial de 1,5 g/dia, que pode ser aumentada até a dose máxima de 2,5 g/dia. Está contraindicada em mulheres com creatinina sérica $\geq 1,4$ mg/dL, disfunção hepática e alcoolismo.[9]

Devemos reduzir o risco de adenocarcinoma de endométrio, pela administração periódica de progestagênios ou através de contraceptivos combinados, por 12 dias a cada 2 ou 3 meses.

Deve-se, ainda, combater o hiperandrogenismo, particularmente os sinais dermatológicos e suas complicações psicológicas (autoestima). Podemos utilizar: acetato de ciproterona (progesterona sintética com efeito antigonadotrófico e antiandrogênico) na dose de 50-100 mg do 5º ao 15º dia do ciclo, espironolactona (antagonista da aldosterona com ação antiandrogênica) na dose de 50 a 200 mg/dia, e a finasterida, na dose de 2,5 a 5 mg/dia. Adotam-se, ainda, medidas cosméticas – LASER – para combater o hirsutismo.

Quando há desejo de gravidez deve-se estimular a ovulação, após avaliar outras causas de infertilidade da mulher ou de seu parceiro. Citrato de clomifeno (50-100 mg/dia, VO, do 2º ao 6º dia do ciclo) é considerado como a primeira linha de tratamento para a indução da ovulação, e o letrozol (inibidor da aromatase) também pode ser usado como terapia de primeira linha. Gonadotrofinas podem ser utilizadas como segunda linha de tratamento. O FSH altamente purificado (FSH) e o recombinante (FSH-r) apresentam ação mais específica sobre as células da granulosa e o crescimento folicular na SOP. No que diz respeito às doses de gonadotrofinas, deve-se considerar, inicialmente, o uso de doses mais baixas, aumentando-as de acordo com a necessidade. A indução farmacológica da ovulação conduzida e monitorada com cuidado pode alcançar boas taxas cumulativas de gravidez e as taxas de gravidezes múltiplas podem ser minimizadas com a adesão aos protocolos recomendados.[10] Na resistência insulínica pode haver falta de inositol, molécula importante para o funcionamento do receptor de insulina. A administração de mioinusitol melhora a resistência insulínica, propiciando a ovulação.

Hiperplasia da suprarrenal

O estado hiperandrogênico decorrente da hiperplasia suprarrenal modifica negativamente a retroalimentação, tendo como resultado modificações na liberação de GnRH. Consequentemente, há diminuição na secreção de FSH e elevação na de LH. A constante ação do LH junto às células tecais e ao estroma ovariano causa hiperplasia e aumento da produção de androgênios, que corroboram para a maturação irregular dos folículos, culminando na falta da ruptura folicular e formação de cistos subcapsulares, caracterizando ovários polimicrocísticos. Concomitantemente, há aumento da atresia folicular e das células remanescentes desse processo, resultando em hiperplasia estromal. Essas células têm capacidade esteróidica, contribuindo para elevação da produção de androgênios, que, perifericamente, são convertidos em estrogênios pela ação da enzima aromatase. A elevação do estrogênio sérico pode alterar a liberação do GnRH e das gonadotrofinas, criando um círculo vicioso.

A causa mais comum da hiperplasia suprarrenal decorre de mutação autossômica recessiva da CYP21A2 (deficiência de 21-hidrosilase).[11] O diagnóstico da deficiência da 21-hidroxilase se baseia na detecção de níveis elevados de 17 alfa-hidroxiprogesterona (17-OHP), tanto na medição basal quanto após estímulo com ACTH. Em indivíduos normais os valores basais de 17-OHP encontram-se < 200 ng/dL, e níveis > 1.000 ng/dL confirmam o diagnóstico. Quando realizamos estímulo com ACTH há incremento de 1,5 a 3 vezes o valor basal, assim, valores até 400 ng/dL após estimulação são considerados normais e valores > 1.000 ng/dL confirmam o diagnóstico.

Nos casos em que o hiperandrogenismo decorrer fundamentalmente da suprarrenal, deve-se empregar a corticoterapia, que bloqueia o ACTH e, consequentemente, a suprarrenal. O controle dos parâmetros clínicos, como a melhora das manifestações de hiperandrogenismo, ovulação e regularização dos ciclos menstruais, é o objetivo do tratamento. Recomendam-se os glicocorticoides sintéticos de longa duração. As doses iniciais de dexametasona variam em torno de 0,25 a 0,375 mg/dia, mas algumas pacientes podem se beneficiar com doses de até 0,5 mg/dia. Outra opção é a prednisolona, com doses de 2 a 3 mg/dia, divididas em uma ou duas tomadas.

ANOVULAÇÃO CRÔNICA DECORRENTE DE OUTRAS ENDOCRINOPATIAS

Disfunções tireoidianas

Tanto o hipotireoidismo quanto o hipertireoidismo estão associados a SAC. No hipotireoidismo, pela ação metabólica e pelo aumento do hormônio tireotrófico (TRH), instalam-se ciclos anovulatórios. Podem-se encontrar, também, níveis elevados de prolactina (PRL), em razão da maior síntese de TRH, que parece ser o principal hormônio liberador de PRL. Em algumas situações, os níveis de prolactina estão normais. Por outro lado, o hipotireoidismo pode interferir diretamente na síntese de gonadotrofinas e na esteroidogênese ovariana, seja pela conversão aumentada de androgênios em estrogênios ou pela diminuição da SHBG.

No hipertireoidismo, os níveis elevados dos hormônios tireoidianos aumentam a conversão periférica de androstenediona e testosterona em estrona e estradiol, respectivamente, determinando elevação dos estrogênios circulantes. Assim, há retrocontrole hipotalâmico anormal, com níveis elevados de LH e consequente anovulação.

Na disfunção da tireoide, o hipotireoidismo pode ser tratado com reposição de T4 sintético ou levotiroxina. A orientação terapêutica para o hipertireoidismo varia de acordo com sua etiologia e é melhor encaminhar ao endocrinologista.

Síndrome de Cushing

Juntamente com as manifestações físicas bem conhecidas da síndrome de Cushing – obesidade central, "face de lua cheia" e estrias pigmentadas – estão a anovulação, a irregularidade menstrual e amenorreia, o hirsutismo e a infertilidade. O excesso de androgênios, produzidos pela suprarrenal, juntamente com a obesidade, pode causar excessiva conversão extraglandular de androgênios em estrogênios nas células adiposas e retrocontrole inadequado para a unidade hipotalâmico-hipofisária. Os níveis aumentados de CRH e ACTH na doença de Cushing podem afetar a secreção pulsátil de GnRH hipotalâmico e LH hipofisário, como sugerido para a anovulação crônica hipotalâmica.

REFERÊNCIAS BIBLIOGRÁFICAS

1. Hamilton-Fairley D, Taylor A. Anovulation. BMJ. 2003;327(74):546-9.
2. Lachelin GC, Yen SS. Hypothalamic crhonic anovulation. Am J Obstet Gynecol. 1978;130(7):825-31.
3. Marshall JC, Kelch RP. Low dose pulsatile gonadotropin-releasing hormone in anorexia nervosa: a model of human pubertal development. J Clin Endocrinol Metab. 1979;49(5):712-8.
4. Gordon CM, Ackerman KE, Berga SL, et al. Functional hypothalamic amenorrhea: an Endocrine Society Clinical Practice Guideline. J Clin Endocrinol Metab. 2017;102(5):1413-39.
5. Melmed S, Casanueva FF, Hoffman AR, et al. Diagnosis and treatment of hyperprolactinemia: an Endocrine Society Clinical Practice Guideline. J Clin Endocrinol Metab. 2011;96(2):273-88.
6. The Rotteran ESHRE/ASRM-sponsored PCOS consensus workshop group. Revised 2003 consensus on diagnostic criteria and long-term health risks related to polycystic ovary syndrome (PCOS). Hum Reprod. 2004;89:453-62.
7. Lawson MA, Jain S, Sun S, Patel K, Malcolm PJ, Chang RJ. Evidence for insulin suppression of baseline luteinizing hormone in women with polycystic ovarian syndrome and normal women. J Clin Endocrinol Metab. 2008;93(6):2089-96.
8. Gambineri A, Patton L, Vaccina A, Cacciari M, Morselli-Labate AM, Cavazza C et al. Treatment with flutamide, metformin, and their combination added to a hypocaloric diet in overweight-obese women with polycystic ovary syndrome: a randomized, 12-month, placebo-controlled study. J Clin Endocrinol Metab. 2006;91(10):3970-80.
9. Ehrmann DA. Polycystic ovary syndrome. N Engl J Med. 2005;352:1223-36.
10. Balen AH, Morley LC, Misso M, et al. The management of ovulatory infertility in women with polycystic ovary syndrome: an analysis of evidence to support the development of global WHO guidance. Hum Reprod Update. 2016;22(6):687-708.
11. Witchel SF, Azziz R. Nonclassic congenital adrenal hyperplasia. Int J Pediatr Endocrinol. 2010;2010:625105.

Dismenorreia | 31

Márcia Gaspar Nunes
José Maria Soares Júnior
Geraldo Rodrigues de Lima

DEFINIÇÃO

A dismenorreia caracteriza-se por dores abdominais relacionadas ao fluxo menstrual. É também designada algomenorreia, menalgia, odinomenorreia ou síndrome dismenorreica. Segundo sua derivação etimológica, o termo dismenorreia refere-se à menstruação difícil, desagradável e dolorosa. Todavia, como a dor é o componente mais relevante no quadro clínico, generalizou-se a palavra dismenorreia como sinônimo de dor menstrual.[1]

A exata prevalência da dismenorreia é difícil de ser estabelecida pela natureza subjetiva dos sintomas, variando amplamente na literatura (de 16% a 93%), sendo as maiores taxas reportadas nas adolescentes. Cerca de 10% das pacientes ficam incapacitadas por 1 a 3 dias a cada ciclo menstrual.[1] De fato, a dismenorreia apresenta alto impacto na qualidade de vida, resultando em restrição nas atividades diárias, má qualidade de sono, efeito negativo no humor e menor desempenho acadêmico na adolescência.

CLASSIFICAÇÃO

Classifica-se a dismenorreia em primária (essencial, intrínseca, funcional ou idiopática) e secundária (extrínseca, adquirida ou orgânica).

A dismenorreia primária ocorre em pacientes sem lesões orgânicas. Sua etiologia ainda não está definitivamente estabelecida. Entretanto, tem sido identificada uma hiperprodução de prostaglandinas pelo endométrio, especialmente das $PGF_{2\text{-alfa}}$ e PGF_2, resultando em aumento do tônus e da amplitude das contrações uterinas e consequente isquemia e dor.[2] A produção de prostaglandina é controlada pela progesterona. A exposição do endométrio à progesterona produzida na fase lútea é crucial para a produção de prostaglandinas, assim, a dismenorreia primária ocorre apenas em ciclos ovulatórios.[2,3]

A dismenorreia secundária, por sua vez, decorre de enfermidades orgânicas, como endometriose pélvica, leiomioma do útero, doença inflamatória pélvica, distopias uterinas, malformações genitais, estenose do canal do colo do útero e outras afecções uterinas. Menos frequentemente, ocorre pela presença de dispositivo intrauterino.[4]

QUADRO CLÍNICO

Geralmente, as contrações uterinas da dismenorreia primária são amplas e com tônus miometrial elevado, não havendo relaxamento entre uma contração e outra. O componente psicogênico é inegavelmente relevante.

O aparecimento da dor na dismenorreia primária ocorre, habitualmente, entre 6 meses e 2 anos após a instalação da menarca, com o início dos ciclos ovulatórios. O quadro de dor inicia-se algumas horas antes ou no 1º dia do fluxo menstrual e desaparece, gradativamente, nos dias subsequentes. Caracteriza-se por cólica de intensidade variável, de leve a acentuada ou incapacitante, que se situa no hipogástrio, propagando-se à raiz das coxas (face interna) e à região lombossacral.[3]

É comum, também, a aceleração do trato intestinal, traduzida por diarreia acompanhada de vômitos. Raramente, registra-se, em cada menstruação, a expulsão de verdadeiro molde da cavidade do útero, acompanhada de intensa cólica no baixo ventre, sendo chamada de dismenorreia membranácea.[5]

Em aproximadamente 50% dos casos, há a associação da dismenorreia primária com a síndrome da tensão pré-menstrual.[3]

A dismenorreia secundária pode se manifestar a qualquer época após a menarca, mas comumente aparece como um novo sintoma na mulher após os 30 anos. As mulheres podem ainda apresentar aumento da intensidade da cólica menstrual prévia. Outros sintomas, como dor ao coito, sangramento ao coito ou alteração do padrão de sangramento menstrual podem estar presentes, dependendo da condição mórbida subjacente.

DIAGNÓSTICO

O diagnóstico da dismenorreia primária baseia-se na anamnese e no exame pélvico (completamente normal). Dores isoladas, não habituais, quase sempre são relacionadas a distúrbios emocionais transitórios.

Não há evidências para o uso rotineiro da ultrassonografia na avaliação da dismenorreia primária, contudo, ela é muito útil na exclusão de causas secundárias de dismenorreia.

Dismenorreia secundária deve ser considerada nas seguintes condições: primeira ocorrência de dismenorreia após os 25 anos de idade, piora progressiva do quadro de dor, infertilidade, alteração do padrão de sangramento menstrual, dor ao coito, resposta pobre ou ausente ao tratamento com anti-inflamatórios não hormonais, contracepcionais hormonais combinados, ou a ambos.

TRATAMENTO

A terapêutica da dismenorreia secundária subordina-se ao tratamento da afecção orgânica que a causa.

Para a dismenorreia primária, podemos utilizar medidas higiênicas em relação ao trabalho ou ambiente e o especialista possui diversos esquemas terapêuticos.

Os anti-inflamatórios não hormonais (AINH) são considerados a primeira linha de tratamento para a dismenorreia primária, e devem ser utilizados por ao menos três ciclos menstruais.[6] Os AINH atuam bloqueando a produção de prostaglandinas através da inibição da ciclo-oxigenase (COX).

Existem duas isoformas da COX: a COX1, constitutiva, presente em quase todos os tecidos, e a COX2 ou indutiva, presente, principalmente, nos locais de inflamação. A COX1 é essencial para a manutenção do estado fisiológico normal, incluindo principalmente a proteção da mucosa gastrointestinal, controle do fluxo sanguíneo renal e funções dos sistemas nervoso central, pulmonar, cardiovascular e coagulação, enquanto a COX2 induz a inflamação, causando a dor.

Os AINH inibidores inespecíficos da COX, por sua ação na COX1, bloqueiam a produção de prostaglandinas na mucosa gástrica, predispondo as pacientes a eventos adversos gastrointestinais e renais. Foram desenvolvidos alguns AINH que inibem preferencialmente a COX2, mantendo um bloqueio parcial da COX1, para diminuir os efeitos adversos. A Tabela 1 apresenta a classificação atual dos AINH.

TABELA 1 Classificação atual dos anti-inflamatórios não hormonais (AINH)

Inibidores seletivos da COX1
Aspirina (em baixas doses)
Inibidores não seletivos da COX1
Aspirina (em altas doses), acetaminofen, indometacina, diclofenaco, ibuprofeno, naproxeno, cetoprofeno, flurbiprofeno, piroxicam, meloxicam, nimesulida
Inibidores seletivos da COX2
Celocoxibe, paracoxibe, etoricoxibe, lumiracoxibe

Os anti-inflamatórios salicilatos não são empregados no tratamento da dismenorreia, pois aumentam o fluxo menstrual por diminuição dos fatores de coagulação de origem hepática e inibição da agregação plaquetária. As substâncias anti-inflamatórias mais empregadas na dismenorreia são os derivados do ácido fenil-propiônico (ibuprofeno, naproxeno, cetoprofeno), os do ácido enólico (piroxicam e meloxicam) e do fenamato (ácido mefenâmico). Na falha desses medicamentos, os inibidores específicos da COX2 são muito úteis, mas deve-se ter cuidado sobre a administração em longo prazo pelo risco de doença cardiovascular.[7]

Se os AINH isolados não forem suficientes, os contraceptivos hormonais podem ser associados. O fracasso da associação, após seis meses de tratamento combinado, supõe a existência de causas orgânicas (dismenorreia secundária) como a endometriose.

Os contraceptivos hormonais agem através de supressão da ovulação, e ainda reduzem a proliferação endometrial. A eficácia dos contraceptivos hormonais foi demonstrada independentemente da via de administração (oral, transdérmica ou intravaginal).[8,9] O uso de contraceptivos hormonais em esquema contínuo pode ser considerado para o tratamento da dismenorreia primária.

Os contraceptivos reversíveis de longa duração (LARC – *long-acting reversible contraceptives*) com progestagênios (sistema intrauterino liberador de levonorgestrel e o implante subdérmico liberador de etonorgestrel) também mostraram-se efetivos no alívio da dismenorreia primária.[10]

Recentemente, tem-se empregado o estímulo elétrico do nervo pudendo, por via transcutânea (EETC), principalmente nas pacientes que não apresentam contraindicações ou não querem tomar medicamentos. A literatura mostra que 30% das mulheres melhoram com o EETC.[11]

A psicoterapia de apoio também pode ser utilizada.

Na Figura 1, apresenta-se o algoritmo de conduta na dismenorreia.

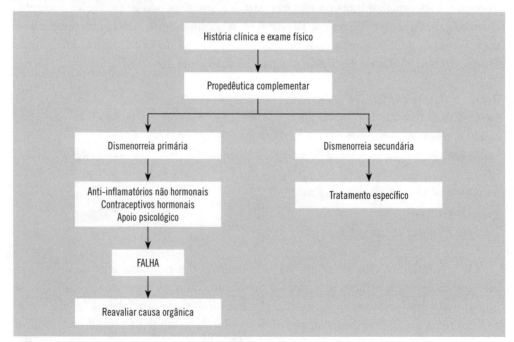

FIGURA 1 Algoritmo de conduta na paciente com dismenorreia.

CONSIDERAÇÕES FINAIS

A dismenorreia é importante problema de saúde, afetando as atividades diárias e impactando a qualidade de vida. Nas adolescentes, quadros de dismenorreia moderados a intensos que impactam a rotina e não respondem às medidas terapêuticas devem ser reavaliados, atentando para possíveis doenças pélvicas.

REFERÊNCIAS BIBLIOGRÁFICAS

1. De Sanctis V, Soliman A, Bernasconi S, et al. Primary dysmenorrhea in adolescents: Prevalence, impact and recent knowledge. Pediatr Endocrinol Rev. 2015;13(2):512-20.
2. Iacovides S, Avidon I, Baker FC. What we know about primary dysmenorrhea today: a critical review. Hum Reprod Update. 2015;21(6):762-78.
3. French L. Dysmenorrhea in adolescents: diagnosis and treatment. Pediatr Drugs. 2008;10(1):1-7.
4. Harel Z. Dysmenorrhea in adolescents and young adults: etiology and management. J Pediatr Adolesc Gynecol. 2006;19(6):363-71.
5. Topçu HO, Topçu S, Kokanali D, Memur T, Doganay M. Spontaneous membranous dysmenorrhea in an adolescent girl: a case report and literature review. J Pediatr Adolesc Gynecol. 2015;28(5):139-41.
6. Osayande AS, Mehulic S. Diagnosis and initial management of dysmenorrhea. Am Fam Physician. 2014;89(5):341-6.
7. White WB. Cardiovascular risk, hypertension and NSAIDs. Curr Pain Headache Rep. 2007;11:428-35.
8. Lindh L, Ellströn AA, Milson I. The effect of combined oral contraceptives and age on dysmenorrhea: an epidemiologic study. Hum Reprod. 2012;27(3):676-82.
9. Priya K, Rjaram S, Goel N. Comparison of combined hormonal vaginal ring and low dose combined oral hormonal pill for the treatment of idiopathic pelvic pain: a randomized trial. Eur J Obstet Gynecol Reprod Biol. 2016;207:141-6.
10. Ryan SA. The treatment of dysmenorrhea. Pediatr Clin North Am. 2017;64(2):331-42.
11. French L. Dysmenorrhea. Am Fam Physician. 2005;71(2):285-91.

32 | Síndrome pré-menstrual

Márcia Gaspar Nunes
Rita de Cassia de Maio Dardes
Edmund Chada Baracat

DEFINIÇÃO

Muitas mulheres sofrem alguns sintomas físicos ou emocionais antes do período menstrual. Esses sintomas as martirizam periodicamente e interferem no desempenho de suas funções habituais, repercutindo tanto na vida social quanto econômica, caracterizando a síndrome pré-menstrual (SPM).[1]

INCIDÊNCIA

Entre as mulheres no período reprodutivo, aproximadamente 15% têm fluxos menstruais isentos de qualquer manifestação prévia. As demais apresentam quadro sintomático complexo, de intensidade variável, muitas vezes omitido e somente revelado por meio de anamnese cuidadosa. A presença de sintomas recorrentes – que ocorram de forma cíclica apenas durante a fase lútea do ciclo menstrual – e que interferem com as atividades da vida da mulher caracterizam a síndrome.

É difícil calcular sua real incidência em razão do limite pouco nítido entre o comportamento habitual e o distúrbio. A maioria dos pesquisadores, contudo, concorda que a SPM acomete aproximadamente 30% a 40% das mulheres em idade fértil. Já a variante mais severa ou extrema da SPM, designada como transtorno disfórico pré-menstrual (TDPM), acomete de 3% a 8% das mulheres no período reprodutivo.[1]

ETIOPATOGENIA

A etiologia da SPM ainda não está devidamente esclarecida. A ocorrência apenas na menacma faz supor que os hormônios ligados ao eixo hipotálamo-hipófise-

-ovário tenham função relevante. Atualmente acredita-se que a flutuação hormonal observada durante o ciclo menstrual normal – e não algum desequilíbrio hormonal – em mulheres suscetíveis seja o desencadeador dos eventos bioquímicos, tanto no sistema nervoso central quanto em outros tecidos, que levam ao aparecimento dos sintomas.[2]

Uma predisposição genética tem sido aventada para essas mulheres, tendo sido observada correlação entre o polimorfismo do gene transportador de serotonina e a intensidade dos sintomas do TDPM, bem como variações do gene receptor alfaestrogênio.[2]

DIAGNÓSTICO

O quadro clínico da SPM é bastante variado e polimorfo, sendo descritos mais de 150 sintomas diversos. A Tabela 1 lista os sintomas físicos, psicológicos e comportamentais mais prevalentes associados à SPM. Contudo, nenhum deles é patognomônico da síndrome. O diagnóstico da SPM é essencialmente clínico e baseia-se sobretudo na época de aparecimento dos sintomas e na sua intensidade, não sendo necessários exames subsidiários. Os exames clínicos geral e ginecológico, mesmo quando realizados no período de incidência dos sintomas, são pouco expressivos.

Os sintomas da SPM podem se manifestar de 5 a 7 dias antes do início do fluxo menstrual e apresentam, em geral, um pico de gravidade dois dias antes do primeiro dia do sangramento e rápido alívio após o início da menstruação, e não deverá ocorrer recorrência dos sintomas até pelo menos o 13º dia do ciclo menstrual. A intensidade dos sintomas também pode ser variável, desde exuberante em um ciclo até inexistente no outro, mas para o diagnóstico a paciente deve apresentar uma disfunção identificável no desempenho social, acadêmico ou de trabalho.

TABELA 1 Sintomas associados à síndrome pré-menstrual

Físicos	Psicológicos e comportamentais
Distensão abdominal	Raiva, irritabilidade
Dores corporais	Ansiedade
Mastalgia	Alterações do desejo sexual
Cólicas abdominais	Dificuldade de concentração
Fadiga	Humor depressivo
Cefaleia	Sentimentos de perda de controle
Náuseas	Mudanças de humor
Edema em extremidades	Insônia ou hipersonia
Ganho de peso	Afastamento das atividades habituais
Alterações gastrintestinais	Tensão
Palpitações	Alterações de apetite (preferência por alimentos doces)
Acne	

GINECOLOGIA • PARTE 4 ENDOCRINOLOGIA GINECOLÓGICA

O Colégio Americano de Ginecologia e Obstetrícia (ACOG) recomenda que o diagnóstico da SPM se baseie em diários prospectivos de sintomas,[3] porque as pacientes superestimam muito a natureza deles. O Registro Diário de Severidade de Problemas (DRSP) é uma ferramenta confiável que pode ser usada para o diagnóstico da síndrome.[4]

Enfatiza-se a importância do estado emocional sobre a instalação, a persistência e a magnitude das queixas. O prognóstico, em geral, é bom, havendo quem admita que tais pacientes são mais predispostas a futuros quadros depressivos.

O transtorno disfórico pré-menstrual tornou-se um diagnóstico oficial inserido no capítulo de transtornos depressivos do *Manual de Diagnóstico e Estatística dos Transtornos Mentais*, quinta edição (DSM-5) da Associação Americana de Psiquiatria.[5] Os critérios para o diagnóstico do TDPM encontram-se na Tabela 2. Segundo o DSM-5, o diagnóstico do TDPM deve ser realizado de forma prospectiva em dois ciclos sintomáticos, não havendo necessidade que esses ciclos sejam consecutivos.

TABELA 2 Critérios diagnósticos para o transtorno disfórico pré-menstrual (DSM-5)

1. Na maioria dos ciclos menstruais, pelo menos cinco sintomas devem estar presentes na última semana antes do início da menstruação, devem começar a melhorar dentro de poucos dias após o início da menstruação, e tornam-se mínimos ou ausentes na semana após a menstruação.

2. Um ou mais dos seguintes sintomas devem estar presentes:
   - Labilidade afetiva acentuada (por exemplo, alterações de humor, sensação repentina de tristeza ou choro, ou aumento da sensibilidade à rejeição).
   - Irritabilidade ou raiva acentuada, ou aumento dos conflitos interpessoais.
   - Humor depressivo acentuado, sentimentos de desesperança, ou pensamentos de autodepreciação.
   - Ansiedade acentuada, tensão e/ou sentimentos de estar no limite.

3. Um ou mais dos seguintes sintomas devem estar presentes, adicionalmente, para chegar a um total de 5 sintomas quando combinados com os sintomas do item 2:
   - Diminuição do interesse em atividades usuais (por exemplo, trabalho, escola, amigos, passatempos).
   - Letargia, fadiga ou falta de energia marcante.
   - Mudança significativa no apetite, comer em excesso, ou desejos por alimentos específicos.
   - Hipersonia ou insônia.
   - Sentimento de estar oprimido ou fora de controle.
   - Sintomas físicos como: inchaço ou sensibilidade mamária, dores articulares ou musculares, sensação de inchaço ou ganho de peso.
Os sintomas acima devem ter estado presentes na maioria dos ciclos menstruais que ocorreram no ano anterior.

4. Os sintomas estão associados a sofrimento clinicamente significativo ou quaisquer interferências com o trabalho, escola, atividades sociais habituais ou relacionamentos com os outros (por exemplo, evitar atividades sociais, diminuição da produtividade e eficiência no trabalho, escola ou casa).

5. O distúrbio não é meramente uma exacerbação dos sintomas de outro transtorno, como transtorno depressivo maior, transtorno de pânico, transtorno depressivo persistente (distimia), ou um transtorno de personalidade (embora possa co-ocorrer com qualquer um desses distúrbios).

6. O primeiro critério (item 1) deve ser confirmado por diário prospectivo de avaliação durante pelo menos dois ciclos sintomáticos.

7. Os sintomas não são atribuíveis aos efeitos fisiológicos de uma substância ou de outra condição médica.

O diagnóstico diferencial deve ser feito quando a paciente apresentar distúrbios psicológicos, psiquiátricos, neurológicos, endócrinos e gastrintestinais; doenças da mama e ginecológicas; fadiga crônica e modalidade idiopática.[3]

TRATAMENTO

Não há um tratamento farmacológico específico para SPM, pois não há conhecimento exato sobre a causa dessa afecção. Assim, o tratamento deve ser individualizado, levando-se em consideração a gravidade dos sintomas. Podem-se instituir medidas não farmacológicas e farmacológicas. Dentre as medidas não farmacológicas incluem-se as modificações no estilo de vida e terapia cognitivo-comportamental. As estratégias farmacológicas visam suprimir a flutuação hormonal, com o bloqueio da ovulação, ou visam agir nos neurotransmissores que afetam o humor. Suplementação de vitaminas e minerais e preparados herbários podem também ser considerados.

Modificação no estilo de vida

Prática de exercícios físicos, supressão do tabaco, uso moderado de bebidas alcoólicas e redução da ingesta de cafeína, sal e açúcar refinado têm sido recomendados para alívio dos sintomas da SPM.

Terapia cognitivo-comportamental

Em 2009, uma metanálise avaliou sete estudos, sendo três randomizados controlados, que demonstraram melhora nos escores de depressão em pacientes com SPM e TDPM.[6] A frequência e a duração da terapia não estão definidas. Mais estudos são necessários para recomendação como primeira linha de tratamento.

Contraceptivos hormonais orais

A falha na identificação de um distúrbio específico, que explique todos os sintomas, sugere que as alterações hormonais fisiológicas (em mulheres suscetíveis) atuem como um gatilho para os sintomas da SPM e do TDPM. Assim, a eliminação da flutuação hormonal parece representar uma alternativa razoável de tratamento. De fato, os análogos agonistas do GnRH mostraram-se eficazes no controle dos sintomas, contudo, em decorrência do aumento do risco cardiovascular e de osteoporose associado ao seu uso, essas medicações não são recomendadas. Assim, para supressão do ciclo recorremos aos contraceptivos hormonais orais, sendo que os estudos demonstram melhora dos sintomas físicos e emocionais da SPM e do TDPM (nível A de evidência).

Pesquisadores analisaram quatro estudos com contraceptivos hormonais orais (90 μg levonorgestrel/20 μg etinilestradiol) em esquema contínuo. Foi utilizado como instrumento de avaliação o DRSP, que demonstrou melhora da depressão e dos sintomas físicos em mulheres com SPM e TDPM.[7] Outro estudo demonstrou que o tratamento contínuo (por 112 dias) resultou em melhora dos escores do DRSP em mulheres portadoras do TDPM.[8]

Revisão sistemática avaliou contraceptivos orais contendo drospirenona; foram analisados cinco estudos com 1.920 mulheres. A drospirenona diminuiu os sintomas físicos como edema, sensibilidade e intumescimento mamário, ganho de peso, distensão abdominal, mastalgia e cefaleia, bem como melhorou o funcionamento social e reduziu as deficiências de produtividade em mulheres afetadas pelo transtorno.[9]

Antidepressivos

Os inibidores seletivos da receptação da serotonina (ISRS) são tratamentos de primeira linha para os sintomas severos da SPM ou TDPM (nível A de evidência). Sertralina, paroxetina, fluoxetina, citalopram e escitalopram podem ser usados para tratar os sintomas psicológicos da SPM e do TDPM e têm causado, ainda, alívio de alguns dos sintomas físicos.[10] Revisão sistemática avaliou os ISRS em 31 estudos randomizados placebo-controlados demonstrando efetividade sobre os sintomas psicológicos.[10]

Da mesma forma que os ISRS, os inibidores seletivos da receptação da serotonina e da noradrenalina (IRSN) como a venlafaxina, também se mostraram eficazes para o tratamento do TDPM.[11]

A Tabela 3 apresenta os diferentes antidepressivos utilizados para tratar o TDPM.

TABELA 3 Antidepressivos para o tratamento do transtorno disfórico pré-menstrual

	Dose	Eventos adversos
Citalopram	20-40 mg/dia ou na fase lútea	Inibição da libido
Escitalopram	10-20 mg/dia ou na fase lútea	Náusea
Fluoxetina	20-60 mg/dia ou na fase lútea	Inquietação
Paroxetina	20-30 mg/dia ou na fase lútea	Boca seca
Paroxetina-CR	12,5-25 mg/dia ou na fase lútea	
Sertralina	50-150 mg/dia ou na fase lútea	
Venlafaxina	50-200 mg/dia ou na fase lútea	

Recentemente, o antipsicótico quetiapina foi avaliado como terapia adjuvante com os ISRS ou IRSN em pacientes com SPM ou TDPM. O objetivo foi melhorar os sintomas de humor em mulheres que não responderam à terapia com ISRS ou IRSN. Um pequeno estudo, com 20 mulheres com seguimento de três meses, demonstrou que a labilidade emocional, ansiedade e irritabilidade foram reduzidas no grupo medicado com quetiapina na dose de 25 mg.[12]

Outras medicações

Para o tratamento da forma severa da SPM ou TDPM devemos considerar o uso dos ISRS e dos IRSN, bem como o bloqueio do ciclo menstrual com contraceptivos hormonais orais combinados em esquema contínuo. Já para pacientes com sintomas leves/moderados da SPM podemos considerar outros esquemas terapêuticos.

Para pacientes com sintomas de ansiedade podemos considerar o tratamento com alprazolam, na dose de 0,25 mg, de forma intermitente durante a fase lútea, mas o seu uso deve ser limitado a pacientes cuidadosamente selecionadas, pela dependência, tolerância e abuso potencial.

Espironolactona, diurético poupador de potássio com efeitos antiandrogênicos, pode ser considerado para alívio dos sintomas de sensibilidade mamária e ganho de peso, na dose de 50-100 mg/dia.

Vitex agnus castus é arbusto originário da região mediterrânea. Seu mecanismo de ação ainda não está totalmente esclarecido, mas acredita-se que module o sistema dopaminérgico. Estudo clínico randomizado avaliou 170 mulheres com SPM tratadas com 20 mg de *Vitex agnus castus* por dia. Resultados demonstraram uma diminuição dos sintomas de irritabilidade, alteração do humor, raiva, cefaleia e mastalgia em relação ao placebo (52% *versus* 24%, respectivamente, p = 0,0001).[13]

Diversos suplementos vitamínicos e minerais foram utilizados para alívio dos sintomas da SPM; evidências, contudo, justificam a prescrição somente de cálcio, magnésio e de vitamina B6. Suplementação com cálcio promove alívio dos sintomas da SPM (nível B de evidência). Estudo duplo-cego, randomizado, placebo-controlado, com 466 mulheres com SPM demonstrou que aquelas que receberam suplementação com carbonato de cálcio 1.200 mg por dia por três ciclos menstruais consecutivos apresentaram pontuação de sintomas significativamente menores no segundo e terceiro ciclos de tratamento em comparação com placebo (redução de 48% *versus* 30%, respectivamente).[14] A piridoxina (vitamina B6) também tem demonstrado aliviar os sintomas da SPM. Doses superiores a 100 mg por dia não mostraram maior resposta em comparação com doses inferiores a 100 mg ao dia. Altas doses de piridoxina (acima de 300 mg) podem se associar a neuropatia periférica (nível B de evidência). A suplementação com magnésio também se mostrou útil para alívio dos sintomas de retenção hídrica, alterações de humor e ansiedade.

CONSIDERAÇÕES FINAIS

A Tabela 4 apresenta as recomendações para a prática clínica e seu nível de evidência.

TABELA 4 Recomendações para o manejo de SPM e TDPM

Recomendação	Nível de evidência	Referência
Registro diário de severidade de problemas (DRSP) é um instrumento útil para diagnóstico de SPM/TDPM	C	5
Inibidores seletivos da receptação de serotonina (ISRS) como primeira linha no tratamento de SPM/TDPM	A	11,12
Contraceptivos hormonais orais são eficazes para tratamento de SPM/TDPM	A	8,9,10
Suplementação de cálcio pode melhorar sintomas de SPM	B	15
Terapia cognitivo-comportamental pode melhorar sintomas de SPM/TDPM	B	7

REFERÊNCIAS BIBLIOGRÁFICAS

1. Nunes MG, Haidar MA, Mota EAL, Simões RD, Baracat EC. Síndrome pré-menstrual: etiopatogenia e fisiopatologia. Femina. 1999;27(1):25-9.
2. Rapkin AJ, Akopiana AL. Pathophysiology of premenstrual syndrome and premenstrual dysphoric disorder. Menopause Int. 2012; 18(2):52-9.
3. American College of Obstetricians and Gynecologists. Guidelines for women`s health care: a resource manual. 4th ed. Washington, DC: American College of Obstetricians and Gynecologists; 2014. p.607-13.
4. Endocitt J, Noe J, Harrison W. Daily Record of Severity of Problems (DRSP): reliable and validity. Arch Womens Ment Health. 2006;9(1):41-9.
5. American Psychiatric Association. Diagnostic and statistical manual of mental disorders, Fifth edition (DSM-5). Arlington, VA: American Psychiatric Association; 2013.
6. Lustyk MK, Gerrick WG, Shaver S, Keys SL. Cognitive-comportamental therapy for premenstrual syndrome and premenstrual dysphoric disorder: a systematic review. Arch Womens Ment Health. 2009;12(2):85-96.
7. Freeman EW, Halbreich U, Grubb GS, et al. An overview of four studies of a continuous oral contraceptive (levonorgestrel 90 mch/ethinyl estradiol 20 mcg) on premenstrual dysphoric disorder and premenstrual syndrome. Contraception. 2012; 85(5):437-45.
8. Halbreich U, Freeman EW, Rapkin AJ, et al. Continuous oral levornorgestrel/ethinyl estradiol for treating premenstrual dysphoric disorder. Contraception. 2012;85(1):19-27.
9. Lopez LM, Kaptein AA, Helmerhorst FM. Oral contraceptives containing drosperinome for premenstrual syndrome. Cochrane Database Syst Rev. 2012;(2):CD006586.
10. Marjoribanks J, Brown J, O'Brien PM, Wyatt K. Selective serotonin reuptake inhibitors for premenstrual syndrome. Cochrane Database Syst Rev. 2012;(6):CD001396.
11. Freeman EW, Rickers K, Yonkers KA, et al. Venlafaxine in the treatment of premenstrual dysphoric disorder. Obstet Gynecol. 2001;98(5):737-44.
12. Jackson C, Pearson B, Girdler S, et al. Double-blind, placebo-controlled pilot study of adjunctive quetiapine SR in the treatment of PMS/PMDD. Hum Psychopharmacol. 2015;30(6):425-34.
13. Schellenberg R. Treatment for the premenstrual syndrome with agnus castus fruit extract: prospective, randomized, placebo-controlled study. BMJ. 2001;322(7279):134-7.
14. Thus-Jacobs S, Starkey P, Bernstein D, Tian J. Calcium carbonate and the premenstrual syndrome: effects on premenstrual and menstrual symptoms. Premenstrual Syndrome Study Group. Am J Obstet Gynecol. 1998;179(2):444-52.

Galactorreia | 33

Rita de Cassia de Maio Dardes
Cláudio Emílio Bonduki
Mauro Abi Haidar

DEFINIÇÃO

Caracteriza-se como galactorreia o derrame papilar não fisiológico com características químicas de leite fora do ciclo gravídico-puerperal recente.[1]

INCIDÊNCIA

A prevalência de galactorreia na mulher adulta varia de 0,1% a 32% e acomete, em média, 20% a 25% das mulheres. Sua incidência aumenta com a idade e depende do método de contracepção.[2]

Há associação entre galactorreia e hiperprolactinemia em 49% a 77% dos casos. Entretanto, vê-se galactorreia também em 5% a 10% das mulheres eumenorreicas, entre as quais 90% têm níveis normais de prolactina.[1,3]

QUADRO CLÍNICO

A galactorreia pode ser uni ou bilateral, espontânea ou à expressão da mama, contínua ou intermitente, mas normalmente é poliductal. Existe coloração límpida ou esbranquiçada, podendo também ser amarelada ou esverdeada – eventualidade que requer diagnóstico diferencial com outras doenças mamárias.

Secreções de múltiplos ductos geralmente provêm de causa hormonal, enquanto as uniductais estão relacionadas a afecções mamárias.[4]

DIAGNÓSTICO

Para confirmação diagnóstica, é fundamental o achado de gotículas de gordura no exame microscópico da secreção, pela coloração de Sudan ou de azul de Nilo.[5]

Qualquer galactorreia deve ser investigada em nulíparas ou multíparas, 12 meses após a última gravidez ou desmame. A determinação sérica de prolactina é imperativa em todos os casos.[4,6]

CAUSAS

Existem inúmeras causas que explicam a galactorreia. Todavia, a causa idiopática ainda é a mais importante.

Todas as causas atualmente conhecidas estão relacionadas ao aumento da prolactina, salientando-se:[4]

- excesso de estrogênios, que pode levar à galactorreia por supressão hipotalâmica, causando redução de dopamina (principal fator inibidor da prolactina) e aumentando, consequentemente, a liberação de prolactina. O uso de anticoncepcionais de alta dose diária costumava levar à galactorreia; porém, atualmente, com menores dosagens, houve queda da incidência;
- estímulos intensos e prolongados de sucção mamilar, que podem aumentar a liberação de prolactina, via hipotalâmica, por redução da dopamina. Algumas doenças, como herpes-zóster torácico, cicatriz de toracotomia e lesões de coluna cervical, simulam esse estímulo, levando à galactorreia;
- ação de drogas que levam à diminuição de dopamina (ver capítulo de hiperprolactinemia);
- estresse, traumas, procedimentos cirúrgicos e anestesias, que podem inibir a dopamina;
- eventos que podem diminuir a produção ou a chegada de dopamina na hipófise com consequente aumento de prolactina, como lesões hipotalâmicas, secção ou compressão da haste hipofisária;
- hipotireoidismo, que pode levar à hiperprolactinemia pelo aumento de TRH, que é, também, um fator liberador de prolactina;
- presença de micro ou macroprolactinomas;
- causas idiopáticas; Yamaguchi et al.[7] sugerem que mulheres com hiperprolactinemia apenas noturna têm incidência aumentada de galactorreia e insuficiência lútea. Dessa forma, na investigação de qualquer galactorreia, é sempre obrigatória a dosagem de prolactina. Todavia, nem todas as pacientes que apresentam hiperprolactinemia têm galactorreia, cuja incidência média é de 33%);

TABELA 1 Causas de hiperprolactinemia

Fisiológicas
Gravidez
Amamentação (lactação)
Estresse
Manipulação mamária
Coito
Sono
Exercício físico
Período neonatal
Farmacológicas
Antagonistas dopaminérgicos: • Fenotiazinas (lorpromazina), butirofenonas (haloperidol), benzamidas (metoclopramida, sulpirida, velariprida)
Drogas que causam depleção da dopamina: • Alfametildopa, reserpina
Outros mecanismos: • Estrogênios, TRH (hormônio tireotrófico), antidepressivos (tricíclicos, inibidores da MAO), opiáceos, cocaína
Patológicas
Doenças hipofisárias: • Prolactinomas, acromegalia, síndrome da sela túrcica vazia, doença de Cushing
Doenças hipotalâmicas: • Tumores (craniofaringioma, meningioma, disgerminoma), histiocitose, sarcoidose, secção da haste hipofisária, radioterapia)
Doenças endocrinometabólicas: • Hipotireoidismo, insuficiência renal crônica e suprarrenal, hepatopatias crônicas, ovários policísticos
Neurogênica: • Lesões da parede torácica (herpes-zóster, mastectomias, queimaduras, lesão medular)

- "leite de bruxa" – galactorreia em aproximadamente 5% dos recém-nascidos por influência dos hormônios maternos.[4]

TRATAMENTO

A galactorreia por si só não requer tratamento. Este deve ser feito em mulheres que o exigem por razões cosméticas e sexuais ou por apresentarem grande quantidade de secreção.

O tratamento consiste em eliminar a causa básica, e administrar agonistas dopaminérgicos, em casos de prolactinomas, e de hormônios tireoidianos em casos de hipotireoidismo. A Figura 1 mostra o algoritmo de atendimento da mulher com galactorreia.[8]

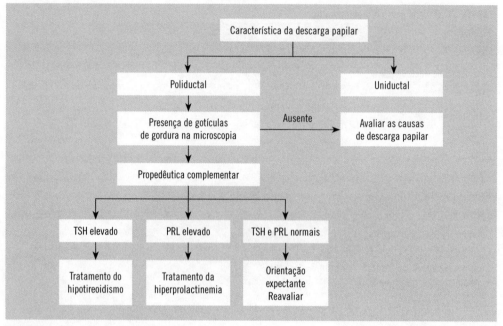

FIGURA 1 Algoritmo de atendimento de mulheres com galactorreia.

Nos casos de galactorreia idiopática, é possível administrar agonistas dopaminérgicos, mesmo na ausência de hiperprolactinemia, com melhora do quadro clínico. Também pode-se utilizar a bromocriptina na dose inicial diária de 1,25 mg ou a cabergolina, na dose de 0,5 mg/semana em dose única.

REFERÊNCIAS BIBLIOGRÁFICAS

1. Sakiyama R, Quan M. Galactorrhea and hyperprolactinemia. Obstet Gynecol Surv. 1983;38:689-700.
2. Omar HA, Zakharia RM, Kanungo S, Huff M, McClanahan K. Incidence of galactorrhea in young women using depot-medroxyprogesterone acetate. Scientific World Journal. 2006;6:538-41.
3. Villanueva Díaz CA, Echavarria Sánchez M, Juárez Bengoa A. Irregular secretion of prolactin in infertile women with normoprolactinemic galactorrhea. Ginecol Obstet Mex. 2007;75:73-8.
4. Peña KS, Rosenfeld JA. Evaluation and treatment of galactorrhea. Am Farm Physician. 2001;63(9):1763-70.
5. Ogan A, Yanardag R, Colgar U, Bapçum A, Emekli N. Lipid composition of nipple discharges of women with galactorrhea. Gynecol Endocrinol. 1994;8(2):109-14.
6. Crosignani PG. Current treatment issues in female hyperprolactinaemia. Eur J Obstet Gynecol Reprod Biol. 2006;125(2):152-64.
7. Yamaguchi M, Aono T, Koike K, Nishikawa Y, Ikegami H, Miyake A, et al. Effects of nocturnal hyperprolactinemia on ovarian luteal function and galactorrhea. Eur J Obstet Gynecol Reprod Biol. 1991;39(3):187-91.
8. Salazar-López-Ortiz, Hernández-Bueno, González-Bárcena, López-Gamboa M, et al. Clinical practice guideline for the diagnosis and treatment of hyperprolactinemia. Ginecol Obstet Mex. 2014;82(2):123-42.

Hiperprolactinemia | 34

Ivaldo da Silva
Rita de Cassia de Maio Dardes
José Maria Soares Júnior
Edmund Chada Baracat

DEFINIÇÃO

A hiperprolactinemia representa uma das alterações hipotálamo-hipofisárias mais frequentes em Ginecologia Endocrinológica, sendo observada em até 30% das pacientes jovens com amenorreia secundária e infertilidade. Seu reconhecimento é fundamental para o tratamento e controle de estados hipogonadais.[1]

A hiperprolactinemia patológica é definida como a elevação persistente dos níveis séricos de prolactina (PRL) na ausência de situações fisiológicas, como gravidez ou lactação.[1]

Fisiologia da prolactina

A PRL é um hormônio produzido principalmente na hipófise (glândula pituitária), com ação endócrina em diversos tecidos e órgãos. Os tecidos nos quais a PRL também é produzida e secretada (tecido linfoide, miométrio e endométrio) podem ter importante ação na regulação autócrina e parácrina.[1]

Os lactótrofos da adenoipófise são as células que sintetizam e secretam a PRL. Em hipófises normais, os lactótrofos constituem, pelo menos, 20% da população celular e estão localizados, em especial, na asa lateral posterior da adenoipófise.[2]

Regulação neuroendócrina

O hipotálamo exerce controle predominantemente inibitório sobre a secreção de PRL pelos lactótrofos da hipófise. A PRL tem sua secreção controlada principalmente pelos fatores inibidores GABA e dopamina (Dopa). Contudo, existem, ainda, os fatores liberadores da PRL que, embora menos importantes, podem promover aumento de secreção. Entre esses fatores, destacam-se o hormônio liberador de tireotrofina (TRH), a serotonina, o hormônio liberador de gonadotrofinas (GnRH), a histamina, os peptídios opioides, a ocitocina e a angiotensina.[3,4]

A Dopa é a principal reguladora da PRL, exercendo ação inibitória sobre sua liberação. É sintetizada nos axônios e nos neurônios tuberoinfundibulares, sendo liberada na circulação porta-hipofisária. Atinge os lactótrofos e acopla-se aos receptores específicos que existem em suas membranas.[3]

Enquanto o controle hipotalâmico da secreção de PRL se faz por mecanismo inibitório tônico, a ação dos fatores liberadores seria necessária para as atividades secretoras agudas. Sob certas condições, a secreção de PRL aumentada não se acompanha por diminuição mensurável nos níveis de Dopa no sangue portal. Além disso, a liberação aguda de PRL pode ocorrer mesmo sob inibição máxima da Dopa.[3] Assim, a neurorregulação da PRL é multifatorial, estando sob um complexo sistema regulador duplo que envolve controle tanto inibitório quanto estimulador pelo sistema hipotalâmico-hipofisário, por via neuroendócrina, autócrina ou parácrina.[4,5]

A secreção da PRL é pulsátil, ocorrendo variações dos níveis durante o dia. No entanto, não existe um ritmo circadiano propriamente dito. Os valores circulantes da PRL aumentam durante o sono e diminuem de maneira gradual no período da manhã, sendo oposto ao ritmo da Dopa.[6] Quando elevada persistentemente, a PRL interfere na secreção hipotalâmica de GnRH, de modo que o pico ovulatório e a pulsatilidade do LH e do FSH desapareçam, ocorrendo perda do *feedback* positivo dos estrogênios sob a secreção de LH e o defeito da fase lútea. Parece que isso se dá por aumento dos opióides. Essa alteração pode ser a primeira manifestação. Caso continue, a mulher pode desenvolver ciclos anovulatórios e até amenorreia.[7]

Formas da prolactina

Há muito tempo, notou-se que os níveis séricos de PRL medidos por radioimunoensaio (RIE) não estavam sempre correlacionados aos achados clínicos. A explicação para essas discrepâncias residia na heterogeneidade da molécula de PRL circulante. Em diferentes situações fisiopatológicas, a proporção de PRL biologicamente ativa e imunorreativa pode variar de modo considerável.

Segundo Sinha[8], há quatro formas de PRL circulantes:

- PRL de molécula "pequena" (*little prolactin*): hormônio monomérico com peso molecular de aproximadamente 22 mil daltons, com alta afinidade pelo receptor e elevada bioatividade;
- PRL de molécula "grande" (*big prolactin*): mistura de formas di e triméricas, com peso molecular de aproximadamente 50 mil daltons;

- PRL de molécula "muito grande" (*big-big prolactin*): forma polimérica com peso molecular de aproximadamente 100 mil daltons;
- forma glicosilada de PRL: peso molecular de 25 mil daltons.

Essas formas heterogêneas de PRL foram encontradas tanto em situações normais quanto na hiperprolactinemia. Aparentemente, as formas *big* e *big-big* têm menor ligação aos receptores. A forma pequena é biologicamente mais ativa e a glicosilada é menos imunorreativa que esta, estando presente na maioria dos plasmas humanos e em maiores quantidades.

A glicosilação do hormônio pode modular sua imunorreatividade e sua atividade biológica. Em condições basais, a PRL pode sofrer glicosilação parcial e variável, tornando-se menos ativa em comparação à forma glicosilada.

A expressão gênica da PRL ocorre nos lactótrofos da hipófise anterior, no endométrio decidualizado e no miométrio. A PRL secretada nesses locais é semelhante, mas há diferenças no RNA mensageiro, o que sugere haver diferenças na regulação gênica da PRL.[8]

CAUSAS

A hiperprolactinemia, ou seja, a elevação dos níveis plasmáticos de PRL, pode ocorrer em diversas situações, refletindo processos fisiopatológicos ou em consequência reversível de alterações funcionais, como o uso de determinadas drogas.

Entre as inúmeras causas de hiperprolactinemia, destacam-se as fisiológicas, as farmacológicas e as patológicas (Tabela 1).

QUADRO CLÍNICO

Entre as manifestações clínicas da mulher, salientam-se a galactorreia, as alterações menstruais (encurtamento ou alongamento do ciclo) e a infertilidade.

A galactorreia é encontrada em 30% a 80% dos casos, sendo, mais frequentemente, apenas achado de exame físico. Os distúrbios menstruais são os mais diversos, variando desde alterações do intervalo, curto ou longo, até amenorreia. A infertilidade, por sua vez, decorre, sobretudo, do estado de anovulação crônica.[9]

Em casos mais severos de hipoestrogenismo, é possível haver diminuição do trofismo dos genitais e do desejo sexual, com dispareunia, pela atrofia e secura vaginal. Pode existir, também, maior predisposição para osteoporose precoce.

Sintomas neuro-oftálmicos, como cefaleia e alterações do campo visual (hemianopsia bitemporal), são comuns em casos de macroprolactinomas, decorrentes da compressão de estruturas vizinhas pela massa tumoral, como o quiasma óptico.[9]

DIAGNÓSTICO

O diagnóstico baseia-se, fundamentalmente, no quadro clínico e na dosagem de PRL basal, podendo ser clínico, laboratorial ou radiológico.

TABELA 1 Causas de hiperprolactinemia

Fisiológicas
Gravidez
Amamentação
Estresse
Manipulação mamária
Coito
Sono
Exercício físico
Período neonatal
Farmacológicas
Antagonistas dopaminérgicos:
fenotiazinas (lorpromazina)
butirofenonas (haloperidol)
benzamidas (metoclopramida, sulpirida, velariprida)
Drogas que causam depleção da Dopa:
alfametildopa
reserpina
Outros mecanismos:
estrogênios
TRH
antidepressivos (tricíclicos, inibidores da MAO)
Opiáceos
Cocaína
Orgânicas
Doenças hipofisárias:
prolactinomas, acromegalia, síndrome da sela túrcica vazia, doença de Cushing
Doenças hipotalâmicas:
tumores (craniofaringioma, meningioma, disgerminoma), histiocitose, sarcoidose, secção da haste
hipofisária, radioterapia
Doenças endocrinometabólicas:
hipotireoidismo, insuficiência renal crônica e suprarrenal, hepatopatias crônicas, ovários policísticos
Neurogênica:
lesões da parede torácica (herpes-zóster), mastectomias, queimaduras, lesão medular
Idiopática

Clínico

Deve-se proceder anamnese e exame físico para caracterizar os sintomas, como as alterações menstruais, afastar o uso de medicações e pesquisar galactorreia, alterações do trofismo vaginal, neuro-oftálmicas e outras relacionadas ao estado de hiperprolactinemia.

Laboratorial

A coleta para dosagem de PRL deve ser realizada pela manhã, cerca de 2 a 3 horas após o despertar, em jejum, de preferência na fase folicular do ciclo menstrual. Deve-se lembrar que os níveis basais de PRL estão um pouco mais elevados na fase secretora e que muitas condições fisiológicas alteram sua dosagem.[10]

Valores normais de PRL situam-se entre 5 e 25 ng/mL. Níveis acima de 100 ng/mL são sugestivos de tumores e acima de 200 ng/mL são praticamente confirmatórios. Contudo, elevação persistente da prolactina sérica em duas dosagens consecutivas, mesmo inferior a 100 ng/mL, também pode ser sugestiva de tumor hipofisário.[11]

Em níveis inferiores a 100 ng/mL, não se deve esquecer de pesquisar doenças que cursam com alteração da PRL, como o hipotireoidismo primário (dosagem de TSH). Em casos de hirsutismo, deve-se pesquisar presença de ovários policísticos e defeitos enzimáticos da suprarrenal.[11]

Salienta-se, ainda, que a detecção de altos níveis de prolactina pode ser prejudicada pelo efeito gancho (*hook effect*) dos testes de detecção hormonal. Nesses casos, há necessidade de diluição do soro para adequada avaliação da concentração sérica da prolactina.[12]

Há casos de hiperprolactinemia relacionados com a forma muito grande, que não teria ação biológica. Nesses casos com poucos sintomas ou assintomáticos, sugere-se a pesquisa de macroprolactinemia; para tanto adiciona-se polietilenoglicol (PEG) em parte igual à de soro, que precipita a forma muito grande da prolactina, permitindo apenas que o sobrenadante seja aferido.[12]

Radiológico

Pacientes com valores de PRL maiores que 100 ng/mL devem ter suas selas túrcicas investigadas radiologicamente.[11-13]

A avaliação radiológica da sela túrcica pode ser feita por radiografias simples, tomografia computadorizada e ressonância magnética. O objetivo dessa avaliação é o diagnóstico diferencial entre a hiperprolactinemia funcional e a secundária e tumores de hipófise.[12,13]

Em casos de tumores de hipófise, a hiperprolactinemia pode ser primária por tumores produtores de PRL (microadenomas menores que 1 cm e macroadenomas maiores que 1 cm) ou secundária à compressão por outros tumores (craniofaringioma, meningioma, disgerminoma).

As radiografias simples têm seu valor muito limitado, pois detectam apenas tumores de grande extensão, maiores que 2 cm.

A ressonância magnética é o método que fornece a melhor avaliação da hipófise, diagnosticando microadenomas. Porém, tem alto custo e é reservada apenas para os casos duvidosos ou não conclusivos à tomografia computadorizada. Esta última é importante para o planejamento cirúrgico dos adenomas não responsivos ao tratamento medicamentoso, principalmente para analisar a anatomia óssea.[12,13]

Em casos de macroprolactinomas, deve-se proceder, também, exame neuro-oftalmológico e do campo visual (campimetria).[13]

TRATAMENTO

O tratamento da hiperprolactinemia tem como objetivo principal a correção de sua causa básica. Se a etiologia for farmacológica, deve-se suspender os medicamentos assim que possível. No caso de hipotireoidismo, ele deve ser tratado.

Há três formas de tratamento da hiperprolactinemia (funcional ou tumoral): clínica, cirúrgica e radioterápica.

Clínico

É o tratamento de eleição. Outras formas de tratamento devem ser aconselhadas apenas em caso de intolerância ou ineficácia ao tratamento clínico. Consiste na administração de drogas agonistas dopaminérgicas, entre as quais se destacam:

- bromoergocriptina 1,25 a 10 mg/dia, via oral (VO), 1 a 3 vezes/dia: iniciar com 1,25 mg/dia e aumentar a dose até controlar os níveis de PRL ou conforme a regularização da menstruação. As dosagens de controle devem ser realizadas depois de 30 a 90 dias da elevação da dose. Pode ser administrada em tabletes vaginais de 2,5 mg, 1 a 2 vezes/dia;
- cabergolina 0,25 a 2 mg/semana, VO, 1 a 2 vezes/semana: a dose inicial é de 0,5 mg/semana, dividida em 1 a 2 tomadas. Apresenta maior comodidade e eficácia no controle da PRL, além de maior tolerabilidade que as outras drogas.

Após a normalização da PRL, deve-se fazer reavaliação a cada 6 meses. Nos casos de hiperprolactinemia funcional ou de microadenomas, pode-se tentar a retirada da terapia medicamentosa entre 6 meses e 2 anos de PRL normal. Caso os níveis de PRL voltem a aumentar, deve-se reiniciar o tratamento. A recidiva, em geral, é frequente.[14]

Deve-se ter cuidado com os macroadenomas, pois pode haver necrose no centro do tumor durante o tratamento e algumas pacientes podem ter até acidente vascular encefálico. Contudo, esses casos são muito raros.

Cirúrgico

É reservado aos grandes adenomas que não respondem bem ao tratamento clínico ou quando há compressão de outras estruturas.[14]

Radioterápico

Raramente utilizado, restringe-se aos tumores que não foram completamente extirpados durante a cirurgia e com má resposta ao tratamento clínico.[14]

HIPERPROLACTINEMIA E GESTAÇÃO

Normalmente, deve-se suspender a terapia medicamentosa após a confirmação de gestação, nos casos de hiperprolactinemia funcional e microadenomas, uma vez que as complicações decorrentes dessa interrupção são pouco frequentes. A amamentação também não está contraindicada. A respeito dos macroadenomas, porém, não há consenso quanto à conduta a ser adotada. A melhor opção parece ser a manutenção do tratamento e a contraindicação da amamentação.[15-17]

A Figura 1 apresenta o algoritmo de acompanhamento da gestante com hiperprolactinemia.

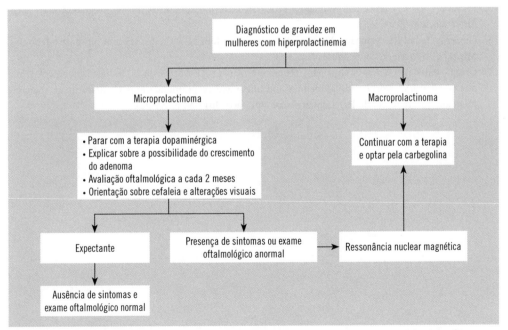

FIGURA 1 Algoritmo de acompanhamento de gestantes com tratamento prévio para hiperprolactinemia.

REFERÊNCIAS BIBLIOGRÁFICAS

1. Chen AX, Burt MG. Hyperprolactinaemia. Aut Prescr. 2017;40(6):220-4.
2. Johnston JD. Photoperiodic regulation of prolactin secretion: changes in intra-pituitary signalling and lactotroph heterogeneity. J Endocrinol. 2004;180(3):351-6.
3. Ben-Jonathan N, Hnasko R. Dopamine as a prolactin (PRL) inhibitor. Endocr Rev. 2001;22(6):724-63.
4. Matsuzaki T, Irahara M, Aono T. Physiology and action of prolactin. Nippon Rinsho. 1997;55:2871-5.
5. Buhimschi CS. Endocrinology of lactation. Obstet Gynecol Clin North Am. 2004;31:963-79.
6. Copinschi G, Van Reeth O, Van Cauter E. Biologic rhythms. Nyctemeral variation in man. Presse Med. 1999;28:936-41.
7. Cunha-Filho JS, Gross JL, Lemos NA, Brandelli A, Castillos M, Passos EP. Hyperprolactinemia and luteal insufficiency in infertile patients with mild and minimal endometriosis. Horm Metab Res. 2001;33:216-20.
8. Sinha YN. Structural variants of prolactin: occurrence and physiological significance. Endocrine Reviews. 1995;16:354-69.
9. Nowakowski G, Widala E, Kochaska-Dziurowicz AA. Hyperprolactinemia: I. Etiopathogenesis, clinical features. Przegl Lek. 1998;55:393-6.
10. Patel SS, Bamigboye V. Hyperprolactinaemia. J Obstet Gynaecol. 2007;27:455-9.
11. Practice Committee of the American Society for Reproductive Medicine. Current evaluation of amenorrhea. Fertil Steril. 2008;90:S219-25.
12. Al Sifri SN, Raef H. The hook effect in prolactin immunoassays. Saudi Med J. 2004;25(5):656-9.
13. Smith MV, Laws Jr ER. Magnetic resonance imaging measurements of pituitary stalk compression and deviation in patients with nonprolactin-secreting intrasellar and parasellar tumors: lack of correlation with serum prolactin levels. Neurosurgery. 1994;34:834-9.
14. Prabhakar VK, Davis JR. Hyperprolactinaemia. Best Pract Res Clin Obstet Gynaecol. 2008;22(2):341-53.
15. Imran SA, Ur E, Clarke DB. Managing prolactin-secreting adenomas during pregnancy. Can Farm Physician. 2007;53(4):653-8.
16. Glezer A, Jallad RS, Machado MC, Fragoso MC, Bronstein MD. Pregnancy and pituitary adenomas. Minerva Endocrinol. 2016 Sep;41(3):341-50.
17. Grigg J, Worsley R, Thew C, Gurvich C, Thomas N, Kulkarni J. Antipsychotic induced hyperprolactinemia: synthesis of world-wide guidelines and integrated recommendations for assessment, management and future research. Psychopharmacology (Berl). 2017 Nov;234(22):3279-97.

Hirsutismo | 35

Edmund Chada Baracat
Mauro Abi Haidar
Thaís Sanches Domingues
Eduardo Leme Alves da Motta
Geraldo Rodrigues de Lima
Marisa Teresinha Patriarca

DEFINIÇÃO

As síndromes hiperandrogênicas se caracterizam pelo aumento excessivo dos esteroides androgênicos, propiciando fenômenos comuns aos homens, como aumento dos pelos, voz grave, massa muscular hipertrofiada, alopecia central, entre outras, ou seja, características arrenomiméticas. Já o hirsutismo é unicamente caracterizado pelo excesso dos pelos hormônio-dependentes, em locais em que normalmente não deveriam existir, portanto de característica sexual secundária masculina, e corresponde à principal manifestação cutânea do hiperandrogenismo.[1,2] A hipertricose refere-se ao excesso de crescimento de pelos do tipo lanugem.[1,2]

FISIOLOGIA DO PELO E INTERAÇÃO HORMONAL

O crescimento e a distribuição de pelos no corpo acontecem, basicamente, de três formas:

- pelos independentes do sexo, que possuem características específicas familiares e raciais, como os das pálpebras, das sobrancelhas e do couro cabeludo;
- pelos ambissexuais, que aparecem em ambos os sexos durante a puberdade, como os das axilas e das regiões púbicas;
- pelos androgênicos, que constituem características secundárias masculinas e são encontrados na face, no tórax, nas regiões lombar e sacral, além da raiz das coxas.

Além desses tipos, deve-se notar que os pelos terminais nas regiões frontal e parietal do crânio têm seu crescimento inibido pelos androgênios, segundo determinado padrão genético. Assim, o hiperandrogenismo pode causar a alopecia dessa região nas mulheres.[2]

A unidade pilossebácea é formada pelo folículo piloso e pela glândula sebácea, apresentando atividade cíclica intrínseca. O folículo piloso possui receptores para androgênios e estrogênios, enquanto a glândula sebácea apenas para androgênios.

Existem diversos tipos de androgênios circulantes, sendo a testosterona (T) o mais potente. Cerca de 80% dos androgênios estão ligados à proteína transportadora dos esteroides sexuais (SHBG), que regula sua atuação. No restante, 19% são conectados à albumina e o 1% restante circula livremente, chamado de biologicamente ativo. O desvio nessa concentração livre é capaz de manifestar efeitos marcantes, como o hirsutismo, sem necessariamente apresentar o excesso de androgênios circulantes.[2]

Ao entrar na célula, a T é transformada em diidrotestosterona (DHT), por ação da enzima 5-alfa redutase. A DHT, por sua vez, liga-se a seu receptor citoplasmático e transloca-se para o núcleo celular. Após a sua ligação ao receptor nuclear, desencadeia-se a ação androgênica, que é característica para os diferentes tecidos-alvo.[2]

No caso da unidade pilossebácea, a DHT estimula o crescimento, a pigmentação dos pelos (formando os chamados pelos terminais), a produção de ácidos graxos saturados (sebo) e o aumento do conteúdo de colágeno da pele, além de facilitar a formação de culturas de microrganismos cutâneos, levando ao aparecimento de acne, que comumente está associada ao hirsutismo.[2]

ETIOLOGIA

Os androgênios são produzidos pelo ovário e pelo córtex da glândula suprarrenal, assim o hiperandrogenismo é decorrente do excesso de sua produção em um desses sítios. Entre as causas de origem suprarrenal, incluem-se doença de Cushing, secreção ectópica de ACTH, formas virilizantes da deficiência enzimática da suprarrenal e tumores virilizantes, tanto o adenoma quanto o carcinoma.[5] Dentre as principais afecções do ovário, destacam-se a síndrome dos ovários policísticos, a hipertecose e os tumores que produzem androgênios, isto é, o androblastoma, os tumores de células hilares e lipoídicas. Porém, para relacionar determinada secreção hormonal a uma glândula endócrina em particular, é necessário que se demonstre maior concentração do hormônio em estudo no sangue oriundo da glândula, e não em amostra tomada na circulação periférica.

Nas mulheres, o ovário e a suprarrenal respondem por 50% da produção direta de testosterona e os outros 50% são formados a partir da conversão periférica a partir da androstenediona, androgênio de menor atividade biológica e produzido em igual parte pelas duas glândulas. Já a fonte principal de DHEA circulante e de sua forma sulfatada (S-DHEA) é a suprarrenal. Existem evidências de que o tecido adiposo seja capaz de transformar certos precursores hormonais em DHEA, o que explica o frequente achado de aumento dos níveis circulantes desse hormônio em mulheres obesas.[3]

O hiperandrogenismo também pode resultar da inapropriada secreção hepática de SHBG, uma vez que essa proteína determina a quantidade de testosterona livre, que é a forma ativa em nível celular. Sua síntese é estimulada pelos estrogênios e diminuída em algumas condições, como acromegalia, obesidade e hiperinsulinemia, além do próprio hiperandrogenismo primário. Dessa forma, sua concentração é importante na regulação da quantidade da forma livre e, em consequência, das manifestações do hirsutismo e da acne. A maior exposição de um tecido ao androgênio ligado à SHBG ou a outra proteína quantitativamente importante, como a albumina, facilita a captação do hormônio pelo tecido-alvo, sem uma ação exagerada.[4]

Convém lembrar que o hirsutismo pode se manifestar independentemente de haver maior síntese glandular de androgênios, ou na ausência da transformação periférica de precursores em androgênios potentes e na ausência da compartimentalização do hormônio. Nessas formas, não há aumento do número de receptores cutâneos de androgênios, nem de suas atividades ligadoras, mas de hiperatividade da enzima 5-alfa redutase, elevando o androgênio intracelular, isto é, a DHT.[5]

Embora o hirsutismo possa existir em grande número de doenças endócrinas e gonadais, muitas mulheres apresentam-no sem mostrar qualquer aumento de androgênios circulantes. Essa condição é designada hirsutismo idiopático.[5]

Sob o aspecto etiológico, o hirsutismo pode ser induzido por agentes exógenos, como substâncias anabólicas, corticosteroides ou pílulas anticoncepcionais que contêm derivados 19-noresteroides, capazes de determinar o crescimento excessivo de pelos.

Hirsutismo idiopático é aquele no qual não se consegue identificar qualquer uma das causas anteriormente mencionadas. Pacientes nessa situação, em geral, têm ovulação regular e níveis normais de androgênios.[5] Todavia, alguns pesquisadores encontraram maior produção de hormônios masculinos nesses casos.[6]

Tem-se encontrado associação importante de hiperandrogenismo com hiperinsulinemia, pois, quando em excesso, a insulina se liga de forma promíscua ao receptor do IGF-1, ativando exageradamente as células da teca, responsáveis pela produção do androgênio.[7] Há dados na literatura que demonstram não só a persistência da resistência insulínica, até após a normalização do hiperandrogenismo, como também que a insulina estimula a síntese de androgênios pelo estroma ovariano *in vitro*. Esses dados sugerem que a resistência insulínica é evento primário, com o desenvolvimento subsequente de hiperinsulinemia e de hiperandrogenismo. Ademais, a insulina diminui o SHBG.[5]

QUADRO CLÍNICO

Qualquer mulher pode, em determinado período de sua vida, desde a fase intrauterina até a senectude (inclusive na gravidez), ser surpreendida por estado hiperandrogênico. Pode apresentar quadro de desfeminização ou de masculinização. O primeiro caracteriza-se por perda progressiva dos caracteres sexuais secundários já desenvolvidos;

portanto, é peculiar à mulher adulta e compreende involução mamária, atrofia do aparelho genital, disfunção menstrual (hipo-oligomenorreia progressiva, espaniomenorreia e amenorreia secundária) e infertilidade.

Se o estado hiperandrogênico persistir, segue-se a síndrome da masculinização, representada por hirsutismo, acne em excesso, acantose nigricante, hipertrofia do clitóris, alteração da voz e calvície frontal. A mulher perde seu aspecto feminino para, ao adquirir maior massa e força muscular, exibir fenótipo masculino (virilização).[5] Logo, a mulher primeiro se desfeminiza para, depois, se masculinizar.[2]

Quando a mulher não tem os caracteres sexuais bem desenvolvidos ou atrofiados (infância ou senectude), a invasão anormal de seu organismo por substâncias androgênicas constrói, desde o início, quadro de virilização. Na vida intrauterina, o excesso de androgênios (de origem materna ou fetal) traduz-se por masculinização do feto feminino, podendo ocasionar anormalidades quando da formação da genitália externa e, por consequência, o pseudo-hermafroditismo feminino.[2] Porém, na prática diária, as manifestações mais frequentes são o hirsutismo puro ou associado à acne, sem os sinais de virilização.[5,7]

DIAGNÓSTICO

As avaliações clínica e endócrina são importantes para o diagnóstico e a terapêutica correta. Deve-se considerar, basicamente, o início e a progressão dos sintomas.

Quadro de hirsutismo que se inicia em torno da menarca ou logo após, acompanhado de anovulação crônica (menstruações mais infrequentes ou amenorreia), é sugestivo de síndrome dos ovários policísticos. Por outro lado, o início abrupto dos sinais na 2ª, 3ª ou 4ª década da vida, seguido por virilização progressiva, sugere neoplasia, quer de origem suprarrenal ou ovariana.[2,5] Se o hirsutismo surgir abruptamente nessa faixa etária, acompanhado de hipertensão arterial, a neoplasia suprarrenal é mais evidente, principalmente no que concerne à síndrome de Cushing.[5]

A princípio, em todos os casos de hirsutismo, deve-se proceder a avaliação basal dos principais androgênios circulantes, ou seja, testosterona total, androstenediona e sulfato de deidroepiandrosterona (S-DHEA).[5] Níveis de testosterona total acima de 200 ng/dL sugerem fortemente neoplasia, diante dos outros sintomas associados. Alguns autores sugerem que os níveis devem ser superiores a 150 ng/dL.[8] Nesses casos, é necessário realizar exames para a localização anatômica do tumor, como ressonância nuclear magnética (suprarrenal) ou ultrassonografia pélvica transvaginal (ovário).

As neoplasias ovarianas produtoras de androgênios são capazes de sintetizar testosterona e/ou androstenediona. Costumam ter dimensões pequenas e, em casos raros, são localizáveis apenas na cirurgia. Níveis muito aumentados de S-DHEA sugerem tumor suprarrenal. Valores normais desse hormônio, porém, não excluem essa possibilidade.[8]

As dosagens de conjugados androgênicos circulantes têm se mostrado úteis para a detecção do hiperandrogenismo cutâneo por aumento da atividade da enzima 5-alfa redutase.

Alguns estudos não comprovam que o 3-alfa-androstenediol-G seja bom marcador para o hirsutismo idiopático, pois não encontraram níveis elevados nas mulheres examinadas. No Brasil, foram detectados níveis séricos normais de testosterona total, livre e de 3-alfa-androstenediol-G em mulheres hirsutas eumenorreicas.[2] Naquelas com menstruações infrequentes, ao contrário, os índices estavam elevados.[2] Na prática, o diagnóstico do hirsutismo idiopático é de exclusão das outras causas em mulheres que menstruam regularmente.[5]

Outras avaliações hormonais específicas, como dosagem do cortisol e da 17-hidroxiprogesterona, estão indicadas exclusivamente quando se suspeita de comprometimento suprarrenal, como nos defeitos de síntese da 21-hidroxilase (mais de 95% das formas de deficiência enzimática). Nesses casos, os testes funcionais são melhores que a dosagem basal isolada (teste do ACTH). A ausência de depressão do cortisol após 2 mg de dexametasona durante 2 dias consecutivos evidencia síntese hormonal independente de ACTH e sugere produção tumoral de androgênios.

Sendo a 17-hidroxiprogesterona um precursor da biossíntese do cortisol, imediatamente anterior à ação da enzima 21-hidroxilase, o aumento exagerado desse hormônio (valores absolutos superiores a 1.000 ng/dL) após a infusão de ACTH indica deficiência dessa hidroxilação.[5] O aparecimento tardio dessa deficiência tem sido relacionado ao hirsutismo de início progressivo após a adrenarca (pelo aumento de LH e da insulina). Esse quadro caracteriza a deficiência enzimática com manifestações na pós-menarca. Mais recentemente, tem-se descrito casos de deficiência de 3-beta-hidroxiesteroide desidrogenase (3-beta-ol) e de manifestação tardia, havendo aumento, sobretudo, de 17-OH pregnenolona e de desidroepiandrosterona.[2,5,7]

Muitas vezes, a depressão de androgênios após a dexametasona tem resultados contraditórios na avaliação do hirsutismo idiopático. Tem-se utilizado a dose de 2 mg (0,5 mg a cada 6 horas) por apenas 2 dias, tomando como controle de supressão os níveis de cortisol e S-DHEA basais, e por 1 dia após a medicação. A queda dos níveis de testosterona e de androstenediona, após esse período, evidencia o componente ACTH-dependente.[5]

Outro diagnóstico importante diz respeito à hiperinsulinemia. Há várias maneiras de se avaliar a resistência à insulina; uma delas é a *in vitro*. Em pacientes obesas com síndrome dos ovários policísticos (SOP), hiperandrogenismo e acantose nigricante, em comparação a mulheres não obesas e com ciclos eumenorreicos, comprovou-se que na curva glicêmica de 2 h, os níveis séricos de glicose permanecem discretamente aumentados, mas os valores de insulina, que deveriam corresponder a cerca de 1/3 dos respectivos valores de glicose, encontram-se muito elevados e, por vezes, acima da glicemia.[9]

TRATAMENTO MEDICAMENTOSO

O objetivo do tratamento é diminuir a oferta de androgênios ao folículo piloso, bloqueando sua produção ou diminuindo a fração livre, ou impedindo a ação dos androgênios no folículo piloso, competindo com o receptor ou inibindo a enzima conversora (Figura 1). Podem-se usar, ainda, os sensibilizadores dos receptores de insulina (hiperinsulinêmicos), como a metformina e as glitazonas, em mulheres com resistência insulínica.

Deve-se lembrar que a resposta ao tratamento é lenta, pois obedece ao ciclo de crescimento do pelo, que alterna fases de atividade e inatividade, com duração de 6 meses:[5]

- fase de crescimento (anágena);
- fase de involução (catágena);
- fase de repouso (telógena).

Além disso, o tratamento é considerado tempo-dependente, ou seja, quanto maior a sua duração, melhores os resultados.

Várias substâncias são usadas no tratamento medicamentoso do hirsutismo, como associação estroprogestativa, espironolactona, acetato de ciproterona, análogos do GnRH, flutamida, corticosteroides e finasterida.

Anticonceptivo hormonal

Quando não há desejo de gravidez, é possível prescrever anticoncepcionais do tipo estroprogestativo, em geral associados a um agente antiandrogênico. No lugar da via oral, talvez os anticoncepcionais transdérmicos ou por via vaginal fossem melhores nos

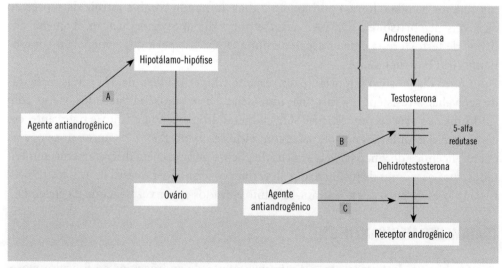

FIGURA 1 Mecanismos de ação dos fármacos antiandrogênicos. (A) bloqueio do eixo hipotálamo-hipofisário; (B) diminuição da ação da enzima 5-alfa redutase; (C) interferência na ação do receptor.

casos de hiperinsulinemia. Contudo, faltam mais evidências sobre a efetividade dessas apresentações no hirsutismo.[10]

O progestogênio dessas pílulas realiza um *feedback* negativo sobre o LH e inibe a atividade da enzima 5-alfa redutase. Sugere-se o emprego de progestagênios nor-derivados de 3ª ou 4ª geração, ou com atividade antiandrogênica, como a ciproterona. Já o estrogênio aumenta os níveis de SHBG, diminuindo a quantidade de testosterona livre.[5]

Espironolactona

É um diurético antagonista da aldosterona, sendo bastante usado no tratamento do hirsutismo. Seu efeito antiandrogênico ocorre pela competição com os receptores de testosterona e de DHT na célula-alvo.

Há supressão da síntese androgênica, quando administrada em altas doses, por ação direta no citocromo P-450.

Utilizam-se doses de 100 a 200 mg/dia, geralmente em associação às pílulas anticoncepcionais, melhorando a ação antiandrogênica e evitando a irregularidade menstrual. É bem tolerada e os efeitos colaterais mais frequentes são irregularidade menstrual, ingurgitamento mamário, poliúria, polidipsia, fadiga e hiperpotassemia.[2,5,11]

Acetato de ciproterona

É um potente agente progestacional. Inibe a enzima 5-alfa redutase e, quando em altas doses, a síntese de gonadotrofinas hipofisárias, ou seja, tem efeito antigonadotrófico central. Também diminui a secreção de androgênios pelos ovários, mas sua principal ação é ocupar os receptores androgênicos periféricos.[2]

É recomendado em doses variáveis, de 50 a 100 mg/dia, na primeira fase do ciclo (esquema sequencial inverso), época de maior concentração androgênica. Em geral, associa-se às pílulas anticoncepcionais, contendo ou não pequenas doses de ciproterona.

Flutamida

É um antiandrogênico não esteroide que bloqueia o receptor androgênico, além de reduzir os androgênios livres ao aumentar os níveis de SHBG.[5,11]

Geralmente, utilizam-se doses de 250 mg/dia por 6 meses. Quando associada aos anticoncepcionais, doses de 125 mg/dia também são eficientes. Pode ser usada com a metformina.[11]

Os efeitos colaterais mais frequentes são intolerância gastrintestinal, cefaleia, fadiga, irregularidade menstrual e secura da pele. Com doses superiores a 750 mg/dia, podem ocorrer ondas de calor, pele seca e hepatotoxicidade. Durante a terapia com flutamida deve-se monitorar constantemente a função hepática e orientar método de contracepção.[2,5,11]

Finasterida

Inibe por competição a enzima 5-alfa redutase, impedindo a conversão de testosterona em DHT e diminuindo, desse modo, o efeito androgênico. Seu uso é consagrado no tratamento clínico da hiperplasia benigna da próstata e apresenta sucesso no tratamento da calvície masculina.

A dose preconizada é de 5 mg/dia,[12] devendo ser associada aos anticoncepcionais orais; porém, pode ser utilizada em doses menores (1 a 2 mg/dia).

Alguns autores relatam discreta diminuição transitória da libido, enquanto, para outros, a droga é desprovida de efeitos adversos. Devem-se recomendar métodos de contracepção, visto que essa substância pode ter efeitos negativos no feto de sexo masculino.

Outros fármacos

O citrato de clomifeno pode ser utilizado nas pacientes desejosas de gravidez, na dose de 50 a 150 mg/dia, do 5º ao 9º ou do 2º ao 5º dia do ciclo. Os agonistas do GnRH, ao promoverem supressão hipofisária, diminuem a produção androgênica, que é dependente de LH. A dose necessária não está bem estabelecida, mas é maior que a necessária para a supressão estrogênica, não devendo ser utilizada por mais de 6 meses.

O cetoconazol age diretamente no citocromo P-450 inibindo a produção de esteroides. É prescrito na dose de 400 a 1.200 mg/dia. Propicia bons resultados, mas com efeitos colaterais relevantes.[5]

Os corticosteroides dexametasona (0,25 mg/dia a 0,75 mg/dia) e prednisona (2,5 mg a 7,5 mg/dia) são indicados quando há deficiência enzimática da suprarrenal com o intuito de inibir a secreção endógena aumentada de ACTH.[5]

MEDIDAS COSMÉTICAS (DEPILAÇÃO E CLAREAMENTO)

A depilação pode ser realizada com cera quente ou fria, secção com lâmina, eletrocauterização ou *laser*. A depilação com cera é utilizada para extensas área de pele, como coxas e virilhas, tendo duração de 20 a 30 dias. Por ser realizada por arrancamento, o novo pelo cresce mais fino. Para pequenas áreas da pele, recomendam-se pinças.[2]

A secção com lâmina tem duração só de 3 dias, sendo desaconselhada.

A eletrocauterização é um método eficiente e definitivo. É indicada para áreas delicadas, como a face (buço e mento), mas, eventualmente, pode manchar a pele, dependendo de sua tonalidade. Outro inconveniente é que as aplicações são doloridas.

Atualmente, emprega-se terapia com *laser* para depilação mais duradoura (por volta de 6 meses), especialmente na face, no pescoço, nas axilas, nas virilhas e nas coxas, não tendo o inconveniente de manchar a pele.[5]

CUIDADOS GERAIS

A perda de peso é importante no tratamento do hirsutismo, já que a obesidade aumenta a conversão periférica de androstenediona em testosterona e diminui o SHBG. Assim, recomenda-se dieta hipocalórica.

Os exercícios físicos são fundamentais para abaixar os níveis de insulina e auxiliam na perda de peso mais rápida.

A psicoterapia é também indicada em casos selecionados, visto que o estresse pode aumentar a produção de ACTH, estimulando a síntese de androgênios.

CONSIDERAÇÕES FINAIS

O tratamento do hirsutismo depende de uma boa relação médico-paciente, pois os resultados aparecem mais tardiamente e, muitas vezes, não alcançam as expectativas das pacientes, sobretudo a curto prazo.

Além do tratamento medicamentoso, é importante associar medidas cosméticas (depilação) e gerais (dieta e psicoterapia). A depilação, porém, só deve ser feita após 6 meses de tratamento hormonal.

REFERÊNCIAS BIBLIOGRÁFICAS

1. Badawy SZ. Diagnosis and management of hirsute women. Int J Fertil. 1987;32(5):349-57.
2. Baracat EC, Verreschi ITN, Rodrigues de Lima G. Síndromes hiperandrogênicas. In: Rodrigues de Lima G, Baracat EC (eds.). Ginecologia endócrina. São Paulo: Atheneu; 1995.
3. Valle LD, Toffolo V, Nardi A, Fiore C, Bernante P, Di Liddo R et al. Tissue-specific transcriptional initiation and activity of steroid sulfatase complementing dehydroepiandrosterone sulfate uptake and intracrine steroid activations in human adipose tissue. J Endocrinol. 2006;190(1):129-39.
4. Conway GS, Jacobs HS. Clinical implications of hyperinsulinaemia in women. Clin Endocrinol. 1993;39(6):623-32.
5. Azziz R. The evaluation and management of hirsutism. Obstet Gynecol. 2003;101(5 Pt 1):995-1007.
6. Mehta A, Matwijiw I, Taylor PJ, Salamon EA, Kredentser JV, Faiman C. Should androgen levels be measured in hirsute women with normal menstrual cycles? Int J Fertil. 1992;37:354-7.
7. Rager KM, Omar HA. Androgen excess disorders in women: the severe insulin-resistant hyperandrogenic syndrome, HAIR-AN. Scientific World Journal. 2006;24; 6:116-21.
8. Tekin O, Avci Z, Isik B, Ozkara A, Uraldi C, Catal F et al. Hirsutism: common clinical problem or index of serious disease? Med Gen Med. 2004;6(4):56.
9. Motta EL, Baracat EC, Haidar MA, Juliano I, Lima GR. Ovarian activity before and after gonadal suppression by GnRH-a in patients with polycystic ovary syndrome, hyperandrogenism, hyperinsulinism and acanthosis nigricans. Rev Assoc Med Bras. 1998;44(2):94-8.
10. Graziottin A. A review of transdermal hormonal contraception: focus on the ethinylestradiol/norelgestromin contraceptive patch. Treat Endocrinol. 2006;5(6):359-65.

384 GINECOLOGIA • PARTE 4 ENDOCRINOLOGIA GINECOLÓGICA

11. Swiglo BA, Cosma M, Flynn DN, Kurtz DM, Labella ML, Mullan RJ et al. Antiandrogens for the treatment of hirsutism: a systematic review and meta-analyses of randomized controlled trials. J Clin Endocrinol Metab. 2008;93(4):1153-60.
12. Lakryc EM, Motta EL, Soares Jr JM, Haidar MA, de Lima GR, Baracat EC. The benefits of finasteride for hirsute women with polycystic ovary syndrome or idiopathic hirsutism. Gynecol Endocrinol. 2003;17(1):57-63.

Hormonioterapia em Endocrinologia Ginecológica | 36

Ivaldo da Silva
Geraldo Rodrigues de Lima

DEFINIÇÃO

Inúmeros compostos, esteroides, peptídios, proteicos ou glicoproteicos, são empregados na terapêutica endócrina ginecológica. Pode-se classificá-los conforme sua natureza, como mostra a Tabela 1, e sua aplicação na Ginecologia é de extrema importância para o médico na clínica diária.

TABELA 1 Classificação dos hormônios utilizados em Ginecologia endócrina

Hormônios de liberação de gonadotrofinas e seus análogos (a-GnRH)	GnRH sintético
	Análogos antagonistas
	Análogos agonistas
Gonadotrofinas	Gonadotrofinas hipofisárias
	FHS puro
	hCG
Estrogênios	Naturais
	Artificiais/sintéticos
	Esteroides
	Não esteroides
Progestagênios	Progesterona natural
	Derivados da estrana
	Derivados da pregnana
	Derivados da não pregnana
	Derivados da espironolactona

(continua)

386 GINECOLOGIA • PARTE 4 ENDOCRINOLOGIA GINECOLÓGICA

TABELA 1 Classificação dos hormônios utilizados em Ginecologia endócrina (*continuação*)

Antiprogesterona	Mifepristona
Associação estrogestativa	Anticoncepcional hormonal
SERMs	Moduladores seletivos do receptor de estrogênio
Fitoestrogênios	Isoflavonas
	Cumestranos
	Lignanos
	Flavonoides
Androgênios	Metiltestosterona
	Testosterona
	Danazol
	Derivado isoxazólico da 19-nortestosterona
Antiandrogênios	Acetato de ciproterona
	Cimetidina
	Flutamida
	Finasterida
	Cetoconazol
	Espironolactona
Antiprolactinêmicos	Bromoergocriptina
	Cabergolina
	Diidroergotoxina
	Quinagolida
Inibidores enzimáticos	Inibidores da aromatase
Corticosteroides	Prednisona
	Dexametasona
Drogas que agem na tireoide	Propiltiouracil
	Metimazol
	Levotiroxina
	Levotriodotironina

Neste capítulo, serão analisados os hormônios e fármacos mais utilizados.

HORMÔNIO DE LIBERAÇÃO GONADOTRÓFICA E SEUS ANÁLOGOS

O hormônio ou fator de liberação de gonadotrofinas, ou, simplesmente, GnRH, é um decapeptídio (pGlu-His-Trp-Ser-Tyr-Gly-Leu-Arg-Pro-Gly) secretado sob a forma de pulsos de pequena amplitude e elevada frequência, principalmente no núcleo arqueado (região ventral e mediana do hipotálamo). É liberado no sistema porta-hipofisário e, ao atingir o gonadótropo hipofisário, liga-se aos receptores de membrana específicos, determinando a síntese de gonadotrofinas. Nesse mecanismo, os esteroides ovarianos desempenham importante função.[1]

A meia-vida do GnRH é curta, durando cerca de alguns minutos, pois a adenoipófise é rica em peptidases, que hidrolisam o GnRH rapidamente.[2]

O GnRH sintético é um decapeptídio cuja meia-vida é de aproximadamente 4 min e que é rapidamente hidrolisado no plasma e excretado na urina. Quando empregado por via endovenosa, tem distribuição binodal, de modo que a primeira fase é rápida (meia-vida de 2 a 8 min), difundindo-se por meio dos fluidos dos espaços vascular e extracelular, e a segunda tem taxa de depuração mais lenta (meia-vida de 15 a 60 min).

A metabolização hepática do GnRH exógeno é mínima, sendo sua eliminação predominantemente renal.[3] Quando ministrado pela via subcutânea, a absorção é bem mais lenta.

Análogos do GnRH

Com a finalidade de prolongar a meia-vida do GnRH e, portanto, a sua potência, sintetizaram-se substâncias análogas a partir da substituição de aminoácidos da cadeia peptídica e conseguiu-se aumentar substancialmente sua potência.

Os análogos do GnRH ligam-se aos receptores presentes na superfície dos gonadótropos da hipófise e produzem, inicialmente, aumento da secreção de gonadotrofinas. Paradoxalmente, logo após, ocorre a dessensibilização do gonadótropo, com redução do número de seus receptores. Esse processo ocorre devido ao acoplamento dessa substância ao receptor, levando à internalização e à degradação do complexo hormônio-receptor (*down regulation*).[4] Assim, posteriormente, há diminuição da secreção de gonadotrofinas (castração farmacológica ou decapitação química do gonadótropo), caracterizada como efeito do agonista do GnRH. O antagonista, por sua vez, bloqueia o receptor, não permitindo sua ligação ao GnRH.

Tipos

Há dois tipos de análogos do GnRH: agonistas e antagonistas.

Obtêm-se agonistas substituindo os aminoácidos das posições 6 e 10 da cadeia do decapeptídio sintético. Os compostos mais potentes derivam da substituição na posição 6 (Gly), a qual determina menor degradação pelas peptidases hipofisárias, e da posição 10 (Gly). Os locais mais ativos de clivagem são as ligações entre os aminoácidos 6 e 7 e entre 9 e 10. Além de protegerem contra a degradação enzimática, essas substituições aumentam sua afinidade de ligação com os receptores.[5]

Ao realizar substituições nos aminoácidos His (posição 2) e Prp (posição 3) na cadeia do GnRH sintético, consegue-se sintetizar os análogos antagonistas do GnRH.[6] Quanto ao mecanismo de ação, há a vantagem teórica dele ocupar rapidamente os receptores gonadotróficos sem produzir o estímulo secretório inicial de gonadotrofinas. No entanto, o seu uso clínico não é satisfatório, pois os antagonistas do GnRH causam resposta anafilática intensa em razão da degranulação dos mastócitos com ulterior liberação de histamina – fato que pode limitar o seu emprego em longo prazo.

Indicações principais
Indução de ovulação

O GnRH é indicado para induzir a ovulação em pacientes com amenorreia hipotalâmica devido à deficiência congênita ou adquirida de GnRH endógeno, que resulta em baixa produção e liberação de gonadotrofinas e, consequentemente, em sinais clínicos de hipoestrogenismo.

Pode ser ministrado pelas vias endovenosa ou subcutânea, sendo a primeira a mais eficaz. Deve-se reproduzir a pulsatibilidade endógena do GnRH com pulsos, cuja frequência é de 1 a cada 90 ou 120 min. A dosagem inicial para a terapêutica endovenosa é de 2,5 a 5 mcg por dose; para a via subcutânea é de 5 a 20 mcg.

As taxas de ovulação variam de 80% a 85%, e as de gravidez, de 20% a 26%.[7] As pacientes devem ser monitoradas pela ultrassonografia endovaginal seriada e pela determinação de estradiol plasmático. Após a ovulação, deve-se oferecer suporte da fase lútea com a própria terapêutica pulsátil com GnRH (1 pulso para cada 120 min)[7] ou simplesmente ministrar progesterona ou gonadotrofina coriônica.

A indução de ovulação com GnRH tem a vantagem de mimetizar a fisiologia normal das gonadotrofinas, preservando os mecanismos de retrocontrole entre os ovários e a hipófise. Todavia, a terapêutica com GnRH tem a desvantagem de ter alto custo e a possibilidade de induzir a formação de anticorpos contra o GnRH.[8]

Análogos na reprodução assistida

Os análogos agonistas do GnRH podem ser empregados na indução de ovulação em pacientes com síndrome dos ovários policísticos (SOP) e nos programas de reprodução assistida. Promovem o esgotamento gonadotrófico, possibilitando o uso de gonadotrofinas de mulher menopausada. Assim, eliminam-se tanto a relação anormal entre o LH e o FSH (característica da SOP) quanto os picos endógenos de gonadotrofinas observados nos programas de reprodução assistida.[9]

Em geral, usa-se o análogo na fase lútea do ciclo menstrual, que precede a indução ovulatória (ciclo programado). Dessa forma, o efeito inicial da secreção gonadotrófica ocorre na fase pós-ovulatória sem alterar a atividade lútea. Subsequentemente, após o catamênio, observa-se a dessensibilização hipofisária, quando se deve introduzir gonadotrofinas exógenas, que exercem estímulo direto sobre os folículos ovarianos.[9]

As avaliações do uso dos análogos do GnRH em fertilização *in vitro* (FIV) demonstraram a redução dos níveis basais de LH. Em estudo de metanálise, alguns autores assinalaram que o uso de análogos do GnRH em ciclos de FIV pode melhorar as taxas de gestação e reduzir a taxa de cancelamento dos ciclos. Contudo, não encontraram diferenças no emprego dos agonistas em relação aos antagonistas.[10]

Apesar dos resultados obtidos com o uso do GnRH, ele não é o medicamento ideal, pois, devido às altas doses de gonadotrofinas, pode ser responsável pelo aparecimento de cistos ovarianos indesejáveis no início da indução e pela ocorrência da síndrome de hiperestímulo ovariano.[9,10]

Análogos na puberdade precoce

Nos casos de puberdade precoce por ativação prematura do eixo hipotálamo-hipófise-ovário, a terapêutica tem como finalidade suprimir os elevados teores de gonadotrofinas e, consequentemente, dos esteroides gonadais. Os análogos do GnRH (agonistas) são os medicamentos de eleição na puberdade precoce de origem central. Com eles, é possível diminuir a taxa de crescimento e a maturação óssea. Com a administração crônica, os níveis de gonadotrofinas retornam aos valores pré-puberais.

O tratamento deve ser mantido até que a soldadura das epífises ósseas se processe, isto é, quando as idades cronológica e óssea coincidem, aos 12 anos. Alguns autores sugerem que essa idade seria a ideal para interromper o tratamento, mas ainda há controvérsias.[11]

A dose recomendada para as preparações injetáveis varia de 1 a 40 mcg/kg/dia, ressaltando-se:

- gosserrelina (Zoladex® *depot*) a 3,6 mg/mês, SC;
- acetato de leuprorrelina ou leuprolida (Lupron® *depot*) a 200 a 500 mcg/kg/mês, IM;
- triptorrelina (Neo-decapeptyl®) a 3,75 mg/mês ou 60 mcg/kg/mês, IM.

Análogos na endometriose

O emprego de análogos do GnRH (agonistas) cria um microambiente hipoestrogênico que promove atrofia das lesões endometrióticas.[12]

O tratamento é iniciado na fase lútea do ciclo menstrual, com a finalidade de evitar a estimulação inicial do ovário pela liberação aguda de gonadotrofinas e, portanto, de prevenir eventual piora da endometriose. As pacientes são monitoradas com a determinação sérica de estradiol e, quando os níveis estiverem abaixo de 20 pg/mL, a dose pode ser diminuída para aliviar os sintomas decorrentes da castração farmacológica. Nesses casos, é possível associar as terapias estrogênica e estroprogestativa, tibolona, danazol ou gestrinona contínua (tratamento adjuvante ou *add back)*. Essa adição parece proteger a massa mineral óssea por 12 meses, porém, estudos com mais tempo falharam em mostrar essa proteção.[12]

Análogos no leiomioma uterino

Os estados hipoestrogênicos diminuem o volume dos leiomiomas uterinos; assim, os análogos agonistas do GnRH têm sido empregados com sucesso em pacientes com leiomioma uterino e/ou leiomiomatose pulmonar.

Evidências recentes mostram a presença de receptores específicos para o GnRH no tecido leiomiomatoso, sugerindo ação direta no tumor.[13] A terapia com agonistas do GnRH deve ser iniciada na fase lútea do ciclo menstrual para evitar a elevação inicial de estradiol sem a oposição de progesterona e impedir o crescimento dos nódulos leiomiomatosos.[13]

A porcentagem de diminuição de volume do tumor depende diretamente do grau de hipoestrogenismo alcançado. A redução máxima ocorre após as primeiras doze semanas de terapêutica.[13] Deve-se manter a medicação até o leiomioma atingir as menores dimensões possíveis, estabilizar seu volume ou até o aparecimento de muitos efeitos colaterais. Indica-se esse tratamento, sobretudo, para pacientes jovens com tumores de pequeno porte. Têm sido descritos, também, bons resultados com antagonistas do GnRH no leiomioma uterino.[14,15]

Análogos na contracepção

Como visto anteriormente, os agonistas do GnRH são capazes de interferir no ciclo menstrual normal. Em altas doses, produzem fase lútea inadequada, anovulação e amenorreia. O endométrio reflete o ambiente endócrino, tornando-se atrófico.[14]

TESTES DE FUNÇÃO HIPOFISÁRIA: GNRH E SEU ANÁLOGO

A função dos gonadótropos hipofisários pode ser avaliada por meio de uma única injeção de GnRH sintético. Esse teste não mede a reserva gonadotrófica hipofisária, que requer emprego prolongado ou repetido de GnRH. No entanto, é útil para avaliar pacientes com suspeita de deficiência gonadotrófica, de modo a estabelecer se a causa é apenas hipotalâmica ou se está associada à insuficiência da adenoipófise.[16] Pode-se, ainda, empregar os agonistas para realizar o teste de função hipofisária.[16]

Contraindicações

Em casos de insuficiência hipofisária ou quando houver reação anafilática e formação de anticorpos.

GONADOTROFINAS

Compreendem uma categoria de hormônios glicoproteicos produzidos na hipófise (FSH, LH) ou na placenta (hCG).

As gonadotrofinas hipofisárias são responsáveis pelo recrutamento, seleção folicular e indução da ovulação. No ovário, o FSH atua primariamente nas células da granulosa e estimula a síntese de estradiol e o desenvolvimento folicular. O pico pré-ovulatório de LH é importante na rotura folicular e na luteinização.[17]

O hCG, por sua vez, gonadotrofina coriônica humana (glicoproteína placentária), é biológica e imunologicamente semelhante ao LH hipofisário. É empregado sob o aspecto terapêutico no lugar do LH, pois apresenta maior meia-vida e é facilmente isolado na urina da mulher grávida.[18]

As gonadotrofinas podem ser classificadas segundo a sua ação predominante em substâncias estimulantes do folículo (ação FSH) e com efeito luteinizante (LH).

Indicações principais

Anovulação crônica

As mulheres que não responderam às doses máximas de citrato de clomifeno (resistentes) ou que tiveram efeitos colaterais importantes são candidatas à indução ovulatória com hMG (gonadotrofina de mulher menopausada) ou FSH (purificado ou recombinante) associado ao hCG. O uso dessas substâncias deve ser feito somente quando se dispõe de ultrassonografia endovaginal seriada e/ou de determinações seriadas de estradiol.[19]

Síndrome dos ovários policísticos

As pacientes com SOP, com resistência insulínica, devem ser inicialmente tratadas com a metformina e, depois, com o citrato de clomifeno. Quando esse regime terapêutico falha, opta-se pela indução com FSH puro ou recombinante. Ao contrário do hMG, quando há aumento da relação LH/FSH, o FSH propicia foliculogênese mais equilibrada.[20]

Outro esquema de indução de ovulação nas portadoras de SOP é a associação de agonistas do GnRH e do hMG. Como a possibilidade de hiperestímulo é grande, recomenda-se utilizar essa associação apenas nos casos em que a indução com FSH puro falhou ou quando houver luteinização prematura durante o tratamento.[20]

Hipogonadismo hipogonadotrófico

A mulher hipoestrogênica com insuficiência hipotalâmica ou hipofisária responde rapidamente ao hMG, com maturação folicular fisiológica. Deve-se fazer pré-tratamento com estrogênio e progestagênio sequencial, visando a sensibilização do endométrio e o favorecimento da ação do hMG.[21-23]

Programas de reprodução assistida

Nos programas de reprodução assistida, são utilizados diversos esquemas para estimular o crescimento folicular.[22] Em mulheres clomifeno-resistentes, a segunda linha de tratamento é o uso das gonadotrofinas (hMG ou FSH purificado ou recombinante) no início do ciclo, seguindo-se de apenas hMG até o meio do ciclo, quando se emprega o hCG.[22,23]

Têm sido empregados, também, os análogos do GnRH (agonista ou antagonista), seguidos pela estimulação com hMG ou FSH puro, que tem a vantagem de eliminar os altos níveis de LH em mulheres com SOP.[22,23]

Indução da ovulação

O uso terapêutico de hCG lembra bastante a atividade biológica do LH. A estimulação ovariana controlada com hMG e FSH inclui a utilização de LH para determinar a rotura folicular, que ocorre quando o folículo atinge os critérios de maturidade durante a ultrassonografia e pelos níveis de estradiol sérico. A dose mínima de hCG para induzir a ovulação é de 5 ou 10 mil UI, sendo possível, também, empregá-lo após a ministração de citrato de clomifeno[23] ou empregar uma dose adicional durante a segunda fase, para manter o corpo lúteo.[23] Quando o hCG é ministrado precocemente durante a foliculogênese, pode propiciar luteinização das células da teca e degeneração dos folículos terciários, interferindo na postura ovular.[23]

Deficiência da fase lútea

Essa disfunção acarreta resposta endometrial inadequada, com subsequente abortamento e infertilidade.[23]

Os defeitos da fase lútea em mulheres que não respondem à terapêutica estroprogestativa ou ao citrato de clomifeno devem ser tratados com gonadotrofinas.[23]

A terapêutica com gonadotrofinas baseia-se no fato de haver deficiência relativa de FSH e não de LH, durante a fase folicular precoce do ciclo. Assim, o FSH puro tem sido usado na fase folicular de pacientes com defeitos na fase lútea, determinando melhor maturação endometrial, normalização do comprimento do ciclo, aumento da duração da fase lútea e maior índice de gravidez.[23]

O hCG mantém a função lútea por efeito esteroidogênico direto. É indicado como alternativa à suplementação de progesterona nos ciclos induzidos de reprodução assistida, quando se empregam os análogos do GnRH, ou em pacientes com hipofunção hipotalâmica ou hipofisária. Podem-se empregar doses de 5 mil UI na época da ovulação, de 10 mil UI 1 semana após a indução da ovulação ou doses múltiplas de 2 mil a 2.500 UI no total de 3 doses, 1 a cada 3 dias.[23]

Contraindicações

Constituem contraindicações ao uso de gonadotrofinas a insuficiência ovariana primária, os cistos ovarianos funcionais, as afecções tireoidianas ou das suprarrenais e o sangramento anormal do útero de causa indeterminada.[23]

Complicações do uso de gonadotrofinas

A síndrome de hiperestimulação ovariana caracteriza-se por aumento súbito dos ovários com dores pélvicas, maior permeabilidade vascular e níveis elevados de estradiol (> 2.000 pg/mL no período periovulatório). Observam-se ascite, derrame pleural, hemoconcentração, diminuição da perfusão renal e aumento de peso, além do aumento de volume ovariano, que pode levar à rotura com subsequente hemoperitônio.[23]

A síndrome de hiperestimulação grave desenvolve-se rapidamente, em cerca de 3 a 4 dias, na 2ª semana imediatamente após a indução de ovulação com hMG ou hCG. As pacientes devem ser monitoradas quanto à ascite, ao crescimento abdominal, ao ganho de peso e ao derrame pleural.[23]

Para evitar a síndrome de hiperestimulação, a dose ovulatória de hCG deve ser evitada se os níveis de estradiol forem superiores a 2.000 pg/mL e se houver múltiplos folículos de pequeno diâmetro (menores que 10 mm).[23]

ESTROGÊNIOS

Os hormônios esteroides apresentam estrutura química com um núcleo constituído de quatro anéis hidrocarbonados (um ciclo-pentano e três ciclo-hexanos) reunidos na disposição de fenantreno. Esse núcleo, denominado ciclo-pentanoperidrofenantreno,[24] é composto de substâncias que, independentemente de sua origem ou composição química, induzem o estro em roedores. No organismo feminino, essas substâncias produzem modificações similares às observadas na primeira fase do ciclo e são responsáveis pelo desenvolvimento dos caracteres sexuais secundários.[24]

Os estrogênios são naturais ou artificiais, esteroídicos ou não esteroídicos. Os naturais são esteroides e podem ser encontrados na natureza ou ser sintetizados. Os artificiais, por sua vez, podem ser esteroídicos ou não.[24]

Estrogênios naturais

São esteroides produzidos principalmente pelas células granulosas e pela conversão periférica por ação da aromatase.[24] Podem ser produzidos por células luteínicas do corpo lúteo, por células do córtex da suprarrenal e pela placenta. Derivam da estrana (18 átomos de carbono) e são metabolizados e inativados pelo fígado.[24]

As principais substâncias estrogênicas naturais são o 17-beta-estradiol, a estrona, o estriol, o estetrol, os estrogênios conjugados equinos e o valerato de estradiol. São solúveis em óleo, éter, álcool e acetona e são extraídos do sangue, da urina e dos tecidos. Podem ser total ou parcialmente sintetizados.

As principais fontes de estrogênios naturais são as urinas de égua prenha, cavalos, mulheres grávidas e a placenta.[24]

Infelizmente, os estrogênios conjugados equinos não estão sendo comercializados no Brasil neste momento.

Estrogênios artificiais (semissintéticos ou sintéticos)

Podem ser esteroídicos e não esteroídicos. Entre os esteroídicos encontram-se o etinilestradiol, o 3-metil-éster do etinilestradiol (ou mestranol), o quinestrenol e o diacetato de 16-alfa-hidroxiestrona, usados por via oral. Os dois primeiros, indiscutivelmente, são os mais potentes.

Assinala-se, entre os não esteroídicos, o estilbestrol, que é facilmente absorvido pelo trato intestinal e tem potente efeito farmacológico, apesar de geralmente ser mal tolerado, provocando náuseas, vômitos, diarreia e epigastralgia. Por não serem oxidados pela desidrogenase, que oxida o 17-beta-estradiol, seu efeito no fígado é acentuado, levando à produção de proteínas como SHBG, substrato de renina e outras, às vezes indesejáveis, independentemente da via de administração.[25]

O hexestrol e o dienestrol, também estrogênios não esteroídicos, podem ser usados por via oral ou local. O clorotrianiseno possui ação estrogênica e efeito prolongado. Armazena-se no tecido adiposo e funciona como um pró-estrogênio que, depois de absorvido e metabolizado, tem ação estrínica. Salienta-se, ainda, o promestrieno (3 propil-éter beta-17-metil-éter de estradiol), que pode ser empregado em tratamentos tópicos sem efeitos sistêmicos importantes.[25,26]

Todos esses compostos estrogênicos possuem potências farmacológicas diferentes e, com exceção do etinilestradiol e do promestrieno, não são disponíveis no mercado.

Indicações principais

A estrogenioterapia visa, sobretudo, a amenizar os sintomas das mulheres na pós-menopausa. Para tanto, devem-se utilizar doses mínimas para se obter o efeito desejado. Cumpre salientar que o efeito não é instantâneo, levando cerca de 10 a 12 horas para se obter os primeiros resultados, seja por via oral ou parenteral. O efeito persiste desde o tratamento e desaparece em 24 a 48 horas após a supressão da droga. Recentemente, têm-se testado, com bons resultados, formulações estrogênicas em baixa dose tanto para os sintomas vasomotores como para a prevenção da massa óssea em mulheres na pós-menopausa.[27]

Existem estudos com anticoncepcionais de dose muito baixa de estrogênios, como 15 mcg de etinilestradiol, que apresentam maiores taxas de sangramento intercorrente (*spotting*) que os de doses maiores.[28]

De maneira geral, indicam-se os estrogênios nas seguintes condições:

- diagnóstico e terapêutica das amenorreias (hipogonadismo hipogonadotrófico ou hipergonadotrófico);

- sangramento não estrutural do endométrio;
- hirsutismo e acne;
- vulvovaginites da infância (tópico);
- insuficiência mucocervical;
- puberdade tardia;
- pré e pós-operatório de pacientes (histerectomias vaginais) na pós-menopausa, para acelerar a cicatrização;
- preparo do colo do útero para colposcopia, em pacientes com hipoestrogenismo.

Contraindicações

Constituem contraindicações à estrogenioterapia as seguintes condições: gravidez, lactação, câncer de mama diagnosticado ou suspeito, neoplasias estrogênio-dependentes, endometriose, tromboembolismo agudo, porfiria, insuficiência hepática, lúpus eritematoso sistêmico em atividade e sangramento genital de causa desconhecida.[29,30]

MODULADORES SELETIVOS DO RECEPTOR DE ESTROGÊNIO

Os primeiros moduladores seletivos do receptor de estrogênio (SERM) são substâncias não esteroídicas que apresentam semelhança estrutural com o clorotrianiseno, substância sintética de boa atividade estrogênica, não mais disponível no mercado.[31]

O mecanismo de ação envolve a ocupação dos receptores de estrogênio no eixo hipotálamo-hipófise-ovário; assim, há diminuição do *feedback* negativo dos estrogênios endógenos, maior atividade pulsátil de GnRH, aumento da secreção de gonadotrofinas hipofisárias, maior recrutamento folicular e, consequentemente, função lútea mais adequada.[32]

Há dois compostos SERMs de primeira geração importantes: o clomifeno e o tamoxifeno, ambos derivados trifeniletilênicos.[33]

O clomifeno é absorvido rapidamente por via oral, metabolizado na circulação êntero-hepática e excretado nas fezes. A meia-vida varia de 5 a 7 dias, podendo durar até 14 dias. Estruturalmente, é um derivado do trifeniletileno e apresenta-se como uma mistura racêmica de isômeros estereoquímicos. As formas trans (euclomifeno) e cis (zuclomifeno) correspondem a cerca de 62% e 38%, respectivamente. Ao que parece, o isômero cis teria a propriedade de estimular a ovulação.[34]

O clomifeno produz aumento nos níveis de FSH, que é importante para o início da função cíclica do ovário, e embora haja elevação concomitante de LH, ocorre maturação folicular e subsequente aumento dos níveis de estradiol.[34]

O tamoxifeno também tem ação seletiva no receptor de estrogênio, ocupando-o no eixo hipotálamo-hipófise-ovário. É absorvido por via oral e metabolizado na circulação êntero-hepática em vários subprodutos. É estruturalmente semelhante ao clomifeno e possui dois isômeros: o trans, um potente antagonista dos estrogênios, e o cis, um agonista de estrogênio.[33-35]

Ressalta-se que, por apresentar efeito estrogênio-agonista, o tamoxifeno aumenta os receptores de progesterona, permitindo seu uso por longo período de forma sequencial, por exemplo, como complemento terapêutico de câncer mamário e, ocasionalmente, de endométrio. Administram-se 20 mg/dia de tamoxifeno, nos dias 1 a 15 e, depois, 200 a 300 mg de progestínico sintético (acetato de medroxiprogesterona) e/ou 160 a 320 mg de acetato de megestrol nos outros 15 dias. Assim, o tamoxifeno prepara a célula, aumentando os receptores de progesterona, para a melhor ação do progestagênio sintético.

O efeito do tamoxifeno como seletor no RE por tempo prolongado ocorre em razão de sua metabolização em subprodutos que têm maior duração e que são mais potentes, como o metabólito endoxifeno (4-hidroxi-N-desmetiltamoxifeno), ocupando permanentemente os receptores de estrogênio.[35,36] Dessa forma, constitui alternativa terapêutica ao citrato de clomifeno para induzir a ovulação em mulheres com infertilidade funcional.

Os SERMs de segunda geração são representados pelos derivados do tamoxifeno (toremifeno) e os do benzotiofeno (raloxifeno). O toremifeno provoca hiperestimulação endometrial como grande desvantagem e limitador do seu emprego. O raloxifeno é muito usado na prevenção da fratura osteoporótica, principalmente de coluna vertebral.[36] Recentemente, novos compostos constituindo os SERMs de terceira geração foram testados, como o droloxifeno e o idoxifeno (derivados do tamoxifeno) e o arzoxifeno (derivado do benzotiofeno). Outros novos fármacos são lasofoxifeno e bazedoxifeno.[36-38]

A associação de diferentes doses de estrogênios conjugados e equinos (mais usada é 40 mg) com bazedoxifeno (20 mg) é conhecida como TSEC (*tissue selective estrogen complex*) e tem várias aplicações terapêuticas.

Indicações principais

O clomifeno é o agente de escolha para induzir a ovulação em mulheres com anovulia normogonadotrófica ou secreção inapropriada de gonadotrofinas. Todavia, em mulheres normoprolactinêmicas e com níveis adequados de estrogênios endógenos, deve-se fazer o teste provocativo de progestagênios. Em amenorreicas, parece estimular o gerador hipotalâmico de pulsos de LH e FSH, além de estimular várias enzimas do ovário, aumentando os teores de estradiol.[33,34]

Deve ser ministrado na fase folicular precoce, geralmente no 5º dia do ciclo, iniciando-se com dose de 50 mg/dia por 5 dias. A ovulação ocorre 5 a 10 dias após o último comprimido de clomifeno, sendo a média de 7 dias. Caso não ocorra a ovulação, a dose deve ser aumentada até atingir 250 mg/dia. Cerca de 2/3 das gestações ocorrem com doses não superiores a 100 mg/dia e muitas acontecem nos primeiros 6 meses.[33-34]

A infertilidade e os defeitos da fase lútea estão associados à resposta endometrial inadequada à secreção pós-ovulatória de progesterona. O uso de citrato de clomifeno para determinar recrutamento folicular apropriado, possivelmente, proporciona postura ovular com formação de corpo lúteo adequadamente funcionante. No entanto, deve-se lembrar que, por ser SERM, o citrato de clomifeno também ocupa os receptores endometriais, podendo induzir alterações endometriais em 20% a 50% das pacientes, além de bloqueio da secreção da endocérvice.[33-34]

Em Oncologia, o tamoxifeno é bastante usado, principalmente na terapêutica do câncer de mama com receptor estrogênico positivo e nas alterações fibrocísticas da mama. É utilizado, também, na profilaxia do câncer de mama em pacientes de alto risco. Contudo, por ser agonista de estrogênio, é capaz de causar pólipos e neoplasia maligna endometrial,[39] além de poder induzir tumor hepático em roedores, de modo que alguns autores sugerem cuidados com a função e o dano hepático às usuárias.[40]

O raloxifeno é muito empregado como agente antirreabsortivo em mulheres com risco de fratura osteoporótica em coluna vertebral. Recentemente, alguns estudos mostram que esse fármaco pode ser usado na prevenção do câncer mamário, ainda que não seja superior ao tamoxifeno na prevenção de neoplasia mamária.[41]

Contraindicações dos SERMs

Não devem ser utilizados nas pacientes com função hepática alterada, insuficiência gonadal ou hipofisária, tromboembolismo recente, sangramento anormal do endométrio, cistos ovarianos e nas gestantes.[33-37]

Efeitos colaterais dos SERMs

São maiores quando se empregam altas doses. Assinalam-se fogachos, desconforto abdominal, aumento de volume ovariano, mastalgia, náuseas e vômitos.

Os efeitos menos frequentes são cefaleia, insônia, depressão, fadiga, reações urticariformes, aumento de peso e alteração de visão, entre outros.[40,41]

FITO-SERMS

Fito-SERMs ou fitoestrogênios são substâncias encontradas em plantas e que têm atividades biológicas semelhantes às dos estrogênios. São compostos fenólicos heterocíclicos, com similaridades estruturais aos estrogênios naturais e sintéticos.[42,43]

Os principais grupos de fitoestrogênios e suas fontes são:[44,45]

- isoflavonas: soja, lentilha, ervilha, trevo vermelho (*red clover*);
- *coumestans*: brotos de feijão, alfafa e soja;

- flavonoides: maçã, pera, cenoura e a maioria dos frutos e vegetais vermelhos e amarelos;
- lignanos: semente de linhaça, cereais integrais, frutas, legumes e vegetais.

As isoflavonas são o grupo mais estudado, sendo a soja a principal fonte. Estão na forma glicosídea, ou seja, ligadas a uma molécula de açúcar como daidzina, glicitina, genistina, malonildaidzina, malonilglicitina, malonilgenistina, acetildaidzina, acetilglicitina e acetilgenistina, ou na forma de agliconas, moléculas não ligadas à glicose, como daidzeína, genisteína e gliciteína. As mais estudadas são a daidzeína e a genisteína.[44,45]

As isoflavonas na forma de agliconas são absorvidas mais rapidamente e em maiores quantidades que a forma glicosídea. Após a ingestão, as isoflavonas são hidrolisadas a partir de sua forma precursora de glicosídeos em agliconas pelas bactérias intestinais. Assim, a flora intestinal, as doenças intestinais, o consumo de álcool, alguns antibióticos e a quantidade de fibras, gorduras e proteínas da dieta influenciam na absorção das isoflavonas. Muitos dos possíveis benefícios das isoflavonas são atribuídos às atividades metabólicas que não envolvem receptores estrogênicos, como influência de enzimas (adenosinas trifosfatases), inibição das DNA topoisomerases, atividade antioxidante, efeito no transporte de glicose, alguns sistemas de transporte de íons, ações específicas na síntese de proteínas, proliferação celular, angiogênese, ações nos fatores de crescimento e diferenciação celular.[44,45]

Após absorvidas e conjugadas, principalmente ao ácido glicurônico, são submetidas ao ciclo hepático, ocorrendo a conjugação. Posteriormente, retornam ao intestino pela via biliar, podendo ser excretadas nas fezes. Todavia, uma porcentagem permanece no sangue portal sem passar pelo fígado, entrando na circulação periférica e sendo eliminada pelos rins.[44,45]

Estudos desenvolvidos no Departamento de Ginecologia da Unifesp-EPM mostraram que as isoflavonas melhoram os sintomas vasomotores em mulheres na pós-menopausa sem induzir a proliferação endometrial.[42,43]

ANTIESTROGÊNIO PURO

O fulvestranto é um antiestrogênio não agonista (puro) que bloqueia completamente a ação trófica do estrogênio sem ter qualquer atividade agonista (estrogênio-*like*). Na dose de 250 mg ao mês, tem alta afinidade de ligação ao receptor de estrogênio, que ocorre de maneira competitiva, se comparada ao estradiol.

Esse fármaco é um inibidor potente e reversível do crescimento *in vitro* das células de câncer de mama humano sensível ao estrogênio e tem maior potência e eficácia do que o tamoxifeno, mas não tem ação agonista.[46] É indicado para o tratamento de mulheres na pós-menopausa portadoras de câncer de mama localmente avançado ou metastático, previamente tratadas com terapia endócrina, e contraindicado a pacientes com conhecida hipersensibilidade à droga ou a qualquer componente da fórmula. Deve-se ter precauções, também, em relação à função hepática.[46]

PROGESTERONA E PROGESTAGÊNIOS

A progesterona, também conhecida como hormônio do corpo lúteo, é hipertermizante, inibe a cristalização e a filância do muco cervical, impõe alterações específicas no epitélio vaginal e alterações secretórias no endométrio, adia o fluxo menstrual, promove descamação endometrial por deprivação, mantém a prenhez em animais ooforectomizados e bloqueia a ovulação,[47] além de ser rapidamente metabolizada por via oral. Assim, no início da década de 1950, com o propósito de aumentar a sua eficácia e prolongar a duração de seu efeito por via oral, sua molécula foi estruturalmente modificada e desenvolveram-se os progestagênios de síntese.[47]

O produto natural é a progesterona, esteroide derivado do colesterol e secretado principalmente pelas células tecaluteínicas do corpo lúteo, pelo trofoblasto e pelo córtex da suprarrenal. É inativada no fígado e excretada na urina sob a forma de pregnanediol. Como a progesterona é rapidamente inativada por via oral, utiliza-se a progesterona sintética micronizada ou por via parenteral.[47] Esta, no entanto, é insolúvel em água, de modo que não se conseguem doses terapêuticas eficazes.

Os progestagênios de síntese podem ser derivados da estrana, da pregnana e da norpregnana. Recentemente, surgiu outra classe de progestagênios, o derivado da espironolactona.[48]

Os derivados da 17-alfa-hidroxiprogesterona (pregnana) podem ser divididos em acetilados (medroxiprogesterona, ciproterona, clormadinona e megestrol) e não acetilados (diidrogesterona). Contudo, todos têm a estrutura básica da progesterona (C21) e são considerados progestagênios de primeira geração.[48] Já os derivados da estrana, ao contrário, caracterizam-se pela ausência do grupamento metílico no carbono 10 (C19), que confere uma estrutura química similar à da nortestosterona (C18), sendo conhecidos como 19-noresteroides.

Entre os principais 19-noresteroides estão a noretisterona, o norgestrel, a noretindrona e o noretinodrel, todos considerados de primeira geração. Posteriormente, surgiram os progestagênios de segunda geração ou gonanos (C17), sendo o levonorgestrel o principal representante dessa classe. Esses compostos têm potente ação progestacional e alguns se aproximam mais dos efeitos da testosterona, tendo algumas propriedades androgênicas. Assim, vários pesquisadores, procurando novos progestagênios com menor efeito arrenomimético, desenvolveram os progestagênios de terceira geração (gestodeno, desogestrel, etonogestrel, norgestimato e norelgestromina).

Recentemente, os novos progestagênios desenvolvidos da norprogesterona (norpregnana) são considerados de quarta geração (nomegestrol, nestorona e trimegestona), sem ação androgênica. A drosperinona, apesar de não ser derivado da norprogesterona ou norderivado, também é considerada de quarta geração.[48]

Os noresteroides metabolizam-se parcialmente em estrogênios (mestranol), no fígado, por meio de aromatização. Os derivados da pregnana, por sua vez, não têm essa propriedade.

Em razão da sua alta potência progestacional e de sua inerente ação estrogênica, os agentes 19-noresteroides têm grande capacidade de inibir a ovulação bloqueando a liberação gonadotrófica, assim como alguns derivados da pregnana.[47,48]

Os progestagênios determinam hipertrofia da musculatura uterina, tornando o órgão mais volumoso, menos consistente e de cor violácea, em razão do aumento da vascularização, além de diminuírem sua contratilidade.[47,48]

No endométrio, as transformações histoquímicas e secretórias induzidas pelos progestagênios sintéticos não são exatamente iguais às promovidas pela progesterona e ocorrem de acordo com a dose e a duração do tratamento utilizado.[47,48]

De maneira geral, a progesterona determina diminuição dos receptores de estrogênio no endométrio e aumenta a atividade da 17-alfa-hidroxiesteroide desidrogenase-2, responsável pela conversão do estradiol em estrona. Os derivados da pregnana produzem modificações secretórias mais próximas àquelas induzidas pela progesterona em pacientes previamente sensibilizadas pelos estrogênios. Já os noresteroides, sozinhos ou em combinação com etinilestradiol, acarretam assincronismo entre a evolução morfológica das glândulas e do estroma, deixando o endométrio com aspecto dimórfico e fazendo com que as glândulas parem de se desenvolver, assumindo características da fase proliferativa.

O estroma desenvolve-se rapidamente, revelando alterações pseudodeciduais.[47,48] As alterações do muco cervical traduzem-se por hostilidade, que impede a penetração dos espermatozoides, provavelmente pelo efeito antiestrogênico e não pela ação direta.[47,48]

A drosperinona é um novo progestagênio derivado da espironolactona com capacidade de antagonizar os efeitos da aldosterona por aumentar a diurese. Age no hipotálamo, inibindo a liberação do LH, e no muco cervical, tornando-o hostil para passagem do espermatozoide. Além de ter baixa ação androgênica e apresentar ação antiandrogênica, é indicada em pacientes com sintomas de síndrome pré-menstrual ou mastalgia.[49]

O dienogeste (noresteroide), o nomegestrol, a nestorona e a trimegestona, todos derivados da norpregnana, são anticoncepcionais com pouca ação androgênica.[47,48]

Indicações principais

Indicam-se os progestagênios de síntese nas seguintes eventualidades:

- sangramento não estrutural do endométrio (tipo anovulatório);
- amenorreia;
- transição menopausal e pós-menopausa;
- contracepção;

- defeitos da fase lútea;
- endometriose;
- hirsutismo;
- síndrome de tensão pré-menstrual (bloqueio da ovulação);
- cânceres do endométrio, da mama, do ovário e da endocérvice.

O regime único de levonorgestrel (0,75 mg) a cada 12 horas, por 1 dia, pode ser usado como anticoncepcional de urgência após relação sexual desprotegida.[50]

A tibolona é um progestagênio que tem ação progestagênica, estrogênica e androgênica devido aos seus metabólicos hidroxilados 3-alfa e 3-beta. Tem aplicação na terapêutica da pós-menopausa, principalmente em pacientes com alteração da atividade do desejo sexual, porque aumenta a testosterona livre.[51]

Efeitos colaterais

Entre os efeitos colaterais, destacam-se: irregularidades menstruais, edema, ganho de peso, alterações na pigmentação da pele, prurido e manifestações alérgicas.[47,48]

Alguns estudos epidemiológicos mostraram aumento de risco de trombose venosa em mulheres que usam progestagênios de terceira geração (gestodeno e desogestrel) em comparação aos de segunda geração (levonorgestrel). O acetato de ciproterona teria, ainda, um efeito tromboembólico maior que os de terceira geração. Contudo, há necessidade de estudos mais prolongados para comprovar esse efeito, pois não há dados suficientes para conclusões sobre a drosperinona, o norgestimato e a clormadinona.[52]

Contraindicações

As principais contraindicações, especialmente quando associados aos estrogênios, são representadas por fatores como tabagismo, hipercolesterolemia, hipertensão arterial, hepatite aguda, obesidade mórbida e história familiar de infarto do miocárdio ou de acidente vascular cerebral antes dos 50 anos de idade.

Ainda que alguns estudos contestem esse efeito, em particular, ao acetato de medroxiprogesterona, há evidências de que esse progestagênio pode aumentar o risco para desenvolvimento de câncer de mama em associação aos estrogênios por longo período após a menopausa.[53]

PROGESTERONA OU MODULADORES SELETIVOS DO RECEPTOR DE ANTIPROGESTERONA

A síntese do mifepristona (RU-486), primeiro glicocorticoide e antagonista do receptor de progesterona,[54] foi o passo inicial para descoberta de novos fármacos e pesquisas nessa área. Inicialmente, os estudos procuraram aumentar o potencial antagonista dessa substância, reduzindo o efeito antiglicocorticoide.

Entre as décadas de 1980 e 1990, essas substâncias foram avaliadas no controle da fertilidade e no tratamento do câncer mamário, mostrando bons resultados. Em seguida, surgiram novos antiprogestagênios, como o onapristona (considerado puro antagonista) e o ZK 137 316 (antagonista parcial), que foram importantes para o aprimoramento do papel da progesterona em muitos processos biológicos, como indução da ovulação, proliferação endometrial, implantação, contratilidade uterina, amadurecimento cervical e início do trabalho de parto.[55-62] Embora esses agentes tenham mostrado grande potencial para as afecções ginecológicas, foram desenvolvidos e aplicados para a interrupção da gestação e a contracepção de emergência devido aos efeitos colaterais não desejados no endométrio.[5,63] Embora as doses de mifepristona (2 e 5 mg) não proliferem o endométrio, altas doses podem aumentar o risco de hiperplasia semelhante ao efeito estrogênico.[64-66]

Seria ideal o desenvolvimento de substâncias com efeitos benéficos dos progestagênios e dos antagonistas, sem riscos às pacientes. Assim, vários autores estão desenvolvendo novos compostos que podem modular a ação dos receptores, surgindo uma nova classe farmacológica: os moduladores seletivos do receptor de progesterona (SPRMs), substâncias que poderão ter ação agonista, antagonista, ambas ou ações parciais. Esses fármacos, derivados do estratrieno com substituição do 11 beta-benzaldoxima, poderiam reduzir a proliferação endometrial e não induzir o trabalho de parto ou o abortamento, tendo, portanto, ação sobre o leiomioma uterino e a endometriose.[67]

Associação estroprogestativa

Os estrogênios e progestagênios têm, isoladamente, a capacidade de bloquear a atividade gonadotrófica hipotálamo-hipofisária. Devem-se, portanto, utilizar doses elevadas e, mesmo assim, é possível que haja escape ovulatório, além de inúmeros efeitos colaterais indesejáveis. Por isso, a fim de se obterem melhores resultados, procurou-se associar estrogênios aos progestagênios de síntese.[68]

Indicações principais

São indicados em situações de inibição hipotálamo-hipofisária, sangramento não estrutural do endométrio, dismenorreia, dor, sangramento e mucorreia do meio do ciclo, bloqueio de esteroidogênese ovárica, endometriose, hormonioterapia de reposição, insuficiência do corpo lúteo, acne, hirsutismo, cistos funcionais do ovário, síndrome de tensão pré-menstrual, alterações fibrocísticas das mamas e para impedir a menstruação por qualquer período de tempo.

Impede-se a menstruação por curto período quando a paciente tem qualquer compromisso no dia em que iria cessar a pílula e teria o fluxo endometrial por privação hormonal. Assim, a paciente continua a tomar a associação medicamentosa até o dia em que quiser menstruar.[68] Já o uso prolongado da associação impede a menstruação e está indicado para antes da operação de correção de fístula vesicouterina (menúria), infecções pélvicas crônicas que têm recidivas perimenstruais (dor ou febre) e tratamento da endometriose, como medicação primária ou secundária ao isoxazol, à gestrinona e ao a-GnRH. Por ser menos dispendioso, é possível substituí-lo, uma vez que se tenha obtido bom resultado, para prevenir recidivas da doença até que a paciente queira engravidar, espontaneamente ou por fertilização assistida.[68]

É bastante útil para impedir o fluxo endometrial abundante de pacientes com adenomiose, leiomiomas uterinos e hipermenorragias de natureza desconhecida, até que se faça o tratamento cirúrgico (histerectomia e/ou ablação endometrial). Deve-se suspender o medicamento 2 ou 3 dias antes do ato operatório. Assim, quando for menstruar, a paciente já está sem endométrio. Esse tratamento está particularmente indicado nas pacientes com eritrograma, hemoglobina e ferritina baixos.

Enquanto aguardam a operação, as pacientes devem receber suplementação de ferro e vitamina. Para as pacientes mais idosas ou obesas, recomenda-se heparina ou derivados no pós-operatório, a fim de evitar tromboses pélvicas ou dos membros inferiores.

ANDROGÊNIOS

Os androgênios são esteroides capazes de estimular e manter o desenvolvimento sexual masculino. Os androgênios endógenos contêm 19 átomos de carbono e são sintetizados pelo ovário, pela suprarrenal e pelo testículo. Incluem o sulfato de deidroepiandrosterona, a testosterona e a androstenediona, que têm potências biológicas diferentes.[70] São responsáveis pelo desenvolvimento dos órgãos genitais externos e internos masculinos, pelo desenvolvimento dos caracteres sexuais secundários masculinos e pela espermatogênese.[71]

Os androgênios sintéticos (derivados de progestagênios) utilizados por via oral são danazol, derivado isoxazólico da 17-etiniltestosterona, e gestrinona, derivado da 19-nortestosterona. Ambos apresentam efeito agonista e antagonista da progesterona, ação antagonista dos estrogênios e agonista dos androgênios. É possível que o efeito androgênico se dê pela queda do SHBG e pelo consequente aumento da testosterona livre.[72] Outro androgênio sintético é a metiltestosterona.

De Paula et al[73] mostraram que 2,5 mg de metiltestosterona diários por 60 a 120 dias melhoram as respostas referentes ao prazer sexual, às fantasias sexuais e à excitação em mulheres na pós-menopausa que já faziam uso de terapêutica estroprogestativa e que as mantinham. Observaram, também, que não houve alteração da frequência das relações sexuais e não detectaram, nesse período, efeitos arrenomiméticos nem modificações dos níveis de colesterol total. Contudo, houve redução dos valores séricos de HDL-colesterol.

Do ponto de vista psicológico, Mameri Filho et al.,[74] ao estudarem os efeitos da associação estroandrogênica sobre a qualidade de vida e a sexualidade após a menopausa, observaram que a estrogenioterapia isolada (TE) e a associação estrogênio-androgênio (TEA) proporcionaram melhora significativa na qualidade de vida. A TEA determinou melhora mais acentuada na qualidade de vida e na sexualidade que a TE. As queixas que melhor responderam foram as relacionadas à depressão, ao humor, às atividades físicas e à sexualidade. Não houve alteração significativa das enzimas hepáticas após 3 meses de tratamento.

Estudos recentes mostram que o tratamento com testosterona por via transdérmica tem bons efeitos com dose superior a 300 mcg/dia.[75] Doses superiores a 450 mcg/dia podem produzir aumento significante dos pelos.[76,77]

Os implantes com 50 mg de testosterona também apresentaram efeitos benéficos.[78] No mercado brasileiro, há formulações com ésteres da testosterona que podem ser empregadas por via intramuscular, entre as quais se destacam:

- propionato testosterona 30 mg;
- fenilpropionato testosterona 60 mg;
- isocaproato testosterona 60 mg;
- caproato testosterona 100 mg;
- benzoato estradiol/fenilpropionato estradiol/propionato testosterona 20 mg;
- fenilpropionato testosterona 40 mg;
- isocaproato testosterona 40 mg;
- hexahidrobenzoato estradiol/hexahidrobenzoato testosterona 100 mg;
- 17-alfa-hidroxiprogesterona (a administração deste deve ser uma ampola ao mês, usada por curto período, devido aos efeitos colaterais de hirsutismo e virilização).

Indicações principais

Devido aos efeitos arrenomiméticos que determinam, seu uso é restrito. Recomendam-se os androgênios sintéticos nas distrofias vulvares e nas disfunções sexuais da mulher, pois estimulam o centro sexual e aumentam a sensibilidade do clitóris pela maior vascularização.[77]

ANTIANDROGÊNIOS

São compostos que possuem atividade antiandrogênica, pois ocupam os receptores intracelulares de androgênios e bloqueiam o seu efeito biológico no órgão efetor. Além disso, inibem a 5-alfa redutase, que converte testosterona em diidrotestosterona (DHT), a forma mais potente dos androgênios, e bloqueiam a síntese dos androgênios.[79]

Assinalam-se, entre as substâncias que ocupam o receptor androgênico, o acetato de ciproterona e a cimetidina. Outros fármacos, como os estrogênios, interferem na síntese androgênica, retardando o seu efeito no órgão efetor; o mesmo ocorre com a flutamida e finasterida,[79] e têm indicação em pacientes com excesso de androgênios e hirsutismo.[79]

O acetato de ciproterona, derivado progestacional, tem também ação antiandrogênica e antigonadotrófica. Atua competindo com a DHT pelos receptores periféricos, atenua a atividade da 5-alfa redutase na pele e diminui a síntese ovariana de androgênios ao inibir a liberação gonadotrófica.[80]

A espironolactona, que é um esteroide sintético e antagonista da aldosterona, também tem ação antiandrogênica, bloqueando a ação da DHT na unidade pilossebácea e interferindo na síntese de androgênios ao inibir a enzima 17-alfa-hidroxilase (citocromo P-450c17), que é importante tanto na gônada quanto na suprarrenal. A efetividade de seu efeito inibidor ocorre cerca de três meses após o início da terapêutica, ajudando a regular os fluxos menstruais (ovulação) em mulheres hiperandrogênicas.[80]

A flutamida é um potente agente antiandrogênico não esteroídico, sem ação progestacional, estrogênica, glicocorticosteroide ou antigonadotrófica. É utilizada na dose de 250 mg VO, 2 vezes/dia e causa efeitos colaterais indesejáveis, não sendo, portanto, largamente utilizada em Ginecologia.[80]

A finasterida pode ser utilizada na dose de 2,5 a 5 mg/dia.[80] Os sensibilizadores dos receptores de insulina podem ser considerados drogas antiandrogênicas quando associados aos outros fármacos.[80]

Indicações principais

Hirsutismo, acne e pseudopuberdade precoce de forma heterossexual.[81]

Contraindicações

Não devem ser administrados na gravidez, pois podem induzir a insensibilidade do receptor androgênico do feto.[81]

A ciproterona apresenta as mesmas contraindicações dos progestagênios.[81] Em geral, a metabolização dos fármacos é hepática, portanto, nos processos inflamatórios agudos ou crônicos, os antiandrogênios não devem ser prescritos.

Efeitos colaterais

Com o uso da ciproterona, podem ocorrer insuficiência da suprarrenal, perda da libido e diminuição da vitamina B6.

A flutamida e finasterida também levam à disfunção da sexualidade[81] e há casos descritos de hepatite fulminante com a flutamida.[82]

ANTIPROLACTINÊMICOS

Entre as substâncias antiprolactinêmicas têm-se a bromoergocriptina e a cabergolina.

A bromoergocriptina é um alcaloide semissintético, derivado do ergot, administrado diariamente. Atua diretamente no receptor de dopamina do lactótrofo, inibindo a síntese e a liberação de prolactina e reduzindo a atividade dopaminérgica, assim como a cabergolina, que pode ser empregada semanalmente.[83]

INIBIDORES ENZIMÁTICOS

Os inibidores da aromatase são substâncias que bloqueiam a conversão de androgênios em estrogênios por sua ação em um complexo enzimático da família do citocromo P-450 (aromatase ou CYP-19), presente em tecidos como gordura, músculo esquelético, fígado e tumor mamário.[84]

Os inibidores da aromatase podem ser classificados em primeira, segunda e terceira gerações (Tabela 2). Quanto à sua estrutura química e ao seu tipo de inibição enzimática, são classificados em inibidores propriamente ditos, que possuem estrutura não esteroide, e inativadores, com estrutura esteroide.

TABELA 2 Classificação dos inibidores da aromatase

	Inibidores (não esteroides)	Inativadores (esteroides)
Primeira geração	Aminoglutetimida	
Segunda geração	Fadrozol	Formestano
Terceira geração	Anastrozol, letrozol, vorozol	Exemestano

A aminoglutetimida é considerada um inibidor de primeira geração, e o fadrozol e o formestano, de segunda. Já o anastrozol, o letrozol, o vorozol e o exemestano são de terceira geração.

Os inibidores funcionam como antagonistas competitivos aos esteroides, ligando-se à enzima apenas temporariamente, enquanto os inativadores se ligam de forma definitiva.[85-87] A Tabela 3 mostra as doses diárias dos principais inibidores da aromatase disponíveis no Brasil.

TABELA 3 Principais inibidores da aromatase disponíveis no Brasil

Fármaco	Dose diária (mg)
Anastrozol	1
Letrozol	2,5
Exemestano	25

As principais indicações são os casos avançados de câncer mamário. Há estudos sobre seu uso nos casos de endometriose, leiomioma e puberdade precoce.[88-90] O efeito adverso mais preocupante com esses medicamentos é o risco de osteoporose pela diminuição dos níveis de estrogênio.[90]

CORTICOSTEROIDES

Os glicocorticosteroides são esteroides suprarrenocorticais que podem ser obtidos natural ou artificialmente. Entre eles, estão a prednisona (2,5 a 7,5 mg ao dia) e a dexametasona (0,25 mg a 0,75 mg ao dia) VO. Há, ainda, corticosteroides que podem ser empregados por via tópica, como o clobestol e a hidrocortisona.[91]

São indicados na deficiência enzimática da suprarrenal ou de manifestação tardia, na indução de ovulação, no teste de supressão para diagnóstico da síndrome de Cushing e no líquen escleroso vulvar, além de poderem ser utilizados em mulheres com hiperandrogenismo e anovulia ou defeito da fase lútea, que não responderam à terapêutica com citrato de clomifeno ou outros agentes indutores de ovulação.[92-95]

DROGAS QUE AGEM NA TIREOIDE

São utilizadas na terapêutica das afecções tireoidianas. No hipertireoidismo, por exemplo, empregam-se o propiltiouracil e o metimazol, que é contraindicado na gestação.[96]

Na terapêutica do hipotireoidismo, são usados agonistas tireoidianos, ou seja, hormonioterapia de reposição. Os hormônios sintéticos estão representados pela levotiroxina, pela levotriodotironina ou por uma combinação de ambas.[97]

REFERÊNCIAS BIBLIOGRÁFICAS

1. Hodgen GD. Neuroendocrinology of the normal menstrual cycle. J Reprod Med. 1989;34(1 Suppl):68-75.
2. Roberts JL, Mani SK, Woller MJ, Glucksman MJ, Wu TJ. LHRH-(1-5): a bioactive peptide regulating reproduction. Trends Endocrinol Metab. 2007;18(10):386-92.
3. Berger H, Heinrich N, Schäfer H, Baeger I, Mehlis B. Gonadotropin-releasing hormone (GnRH) pharmacokinetics: peptide hormone pharmacokinetics needs clarification. Life Sci. 1988;42(9):985-91.
4. Plosker GL, Brogden RN. Leuprorelin. A review of its pharmacology and therapeutic use in prostatic cancer, endometriosis and other sex hormone-related disorders. Drugs. 1994;48(6):930-67.
5. Younis JS, Laufer N.Recombinant luteinizing hormone supplementation to recombinant follicle stimulating hormone therapy in gonadopropin releasing hormone analogue cycles: what is the evidence? Curr Med Res Opin. 2018 Jan;15:1-6.
6. Flanagan CA, Millar RP, Illing N. Advances in understanding gonadotrophin-releasing hormone receptor structure and ligand interactions. Rev Reprod. 1997;2(2):113-20.
7. Dessole S, Germond M, Senn A, Welti H, De Grandi P. Ovulation induction by pulsatile intravenous administration of Gn-RH to patients with hypothalamic amenorrhea. Minerva Ginecol. 1993;45(3):71-6.

408 GINECOLOGIA • PARTE 4 ENDOCRINOLOGIA GINECOLÓGICA

8. Blumenfeld Z, Frisch L, Conn PM. Gonadotropin-releasing hormone (GnRH) antibodies formation in hypogonadotropic azoospermic men treated with pulsatile GnRH – diagnosis and possible alternative treatment. Fertil Steril. 1988;50(4):622-9.

9. Markussis V, Goni MH, Tolis G. Therapeutic use of gonadotropin-releasing hormone agonists in polycystic ovarian syndrome. Ann N Y Acad Sci. 1993;687:242-9.

10. Kolibianakis EM, Collins J, Tarlatzis BC, Devroey P, Diedrich K, Griesinger G. Among patients treated for IVF with gonadotrophins and GnRH analogues, is the probability of live birth dependent on the type of analogue used? A systematic review and meta-analysis. Hum Reprod Update. 2006;12(6):651-71.

11. Heger S, Sippell WG, Partsch CJ. Gonadotropin-releasing hormone analogue treatment for precocious puberty. Twenty years of experience. Endocr Dev. 2005;8:94-125.

12. Sagsveen M, Farmer JE, Prentice A, Breeze A. Gonadotrophin-releasing hormone analogues for endometriosis: bone mineral density. Cochrane Database Syst Rev. 2003;(4):CD001297.

13. Lethaby A, Vollenhoven B. Fibroids (uterine myomatosis, leiomyomas). Am Fam Physician. 2005;71(9):1753-6.

14. Albano C, Platteau P, Devroey P. Gonadotropin-releasing hormone antagonist: how good is the new hope? Curr Opin Obstet Gynecol. 2001;13(3):257-62.

15. De Falco M, Pollio F, Pontillo M, Ambrosino E, Busiello A, Carbone IF, et al. GnRH agonists and antagonists in the preoperative therapy of uterine fibroids: literature review. Minerva Ginecol. 2006;58(6):553-60.

16. Brito VN, Latronico AC, Arnhold IJ, Mendonça BB. A single luteinizing hormone determination 2 hours after depot leuprolide is useful for therapy monitoring of gonadotropin-dependent precocious puberty in girls. J Clin Endocrinol Metab. 2004;89(9):4338-42.

17. Espey LL, Ben Halim IA. Characteristics and control of the normal menstrual cycle. Obstet Gynecol Clin North Am. 1990;17(2):275-98.

18. Tur R, Barri PN, Coroleu B, Buxaderas R, Martínez F, Balasch J. Risk factors for high-order multiple implantation after ovarian stimulation with gonadotrophins: evidence from a large series of 1878 consecutive pregnancies in a single centre. Hum Reprod. 2001;16(10):2124-9.

19. Ho HY, Lee RK, Lin MH, Hwu YM. Estradiol level on day 9 as a predictor of risk for ovarian hyperresponse during controlled ovarian hyperstimulation. J Assist Reprod Genet. 2003;20(6):222-6.

20. Nader S. Ovulation induction in polycystic ovary syndrome. Minerva Ginecol. 2008;60(1):53-61.

21. Aharoni A, Tal J, Paltieli Y, Porat N, Leibowitz Z, Sharf M. Kallmann syndrome: a case of twin pregnancy and review of the literature. Obstet Gynecol Surv. 1989;44(7):491-4.

22. Thessaloniki ESHRE/ASRM-Sponsored PCOS Consensus Workshop Group. Consensus on infertility treatment related to polycystic ovary syndrome. Hum Reprod. 2008;23(3):462-77.

23. Messinis IE. Ovulation induction: a mini review. Hum Reprod. 2005;20(10):2688-97.

24. Gruber CJ, Tschugguel W, Schneeberger C, Huber JC. Production and actions of estrogens. N Engl J Med. 2002;346(5):340-52.

25. Pardini D. Terapêutica de reposição hormonal na osteoporose da pós-menopausa. Arq Bras Endocrinol Metab. 1999;43(6):428-32.

26. Tinelli A, Malvasi A, D'Anna L, Tinelli R, Perrone A, Tinelli FG. Presurgical promestriene therapy in postmenopausal women with stress urinary incontinence. Gynecol Endocrinol. 2007;23(8):445-50.

27. Ettinger B. Rationale for use of lower estrogen doses for postmenopausal hormone therapy. Maturitas. 2007;57(1):81-4.

28. Cycle control, safety and efficacy of a 24-day regimen of gestodene 60 microg/ ethinylestradiol 15 microg and a 21-day regimen of desogestrel 150 microg/ethinylestradiol 20 microg. Eur J Contracept Reprod Health Care. 1999;4 Suppl 2:17-25.

29. Clapauch R, Athayde A, Meirelles RM, Weiss RV, Pardini DP, Leão LM, et al. Hormonal therapy of menopause: 2004 position of the Department of Female Endocrinology and Andrology of the Brazilian Society of Endocrinology and Metabolism. Arq Bras Endocrinol Metab. 2005;49(3):449-54.

30. North American Menopause Society. Estrogen and progestogen use in peri- and postmenopausal women: March 2007 position statement of the North American Menopause Society. Menopause. 2007;14(2):168-82.
31. Prasad MR, Sankaran MS. Evaluation and mode of action of nonsteroidal antiestrogens. J Sci Ind Res. 1975;34(6):336-52.
32. Steiner AZ, Terplan M, Paulson RJ. Comparison of tamoxifen and clomiphene citrate for ovulation induction: a meta-analysis. Hum Reprod. 2005;20(6):1511-5.
33. MacGregor JI, Jordan VC. Basic guide to the mechanisms of antiestrogen action. Pharmacol Rev. 1998;50(2):151-96.
34. Adashi EY. Clomiphene citrate: mechanism(s) and site(s) of action a hypothesis revisited. Fertil Steril. 1984;42(3):331-44.
35. Jordan VC. New insights into the metabolism of tamoxifen and its role in the treatment and prevention of breast cancer. Steroids. 2007;72(13):829-42.
36. Kosano H. Synthetic estrogens: some new pharmacological actions and mechanisms. Nippon Rinsho. 2008;66(1):104-10.
37. Howell SJ, Johnston SR, Howell A. The use of selective estrogen receptor modulators and selective estrogen receptor down-regulators in breast cancer. Best Pract Res Clin Endocrinol Metab. 2004;18(1):47-66.
38. Gennari L, Merlotti D, Valleggi F, Martini G, Nuti R. Selective estrogen receptor modulators for postmenopausal osteoporosis: current state of development. Drugs Aging. 2007;24(5):361-79.
39. Horn LC, Meinel A, Handzel R, Einenkel J. Histopathology of endometrial hyperplasia and endometrial carcinoma: an update. Ann Diagn Pathol. 2007;11(4):297-311.
40. Di Maio M, De Maio E, Morabito A, D'Aniello R, De Feo G, Gallo C, et al. Hormonal treatment of human hepatocellular carcinoma. Ann N Y Acad Sci. 2006;1089:252-61.
41. Lee WL, Cheng MH, Chao HT, Wang PH. The role of selective estrogen receptor modulators on breast cancer: from tamoxifen to raloxifene. Taiwan J Obstet Gynecol. 2008;47(1):24-31.
42. Han KK, Soares Jr JM, Haidar MA, Rodrigues de Lima G, Baracat EC. Benefits of soy isoflavone therapeutic regimen on menopausal symptoms. Obstet Gynecol. 2002;99(3):389-94.
43. Kaari C, Haidar MA, Soares Jr JM, Nunes MG, Quadros LG, Kemp C, et al. Randomized clinical trial comparing conjugated equine estrogens and isoflavones in postmenopausal women: a pilot study. Maturitas. 2006;53(1):49-58.
44. Usui T. Pharmaceutical prospects of phytoestrogens. Endocr J. 2006;53(1):7-20.
45. Tempfer CB, Bentz EK, Leodolter S, Tscherne G, Reuss F, Cross HS, et al. Phytoestrogens in clinical practice: a review of the literature. Fertil Steril. 2007;87(6):1243-9.
46. Adamo V, Iorfida M, Montalto E, Festa V, Garipoli C, Scimone A, et al. Overview and new strategies in metastatic breast cancer (MBC) for treatment of tamoxifen-resistant patients. Ann Oncol. 2007;18 Suppl 6:vi53-7.
47. Sitruk-Ware R. New progestogens: a review of their effects in perimenopausal and postmenopausal women. Drugs Aging. 2004;21(13):865-83.
48. Sitruk-Ware R. New progestagens for contraceptive use. Hum Reprod Update. 2006;12(2):169-78.
49. Sitruk-Ware R. Pharmacology of different progestogens: the special case of drospirenone. Climacteric. 2005;8 Suppl 3:4-12.
50. Haspels AA. Emergency contraception: a review. Contraception. 1994;50(2):101-8.
51. Liu JH. Therapeutic effects of progestins, androgens, and tibolone for menopausal symptoms. Am J Med. 2005;118(Suppl)12B:88-92.
52. Martínez F, Avecilla A. Combined hormonal contraception and venous thromboembolism. Eur J Contracept Reprod Health Care. 2007;12(2):97-106.
53. Von Schoultz E, Rutqvist LE, Stockholm Breast Cancer Study Group. Menopausal hormone therapy after breast cancer: the Stockholm randomized trial. J Natl Cancer Inst. 2005;97(7):533-5.

54. Philibert D. RU38486: an original multifaceted antihormone *in vivo*. In: Agarwal M (ed.). Adrenal steroid antagonism. Berlim: Walter de Gruyter and Co; 1984.

55. Spitz IM. Progesterone antagonists and progesterone receptor modulators: an overview. Steroids. 2003;68:981-93.

56. Elger W, Beier S, Chwalisz K, Fahnrich M, Hasan SH, Henderson D, et al. Studies on the mechanisms of action of progesterone antagonists. J Steroid Biochem. 1986;25:835-45.

57. Elger W, Fahnrich M, Beier S, Qing SS, Chwalisz K. Endometrial and myometrial effects of progesterone antagonists in pregnant guinea pigs. Am J Obstet Gynecol. 1987;157:1065-74.

58. Hodgen GD, van Uem JF, Chillik CF, Danforth DR, Wolf JP, Neulen J, et al. Non-competitive anti-oestrogenic activity of progesterone antagonists in primate models. Hum Reprod. 1994; 9(Suppl 1):77-81.

59. Slayden OD, Chwalisz K, Brenner RM. Reversible suppression of menstruation with progesterone antagonists in rhesus macaques. Hum Reprod. 2001;16:1562-74.

60. Chwalisz K, Hegele-Hartung C, Fritzemeier KH, Beier HM, Elger W. Inhibition of the estradiol-mediated endometrial gland formation by the antigestagen onapristone in rabbits: relationship to uterine estrogen receptors. Endocrinology. 1991;129:312-22.

61. Chwalisz K, Fahrenholz F, Hackenberg M, Garfield R, Elger W. The progesterone antagonist onapristone increases the effectiveness of oxytocin to produce delivery without changing the myometrial oxytocin receptor concentrations. Am J Obstet Gynecol. 1991;165:1760-70.

62. Chwalisz K. The use of progesterone antagonists for cervical ripening and as an adjunct to labour and delivery. Hum Reprod. 1994;9(Suppl 1):131-61.

63. Sitruk-Ware R, Spitz IM. Pharmacological properties of mifepristone: toxicology and safety in animal and human studies. Contraception. 2003;68:409-20.

64. Baird DT, Brown A, Critchley HO, Williams AR, Lin S, Cheng L. Effect of long-term treatment with low-dose mifepristone on the endometrium. Hum Reprod. 2003;18:61-8.

65. Murphy AA, Kettel LM, Morales AJ, Roberts V, Parmley T, Yen SS. Endometrial effects of long-term low-dose administration of RU486. Fertil Steril. 1995;63:761-6.

66. Eisinger SH, Meldrum S, Fiscella K, le Roux HD, Guzick DS. Low-dose mifepristone for uterine leiomyomata. Obstet Gynecol. 2003;101:243-50.

67. Chwalisz K, Perez MC, DeManno D, Winkel C, Schubert G, Elger W. Selective progesterone receptor modulator development and use in the treatment of leiomyomata and endometriosis. Endocrine Reviews. 2005;26(3):423-38.

68. Grio R, Piacentino R, Cellura A, Caccuri D, Zaccheo F, Baccarini G, et al. Hormonal contraception using estroprogestins. Minerva Ginecol. 1990;42(3):49-53.

69. Borell U, Ryden AB. Administration of oestrogens as an aid in the diagnosis of tuberculous infection in acyclic atrophic endometrium. Acta Obstet Gynecol Scand. 1954; 33(3):327-35.

70. Miller KK, Sesmilo G, Schiller A, Schoenfeld D, Burton S, Klibanski A. Androgen deficiency in women with hypopituitarism. Journal of Clinical Endocrinology and Metabolism. 2001;86:561-7.

71. Davison S, Bell R, Donath S, Montalto J, Davis S. Androgen levels in adult females: changes with age, menopause and oophorectomy. Journal of Clinical Endocrinology and Metabolism. 2005;90:3847-53.

72. Haning Jr RV, Austin CW, Carlson IH, Kuzma DL, Zweibel WJ. Role of dehydroepiandrosterone sulfate as a prehormone for ovarian steroidogenesis. Obstetrics and Gynecology. 1985;65:199-205.

73. de Paula FJ, Soares Jr JM, Haidar MA, Rodrigues de Lima G, Baracat EC. The benefits of androgens combined with hormone replacement therapy regarding to patients with postmenopausal sexual symptoms. Maturitas. 2007;56(1):69-77.

74. Mameri-Filho J, Haidar MA, Soares Jr JM, Baracat EC. Efeitos da associação estro-androgênica em mulheres na pós-menopausa. Rev Bras Ginecol Obstet. 2005;27(3):118-24.

75. Braunstein GD, Sundwall DA, Katz M, Shifren JL, Buster JE, Simon JA, et al. Safety and efficacy of a testosterone patch for the treatment of hypoactive sexual desire disorder in surgically menopausal women: a randomized, placebo-controlled trial. Archives of Internal Medicine. 2005;165:1582-9.

76. Kathryn Korkidakis A, Reid RL.Testosterone in women: Measurement and therapeutic use. J Obstet Gynaecol Can. 2017;39:124-30.

77. Simon J, Braunstein G, Nachtigall L, Utian W, Katz M, Miller SS, et al. Testosterone patch increases sexual activity and desire in surgically menopausal women with hypoactive sexual desire disorder. Journal of Clinical Endocrinology and Metabolism. 2005;90:5226-33.

78. Davis SR, McCloud P, Strauss BJ, Burger H. Testosterone enhances estradiol's effects on postmenopausal bone density and sexuality. Maturitas. 1995;21:227-36.

79. Young R, Sinclair R. Hirsutes. II: treatment. Australas J Dermatol. 1998;39(3):151-7.

80. Koulouri O, Conway GS. A systematic review of commonly used medical treatments for hirsutism in women. Clin Endocrinol (Oxf). 2008;68(5):800-5.

81. Rüedi B. Clinical use of antiandrogens. Ther Umsch. 1979;36(10):904-7.

82. Miquel M, Soler A, Vaqué A, Ojanguren I, Costa J, Planas R. Suspected cross-hepatotoxicity of flutamide and cyproterone acetate. Liver Int. 2007;27(8):1144-7.

83. Mancini T, Casanueva FF, Giustina A. Hyperprolactinemia and prolactinomas. Endocrinol Metab Clin North Am. 2008;37(1):67-99.

84. Trösken ER, Scholz K, Lutz RW, Völkel W, Zarn JA, Lutz WK. Comparative assessment of the inhibition of recombinant human CYP19 (aromatase) by azoles used in agriculture and as drugs for humans. Endocr Res. 2004;30(3):387-94.

85. Simpson D, Curran MP, Perry CM. Letrozole: a review of its use in postmenopausal women with breast cancer. Drugs. 2004;64(11):1213-30.

86. Arora A, Potter JF. Aromatase inhibitors: current indications and future prospects for treatment of postmenopausal breast cancer. J Am Geriatr Soc. 2004;52(4):611-6.

87. Njar VC, Brodie AM. Comprehensive pharmacology and clinical efficacy of aromatase inhibitors. Drugs. 1999;58(2):233-55.

88. Lee SY, Seo JH. Current strategies of endocrine therapy in elderly patients with breast cancer. Biomed Res Int. 2018 Jan 17;2018:6074808.

89. Haddad N, Eugster E. An update on the treatment of precocious puberty in McCune-Albright syndrome and testotoxicosis. J Pediatr Endocrinol Metab. 2007;20(6):653-61.

90. Attar E, Bulun SE. Aromatase inhibitors: the next generation of therapeutics for endometriosis? Fertil Steril. 2006;85(5):1307-18.

91. Smith YR, Haefner HK. Vulvar lichen sclerosus: pathophysiology and treatment. Am J Clin Dermatol. 2004;5(2):105-25.

92. Mircea CN, Lujan ME, Pierson RA. Metabolic fuel and clinical implications for female reproduction. J Obstet Gynaecol Can. 2007;29(11):887-902.

93. Links Yildiz BO, Azziz R. The adrenal and polycystic ovary syndrome. Rev Endocr Metab Disord. 2007;8(4):331-42.

94. Bachelot A, Chakhtoura Z, Rouxel A, Dulon J, Touraine P. Hormonal treatment of congenital adrenal hyperplasia due to 21-hydroxylase deficiency. Ann Endocrinol (Paris). 2007;68(4):274-80.

95. Van Rossum MM, Van der Avoort IA, De Hoop D, Dukel L, Van Der Vleuten CJ, De Hullu JA. Lichen sclerosus. Ned Tijdschr Geneeskd. 2007;151(22):1225-31.

96. Nygaard B. Hyperthyroidism. Am Fam Physician 2007; 76(7):1014-6.

97. Ito M, Arishima T, Kudo T, Nishihara E, Ohye H, Kubota S et al. Effect of levo-thyroxine replacement on non-high-density lipoprotein cholesterol in hypothyroid patients. J Clin Endocrinol Metab 2007; 92(2):608-11.

37 | Tratamento cosmético do hirsutismo

Marisa Teresinha Patriarca
Ligia Kogos

INTRODUÇÃO

A terapia sistêmica do hirsutismo deve ser complementada com técnicas de remoção mecânica dos pelos remanescentes, uma vez que nenhuma das formas garante, isoladamente, o sucesso do tratamento. Entre elas, incluem-se a camuflagem (descoloração), a remoção temporária (raspagem e depilação) e a remoção permanente (eletrólise e epilação com *laser*), além dos agentes tópicos como a eflornitina.[1]

Agentes de uso tópico têm certa relevância em áreas pequenas.

TÓPICOS

Substâncias tópicas para o tratamento do hirsutismo facial têm mostrado resultados discretos ou moderados, como a eflornitina (Vaniqa®), que é inibidor da L-ornitina descarboxilase, enzima primordial para o crescimento do pelo. Embora não haja remoção dos pelos, seu crescimento torna-se, geralmente, mais lento e de forma miniaturizada, deixando-os menos perceptíveis. A melhora é observada em cerca de 8 semanas em aproximadamente 60% das pacientes com a aplicação de 2 a 3 vezes/dia. Espironolactona a 4% em creme ou gel dá resultados parecidos. Caso não se observe resposta satisfatória em 4 meses, a terapia deve ser considerada ineficaz e, portanto, deve ser descontinuada. Os efeitos colaterais são mínimos e incluem irritação e eritema cutâneo.

MÉTODOS DE CAMUFLAGEM

Permitem a despigmentação do pelo por meio de agentes clareadores que contêm peróxido de hidrogênio. Entre as desvantagens do método, é possível citar reações alérgicas, irritação cutânea e maior percepção do pelo em peles escuras ou bronzeadas.

REMOÇÃO TEMPORÁRIA

Pinça – ideal para pequenas áreas como região supralabial (buço) ou mento. A despeito de ser trabalhoso e moderadamente dolorido dá bons resultados com afinamento progressivo dos pelos, pelo arrancamento. Toque suave ao crescimento. Duração de cerca de 15 dias.

Raspagem – com <u>lâminas e barbeadores elétricos</u> – depilação de uso consagrado, não dolorida, rápida e prática, de pouca duração (em torno de 5 dias). Secciona o fio.

Embora persista a crença de que a raspagem engrossaria os pelos, isto não ocorre! De fato, quando o pelo, de formato alongadamente cônico é raspado, é seccionado na sua porção emergente de maior diâmetro. Ao crescer, essa secção cilíndrica dá **<u>sensação áspera</u>** ao tacto e a impressão errônea de que os pelos estariam mais grossos.

Cremes depilatórios – dissolvem quimicamente o pelo a partir de seu afloramento na superfície. O pelo é dissolvido a partir de seu maior diâmetro, assim o toque de crescimento é áspero. Indolor mas trabalhoso, demandando tempo, com odor desagradável durante o processo.

Ceras (quente ou fria) – prático, rápido, moderadamente dolorido, arranca o fio por inteiro, abrange grandes áreas em face, coxas, pernas, antebraços, axilas, virilha, nádegas, perianal. Provoca encravamento em áreas de pelo mais grosso e pode irritar a epiderme.

O arrancamento faz com que o pelo, ao voltar a crescer aflore pela sua porção distal mais afilada conferindo sensação macia ao toque.

É contraindicado na face, para mulheres com melasma e cloasma, já que favorece a hiperpigmentação.

Duração em torno de 30 dias.

Linha (depilação iraquiana) – mais usado em face, arranca os fios através de tração. Pouco dolorido, demanda profissional hábil. Pode irritar e manchar a pele do rosto. Duração em torno de 15 dias.

Aparelhos elétricos de arrancamento – (Ladyshave, Epilady) – prático moderadamente dolorido, arranca os fios por inteiro, não irrita pele. Não consegue arrancar fios mais curtos demandando assim ser repetido em cerca de 8-10 dias ou ser complementado por métodos de raspagem ou pinça. Não provoca encravamento nem manchas. Muito útil em penugem facial e antebraços, eliminando aos poucos novos crescimentos. Favorece o afinamento progressivo dos fios e o toque é macio.

Manejo das complicações dos métodos temporários

Embora sejam métodos eficazes e de fácil aplicabilidade, podem acontecer complicações como foliculites, encravamentos, dermatite alérgica e hiperpigmentação cutânea.

Foliculite (pelos encravados com folículos pilosos inflamados)

Acontece principalmente com as ceras.

Para diminuir a incidência e intensidade recomenda-se a aplicação de cremes com substâncias queratolíticas, como ácido salicílico a 1% ou 2%, ureia a 10%, resorcina a 2%, e anti-inflamatórios, como hidrocortisona a 1% em veículo cremoso ou gel. Se o quadro é exuberante, recomenda-se alternar com depilações por lâmina ou elétricos.

Dermatites

Pele avermelhada com sensação de coceira ou ardor ocorre especialmente com cremes depilatórios e lâminas. Cremes com corticoides solucionam esta alergia em cerca de 2 ou 3 dias.

Hiperpigmentação

Pode ser de aparição lenta e insidiosa, que se agrava com o tempo.

É consequência frequente e insuspeitada de depilações com cera (na face, virilha e axilas), da depilação com linha na face, e também ocorre pós-foliculite, em pernas e virilhas, com aspecto salpicado folicular.

A exposição solar, por 2 dias após depilação com cera e linha, deve ser evitada ou protegida com FPS maior ou igual a 30.

O clareamento se faz com fórmulas à base de ácido retinoico, hidroquinona e corticoides em concentrações progressivas de acordo com as características individuais de cada paciente.

REMOÇÃO PERMANENTE: ELETROEPILAÇÃO E EPILAÇÃO COM LASER OU LUZ PULSADA

Eletrólise

Na eletroepilação (eletrólise), insere-se agulha no óstio folicular em profundidade suficiente para conduzir corrente elétrica até o bulbo germinativo e destruí-lo. É importante raspar os pelos da área a ser tratada entre 1 e 5 dias antes da eletrólise, para garantir que somente os pelos na fase anágena (em crescimento) serão tratados, já que os que estão na fase telógena não respondem ao tratamento e proporcionam repilação importante.

Os efeitos colaterais da técnica envolvem dor, que pode ser bem tolerada com aplicação prévia de anestésicos locais, como o Emla® ou Medicaina®, além de edema, eritema, infecção local, infecções herpéticas em portadoras do vírus (considerar, nesses casos, a profilaxia antiviral), hiper ou hipopigmentação pós-inflamatória e possível formação de queloides em pacientes suscetíveis. O aparecimento desses efeitos indesejáveis depende do tipo e da intensidade da corrente utilizada, além, é claro, dos cuidados e do aprimoramento técnico do profissional.

Embora a eletrólise possa ser feita em qualquer área do corpo, em todos tipos de pele e em todas as cores de pelos, é método muito demorado e doloroso, o que torna sua prática não recomendável para áreas extensas.

Laser

O *laser* (*Light Amplification by the Stymulate Emission of Radiation*) tem sido popularizado desde a metade dos anos 90, por suas vantagens e praticidade. O mecanismo de ação baseia-se na emissão de uma onda de energia luminosa que atinge a melanina encontrada na haste do pelo, dissipando-se, em parte, em energia térmica, que é difundida ao redor da haste pilosa, incluindo o epitélio folicular.

Para que haja redução permanente no crescimento dos pelos, são necessários inúmeras sessões entre 3 e 6, com intervalos de cerca de 30 dias, variáveis de acordo com o ciclo de crescimento do pelo de cada área a ser tratada.

As melhores respostas são conseguidas em pacientes de pele clara e pelos escuros. Os pelos brancos não respondem ao tratamento.

O método com aparelhos que emitem feixes de maior comprimento de onda, como o diodo (Light-sheer*) e o YAG-*laser*, tornou-se o procedimento mais seguro, até mesmo para peles escuras, pois atingem diretamente regiões mais profundas da derme – a papila dérmica – poupando a epiderme.[2] As complicações da técnica são mínimas e, na maioria das vezes, transitórias.[2,3] Entre elas, podem-se citar dor, que dependerá do limiar individual de cada paciente; eritema e edema, que regridem rapidamente; além da hipopigmentação, que é reversível e mais comum em pacientes de pele escura ou bronzeada, bem como aparecimento de hipercromias que podem ser removidas por agentes despigmentantes. É possível o aparecimento de bolhas, crostas e foliculites.

Estudos mostram que, com o *laser* de diodo, cerca de 90% das pacientes apresentam redução significativa dos pelos até 12 meses após o tratamento. Os pelos remanescentes, geralmente, são mais finos e mais claros.[4]

Luz Pulsada

Os aparelhos que emitem luz pulsada, embora diferentes dos *lasers* em relação às características do feixe de luz emitido, também são opções menos efetivas para a epilação permanente. Em contraste com o *laser*, não têm comprimento fixo de onda e podem ser manipulados de acordo com o comprimento de onda desejado. Têm sido relatados casos de hipertricose paradoxal em regiões próximas às áreas tratadas após a utilização da luz pulsada e, mais recentemente, casos semelhantes foram descritos após a aplicação do *laser* de alexandrita e de diodo.[2]

REFERÊNCIAS BIBLIOGRÁFICAS

1. Kede MPV, Sabatovich O. Hipertricose e hirsutismo. In: Dermatologia estética. São Paulo: Atheneu, 2003.
2. Lim SPR, Lanigan SW. A review of the adverse effects of laser hair removal. Lasers Med Sci 2006; 21:121-5.

3. Lou WW et al. Prospective study of hair reduction by diode laser (800 nm) with long term follow-up. Dermatol Surg 2000; 26:428-32.
4. Campos UB et al. Hair removal with an 800 nm pulsed diodo laser. Dermatol Cosmet 1999; 9:131-8.
5. Azziz R. The Evaluation and management of hirsutism. Obstet Gynecol 2003; 101:995-1007.
6. Smith SR et al. Eflornitine cream combined with laser therapy in the management of unwanted facial hair growth in women: a randomized trial. Dermatol Surg 2006; 32(10):1237-43.

Tratamento da acne | 38

Ligia Kogos

Seja qual for o grau de acne, independentemente da natureza flutuante desta doença, que oscila em intensidade de acordo com as circunstâncias, esta é uma condição que sempre deve ser tratada, para que se recupere a superfície saudável e normal da pele, evite-se o constrangimento e desconforto que as lesões acneicas podem causar e, sobretudo para que se previna as sequelas que vão desde poros permanente e definitivamente dilatados, até cicatrizes deformantes, sem deixar de considerar possíveis danos psicológicos e afetivos.

Os tratamentos, tanto locais como sistêmicos, combatem os fatores que permitem o surgimento da acne, que são:

- queratinização excessiva do folículo (hiperqueratose);
- secreção sebácea aumentada (oleosidade), pela estimulação androgênica;
- presença da bactéria *Propionibacterium acnes* ou *Corynebacterium acnes*, que além do efeito infecto-inflamatório, produz cola biológica que mantém os queratinócitos aderidos, tal qual rolha obstruindo os folículos.

Assim, visa-se obter o refinamento da superfície diminuindo a espessura da camada córnea, a desobstrução dos poros e eliminação dos comedões, a redução da oleosidade, o combate à infecção e inflamação, além do apagamento de cicatrizes.

Para tanto, usam-se ativos tópicos queratolíticos, antisseborreicos, ácidos descompactadores da camada córnea, antibióticos e antissépticos, além de medicamentos sistêmicos como antibióticos, anti-inflamatórios, antiandrogênicos, e normalizadores das glândulas sebáceas.

Certamente o bom senso determina que se instale terapêutica mais simples ou mais complexa e abrangente, de acordo com o grau e a fase de manifestação clínica, levando-se em conta seu efeito e eficácia na etiopatogenia de cada quadro, doses recomendadas e efeitos adversos, tomando-se o cuidado de não sucumbir à antiga tendência de mi-

GINECOLOGIA • PARTE 4 ENDOCRINOLOGIA GINECOLÓGICA

nimizar a importância do quadro, com medidas pouco efetivas, já que tanto a paciente com discreto Grau I de acne como a de exasperante Grau IV têm a mesma esperança e certamente o mesmo direito de ostentarem peles o mais próximo possível da perfeição.

Podemos tomar como base a classificação de Pillsbury:

- I – Acne comedônica – predominam os comedões abertos (cravos pretos) e fechados (microcistos).
- II – comedões, pápulas e pústulas.
- III – comedões, pápulo-pústulas e nódulos.
- IV – comedões, pápulo-pústulas, nódulos, cistos inflamados e cicatrizes hipertróficas.

Nota:

- Cicatrizes em *ice-pick* (picador de gelo) puntiformes e crateriformes podem estar presentes do grau II ao IV.
- Poros permanentemente dilatados podem existir em todos os graus.
- Oleosidade normalmente se manifesta em todos os graus.

Os principais ativos de uso local cumprem função queratolítica, antimicrobiana, anti-inflamatória, antisseborreica, anticomedônica e refinadora.

Para possibilitar a melhor compreensão, pelo ginecologista, da razoável gama de opções terapêuticas tópicas, assim como suas inúmeras combinações entre si, esquematizo a seguir o tratamento local de acordo com o tipo de produto e seu horário de uso.

SABONETES (EM BARRA OU LÍQUIDO)

Os sabonetes devem ser efetivos, fortes, antisseborreicos e queratolíticos. Não se deve cometer o engano de usar sabonetes hidratantes, ditos suaves, como se acne fosse condição de extrema sensibilidade. Podem ser à base de enxofre, ácido salicílico, piroctone olamina, sulfacetamida sódica, zinco; devem ser usados duas vezes ao dia, pela manhã e à noite. Há no mercado produtos disponíveis em barra e líquido com algumas dessas associações, cumprindo assim a função queratolítica e antisseborreica.

LOÇÕES ADSTRINGENTES

A preferência recai sobre as loções hidroalcoólicas, contendo ativos antioleosidade (sulfacetamida sódica, enxofre, zinco, extrato de Artemísia), queratolíticos (ácido salicílico, resorcina, ácido glicólico) e/ou antibióticos (clindamicina ou eritromicina), a serem usadas após a lavagem com sabonete, duas vezes ao dia, pela manhã e à noite, aplicando com algodão, deslizando fortemente sobre a pele, aproveitando para complementar a limpeza em maior profundidade.

Exemplo (Tabela 1):

TABELA 1   Loção adstringente antiacne

Ácido salicílico	2%
Ácido glicólico	2%
Clindamicina	1,2 g
Sulfacetamida sódica	2,5%
Loção adstringente hidroalcoólica a 50%	130 mL

*Outros ativos utilizados e suas concentrações mais frequentes: eritromicina 2%, dapsona 5%, resorcina (1% a 5%), enxofre, 1%, piritionato de zinco 2,2%.

À NOITE (SEJA PELA NATUREZA DOS ATIVOS, SEJA PARA CRIAR ROTINA SIMPLES DE SER SEGUIDA)

Ácido retinoico

Com grande precisão em suas várias possibilidades de concentrações progressivas, muito efetivo, elimina os comedões, regula a atividade das glândulas sebáceas, melhora a textura cutânea, promovendo descamação fina na superfície e reorganização do colágeno na derme, contribuindo para o apagamento das manchas residuais e cicatrizes deprimidas. O ideal é que haja leve descamação perfeitamente suportável. Pode provocar eritema, descamação intensa e irritação após algumas aplicações devendo a paciente ser orientada a interromper por alguns dias seu uso, até a normalização da pele. Requer proteção solar durante o dia e especialmente em situações de exposição significativa, como em praias, piscinas, caminhadas e prática de esportes. Não se utiliza durante a gravidez. O veículo pode ser gel, loção hidroalcoólica, loção lanette ou loção cremosa *oil free*. Deve ser aplicado em média 3 ou 4 noites por semana. Aumenta-se a concentração progressivamente, à medida que a pele se adapta ao produto: 0,05%, 0,1%, 0,2% (ou mais).

Outros retinoides

- Adapaleno a 0,1% – útil nas formas mais brandas de acne.
- Tazaroteno a 0,1% – auxilia na diminuição dos comedões, mas também provoca eritema e irritação.

Ácido glicólico

Auxilia na diminuição dos comedões, descompactando a camada córnea, refinando a textura cutânea. Em gel ou loção *oil free*, de 4% a 6% não costuma causar descamação, ainda que provoque ligeiro ardor ao ser aplicado. Excelente para ser usado nas formas leves, discretas, Grau I, para manutenção, para fechar os poros, ou em semanas alternadas com o ácido retinoico, para que o rosto não esteja sempre descamando pela ação do retinoide.

Outros ácidos

- Ácido azelaico a 20%;
- Ácido fítico a 1%.

Peróxido de benzoíla (5% a 10%)

Efetivo nas formas muito inflamatórias, ainda que incômodo pela irritação primária, alergia de contacto, eritema e desbotamento de roupas coloridas que pode ocasionar ao entrar em contato com lençóis e roupas. Há formas de apresentação associadas a antibióticos como a clindamicina.

Exemplo de produtos noturnos

- Gel de retinoico: usar à noite 4 noites por semana (segunda a quinta) – é ideal que ocorra leve descamação; em caso de irritação suspenda temporariamente o uso até que a pele volte ao normal. Evitar a área dos olhos. (Não usar na gravidez)

TABELA 2 Exemplo de produto noturno

Ácido retinoico	0,1%
Gel de carbopol	30 g

Ou

Gel de glicólico: usar todas as noites, ou em semanas alternadas com o ácido retinoico.

TABELA 3 Uso noturno do gel glicólico com ácido retinoico

Ácido glicólico	6%
Ácido fítico	1%
Gel de sepigel	30 g

PARA O DIA (APÓS A LIMPEZA E O ADSTRINGENTE)

Como geralmente a pele é oleosa, basta somente hidratantes-protetores livres de óleo, com a finalidade de dar conforto, disfarçar possíveis descamações e proteger da radiação ultravioleta. Podem conter ativos reguladores da oleosidade, filtros solares hidrossolúveis (ácido fenilbenzimidazol sulfônico e metoxibenzofenona-4) e vitamina C (refina, controla a oleosidade e clareia).

Exemplo (Tabela 4):

TABELA 4 Exemplo de hidratante de uso diário com filtro FPS 12 não oleoso

VC-PMG (derivado de vitamina C)	5%
Compostos de filtro UVA/UVB hidrossolúveis	6%
Serum com extrato de laranja	50 mL

TRATAMENTO SISTÊMICO

Antibióticos – pela diminuição do P. acnes, diminuem os ácidos graxos livre

- Minociclina (100 mg/dia) – 3 meses – o mais efetivo deste grupo, com menos efeitos colaterais, primeira escolha na antibioticoterapia;
- Tetraciclina (500 mg/dia), 3 meses – eficaz, efeitos colaterais gastrintestinais possíveis;
- DDS (diamino difenilsulfona, dapsona), 100 mg por apenas 30 dias, muito efetivo em Grau III e IV nas fases iniciais. Risco de aplasia medular e anemia aplástica. Recomenda-se a aplicação IM de betametasona (3 mg de acetato de betametasona com 3 mg de fosfato dissódico de betametasona) a cada 15 dias de terapêutica com DDS, para prevenir aplasia;
- Sulfametoxazol 800 mg mais trimetoprim 160 mg (usado nos casos de intolerância às demais medicações, moderadamente eficaz) – 1 caps/dia, 2 meses;
- Doxiciclina – 50 a 100 mg/dia;
- Azitromicina 500 mg em pulsos de 3 dias, com 7 dias de intervalos entre os pulsos, total de 3 pulsos – pouco efetivo, podendo não surtir nenhum resultado em alguns casos.

Hormonal/Antiandrogênica

É usada há longo tempo como coadjuvante nos casos recidivantes e ligados a condições de hiperandrogenismo, como a síndrome dos ovários policísticos. Tem a desvantagem de agir, com algumas variações, apenas durante a administração da droga. Sua indicação exclusivamente dermatológica vem perdendo lugar para outras terapêuticas de resultados mais duradouros.

- Anticoncepcionais orais que associam etinilestradiol com acetato de ciproterona, ou com drospirenona, ou com clormadinona – ministrados por pelo menos por pelo menos 1 ano, são úteis especialmente em moças com ovários policísticos. Cabe ressaltar que esta terapia só tem sentido se houver também necessidade de contracepção ou tratamento de transtorno ginecológico, não sendo terapêutica isolada de escolha para acne, quando são preferíveis tratamentos mais eficazes e duradouros.

- Espironolactona – 50 mg a 100 mg/dia, 1 a 6 meses; pode ser usada combinada aos anticoncepcionais e antibióticos. Bloqueia os receptores androgênicos.
- Flutamida – 250 a 350 mg/dia ou 3 vezes por semana, de 2 a 6 meses; potente ação antiandrogênica, não esteroide, competidor dos receptores, mas com considerável risco hepático! Prescreve-se somente quando não há possibilidade de outra terapêutica, exigindo rígido controle laboratorial da função hepática. Atualmente é pouco utilizada.

Corticoides

Úteis nas fases iniciais de tratamento dos quadros exuberantes, Grau III e Grau IV, em aplicações intramusculares ou via oral, reduzem o processo inflamatório, facilitando a adesão ao tratamento, seja a antibioticoterapia ou a isotretinoína.

- Betametasona IM (dipropionato de betametasona 5 mg/ml + fosfato dissódico de betametasona + 2 mg/mL) – 1 ampola IM com intervalos de 30 dias – 1 a 2 aplicações no máximo.

Ou

- Prednisona 20 mg VO por 5 dias e depois 10 mg VO por 15 dias.

Isotretinoína (retinoide oral)

Este retinoide oral, derivado da vitamina A, sintetizado pela primeira vez em 1955 e de uso consagrado no exterior para o tratamento da acne desde 1982, representa um significativo marco, mudando de vez os rumos desta doença crônica. É o mais eficaz tratamento para a acne, agindo profundamente na glândula sebácea, normalizando-a em caráter permanente, regularizando a produção sebácea e destruindo as paredes dos comedões por sua ação na queratinização, eliminando assim o campo de ação das bactérias e dos androgênios. Age em todos os estágios da moléstia, nas lesões pápulo-pustulosas, nos comedões e mesmo nas cicatrizes, tanto pelo refinamento que confere à epiderme como pela reorganização de colágeno que promove na derme. É medicamento seguro, efetivo e seus efeitos colaterais foram amplamente seguidos e estudados, todos reversíveis, excetuando-se a teratogenicidade.

Se no passado reservava-se sua prescrição aos casos mais severos (grau III e IV), de 1990 para cá, mais e mais pacientes portadores das formas mais brandas, grau I e II, vêm usufruindo o benefício da cura permanente da acne, da prevenção de cicatrizes, dos poros eternamente dilatados e da normalização da oleosidade, vantagens aos quais certamente têm o mesmo direito que os portadores de formas graves,

Sendo droga altamente teratogênica, seu uso é controlado com receituário especial e termos de conhecimento e consentimento, assegurando assim a compreensão pela paciente da imperiosa necessidade de evitar a gravidez durante todo o tratamento e dois meses após a interrupção da medicação.

Os exames laboratoriais de controle recomendados são: hemograma, colesterol e triglicérides, transaminases que podem acusar alterações leves e reversíveis durante o tratamento, repetidos a cada 2 meses de acordo com os resultados a cada exame. Para os menores de 21 anos, é suficiente apenas um exame após 20-30 dias de tratamento que se for normal, dispensa a repetição das provas. Para os adultos, em caso de aumento muito significativo do colesterol e triglicérides, acima de 400 mg/dl, faz-se pausa da terapêutica até a volta aos índices normais. Hipercolesterolemia pregressa não é contraindicação absoluta do tratamento com isotretinoína oral; apenas recomenda-se maior cuidado nos controles laboratoriais, e medidas complementares como dieta e exercícios.

Seus efeitos colaterais mais frequentes são: ressecamento e descamação dos lábios, que exige o uso de lubrificante labial, secura nas demais mucosas e conjuntivas oculares (perceptível apenas pelos usuários de lentes de contacto), intolerância a ácidos e adstringentes tópicos e pele seca no corpo. Outras alterações como mialgias e artralgias, epistaxes decorrentes da secura nasal, são raras, episódicas e reversíveis com pausas estratégicas na terapêutica. Houve dúvida quanto à possibilidade de haver relação entre isotretinoína oral e depressão em jovens, mas nenhum estudo mostrou qualquer associação. Deve-se considerar que a acne é condição que por si só é capaz de causar tristeza e isolamento em jovens ou agravar estados depressivos preexistentes.

Pode haver piora inicial de cerca de 30 dias, mais especificamente nos casos de acne III e IV, com exacerbação das lesões inflamatórias, contornável com agentes tópicos e anti-inflamatórios ou corticoides por pouco tempo.

Ponto fundamental para o sucesso do tratamento com isotretinoína oral, com resultados duradouros permanentes, repousa na condição de que seja dada a dose total correta por tempo adequado de exposição ao medicamento.

Considero efetiva a dose total acumulada de 220 mg/kg. O ideal é que seja mantida a dose de 0,7 a 1 mg kg/dia sem ultrapassar 60 mg/dia para sexo feminino. Para a maioria das mulheres, com peso entre 50 e 75 kg, prefiro a dose diária de 40 mg/dia, não muito alta, que ocasiona poucos efeitos indesejáveis, com tempo de exposição à droga mais longo, a fim de que se atinja a dose total realmente efetiva.

Baseada na minha própria experiência clínica, para maior praticidade na determinação do tempo de tratamento, preconizo a "Equação de Kogos", a saber:

Equação de Kogos:

$$0,19 \times \text{Peso} = \text{Meses de tratamento}$$

$$0,19 \times P = M$$

Onde :

0,19 = constante de Kogos

P = peso da paciente em kg

* Válida para paciente de até 80 kg, usando 40 mg/dia de isotretinoína oral, em casos de acne II ou III

M = Meses de tratamento

Assim, considerando-se que cada comprimido tem 20 mg, para uma paciente de 54 kg, precisaremos de 10 meses de tratamento com 2 cp/dia, 40 mg/dia (0,19 x 54 kg = 10,2 meses).

Levando-se em conta a gama de variações individuais nas manifestação clínicas de acne, as circunstâncias ocasionais que podem influenciar o quadro e o momento em que cada paciente se encontra, certamente não há regras que não possam ser quebradas para que o esquema de tratamento possa ser seguido com tranquilidade, sem risco de abandono, desânimo ou decepção. O médico deverá julgar com base em sua percepção e habilidade, qual a melhor opção de droga, se vale a pena abreviar o esquema terapêutico em casos mais simples, ou até mesmo se poderia se postergar a prescrição de retinoide para uma ocasião mais propícia.

Outros

- Vitamina A 50.000 UI/dia;
- Vitamina E 100 mg/dia;
- Ambas as vitaminas têm ação sinérgica entre si, melhorando a reação inflamatória e a queratinização. Podem ser combinadas à antibioticoterapia, hormonioterapia ou como coadjuvando ao tratamento tópico.

ACNE NA GRAVIDEZ

Nesta fase, dá-se absoluta preferência aos tratamentos tópicos. Se necessário, em casos inflamatórios intensos, pode-se ministrar a eritromicina 250 a 500 mg/dia, por períodos curtos de 7 a 15 dias, de preferência resguardando o primeiro trimestre.

Localmente, como o ácido retinoico está contraindicado, usam-se as loções com ácido salicílico, ácido glicólico e eritromicina ou clindamicina (restringindo este último antibiótico tópico à face, para não usá-lo em grandes extensões corporais).

Produtos noturnos com ácido glicólico, ácido azelaico e peróxido de benzoila estão liberados.

A fototerapia com *Blue Light* e *Red Light*, que detalharei abaixo, tem sido uma opção de excelentes resultados.

PROCEDIMENTOS ESPECIAIS

Modernamente, muitos recursos, procedimentos e equipamentos estão disponíveis e são importantes complementos aos tratamentos tópicos e orais. Aceleram os resultados e facilitam a ação dos medicamentos, abreviando sensivelmente o tempo necessário para se chegar à resolução total das lesões.

São eles, dede os mais simples aos mais sofisticados:

- Limpezas de pele – devem ser realizadas por esteticista hábil. Extraem-se periodicamente os comedões e aplicam-se máscaras calmantes. O ideal é que sejam usados extratores de comedões simples, retirando-os mecanicamente e não com aparelhos de sucção que não desempenham bem a tarefa.
- Drenagem de cistos e abscessos – se necessário, com anestesia intradérmica procede-se a drenagem, com as mãos enluvadas, abrindo as lesões com agulha grossa ou ponta do bisturi, espremendo-as firmemente, sem deslizar a mão e sem auxílio de gaze para não escoriar a pele que pode estar vulnerável pelo uso de ácidos. Comprime-se por algum tempo ou cauteriza-se cuidadosamente os pontos sangrantes.
- Infiltrações intralesionais de corticoides – em nódulos, cicatrizes queloideanas, cistos inflamados. Triamcinolona 5 a 10 mg/mL, diluída se necessário com xylocaina, injetada com carpule, diretamente nas lesões. Cuida-se atentamente para que o líquido injetado não ultrapasse os limites da lesão para que não haja atrofia cutânea perilesional, ainda que isso seja reversível.
- *Peelings* Seriados (leves) – feitos em consultório, refinam, descompactam a camada córnea, clareiam manchas e diminuem as micropústulas. A descamação é imperceptível ou leve, dura no máximo 7 dias e podem ser repetidos 1 vez por semana, em torno de 6 aplicações, para agilizar o tratamento, não necessitando testes prévios. São usados principalmente:
- Ácido glicólico: 20% a 70%, 4 minutos de permanência;
- Ácido retinoico: 1% a 8%, deixando que a paciente saia com o *peeling* aplicado e o retire após 12 horas.
- *Peelings* médios e profundos – com o intuito de apagar manchas e cicatrizes, estes *peelings* mais fortes são indicados nas fases médias e finais do tratamento, atingindo camadas mais profundas da pele. Devem-se realizar testes prévios tanto para avaliar o risco de hipercromia como para precisar melhor o tempo de recuperação (*downtime*). Faz-se o teste na região pré-auricular, aguardando-se os dias necessários para a leitura, de acordo com o tipo de substância escolhida.

- *Peelling* de resorcina – de 40% a 80%, superficial ou médio, deixando a pele castanha e grossa por 7 dias, são excelentes para desinflamar pápulo-pústulas e clarear manchas avermelhadas e hipercromias residuais. Baixo risco de discromia, exceto quando se acumula material em zona inframandibular, mas que cede em algumas semanas. Pode ser usado em todos os tipos de pele.
- *Peelling* de ATA (ácido tricloroacético) – de 20% a 40% – é eficaz nas cicatrizes deprimidas, mas existe alto risco de hipercromia em peles morenas e orientais. Chega a exigir cerca de 20 a 30 dias para recuperação, sendo ideal para peles claras, em mulheres alouradas. Exige intensa proteção solar por cerca de 2 meses. *O ATA pode ser usado com sucesso em aplicações pontuais somente nas cicatrizes, diminuindo assim o risco de hipercromia e tornando o procedimento imperceptível, bem mais suportável e período de recuperação disfarçável com maquilagem.
- Dermoabrasão – método tradicional, consiste na abrasão com lixas rotatórias, sob anestesia local ou geral. Atinge planos mais profundos, melhorando cicatrizes deprimidas, mas é pouco usado atualmente por seu desconforto, risco de discromia e a disponibilidade de opções mais vantajosas.
- Microcauterização – com o eletrocautério em baixa intensidade e ponta afilada, risca-se delicadamente as bordas das cicatrizes crateriformes (em *ice-pick*) esmaecendo as bordas ao mesmo tempo em que as superficializa. Método potente, pois atinge plano profundo, porém pontualmente, sem excessiva agressão. As pequenas crostas levam 7 dias para cair dando lugar à pele rosada que aos poucos assume coloração normal. Pode ser feita em todos os tipos de pele, mas é aconselhável teste prévio.
- Pequenas exéreses – pode-se fazer a excisão cirúrgica delicada tanto de cicatrizes crateriformes que não respondem a preenchimento, como de cistos fibrosados profundos residuais. A técnica de superficialização de cicatrizes com *punch* ainda é usada por alguns, mas perde lugar para técnicas mais modernas e menos trabalhosas.
- Preenchimentos – este é o método de eleição para tratar cicatrizes deprimidas profundas, já que é de técnica simples e rápida, não exigindo cuidados especiais, tendo a grande vantagem de não existir período de recuperação. Podem ocorrer pequenos e ocasionais hematomas facilmente ocultos por maquilagem. Os resultados são imediatos. Pequenas nodulações ocasionais surgem pela proliferação de fibras colágenas e são solucionadas com cremes de corticoides por alguns dias ou infiltração de triamcinolona 10 mg/mL. Materiais especiais são aplicados diretamente abaixo das cicatrizes com agulhas delicadas, em plano intradérmico, subdérmico ou subcutâneo, de acordo com cada produto. Há inúmeros produtos disponíveis, temporários, semipermanentes e permanentes. Os mais usados são os de ácido hialurônico, colágeno, hidroxiapatita de cálcio, polidimetilsiloxane, polimetilmetacrilato e ácido polilático.

- *Laser* de CO_2 – o chamado *resurfacing*, apesar de eficaz para as cicatrizes por alcançar planos profundos, é pouco usado devido ao risco de discromia, desconforto e longo período de recuperação (*downtime* de pelo menos 30-60 dias).
- Luz Intensa Pulsada (LIP) – QUANTUM – Este equipamento atua na superficialização das cicatrizes, geralmente combinado, ao final das sessões de luz, a aplicações pontuais de ATA apenas nos locais afetados. Moderadamente efetivo, baixo risco e *downtime* irrelevante. Exige cerca de 5 aplicações. Tem sido usado também, na Terapia Fotodinâmica em combinação com ALA (ácido amino levulínico), em menor escala do que o LED, como veremos a seguir, mas com eficácia.
- TERAPIA FOTODINÂMICA (PDT) com LED (*Light Emitting Diode* ou Luz Emitida por Diodo), GENTLE WAVES, MULTI WAVES – baseia-se em um diodo semicondutor que energizado emite luz visível, monocromática, bem mais econômica que outros equipamentos de luz. Esta nova terapia feita por sessões de exposição da pele a esta fonte de luz representa considerável avanço, seguro e efetivo, promovendo melhora rápida e empolgante, já no início do tratamento, antes que os medicamentos tenham tempo de agir, possibilitando a rápida resolução das lesões, sem que haja nenhuma dor, nem desconforto, nem período de recuperação necessário, já que não há lesão térmica. Altera a atividade celular na mitocôndria, sendo o alvo, a porfirina endógena produzida pelo *Propionibacterium acnes*.

Photon+ porfirina+ O_2 = destruição da bactéria e da glândula sebácea hipertrófica.

Usa-se a *Blue Light* (luz azul de banda estreita, pico a 415 nm, potente efeito antibacteriano) e a *Red Light* (Luz Vermelha, picos de 415 a 660 mm, efeito anti-inflamatório) combinadas, alternadas ou em modo contínuo, em sessões semanais ou bissemanais por cerca de 4-6 semanas.

Aplica-se tanto na acne leve, como na moderada e severa, devendo-se em cada caso eleger o protocolo adequado que permita o melhor resultado (*BLUE LIGHT* e/ou *RED LIGHT*). Os resultados têm sido tão bons e reproduzíveis em distintos trabalhos, que esta terapia tem sido considerada como importante alternativa para pacientes que não podem ou não desejam tomar isotretinoína e outros medicamentos.

A chamada terapia ALA-PDT, onde 60 minutos antes da exposição à fonte de luz, é aplicado o ácido amino levulínico e então se procede a *Blue Light, Red Light* ou até mesmo a LIP, tem da mesma forma entusiasmado dermatologistas em todo o mundo, por sua ação de impacto, tanto na glândula sebácea como na P. acnes. A diferença de resultados entre a PDT simples, e a ALA-PDT, não mostrou significância estatística, sendo ambos excelentes. Como na ALA-PDT os efeitos colaterais irritativos são maiores e o custo é bem mais alto, decide-se mais amiúde pela PDT simples, com *Blue Light* e/ou *Red Light*.

Apesar de não ter sido ainda avaliada longamente em grávidas, tudo leva a crer que não haja nenhum inconveniente em ser usada, ainda mais que a fototerapia com *Blue Light* tem sido tentada para reverter quadros de depressão durante a gravidez.

MEDIDAS GERAIS

Dieta

Fatores alimentares são sempre envolvidos na patogênese da acne. Os mais recentes estudos demonstram que dietas altamente glicêmicas e calóricas de modo geral podem agravar a acne e não alimentos específicos, como o chocolate. Dietas hipoglicêmicas diminuem a produção de sebo e alteram sua composição de ácidos graxos, modificando os triglicérides da superfície cutânea, sendo comprovadamente benéficas. Por isso é importante, já na puberdade, criar-se o hábito de ingerir diariamente verduras, frutas e legumes, alimentos de baixas calorias, que ocupam valioso espaço a ser roubado dos produtos excessivamente calóricos.

Exercícios

Como liberam endorfinas, auxiliam a contrabalançar efeitos do estresse sobre o ACTH e androgênios circulantes, melhorando as manifestações clínicas de acne.

Banhos de Sol

Em exposições moderadas, têm efeito antibacteriano e anti-inflamatório, melhorando a acne moderada. Se houver exagero, a radiação ultravioleta modifica o manto lipídico natural, alterando a imunidade regional, favorecendo o aparecimento de pápulas e pústulas. Preconizam-se sempre filtros solares livres de óleo, os chamados *oil free*. Para o rosto, ombros, dorso e colo, em praia, piscina, esportes e caminhadas recomenda-se FPS 15.

Maquilagem e cosméticos

A maquilagem pode ajudar muito, especialmente nas fases iniciais do tratamento, diminuindo a ansiedade e o constrangimento causado por lesões acneicas exuberantes ou manchas e pode, sim, ser usada, desde que não se constitua de produtos oleosos e seja retirada à noite corretamente. Bases líquidas, corretivos e pó facial para dar acabamento final, são de grande efeito estético e auxiliam muito, inclusive impedindo que a paciente se autoescorie (acne escoriada).

Os cremes hidratantes e filtros solares devem ser livre de óleo e de preferência recomendados ou autorizados pelo dermatologista. Um quadro de acne relativamen-

CAPÍTULO 38 TRATAMENTO DA ACNE **429**

te frequente é a acne cosmética, causada por cremes gordurosos, tanto de uso facial como capilar.

CONSIDERAÇÕES FINAIS

A acne assombrou por muito tempo os melhores anos da juventude, deixando seu rastro de cicatrizes e lembranças constrangedoras. Com a ampla divulgação e disponibilidade de diversas opções de tratamento, acessíveis a todas as classes sociais, não deve estar longe o tempo em que a acne seja mais uma das patologias que, em seus estágios graves, constem apenas nos tratados de Dermatologia como uma das moléstias às quais o conhecimento científico logrou erradicar.

Para tanto é necessário que a encaremos seriamente, não como uma futilidade, como algo passageiro, de âmbito meramente cosmético ou de menor importância, mas como doença a ser tratada rápida e eficientemente pelo médico ou como transtorno estético. A escolha final de qualquer terapêutica deve ser feita pelo médico e a paciente, à luz de todas as circunstâncias especiais de cada caso.

REFERÊNCIAS BIBLIOGRÁFICAS

1. Akaraphant R, Kanjanawanitchkul W, Gritiyarangsan P. Efficacy of ALA-PDT vs blue light in the treatment of acne. Photodermatol Photoimmunol Photomed 23(5): 186-90, 2007 (Oct).
2. Burkhart CG, Burkhart CN. Expanding the microcomedone theory and acne therapeutics: Propionibacterium acnes biofilm produces biological glue that holds corneocytes together to form plug. J Am Acad Dermatol 57(4):722-24. 2007(Oct).
3. Del Rosso JQ. Newer topical therapies for the treatment of acne vulgaris. Cutis 80(5):400-10. 2007(Nov).
4. Rao S, Malik MA, Wilder L, Mott T.Clinical inquiries. What is the best treatment for mild to moderate acne? J Fam Pract 55(11):994-6. 2006 (Nov).
5. Sampaio, SAP, Rivitti, EA. Foliculoses. *Dermatologia*. 3.ed. São Paulo, Artes Médicas; p.383-401. 2007
6. Smith RN, Braue A,Varigos GA, Mann NJ.The effect of a low glycemic load diet on acne vulgaris and the fatty acid composition of skin surface triglycerides. J Dermatol Sci 50(1):41-52 2008 (April).
7. Strauss JS, Krowchuk DP, Leyden JJ, Lucky AW, Shalita AR, Siegfried EC, Thiboutot DM, Van Voorhees AS, Beutner KA, Sieck CK, Bhushan R. Guidelines of care for acne vulgaris management. *J Am Acad Dermatol*.;56(4):651-63 2007 (April).
8. Taborda MLVV, Weber MB, Freitas ES. Avaliação da prevalência de sofrimento psíquico em pacientes com dermatoses do espectro dos transtornos psicocutâneos. *An Bras Dermatol* 80(4):351-354. 2005(Ago).
9. Tzung TY, Wu KH,Huang ML. Blue light phototerapy in the treatment of acne. *Photodermatol Photoimmunol Photomed*: 20(5):266-9, 2004(Oct).
10. Oprica C, Emtestam L, Hagströmer L, Nord CE Clinical and Microbiological Comparisons of Isotretinoin vs. Tetracycline in Acne Vulgaris. *Acta Derm Venereol*. 87(3):246-54, 2007.

39 | Planejamento familiar e contracepção

Fábio Fernando de Araújo
Zsuzsanna Ilona Katalin de Jármy Di Bella
Denise Belleza Haiek

PLANEJAMENTO FAMILIAR

A definição de planejamento familiar (PF) pode ser simplesmente contracepção ligada à saúde. O conceito emitido pela OMS (Organização Mundial da Saúde) é mais amplo e específico: "PF é uma atividade de saúde que tem como objetivo o fornecimento de informações e meios para que as pessoas possam decidir, de maneira livre, consciente e responsável, a época e o número de filhos que desejam ter". Os objetivos de saúde ganham destaque para os profissionais; para as pessoas, o direito de escolherem o método contraceptivo após receberem informações necessárias. Para a nossa realidade, o PF, além de tratar de um direito humano básico, é um preceito constitucional, regulamentado pela Lei do PF (Lei Federal n. 9.263, de 1996), onde se lê:

> Art. 3º O planejamento familiar é parte integrante do conjunto de ações de atenção à mulher, ao homem ou ao casal, dentro de uma visão de atendimento global e integral à saúde.
> Parágrafo único – As instâncias gestoras do Sistema Único de Saúde, em todos os seus níveis, na prestação das ações previstas no *caput*, obrigam-se a garantir, em toda a sua rede de serviços, no que respeita a atenção à mulher, ao homem ou ao casal, programa de atenção integral à saúde, em todos os seus ciclos vitais, que inclua, como atividades básicas, entre outras:
> I – a assistência à concepção e contracepção;
> II – o atendimento pré-natal;
> III – a assistência ao parto, ao puerpério e ao neonato;
> IV – o controle das doenças sexualmente transmissíveis;
> V – o controle e prevenção do câncer cérvicouterino, do câncer de mama e do câncer de pênis.

Art. 4º O planejamento familiar orienta-se por ações preventivas e educativas e pela garantia de acesso igualitário a informações, meios, métodos e técnicas disponíveis para a regulação da fecundidade.

O PF consta também no Código de Ética Médica.

Nota-se um predomínio das mulheres nos ambulatórios médicos, em detrimento da pequena presença masculina, para tratar de temas que exercem forte influência na vida da família. A atenção ao parceiro deveria ser mais trabalhada, pois o homem bem informado não somente aumenta sua participação, como também pode colaborar no tratamento clínico e anticoncepcional de si próprio, de sua parceira e filhos. Sua participação é importante ao prestar solidariedade, apoio e estímulo. No serviço da Escola Paulista de Medicina o homem é sempre convidado a participar da atividade educativa que precede a consulta médica; no processo de esterilização, sua presença é obrigatória.

Para os pacientes, na escolha da contracepção geralmente predominam os motivos sociais e econômicos. Por outro lado, cabem às instituições governamentais a tarefa de estender a toda a população a execução de uma política anticoncepcional adequada, a qual, além de ser uma necessidade coletiva, é inclusive uma imposição legal e de compromissos assumidos internacionalmente.

Na realidade, 75% da população brasileira em idade fértil, ou seja, mais de 50 milhões de brasileiras e alguns homens, usam algum anticoncepcional, o que configura um grande contingente de pessoas a demandar a devida atenção das autoridades. Por outro lado, deve-se considerar também que a contracepção tem de ser uma terapêutica muito segura, tendo em vista o tempo muito prolongado em que ela é utilizada. De fato, dos 35 anos da menacma, apenas uma pequena parcela será ocupada pela gravidez e lactação, e essa duração está cada vez menor por causa da diminuição da fertilidade. O índice atual de fertilidade no Brasil chega a 1,9 filho por mulher em idade fértil, e na cidade de São Paulo é de 0,9. Aqui, os contraceptivos mais utilizados se alternam entre pílulas tomadas sem orientação adequada e operações cesarianas feitas com a finalidade de facilitar o acesso à ligadura tubária. Verifica-se notável carência de informações e disponibilidade de métodos anticoncepcionais e atendimento nesta área da Medicina.

Essa situação ocorre principalmente entre pessoas menos favorecidas, que constituem grande parte da nossa população, como adolescentes das periferias das grandes cidades, pacientes com dificuldade de acesso à assistência em saúde, e aquelas com maiores riscos de apresentarem enfermidades, que são as pacientes de maior risco reprodutivo. Em uma pesquisa paralela durante campanha de vacinação no estado de São Paulo verificou-se que 30% das usuárias de pílula anticoncepcional apresentavam alguma contraindicação.

Um quadro muito frequente na usuária de pílula anticoncepcional sem informações adequadas é ficar insegura quando ocorrer alguma dúvida, sem ter alguém bem preparado para orientá-la; em consequência, segue uma série de ações que podem ser prejudiciais: a mulher tende a abandonar o método; sem nenhuma proteção, ela pode engravidar; e essa gravidez é muitas vezes indesejada. Duas opções então lhe surgem: desistir da gravidez e partir para abortamento inseguro, que contribui significativamente para a manutenção dos nossos altos índices de mortalidade materna, ou aceitar a gravidez, sem assistência adequada da família ou das instituições. A gestante enxerga na ligadura tubária uma solução contraceptiva, durante a cesariana feita com essa finalidade. Isso confirma o mau preparo dos nossos profissionais.

Os profissionais da saúde compreendem que os problemas de ordem socioeconômica estejam à frente das preocupações expressas pelas pacientes; e eles devem considerá-los, não com o intuito de resolvê-los, mas para ajustar suas orientações às realidades das pacientes. Entretanto, os objetivos de saúde devem prevalecer nas orientações profissionais, para tratar e prevenir suas principais causas. Didaticamente, os riscos de saúde na menacma podem ser classificados em de natureza biológica, socioeconômica e médica. Os principais riscos biológicos são nascimentos a intervalos curtos (menores de dois anos) ou muito longos (maiores de cinco anos); grande paridade (três filhos ou mais); idade materna aquém do limite inferior de 20, por causa da adolescente desassistida; e além do limite superior de 35 anos, quando a mulher é menos fértil, e com maior probabilidade de ela e o feto terem enfermidades. Além desses fatores, pode-se mencionar também má constituição física, tabagismo, uso de drogas ilícitas e álcool, falta de dieta adequada, inatividade física e falta de vacinação. Entre os principais riscos socioeconômicos estariam: baixa escolaridade, desemprego e baixa renda familiar, violência intra e extradomiciliar, carência de serviços de saúde de boa qualidade e de fácil acesso.

No que tange ao risco médico, destacam-se as principais causas de mortalidade. Felizmente, no período fértil as taxas de mortalidade são baixas, mas nem por isso devem ser negligenciadas. As principais causas de mortalidade de ordem médica, mesmo neste período, são as doenças cardiovasculares: infarto do miocárdio, derrame cerebral e tromboembolia pulmonar; neoplasias e infecções. Por outro lado, os fatores predisponentes a essas doenças podem atingir nesse período frequências consideráveis. Aqui surge uma vantagem para a paciente e para o médico. Nesse período, esses fatores apresentam maior probabilidade de serem menos intensos e com maior chance de se obterem resultados favoráveis. É uma janela de oportunidade para o ginecologista de evitar uma gestação de alto risco ocasionado por esses fatores, bem como para evitar prescrever contraceptivos que são contraindicados por esses mesmos fatores.

Entre os fatores de risco para doenças cardiovasculares podem-se citar: obesidade, hipertensão, diabete, dislipidemia, tabagismo, estresse, dieta inadequada, inatividade física, etc. A eles se acrescentam as neoplasias, das quais se destacam as de pele, mama, colo do útero e cólon retal, que são contemplados na própria lei do PF; e ela ainda faz menção às infecções, onde se destacam as DST/AIDS.

METODOLOGIA

Informações e meios são quesitos tão importantes para a orientação anticoncepcional, que são incluídos nos quesitos legais e éticos já mencionados. As informações devem ser ajustadas à compreensão da clientela, para que ela possa exercer seu direito de escolha da época e de quantos filhos deseja ter. Nesse tema pode-se incluir conceito, efetividade, custo e acessibilidade; como funciona e o modo de usar, quem pode usar (ou não), efeitos colaterais e complicações; continuidade e seguimento. É também oportuno esclarecer que não existe um método ideal; todos os métodos anticoncepcionais (MAC) podem falhar e causar efeitos colaterais. O melhor método pode não ser o mais efetivo, mas é aquele aceito pelo casal, que o utiliza corretamente. A escolha do método é atribuição do casal; mas a prescrição do MAC pode ser modulada pela disponibilidade do método e avaliação médica, que se pauta principalmente nos critérios de elegibilidade para o uso de contraceptivos.

Na Escola Paulista de Medicina e na China, há muitos anos o DIU T380A é o método mais prevalente, por conta das informações e da disponibilidade. A pílula anticoncepcional hormonal combinada e a laqueadura tubária predominam no resto do Brasil e no mundo.

Atualmente existe uma tendência mundial e inclusive para brasileiras mais favorecidas de se prescreverem os métodos reversíveis de longa duração (LARC, do inglês *long acting reversible contraceptive*). São métodos muito efetivos, que não necessitando da participação da paciente, apresentam as maiores taxas de continuidade; a desvantagem inicial de um custo maior pode ser compensada pela maior efetividade e pelo uso prolongado. No entanto, demandam pequeno treinamento dos profissionais para aplicá-los.

Esses métodos são: DIU T380A, DIU medicado com levonorgestrel, também denominado de SIU ou endoceptivo, e o implante subdérmico de etonogestrel. Alguns autores incluem ainda a injeção trimestral de medroxiprogesterona, que possui menor aceitação.

EFETIVIDADE

A maior qualidade de um contraceptivo é sua eficácia. Todavia, não é infrequente observar entre as pacientes a opinião de que todos os métodos apresentam boa eficácia. É um conceito errôneo que deve ser corrigido; principalmente se a paciente tiver alguma condição clínica mais séria. A eficácia dos contraceptivos pode ser de dois tipos: a eficácia de uso habitual e a eficácia de uso correto. São índices que normalmente se referem às falhas, ou seja, percentagens de gravidez no primeiro ano de uso do método. Obviamente, as taxas de efetividade de uso habitual são maiores do que de uso correto. Para ilustrar, se um casal não pratica contracepção, a chance de engravidar no prazo padrão de um ano é de 85%.

Nos métodos muito efetivos, as taxas de falha não ultrapassam 1%. Eles compreendem: implante subdérmico, esterilizações e os dispositivos intrauterinos de cobre e com hormônio; suas taxas de uso incorreto não diferem significativamente das taxas de uso correto, uma vez que esses métodos não dependem da participação ativa de seus usuários. Os métodos efetivos apresentam taxas de falhas entre 1% e 10%, que são significantemente maiores que as taxas de uso incorreto, por dependerem da participação ativa das pacientes. Eles compreendem: lactação exclusiva até o 6º mês, pílulas, injetáveis mensais e trimestrais, anel vaginal e adesivo cutâneo. Nos métodos moderadamente efetivos, as taxas de gravidez estão entre 10% e 20%. São representados pelos condons masculino e feminino, métodos comportamentais e diafragma vaginal com espermicida. Os métodos pouco efetivos têm taxas de falha de mais de 20%, e compreendem diafragma vaginal e espermicidas usados separadamente, coito interrompido e certos métodos comportamentais. Outra variável interessante a se mencionar é a taxa de continuidade, que mede indiretamente a aceitação do método. A questão do preço também deve ser abordada, uma vez que pode ser um fator importante de limitação para o uso do método. Na Tabela 1 são apresentadas as taxas de falha para uso habitual, taxas de continuidade para o primeiro ano de uso do método e o custo inicial aproximado no mercado brasileiro. Os asteriscos indicam que o contraceptivo pode ser encontrado na Farmácia Popular e em Unidades Básicas de Saúde, onde são gratuitos.

TABELA 1 Taxas de falha e continuidade dos métodos anticoncepcionais no primeiro ano de uso e custo em reais

Métodos	Taxas (no 1º ano, em %)		Custo (R$)
	Gravidez em uso habitual	Continuidade	
Muito efetivos			
Implante de etonogestrel	0,1	84	800 a 1.200
Vasectomia	0,15	100	Var*
Laqueadura tubária	0,5	100	Var*
DIU de levonorgestrel	0,7	81	750 a 1.100
DIU de cobre 380A	0,8	78	70 a 100*
Efetivos			
Lactação e amenorreia até 6 meses	2	–	NSA
Injeção mensal	3	56	20 a 31*
Injeção trimestral	4	56	27 a 45*
Pílulas combinadas	7	68	5 a 57*
Pílulas de progestagênios	7	68	7 a 40*
Anel vaginal	7	68	50 a 80
Adesivo	7	68	70 a 100

(continua)

TABELA 1 Taxas de falha e continuidade dos métodos anticoncepcionais no primeiro ano de uso e custo em reais *(continuação)*

Métodos	Taxas (no 1º ano, em %)		Custo (R$)
	Gravidez em uso habitual	Continuidade	
Moderadamente efetivos			
Contracepção emergência	15/NSA/**	NSA	2 a 17
Condom masculino	13	53	
Diafragma com espermicida	17	?	170 + 13
Abstinência sexual nos períodos férteis	2 até 23	51	NSA
Menos efetivos			
Condom feminino	21	49	9 a 10
Espermicida	21	13 a 42	13 a 43
Coito interrompido	20		NSA
Nenhum método	85		

NSA: não se aplica. * Existe na rede de saúde pública. **Não pode ser calculado por um ano.
Adaptada de Trussel J, Guthrie KA. Choosing a contraceptive. In: Hatcher RA, et al. Contraceptive technology. Atlanta: Bridging the Gap Communications; 2001. p. 45.

CRITÉRIOS DE ELEGIBILIDADE PARA USO DE CONTRACEPTIVOS – INDICAÇÕES E CONTRAINDICAÇÕES

O aparecimento das pílulas anticoncepcionais na década de 1960 foi uma novidade que se espalhou mundo afora com muita rapidez. Era pela primeira vez que a mulher podia contar com um método efetivo e bastante seguro para evitar gravidez; por isso, tornou-se um dos pilares da revolução sexual e da liberação da mulher. No entanto, de pronto foram observados vários efeitos colaterais, por vezes graves, que poderiam abalar a confiança neles, e que deviam ser corrigidos. Surgiram então inúmeros estudos; desde cedo, muitos deles revelaram resultados conflitantes. Essas controvérsias foram objeto de estudo inclusive de uma comissão de especialistas patrocinados pela OMS, cujos resultados conciliatórios e consensuais têm sido muito acatados no mundo inteiro. A própria OMS ressalva que suas indicações devem se ajustar às realidades de cada região e de cada paciente. Os termos indicações e contraindicações foram abolidos, e substituídos pelos "critérios de elegibilidade para uso de contraceptivos".

Esses critérios apresentam quatro categorias. Na categoria 1 estão as condições clínicas para as quais ainda não se conhece alguma restrição para o método. Na categoria 2 estão as condições que ainda podem ter alguma limitação, mas seus benefícios ultrapassam possíveis malefícios. Na categoria 3, ao contrário, as condições clínicas apresentam riscos que são superiores aos benefícios do uso do método; aqui o método não deve ser usado, a menos que não haja alternativas aceitáveis para a paciente, ressaltando a importância de rigoroso acompanhamento. Na categoria 4 os riscos não são aceitáveis, e o método não deve ser usado. Em termos mais simples, mas com ressalvas: o uso dos contraceptivos é apropriado para as categorias 1 e 2, enquanto nas categorias 3 e 4 os métodos não devem ser utilizados. Na Tabela 2 estão categorias de risco e seus correspondentes significados.

TABELA 2 Critérios de elegibilidade para o uso dos contraceptivos segundo a OMS

Categorias	Significado
1	Não existem contraindicações conhecidas até o presente. O método pode ser orientado
2	Contraindicações relativas leves: os benefícios são maiores que os malefícios. Pode-se usar o método, com supervisão
3	Contraindicações relativas graves: os malefícios são maiores que os benefícios. O método pode ser usado somente quando não houver alternativa aceitável para a paciente, e assegurada rigorosa supervisão
4	O anticoncepcional é totalmente contraindicado

Em princípio, os contraceptivos podem ser indicados para a grande maioria das pessoas. Embora a lista das contraindicações seja grande, há de se mencionar que a minoria das pacientes apresentará contraindicações. Por mais que possa parecer óbvio, não é um despropósito mencionar a gravidez, que é categoria 4 para todos os métodos. As categorias 3 e 4 encerram as condições clínicas de maior gravidade e menor prevalência, em que o método não deve ser empregado; e as menores categorias dizem respeito a maior número de usuárias, e os métodos podem ser usados.

No que diz respeito aos métodos hormonais, as principais contraindicações se localizam no componente estrogênio dos contraceptivos combinados, que possui potencial trombogênico e de promover hipertensão, neoplasias hormônio-dependentes e interação medicamentosa.

Por sua vez, os progestagênios possuem baixo potencial para aumento de peso, dislipidemia e aumento de triglicérides, a par da promoção de neoplasias hormônio-dependentes e interação medicamentosa. Os dispositivos intrauterinos de cobre requerem, para sua inserção, condições de normalidade uterina: cérvix e corpo, ou seja, livre de infecção e neoplasias; e que a cavidade possa abrigar o dispositivo. Os métodos de barreira e os comportamentais possuem poucas contraindicações. Porém, são também menos efetivos. Isso pode se tornar um sério problema no caso de pacientes em uso do método que tenham alguma enfermidade e engravidem, o que pode piorar ainda mais suas condições de saúde e comprometer o feto. As esterilizações apresentam limitações legais. Na Tabela 3 são apresentados os principais fatores de risco dos métodos contraceptivos.

TABELA 3 Principais riscos atribuídos aos anticoncepcionais

Estrogênios	Progestagênios
Hipercoagulação	Obesidade
Hipertensão arterial	Dislipidemia (↑colesterol total, LDL-c e triglicérides)
Aumento de triglicérides	Diabete melito
Agravamento de neoplasias de mama e endométrio	
Metabolização prejudicada na insuficiência hepática	
Interação medicamentosa com certos antiepilépticos e antirretrovirais	
Dispositivos intrauterinos: Condições locais: inflamações infecciosas e neoplásicas e deformações da cavidade uterina; restrições hormonais devido ao hormônio progestagênio	
Esterilizações Quesitos legais e questões de operabilidade	
Demais métodos: considerar riscos e benefícios representados pelo menor número de contraindicações em relação às menores taxas de efetividade	

CONTRACEPÇÃO HORMONAL

Trata-se do tipo mais elaborado de anticoncepcionais. Agindo no organismo inteiro, apresentam várias ações além da inibição ovulatória. Por suas vantagens, constituem o tipo de contraceptivo mais prevalente em todo o mundo, rivalizando com as esterilizações tubárias. Estima-se que 20% a 30% das mulheres em idade fértil, no Brasil, utilizam esse método, e as esterilizações ficam ao redor de 25%. Os contraceptivos hormonais podem ser administrados por via oral, cutânea, intradérmica, vaginal, intrauterina e intramuscular.

O paradigma da contracepção hormonal são as pílulas, e grande parte das considerações são feitas a partir de seus estudos; muitas de suas conclusões foram estendidas aos demais métodos hormonais.

A contracepção hormonal contém dois tipos de esteroides: progestagênios e estrogênios. Os verdadeiros anticoncepcionais são os progestagênios, que são produtos artificiais que substituem a ação da progesterona natural (*pro* = favorável; *gesta* = gestação; *ona* = radical cetônico), presente no ciclo menstrual e abundante na gravidez. Suas principais ações contraceptivas se referem à propriedade de inibir a ovulação e, portanto, atuar como contraceptivo. Porém, a progesterona natural é muito metabolizada na primeira passagem hepática, e por isso praticamente é inativa por via oral. Esse problema foi contornado pela modificação de sua fórmula, e então surgiram os progestagênios artificiais ou simplesmente progestagênios. Os progestagênios possuem três origens: da testosterona, progesterona e espironolactona.

Derivados progestacionais da testosterona provêm da adição de um radical etinil no carbono 17, o que permitiu ser ativo por via oral, e da retirada de um radical metil no carbono 19, o que lhe conferiu um caráter progestacional ativo. Dessa cadeia surgiu o mais potente dos progestagênios, o levonorgestrel (LNG), que também pode manifestar um efeito androgênico residual. É muito utilizado em pílulas, injetável, SIU; é a droga de primeira linha na contracepção de emergência. Do levonorgestrel derivam produtos com menor atividade androgênica e mais efeitos estrogênicos, o que lhes confere leve aumento de potencial trombogênico. Eles são: gestodene e desogestrel, e deste o etonogestrel, que é empregado no implante. Ainda estão incluídos noretinodrel, noretisterona e linestrenol.

A segunda origem de progestagênios é a modificação da molécula de progesterona, são chamados de derivados gonanos (17-alfa-hidroxiprogesterona) e incluem: algestona acetato, clormadinona acetato, ciproterona acetato, medroxiprogesterona acetato e megestrol acetato; e da 19-norprogesterona: megestrol acetato, trimegestona, acetato de medroxiprogesterona, acetato de ciproterona e acetato de clormadinona. A ciproterona é o mais potente antiandrogênico e por isso pode ser empregado no tratamento de hiperandrogenismo. Outros progestagênios empregados em contracepção também oferecem propriedades antiandrogênicas. Em ordem decrescente de efeitos: drospirenona, dienogeste, clormadinona e desogestrel. A medroxiprogesterona é administrada em injetáveis mensais combinados e isoladamente em alta dose, no injetável trimestral.

A terceira origem de progestagênios é a espironolactona dando origem à drospirenona, que guarda um resíduo de ação antimineralocorticoide, diurético poupador de potássio e um efeito estrogênico a lhe conferir leve potencial trombogênico. Ela pode ser útil na tensão pré-menstrual e mastalgia.

Ao tentar imitar uma gravidez, os progestagênios contraceptivos possuem um potencial de desenvolver sintomas que se assemelham aos da gravidez. Na metabolização hepática, eles podem competir com os barbitúricos, por causa da estimulação de enzimas do tipo CYP3 A4.

Paralelamente, estudos têm se voltado para produtos esteroides e não esteroides que são agonistas dos receptores de progesterona, como o ulipristal, um antiprogestagênico utilizado como contraceptivo de emergência (não existe no Brasil).

Estrogênios

Os contraceptivos que levam estrogênio são denominados métodos hormonais combinados. A primeira adição do estrogênio a um progestagênio ocorreu acidentalmente, mas de pronto se verificou sua grande vantagem: permitir a regulação dos ciclos, o que garantia maior aceitação do método. Hoje, a maior parte dos contraceptivos hormonais possui um estrogênio. Da mesma forma que a progesterona, o estrogênio natural não é ativo por via oral, mas o derivado do estradiol natural, o etinilestradiol (EE2), é. O EE2 é o estrogênio anticoncepcional mais potente e também o mais utilizado. A quantidade de EE2 define o tipo da dose dos contraceptivos hormonais combinados: alta dose, quando o estrogênio é maior que 50 µg, e que foram abandonados; média dose quando possuem 50 µg; e dose baixa, quando têm menos que 50 µg. Existem ainda os de dose muito baixa: 20 µg ou 15 µg. Mais recentemente, tem sido reintroduzido o estradiol, que é o mais potente dos estrogênios naturais, com a esperança de provocar menos efeitos colaterais e menos efeito trombogênico; ele é veiculado por diversos substratos, como acetato, acetofenido, valerato, cipionato, enantato.

A maior parte das pílulas é monofásica, o que significa que todas as pílulas têm a mesma fórmula. Outras pílulas combinadas fásicas foram introduzidas com a finalidade de oferecerem menores doses de hormônios, e por conseguinte menor risco de efeitos colaterais. As bifásicas possuem duas doses de cada um dos hormônios, e as trifásicas, três doses diferentes. Mais recentemente foi introduzida a pílula quadrifásica, com progestagênio com mais ação endometrial, e um estrogênio natural, em que se almeja melhor aceitação.

Mecanismo de ação

A principal atividade do contraceptivo hormonal provém das ações central e periférica do progestagênio; ele inibe os pulsos hipotalâmicos do GnRH, ao estimular o sistema opioide; por consequência, na hipófise, há liberação pulsátil de LH. Em decorrência, induz a anovulação. Perifericamente, ocorre inibição do muco cervical, que se torna mais espesso e em menor quantidade, inibindo a ascensão do espermatozoide para o interior da cavidade uterina; da mesma forma, dificulta a subida de bactérias. Secundariamente, os progestagênios aumentam a resistência da ação dos hormônios hipofisários no ovário; diminuem os movimentos tubários; e inibem o desenvolvimento das mucosas tubárias e endometrial. Nesta última propriedade reside a causa dos sangramentos irregulares, os quais são uma das principais causas de abandono do método, e pode ser contrabalanceado pelo estrogênio. Do ponto de vista metabólico, os progestagênios podem causar aumento de peso, dislipidemia e hiperglicemia; esses efeitos são pouco pronunciados. Eles também possuem um potencial de promover crescimento de neoplasias hormônio-dependentes de mama e endométrio. No fígado, podem competir com drogas antiepilépticas, diminuindo sua eficácia, ou com lamotrigina, diminuído o seu poder. Existe uma tendência de atrofia endometrial, através da inibição dos receptores de estrogênio, receptores de progestagênio, alterando em última análise a função endotelial dos capilares endometriais. Tem sido discutido também a capacidade de tromboembolismo dos progestagênios associados ao EE2. Em ordem crescente de risco de tromboembolia estão: levonorgestrel, gestodene, desogestrel, norgestimate, drospirenona e ciproterona.

O estrogênio inibe a liberação do FSH, daí o pobre desenvolvimento de folículos ovarianos, e indiretamente prejudica a ovulação, o que contribuiu para diminuir as doses de progestagênios. Desta forma, se obteve menos efeitos colaterais e maior aceitação, sem prejuízo da eficácia. Porém, seu efeito mais importante é o de estabilizar o endométrio, permitindo regularidade nos sangramentos cíclicos que erroneamente são denominados "menstruação", que é um fenômeno natural. Seus efeitos secundários mais importantes são favorecimento da coagulação sanguínea e hipertensão arterial.

Vantagens

Suas principais vantagens são:

1. Grande eficácia: em uso correto, a eficácia dos contraceptivos hormonais pode se aproximar daquela das esterilizações, ou seja, taxas de falha entre 0,5% e 1% de gestações no primeiro ano. Porém, em uso habitual essa taxa desce para a média de 7%, porque muitas mulheres não tomam as pílulas de modo correto.
2. Facilidade de uso: as vias oral e parenteral são em geral populares e bem aceitas.
3. Custo baixo por cartela para a maioria das pessoas: muitos deles estão disponíveis gratuitamente nas instituições públicas e programas oficiais em farmácias da rede privada.
4. Boa aceitação nas comunidades: seus métodos e vantagens são reconhecidos universalmente.
5. Permite controle da contracepção pela mulher.
6. Não interfere no ato sexual.
7. O retorno da fertilidade é rápido, exceto com o injetável trimestral, quando pode atrasar de 6 meses a um ano.
8. Efeitos benéficos além da contracepção: embora a contracepção seja o principal objetivo, os contraceptivos, especialmente as pílulas, podem ser prescritos para outras condições clínicas, como:
   A. regulação das datas das menstruações: atrasando dois ou três dias para iniciar a cartela, ou deixar de tomar uma ou duas últimas pílulas combinadas, pode-se modular o início e/ou o final do "ciclo menstrual". O mesmo raciocínio serve para os métodos adesivo e anel vaginal;
   B. causar menor sangramento por privação hormonal do que a menstruação; ao diminuir esse incômodo, pode melhorar a qualidade de vida, satisfação, estimular a continuação e diminuir o risco de anemia.
   C. causar amenorreia e após ter sido descartada gravidez, pode ser uma vantagem para muitas mulheres;
   D. diminuir a intensidade de tensão pré-menstrual;
   E. diminuir a dor do meio (da ovulação) e a dismenorreia; é inclusive uma opção para o tratamento da endometriose.

9. Oferecem proteção contra neoplasias, como de ovário, endométrio e possivelmente colorretal, após uso prolongado.
10. Podem diminuir os cistos ovarianos simples e casos de ovários policísticos (anovulação e hiperandrogenismo).
11. A pílula é o recurso mais barato para tratar os sinais de hiperandrogenismo, como acne, seborreia e hirsutismo leves; deve-se evitar o levonorgestrel, o mais androgênico, substituindo-o por progestagênios antiandrogênicos, como acetato de ciproterona, drospirenona e gestodene.
12. Protege contra moléstia inflamatória pélvica por meio da alteração do muco cervical que diminui o risco de ascensão de gérmens, embora não ofereça proteção contra DST baixas e AIDS.
13. Mastopatias benignas e mastalgias podem melhorar.

Desvantagens

Embora as vantagens dos contraceptivos sobrepassem em muito as desvantagens, o conhecimento das desvantagens poderá ser instrumento valioso na orientação do método e seguimento. Entre as principais desvantagens dos métodos hormonais se destacam o esquecimento e o aparecimento de sintomas adversos. Como são paciente-dependentes, os métodos hormonais, com exceção do SIU e do implante, são passíveis de ser esquecidos; em consequência, aumenta o risco de gravidez e sangramentos inesperados.

Na grande maioria das vezes, os sintomas adversos são de intensidade leve, que tendem a ceder após alguns meses, como se fizessem parte de um quadro de adaptação ao método. Entretanto, caso os sintomas se tornem mais intensos, haverá necessidade de tratá-los e fazer diagnóstico diferencial com outras enfermidades; a prescrição de medicações leves pode resolver a maioria dos casos. Contudo, casos graves e felizmente raros podem surgir. Entre eles se destaca o risco de tromboembolismo nos contraceptivos hormonais combinados, já referidos. Os sintomas premonitórios dessa condição são dores intensas, progressivas, com outros comemorativos como cefaleia com aura, indício de derrame cerebral, dor torácica com dispneia e ansiedade: indício de infarto do miocárdio ou tromboembolismo pulmonar, ou até mesmo dores pélvicas: trombose mesentérica, cólica renal, infecção urinária ou retocolite, por exemplo. Promovem crescimento de neoplasias hormônio-dependentes e aumentam o potencial trombogênico nas metástases. Algumas pacientes mais sensíveis aos androgênios podem desenvolver acne, seborreia e hirsutismo, que são efeitos decorrentes de progestagênio mais perto da testosterona, como o levonorgestrel. O hiperandrogenismo pode ser combatido com a troca por produto mais estrogênico, como ciproterona, desogestrel ou drospirenona. Os progestagênios induzem a diminuição de receptores de progesterona e estrogênio; este último explica os sangramentos inesperados causados pela instabilidade nos capilares endometriais. Pode ocorrer osteopenia transitória em adolescentes usuárias de progestagênio de alta dose como o injetável trimestral. Podem agravar as complicações de transplantes de órgãos sólidos e insuficiência hepática, diminuir a eficácia de barbitúricos e dos próprios contraceptivos de baixa dose, etc.

Pacientes usando pílulas ou outro contraceptivo hormonal sem as orientações adequadas ficam mais suscetíveis às dúvidas quando surgir algum efeito colateral. As questões mais temidas pelas pacientes giram em torno da queda da eficácia e do aparecimento de complicações, como aumento de peso, mal-estar geral e cefaleia. Nestes casos, a tendência é abandonar o método, quando então elas se tornam vulneráveis a sangramentos inesperados e nova gravidez. Outra consequência do esquecimento podem ser os sangramentos irregulares, que podem ser molestos ou até se tornarem uma das principais causas de abandono do método. Além do simples esquecimento, outras causas podem estar envolvidas para se deixar de tomar adequadamente as pílulas, como o conflito entre o instinto da reprodução e as limitações impostas pela realidade. O esquecimento pode ser também uma manifestação de cansaço, depressão, baixa autoestima, subestimação do potencial reprodutivo, negligência, impulsividade, incorreta avaliação da fertilidade, etc. Neste sentido, as adolescentes e pacientes mais estressadas parecem ser as mais vulneráveis. Por isso, nunca é demais salientar a necessidade da orientação para o uso correto. No entanto, nem sempre o esquecimento se torna um problema grave, pois existem tolerâncias.

Existem vários esquemas para se contornar os efeitos de esquecimento. No caso de haver atraso no início do uso da pílula de baixa dose ou esquecimento por um dia, se aconselha tomar a pílula esquecida, tão logo se lembre, portanto duas pílulas neste dia; no caso de esquecimento de duas pílulas na primeira ou segunda semana, tomar as pílulas esquecidas e a seguir as demais pílulas, mas associado a método de reserva por 7 dias, que pode ser, por exemplo, abstinência sexual ou condom. Esquecimento de duas pílulas na terceira semana: tomar uma pílula esquecida e continuar com o esquema correto, sem necessidade de método de reserva; ou então abandonar a cartela atual, aguardar nova "menstruação" para iniciar nova cartela, com a proteção de método de reserva. Esquecimento de três pílulas na primeira ou segunda semana: tomar as pílulas esquecidas, usar método de reserva, e se tiver tido relação sexual desprotegida nos últimos cinco dias: contracepção de emergência. Esquecimento das últimas três pílulas ativas ou inativas: descartar a cartela atual, aguardar nova "menstruação" e no primeiro dia iniciar nova cartela; e método de reserva por 7 dias e contracepção de emergência se houve relação sexual desprotegida nos últimos 5 dias. É aconselhável verificar no final da cartela se todas as pílulas foram tomadas dentro do esquema correto estabelecido *a priori*.

É prudente ser mais rigoroso com as pílulas de dose muito baixa, diminuindo a tolerância, o que se faz regredindo em um dia no esquema exposto acima. Em caso de repetidos esquecimentos, deve-se discutir a mudança do método. Em fase de uso frequente da contracepção de emergência, informar à paciente que a eficácia dessa pílula é menor do que as demais pílulas tomadas de forma habitual ou de forma correta. No caso de diarreia por mais de um dia ou vômitos até 2 horas após ingestão da pílula, considerar como não tivesse sido ingerida, e então repetir a tomada.

Sangramentos irregulares que não sejam causados por esquecimento também são relativamente frequentes, mesmo fazendo uso correto do método. Eles aparecem mais no início do método, e constituem uma das principais causas de seu abandono. Isso ocorre particularmente com as pílulas de dose muito baixa. Suas principais características clínicas são: menor quantidade do que a menstruação habitual, e com início e duração imprevisíveis. Eles tendem a cessar após alguns meses, sem afetar a eficácia do método, desde que as pílulas estejam sendo tomadas corretamente, pois a eficácia é dada pela anovulação e inibição do muco cervical. Eses sangramentos são mais relacionados às alterações endometriais causadas pelo efeito dos progestagênios com ou sem a presença do estrogênio em doses suficientes para equilibrar o endométrio. Para sua explicação, muitos fatores têm sido estudados, mas a conclusão definitiva ainda está por ser esclarecida. Estudos têm sido focados nas alterações que podem ocorrer no epitélio dos capilares endometriais, por numerosos fatores.

O certo é que essas alterações são uma das principais causas para o abandono do método, pois o tratamento é por vezes desalentador. Neste caso, a melhor conduta ainda seria repetir e reforçar as informações prévias a respeito dessa questão, explicando que apesar de ser incômodo, o sangramento não compromete a eficácia do método, que é mantida desde que a pílula seja tomada corretamente; que as perdas são em menor quantidade do que a menstruação; que não representam perigo para a saúde; e que tendem a desaparecer em poucos meses. Deste modo, as pacientes podem se tornar mais tolerantes, aumentando a confiança no profissional e no método. Vale também argumentar com as pacientes que a eficácia é garantida pelo efeito no hipotálamo-hipófise e muco cervical, enquanto o sangramento se deve a alterações que ocorrem localmente no endométrio.

As medicações disponíveis para tratar os sangramentos podem não assegurar resultados satisfatórios. Tem-se testado: anti-inflamatórios não esteroides por curtos períodos, aumentar a dose do contraceptivo, adicionar medicamentos com estrogênio, como pílula anticoncepcional de média dose, ou seja: EE2 com 50 μg; doxiciclina e ácido tranexâmico.

Nos casos de sangramentos mais intensos que a menstruação, impõe-se diagnóstico diferencial com outras enfermidades, como infecções genitais baixas e altas e neoplasia.

Caso os sangramentos sejam insuportáveis para a paciente, o médico deve ajudá-la a escolher outro método, fazendo diagnóstico diferencial com outras enfermidades. No caso de sangramento incômodo durante o uso estendido ou contínuo, pode ser útil parar as pílulas por 3 a 4 dias, e então recomeçar. Aliás, essa é uma das proposições de uma nova pílula: após tomar as primeiras 24 pílulas, a paciente poderá escolher, a partir da segunda cartela, a época da pausa desejada, parando as tomadas por 4 dias consecutivos, ou optar pelo uso estendido até quatro meses. Além do tratamento hormonal, atenção também deve se voltar para a possibilidade de surgir anemia ferropriva.

A amenorreia é mais frequente no injetável trimestral, onde existe grande quantidade de progestagênio, como no uso contínuo de pílulas, SIU e implante, que liberam doses muito baixas de hormônio. Uma vez que gravidez seja afastada, essa alteração pode até mesmo representar uma vantagem na qualidade de vida das pacientes, mas se deve insistir que seu aparecimento e duração são imprevisíveis.

A nova classificação dos sangramentos irregulares é interessante para estabelecer parâmetros comparáveis; ela se refere a alterações que ocorrem no período padrão de 90 dias. Compreende: sangramento vaginal: qualquer sangramento em que é necessário usar absorventes; sangramento menstrual: cíclico e em média a cada 28 dias e com duração entre 3 e 7 dias; amenorreia: ausência de sangramento; *spotting* ou manchas: quando não é necessário usar absorvente; escape (*breakthrough bleeding*): sangramento que necessita de absorvente e fora da época esperada para o sangramento; sangramento intenso: fluxo pelo menos duas vezes maior que a menstruação habitual; sangramento infrequente: menos de dois episódios em três meses; sangramento irregular.

Muitos dos sintomas classificados como intolerâncias podem se assemelhar aos que ocorrem na gravidez. Uma explicação plausível seria que os progestagênios artificiais usados em contracepção possuem muitas das propriedades da progesterona natural, o hormônio da gestação. Alguns dos sintomas são: mal-estar geral, cefaleia, mudanças no humor, irritabilidade e depressão, náuseas, vômitos, mudanças de apetite, distensão abdominal, retenção hídrica, mastalgia, cloasma, etc.

Em grande parte, esses sintomas são leves, não perduram após os primeiros meses, são facilmente toleráveis e não há necessidade de medicações. Nesses casos, ajudam: o reforço das informações prestadas antes do início do método, mudanças no estilo de vida e, se for o caso, o abandono de comportamentos nocivos como tabagismo, alcoolismo e outras drogas.

- Aumento de peso: é uma das preocupações mais manifestadas pelas pacientes que iniciam ou continuam a usar os contraceptivos, e em especial os hormonais. É comum haver pequeno aumento de peso na vigência dos contraceptivos hormonais, que não difere daquele apresentado com os métodos não hormonais, conforme afirma a imensa maioria das publicações. É exceção o depoprovera trimestral de alta dose, que apresenta alteração mais acentuada: em média, 1 a 2 kg por ano, com reversão muitas vezes parcial. No entanto, o médico deve ficar atento, pois o excesso de peso é uma característica muito presente na sociedade atual, e inclusive poderia comprometer a eficácia do contraceptivo. Outros fatores além dos métodos hormonais podem ser até mais importantes para determinar o aumento do peso, e devem ser pesquisados antes de iniciar os contraceptivos. Atualmente se observa mudança acentuada no regime alimentar. A dieta tradicional, mais natural, está sendo substituída por alimentos que são prejudiciais tanto pela quantidade como pela qualidade. Outro fator que contribui para o aumento ponderal é a diminuição da atividade física, porque as pessoas têm a tendência de se tornarem cada vez mais sedentárias. Não se deve esquecer também que os atuais alimentos podem ser fontes de compensação psíquica muito atraentes, por serem baratos e de fácil acesso, o que poderia explicar seu abuso nas condições estressantes, muito comuns na vida moderna. Também devem ser considerados idade, antecedentes familiares e uso de medicamentos tomados a longo prazo, como antidepressivos e corticoides.

- Náuseas, vômitos e mal-estar geral podem melhorar se a paciente tomar a pílula na hora de deitar e com algum alimento leve. Adotar uma dieta hipogordurosa, menos condimentada ou copiosa pode ser útil. Medicações específicas também podem atender por pouco tempo; o uso estendido das tomadas das pílulas também pode ser tentado.

- Depressão e mudanças de humor, se surgirem, podem melhorar com psicoterapia de apoio associada a medidas gerais como mais atividade física, dieta pobre em sal, talvez aumentar cafeína e teobromina, e investigar se essas alterações já existiam antes do uso do contraceptivo hormonal e como está o relacionamento com o parceiro e familiares. Em casos mais intensos, vale encaminhar a paciente para especialista.

- Mastalgia pode ser aliviada com aspirina e/ou compressas quentes ou frias, uso de sutiã mais justo de noite e de dia e troca do contraceptivo para outro com menor taxa de estrogênio ou para a drospirenona.

- Distensão abdominal pode ser melhorada com menor ingesta de hidratos de carbono como feijão ou leite, e maior de verduras e frutas.

- Cloasma pode ser tratado evitando-se exposição solar e usando sempre protetores solares. Para a retenção líquida, pode ser aconselhável ingerir menos sal e praticar mais exercícios físicos. A drospirenona é diurética.

- Disfunção sexual: geralmente, o relacionamento sexual melhora com a certeza da contracepção. No entanto, em algumas pacientes podem ocorrer alterações no relacionamento sexual. Por si própria, a disfunção sexual é complexa por conta de sua multiplicidade de fatores. Entre eles, pode-se citar: medo excessivo de engravidar, falta de conhecimento sobre a fisiologia sexual, conflito entre o desejo de engravidar e as limitações psicossociais, dificuldade de comunicação com o parceiro, desarmonia conjugal, estresses da vida moderna, problemas familiares, etc. Por outro lado, quando se tenta relacioná-la com hormônios, os trabalhos mostram que doses mais elevadas de estrogênio elevam o SHBG, que por sua vez sequestra testosterona livre, o que tem sido relacionado com a diminuição da atividade de desejo sexual, hipótese corroborada pelas queixas relativamente mais prevalentes com o uso da alta dose do injetável trimestral de depoprovera. Pode ser útil a troca por um progestagênio mais androgênico como o levonorgestrel. Isso pode abrir um amplo campo para investigação.

- A cefaleia é uma queixa frequente em mulheres. Ainda que às vezes ela possa melhorar com os contraceptivos hormonais, em certos casos ela pode estar associada ao uso do contraceptivo, e melhorar com a troca do método. Aqui, a cefaleia é geralmente leve, transitória, mais comum no início do uso do método, e para a qual não há necessidade de medicações, bastando esclarecimentos, ou então a administração de analgésicos suaves e anti-inflamatórios. Por vezes, a cefaleia aparece no intervalo de 7 dias da pausa do método, e pode ser aliviada com as cartelas de muito baixa dose que contêm 24 drágeas, ou então com o uso estendido ou contínuo das pílulas. Porém, alerta-se para a eventualidade de surgirem após o início de uso do método, ou se tornarem intensas, adquirirem caráter de hemicranias, e pior ainda se acompanhadas de aura; esses sintomas podem ser indícios de maior risco para hemorragia cerebral, o que torna o caso mais complexo, e requer ações imediatas. Nesses casos pode-se optar por anticoncepcionais que não contenham estrogênio. Dores fortes no baixo ventre guardam diagnóstico diferencial com complicações de cistos ovarianos, gravidez ectópica, cólica renal, infecção urinária, retocolites.
- Cistos ovarianos simples aparecem com certa frequência nos contraceptivos de progestagênios, e na grande maioria cedem sem intervenção, a não ser que se compliquem com torção ou rotura, o que é infrequente.
- Gravidez ectópica: em uso correto, a probabilidade de gravidez ectópica é rara. Porém, nos poucos casos de falha de um método anticoncepcional especialmente de progestagênios, o diagnóstico diferencial com gravidez ectópica se impõe, devido ao aumento relativo de gestação ectópica que pode ocorrer nessa situação. Enquanto na população geral o índice de gravidez ectópica varia muito, mas a taxa de 1/2.000 é aceitável, no caso de falha do contraceptivo hormonal, especialmente de progestagênio, a gravidez ectópica chega atingir 1/20 casos. Os contraceptivos hormonais não protegem de DST baixas ou AIDS. Os métodos hormonais inibem a ascensão de espermatozoides e bactérias para o trato genital alto. Existem dúvidas se esses hormônios podem causar queda de imunidade no trato genital baixo, propiciando mais infecções de HPV e HIV.
- O retorno da fertilidade em geral é rápido; porém, no caso do injetável trimestral depoprovera pode haver atraso no retorno da fertilidade de 6 meses a um ano.
- Risco tromboembólico: se o aumento do peso é uma das maiores preocupações das pacientes, o tromboembolismo é o efeito que mais desperta a atenção dos médicos e cientistas. O etinilestradiol é o estrogênio mais potente, é o mais empregado, e é quem mais preocupa no desencadeamento de fenômenos tromboembólicos, os quais, apesar de raros, podem ser muito graves. Eles significam

isquemias no miocárdio, cérebro e pulmão, que são as principais causas de mortalidade. Em sua grande maioria, os acidentes tromboembólicos acontecem nos primeiros meses de uso do contraceptivo hormonal combinado. Na população geral, o tromboembolismo ocorre entre 3 e 4 casos em 10.000 mulheres. Os métodos combinados duplicam ou triplicam o risco de tromboembolismo da população geral, e são dose e tipo-dependentes. Por outro lado, a gravidez e o puerpério recente aumentam esse risco para 30 a 60/10.000 casos. Atualmente essa complicação grave foi amenizada pela diminuição das doses de estrogênio. Recentemente, criaram-se expectativas positivas com os métodos combinados que empregam estrogênio natural e progestagênios mais seletivos aos receptores de progesterona, a serem confirmadas. O tromboembolismo associado aos contraceptivos combinados é decorrente de alterações produzidas quase que exclusivamente pelo etinilestradiol ao elevar os fatores de coagulação produzidos no fígado. O potencial trombogênico do estrogênio contraceptivo é significativo: aumenta de 3 a 5 vezes a taxa de trombose, que é de aproximadamente 5 casos em 10.000 pessoas na população geral; mas ele é menos prevalente que as tromboses da gestação e puerpério, que podem atingir 60 casos em 10.000 pessoas. Por esse efeito adverso ser dose-dependente, as diminuições das doses de estrogênio proporcionaram quedas substanciais dessa ocorrência. Por outro lado, deve-se destacar que existem outros fatores, até mais importantes que os próprios contraceptivos combinados na gênese do tromboembolismo, que podem cursar paralelamente aos contraceptivos. Entre eles podem ser citados: grandes cirurgias pélvicas ou de membros inferiores com imobilização por uma semana ou mais, quando já existia uma trombofilia, como mutações do fator V de Leiden e deficiências das proteínas S e C, e protrombina, e outras condições clínicas, como: idade maior que 35 anos e tabagismo, hipertensão, insuficiência cardíaca, neoplasias e metástases, transplante de órgãos sólidos com complicação, neoplasias e metástases, obesidade e sedentarismo, etc. A OMS não preconiza rastrear os fatores de coagulação para iniciar o método, por conta de sua raridade, técnicas ainda pouco reprodutíveis e porque o poder trombogênico dessas substâncias ainda está mal estabelecido. Ainda que alguns autores admitam uma pequena possibilidade dos progestagênios influírem no mecanismo da coagulação, os comitês da OMS e do CDC não a levaram em consideração. Porém, no caso dos contraceptivos combinados existe uma variação de risco crescente de tromboembolismo desde levonorgestrel, gestodene, desogestrel, drospirenona até a ciproterona.

- Outro efeito colateral produzido pelo estrogênio é o hipertensinogênio, causado por alterações hepáticas, que também é dose-dependente, e atualmente ocorre com menos intensidade devido às doses mais baixas nas pílulas mais modernas.

- Tem sido descrito aumento de risco para câncer de mama e colo do útero em usuárias de pílulas por mais de cinco anos e desde a adolescência. O aumento verificado tem sido pequeno, embora estatisticamente significativo. Porém, há quem argumente que esses dados podem ser postos em dúvida por determinados fatores envolvidos, como: os hormônios parecem não iniciar o processo cancerígeno, mas podem acelerá-lo; ou porque as pacientes em uso de contracepção têm maior probabilidade de receber maior atenção de saúde, e talvez por isso façam melhor rastreamento de enfermidades, inclusive o câncer. Por outro lado, existem relatos de que as neoplasias nessas mulheres cursam com melhor evolução e prognóstico. Contudo, os estrogênios apresentam contraindicações em neoplasias de mama, endométrio e neoplasias com metástases, transplantes de órgãos sólidos com complicações, insuficiência hepática e nas interações medicamentosas.
- Hiperandrogenismo: em pequeno número de pacientes que sejam mais sensíveis pode haver leves manifestações associadas de acne, seborreia e aumento de peso. Elas são mais frequentes com o uso de levonorgestrel, por ser o mais potente entre os progestagênios, e por guardar um efeito arrenomimético residual da testosterona da qual ele se originou. Para essa condição pode ser útil a troca do método por produtos menos androgênicos e com maior perfil estrogênico, como acetato de ciproterona, drospirenona e desogestrel; a primeira delas é inclusive a droga de escolha inicial para os casos de hirsutismo não associado aos contraceptivos. Paralelamente, pode ser útil adotar medidas de ordem geral como evitar excesso de peso, higiene local e medicações esfoliantes leves.
- Densidade mineral óssea diminuída: essa é uma condição que tem sido atribuída quase que exclusivamente para adolescentes em uso de depoprovera em longo prazo; isto é, reversível com a mudança de método.
- Os anticoncepcionais podem sofrer interação medicamentosa com anticonvulsivantes e antirretrovirais. Em palavras mais simples: ambos os tipos de medicações estimulam a produção de enzimas hepáticas da classe CYP3A4 que, acelerando seus metabolismos, diminuem a eficácia de ambas as medicações. Os antiepilépticos mais apontados são os barbitúricos, fenitoína, primidona, carbamazepina, topiramato, oxcarbamazepina, lamotrigina e antirretroviral: inibidor de protease potencializado pelo ritonavir. Existem dúvidas a respeito da queda de efetividade pela rifampicina e rifambutina.
- É interessante relatar que certas queixas de intolerância surgem muito tempo depois de uso de métodos contraceptivos, em especial entre usuárias de hormonais. Por vezes os sintomas são exorbitados e inespecíficos, e podem estar expressando conflitos psicossociais com problemas reprodutivos, sem que se possa descartar a possibilidade de haver complicações incipientes subclínicas.

Classificação

Os contraceptivos hormonais podem ser:

- combinados: pílulas, injetável mensal, anel vaginal e adesivo cutâneo;
- de progestagênios isolados: pílulas, injetável trimestral, SIU e implante.

As pílulas combinadas podem ser monofásicas quando todas as pílulas da cartela possuem as mesmas doses de hormônios; nas bifásicas, as pílulas possuem duas doses de hormônios; nas trifásicas: três tipos; e nas quadrifásicas, quatro diferentes tipos de doses. Tem sido ensaiada a substituição dos hormônios artificiais por produtos contendo hormônios mais naturais.

MODO DE USAR

O princípio legal e ético de dar aos pacientes o direito de escolher o método anticoncepcional também possui apoio clínico, pois dele resultam melhor aceitação, maior tolerância aos efeitos colaterais, melhor entrosamento com o profissional, melhor seguimento e aumento da duração do uso do método.

Deve-se levar em conta que os anticoncepcionais são medicações para uso prolongado, e por isso é conveniente estabelecer um bom vínculo paciente-médico, incentivá-las a fazer controle médico periódico ou voltarem quando julgarem necessário. É boa conduta oferecer contracepção de emergência já na primeira consulta, associada ao método de escolha da paciente. É importante insistir que os todos os métodos devem ser tomados corretamente com disciplina e constância, e em especial as pílulas combinadas de dose muito baixa e as de progestagênios. Quanto à constância no horário das tomadas das pílulas, orientá-la para tomar sempre no mesmo horário que mais lhe for conveniente; isso favorece o uso correto e pode diminuir os efeitos colaterais e o risco de engravidar. Neste sentido, pode-se estimular a participação efetiva do parceiro, dando apoio, ajudando nas tomadas, na verificação do uso correto, sugerindo retorno em caso de dúvidas.

Vários tipos de pílulas têm sido apresentados ao mercado, com o intuito de concorrerem para oferecer menor número de efeitos colaterais e complicações, e melhor aceitação. As pílulas de dose alta foram substituídas pelas de dose média; aquelas que possuem 50 µg de EE2 estão caindo em desuso, sendo preteridas pelas de doses baixas: 35, 30 µg, ou de doses muito baixas: com 20 ou 15 µg. Predominam as de dose baixa com 35, 30 µg de EE2. Ainda que as pílulas de doses muito baixas propiciem diminuição dos sintomas e da possibilidade de complicações, essas não foram completamente eliminadas.

A apresentação das pílulas combinadas é feita em cartelas, que na maioria das vezes possuem 21 ou 24 drágeas ativas. As cartelas com 24 pílulas ativas apresentam dose muito baixa de estrogênio, com a finalidade de diminuir os efeitos colaterais, principalmente aqueles que aparecem no período da pausa, como cefaleia e tensão pré-menstrual. Em outras cartelas de pílulas combinadas existem 28 drágeas, sendo que as últimas 7 ou 4 são inativas, foram formuladas para serem tomadas de forma contínua, e com isso facilitar a continuidade e impedir o esquecimento. A primeira pílula da primeira cartela deve ser ingerida a partir do primeiro dia do primeiro ciclo, todos os dias, até ao final da cartela; devem ser tomadas sempre à mesma hora, aquela que for mais conveniente para não se esquecer, e independentemente de ter ou não relação sexual nesse dia.

Em caso de troca de método, a nova cartela de pílula ou outro método devem ser iniciados no dia programado para iniciar a cartela seguinte, ou em qualquer dia, desde que tenha havido uso correto do método anterior e certeza de não estar grávida. No final da cartela, é interessante que a paciente verifique se todas as pílulas foram tomadas antes de fazer uma pausa de 7 dias para completar os 28 dias do ciclo. Nessa pausa, o sangramento por deprivação ("menstruação") deve se iniciar, mas não é necessário que ele termine para iniciar a próxima cartela. Deve-se tomar uma pílula adicional em caso de vômito por até duas horas ou diarreia por dois dias ou mais. Têm maior popularidade ultimamente o uso estendido e o uso contínuo das pílulas combinadas. O uso estendido tem sido preconizado para os métodos combinados, em que a mulher toma 84 drágeas ativas todos os dias, e no final desse período faz uma pausa de 7 dias. No uso contínuo se aconselha fazer uma pausa nas tomadas antes de completar um ano. Aliás, essa é uma característica específica de uma nova pílula; que após o primeiro mês, a paciente pode fazer a pausa no final da cartela que lhe for mais conveniente, escolhendo assim o mês que deseja "menstruar".

As pílulas de progestagênio, denominadas minipílulas ou pílulas da amamentação, apresentam 28 ou 35 drágeas que devem ser ingeridas todos os dias, continuamente. São indicadas na lactação, mas também podem ser tomadas fora da amamentação como método alternativo ou para pacientes com contraindicações para o estrogênio. Em complemento aos dados apresentados no início deste capítulo pode-se acrescentar que essas pílulas possuem doses menores do que as incluídas nas pílulas combinadas e apresentam efetividade pouco menor, para o que também contribui ter apenas um hormônio. Há controvérsia se existem diferenças significativas de efetividade das pílulas de progestagênio entre si. É interessante informar às pacientes que: nas cartelas de pílulas de progestagênio todas as drágeas contêm hormônio; e para essas pílulas se deve ter maior rigor em relação ao horário das tomadas e menor tolerância para o atraso ou esquecimento do que para as pílulas combinadas. Os sangramentos irregulares são mais frequentes, mas não comprometem a eficácia, se forem tomadas de forma correta.

Atualmente vêm ganhando maior aceitação os métodos LARC, contraceptivos reversíveis de longa duração, que sendo independentes da volição da paciente, oferecem maior continuidade e efetividade. O inconveniente de serem mais caros pode ser compensado pela confiança adquirida pelo uso a longo prazo.

Seguimento

A duração de uso do método é um dos indicativos dos diversos fatores que contribuem para a aceitação dele. A satisfação da paciente é importante. Entretanto, na avaliação médica anual deve-se considerar as questões relativas ao método e aos problemas de saúde que possam estar associados. Em relação ao método: se usou corretamente, está se dando bem com ele e se deseja mantê-lo, se houve sintomas de intolerância, teve algum sangramento inesperado, quando e quanto, se nessa circunstância a paciente preencheu o mapa menstrual, a data da última menstruação; se mudou o peso, se a pressão arterial permanece a mesma, se ocorreu cefaleia que preocupasse, se fez rastreamento para câncer de mama e colo do útero. Avaliar também outras queixas ginecológicas: corrimentos vaginais, dores pélvicas, funcionamento urinário e intestinal; se está tomando alguma medicação além do anticoncepcional; se tem algum fator de risco para os principais tipos de enfermidades: doenças cardiovasculares (obesidade, diabete, hipertensão, dislipidemia, tabagismo, uso de álcool ou drogas, dieta e exercícios físicos), infecções, prevenção de câncer, função sexual, qualidade de vida, vacinação. Incluir nas orientações finais as prevenções de DST/AIDS e contracepção de emergência. A visita ginecológica de rotina deve ser anual, seguindo os padrões americanos e brasileiros, mas facilitando o acesso da paciente assim que ela desejar. A rotina de exames de laboratório é importante para a saúde, mas nem sempre é necessária para o uso do contraceptivo. A ACOG (American College of Obstetrics and Gynecologists) e o *Tratado de Ginecologia*, de Berek & Novak, preconizam espaçamento dos exames de laboratório de rotina para mais de um ano. A citologia e o rastreamento do câncer de mama podem ser consultados em outros capítulos deste livro.

Na Tabela 4 são apresentados os critérios de elegibilidade para uso dos métodos hormonais combinados e de progestagênios referentes às categorias 3 e 4.

Contracepção de emergência

A contracepção de emergência é uma alternativa que deve ser usada em caso de coito não protegido, como violência sexual, vômitos ou diarreia na usuária de pílulas, atraso no início ou esquecimento de usar o método, por mais de 3 dias ou 15 dias no caso do depoprovera, rotura ou deslizamento do condom, falha no coito interrompido, descolamento do adesivo, deslocamento do DIU, sexo no período fértil. Deve ser considerada como boa conduta, e deve-se oferecer informações, prescrição ou provisão sobre ela como método de reserva para pacientes que iniciam contracepção com outro método. A contracepção de emergência em nosso meio é feita pela ingestão de alta dose

452 GINECOLOGIA • PARTE 4 ENDOCRINOLOGIA GINECOLÓGICA

TABELA 4 Categorias 4 e 3 dos critérios de elegibilidade para uso de contraceptivos hormonais combinados e de progestagênios

	Métodos	
Aumento de risco de tromboembolia	**Combinados**	**De progestagênios**
Puerpério		
Com aleitamento		
• < 6 semanas	4	2 (DMPA = 3)
• 6 semanas a 6 meses	3	1
• > 6 meses	2	1
Sem aleitamento		
• < 3 semanas, com fatores de risco tromboembólico	4	2
• < 3 semanas, sem fatores de risco tromboembólico	3	2 (DMPA = 3)
• 3 semanas a 6 semanas, com fatores de risco tromboembólico	3	2
• 3 semanas a 6 semanas, sem fatores de risco tromboembólico	2	1
• > 6 semanas	2	1
Tabagismo		
• Leve (< 15 c/dia) e idade < 35 a	2	1
• Leve e idade > 35 a	3	1
• Intenso (> 15 c/dia) e idade > 35 a	4	1
Hipertensão arterial		
• Controlada, sem medir PA ou leve (< 160 x 100 mmHg)	4	2 (DMPA = 3)
• Grave (> 160 x 100 mmHg)	3	2 (DMPA = 3)
Diabete melito	4	2 (DMPA = 3)
• Sem complicações	2	2
• Com complicações (lesão: renal, olhos, nervos, ou longa duração)	2	2 (DMPA = 3)
Cirurgia de grande porte e imobilização prolongada (≥ 1 semana)	4	2
Múltiplos riscos cardiovasculares (idade, obesidade, hipertensão, tabagismo, etc.)	4	2 (DMPA = 3)
Enxaqueca		
• Sem aura < 35 a		1
• Sem aura > 35 a	4	1
• Com aura em qualquer idade	4	2/3
Doenças cardiovasculares atuais ou antecedente		
IAM, AVC e TEP, com ou sem anticoagulante	4	3
Cardiopatias com insuficiência		
• Graus III ou IV	4	2 (DMPA = 3)
• Graus I ou II	3	2

(continua)

TABELA 4 Categorias 4 e 3 dos critérios de elegibilidade para uso de contraceptivos hormonais combinados e de progestagênios *(continuação)*

	Métodos	
Aumento de risco de tromboembolia	**Combinados**	**De progestagênios**
Miocardiopatia pós-parto		
• < 6 meses e leve insuficiência	4	1
• < 6 meses e grave insuficiência	4	2
Cardiopatia orovalvular		
• Sem complicações	2	1
• Complicada (hipertensão pulmonar, fibrilação atrial ou endocardite bacteriana)	4	1
Doença vascular	4	2 (DMPA = 3)
Transplante de órgão sólido complicado	4	2
Varizes	2	1
Trombose venosa superficial	3	1
Lúpus (LED c/ anticorpos antifosfolípides, ou trombocitopenia grave	4	3
Mutações trombogênicas (fator V de Leiden, da protrombina; deficiências da proteína S, proteína C e antitrombina)	4	3
Transplante de órgão sólido com complicações	4	2
Neoplasias		
Sangramento s/ diagnóstico	2	2 (DMPA, implante = 3)
Hormônio-dependentes: mama e endométrio	4	3
Mama com intervalo livre de 5 anos	3	3
M trofoblástica	1	1
Neoplasias com metástases	4	2
Hepatomas	4	3
Outras condições		
Artrite reumatoide com imunossupressão	2	2 (DMPA = 3)
Síndrome de má absorção pós-cirurgia bariátrica	3	3
Hepatites	4	1 (DMPA = 2)
Insuficiência hepática	4	3
Colecistopatia	3	2
• Operada ou assintomática	2	
• Em tratamento		
Rifampicina, rifambutim	3	3 (DMPA = 2)
Anticonvulsivantes	3	2 (DMPA = 1)
Antirretrovirais	3	2
Antibióticos, antifúngicos ou antiparasíticos	1	1
Erva de São João	2	2 (DMPA = 1)

de levonorgestrel (1.500 µg) em dose única ou em 2 doses de 750 µg a serem tomadas a cada 12 horas. Ela deve ser ingerida o mais cedo possível a partir do coito desprotegido. Quando tomada no 1º dia após a relação sexual desprotegida oferece efetividade de 85%; quando tomada no 5º dia sua eficácia cai para 45%. Explicando de outra forma: com coito desprotegido no período fértil, a mulher tem probabilidade de engravidar de 8%; com a contracepção de emergência esse risco cairia para 1%. Há de se notar que esses índices são menores em relação ao uso correto. Por essa razão, a contracepção de emergência deve ser considerada método anticoncepcional de exceção.

O mecanismo de ação da pílula de emergência ainda não foi completamente estabelecido. Todavia, se considera que possua potente ação anovuladora quando ingerida antes da ovulação. Se ingerida nos 3 dias que antecedem ou que seguem a menstruação, pode ser anovuladora ou inibidora do corpo lúteo, respectivamente, comprometendo a implantação do ovo. Este último caso pode ser contestado eticamente. Todavia, ela é oficializada com a justificativa de que legalmente a gravidez é considerada apenas após o início da implantação. Porém, se a mulher já está grávida, a terapêutica não funciona, mas não se tem noticiado efeitos abortivos ou indutores de malformações fetais. A OMS prevê apenas categoria 1 ou 2 para os critérios de elegibilidade, mesmo nas condições mais graves, por se tratar de uma única tomada. Embora a contracepção de emergência possa ser feita mais de uma vez no mesmo ciclo, essa situação pode denunciar uma dificuldade para aceitar o método anticoncepcional original, e então seria interessante ajudar a paciente a escolher outro método e aconselhá-la sobre problemas paralelos que possam estar envolvidos. É interessante informar à paciente que antieméticos não são necessários; mas em caso de vômitos dentro de duas horas após a ingestão, deve-se repetir a dose com antieméticos. Existem métodos alternativos à pílula com alta dose de levonorgestrel, como o uso de várias pílulas combinadas no esquema de Yuzpe, mas, esbarrando em maiores efeitos colaterais e menor eficácia, esse método vem caindo em desuso. No exterior ainda existe a possibilidade de inserção imediata do DIU de cobre e a pílula de acetato de ulipristal, não aprovados no Brasil por serem considerados abortivos. O ulipristal é um modulador de receptores de progesterona, que funciona como um antiprogestagênio.

O retorno da fertilidade é rápido, em cerca de dois dias, e por isso é aconselhável recomeçar logo que possível a contracepção regular, com método de reserva, por exemplo. O retorno da menstruação pode variar até 7 dias para mais e para menos. Aguardar o retorno da menstruação como indicativo de que não ocorreu gravidez talvez seja a melhor conduta para iniciar novamente o contraceptivo. Um teste de gravidez deve ser solicitado em caso de atraso de mais de 7 dias. Nada impede que a paciente tome mais de uma vez a contracepção de emergência no mesmo ciclo. Aqui a participação do parceiro dando apoio e incentivo deve ser considerada, talvez mais do que em outros métodos.

Injetáveis mensais

Apresentam efetividade boa (1% a 10% de falhas e continuidade de 50% a 60%), são baratos, discretos e não interferem com o coito, são cômodos por serem mais difíceis de esquecer; mas algumas mulheres se recusam por não aceitarem o incômodo da picada da injeção. Seguem o padrão das pílulas combinadas para o mecanismo de ação, principais tipos, queixas e critérios de elegibilidade já mencionados. Os injetáveis mensais contêm vários progestagênios artificiais: acetofenido de algestona, depoprovera e enantato de noretisterona. O estrogênio é o estradiol, um hormônio natural, veiculado em substratos como enantato, cipionato e valerato. Apesar de conterem estrogênio, os sangramentos inesperados são suas principais queixas e causa de abandono do método. Todos os injetáveis devem ser aplicados no primeiro dia do ciclo, com exceção do acetofenido de algestona, que é no oitavo dia. É comum a queixa de sangramento no primeiro mês, que não representa maiores preocupações. Devem ser aplicados profundamente no músculo deltoide ou glúteo, e não se deve massagear o local.

Anel vaginal

Existe apenas um representante no Brasil. É um anel de copolímero de polivinilacetato, um silicone de 5,4 cm de diâmetro externo e largura de 4 mm. É método combinado contendo etonogestrel, metabólito do desogestrel, 11,7 mg, para liberação diária de 120 µg; e EE2, 2,7 mg para liberar 15 µg diários. A taxa de falha é de 9% e a de continuidade 67%, e o custo está ao redor de R$ 70,00. Mecanismo de ação, critérios de elegibilidade e complicações seguem o paradigma das pílulas combinadas. É cômodo, por ser apenas um anel que fica inserido no fundo da vagina por 21 dias consecutivos, sem relação com o coito, não causa incômodo. Sua primeira inserção deve ser feita no primeiro dia da menstruação. Deve-se retirá-lo depois de 21 dias e, após pausa de 7 dias, reinserir um outro anel. Para inserção se deve higienizar as mãos, comprimi-lo longitudinalmente para diminuir seu diâmetro, e com ampla exposição dos genitais externos, seja deitada ou agachada, introduzir o anel até o terço superior da vagina. Essa região é menos sensível do que sua parte inferior, e oferece boa absorção de medicamentos. Os músculos no terço inferior da vagina o mantêm em sua posição alta. Ele dificilmente é percebido pelo parceiro durante a relação sexual. Porém, se eventualmente incomodar, pode ser retirado e ficar fora por não mais de 3 horas; há possibilidade de o parceiro apreciar. Pode produzir aumento do conteúdo vaginal não infeccioso. Existe uma tolerância de até dois dias de atraso para sua inserção; se o atraso for maior que 2 dias, a orientação é inserir o anel tão logo seja possível, e nos próximos 7 dias usar método reserva, e se ocorreu uma relação sexual nesse período, considerar a contracepção de emergência. A modulação da data da menstruação pode ser feita com pequeno atraso para iniciar o método e/ou adiantar em poucos dias a retirada no final dos 21 dias, ou ainda encurtar o número de dias da pausa sem o anel. Se houver atraso na retirada do anel, considerar a nova inserção no dia programado anteriormente, ou seja: encurtar a extensão da pausa sem anel. O estoque de anéis deve ser mantido em geladeira por até 4 meses. Se houver esquecimento de retirá-lo ao final da terceira semana, retirá-lo logo que se lembre, e em seguida inserir outro anel no dia esquematizado para o próximo ciclo. Esquecimento de até 48 horas: recolocá-lo logo que lembrar, sem método de reserva. Esquecimento de mais de 48 para inserir o anel: inserir logo em seguida e usar método de reserva por sete dias. Se por essa ocasião tiver ocorrido sexo desprotegido, lembrar-se da contracepção de emergência. O anel vaginal só de progestagênio ainda não é disponível no Brasil. (Figura 1)

Adesivo cutâneo

Existe apenas um único produto desta natureza em nosso país; ele consta de três sachês quadrados cor-de-rosa, cada um medindo 4,6 cm de cada lado e contendo 6,0 mg de norelgestromina, que libera diariamente 203 μg, em combinação com 600 μg de EE2, que libera 33,9 μg diariamente. A taxa de falha em uso habitual é de 9%, a de continuidade é de 67%, e o custo, ao redor de R$ 80,00. Em algumas publicações se notou leve decréscimo da efetividade em paciente acima de 90 kg. Mecanismo de ação, critérios de elegibilidade e efeitos colaterais seguem em geral o padrão das pílulas combinadas; pode haver leve irritação no local onde é colocado e a possibilidade de se descolar é rara. Cada adesivo deve ser posto em pele normal, limpa e seca, fora da área

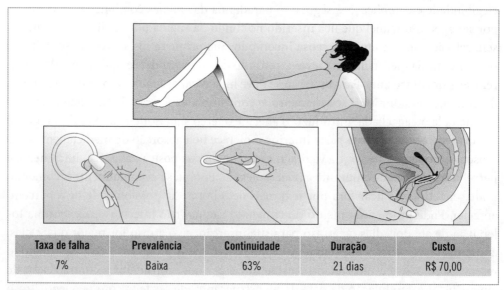

FIGURA 1 Anel vaginal.

das mamas ou de fricção como as articulações. Tomando o cuidado de não tocar a face adesiva, pressionar o adesivo por 10 segundos, para que não descole com suor ou água do banho. A colocação deve ser feita no primeiro dia da menstruação; ele deve permanecer 7 dias, e o próximo adesivo deve ser colocado em outro local, no dia seguinte ao da retirada do adesivo anterior. Após a retirada do 3º adesivo se faz uma pausa de 7 dias, quando a "menstruação" deve iniciar; porém, não há necessidade de aguardar o final do sangramento para colocar o primeiro adesivo da caixa seguinte. Esquecimento de até 2 dias para iniciar com outra cartela, ou no dia que seria da troca do adesivo: não requer método de reserva. Esquecimento de trocar o adesivo maior que dois dias, na 1ª ou 2ª semana: deve-se colocar o adesivo assim que se lembrar e associar com um método de reserva; considerar a contracepção de emergência se neste período de atraso tiver ocorrido relação sexual desprotegida. Se o esquecimento de mais de 2 dias for no final da 3º semana, retirar o adesivo anterior, colocar um novo adesivo, no que será o 1º dia do novo ciclo, sem necessidade de método de reserva.

Se o adesivo se descolar parcialmente por até 24 horas, tentar colar o mesmo adesivo; se a duração do descolamento for de mais de 24 horas: colocar novo adesivo e usar método de reserva. Se nos cinco dias anteriores ao esquecimento ou em caso de descolamento por mais de 24 horas tiver havido relação sexual desprotegida, fazer a contracepção de emergência (Figura 2).

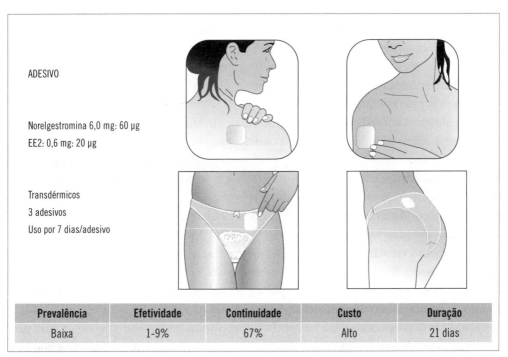

FIGURA 2 Adesivo cutâneo.

Injetável trimestral – DMPA

O único produto disponível no Brasil é o acetato de medroxiprogesterona, depoprovera (DMPA), na dose de 150.000 µg, válido por três meses, com tolerância de atraso de até um mês. Ao aplicar a injeção não se deve massagear o local. Sua taxa de falha em uso habitual é de 6%, e a de continuidade é de 56%. Mecanismo de ação, critérios de elegibilidade e tipos de queixas seguem o padrão já mencionado para os anticoncepcionais de progestagênios. Possui a grande vantagem de ser barato e ter tomadas espaçadas, ser discreto e não interferir com o desempenho sexual. Todavia, uma vez injetado não é possível anular seus efeitos colaterais. Informações prévias a respeito dos principais efeitos colaterais podem auxiliar para aumentar sua tolerância. É o anticoncepcional com maior potencial para aumento de peso (entre 1 e 2 kg ao ano), que ocorre mais em adolescentes e pacientes já obesas. As irregularidades "menstruais" ocorrem mais no início do método, e se caracterizam pela pequena quantidade, por vezes mais duradouras que a antiga menstruação; mas são as principais causas de abandono do método. Por outro lado, até o final do primeiro ano ocorre amenorreia em 50%. Desde que seja afastada uma gravidez, a amenorreia pode ser uma vantagem para aquelas que não desejam menstruar. As queixas de sintomas semelhantes aos da gravidez podem ser maiores que nos demais métodos. A primeira injeção deve ser tomada no primeiro dia da menstruação, até o 5º dia. Existe tolerância de até 7 dias no atraso da primeira injeção sem necessidade de método de reserva; nos demais meses a tolerância no atraso para aplicar nova injeção pode chegar a um mês; mas, se nesse atraso tiver ocorrido uma relação sexual desprotegida nos últimos 15 dias, aconselha-se usar contracepção de emergência. O retorno da fertilidade pode atrasar 6 a 12 meses. Nos exames de laboratório pode haver leves alterações da glicemia, colesterol total, aumento de triglicérides.

Em algumas adolescentes pode diminuir a densidade mineral óssea, o que é reversível com a suspensão do método. É possível que em certas usuárias de depoprovera exista maior facilidade para infecção por clamídia e HIV. Existe risco de leve aumento da incidência de câncer de mama em até 10 anos de uso do depoprovera em adolescentes e adultas jovens, e em 5 anos de câncer cervical.

A única condição clínica para a qual vale a categoria 4 dos critérios de elegibilidade é o câncer de mama. Na categoria 3 estão: lactação com menos de 6 semanas, hipertensão com lesões vasculares, doenças cardiovasculares (IAM, AVC, TEP), múltiplos riscos para doenças cardiovasculares, diabete com complicações, enxaqueca com aura, lúpus eritematoso disseminado com anticorpos antifosfolípides ou trombocitopenia, sangramento de etiologia não diagnosticada, insuficiência hepática e hepatoma.

Aqui, as condições que são categoria 3 correspondem àquelas que em grande parte são categoria 4 para os métodos combinados, como puerpério com amamentação e antes de 6 semanas, mas se a paciente não vai amamentar, ela já poderia sair da maternidade com a injeção tomada. O injetável trimestral subcutâneo e o bimestral de noretisterona ainda não são comercializados no Brasil (Figura 3).

Implante subdérmico

O implante subdérmico é um bastonete de borracha sintética, o copolímero de vinilacetato, não biodegradável, que mede 40 x 2 mm. Ele contém 68 mg de etonogestrel, liberando inicialmente 65 μg diários, e no final 25 μg. A efetividade é referida como levemente superior à das esterilizações; a continuidade é de 84% e preço ao redor de R$ 1.000,00, sem o custo do procedimento. Ele foi aprovado para 3 anos de uso, mas estudos mostram que pode ser eficaz por até cinco anos. Mecanismo de ação, critérios de elegibilidade, efeitos colaterais adversos e benéficos, e tratamento dos sangramentos irregulares seguem o padrão das pílulas de progestagênios. Em cerca de 30% se chega à amenorreia no final do primeiro ano, mas ela não pode ser assegurada ou prevista. O implante pode competir com antirretrovirais, por isso é aconselhável o uso concomitante de condom. Os sangramentos inesperados são causados por alterações no endométrio; portanto, não interferem no mecanismo de ação anticoncepcional. Também é opção interessante quando há contraindicações ao estrogênio e lactação. Não interfere no ato sexual, não necessita de participação da cliente durante o uso do método. O retorno da fertilidade é rápido. Sua inserção pode ser feita em qualquer época, garantindo a ausência de gravidez, de preferência no primeiro dia da menstruação ou até o quinto dia, e mesmo após cinco dias do aborto. Autores assinalam que o implante pode ser inserido no mesmo dia da tomada da contracepção de emergência, outros creem que seja melhor aguardar nova menstruação e durante esse período usar método de reserva.

Há necessidade de pequeno treinamento, com atenção para inseri-lo apenas no subcutâneo, com cuidados de antissepsia de pequena cirurgia e anestesia local. Os princípios da boa inserção são: antissepsia de uma pequena cirurgia, demarcação e aplicação de anestésico; inserção do aplicador no subcutâneo. O aplicador possui uma agulha

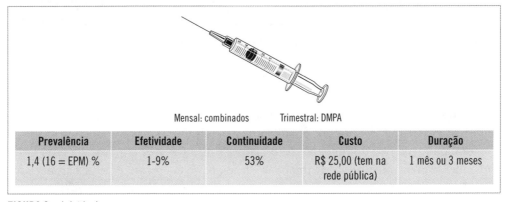

Prevalência	Efetividade	Continuidade	Custo	Duração
1,4 (16 = EPM) %	1-9%	53%	R$ 25,00 (tem na rede pública)	1 mês ou 3 meses

FIGURA 3 Injetáveis.

contendo o bastonete, acoplado a uma cânula, e esta por sua vez é ligada ao êmbolo por uma alça. O princípio da inserção do implante é semelhante ao da inserção do DIU: método da puxada, ou seja, o aplicador com o bastonete é levado ao local da inserção. Ao fixar o êmbolo e puxando a cânula acoplada à agulha, o bastonete fica no local desejado. A paciente deve higienizar o antebraço, dobrá-lo, rodá-lo lateralmente, para expor a face medial do braço não preponderante, e relaxar. Uma marca com tinta indelével é colocada três dedos acima da prega do cotovelo ou a 9 cm do epicôndilo medial do braço, na face medial, no sentido vertical, e fora do sulco entre o bíceps e tríceps, que é região de vasos e nervos. Aplicar um botão anestésico no local da incisão, na extensão igual ao comprimento da agulha do aplicador, no trajeto vertical, no subcutâneo, onde o implante será inserido. Retirar o tampão da agulha e confirmar a presença do implante dentro dela. Posicionando o aplicador a 20° da superfície do braço, se introduz a agulha até ultrapassar levemente o bisel; logo em seguida o aplicador deve ser abaixado para ser posicionado paralelamente à pele, e esta deve ser levemente levantada; a agulha do aplicador deve ser introduzida no subcutâneo até o final. Caso a introdução seja mais profunda, corre-se o risco de atingir vasos e nervos, além de ser mais difícil sua retirada. A seguir quebra-se o lacre da alça do êmbolo, rodando-o em torno da cânula. Por movimentos contrários ao de uma injeção se faz a seguinte manobra: fixa-se o êmbolo, e em seguida puxa-se a cânula para baixo do antebraço, o que faz com que o implante fique no local desejado. Finaliza-se com um pequeno curativo em borboleta, e faz-se compressão com gaze e crepe, que deve ficar limpo e seco por 2 dias; a seguir se fazem curativos simples por mais 3 dias. É importante confirmar com a paciente a presença do implante; a palpação é suficiente. A localização fica difícil quando inserido profundamente. Nessa eventualidade, ele pode atingir vasos calibrosos, músculo ou nervos, e tornar difícil sua retirada. É raro infectar, ou mesmo expulsar, e mais ainda o implante cair antes da colocação sem que seja percebido. Pode-se documentar sua localização pelo ultrassom de alta frequência ou ressonância magnética. Está em vias de comercialização o Nexplanon®, que oferece vantagem de maior facilidade para inserir no subcutâneo por meio de um novo aplicador, e por ser radiopaco. Caso necessário, um novo implante pode ser inserido no mesmo local do anterior. Tem como desvantagem depender de um profissional qualificado para a inserção e retirada, bem como seu maior custo inicial.

A retirada também segue as orientações de pequena cirurgia, com as seguintes orientações: a anestesia deve ser feita desde a cicatriz da inserção, logo abaixo do trajeto do implante, para não dificultar sua palpação; uma incisão deve ser feita superficialmente com bisturi de ponta fina, na cicatriz, e no sentido transversal do braço; deve-se empurrar a extremidade superior do implante para baixo, em direção à incisão; dissecar a extremidade inferior do implante com bisturi, pinça Kelly tipo mosquito, e/ou gaze; apreender firmemente a ponta do implante e tracioná-lo em movimento de báscula para cima. Se puxado simplesmente para baixo, há risco de trazer também as aderências, o que torna o procedimento mais incômodo e difícil. Após se certificar da completa extração do implante, se faz um curativo em borboleta e compressivo. Caso haja interesse, novo implante pode ser inserido através da mesma incisão.

Implantes com dois bastonetes com levonorgestrel e os biodegradáveis de capronor, os *sprays* nasais, os selos sublinguais e o emprego de danazol, misoprostol, e os métodos hormonais masculinos como gossipol estão em estudo.

As drogas antirretrovirais diminuem a efetividade do implante; nesse caso, outro método deve ser indicado. As infecções são raras se forem tomadas as precauções de antissepsia. As infecções leves podem ser tratadas com higiene local, proteção de curativo e antibióticos por 7 a 10 dias. Os abscessos devem ser drenados. Se essas medidas não forem suficientes, programar a extração do implante. Nas aplicações mais profundas existem dois riscos: de atingir músculos, vasos ou nervos, quando o implante deve ser recolocado; e sua extração pode se tornar mais trabalhosa. Um desses problemas é a dificuldade de se localizar o implante, para tanto se pode valer de ultrassom de alta frequência ou ressonância magnética. No novo modelo, sendo o implante radiopaco será possível o exame por raio X. Cistos ovarianos podem ocorrer com maior frequência, e raramente podem complicar com torção ou rotura. Os sangramentos inesperados seguem o padrão dos contraceptivos de progestagênios e a amenorreia chega a 30% no final do primeiro ano, o que pode ser vantagem para muitas mulheres. Gravidez em usuária de implante é rara; mas se isso acontecer, o diagnóstico diferencial com gravidez ectópica deve ser feito, pois 20 dessas raras gestações podem ser ectópicas. A ocorrência de sangramentos inesperados pode exigir diagnóstico diferencial com infecções, gravidez ectópica e neoplasias. O implante não retirado pode liberar menores quantidades de hormônio, mas significativas (Figura 4).

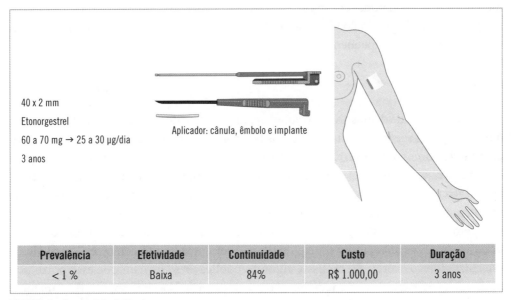

FIGURA 4 Implante subdérmico.

SIU – dispositivo intrauterino com levonorgestrel

O DIU medicado com levonorgestrel, também denominado sistema intrauterino (SIU) ou endoceptivo, se refere a um bastonete com braços na extremidade superior, tomando a forma de um T. A dimensão do braço vertical é de 32 mm e igual medida somam os braços horizontais. O SIU armazena no braço vertical 52 mg de levonorgestrel, de onde são liberados inicialmente 20 µg diários. Cabe dizer que a concentração do hormônio dentro da cavidade uterina é cerca de 10 vezes maior que na corrente sanguínea, o que proporciona maior efeito sobre o endométrio. Na extremidade inferior do braço vertical sai um duplo filamento de náilon, para se exteriorizar na vagina e servir como guia da boa inserção. A taxa de falha é de 0,2%, de continuidade 80%, e o custo é de R$ 1.000,00, ao qual se adiciona o preço do instrumental. Ele foi aprovado para 5 anos de uso. Em princípio, ele segue as considerações feitas para os mecanismos de ação, modo de usar, critérios de elegibilidade e complicações do DIU e dos progestagênios de baixa dose. A inserção obedece os mesmos princípios mencionados, com pequenas diferenças. Inicialmente, o SIU é introduzido totalmente dentro da cânula; e ao ser introduzido na cavidade endometrial, mas antes de se atingir o fundo do útero, os braços do SIU devem ser liberados. A seguir são realizadas as mesmas manobras do DIU.

A anovulação ocorre apenas em 30% das pacientes. A amenorreia, embora imprevisível, é frequente. Além de ser potente anticoncepcional, o SIU também pode ser indicado nos casos em que haja necessidade de inibir o desenvolvimento do endométrio, como na endometriose, especialmente quando localizada no septo retovaginal. Pode ser indicado também em casos de sangramento endometrial não estrutural no período da transição menopausal, quando pode ser uma alternativa para a ablação endometrial ou a histerectomia. Existe ainda a possibilidade de ser utilizado em casos de mioma, hiperplasia e atipia endometrial. Necessita pequeno treinamento para sua inserção (Figuras 5, 6 e 7).

DIU TCu380 A

DIU é a sigla de dispositivo intrauterino, um artefato de polietileno, em forma de T; o braço vertical mede 36 mm, e os braços horizontais somam 32 mm. Existe um fio de cobre enrolado no braço vertical e placas em cada um dos braços horizontais que perfazem 380 mm^2 de cobre. O preço é ao redor de R$ 120,00 e o material descartável para aplicação custa R$ 70,00, o que o torna o método com a melhor relação custo-benefício no longo período de sua vida útil; além disso, é possível encontrá-lo na rede pública.

Tem as vantagens de apresentar alta eficácia (< 1%), continuidade (78%) e duração prevista de até 10 anos, motivo pelo qual pode ser considerado como uma verdadeira esterilização provisória. Além disso, algumas publicações afirmam que esse prazo poderia ser mais estendido, principalmente no climatério. Na Unifesp, o DIU é método mais prevalente, utilizado por 30% a 40% das pacientes, há vários anos. Aqui a taxa de

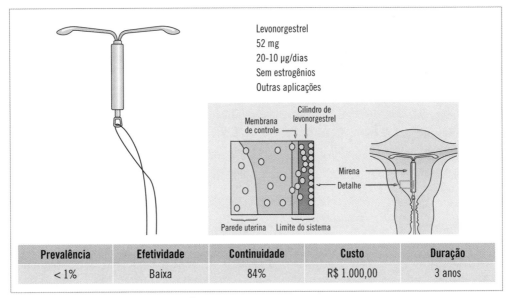

FIGURA 5 SIU – sistema intrauterino.

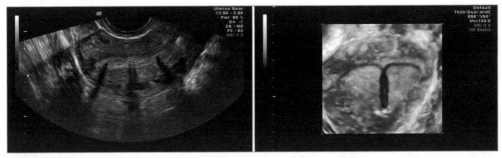

FIGURA 6 SIU bem posicionado em ambas as imagens ultrassonográficas.

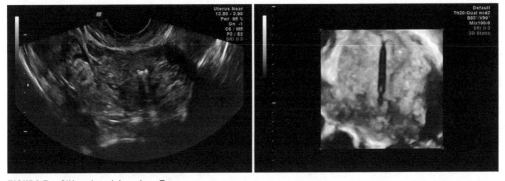

FIGURA 7 SIU mal posicionado.

464 GINECOLOGIA ▪ PARTE 4 ENDOCRINOLOGIA GINECOLÓGICA

TABELA 5 Contraceptivos hormonais combinados disponíveis no Brasil

Nomes	Estrogênio (EEE2)	µg/mg	Proges-tagênio	µg/mg	Apresentação	Dose
Adoless®, Alexa®, Lizzy®, Minesse®, Mínima®, Mirelle®, Siblima®, Tantin®		15	DSG	60		Muito baixa
Allestra®, Diminut®, Femiane®, Ginesse®		20	GTD	75		Muito baixa
Dioless®, Femina®		20	DSG	150		Muito baixa
Iumi®, Ludy®, Niki®, Yaz®		20	DPN	3 mg		Muito baixa
Malu®, Mercilon®, Minian®, Primera 20®		20	GTD	75		Muito baixa
Harmonet®, Micropil®, Previane®, Tamisa 20®		20	GTD	75		Muito baixa
Level®, Miranova®		20	LNG	100		Muito baixa
Aixa®, Belara®, Clarisa®		30	Ac CLN	2 mg		Baixa
Artemidis 35®, Diane 35®, Ciclovulon®, Diclin®, Duelle®, Ferane 35®, Lydian®, Selene®, Tess®		30	Ac CPT	200		Baixa
Dalyne®, Dina®, Elani 28®, Elani ciclo®, Liara®, Lyllas®, Molieri 30®, Yang 30®, Yazmin®		30	DPN	3 mg		Baixa
Microdiol®, Desodiol®, Primera 30®		30	DSG	150		Baixa
Fertinon®, Ginesse®, Gynera®, Minulet®, Tamisa 30®		30	GTD	75		Baixa
Gestinol®		30	GTD	75	28 c	Baixa
Concepnor®, Gestrelan®, Levogen®, Ciclo 21®, Ciclofemme®, Microvlar®, Nociclin®, Nordette®		30	LNG	150		Baixa
Ovoresta®		37,5	LNT	750		Baixa
Qlaira®	Val E2	2 x 3 mg; 5 x 2 mg; 17 x 2 mg; 2 x 1 mg; 2 x 0 mg	DNG	2 x 0 mg; 5 x 2 mg; 17 x 3mg; 2 x 0mg; 2 x 0mg		Baixa
Mercilon Conti®		21 x 20 µg; 5 x 10 µg; 2 x P	DSG	150		Baixa

(continua)

CAPÍTULO 39 PLANEJAMENTO FAMILIAR E CONTRACEPÇÃO **465**

TABELA 5 Contraceptivos hormonais combinados disponíveis no Brasil *(continuação)*

Nomes	Estrogênio (EEE2)	µg/mg	Proges- tagênio	µg/mg	Apresentação	Dose
Trinovum®		21 x 35 µ	LNG	7 x 500 µ; 14 x 750; 7 x 1000		Baixa
Trinordiol®, Levordiol®		6 x 30 µg; 5 x 40; 10 x 30	LNG	6 x 50 µg; 5 x 75; 10 x 125		Baixa
Gracial®		7 x 40 µg; 15 x 30	DSG	7 x 25 µg; 15 x 125		Baixa
Anfertil®		50	LNG	500		Média
Evanor®, Lovellhe®, Neovlar®, Normamor®, Primovlar®		50	LNG	250		Média
Anacyclin®	Mestranol	100	LNT	100		Média
Biofin®	Mestranol	80	NET	2.000		Média
Megestran®	Mestranol	100	NET	500		Média
Adijet®, Daiva®, Perlutan®, Uno-ciclo®	EN E2	10 mg	Af AGT	150 mg	1 amp/m	
Ciclofemina®, Depomês®	Cip E2	5 mg	DMPA	25 mg	1 amp/m	
Mesigyna®, Noregyna®	Val E2	5 mg	EN NET	50 mg	1 amp/m	
Evra®	E2	60 mg: 20 µg/d	NGTM	6 mg: 150 µg/d	3 adesivos	Muito baixa
Nuvaring®	EE2	2,7 mg: 15 µg/d	ETG	11,7 mg: 120 µg/d	1 anel vaginal	Muito baixa

Ac: acetato; Af AGT: acetofenido de algestona; CLN: clormadinona; CIP: cipionato; CPT: ciproterona; DMPA: acetato de medroxiprogesterona; DNG: dienogeste; DPN: drospirenona; DSG: desogestrel; E2: estradiol; EE2: etinilestradiol; EN E2: enantato de estradiol; EN NET: enantato de noretisterona; ETG: etonogestrel; GTD: gestodene; LNT: linestrenol; NET: noretisterona; NNG: nomegestrol; NGTM: norelgestromina; NGT: norgestrel; VAL: valerato.

TABELA 6 Anticoncepcionais de progestagênios no Brasil

Nome	Progestagênio	Dose µg/mg	Apresentação
Araceli®, Cerazette®, Juiet®, Nactali®, Perola®	DSG	75	Pílulas diárias
Minipil®, Nortrel®	LNG	30	35 c minipílulas
Contracep®, Demedrox®, Depoprovera®, Medrogest®, Tricilon®	DMPA	150 mg	1 amp/3 meses
Diad®, Minipil post2®, Pilen®, Postinor 2® Prevides 2®, Prevyol 2®, Pozato®, Poslov®	LNG	750	2 c: contracepção de emergência
Postinor 1®, Pozato uni®, Neodia®	LNG	1.500	1 c: contracepção de emergência
Implanon®	ETG	68 mg: 20 µg/d	1 implante/3 anos
Mirena®	LNG	52 mg: 20 µg/d	SIU/5 anos

DMPA: acetato de medroxiprogesterona; DSG: desogestrel; ETG: etonogestrel; LNG: levonorgestrel.

continuidade de 5 anos de 47,3% foi melhor até do que as observadas em várias publicações. Outras vantagens podem ser: independente da participação ativa da paciente; discreto; não interfere na relação sexual; dificilmente o fio-guia que fica na vagina prejudica a relação sexual, mas, se for o caso, ele pode ser cortado; e o retorno da fertilidade é rápido, em poucos meses. Existe baixo índice de complicações graves; a longo prazo pode diminuir o risco de câncer cervical e endometrial. Não aumenta o risco de DST/AIDS e moléstia inflamatória pélvica, como lhe fora atribuído no passado. No passado também havia a restrição de seu uso em nuligestas, questão que nos dias de hoje já caiu por terra.

A falta de informações e o temor da dor à inserção por parte das pacientes e falta de experiência dos profissionais são empecilhos que prejudicam a maior difusão do método. Na população brasileira, a prevalência não ultrapassa 5%. A qualidade das informações contribui significativamente para melhorar a escolha, aceitação, e como estímulo para fazer o controle anual, como atesta a experiência na Escola Paulista de Medicina.

A seleção das pacientes é fundamental para o uso do método, para que se evitem as contraindicações. As principais são: infecções, sobretudo as DST/AIDS; neoplasias e alterações da cavidade uterina. O diagnóstico de infecções nem sempre é fácil na prática, os sintomas e sinais são pouco evidentes e os exames de laboratório, quando disponíveis, são caros, e os resultados imprecisos ou não reproduzíveis. Os exames de laboratório seriam mais úteis na rotina do atendimento ginecológico, mas não são imprescindíveis para a inserção do DIU, exceto se for necessário descartar gravidez, e hemograma, que seria mais útil no seguimento.

Quanto ao risco de DST/AIDS, na anamnese é preciso ser prudente para não ferir a suscetibilidade da paciente. Aqui valeria a sugestão de esclarecer que pacientes com alto risco de infecções genitais ou com DST/AIDS não devem usar o DIU e que essas infecções podem ser suspeitadas pela possibilidade de um ou de ambos os parceiros terem relacionamento sexual com outras pessoas, e apresentarem alguns dos seguintes sintomas: corrimento genital, dispareunia, disúria e dor pélvica. No final, pergunta-se à paciente se existe probabilidade disso estar ocorrendo com ela ou seu parceiro nos últimos 3 meses. Em caso afirmativo, deve-se aguardar o final do tratamento antes de inserir o dispositivo. O exame físico da paciente com infecções genitais pode ser pobre; porém, o característico das infecções cervicais é corrimento cervical que pode ser branco, purulento ou mistura de corrimento sanguinolento fétido, em contraste com o corrimento em pequena secreção branca ou muco cristalino, que podem ser normais; lesões epiteliais, friabilidade desse epitélio na coleta de material endocervical, acompanhado (ou não) de dor à palpação cervical, do corpo uterino, anexial, vesical, ou à movimentação do colo uterino também podem ser indicativos de lesão cervical.

Entre suas desvantagens, estão: a necessidade de pequeno treinamento do profissional que vai inseri-lo, custo inicial um pouco alto e possibilidade de efeitos colaterais como cólicas e aumento de sangramentos endometriais; pode ser fator de anemia ferropriva.

Critérios de elegibilidade

O DIU é um método que pode ser indicado para a maioria das pacientes, desde que apresentem útero normal e não estejam grávidas. Suas principais contraindicações dizem respeito às más condições da cavidade uterina. Categoria 4: inflamações infecciosas (gérmens do colo: clamídia, neisseria, tricomonas, estafilococo, estreptococo, anexite tuberculosa), quadro de HIV avançado e/ou usando antirretrovirais. Inflamações neoplásicas (sangramentos não diagnosticados, sangramento suspeito de câncer ainda não diagnosticado, câncer do colo uterino esperando tratamento, moléstia trofoblástica com ßHCG positivo persistente ou elevado, câncer endometrial. Alterações que modifiquem a cavidade uterina (útero hipoplásico, mioma, atrofia pós-cirúrgica) impedem a inserção do DIU. Categoria 3: puerpério entre 2 dias e 30 dias, lúpus com grave trombocitopenia, moléstia trofoblástica com níveis decrescentes de ßHCG, câncer do ovário; ao SIU ainda se acrescentam as contraindicações referentes ao progestagênio. Esses dados são mostrados na Tabela 7.

A inserção do DIU pode ser feita em qualquer dia, assegurando que a paciente não esteja no puerpério ou grávida. A escolha do primeiro dia da menstruação tem prevalecido, com a vantagem adicional do colo estar mais amolecido.

TABELA 7 Critérios de elegibilidade para uso dos dispositivos intrauterinos: T de cobre 380A e SIU

Condições	Categorias	
Puerpério	**T de cobre**	**SIU**
< 2 dias	2	2
2 dias a 30 dias	3	3
> 30 dias	1	1
Sepse puerperal ou pós-aborto	4	4
Doenças cardiovasculares: IAM, AVC ou TEP atual	1	3
Enxaqueca com aura	1	3**
Lúpus eritematoso disseminado	1	3
Com anticorpos antifosfolípides	1	3
Com grave trombocitopenia	3*	1
Neoplasias		
Sangramento uterino não diagnosticado	4*	4*
Moléstia trofoblástica e níveis de ß-HCG	3	3
Níveis elevados e constantes ou malignidade	4	4
Com níveis decrescentes ou negativos	3	3
Cérvix uterina	4*	4*
Endométrio	4*	4*
Ovário	3*	3*

(continua)

TABELA 7 Critérios de elegibilidade para uso dos dispositivos intrauterinos: T de cobre 380A e SIU *(continuação)*

Condições	Categorias	
Mama		
Atual	1	4
Após 5 anos sem reincidência	1	3
Grandes distorções da cavidade uterina: malformações ou mioma	4	4
Cervicite purulenta	4*	4*
Anexite tuberculosa	4*	4*
Alto risco para DST/AIDS ou AIDS avançada	3**	3**
Usando antirretrovirais	3*	3*
Insuficiência hepática ou tumor	1	3

* Para iniciar; **em continuidade.

Procedimento

A seguir é apresentado o esquema da inserção do DIU T380A, pelo método da "puxada".

Antes de iniciar o procedimento, deve-se confirmar a escolha do método e a higidez uterina através da anamnese. Alimentação leve é sugerida; exonerações vesical e intestinal devem ser solicitadas. O exame ginecológico serve para avaliar as condições uterinas e a reação da paciente e solicita-se sua colaboração. É importante que o médico explique como o procedimento será feito: é uma pequena cirurgia, rápida, com poucos desconfortos, e para o qual solicita-se relaxamento. O temor da dor é em sua maioria injustificado, por isso não se preconiza analgésico e menos ainda anestésicos de rotina. Na imensa maioria das vezes é suficiente o autocontrole da paciente, que pode ser obtido com orientações de parar, relaxar e respirar lentamente. Todavia, para pacientes mais sensíveis pode-se administrar antiespasmódicos ou anti-inflamatórios. As dores ocorrem no pinçamento do colo uterino, na histerometria e inserção, as "três picadinhas", mas elas são leves, de rápida duração e suportáveis. Em casos raros de cardiopatia arrítmica, o risco de uma reação vasovagal pode aumentar o risco de arritmias cardíacas graves. Nesses casos seria interessante inserir o dispositivo em ambiente hospitalar com monitorização. O ambiente hospitalar para sedação também pode ser opção em raros casos, para dilatar o colo uterino. O procedimento deve ser realizado com delicadeza e todo cuidado de limpeza e antissepsia.

- Material necessário: luvas de procedimento e luvas estéreis, espéculo vaginal grande, pinça auxiliar de Cheron, gases, antisséptico (povidine ou clorexidina), pinça de Pozi, histerômetro e tesoura longa.
- Procedimento: todas as manobras devem ser feitas lentamente, sem supetões, para não desencadear desconforto desnecessário ou reação vasovagal; sugere-se usar apenas três dedos. É interessante ir conversando com a paciente, explicando-lhe

cada detalhe do procedimento, o que permite também ganhar sua confiança e com isso ir avaliando suas reações. No toque ginecológico, verifica-se a reação da paciente e características do útero: tamanho, posição e mobilidade, e os anexos. Coloca-se um espéculo vaginal, que deve ser maior que o habitual, a fim de conter o colo e parcialmente o corpo, e com isso possibilitar a necessária retificação do útero. Realizam-se limpeza e antissepsia do colo, o que demora 3 minutos. Nesse intervalo se pode ganhar tempo com a preparação do material para antissepsia: pinça de Pozi, histerômetro e tesoura longa; e preparo do conjunto insertor ou aplicador. Este vem em pacote esterilizado, e consta de uma cânula, à qual está acoplado o cursor; internamente estão: haste que funciona como êmbolo e possui um anel em sua parte inferior, e na parte superior da cânula está o braço vertical do DIU, com seu fio-guia. Os braços horizontais estão fora da cânula; suas extremidades devem ser dobradas e inseridas a poucos milímetros dentro da cânula, a fim de diminuir o desconforto causado pelo aplicador na passagem pelo canal cervical; a introdução mais profunda dos braços do DIU aumenta a dificuldade deles abrirem no fundo do útero. Encostar a parte superior da haste na extremidade inferior do DIU; colocar o cursor na distância da extremidade até a altura indicada pela histerometria, que serve como limite da introdução do aplicador. Posicionar o cursor da cânula e o DIU em planos paralelos, a fim de que o DIU possa ser colocado no plano frontal da cavidade do útero; se colocado no plano oblíquo ou sagital, haverá maior risco de sangramentos, cólicas e expulsão.

- "Método da "puxada":
  1. Pinçamento do lábio anterior do colo ("1ª picadinha ou 1ª parte").
  2. Retificação do útero e histerometria correspondem à segunda "cólica". A histerometria confirmará a dimensão do útero avaliada no toque ginecológico, e dará a medida da altura do cursor.
  3. Retificar novamente o útero e fixar o espéculo.
  4. Com três dedos e delicadamente, introduzir o aplicador até o fundo do útero.
  5. Largar a Pozi, fixar a haste e "puxar" a cânula até o anel da haste; com isso, o DIU abre seus braços.
  6. Fixar a cânula e puxar a haste para fora.
  7. Retificar novamente o útero e empurrar a cânula novamente para o fundo uterino; neste momento, o cursor vai encostar no ósteo uterino externo.
  8. Retirar a Pozi, aliviar a abertura do espéculo, cortar o fio do DIU a uma distância entre 3 e 4 cm do ósteo uterino externo.
  9. Limpar o sangue coletado; não há necessidade de comprimir o colo para fazer hemostasia, que ocorre espontaneamente em poucos minutos.
  10. Retirar a Pozi e o espéculo vaginal.
  11. A paciente deve aguardar poucos minutos antes de se sentar e depois para se levantar e se arrumar.

Neste intervalo, o ginecologista pode fazer suas anotações e prescrição de analgésico se necessário. As recomendações finais são a respeito de uso de analgésicos, febre, dores abdominais fortes e hemorragia e devem ser feitas com o intuito de precaver a paciente das complicações. Se isso ocorrer, a paciente deve procurar o médico o mais breve possível. O controle imediato da inserção pela ultrassonografia é aconselhável, e poderá ser repetido em um mês ou quando necessário. Na orientação final se deve incluir a solicitação para a paciente fazer autoexame do fio do DIU vaginal, após limpeza adequada das mãos, no dia que termina a menstruação. Para seguimento habitual do DIU é suficiente a consulta anual, e reservar o exame de ultrassom para os casos complicados por sangramento ou cólicas excessivas, ou modificações do tamanho do fio-guia vaginal. Em pacientes com maior risco de DST/AIDS é interessante orientá-la a usar condom como preventivo de MIP e transmissão de HIV.

A retirada do DIU deve ser feita quando o prazo em bula estiver vencido. No entanto, existem publicações mostrando que esse prazo poderia ser dilatado por alguns anos, sem comprometer sua eficácia, mormente em pacientes climatéricas. Ele também deve ser retirado quando a paciente o requerer, sem importar o motivo alegado, ou nas complicações que já foram mencionadas, ou em caso de desejo de nova gravidez. Não é necessário esperar a menstruação para se retirar o DIU, qualquer fase do ciclo é válida. A retirada se faz pela apreensão firme do fio-guia, puxando-o lentamente e sem supetões; esse procedimento é quase indolor. Por vezes há quebra do fio-guia, sendo necessário fazer tentativas para retirá-lo com pinça de Cheron, escovinha de coleta endocervical, pinça jacaré; mas o mais eficaz é através da visão direta na histeroscopia. Na eventualidade de ausência da visão do fio-guia, pode-se verificar se o dispositivo ainda está dentro da cavidade uterina, ou mesmo na cavidade abdominal, através de exame de ultrassom ou raios X. Caso a paciente requeira, novo dispositivo pode ser inserido no mesmo dia da retirada do dispositivo anterior, salvo se houver complicações. Se houver maior manipulação na retirada do DIU, melhor esperar pelo menos um mês antes de se tentar nova inserção, ou se prestará auxílio para que a paciente escolha um novo método.

Complicações

As principais complicações do DIU são cólicas, sangramentos, infecções, deslocamento, perfurações e gravidez. O DIU na realidade é um corpo estranho que o organismo tenta naturalmente expulsar. Isso ocorre por contrações uterinas que podem se transformar em cólicas e aumento de sangramento. É previsto para o DIU um novo padrão de sangramento menstrual, com leve aumento do fluxo, mas a ciclagem menstrual deve ficar preservada. Na maioria das vezes esses sintomas são leves, e não se estendem além de alguns meses; por isso, não devem ser considerados uma complicação. No entanto, se surgirem no seguimento, houver alteração do novo padrão de sangramento ou aparecimento de dores, estes sintomas podem ser indicativos de deslocamento ou infecções, os quais devem ser descartados. Caso esses sintomas se tornem muito incômodos, pode-se tentar anti-inflamatórios, antifibrinolíticos como o ácido tranexâmico, ou anticoncepcionais hormonais, mas sem muitas expectativas. Nesses casos é aconselhável fazer diagnóstico diferencial com outras doenças, como MIP, cervicite, tumor de ovário e, relativos às dores, outras enfermidades como infecção urinária, cálculo renal e cólica intestinal. Caso seja necessário, pode-se auxiliar a paciente a escolher um outro método. Lembrar que esses sintomas são as principais causas de abandono do método.

É pouco provável que a paciente bem selecionada para a inserção do DIU apresente risco de infecções no seguimento. É exceção a infecção no primeiro mês, que pode ser atribuída à dificuldade de se explorar as criptas endocervicais, que podem albergar germes; na passagem do aplicador pode-se levá-los para a cavidade uterina, sem que o mecanismo depurador da menstruação seja suficiente para eliminá-los. Como já foi mencionado, o DIU não acarreta e nem protege a paciente de DST/AIDS. Se por acaso elas ocorrerem, as condutas pouco diferem daquelas infecções em não usuárias do DIU, cuja descrição pode ser obtida em outro capítulo. No caso de MIP de intensidade leve em usuária de DIU não há necessidade inicial de se retirá-lo, o que pode ser mandatório nos casos de resistência ao tratamento ou em quadro infeccioso grave. O tratamento das infecções deve ser o mais precoce e o mais etiológico possível. Lembrar que os germes mais frequentemente indigitados são: clamídia, neisseria, tricomonas, estafilococo e estreptococo. Após a retirada do DIU por causa de infecção, deve-se aguardar pelo menos três meses, antes de se tentar nova inserção. Nesse intervalo a paciente deve escolher um outro método anticoncepcional. Os abscessos tubo-ovarianos são raros e graves. Foram atribuídos ao *Actinomyces israeli*, que na realidade é uma bactéria Gram-positiva, e seu achado se faz com relativa frequência na vagina sem causar maiores danos. Sua incidência aumenta com o tempo de uso do DIU, e geralmente são assintomáticos; a bactéria é suscetível à ampicilina, e sem outros comemorativos, o seu achado não requer a retirada do dispositivo.

A perfuração é complicação rara e ocasionada por má técnica à inserção. Ela pode ser diagnosticada pela ultrapassagem do aplicador além da medida dada pela histerometria; geralmente é assintomática, ou seguida de leve dor e sangramento imediatamente após a inserção, que geralmente não apresentam maiores consequências. O ginecologista deve ficar atento para os casos mais graves. Se o médico perceber que houve perfuração à inserção, deve interromper o procedimento. Sugere-se que seja ele a notificar a paciente e deixá-la em observação por poucas horas, liberando-a para seguimento domiciliar quando possível, com retornos precoces ou à demanda da paciente. Caso o quadro clínico se transforme em abdome agudo, internação para intervenção será recomendada. A introdução do DIU no abdome pode ser assintomática, e suspeitada pelo encurtamento ou desaparecimento do fio-guia vaginal, e poderá ser confirmada pela ultrassonografia ou raios-X de abdome em três posições. A conduta deve ser a retirada por laparoscopia, a fim de evitar abdome agudo.

A expulsão do DIU via baixa ou o deslocamento podem ser parciais ou totais. São uma complicação que pode ser atribuída à má técnica de inserção ou à tentativa do organismo de expulsar o corpo estranho, e pode ser confirmada pela ultrassonografia. A expulsão geralmente é assintomática e pode ser suspeitada pelo aumento do tamanho do fio-guia vaginal, por isso se deve orientar a paciente fazer o autoexame mensal, logo após a menstruação. Outras evidências são a própria exteriorização do dispositivo, alteração do padrão de sangramento e aparecimento de leves dores. O critério ultrassonográfico mais adequado é o achado do dispositivo no canal cervical. Porém, o achado de uma distância entre o DIU e a serosa maior que 25 mm ainda é utilizado por alguns para o diagnóstico de deslocamento, o que poderia ser criticado por não levar em consideração as possíveis variações de tamanho do útero. Faz parte da investigação, nas pacientes usuárias de DIU e principalmente para aquelas com sintomas de dor e/ou alteração do perfil de sangramento, o ultrassom transvaginal para avaliação do posicionamento do DIU, sendo considerada a visão bidimensional a de melhor custo-benefício. Uma importante vantagem do 3D em relação ao 2D, além da simples verificação se o DIU está acima do óstio interno ou não, sobrevém quando se suspeita que as hastes do DIU estejam inseridas no miométrio ou rodadas e se pretende visibilizá-las. O corte coronal no ultrassom 3D permite visualizar com significativa acurácia as hastes do DIU quando comparado ao 2D, fazendo com que alguns autores sugiram que o acompanhamento ultrassonográfico de pacientes sintomáticas seja feito pela técnica 3D.

Constatada a expulsão parcial, deve-se retirá-lo, e se houver condições satisfatórias, pode-se tentar uma reinserção imediata de outro dispositivo.

A maior das complicações é a gravidez, ainda que pese ser rara. Em princípio, todo atraso menstrual em usuária de algum contraceptivo necessita de diagnóstico diferencial com gravidez, e desta, com gravidez ectópica. Nas pacientes que engravidam com o DIU são descritos 50% de abortamento. Esse aborto geralmente ocorre tardiamente e pode ser infectado, e nessa eventualidade pode se tornar bastante grave. A conduta mais recomendável é reforçar as orientações dadas previamente de que todos os métodos podem falhar, e nesse caso a melhor atitude é retirar o dispositivo, o que é feito apenas pela tração do fio-guia vaginal. Como resultado, a taxa de aborto de 50% cai para 25%, com a vantagem adicional de evitar possíveis infecções. Não há necessidade de exame ultrassonográfico para localizar o saco gestacional. É aconselhável documentar essa conduta por escrito e contar com o consentimento informado da paciente. Caso a gravidez prossiga, ela poderá cursar com maior número de cólicas, prematuridade e rotura prematura da bolsa amniótica (Figuras 8 a 12).

ESTERILIZAÇÕES

A contracepção cirúrgica voluntária vem ganhando cada vez mais adeptos no mundo inteiro. Desde 1986, no Brasil e em outros países, a ligadura tubária é um dos métodos mais prevalentes. No ambulatório da Unifesp ela está em terceiro lugar entre as opções. É muito provável que o casal que receba informações corretas e tenha dispo-

CAPÍTULO 39 PLANEJAMENTO FAMILIAR E CONTRACEPÇÃO **473**

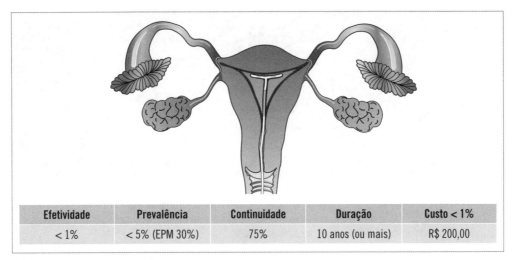

Efetividade	Prevalência	Continuidade	Duração	Custo < 1%
< 1%	< 5% (EPM 30%)	75%	10 anos (ou mais)	R$ 200,00

FIGURA 8 DIU.

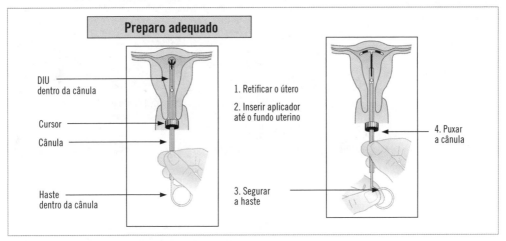

FIGURA 9 Inserção do DIU: método da puxada.
Fonte: adaptada de PATH e Population Council, 1989.

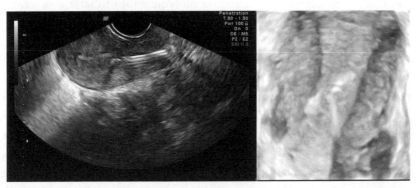

FIGURA 10 DIU de cobre inserido no colo uterino pelas visões 2D e 3D.

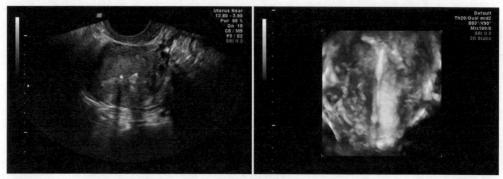

FIGURA 11 Invasão do endométrio por um dos braços do DIU de cobre. DIU de cobre e SIU. À esquerda: 2D; à direita: 3D. O DIU está na cavidade, mas os braços horizontais estão invadindo o endométrio. Em 2D não se vê a sombra do braço vertical, e os braços horizontais estão no mesmo plano. As visões em 2D e 3D mostram que os braços não estão paralelos, e uma parte está invadindo o endométrio.

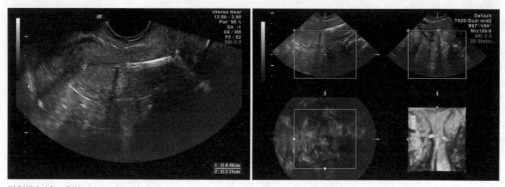

FIGURA 12 DIU acima do orifício interno, mas distando 2,31 do fundo.

níveis alternativas de métodos anticoncepcionais opte mais pelos métodos transitórios do que pela esterilização. Tratam-se, em essência, de cirurgias de pequeno porte com a finalidade de criar soluções de continuidade nos gametodutos femininos ou masculinos, denominadas respectivamente ligadura ou laqueadura tubária e vasectomia. São métodos muito efetivos, definitivos, com poucas complicações, mas podem ter grandes repercussões na personalidade do casal.

Quando bem indicados e bem executados, ambos os métodos têm baixas taxas de falha que não ultrapassam 1% no primeiro ano e, a longo prazo (10 anos), podem chegar a 2%, e baixo índice de arrependimento. Entretanto, nos raros casos de falha, uma gravidez ectópica precisa ser descartada, pois sua ocorrência chega a um terço dessas gestações. Sua maior indicação é para casais que já têm a prole que desejavam, conscientes de que se trata de um método definitivo e que tem o inconveniente de uma pequena cirurgia. Em menor número de indicações são os casos de graves doenças na mãe ou em condições de risco para o futuro feto. No Brasil, existem as imposições da Lei do Planejamento Familiar (PE), que tem como objetivo evitar a esterilização precoce, a qual é comumente executada durante a cesariana. Essa conduta pode ser indicativa de uma demanda reprimida por alternativas de contracepção, da qual podem resultar prejuízos psicossociais e econômicos, que poderiam ser evitados com atividades adequadas de PF.

As principais condições impostas pela lei são: paciente com capacidade civil plena, que pode ser caracterizada pela aptidão de compreender e decidir com responsabilidade os atos que pratica, como casar, alcançar nível educacional superior, ter emprego público, estabelecimento comercial. Deve-se solicitar permissão judicial caso a paciente não possuia capacidade civil plena, como índias e portadores de problemas mentais. Ela deve ter 25 anos ou pelo menos dois filhos vivos. Se houver sociedade conjugal, é necessário que o outro cônjuge seja ouvido. Uma equipe multiprofissional deve endossar a decisão do paciente, o que é prudente e justificável pela dificuldade do médico de avaliar da forma mais conveniente certas questões que são objeto de atuação de outros profissionais da saúde. A cirurgia deve ser realizada por técnicas consagradas, o que, no momento, corresponde à ligadura tubária bilateral ou vasectomia. As solicitações de informações e o consentimento informado devem estar documentados. As informações devem ser fornecidas de maneira que se ajustem à compreensão dos pacientes. Um prazo de pelo menos 60 dias entre a solicitação de informação e a cirurgia deve ser aguardado, com a finalidade de propiciar tempo para o casal amadurecer sua decisão definitiva ou desistir dela. O consentimento informado deve constar em linguagem acessível ao entendimento dos pacientes e esclarecer, entre outras questões, que: a esterilização é apenas um dos métodos contraceptivos e que outros métodos não definitivos de contracepção estão disponíveis; ela é um método apropriado para pessoas que já amadureceram a ideia de não ter mais filhos através de uma cirurgia; não há possibilidade de se voltar atrás dessa decisão no futuro, mesmo se houver melhorias nas condições de vida, morte de um filho, separação do atual e novo parceiro. A esterilização é feita por uma cirurgia bastante segura, mas em certos casos podem aparecer complicações. Nada além da contracepção definitiva é garantido, ou seja: a cirurgia não serve para resolver problemas familiares ou conjugais. Se houver um parceiro, sua opinião deve ser ouvida. Os pacientes podem desistir da operação a qualquer momento. A ligadura tubária deve ser evitada desde o parto até 42 dias de puerpério. Durante a cesariana, ou no pós-parto imediato a ligadura tubária somente é permitida se houver mais de duas cesarianas prévias ou grave risco à saúde da mulher, documentados por junta médica. Essas cirurgias devem ter notificação oficial, já que pesam, sobre os infratores, grandes penalidades.

Satisfeitas as exigências legais, as contraindicações da cirurgia ficam por conta das condições clínicas e locais da paciente. Certas condições locais que podem dificultar o procedimento são: infecções genitais e da parede abdominal, prévia cirurgia abdominal, aderências, moléstia inflamatória pélvica, endometriose, moléstia trofoblástica, câncer, hérnia diafragmática. Entre as condições clínicas podem ser listadas: hipertensão, risco tromboembólico puerperal, obesidade, cardiopatia, pneumopatia, tabagismo, diabete, hérnia diafragmática, pneumopatia, desnutrição, etc.

As vantagens principais são de ser um método efetivo, definitivo e com efeito imediato, acessível por meio de cirurgia de pequeno porte. As vantagens secundárias são: não interfere na fisiologia menstrual, libera o casal do temor de nova gravidez, e contribui para sensíveis melhoras na qualidade das relações sexuais. Mais ainda: a cirurgia oferece proteção contra moléstia inflamatória pélvica, câncer de ovário, gravidez ectópica e não promove aumento de peso.

Os casos de arrependimento são pouco frequentes e são mais encontrados em pacientes mais jovens, casais vivendo casamentos em desarmonia ou em litígio, em caso de mudança de parceiro ou morte de um filho, ou simplesmente por ter ocorrido melhora na vida, ou ainda se houve alguma complicação cirúrgica mais séria. A prevalência do arrependimento é difícil de se precisar, por conta, entre outros motivos, que ele nem sempre se transforma em queixa ou em pedido de reversão da cirurgia. A reversão, isto é, a recanalização das tubas ou vasos deferentes tem sido possível graças ao desenvolvimento das técnicas de microcirurgia, mas estão restritas aos centros mais sofisticados. No entanto, nem sempre a permeabilidade dos ovidutos resulta em uma gestação a termo, pois outros fatores podem interferir na fertilidade, como a extensão da cirurgia realizada, condições atuais dos ovidutos remanescentes, idade dos pacientes acima de 35 anos, condições clínicas adversas, fertilidade do outro parceiro, etc.

A via de acesso depende da experiência do profissional, podendo ser realizada por minilaparotomia, laparoscopia, culdocentese e via intrauterina, ou mesmo durante a cesariana; contudo, a via laparoscópica é a mais indicada.

Quando são normalmente executadas, as reais complicações, tanto anestésicas quanto cirúrgicas, não são comuns, e as graves são raras. Quando mal avaliada, essa cirurgia pode se transformar em terreno propício a mecanismos de transferência psicológica. Um granuloma no local da ligadura dificilmente se torna sintomático. O pós--operatório na grande maioria das vezes não tem complicações, mas deve seguir as orientações habitualmente feitas para cirurgia deste porte. O retorno às relações sexuais sem outro anticoncepcional pode ser feito quando a paciente se sentir confortável, após uma semana, por exemplo. O padrão das menstruações tende a voltar àquele existente antes do uso dos contraceptivos, e ajustado às atuais condições de saúde. A existência de uma síndrome pós-laqueadura, caracterizada por queixa de dores pélvicas crônicas de variáveis intensidades e alterações menstruais, predominando aumento de fluxo, ainda é sujeita a controvérsias. Em grande número de casos, o aumento do sangramento poderia ser explicado pelo fato da paciente ter usado previamente algum método contraceptivo hormonal, em que normalmente ocorre diminuição do fluxo sanguíneo; em outros casos, pode haver diminuição do fluxo arterial proveniente das ligaduras feitas na vascularização das tubas. Essas queixas podem inclusive ser manifestação de algum conflito emocional ou mesmo por causa de arrependimento.

Mais recentemente foram divulgadas técnicas como a colocação de *stents* de aço revestido de plástico, em 2002, ou bastões radiossensíveis dentro do endossalpíngeo, em 2009, através da histeroscopia. Como vantagens há: procedimento mais simples, mais barato, e demanda menos anestesia que a videolaparoscopia. Muitas publicações no exterior mostram resultados bastante satisfatórios. As desvantagens são: a exigência de pessoal especializado em histeroscopia, custo alto e necessidade de exame de histerossalpingografia ou ultrassonográfico após três meses, para confirmar o sucesso do procedimento, que pode falhar em até 5%. Ainda não foram divulgados os resultados da pesquisa que investiga as complicações do Essure® exigida pelo FDA. O Adiana®, que previa introdução nas tubas uterinas de bastões radiossensíveis e de substâncias cáusticas como metacrilato, foi retirado do mercado.

As esterilizações são de notificação obrigatória.

A vasectomia é um procedimento relativamente simples, por ser executado por uma via de acesso externa; implica em técnica mais simples do que a laqueadura tubária, envolve número muito baixo de complicações, e tem menor custo. Mas nem por isso a decisão, o preparo e a execução podem ser negligenciados. A restrição imposta à laqueadura puerperal não se impõe à vasectomia. Porém, a limitação de 25 anos ou dois filhos, informações adequadas previamente e a anuência do parceiro são necessárias. No Brasil existe ainda a reserva de que o médico que fará a cirurgia também deve estar apto a recanalizar os dutos deferentes. Os mesmos cuidados dedicados ao processo da laqueadura, como adequação dos esclarecimentos a serem prestados, avaliação da tomada de decisão isenta de pressões e notificação obrigatória também devem ser efetuados para a vasectomia. As questões de ordem moral, religiosa e legal também devem ser contempladas.

No entanto, a prevalência da vasectomia é bem menos expressiva do que da ligadura tubária, e isso ocorre em todo o mundo. O temor da impotência *coeundi* e da dor devasta grande parte dos homens, que têm como referência o exemplo da castração praticada há milênios em animais, executada com outros propósitos além da contracepção. No casal bem informado é mais difícil ocorrerem esses problemas. As informações devem esclarecer apropriadamente que o procedimento em humanos se baseia na interrupção dos gametodutos, nos ductos deferentes e acarreta azoospermia, ou seja, a impotência *generandi*; e não é realizada como nos animais, sobre os testículos, quando gera a impotência *coeundi*. Na realidade, a vasectomia pode inclusive melhorar o desempenho nas relações sexuais, pois o casal pode se sentir mais seguro de não usar contraceptivos e sem preocupação de uma gravidez indesejada. Por outro lado, é interessante assinalar que a quantidade dessa esterilização também vem crescendo em todo o mundo. Isso pode ser atribuído à melhora na informação, maior participação masculina na vida doméstica e em especial sobre questões da reprodução. O volume do sêmen ejaculado está preservado, uma vez que o volume dos espermatozoides é apenas uma pequena parte do ejaculado, sem relação ao conteúdo principal, que é dado pela secreção prostática e das glândulas seminais.

As contraindicações são mais atinentes às condições médicas adversas: gerais ou locais. A vasectomia pode ser feita em ambulatório, e a técnica pode ser com bisturi ou sem bisturi, a técnica chinesa, cujos detalhes fogem do objetivo deste capítulo. Por último, não se pode esquecer que para garantir a esterilização há de se esperar a azoospermia no espermograma, o que pode demorar 10 semanas. Nesse ínterim, outro método anticoncepcional deve ser utilizado. É relativamente rara a dor testicular após a cirurgia, e é infrequente que ela seja intensa; suas principais causas são sangramento, infecções ou granuloma, e a conduta pode ser conservadora. Apesar de ser tratada como um procedimento definitivo, existe a possibilidade de se fazer a reversão da ligadura dos dutos deferentes, por meio de técnica mais especializada de microcirurgia, que é de acesso mais restrito. Essa cirurgia não garante o sucesso de uma gravidez a termo, pois a fertilidade também depende de outros fatores, como período decorrente da cirurgia anterior e condições clínicas e de fertilidade satisfatórias em ambos os parceiros.

Existe inclusive a alternativa paralela à esterilização, de se recorrer à preservação de gametas antes da esterilização, para eventual fertilização assistida no futuro. Essa prática vem sendo feita em condições que exigem procedimentos esterilizantes, como radioterapia, ooforectomia e mesmo por contingências socioeconômicas, o que abre nova perspectiva para a reprodução humana (Figuras 13 e 14).

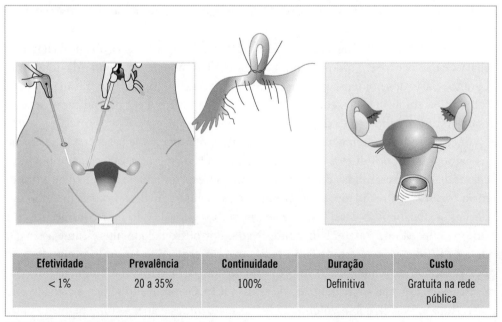

Efetividade	Prevalência	Continuidade	Duração	Custo
< 1%	20 a 35%	100%	Definitiva	Gratuita na rede pública

FIGURA 13 Esterilização feminina.

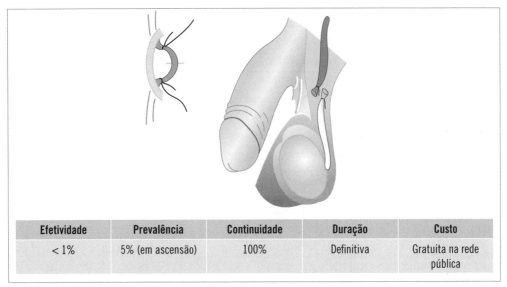

Efetividade	Prevalência	Continuidade	Duração	Custo
< 1%	5% (em ascensão)	100%	Definitiva	Gratuita na rede pública

FIGURA 14   Vasectomia.

MÉTODOS DE MODERADA EFETIVIDADE

Os métodos de moderada efetividade encerram taxas de falha entre 10% e 20% no primeiro ano de uso; eles compreendem métodos comportamentais e de barreira. É necessário ressaltar a importância de se discutir com o casal que por mais interessantes que esses métodos possam ser, suas taxas de insucesso são mais elevadas, o que pode se transformar em sério problema, por exemplo na eventualidade de falharem e a paciente ter alguma enfermidade grave e que pode piorar em uma eventual gestação.

Métodos comportamentais

Nos métodos comportamentais preconiza-se a abstinência sexual durante os períodos férteis. Alguns autores ainda incluem entre eles o coito interrompido e o sexo sem penetração vaginal.

Na falta de um exame disponível e direto para diagnosticar a ovulação ou evidenciar a elevação do LH no meio do ciclo, lançou-se mão de métodos indiretos. São procedimentos que demandam aprendizado e prática disciplinada, constante e persistente, e devem ter boa aceitação de ambos os parceiros. Há vários modos para determinar os períodos férteis. Pelo método de Billings, as pacientes devem evitar as relações sexuais a partir do momento em que o muco cervical começa a aparecer na vagina, tornando-a úmida, o que ocorre ao redor do 7º dia do ciclo menstrual normal, até o seu desaparecimento, que, em geral, ocorre 72 horas após a ovulação, quando a vagina volta a se tornar mais seca. Pelo método da temperatura basal, evitam-se as relações até 72 horas após a elevação da temperatura basal, que é a temperatura medida antes de se levantar da cama pela manhã. Essa elevação da temperatura é causada pelo aumento da progesterona produzida pelo corpo lúteo, e é indicativa da ovulação. O método sintotérmico é uma associação do Billings e da temperatura basal. Há também o método de Ogino-Knaus, no qual evitam-se as relações entre o primeiro e o último dias férteis. O 1º dia fértil corresponde ao dia calculado pela subtração de 18 dias do ciclo mais longo de uma série de ciclos menstruais; e o último dia é dado pelo resultado da subtração de 11 dias do ciclo mais longo. Pela tabelinha (calendário), evitam-se as relações desde o dia 8 até o dia 19 de um ciclo menstrual normal. Pode-se aumentar a eficácia dos métodos comportamentais associando outro contraceptivo nos dias não férteis, como o condom.

Têm como desvantagens a necessidade de longo aprendizado, não servem nos ciclos menstruais irregulares, vaginites podem mascarar o fluxo cervical normal, que é fundamental para determinar o período fértil, e se não forem bem aceitos pelo casal podem ocorrer conflitos conjugais e sexuais. Certas medicações podem levar a alterações da menstruação, como certos antidepressivos, drogas tireoidianas e anti-inflamatórios como aspirina e ibuprofeno usados prolongadamente. Estão caindo em desuso, apesar de serem o único contraceptivo aprovado oficialmente pela Santa Sé.

Métodos de barreira

Os métodos de barreiras evitam a ascensão do espermatozoide aos órgãos genitais superiores. As barreiras podem ser físicas ou químicas.

O melhor representante desse gênero é o condom masculino, também chamado de preservativo ou camisinha. O uso desse método desfaz a ideia de que o homem é alheio, desinteressado e mesmo contrário às questões de saúde reprodutiva. Sua prevalência é ao redor de 10%. Essa frequência poderia ser até mais elevada, mas se nota que o fator cultural influencia muitas vezes as atitudes negativas do homem em questões de sexualidade e saúde reprodutiva. Por outro lado, é surpreendente como o parceiro bem informado pode reagir positivamente nessa área, com evidentes vantagens para ele próprio e sua companheira. O ginecologista pode estimular sua participação, ao lhe convencer a acompanhar o tratamento de sua mulher, para que ele possa apoiá-la, incentivando-a a adotar atitudes positivas e compartilhar de suas decisões e seguimento.

O condom masculino é um envoltório peniano tubular com um fundo cego em uma das extremidades, feito habitualmente de látex, e em menor escala feito de silicone ou ceco de animal (sua forma original). É o método de barreira mais disseminado, graças à melhor divulgação e disponibilidade, muitas vezes gratuito, e com uso reforçado pela situação desencadeada pelo aparecimento da AIDS. Apresenta taxas de falha variando entre 3% e 13%, o que vale inclusive para a proteção de DST/AIDS. Sua maior complicação é romper ou deslizar, o que pode ocorrer em 2% dos casos; alergia ao látex surge em menor percentagem.

Ressalta-se que esse método pode permitir à mulher uma nova perspectiva no relacionamento com seu parceiro em questões reprodutivas e prevenção de DST/AIDS. Os profissionais da saúde devem incentivar que a mulher participe de maneira mais ativa no uso dos condons masculinos. Ela deve exigir de seu parceiro o uso constante, principalmente porque ela é mais suscetível do que os homens a DST/AIDS, cervicites e anexites. Além disso, a mulher tem uma responsabilidade adicional de proteger o presente ou o futuro de sua fertilidade e a saúde do feto em uma eventual gravidez. Os métodos de barreira podem até mesmo melhorar a qualidade das relações sexuais, quando fizerem parte das preliminares da relação sexual. Certa liberalidade na prevenção de DST/AIDS pode ser tomada no casal com certeza de fidelidade mútua.

Vantagens adicionais incluem diminuição sensível do risco de infertilidade do casal, de MIP, herpes, clamídia, gonorreia, sífilis e câncer cervical. Eles podem ser usados como método de reserva, como já mencionado, não necessitam de prescrição médica e podem ser obtidos gratuitamente nos postos de saúde. O argumento de que o condom diminui a sensibilidade peniana é menos evidente nos modernos preservativos mais finos, e somente seria motivo de preocupação se o parceiro apresentar alguma disfunção sexual.

Na orientação do uso desse método, deve-se ressaltar que o condom deve ser de boa procedência, dentro da validade, armazenado em boas condições, que se tenha cuidado ao retirá-lo da embalagem para não danificá-lo, que esteja com bom aspecto, e não pode estar farinhento. A seguir se aperta o receptáculo na extremidade externa que vai receber o esperma para retirar o ar e diminuir o risco de rotura. Ele deve ser desenrolado com o pênis ereto e seco, antes de qualquer penetração oral, anal ou vaginal, sobre a glande, pelo lado que seja mais fácil. Se necessário, usar apenas lubrificante aquoso, o suficiente externamente ou em pequena quantidade sobre a glande. Antifúngicos vaginais podem enfraquecer a qualidade do preservativo. Logo após a ejaculação, deve-se segurar o condom na base do pênis e retirá-lo em monobloco da vagina, antes da detumescência do pênis, a fim de não derramar esperma dentro da vagina. Logo em seguida, deve-se verificar se o condom não se rompeu, descartá-lo e não reutilizá-lo. Caso o condom tenha se rompido ou escorregado deve ser considerada a contracepção de emergência, bem como fazer profilaxia contra HIV. Caso haja outra relação, nova camisinha deve ser usada. Em caso de diferentes penetrações, o condom deve ser trocado a cada uma delas. O uso das camisinhas masculina e feminina simultaneamente não é aconselhável pelo risco de rotura. É interessante manter constantemente um outro exemplar disponível de reserva.

A camisinha feminina também é tubular com fundo cego, feita de poliuretano, com um anel interno móvel para facilitar sua introdução até o fundo da vagina. Outro anel é fixo na extremidade livre, e oferece proteção a grande parte dos órgãos genitais externos. Bem colocada, ela serve a dois propósitos: anticoncepcional e preventivo de DST/AIDS. É bem mais cara que a masculina, muito lubrificada, o que pode ser considerado repulsivo pelos parceiros; suas dimensões são maiores do que as do condom; e se acompanhada maior recusa para sua utilização. Em condições de uso habitual, apresenta uma taxa de falha ao redor de 20%.

Ela demanda pequeno aprendizado prévio, e deve ser usada apenas uma vez. Pode ser inserida antes da relação sexual ou fazer parte das preliminares sexuais. Em caso de uso inadequado, por exemplo penetração fora da camisinha, deve-se orientar o uso da contracepção de emergência e proteção contra HIV (Figura 15 e 16).

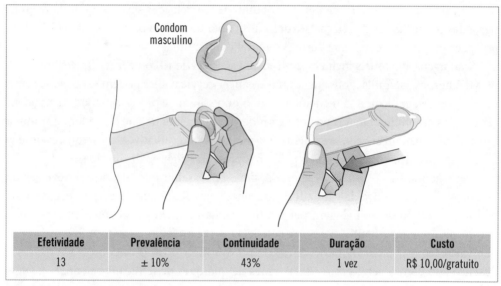

Efetividade	Prevalência	Continuidade	Duração	Custo
13	± 10%	43%	1 vez	R$ 10,00/gratuito

FIGURA 15 Condom masculino.

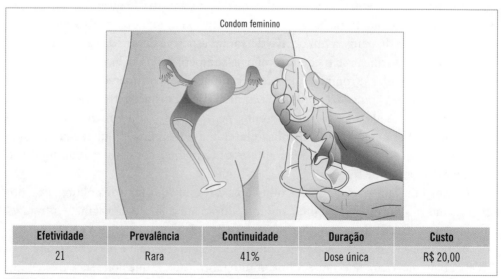

Efetividade	Prevalência	Continuidade	Duração	Custo
21	Rara	41%	Dose única	R$ 20,00

FIGURA 16 Condom feminino.

O diafragma vaginal é uma calota de látex ou poliuretano que possui, na borda, uma mola metálica revestida pelo mesmo material, com a finalidade de lhe manter a forma, posição e facilitar a sua inserção. A taxa de falha com espermicida chega a 12%, a taxa de continuidade é de 57%, e o custo está ao redor de R$ 120,00. É considerado um repositório de espermicida, o que implica na obrigação dessa associação. O espermicida deve ser colocado no centro da calota e nas bordas. O disponível no Brasil é o nonoxynol-9. É necessário pequeno treinamento e disciplina para usá-lo em todas as relações sexuais. O médico utiliza vários anéis vaginais medidores para avaliar o tamanho conveniente, que é o maior que não incomode a paciente. Ele deve ser colocado entre o fórnice vaginal posterior e a sínfise púbica. Em seguida, se deve confirmar pelo autoexame a presença do colo do útero atrás do látex. A inserção deve preceder em pelo menos 15 minutos a relação sexual; e se deve retirá-lo só depois de 8 h e não mais que 24 horas. Em caso de nova relação sexual, deve-se colocar nova carga de espermicida no fórnice vaginal, sem mexer no diafragma. No Brasil ainda não está disponível o diafragma tamanho único e o diafragma para úteros retrovertidos. O modelo aqui existente não prevê o uso em pacientes com grandes roturas de períneo, prolapso uterino ou útero retrovertido. Mudanças de peso acima de 5 kg, parto vaginal ou cirurgia vaginal exigem nova medida do diafragma (Figura 17).

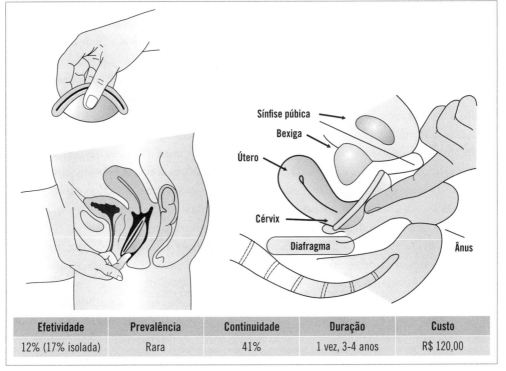

FIGURA 17 Diafragma vaginal.

Espermicidas

São substâncias tóxicas para os espermatozoides, inativando-os. Apresentam taxa de falha de 28% quando usados separadamente e taxa de continuidade de 46%. Devem ser colocados no fundo da vagina ou no diafragma, pelo menos 15 minutos antes da relação sexual. Atualmente, o único representante de espermicida no Brasil é o nonoxynol-9, que vem em forma de gel e possui função adicional de lubrificante vaginal. Sua menor aceitação pode ter vários motivos, como baixa divulgação, baixa efetividade, resistência de algumas mulheres em manipular seus genitais, e por vezes irritação local. Podem facilitar o aparecimento de pequenas fissuras, o que pode acarretar maior risco para as DST/AIDS, e infecção urinária. No exterior, existem variantes como cloreto de benzalcônio (descongestionante nasal), clorexidina (antisséptico), menfegol, octoxynol-9 e docusato de sódio. No Brasil, os tampões vaginais e os capuzes cervicais também não são comercializados.

PLANEJAMENTO FAMILIAR EM SITUAÇÕES ESPECIAIS

Em princípio, o planejamento familiar deve ser estendido a todas as pessoas que necessitem de contracepção. Todavia, deve-se dar atenção especial a certas situações que se destacam pela maior importância, como adolescência, puerpério, climatério e doenças graves.

Acima de todas essas eventualidades, destaca-se a importância da contracepção na adolescência, pois as jovens terão o período mais longo em que deverão usar os contraceptivos e elas são justamente as pessoas que em geral são mais ativas, curiosas e tentam novas experiências. Por outro lado, também são as menos assistidas, preparadas, experientes e tolerantes, e se tornam mais vulneráveis e suscetíveis à exposição das diversas influências do meio, que nem sempre são as mais adequadas. O ambiente domiciliar frequentemente carece de preparo adequado para lidar com as novas necessidades que os jovens têm na atualidade; além das demandas feitas pelos pais e pela sociedade, problemas estes que se prolongam há gerações. A tudo isso se acrescentam as carências nos ambientes escolar, religioso e instituições de saúde designados para tratar dos adolescentes, mas que nem sempre estão adequadamente preparados.

Uma das questões mais prementes aos adolescentes é a falta de ambiente preparado para atendê-los, com privacidade, sigilo profissional e pessoal capacitado e interessado em lhes dar a devida atenção. O Estatuto da Criança e do Adolescente, documento federal que norteia as orientações legais, é claramente favorável, e mais ainda exigente no sentido de que o adolescente tenha preservado seu direito de ser instruído para escolher e decidir responsavelmente a respeito do uso de contraceptivos, o que nem sempre está em concordância com os pais. A menos quando se notar situações que possam representar risco à vida do adolescente, seu direito de sigilo e privacidade deve ser preservado.

A ajuda do ginecologista é da mais alta valia ao acolher, ouvir, informar, apoiar e seguir a adolescente, independentemente de suas próprias convicções, e até mesmo de possíveis resistências ou críticas dos progenitores. Uma atitude bastante eficiente é ouvir prévia e separadamente o responsável pelo adolescente, informando e ainda mais instruindo-o a respeito do direito, conteúdo e forma da consulta que vai ser desenvolvida junto à paciente, e, chegando a um acordo, lhe solicitar apoio e colaboração. Somente depois disso atender a adolescente em separado com a privacidade necessária, ganhando sua confiança e garantindo o segredo profissional. É difícil encontrar adolescente que não possua nenhuma noção sobre essas questões. É interessante avaliar seu conhecimento, atitudes e práticas, e oferecer um conteúdo complementar formal e científico sobre várias questões a respeito de sexualidade e desejo reprodutivo, escolha de contraceptivo, além da rotina do clínico geral em ginecologia. Questões sobre anatomia, fisiologia, higiene genital e comportamentos devem ser abordadas sem julgamentos ou preconceitos, mas fazendo um apelo para que a adolescente venha a abandonar possíveis ideias errôneas ou mistificadoras ou práticas nocivas, e adote atitudes coerentes e responsáveis, mais especificamente sobre quando ela pretende iniciar a vida sexual, como vai fazer suas escolhas de parceiro, qual comportamento vai ser adotado, qual método anticoncepcional vai ser escolhido, como fazer proteção às DST/AIDS, e vacinações. Quando chegar a hora de engravidar, como ela vai se preparar, em que condições pretende fazê-lo, como decidir a respeito da escolha do futuro pai e cônjuge, como ela vai cuidar da criança. O exame ginecológico pode ser frequentemente postergado e sem prejuízo do bom atendimento, porque muitas vezes ele é visto como uma manobra agressiva e por vezes apavorante na primeira consulta, e para a qual a adolescente não está preparada. Se isso for necessário, deve-se informar como vai ser realizado, se ela deseja ter acompanhante, assegurar sua privacidade e pudor.

No PF da EPM, as adolescentes têm um dia especial para seu atendimento, que obrigatoriamente é precedido por uma atividade educativa que aborda as questões de contracepção e outros problemas de saúde reprodutiva, onde as mães não podem entrar. No seguimento, que deve ser menos espaçado, as pacientes têm a oportunidade de serem ouvidas em grupo, na atividade de sala de espera sob a orientação de uma psicóloga.

Para a adolescente, praticamente todos os métodos contraceptivos podem ser orientados. O método preferido inicialmente pelas adolescentes é a pílula, mas muitas jovens preferem que o parceiro use o condom para iniciar sua vida sexual e para proteção de infecções. A contracepção de emergência engloba por vezes duas atitudes distintas e inadequadas: nota-se amiúde a carência de informações e prescrições a respeito; por outro lado, algumas pacientes abusam desse método por diversos motivos. No entanto, deve-se considerar que a contracepção de emergência, apesar de útil, é menos eficiente que os demais métodos hormonais tomados corretamente, além de poder ser indício da adoção de comportamentos de risco. Os métodos LARC (contraceptivos reversíveis de longa duração) são opção muito adequada neste período. Deve-se notar que apesar do

DIU e SIU apresentarem leve dificuldade para inseri-los, e inclusive estarem pouco mais sujeitos à expulsão e talvez menor eficácia, são escolhas interessantes porque não dependem da participação ativa da paciente. Não é demais insistir no uso de condom para proteção de DST/AIDS, junto de vacinações e outras questões de saúde. O diafragma vaginal com espermicida e os métodos de barreira têm maior dificuldade para aprender a utilizá-los. A ligadura tubária em caso de graves problemas mentais ou de risco muito alto de gravidez é uma rara exceção que necessita de liberação judicial.

O puerpério, com merecida razão, é o período de maior aceitação de anticoncepcionais. A mãe, estando desgastada e muito atarefada com os cuidados do novo filho, dificilmente poderá atender adequadamente as necessidades de uma nova gravidez. Caso isso aconteça, ela terá maior dificuldade de dar a devida atenção ao filho pequeno, que sendo ainda muito vulnerável poderá ficar mais exposto a problemas de saúde, até agravados pela concorrência de outros irmãos. Em consequência, aumenta o risco de mortalidade infantil. Essa situação é inclusive mais comprometedora do que o fator idade materna e tem maior paridade para o risco de mortalidade infantil.

Tão logo ocorra o nascimento, é importante reforçar as orientações sobre os contraceptivos, que já devem ter sido aventadas durante o pré-natal, e a consulta pós-parto se torna a época mais adequada para iniciar medidas anticoncepcionais. No entanto, existem nesta fase algumas condições peculiares para o uso de vários métodos. Deve-se valorizar a importância da lactação exclusiva para a saúde física e psicológica da criança, para o bem-estar da mãe, e a confiabilidade de sua boa eficácia como contraceptivo até seis meses ou até a paciente recomeçar a menstruar. Lembrando que a ovulação, ou seja, o retorno da fertilidade pode preceder a primeira menstruação pós-parto, e por isso a prescrição de outro método anticoncepcional deve ser considerada. Muitas mulheres que estão amamentando decidem trabalhar fora de casa, nesta eventualidade, a associação com outro método anticoncepcional pode ser útil para ambos os propósitos.

No pós-parto, os contraceptivos hormonais levantam duas questões limitantes: os métodos combinados possuem potencial trombogênico, ao qual se soma o maior potencial trombogênico natural do puerpério; e em relação aos progestagênios, sabe-se que altas doses do Depo-provera® poderiam inibir o início da lactação e prejudicar a qualidade do leite.

Desta forma, no puerpério e sem outros fatores de risco, para a paciente que amamenta, os contraceptivos combinados são: nas primeiras 6 semanas: categoria 4; entre 6 semanas e 6 meses: categoria 3; de 6 meses em diante: categoria 2. Se a mulher não amamentar, os métodos de combinados são: categoria 4 até 3 semanas, ou se houver risco tromboembólico; categoria 3, para pacientes sem enfermidades; entre 3 semanas e 6 semanas: categoria 3 se houver fator de risco tromboembólico, e categoria 2 para pacientes sem enfermidades; se 6 meses em diante: categoria 1.

Para os contraceptivos de progestagênio, existe maior liberalidade no puerpério, o que os torna métodos preferenciais para esse período, pois, oferecendo a segurança da baixa probabilidade de engravidar, eles podem ser incentivo considerável para a nutriz prosseguir na amamentação.

O DIU e o SIU podem ser inseridos tanto na paciente que amamenta como na mulher que não o faz: até 48 horas após o parto: categoria 2; entre 2 dias e 1 mês: categoria 3; após 1 mês, quando o útero já deve ter voltado ao tamanho normal e as taxas de expulsão, perfuração e infecção diminuem: categoria 1, ressalvada a presença de outras contraindicações.

A ligadura tubária guarda as limitações temporárias existentes na lei, as quais não atingem a vasectomia. Nesse período, os métodos de barreira contam com certa dificuldade no puerpério por existir um estado hipoestrogênico, que leva a mucosa vaginal a um certo grau de hipotrofia e menor transudato nas relações sexuais, o que pode causar dispareunia. A amenorreia ou as irregularidades menstruais que são normais no retorno da fertilidade após o parto e a lactação impedem a determinação do período de abstinência.

Outro período de grande importância para a contracepção é o climatério. A partir dos 35 anos, os ovários vão se tornando mais insuficientes, o que pode causar aumento de abortos, malformações e infertilidade. Paralelamente, cresce a probabilidade de surgirem fatores de risco para gravidez, pelo crescimento da prevalência de doenças cardiovasculares e seus fatores de risco, câncer (pele, mama e cervical) e infecções. Quanto às infecções, observam-se nesta fase da vida um contingente considerável de infidelidade e de separações conjugais e aumento de risco para DST/AIDS. Neste período, inclusive, os casais provavelmente já tiveram os filhos que desejavam. Algumas mulheres têm a ideia errônea de que não mais engravidam e podem negligenciar o uso de anticoncepcionais. É provável encontrar neste período pacientes mais tolerantes aos efeitos colaterais. Todas essas questões devem ser consideradas na orientação contraceptiva. Em princípio, todos os métodos poderiam ser orientados. Ressalvas devem ser feitas aos métodos comportamentais, pela impopularidade e maior imprecisão para se determinar os períodos férteis. O condom masculino pode enfrentar atrofia da mucosa vaginal que causa desconforto e dispareunia, ou dificuldade de ereção do parceiro mais idoso. O condom feminino e o diafragma vaginal com espermicida encontram muita resistência em sua aceitação. Os métodos hormonais combinados poderão sofrer restrições pelos critérios de elegibilidade, especialmente doenças cardiovasculares e seus fatores predisponentes, câncer e infecções, mas em pacientes sem morbidades teriam vantagem sobre os sintomas de hipoestrogenismo e protegem a massa óssea. Os métodos de progestagênio são mais inócuos, levam a maior contingente de amenorreia, o que pode ser uma vantagem para pacientes que não desejam menstruar; em contraposição, também pode haver sangramentos inoportunos. No final da menacma, saber quando parar com o método contraceptivo preocupa as pacientes e os médicos. Os métodos hormonais combinados e de progestagênio e os DIUs podem ser usados até os 55 anos em pacientes que não tenham contraindicações. Uma sugestão interessante é dosar o FSH após essa idade. Se em duas dosagens de FSH, com intervalo de 30 dias e sem contraceptivo hormonal, houver valor acima de 30 mUI/mL, pode ser solicitado o uso de outro método não hormonal para tentar a suspensão do método. No caso do Depo-provera®, o intervalo entre as dosagens de FSH seria de 90 dias. A dosagem do hormônio antimülleriano é imprescindível. O DIU deve ser retirado após a menopausa porque pode ser um confundidor para o diagnóstico em caso de sangramento pós-menopausa, que pode ser provocado por câncer ou infecções. As esterilizações encontram nesse período maior liberalidade de indicação, pois os cônjuges mais provavelmente já têm os filhos que desejavam e estão mais amadurecidos para solicitar um dos métodos definitivos.

RESUMO

Neste capítulo, nada é original, mas uma interpretação pessoal colhida na rotina das aulas e do atendimento ambulatorial do PF da EPM e na literatura. Conceituando: PF é uma atividade de saúde que além da contracepção pode ser um instrumento muito apropriado para atender os problemas de saúde da mulher. Essa atividade é inclusive prevista por lei, código de ética e nos preceitos de um bom atendimento ginecológico. Ao dar atenção às contraindicações dos métodos contraceptivos, o ginecologista tem a oportunidade de avaliar os problemas de saúde ginecológicos e clínicos das pacientes, contribuindo assim para evitar gestações indesejadas, abortamentos, gravidez de alto risco, como também para que a mulher receba atenção mais precoce se houver algum fator de risco para sua saúde. Deste modo, a mulher terá maior oportunidade de chegar à menopausa em melhores condições de saúde. A qualidade das informações e o seguimento são de fundamental importância para se atingir as metas propostas do PF. Em relação aos métodos contraceptivos hormonais combinados existe maior preocupação com os fenômenos tromboembólicos e com o efeito hipertensinogênico, que poderão conduzir às doenças cardiovasculares, que apesar de raras, são muitas vezes letais. Menos graves, porém mais frequentes na menacma são os fatores predisponentes das doenças cardiovasculares, que também podem ser contraindicações, como: hipertensão, diabete, dislipidemia, obesidade, tabagismo, idade, etc. Acresce-se a preocupação com as neoplasias, principalmente da mama, do colo do útero e da pele, que merecem cuidadosa atenção, por conta de sua maior incidência neste período, e por serem motivo de contraindicação. Os métodos de progestagênios possuem menos contraindicações do que os combinados e podem oferecer a vantagem de maior probabilidade de causar amenorreia, o que é contrabalanceado pelo maior aumento de sangramentos inesperados. O DIU é um método muito eficaz e que pode substituir as esterilizações, porém exige útero normal. As esterilizações são métodos definitivos, muito populares, e adequados para as pessoas com prole completa, mas devem ser indicadas obedecendo as reservas legais sobretudo no que diz respeito ao parto e puerpério, além das condições clínicas da paciente. A vasectomia vem ganhando cada vez mais adeptos graças à maior participação masculina, consequência direta das mudanças sociais atuais e informações adequadas. Os métodos de barreira e comportamentais apresentam menos contraindicações, porém são menos eficazes. Os condons têm tripla finalidade: contraceptiva, preventiva de DST/AIDS e de empoderamento da mulher. Os métodos comportamentais, apesar de aprovados pela Igreja Católica, sofrem resistência pela dificuldade de usá-los adequadamente e pela sua menor eficácia.

BIBLIOGRAFIA

1. Sherer DM, Smith SA, Abulafia O. Transvaginal sonographic confirmation of a displaced intrauterine laminaria tent not seen on transabdominal examination. J Clin Ultras. 1995;23(3):195-8.
2. Monilla-Musoles F, Pardo G, Simon C. How accurate is ultrasonography in monitoring IUD placement? J Clin Ultras. 1990;18(5):395-9.
3. Araujo FF, Di Bella SIKJ. Anticoncepção e planejamento familiar. In: Girão MJBC, Sartori MGF, Nazario A. Série Condutas em Ginecologia. v.4. São Paulo: Atheneu; 2014. p.276.
4. Araujo FF, Guazzelli CA, Barbieri M, Lindsey PC. The T 380A intrauterine device: a retrospective 5 years evaluation. Contraception. 2008;78(6):474-8.
5. Brasil. Ministério da Saúde. Assistência Executiva. Coordenação de Saúde da Mulher – assistência ao planejamento familiar. Brasília: Ministério da Saúde; 1996.
6. Centers for Disease Control and Prevention. Summary chart of U.S. medical eligibility criteria for contraceptive use updated in 2017. U.S. MEC. Disponível em: http://www.cdc.gov/reproductivehealth/unintendedpregnancy/USMEC.htm.
7. Chen XY, et al. Three-dimensional ultrasonography versus two-dimensional ultrasonography for the diagnosis of intrauterine device malposition. Int J Gynaecol Obstet. 2015;128(2): 157-9.
8. Curtis KM, Tepper NK, Jataloui TC, et al. U.S. medical eligibility criteria for contraceptive use, 2016. US Department of Health and Human Services/Centers for Disease Control and Prevention. MMWR. 2016;65(3):1-104.
9. Finotti, M. Manual de anticoncepção – FEBRASGO. São Paulo: Federação Brasileira das Associações de Ginecologia e Obstetrícia (FEBRASGO); 2015. p. 285.
10. Hatcher RA, Rinehart W, Blackburn R, Geller JS, Shelton JD. Lo essencial de la tecnología anticonceptiva. Baltimore: Universidade Johns Hopkins; 1999.
11. Hatcher RA, Trussel J, Nelson AL, et al. Contraceptive Technology. 20th ed. Nova York: Ardentia Media; 2011. p.906.
12. Kerr N, et al. Comparison of two-and three-dimensional transvaginal ultrasound in the visualisation of intrauterine devices. Ultrasound. 2014:22(3):141-7.
13. Melo NR, Pereira Filho AS. Anticoncepção – manual de orientação. São Paulo: Febrasgo; 1996.
14. WHO, Johns Hopkins Bloomberg School of Public Health/Center for Communication Programs (CCP), Knowledge for Health Project. Family planning: a global handbook for providers. 3. ed. Baltimore and Geneva: CCP and WHO; 2018.
15. WHO. World Health Organization. Medical eligibility criteria for initiating and continuing use of contraceptive methods. Geneva: WHO; 2004.

40 | Infertilidade conjugal

Thaís Sanches Domingues
Fernanda Rodrigues
Eduardo Leme Alves da Motta
Edmund Chada Baracat
Geraldo Rodrigues de Lima

DEFINIÇÃO

Pode-se conceituar a infertilidade conjugal como a ausência de gravidez após um ano de relações sexuais, bem distribuídas ao longo do ciclo menstrual, sem uso de qualquer método contraceptivo.[1] É primária quando nunca houve gestação anterior e secundária se já houve.[2] Essa diferenciação é importante, pois, em geral, a secundária tem melhor prognóstico, denotando a perda de um equilíbrio até então existente e logicamente mais fácil de ser restituído, embora uma gestação pregressa não seja garantia de fertilidade atual.

Classicamente acredita-se que a dificuldade para engravidar atinge aproximadamente 15% dos casais, mas essa incidência vem aumentando nas últimas décadas, por forte mudança no comportamento das mulheres e questões socioeconômicas, fazendo o casal postergar a primeira gestação e contribuindo para que as enfermidades do trato reprodutivo, tanto no homem quanto na mulher, tenham mais tempo para se manifestar e produzir seus efeitos deletérios. Assim, essa revolução social fez da idade, principalmente da mulher, o grande desafio para os especialistas.

A relação entre idade e infertilidade é bastante conhecida. Além da queda na produção de gametas, o tempo reduz sua qualidade, o que fica evidente nas pacientes que tentam engravidar após os 35 anos de idade e, de forma dramática, após os 40. Se, por um lado, a reprodução assistida permitiu que o gameta masculino deixasse, em várias situações, de ser empecilho à gravidez, por outro, a qualidade do oócito mantém-se como fator limitante para as mulheres que desejam engravidar mais tarde.[3]

Atualmente, além das tradicionais lesões tubárias, dos distúrbios da ovulação, das alterações no número de espermatozoides, entre outros, defronta-se, cada vez mais, com pacientes em idade avançada em termos reprodutivos. Além do "envelhecimento" ovariano, o adiamento da fertilidade geralmente faz com que as mulheres apresentem uma associação de comorbidades, tais como endometriose[4] e leiomiomas[5], justamente por serem mais incidentes na 3ª e na 4ª décadas da vida, corroborando com um cenário de piora da fertilidade.

As evidências atuais mostram que, além das afecções femininas e masculinas, fatores importantes de agravo à fertilidade devem ser considerados, como tabagismo, poluição, obesidade e sedentarismo.[6] Os alcaloides do cigarro ligam-se a receptores celulares específicos e produzem intensa reação oxidativa e com aumento de radicais livres, que culminam na piora dos gametas, diminuindo as taxas de fertilização, formação de blastocistos e gestação, inclusive na fertilização *in vitro* (FIV). São eventos que, frequentemente presentes pela mudança comportamental ocorrida na sociedade, podem alterar profundamente o potencial de fertilidade do casal, além de aumentar os riscos gestacionais e perinatais.[7]

Finalmente, a maior divulgação das técnicas de reprodução assistida, a queda de barreiras culturais em relação aos tratamentos disponíveis e os resultados positivos que, no passado, eram inimagináveis estimularam muitos casais inférteis a procurar o tratamento mais adequado.

PROPEDÊUTICA

A determinação do potencial reprodutivo dos cônjuges é crucial no planejamento terapêutico.[8] O ginecologista desempenha papel fundamental no diagnóstico da infertilidade, pois gerencia o atendimento ao casal, uma vez que é a mulher, em suas consultas periódicas, a reveladora da dificuldade gestacional. Essa pesquisa deve ser feita, tradicionalmente, após 6 meses a 1 ano de tentativas, quando as mulheres apresentam mais ou menos de 35 anos de idade.

Pesquisa masculina

Tradicionalmente, inicia-se a investigação pela anamnese direcionada e pela avaliação do espermograma, que tendem a traduzir adequadamente o potencial masculino. Dessa forma, sua análise é obrigatória e deve ser concomitante ao início da investigação feminina.[9]

A análise seminal convencional enfatiza a concentração, motilidade e morfologia espermáticas, o que, de certa forma, traduz em grande parte o potencial reprodutivo. Entretanto, algumas particularidades devem ser consideradas, como requisitar em laboratório idôneo duas amostras de sêmen, sobretudo nas que contêm algum parâmetro alterado e com período de abstinência sexual entre 2 e 5 dias, já que pode existir grande variedade no ejaculado. Lembrar ainda que os valores normais da análise do sêmen representariam os parâmetros mínimos necessários, logo casos limítrofes devem sempre ser avaliados em conjunto. A simplicidade e a eficiência dessas atitudes se traduzirão em bom efeito custo-benefício, sendo assim, bastante sensatas.[10]

Quando existe severa queda na contagem de espermatozoides é sempre importante afastar a síndrome de Klinefelter e, nos casos de baixo potencial, testes mais novos e outros marcadores vêm sendo explorados. O espermatozoide não é uma célula só carreadora da informação genética paterna,[11] mas a integridade do genoma é um pré-requisito essencial para o nascimento de crianças saudáveis.[12] Embora ainda controversa, a análise da integridade do DNA espermático (fragmentação do DNA) pode se tornar um bom marcador do potencial reprodutivo, quando interpretada junto ao espermograma. Homens com porcentagens altas de espermatozoides com DNA fragmentado teriam maiores chances de produzir embriões com baixo potencial de implantação ou mesmo corroborando para perdas gestacionais após tratamentos por FIV.[13]

A Tabela 1 lista os valores do espermograma considerados normais, segundo dado da Organização Mundial da Saúde (OMS-2010).[10]

TABELA 1 Valores normais do espermograma

Volume	> 1,5 mL
Concentração espermática	> 15 x 10^6 espermatozoides por mL
Motilidade	> 32%
Morfologia estrita de Kruger	> 4%

Pesquisa feminina

Na mulher é também essencial uma anamnese direcionada, procurando-se dados como idade, tempo de infertilidade, gestações anteriores, cirurgias abdominais prévias e doenças infecciosas capazes de comprometer a integridade do aparelho reprodutivo, por serem fatores prognósticos bastante relevantes. Cauterizações do colo do útero podem fazer o médico suspeitar da existência de lesão tubária, já que o canal do colo é a principal via de entrada de germes que provocam salpingites. Entretanto, essas infecções, decorrentes na maioria das vezes de doenças sexualmente transmissíveis, infelizmente são assintomáticas, podendo causar lesões tubárias graves a longo prazo.[14]

O padrão do ciclo menstrual reflete o estado funcional do eixo neuroendócrino. As mulheres eumenorreicas ovulam em mais de 80% das vezes.[15] Menstruações infrequentes cursam com anovulação.[16] Já a dismenorreia, principalmente a progressiva e a secundária, é compatível com a endometriose,[4] e a não progressiva indica ter havido ovulação. Assim, a cadência do ciclo menstrual oferece subsídios diagnósticos importantes ao ginecologista.

Quanto às relações sexuais, deve-se questionar sobre sua distribuição ao longo do ciclo menstrual. A dor do meio ocorre em cerca de 30% das pacientes e muitas referem secreção vaginal abundante nesse período. A dispareunia, quando presente, sugere doença inflamatória pélvica ou endometriose. No entanto, não se deve esquecer que transtornos emocionais, além da retroversão uterina, também são capazes de provocar esse sintoma.

O exame ginecológico deve ser minucioso, pois o resultado é praticamente normal na maioria das mulheres inférteis. Algumas alterações relevantes podem ser imperceptíveis ao exame físico, devendo-se dar atenção especial ao toque genital, como a posição do útero e a dor à sua mobilização, que, principalmente quando associadas a nódulos nos ligamentos uterossacrais e espessamentos no septo retovaginal, geralmente dolorosos, quase sempre correspondem à endometriose.[17]

EXAMES COMPLEMENTARES

Avaliação do potencial ovariano

A avaliação da reserva ovular é o principal desafio na investigação feminina, mas deve-se ter em mente que não existem exames capazes de predizer a qualidade oocitária. A idade é de fato o determinante no potencial reprodutivo da mulher.

A dosagem sérica do hormônio antimülleriano (AMH) representa a melhor forma na predição da reserva e da resposta ovariana. Essa glicoproteína é secretada pelas células da granulosa dos folículos pré-antrais e antrais pequenos, quando o recrutamento ainda não é sensível ao FSH e reflete o número de unidades foliculares remanescentes no ovário. Tem como vantagem não apresentar variações ao longo do ciclo, podendo ser mensurado a qualquer momento. O AMH atinge seu ápice ao redor dos 20 anos com valores aproximados de 4,0 ng/mL e decresce progressivamente, à medida que a população folicular declina. Assim, seus valores marcam indiretamente a quantidade de folículos existentes. Valores abaixo de 1,0 ng/mL são ruins. Outra forma igualmente eficiente para avaliar o potencial ovariano é a contagem dos folículos antrais (CFA), pela ultrassonografia transvaginal na fase folicular precoce. A presença de mais de 10 folículos antrais em ambos os ovários é desejável. Portanto, apesar de qualquer avaliação da fertilidade feminina ser indireta, definitivamente o AMH e a CFA, quando em conjunto, traduzem melhor a reserva ovariana.[18]

Já a tradicional dosagem do FSH, ao redor do 2º ou 3º dias do ciclo menstrual, com desejáveis valores menores que 15 UI/mL ainda é considerada importante, mas representa apenas um momento do recrutamento e não a reserva. Logo, a elevação dos níveis de FSH é um evento tardio e, portanto, já denota a mínima reserva folicular, sendo mau preditor da habilidade ovariana.[18] Outros hormônios, como o LH, a prolactina, o estradiol, os tireo-hormônios e os androgênios, principalmente nas mulheres anovuladoras, devem ser pesquisados conjuntamente ao FSH. Todos espelham o funcionamento do eixo neuroendócrino reprodutivo e podem refletir algum distúrbio do potencial fértil.[3]

Na avaliação das mulheres anovuladoras, a relação LH/FSH aumentada traduz desequilíbrio funcional do eixo, embora nelas o próprio AMH deve se encontrar muito elevado, pela presença dos vários folículos antrais. Ambos permitem estabelecer a quantidade e o tipo de gonadotrofinas que se deve administrar em eventual indução da ovulação. Quando as gonadotrofinas estão acentuadamente diminuídas, traduzem o hipogonadismo hipogonadotrófico.

Os chamados testes dinâmicos, como CCCT (*clomifene citrate challenge test*), EFORT (*exogenous FSH ovarian reserve test*) e GAST (*GnRH agonist stimulation test*) são hoje relatos históricos, pela sua baixa acurácia, restringindo assim sua aplicabilidade clínica.

Fase lútea

É avaliada pela dosagem da progesterona sérica e a coleta do sangue deve ser feita ao redor do 7º dia da fase secretora (determinado pela US entre o 19º e o 22º dia), ou seja, na fase lútea média, quando ocorre a nidação. Valores acima de 10 ng/mL são compatíveis com a normalidade e, por consequência, com foliculogênese adequada para que ocorram as transformações endometriais necessárias à implantação do embrião. Reserva-se a análise histológica do endométrio para casos especiais, pois requer biópsia, que é um exame invasivo.

É indicada para pacientes que apresentam abortamento habitual ou quando se suspeita de insuficiência luteal. Contudo, acredita-se que, no futuro, a biópsia possa ser necessária para marcar a presença das proteínas secretadas pelo endométrio e responsáveis pela implantação.[18]

Fator tubário

A análise das tubas é quesito fundamental na pesquisa das causas de infertilidade, já que sua alteração é responsável por cerca de 25% a 35% dos casos. A histerossalpingografia (HSG) representa importante etapa da investigação das estruturas canaliculares e do referido fator tuboperitonial. Ainda hoje, após mais de meio século, permanece como a técnica mais adequada, embora existam outros como a videolaparoscopia e a ultrassonografia.[19] Suas imagens são obtidas através de raios X, com a injeção de contraste iodado na cavidade uterina e sua progressão para os ovidutos e posterior dispersão no peritônio. É importante a boa técnica com cateter maleável e profissional experiente, que injete o adequado volume de contraste, não tornando o exame doloroso e inconveniente para a paciente.[20] Quando bem executada e interpretada, fornece informações fidedignas em quase 90%.

Outro exame disponível é a histerossonografia (HSNG), quando por meio da ultrassonografia se visibiliza a interface fluida criada artificialmente pela introdução de solução salina na cavidade uterina. Apesar de mais moderna, sua eficiência se limita à avaliação da cavidade uterina e, no máximo, da permeabilidade tubária, mas sem grandes pormenores.[21]

A ultrassonografia é importante ferramenta na identificação da endometriose profunda. Já a videolaparoscopia examina melhor a pelve e identifica detalhes da funcionalidade tubária, mas é muito invasiva como método diagnóstico. Em realidade, todos os exames se somam, mas a HSG ainda é o exame que melhor avalia no conjunto as condições básicas do trato reprodutivo e pode-se dizer que é o divisor entre os tratamentos *in vivo* ou *in vitro*.

Fator uterino

A ultrassonografia pode identificar miomas, pólipos, adenomiose, malformações anatômicas e é boa forma de avaliar o fator uterino. Ademais, como dito acima, pode-se complementar a investigação com a HSNG, que corrobora na avaliação de eventual comprometimento do endométrio, e de sua extensão.[21] Cabe à histeroscopia (HSC) a visão detalhada da cavidade uterina, o que complementa a identificação e a extensão de possíveis lesões, além de propiciar enorme facilidade na ressecção dessas afecções.[22]

Atualmente, os aparelhos mais modernos de ultrassom, através de sua modalidade 3D, apresentam alta especificidade se aproximando da confiabilidade dada pela HSC na detecção de pólipo ou hiperplasia.[23-24] Entretanto, perde na detecção de sinéquias, dai se questionar se a histeroscopia diagnóstica não deveria ser considerada antes de qualquer tratamento em reprodução assistida.[25]

É correto afirmar que, na realidade, cada um tem sua peculiaridade.

Testes funcionais ou testes de interação

Os chamados testes funcionais, que se propunham a identificar a interação do espermatozoide no trato reprodutivo, estão abandonados. Antigamente, era rotina analisar a penetração dos espermatozoides no muco cervical, mas sua eficácia é muito questionada, além do que a inseminação intrauterina apresenta resultados produtivos quando se suspeita da existência deste fator.[26]

Entre os testes de interação, o mais conhecido é o de Sims-Huhner, também chamado de teste pós-coito.[27] Apesar de não ter padronização adequada, é o único realizado *in vivo* e alguns médicos ainda o utilizam, mas estaria reservado aos pacientes que têm dificuldade de se masturbar ou para alguns religiosos que recusam a coleta tradicional do sêmen.

TERAPÊUTICA

Os tratamentos em reprodução humana são, didaticamente, divididos em dois grandes grupos: os chamados tratamentos de baixa complexidade, quando a fertilização se dá no organismo feminino, ou seja, *in vivo*, e os tratamentos de alta complexidade, quando a união dos gametas feminino e masculino se dá no laboratório, chamados *in vitro*.

Técnicas de baixa complexidade

As premissas fundamentais, para que essas técnicas possam ser indicadas, são cavidade do útero íntegra, pelo menos uma tuba normal, além de concentração seminal adequada, com pelo menos 5 milhões de espermatozoides móveis. Essas condições mínimas norteiam a indicação desses tratamentos, uma vez que a fertilização se dá *in vivo* e o sucesso depende, em grande parte, da funcionalidade e da integração do sistema reprodutivo.

Entre as terapias empregadas, destacam-se o estímulo da ovulação (EO) e a inseminação intrauterina (IIU), que podem ser empregadas isoladamente ou associadas. Em geral, quando as condições mínimas são cumpridas, os resultados costumam ser bastante aceitáveis, com taxas de gestação por ciclo de 20% a 30% e taxa cumulativa de cerca de 60%.[28]

Os melhores resultados são obtidos entre 3 e 4 meses de tratamento, mas podem ser estendidos por até 6 meses. Decorrido esse prazo, após os 35 anos na mulher ou quando a individualização se fizer necessária, deve-se recomendar a mudança para as técnicas *in vitro*.

Estímulo da ovulação

De todas as técnicas disponíveis em reprodução humana, é a que propicia os melhores resultados, uma vez que as disovulias representam um dos principais fatores da infertilidade e de melhor potencial para sua correção.[29] Fisiologicamente, disponibiliza-se um oócito para que milhões de espermatozoides possam encontrá-lo. A presença de mais de um oócito, eventualmente ofertados por ambas as tubas, tão comum quando se induz a ovulação, potencializa o encontro dos gametas, com consequente melhores taxas de gestação.[30]

Existem duas maneiras básicas de promover o EO: indiretamente, aumentando a secreção hipofisária do FSH, ou diretamente, administrando gonadotrofinas que atuarão no ovário.

A ação indireta da atividade hipofisária é obtida por meio dos antiestrogênicos. Entre eles, destaca-se o citrato de clomifeno (CC) como droga de escolha em pacientes anovuladoras.[29] Sendo um modulador seletivo (SERM) que se liga ao receptor de estrogênio em todo sistema reprodutivo, o CC produz hipoestrogenismo que estimula o eixo hipotalâmico-hipofisário, aumentando a secreção de gonadotrofinas como forma compensatória. Alternativamente, com semelhante eficácia, os inibidores da aromatase, como o letrozole e o anastrazole, também propiciam ação semelhante, tendo como vantagem a meia-vida plasmática mais curta e a reversão mais rápida de seu efeito, praticamente sem a ação deletéria na espessura endometrial, sofrida pelo CC.[29]

O CC é usado em doses que variam de 50 a 200 mg/dia. Normalmente, utilizam-se 50 mg/dia, por via oral, com início entre o 2º e o 5º dia do ciclo, por 5 dias consecutivos, e aumenta-se a dose gradualmente, se não houver resposta satisfatória, com 1 ou 2 folículos dominantes. Recomenda-se, porém, que as doses não ultrapassem 200 mg/dia, a fim de evitar o potente efeito antiestrogênico desse fármaco, principalmente sobre o endométrio. A partir do 8º ou 9º dia do ciclo, inicia-se a monitoração do crescimento folicular pela ultrassonografia transvaginal seriada e, quando pelo menos um folículo atingir o diâmetro médio de 18 mm, pode-se administrar a gonadotrofina coriônica (hCG), na dose de 5.000 unidades, para mimetizar o pico do LH e promover o fenômeno ovulatório. Se não houver a gestação após 3 ciclos de CC, deve-se evoluir nos medicamentos utilizados, pois outros fatores podem estar envolvidos. Além disso, o uso prolongado do CC pode, à semelhança do tamoxifeno, exercer potencial efeito oncogênico sobre o endométrio.[28]

A ação direta nos ovários é realizada com a administração de gonadotrofinas exógenas. Destacam-se a gonadotrofina menopáusica humana (hMG), um extrato urinário que contém razões de FSH, LH e adição de hCG, a depender do método de purificação ou o próprio hormônio folículo-estimulante, também ultrapurificado (u-FSH) ou recombinante (rec-FSH), obtido por meio da engenharia genética. Qualquer que seja o preparado, hMG, u-FSH ou rec-FSH, todos estão disponíveis para aplicação injetável subcutânea, em ampolas de 75 unidades internacionais (UI). Na maioria das vezes, administram-se 50 a 150 UI diariamente ou em dias alternados, a partir do 2º ou 3º dia do ciclo e o controle ultrassonográfico deve ser mais rígido, pois sua ação tende a promover maior recrutamento folicular. Além disso, é importante ressaltar a recomendação de iniciar sempre com doses mais baixas, sobretudo para as anovuladoras com SOP.[32] Os critérios de administração do hCG são semelhantes aos do CC.[28,29]

Qualquer que seja o método do estímulo ovulatório empregado, é necessário o suporte à fase lútea. Recomenda-se iniciar o uso da progesterona natural micronizada, por via oral ou vaginal, em doses de 400 a 800 mg/dia, divididos em duas tomadas, cerca de 1 ou 2 dias após a ovulação. Se houver gravidez, deve-se manter a progesterona até a 12ª semana, com redução progressiva e cautelosa da dose. Já a reposição estrogênica, embora fisiológica, ainda não é consensual, pois os resultados não são unânimes em demonstrar maiores taxas de gestação. Excepcionalmente, pode-se também empregar o hCG em injeções subcutâneas de 1.500 UI a cada 3 dias, no total de 3 a 4 aplicações. Entretanto, esta última tática vem sendo evitada ao longo das últimas décadas, pelo comprovado aumento no risco de síndrome de hiperestímulo ovariano (SHO).[33]

As complicações principais dessa modalidade de tratamento são a SHO e a gravidez múltipla, com risco de gemelaridade atingindo 25% do total de gestações.

Inseminação artificial intrauterina

Entre os tratamentos que envolvem reprodução assistida, a inseminação artificial intrauterina (IIU) é uma das formas mais simples e menos onerosas de tratar a infertilidade, consistindo na deposição de espermatozoides selecionados dentro da cavidade do útero. Preconiza-se a associação ao EO para potencializar seus resultados e podem ser empregados o sêmen do parceiro ou, em situações especiais, de doador.[28]

As principais indicações dessa técnica são alterações cervicais, as disovulias, a infertilidade sem causa aparente, as alterações seminais leves e, em algumas situações, os transtornos da ejaculação, como a ejaculação retrógrada ou não ejaculação. Já a inseminação com sêmen de doador é preconizada nas alterações seminais graves, como nas azoospermias irreversíveis, nas doenças gênicas e, cada vez mais presente, nos casos de casais homoafetivos femininos. Se após duas ou três inseminações não se conseguir a gravidez, deve-se indicar ao casal os programas que envolvam a fertilização *in vitro*, conduta que, obviamente, é individualizada.[31]

A IIU deve ser realizada entre 36 e 40 horas após o hCG. O sêmen é coletado ou descongelado 2 horas antes do procedimento e, a seguir, é processado laboratorialmente. Antes da inseminação, deve-se promover a assepsia vaginal com solução fisiológica estéril e, em alguns casos, remover cuidadosamente o muco cervical. A seguir, o meio de cultura contendo os melhores espermatozoides será introduzido na cavidade do útero por meio dos mais variados tipos de cateteres, da forma menos traumática possível, para evitar contrações miometriais e eventuais sangramentos da mucosa uterina. Após a inseminação, a paciente deve permanecer em decúbito dorsal horizontal durante aproximadamente 30 min, ajudando na manutenção do fluido dentro do útero.

Técnicas de alta complexidade

Referem-se às técnicas que manipulam os gametas fora do corpo humano. A mais conhecida é a fertilização *in vitro* (FIV). A fertilização laboratorial pode ocorrer de 2 formas: clássica ou ICSI (injeção intracitoplasmática de espermatozoide). O advento da ICSI, no início da década de 1990, propiciou o tratamento da oligospermia severa e abriu a era da micromanipulação.[34]

Os resultados da FIV, dependendo da população estudada, costumam ser muito bons, com taxas de gestação cumulativa que podem chegar a 90%.

Fertilização *in vitro*

A fertilização laboratorial pode ser realizada pela forma clássica, quando se adicionam aproximadamente 150 mil espermatozoides móveis a cada oócito no meio de cultivo, ou pela ICSI, quando um único espermatozoide é injetado no interior do ooplasma, através de um micromanipulador. É possível dizer, de maneira geral, que a forma clássica está indicada para o tratamento feminino. Já a ICSI tem como principais indicações as alterações seminais graves, mas também está indicada sempre que houver dúvida sobre o potencial de fertilização, como na idade materna avançada, nas falhas em ciclos anteriores ou nos homens de potencial duvidoso. Além destas, cada vez mais presente é a indicação da ICSI em casais sorodiscordantes, quando apenas o homem é infectado, por exemplo pelo vírus da hepatite (B ou C) e HIV. Nesses casos, a micromanipulação zera o risco de contaminação da parceira e consequente transmissão vertical para o futuro concepto.[35]

A FIV compreende o estímulo da ovulação, à semelhança do que é realizado nos tratamentos de baixa complexidade, mas administrando-se doses mais elevadas de gonadotrofinas. A grande diferença reside na necessidade de associar fármacos que impeçam a ovulação espontânea precoce, o que ocorre em aproximadamente 15% dos ciclos estimulados. Para tanto, utilizam-se os análogos agonistas ou antagonistas do GnRH, que se ligam ao receptor hipofisário, bloqueando a liberação espontânea do LH.[36]

No chamado ciclo longo, emprega-se o agonista do GnRH (a-GnRH), que, ao se ligar ao receptor, produz efeito estimulatório inicial e promove a dessensibilização hipofisária em cerca de 14 dias. Podem ser realizadas doses diárias, pela via subcutânea ou, mais raramente, intranasal, por cerca de 14 a 20 dias ou através de aplicação intramuscular de preparações de depósito em dose única.[36] Qualquer uma das táticas pode ser realizada a partir do início do ciclo ou da fase lútea média do ciclo anterior ao da indução da ovulação, sendo esta, historicamente, a tática preferida. O bloqueio gonadotrófico central pode ser verificado pela dosagem de estradiol sérico menor que 50 pg/mL e pela ultrassonografia apontando ausência de folículos ovarianos com mais de 10 mm e endométrio fino e linear. Ao constatar a inibição do eixo, inicia-se a estimulação ovariana com as gonadotrofinas, sejam recombinantes ou urinárias em doses que variam de 150 a 300 UI, diariamente, de acordo com idade, reserva ovariana e histórico prévio. Aproximadamente 5 dias após o início do estímulo, começa-se a fazer o controle ultrassonográfico. Quando pelo menos dois folículos atingirem o diâmetro médio de 18 mm, aplica-se o hCG urinário (10.000 UI) ou o recombinante (250 mcg). A captação oocitária guiada pela ultrassonografia, em ambiente cirúrgico, é feita cerca de 35 horas após.

Nos chamados ciclos curtos, empregam-se, inicialmente, as gonadotrofinas nas mesmas doses anteriormente descritas, mas ao se observar pelo menos um folículo com diâmetro médio de 14 mm, ao redor do 7º dia de estímulo, introduz-se, conjuntamente às gonadotrofinas, o antag-GnRH, na dose de 0,25 mcg, diários. Ao final de cerca de 9 a 12 dias de indução da ovulação, quando dois ou mais folículos atingem o diâmetro de 18 a 20 mm, induz-se, então, a maturação folicular final com o hCG.

Após a fertilização, seja pela via clássica ou pela ICSI, os pré-embriões formados permanecem em cultivo laboratorial por 3 a 5 dias. O número de pré-embriões a ser transferido depende de seu desenvolvimento *in vitro*, da idade materna, das falhas em ciclos anteriores, entre outros critérios para eleger os melhores. Convém ressaltar que, com a melhoria nas condições de cultivo laboratorial, preconiza-se, como forma de diminuir a gestação múltipla, colocar um número de embriões ao útero; há grande tendência mundial atual de transferência de embrião único, após melhor seleção pelo cultivo estendido até o estágio de blastocisto.

Vale ainda ressaltar que as técnicas de alta complexidade também são hoje utilizadas com o intuito de preservar a fertilidade. Em casos selecionados, pode-se proceder ao estímulo ovulatório para a recuperação de oócitos ou embriões, que se mantêm criopreservados, visando a propiciar condições de fertilidade semelhantes às da época de obtenção dos gametas. Mas essa abordagem não garante a fertilidade, apenas preserva ao longo de anos o material celular de melhor eficácia.

Diagnóstico genético pré-implantacional

Com o advento da micromanipulação, uma importante opção diagnóstica passou a ser disponibilizada nos centros de RA: o diagnóstico genético pré-implantacional (DPI). Quando o pré-embrião atinge o estágio de blastocisto, no 5º ou 6º dia de cultivo, pode-se proceder à retirada de algumas células do trofoectoderma (células externas), sem prejuízo ao seu desenvolvimento, por meio de uma pequena abertura na zona pelúcida com uma micropipeta. Existem duas finalidades básicas para o DPI:[37,38]

- identificar embriões com mutações gênicas e que provocam doenças graves, como a fibrose cística, a anemia falciforme e de Fanconi, a talassemia, grande parte das ataxias, como a doença de Huntington, entre outras;
- identificar aneuploidias cromossômicas que são responsáveis pela inabilidade em conceber ou poderiam resultar em abortos e/ou nascimento de crianças com síndromes cromossômicas, como as trissomias dos cromossomos 13, 18, 21 ou síndromes de Turner ou Klinefelter.

Estima-se que existam mais de 600 doenças conhecidas onde um gene mutado, dominante ou recessivo determinaria complicações indesejadas. Assim, o DPI poderia ser empregado, sobretudo em famílias afetadas, na escolha de um embrião não comprometido, eliminando a propagação de um gene alterado. É também possível selecionar embriões com similaridade no antígeno de histocompatibilidade (HLA) e favorecer a doação de células-tronco. Em futuro próximo, vislumbramos a possibilidade da seleção de embriões sem o gene determinante das mais diversas neoplasias ou até mesmo de afecções clínicas, entre tantas possibilidades, embora esse seja um tema de crescente debate ético.

O DPI também pode ser utilizado para identificar a euploidia, ou seja, se o casal tem condições de produzir embriões capazes de se implantarem. Logo, idade materna avançada (acima de 38 anos), múltiplas falhas, abortamentos recorrentes, filho anterior com anomalia cromossômica, translocações equilibradas em um dos cônjuges, entre outras, são condições que poderiam produzir embriões de menor potencial de sucesso e seu estudo traria condições de aconselhar esses casos. Talvez esse conhecimento pudesse servir de suporte em aceitar a doação de gametas.

REFERÊNCIAS BIBLIOGRÁFICAS

1. Luke B. Pregnancy and birth outcomes in couples with infertility with and without assisted reproductive technology: with an emphasis on US population-based studies. Am J Obstet Gynecol. 2017;217(3):270-81.
2. Mascarenhas MN, Flaxman SR, Boerma T, Vanderpoel S, Stevens GA. National, regional, and global trends in infertility prevalence since 1990: a systematic analysis of 277 health surveys. PLoS Med. 2012;9(12):e1001356.
3. Meczekalski B, Czyzyk A, Kunicki M, Podfigurna-Stopa A, Plociennik L, Jakiel G, et al. Fertility in women of late reproductive age: the role of serum anti-Müllerian hormone (AMH) levels in its assessment. J Endocrinol Invest. 2016;39:1259-65.
4. Sanchez AM, Vanni VS, Bartiromo L, Papaleo E, Zilberberg E, Candiani M, et al. Is the oocyte quality affected by endometriosis? A review of the literature. J Ovarian Res. 2017;10(1):43.
5. Styer AK, Jin S, Liu D, Wang B, Polotsky AJ, Christianson MS, et al. National Institute of Child Health and Human Development Reproductive Medicine Network. Association of uterine fibroids and pregnancy outcomes after ovarian stimulation-intrauterine insemination for unexplained infertility. Fertil Steril. 2017 Mar;107(3):756-62.
6. Budani MC, Carletti E, Tiboni GM. Cigarette smoke is associated with altered expression of antioxidante enzymes in granulosa cells from women undergoing in vitro fertilization. Zygote. 2017;25(3):296-303.
7. Fullston T, McPherson NO, Zander-Fox D, Lane M. The most common vices of men can damage fertility and the health of the next generation. J Endocrinol. 2017;234(2):F1-F6.
8. Armstrong SC, Showell M, Stewart EA, Rebar RW, Vanderpoel S, Farquhar CM. Baseline anatomical assessment of the uterus and ovaries in infertile women: a systematic review of the evidence on which assessment methods are the safest and most effective in terms of improving fertility outcomes. Hum Reprod Update. 2017;23(5):533-47.
9. Mortimer D. Semen analysis. In: Mortimer D. Practical laboratory andrology. New York: Oxford University Press; 1994.
10. World Health Organization (WHO). WHO Laboratory manual for examination and processing of human semen. 5. ed. Geneva: WHO; 2010.
11. Andrade-Rocha FT. Semen analysis in laboratory practice: an overview of routine tests. J Clin Lab Anal. 2003;17(6):247-58.
12. Marchesi DE, Feng HL, Hershlag A. Current assessment of sperm DNA integrity. Arch Androl. 2007;53(5):239-47.
13. Shamsi MB, Imam SN, Dada R. Sperm DNA integrity assays: diagnostic and prognostic challenges and implications in management of infertility. J Assist Reprod Genet. 2011;28(11):1073-85.
14. Graspeuntner S, Bohlmann MK, Gillmann K, Speer R, Kuenzel S, Mark H, et al. Microbiota-based analysis reveals specific bacterial traits and a novel strategy for the diagnosis of infectious infertility. PLoS One. 2018;13(1):e0191047.
15. Stein IFL, Leventhal ML. Amenorrhea associated with bilateral polycystic ovaries. Am J Obstet Gynecol. 1935;29:181-91.
16. Lizneva D, Suturina L, Walker W, Brakta S, Gavrilova-Jordan L, Azziz R. Criteria, prevalence, and phenotypes of polycystic ovary syndrome. Fertil Steril. 2016;106(1):6-15.
17. Prescott J, Farland LV, Tobias DK, Gaskins AJ, Spiegelman D, Chavarro JE, et al. A prospective cohort study of endometriosis and subsequent risk of infertility. Hum Reprod. 2016;31(7):1475-82.
18. La Marca A, Sunkara SK. Individualization of controlled ovarian stimulation in IVF using ovarian reserve markers: from theory to practice. Hum Reprod Update. 2014;20(1):124-40.
19. Brown SE, Coddington CC, Schnorr J, Toner JP, Gibbons W, Oehninger S. Evaluation of outpatient hysteroscopy, saline infusion hysterosonography, and hysterosalpingography in infertile women: a prospective, randomized study. Fertil Steril. 2000;74(5):1029-34.

20. Panchal S, Nagori C. Imaging techniques for assessment of tubal status. J Hum Reprod Sci. 2014;7(1):2-12.
21. Radic V, Canic T, Valetic J, Duic Z. Advantages and disadvantages of hysterosonosalpingography in the assessment of the reproductive status of uterine cavity and fallopian tubes. Eur J Radiol. 2005;53(2):268-73.
22. Roma A, Ubeda B, Nin Garaizabal P. Hysterosalpingography: how, when, what for? Radiologia. 2007;49(1):5-18.
23. Ahmadi F, Rashidy Z, Haghighi H, Akhoond M, Niknejadi M, Hemat M, et al. Uterine cavity assessment in infertile women: Sensitivity and specificity of three-dimensional Hysterosonography versus Hysteroscopy. Iran J Reprod Med. 2013;11(12):977-82.
24. Wadhwa L, Rani P, Bhatia P. Comparative prospective study of hysterosalpingography and hysteroscopy in infertile women. J Hum Reprod Sci. 2017;10(2):73-8.
25. Shiva M, Ahmadi F, Arabipoor A, Oromiehchi M, Chehrazi M. Accuracy of two-dimensional transvaginal sonography and office hysteroscopy for detection of uterine abnormalities in patients with repeated implantation failures or recurrent pregnancy loss. Int J Fertil Steril. 2018;11(4):287-92.
26. Mortimer D, Mortimer ST, Shu MA, Swart R. A simplified approach to sperm-cervical mucus interaction testing using a hyaluronate migration test. Hum Reprod. 1990;5(7):835-41.
27. Zavos PM, Cohen MR. The pH of cervical mucus and the postcoital test. Fertil Steril. 1980;34(3):234-8.
28. Danhof NA, van Wely M, Koks CAM, Gianotten J, de Bruin JP, Cohlen BJ, et al. The SUPER study: protocol for a randomised controlled trial comparing follicle-stimulating hormone and clomiphene citrate for ovarian stimulation in intrauterine insemination. BMJ Open. 2017;7(5):e015680.
29. Balen AH, Morley LC, Misso M, Franks S, Legro RS, Wijeyaratne CN, et al. The management of anovulatory infertility in women with polycystic ovary syndrome: an analysis of the evidence to support the development of global WHO guidance. Hum Reprod Update. 2016;22(6):687-708.
30. Farquhar CM, Liu E, Armstrong S, Arroll N, Lensen S, Brown J. Intrauterine insemination with ovarian stimulation versus expectant management for unexplained infertility (TUI): a pragmatic, open-label, randomised, controlled, two-centre trial. Lancet. 2018;391(10119):441-50.
31. Hansen KR, He AL, Styer AK, Wild RA, Butts S, Engmann L, et al.; Eunice Kennedy Shriver National Institute of Child Health and Human Development Reproductive Medicine Network. Predictors of pregnancy and live-birth in couples with unexplained infertility after ovarian stimulation-intrauterine insemination. Fertil Steril. 2016 Jun;105(6):1575-83.
32. Birch Petersen K, Freiesleben NL. Response to 'Mono-ovulation in women with polycystic ovary syndrome: the role of step-up, ultra-low-dose gonadotrophin regimen'. Reprod Biomed Online. 2016;33(5):603.
33. van der Linden M, Buckingham K, Farquhar C, Kremer JA, Metwally M. Luteal phase support for assisted reproduction cycles. Cochrane Database Syst Rev. 2015;(7):CD009154.
34. Tucker MJ. Micromanipulative and conventional insemination strategies for assisted reproductive technology. Am J Obstet Gynecol. 1995;172:773-8.
35. Narasimhan M, Celum C, Askew I, Kiarie J, van der Poel S. Supporting people living with HIV in serodiscordant partnerships to attempt a desired pregnancy by integrating sexual and reproductive health and HIV interventions. J Int AIDS Soc. 2017;20(Suppl 1):21829.
36. Lambalk CB, Banga FR, Huirne JA, Toftager M, Pinborg A, Homburg R, et al. GnRH antagonist versus long agonist protocols in IVF: a systematic review and meta-analysis accounting for patient type. Hum Reprod Update. 2017;23(5):560-79.
37. Swanson A, Strawn E, Lau E, Bick D. Preimplantation genetic diagnosis: technology and clinical applications. WMJ. 2007;106(3):145-51.
38. Friedenthal J, Maxwell SM, Munné S, Kramer Y, McCulloh DH, McCaffrey C, et al. Next generation sequencing for preimplantation genetic screening improves pregnancy outcomes compared with array comparative genomic hybridization in single thawed euploid embryo transfer cycles. Fertil Steril. 2018;109(4):627-32.

5

Transição Menopausal e Pós-menopausa

41 Transição para menopausa e pós-menopausa

Edmund Chada Baracat
Mauro Abi Haidar
Márcia Gaspar Nunes
José Maria Soares Júnior
Geraldo Rodrigues de Lima

DEFINIÇÃO

A transição para a menopausa corresponde ao período de vida em que a mulher sofre modificações regressivas, incluindo a falta de ovulação e o déficit na síntese de hormônios esteroídicos. Segundo a Organização Mundial da Saúde (OMS), inicia-se com a queda da capacidade reprodutiva e representa a transição do período reprodutivo (menacma) ao não reprodutivo (senectude).[1]

A menopausa, ou seja, a data da última menstruação, constitui apenas um marco dentro do climatério. Incide, em geral, aos 50 anos de idade, sendo precoce quando se instala antes dos 40 anos e tardia após os 55 anos. Nesse período, a mulher apresenta uma série de eventos que resultam, via de regra, do hipoestrogenismo.

Em 2001, a Sociedade Americana de Medicina Reprodutiva instituiu um grupo de estudos (*Stages of Reproductive Aging Workshop* – STRAW) que propôs a modificação da terminologia e um sistema de estadiamento para o envelhecimento ovariano, incluindo critérios menstruais e hormonais para definir cada estágio.[2]

O sistema de estadiamento STRAW é considerado o padrão-ouro para caracterizar o envelhecimento reprodutivo da menopausa, da mesma forma que o estadiamento de Marshall e Tanner caracteriza a maturação puberal. Novo grupo de estudo reuniu-se em 2011 em Washington DC e revisou os avanços científicos no conhecimento das mudanças críticas na função hipotálamo-hipofisária-ovariana que ocorrem antes e depois do período menstrual final e atualizou os critérios STRAW.[3] A Tabela 1 apresenta o estadiamento STRAW+10.

ESTÁGIOS REPRODUTIVOS DA MULHER

- Período reprodutivo tardio (estágio –3): marca o momento em que a fecundidade começa a declinar e durante o qual a mulher pode começar a notar mudanças em

TABELA 1 Nomenclatura dos estágios reprodutivos da mulher (STRAW+10)

Estágio	−5	−4	−3b	−3a	−2	−1	M	+1a	+1b	+1c	+2
	Período reprodutivo				Transição menopausal			Pós-menopausa			
	Precoce	Pico	Tardio		Precoce	Tardia		Precoce			Tardia
					Perimenopausa*						
Duração	Variável				Variável	1-3 anos		2 anos (1 + 1)	3-6 anos	> 8 anos	
Ciclo	Variável	Regular	Regular	Variação sutil no intervalo	Variação ≥ 7 dias no intervalo	Intervalos ≥ 60 dias		Amenorreia			
FSH	Normal	Normal	Normal	Variável	Elevado variável	Elevado > 25 IU/L		Elevado			

* A perimenopausa inicia com a transição menopausal e termina após 1 ano de amenorreia (terminologia clássica). M: menopausa. Adaptada de Harlow et al.[3]

seus ciclos menstruais. Dado que os parâmetros endócrinos críticos começam a mudar antes das alterações da ciclicidade menstrual e que essas mudanças endócrinas são importantes para as avaliações de fertilidade, o STRAW+10 recomendou que o período reprodutivo tardio fosse subdividido em duas subestações (3b e 3a). No estágio 3b, os ciclos menstruais permanecem regulares, sem alteração no intervalo ou nos níveis de hormônio folículo-estimulante (FSH) na fase folicular, no entanto, o hormônio anti-mülleriano (HAM) está baixo. No estágio 3a, ocorrem mudanças sutis nas características do ciclo menstrual, especialmente ciclos mais curtos. FSH aumenta, de forma variável, na fase folicular precoce (2º ao 5º dia do ciclo). A falta de ensaios padronizados de HAM impediu o desenvolvimento de recomendações quantitativas para esse biomarcador.

- Transição menopausal precoce (estágio −2): é marcada pelo aumento da variabilidade da duração do ciclo menstrual, definida como uma diferença persistente de 7 dias ou mais na duração de ciclos consecutivos. Os ciclos na transição menopausal precoce também são caracterizados por níveis elevados, mas variáveis, de FSH na fase folicular precoce, e baixos níveis de HAM.
- Transição menopausal tardia (estágio −1): é marcada pela ocorrência de ciclos menstruais com intervalos longos (≥ 60 dias). Os ciclos menstruais na transição menopausal tardia são caracterizados pelo aumento da variabilidade na duração do ciclo, flutuações extremas nos níveis hormonais e aumento da prevalência da anovulação. Nesta fase, os níveis de FSH são por vezes elevados (> 25 IU/L). Com base em estudos com calendários menstruais e nas mudanças no FSH e estradiol, estima-se que essa fase dure, em média, 1 a 3 anos. Os sintomas, principalmente os vasomotores, provavelmente ocorrerão durante este estágio.
- Pós-menopausa precoce (estágios +1a, +1b, +1c): novos dados sobre as flutuações nos níveis médios de FSH e estradiol indicam que o FSH continua a au-

mentar e que o estradiol continua a diminuir até aproximadamente dois anos após o último ciclo menstrual. Portanto, o STRAW+10 recomendou que a pós-menopausa precoce fosse subdividida em três subestágios (1a, 1b e 1c). As etapas 1a e 1b duram pelo menos um ano e terminam no momento em que os níveis de FSH e estradiol se estabilizam. O estágio 1a marca o final do período de 12 meses de amenorreia para definir que o último ciclo menstrual ocorreu. Corresponde ao final da "perimenopausa", um termo ainda em uso comum que significa o período de tempo em torno da menopausa e termina 12 meses após o último ciclo menstrual. O estágio 1b inclui o restante do período de mudanças rápidas nos níveis médios de FSH e estradiol. Com base em estudos de alterações hormonais, os estágios 1a e 1b juntos duram em média dois anos. Os sintomas vasomotores têm maior probabilidade de ocorrer durante este estágio. O estágio 1c representa o período de estabilização dos altos níveis de FSH e baixos valores de estradiol, e estima-se que tenha duração de 3 a 6 anos. Portanto, toda a pós-menopausa precoce dura aproximadamente 5 a 8 anos.

- Pós-menopausa tardia (estágio +2): representa o período no qual mudanças na função reprodutiva são limitadas e os processos de envelhecimento somático se tornam uma preocupação primordial. Os sintomas da síndrome genitourinária da pós-menopausa (como a secura vaginal) tornam-se cada vez mais prevalentes. Muitos anos após a menopausa pode haver declínio adicional nos níveis de FSH. Futuros estudos serão necessários para determinar se um estágio adicional é justificado perto do fim da vida.

FISIOPATOLOGIA

Observa-se que, por ocasião do nascimento, os ovários contêm aproximadamente 2 milhões de folículos e na puberdade em torno de 300.000 a 400.000. Na menacma, também ocorre progressivo consumo de folículos; para cada unidade folicular que atinge plena maturidade, mil folículos sofrem atresia. Calcula-se que apenas 400 folículos tornam-se maduros (dominantes) e cerca de 400.000 perdem-se durante a menacma, chegando-se à transição menopausal com menos de 10.000. Assim, há perda progressiva de oócitos ao longo da vida da mulher, e há indicativos de aceleração da perda dos folículos quando as mulheres entram na transição menopausal.[4] Além disso, há evidências de que a qualidade estrutural e funcional dos oócitos se deteriora com o envelhecimento reprodutivo.

Além das alterações no número de folículos, a dinâmica folicular também muda. A redução na coorte folicular diminui a síntese de inibina (peptídeos da superfamília THF-beta que são produzidos pelas células da granulosa nos estágios finais do desenvolvimento folicular) e a inibição da secreção de FSH é perdida. O consequente aumento dos níveis de FSH acarreta aceleração do processo de crescimento folicular, e os ciclos menstruais tornam-se mais curtos.[5] A elevação do FSH acarreta, ainda, aceleração da atresia folicular. Os surtos ovulatórios do hormônio luteinizante (LH) tornam-se menos confiáveis e levam a uma maior disfunção do ciclo, ciclos anovulatórios tornam-se comuns, com aumento da variabilidade da duração do ciclo menstrual, mas o intervalo dos ciclos não ultrapassa 60 dias.

Na transição menopausal tardia, o número de folículos torna-se criticamente baixo, tornando os ciclos anovulatórios mais comuns. Com a progressão da atresia folicular, os índices de FSH continuam a se elevar e as taxas de estrogênio decaem. A variabilidade dos ciclos aumenta e as mulheres passam por período de "amenorreia prolongada", de 2 a 11 meses, que culmina no último ciclo menstrual (menopausa).[5]

Como vimos, no processo de envelhecimento ovariano, os compartimentos teca-folicular e lúteo vão se exaurindo, restando, funcionalmente ativo nos ovários, apenas o estroma que produz quase exclusivamente androgênios (androstenediona e testosterona). A contribuição ovariana de testosterona diminui com a menopausa. Observa-se, ainda nesta fase, diminuição na globulina de ligação de hormônios sexuais (SHBG). A diminuição da SHBG que acompanha a transição menopausal deve-se à dupla influência do declínio dos níveis de estradiol e do aumento da resistência à insulina relacionada à idade. Reduções dos níveis de SHBG podem compensar a queda da testosterona.[6] O tecido adiposo também é fonte produtora de androgênios na mulher, pela conversão periférica da androstenediona pela 17-beta-hidroxiesteroide desidrogenase tipo V.[7] Assim, mulheres que apresentam um ganho substancial de peso na meia-idade experimentam hiperandrogenemia relativa que pode se relacionar com o desenvolvimento de síndrome metabólica.

MANIFESTAÇÕES CLÍNICAS

Entre as manifestações da transição menopausal, destacam-se os sintomas vasomotores, que determinam desconforto à paciente e podem interferir negativamente na qualidade de vida. Ondas de calor estão presentes em até 55% das mulheres antes mesmo do início da irregularidade menstrual, que define a entrada na transição menopausal, e sua intensidade e frequência aumentam com pico na transição menopausal tardia. No entanto, sintomas vasomotores de menor intensidade podem estar presentes por um longo período.[8] Ainda se discute a sua real origem, acredita-se que ocorra uma redefinição do sistema termorregulador em associação com flutuações ou perda de produção de estrogênio. É postulado que os níveis reduzidos de estrogênio possam reduzir os níveis de serotonina e, assim, suprarregular o receptor 5-hidroxitriptamina (serotonina) (5-HT2A) no hipotálamo, alterando o ponto de ajuste da temperatura corporal e resultando em ondas de calor.[9]

Os tecidos urogenitais são extremamente sensíveis ao estrogênio, e as flutuações dos níveis de estrogênio que ocorrem durante a transição menopausal seguidas por baixos níveis persistentes após a menopausa podem tornar esses tecidos frágeis e causar diversos sintomas.

Nos órgãos genitais externos, observa-se perda do turgor da pele e rarefação dos pelos. As alterações tróficas manifestam-se por diminuição da espessura da epiderme e da derme e por escassez de papilas. Há, também, redução do tecido adiposo dos lábios maiores, com perda da elasticidade, tornando os lábios menores proeminentes. As glândulas vestibulares maiores, igualmente, atrofiam-se e ocorre retração do introito vaginal. Registra-se debilidade do epitélio vaginal, falta de glicogênio nas células epiteliais, elevação do pH e diminuição da espessura da mucosa, havendo maior predisposição para dor e sangramento durante o coito, infecção secundária, corrimento e prurido. O colo do útero torna-se progressivamente menor e há contínuo estreitamento do seu canal e redução do calibre do óstio externo, que se torna puntiforme. O epitélio escamoso exocervical diminui de espessura e a rede capilar subepitelial torna-se mais nítida. Há maior tendência à inversão do epitélio ectocervical, diminui-se o teor de glicogênio e o teste de Schiller revela coloração amarelo-pálida. Atrofiam-se as glândulas endocervicais e, consequentemente, ocorre diminuição da quantidade de muco e aumento da sua viscosidade. Tanto o endométrio quanto o miométrio podem sofrer alterações involutivas que culminam com a redução do tamanho do útero. A ausência de estímulo hormonal torna o endométrio inativo e a atrofia endometrial predispõe ao sangramento por debilidade da parede vascular. As tubas uterinas e os ovários também sofrem alterações regressivas. Devido à insuficiência hormonal, as estruturas responsáveis pela suspensão e sustentação das vísceras pélvicas tornam-se frouxas e menos elásticas, o que predispõe o aparecimento de prolapso genital.[9]

O trato urinário contém receptores de estrogênio na uretra e na bexiga e, à medida que a insuficiência estrogênica se torna evidente, a uretra converte-se em uma estrutura rígida, de epitélio delgado e friável. É possível haver eversão da mucosa uretral, com o aparecimento de carúnculas. A diminuição da pressão intrauretral, decorrente do hipoestrogenismo, favorece o aparecimento de incontinência urinária de esforço. A micção torna-se difícil, com polaciúria, disúria, micções imperiosas, retenção e sensação de micção iminente, associadas à urina estéril e dor no abdome inferior.[9]

A qualidade do sono geralmente se deteriora com o envelhecimento, e a menopausa parece acrescentar complexidade a esse processo, sendo que na pós-menopausa mais de 50% das mulheres relatam distúrbios de sono.[9] Alterações hormonais por si só não explicam a relação entre a dificuldade do sono e a menopausa, sendo que transtornos de humor e problemas crônicos de higiene do sono contribuem para o problema.[9] As consequências clínicas de uma noite de sono ruim incluem fadiga e sonolência diurna.

A perimenopausa representa um período de vulnerabilidade para ocorrência de depressão em mulheres. Várias coortes prospectivas mostraram risco aumentado de humor deprimido durante a transição menopausal e risco de aproximadamente três vezes para o desenvolvimento de um episódio de depressão maior durante a perimenopausa em comparação com o período reprodutivo.[9] Embora um episódio anterior de depressão confira risco aumentado, as mulheres sem episódio prévio de depressão ainda têm 2 a 4 vezes mais probabilidade de sofrer um episódio depressivo durante a transição menopausal.

Existe ainda nítida relação entre o declínio de colágeno e anos de pós-menopausa. A perda de colágeno é mais rápida nos primeiros anos de pós-menopausa, chegando a 20%-30% nos primeiros cinco anos de pós-menopausa. O colágeno é o principal constituinte (90%) da matriz orgânica dos ossos, sendo inequívoco o impacto do hipoestrogenismo sobre a eclosão de osteoporose primária.[10]

Finalmente, a incidência da coronariopatia arterioesclerótica guarda relação importante com a menopausa. A mulher na pós-menopausa apresenta maior incidência de doença coronariana e infarto do miocárdio, comparada à mulher na pré-menopausa de faixa etária semelhante.[11] O estrogênio apresenta ainda ação direta sobre as células endoteliais promovendo vasodilatação, e o hipoestrogenismo pode afetar essa ação intrínseca na parede das artérias. Além disso, após a menopausa, a mulher desenvolve perfil lipídico mais aterogênico, com elevação dos níveis da lipoproteína de baixa densidade (LDL) e diminuição da lipoproteína de alta densidade (HDL).

DIAGNÓSTICO

O início da irregularidade menstrual define a entrada na transição menopausal. O diagnóstico clínico de menopausa fundamenta-se na ausência de fluxos menstruais por 12 meses.

Mulheres histerectomizadas ou submetidas a ablação de endométrio não podem ser estadiadas por critérios de sangramento menstrual. Os estágios reprodutivos dessas mulheres somente podem ser avaliados através de biomarcadores. Uma determinação isolada de FSH e estradiol pode ser ambígua ou enganadora, e medidas seriadas podem ser frequentemente requeridas. Ainda não existem recomendações para o uso de HAM como critério diagnóstico por falta de ensaios padronizados.

TRATAMENTO

A terapia hormonal (TH) está disponível há mais de meio século para proporcionar alívio para os sintomas vasomotores, suores noturnos e sintomas da síndrome genitourinária da pós-menopausa. Contudo, diversos estudos, notadamente o WHI (*Women's Health Initiative*), relataram um balanço desfavorável de riscos da TH em comparação aos benefícios. Como resultado, houve declínio significativo nas prescrições da TH.

Após uma década de medo e incerteza em relação a TH, os dados do WHI foram reanalisados, várias conclusões revisadas e dados mais recentes de estudos clínicos tornaram-se disponíveis e forneceram novos subsídios para a prescrição segura. Reconhecemos hoje que os riscos e benefícios da TH variam com base na idade da mulher e no tempo desde a menopausa, criando o conceito de "janela de oportunidade". Para mulheres na pós-menopausa sintomáticas com menos de 60 anos de idade ou com até 10 anos de pós-menopausa, os benefícios da TH geralmente superam os riscos. Em mulheres mais velhas (> 60 anos) e em mulheres cuja menopausa ocorreu há mais de 10 anos, o risco-benefício da TH é menos favorável, particularmente quanto ao risco cardiovascular. Para as mulheres que entram prematuramente na menopausa (< 40 anos), a TH melhora o risco de doença cardiovascular, osteoporose e declínio cognitivo.

Diretrizes atualizadas foram fornecidas por diversas sociedades, como a Federação Brasileira das Associações de Ginecologia e Obstetrícia (FEBRASGO) e a *North American Menopause Society* (NAMS) e várias outras, com declarações consensuais incorporando este conceito de "janela de oportunidade".[12,13]

A TH tem indicação para alívio dos sintomas vasomotores, conservação do trofismo vaginal, preservação do osso e da pele, melhora do bem-estar geral e da sexualidade. Contraindicações incluem tumores estrogênio-dependentes (como os de mama e endométrio) em atividade ou recentes, tromboembolismo agudo, alterações trombofílicas, doenças do fígado, sangramento uterino de causa não esclarecida e alterações na mamografia.[9]

Estrogênio como terapia isolada é utilizado para mulheres submetidas à histerectomia, enquanto terapia combinada estroprogestativa é indicada para mulheres com útero intacto, inclusive aquelas submetidas à ablação de endométrio.

Os estrogênios podem ser administrados por via oral ou pela via não oral. A terapia com estrogênios orais e transdérmicos é igualmente eficaz no alívio dos sintomas e na prevenção da perda de massa óssea. A administração não oral de estrogênio oferece vantagens metabólicas adicionais, por evitar a primeira passagem hepática, ocasionando, assim, menor potencial para estímulo das proteínas hepáticas, fatores de coagulação e perfil metabólico neutro.

A principal indicação para o uso de progestagênio é fornecer proteção contra hiperplasia endometrial e câncer de endométrio. Os progestagênios são um grupo amplo de compostos progestacionais que incluem progesterona micronizada (que é bioidêntica à progesterona endógena) e os compostos sintéticos derivados da pregnana ou da androstana.

A TH combinada pode ser feita em esquemas cíclico sequencial ou contínuo. O esquema cíclico sequencial promove sangramento de descamação periódico, ao final de cada ciclo de progestagênio, devendo ser considerado durante a transição menopausal. No esquema contínuo a grande maioria de mulheres permanece em amenorreia e pode ser usado nas pacientes que não queiram apresentar sangramento, ou ainda naquelas que apresentavam síndrome pré-menstrual ou endometriose.

A duração da terapia combinada estroprogestativa é idealmente limitada pelo aumento no risco de câncer de mama. Limitações à estrogenioterapia isolada são menos claras, já que o risco de câncer de mama não parece aumentar com o uso de estrogênios isolados. Para as mulheres que apresentarem menopausa precoce a TH deve ser administrada até pelo menos a idade média da menopausa natural.

Não há maneira melhor de descontinuar a TH. Os sintomas vasomotores tendem a recorrer em 50% das mulheres independentemente de sua idade ou do tempo de tratamento. Estudos não encontraram nenhuma vantagem na descontinuação gradual em relação a descontinuação abrupta, de modo que as preferências individuais devem orientar a decisão sobre como interromper a terapia.

Recomenda-se a estrogenioterapia por via vaginal para o tratamento dos sintomas da síndrome genitourinária da pós-menopausa, no nosso meio podemos utilizar estriol ou promestrieno.

CONSIDERAÇÕES FINAIS

As queixas de onda de calor, labilidade emocional, secura vaginal e alterações do sono são sintomas com alta prevalência na transição menopausal tardia.

A duração dos sintomas vasomotores pode ser maior do que se pensava anteriormente, podendo muitas mulheres experimentarem sintomas por mais de 10 anos.

A TH deve ser sempre individualizada, devendo-se sempre utilizar baixas doses de hormônios, suficientes para alívio dos sintomas. Para os casos de menopausa precoce a TH deve ser administrada até pelo menos a idade média da menopausa natural. Para mulheres com idade inferior a 60 anos ou até 10 anos do início da menopausa natural a TH fornece excelente alívio dos sintomas e apresenta baixo risco.

A duração da TH dependerá de metas estabelecidas com a paciente, devendo ser avaliada periodicamente levando-se em conta os riscos *versus* os benefícios.

Devemos orientar as mulheres a terem um estilo de vida mais saudável, sem tabagismo, com alimentação adequada, rica em cálcio e pobre em gorduras, e atividade física regular.

REFERÊNCIAS BIBLIOGRÁFICAS

1. Practice Committee of the American Society for Reproductive Medicine. The menopausal transition. Fertil Steril. 2006;86(5 Suppl):S253-6.
2. Soules MR, Sherman S, Parrott E, Rebar R, Santoro N, Utian W, et al. Executive summary: Stages of Reproductive Aging Workshop (STRAW). Climacteric. 2001;4(4):267-72.
3. Harlow SD, Cage M, Hall JE, et al. Executive summary of the Stages of Reproductive Aging Workshop +10: addressing the unfinished agenda of staging reproductive aging. Menopause. 2012;19(4):1-9.
4. Faddy MJ, Gosden RG, Gougeon A, et al. Accelerated disappearance of ovarian follicles in mid-life: implications for forecasting menopause. Hum Reprod. 1992;7:1342.
5. Santoro N, Isaac B, Neal-Perry G, et al. Impaired folliculogenesis and ovulation in older reproductive aged-women. J Clin Endocrinol Metab. 2003;88:5502-9.

GINECOLOGIA • PARTE 5 TRANSIÇÃO MENOPAUSAL E PÓS-MENOPAUSA

6. Burger HG, Dudley EC, Cui J, et al. A prospective longitudinal study of serum testosterone, dehydroe-piandrosterone sulfate, and sex hormone-binding globulin levels through the menopause transition. J Clin Endocrinol Metab. 2000;85:2832-8.

7. Quinkler M, Sinha B, Tomlinson JW, et al. Androgen generation in adipose tissue in women with simple obesity – a site-specific role for 17betahydroxysteroid dehydrogenase type 5. J Endocrinol. 2004;183:331-42.

8. Politi MC, Schleinit MD, Col NF. Revisiting the duration of vasomotor symptoms of menopause: a meta-analysis. J Gen Inter Med. 2008;23:1507-13.

9. Santoro N, Epperson CN, Matthews SB. Menopausal symptoms and their management. Endocrinol Metab Clin North Am. 2015;44(3):497-515.

10. Riggs BL, Khosla S, Melton LJ. Sex steroids and the construction and conservation of the adult skeleton. Endocr Rev. 2002;23:279-302.

11. Dosi R, Bhatt N, Shah P, Patell R. Cardiovascular disease and menopause. J Clin Diagn Res. 2014;8(2):62-4.

12. htpp://www.febrasgo.org.br/site/wp-content/uploads/2014/12/SOBRAC.pdf.

13. The North American Menopause Society. The 2012 hormone therapy position statement of The North American Menopause Society. Menopause. 2012;19(3):257-71.

Disfunções sexuais femininas | 42

Carolina Carvalho Ambrogini
Ivaldo da Silva
Teresa Embiruçu

A sexualidade é fator indissociável da estrutura mental do sujeito, se faz presente desde a vida intrauterina e durante todo o desenvolvimento humano, sendo modelada, a cada nova etapa vital, por elementos extrínsecos e intrínsecos à pessoa.[1]

O comportamento sexual é determinado por complexa interação de fatores. Pode ser afetado pelo(s) relacionamento(s) do indivíduo com outro(s), por circunstâncias da vida e pela cultura em que se vive. A sexualidade está vinculada com elementos da personalidade, constituição biológica e com um senso geral de ser. Engloba a percepção de pertencer ao gênero masculino ou feminino e reflete as experiências evolutivas do indivíduo, durante todo o seu ciclo de vida.[2]

A sexualidade da mulher, por sua vez, sempre foi envolta por maior preconceito pelas questões históricas de submissão e inferioridade em relação ao homem. Considerava-se que a mulher possuía papel passivo durante o ato sexual, ignorando-se sua capacidade para sentir prazer. Até mesmo Freud priorizava o falo, tendo o sexo masculino como "modelo".[3] Com as mudanças socioculturais do século XX e a descoberta da pílula anticoncepcional, a mulher foi adquirindo papel cada vez mais importante na economia e nas relações interpessoais, conquistando independência financeira e liberdade sexual. Assim, a sexualidade feminina vem sendo cada vez mais estudada e compreendida, levando-se em consideração suas particularidades.[2]

A disfunção sexual feminina é definida como uma persistente ou recorrente alteração no ciclo de resposta sexual, causando desconforto ou insatisfação durante o intercurso. É multifatorial e influenciada por fatores físicos, psicológicos, emocionais e sociais. De acordo com o DSM-V, as disfunções sexuais femininas são classificadas em três grupos: desordens do desejo e excitação, orgasmo e dor e/ou dificuldades na penetração.[4]

DESEJO SEXUAL HIPOATIVO

A complexidade da função sexual feminina é diferente da masculina. O desejo sexual feminino, por exemplo, é mais tênue, por ter influência biológica menor. Uma mulher jovem tem de 10% a 15% menos desejo sexual que um homem na mesma faixa etária face aos componentes androgênicos do desejo.[5] Segundo Shifren (2008),[6] a disfunção sexual feminina em geral é um problema multifatorial e multidimensional, está relacionada com a idade e época de vida e é altamente prevalente, variando de 20% a 50% na população feminina dos Estados Unidos.

O desejo sexual hipoativo (DSH) e os transtornos de excitação foram recentemente englobados em um único tópico pela nova classificação dos transtornos sexuais – DSM-V e caracterizam-se por diminuição persistente de pensamentos eróticos e da motivação para se iniciar uma atividade sexual e ainda a dificuldade de obtenção da resposta fisiológica do desejo, caracterizada pela congestão dos genitais e consequente lubrificação. Esses sintomas devem trazer sofrimento pessoal ou interpessoal para serem classificados como uma disfunção sexual.[4]

Ao contrário dos homens, que têm níveis hormonais constantes em grande parte da vida, as mulheres têm flutuações mensais segundo seu ciclo menstrual, ficam grávidas, amamentam e sofrem com a queda brusca dos hormônios na menopausa. Além disso, a mulher contemporânea luta por igualdade no mercado de trabalho, busca realização profissional e ainda é a responsável pelos cuidados domésticos e educação dos filhos. Por outro lado, após séculos de inferioridade e silêncio, agora quer entender seu mecanismo sexual e obter satisfação. Portanto, os profissionais da área da saúde precisam estar preparados para questionar sobre a vida sexual e tratar suas disfunções.

A dinâmica do casal também merece profunda investigação. É importante que o profissional questione o entendimento geral dos parceiros, presença de brigas, traições, mágoas e outros fatores que podem afetar a vida sexual. A rotina sexual deve ser detalhada com perguntas sobre o desejo espontâneo, desejo responsivo, a abordagem, as preliminares, a excitação, o orgasmo e a satisfação sexual. O profissional deve analisar a presença de fantasias eróticas entre o casal, as motivações para o sexo, o grau de intimidade e diálogo do casal.[5]

Muitas vezes, as mulheres que se queixam de hipoatividade do desejo costumam almejar o desejo que sentiam no início do relacionamento, mas depois de uma anamnese é possível entender se o desejo responsivo, mais comum nos relacionamentos estáveis, está presente ou não. Para isso, é importante ter em mente o ciclo de resposta sexual desenvolvido por Rosemary Basson[7] descrito na Figura 1.

Este modelo circular de resposta sexual ajuda a entender porque as mulheres geralmente respondem diferentemente dos homens com relação ao desejo sexual e excitação. É importante na anamnese investigar se a mulher encontra-se receptiva ou não ao sexo, mesmo que se queixe de diminuição da atividade do desejo. Se não houver receptividade ou se houver movimentos de esquiva sexual, a disfunção sexual é mais bem caracterizada.[6,7]

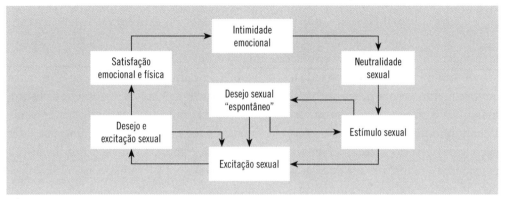

FIGURA 1 Ciclo de resposta sexual desenvolvido por R. Basson.[7]

Diagnóstico

O DSH pode ser primário ou secundário. No primeiro caso, os aspectos emocionais devem ser explorados, já que a influência de traumas, abuso sexual e educação/religião rígidas é relevante. Características da personalidade como timidez acentuada e baixa autoestima também são bastante encontradas nesses casos.

No DSH secundário, o momento do aparecimento da queixa deve ser mais investigado. É importante que o profissional tente fazer um raciocínio clínico tentando levar em consideração a fase de vida da mulher, as questões biológicas e emocionais, além dos fatos marcantes do relacionamento.

O diagnóstico das desordens do desejo e excitação é clínico. Alguns exames laboratoriais podem auxiliar na avaliação mais completa, na condução e tratamento, como: hemograma, glicemia, lipidograma, enzimas hepáticas, função tireoidiana, hormônio folículo-estimulante, hormônio luteinizante, estradiol, prolactina, testosterona total, SHBG, albumina e função tireoidiana.[8]

Dosagens séricas de testosterona

A interpretação das dosagens séricas de testosterona é discutível. Existem algumas dificuldades, como: os valores não são sensitivos para detectar baixas concentrações em mulheres; valores considerados normais variam em diferentes grupos etários e não são bem definidos; a dosagem de testosterona livre seria o mais indicado, porém o método ideal (equilíbrio dialítico) é pouco utilizado; os níveis séricos não refletem a sensibilidade, a receptividade e a ação nos tecidos alvos (dependente da 5-alpha-redutase, aromatase).[9]

Tratamento

O direcionamento da terapêutica depende dos dados relevantes observados no interrogatório clínico e a avaliação multidisciplinar é sempre recomendada.

A terapia sexual pode ser individual, de casal (quando existem inadequações conjugais) ou em grupo. A terapia em grupo mostrou-se eficaz, uma vez que as mulheres identificam-se nos problemas e soluções umas das outras.

A mulher deve ser incentivada a se descobrir sexualmente com exercícios de autoconhecimento corporal, masturbação e formulação de fantasias eróticas. Uma postura mais ativa com relação à própria sexualidade reflete em melhora na autoestima sexual. Literatura e filmes eróticos são boas ferramentas para a elaboração de fantasias.[10] Os exercícios buscam explorar as sensações não genitais e genitais com o próprio corpo, e aos poucos a reaproximação do casal. O tipo do estímulo e o tempo do estímulo considerado erótico e eficaz são individuais.

A orientação sobre a resposta sexual feminina fisiológica e a psicoterapia sexual são extremamente importantes para a melhora do quadro de desejo sexual hipoativo. Entretanto, em alguns casos, há necessidade de tratamento medicamentoso.

Medicamentos hormonais
Síndrome da deficiência androgênica feminina

A FADS (*female androgenic deficience syndrome*) pode acontecer tanto na pós-menopausa como na menacma e é definida como a deficiência de androgênios em mulheres adequadamente estrogenizadas. Deve-se atentar aos sintomas, pois além da queixa de falta de desejo sexual, a mulher pode relatar: fadiga, diminuição de pelos pubianos, perda de massa muscular e diminuição da sensibilidade clitoridiana, levando à anorgasmia. Geralmente, a FADS é acompanhada pela diminuição dos níveis séricos de testosterona, mas pelas dificuldades descritas na mensuração desses níveis, o quadro clínico ainda é o principal fator a ser considerado.[10,11]

Antes da reposição de testosterona, deve-se averiguar se a mulher está adequadamente estrogenizada e afastar outras causas para a diminuição do desejo sexual com anamnese bem detalhada.

Antes de recomendar androgênios, deve-se investigar suas contraindicações e abordar os possíveis efeitos colaterais na mulher[12] (Tabelas 1 e 2).

TABELA 1 Contraindicações absolutas e relativas para terapia androgênica

Contraindicações absolutas	Contraindicações relativas
• Gravidez	• Acne moderada a severa
• Lactação	• Hirsutismo moderado a severo
• Policitemia	• Alopécia androgênica
• Insuficiência hepática	• Dislipidemia grave
• Insuficiência renal	• Resistência insulínica
• Câncer de mama	• Distúrbios do humor com agressividade
• Câncer de endométrio	

CAPÍTULO 42 DISFUNÇÕES SEXUAIS FEMININAS **517**

TABELA 2 Principais efeitos colaterais dose-dependentes da terapia androgênica

- Acne
- Aumento da oleosidade da pele e cabelo
- Hisurtismo
- Hipertrofia muscular
- Alterações da voz
- Hipertrofia de clitóris
- Diminuição dos níveis de HDL
- Policitemia
- Agressividade

A maioria das formulações com androgênios para tratamento de disfunções sexuais femininas é usada "*off label*", ou seja, usada pela experiência e prática clínica que comprovam a boa resposta ao tratamento. Ressalta-se que a agência reguladora de medicações brasileira ainda não aprovou uso de androgênios para este fim. Importante atentar para os riscos de toda medicação manipulada, que está sujeita a inúmeras variantes de acordo com o local e as matérias-primas utilizadas.

O metabolismo do androgênio varia de acordo com a via de administração da droga. As vias de administração podem ser:[12,13]

- Injetável: existem formulações injetáveis que agrupam alguns ésteres de testosterona e são comercializados para tratar insuficiência androgênica masculina. Devem ser administrados mensalmente e podem causar maior incidência de virilização, pois suas doses não são ajustadas para o uso em mulheres.
- Oral: a principal droga pesquisada na terapia androgênica é a metiltestosterona, que pode ser utilizada nas doses de 2,5 a 5 mg por dia. A desvantagem é a droga sofrer duas passagens hepáticas, causando um impacto maior no fígado e nos níveis de colesterol. Os estudos de segurança sugerem o uso por até um ano contínuo dessa formulação, devendo haver monitorização com os exames séricos dos níveis hepáticos, hemograma (para prevenção da policitemia) e lipidograma a cada três meses.
- Sublingual: a metiltestosterona pode ser formulada também em solução para uso sublingual, o que evita a primeira passagem hepática, além de permitir tatear a dose de acordo com a melhora ou não dos sintomas.
- Transdérmico: gel ou cremes transdérmicos com testosterona natural na dosagem de 1% a 4% podem ser prescritos e não afetam o perfil lipídico nem são hepatotóxicos, no entanto, a adequada absorção da droga depende da qualidade do creme ou gel. Os efeitos adversos dependem da dose e duração do tratamento e são representados por acne, hirsutismo e aumento do clitóris.

Medicamentos não hormonais
Medicamentos de ação central

Algumas medicações que estimulem os receptores de dopamina e noradrenalina seriam chamadas de drogas pró-sexuais. Neste sentido, alguns antidepressivos como a bupropiona têm sido investigados no sentido de promover o aumento do desejo sexual, porém os estudos são controversos em afirmar sua ação exclusiva para este fim. Atualmente, essa droga é indicada como "antídoto" para disfunções sexuais causadas por outros antidepressivos, podendo ser usada conjuntamente com outras drogas ou em substituição para tratar uma depressão leve com disfunção sexual.[14]

Há alguns anos, uma outra substância de ação central tem sido pesquisada para o tratamento exclusivo do desejo sexual hipoativo. A flibanserina foi recentemente aprovada pelo FDA (*Food and Drug Administration*), porém ainda sem previsão para sua comercialização no Brasil. Essa substância tem ação agonista nos receptores de dopamina e noradrenalina. Os estudos mostraram aumento de 30% nas escalas de sexualidade utilizadas para o desejo sexual com a dose de 100 mg/dia e 50% de melhora nos eventos sexuais satisfatórios. Os principais efeitos colaterais observados foram tontura e sedação em 10% das mulheres estudadas.[15]

Fitoterápicos

As isoflavonas são chamadas de fitoestrogênios e são amplamente utilizadas para sintomas vasomotores (fogachos) nas mulheres na pós-menopausa, podendo melhorar indiretamente as queixas sexuais.[16]

O *Tribulus terrestris* é outro fitoterápico indicado para tratar o DSH. Esse extrato aparentemente causa elevação das gonadotrofinas, LH e FSH, aumentando indiretamente os níveis de testosterona e modula a ação da 5-alpha-redutase. Estudos em ratas mostraram um aumento da camada de células tecais no ovário que seriam responsáveis pela produção de androgênios. No entanto, poucos estudos duplo-cegos e placebo-controlados comprovam a real eficácia no tratamento das desordens do desejo sexual. Em um estudo iraniano, placebo-controlado, com 60 mulheres com DSH, houve melhora de todos os parâmetros medidos por questionário que avalia a função sexual (FSFI) com fitoterápico.[17]

ANORGASMIA

A anorgasmia é uma disfunção sexual que se caracteriza pela ausência persistente de orgasmo após uma fase normal de excitação. É uma disfunção das mais prevalentes, correspondendo a 26,2% de toda a população brasileira do sexo feminino, de acordo com um grande estudo sobre a sexualidade do brasileiro em 2004.[2]

O orgasmo é uma experiência psicofísica de curta duração, podendo durar de 3 a 10 segundos, mas de grande satisfação física e psíquica. A mulher pode levar de 10 a 20 minutos para atingir um orgasmo durante a relação sexual, ou até menos de 4 minutos, se estiver suficientemente excitada.[2]

A anorgasmia pode ser primária ou secundária. A primária sendo aquela em que a mulher nunca obteve um orgasmo; e a secundária, em que a mulher antes orgásmica, a partir de algum momento, deixou de ter orgasmos. Para o critério fenomenológico, temos a anorgasmia situacional, que depende do parceiro ou da circunstância em que ocorre a falta do orgasmo; e a anorgasmia total, em que a mulher nunca sente orgasmo, independentemente do tipo ou da qualidade do estímulo.[18]

Tratamentos

A literatura ainda é limitada e contraditória quanto às formas de tratamento para a anorgasmia. Pela falta de estudos randomizados para os distúrbios de orgasmo, é necessário extrapolar os resultados a partir dos estudos clínicos de outros problemas sexuais. Contudo, as principais intervenções baseiam-se na ação da farmacologia e da psicoterapia.

Farmacoterapia

Os principais androgênios que têm sido estudados para melhorar a função sexual na mulher são a testosterona e a metiltestosterona. A administração de testosterona em gel ou *patch*, em mulheres na pós-menopausa, mostrou melhora da obtenção do orgasmo em diversos estudos. A tibolona também aumenta o domínio do orgasmo na pós-menopausa.[12,13]

A reavaliação e alteração de medicamentos que causam distúrbios de orgasmo podem reverter a anorgasmia, como alguns antidepressivos. Outra estratégia sugerida é a suspensão temporária do medicamento causador do distúrbio orgásmico ou a administração de drogas como a sildenafila.[14]

Existem vários estudos que avaliam a sildenafila como tratamento para a anorgasmia, porém os resultados são variados e por isso inconclusivos.[14]

Psicoterapia

A psicoterapia com abordagem cognitivo-comportamental tem como objetivo promover mudanças cognitivas, modificações de atitudes e redução de ansiedade perante o problema. Para isso, vários exercícios comportamentais são prescritos para serem praticados em casa. A masturbação dirigida (DM, *directed masturbation*) é geralmente a mais utilizada para as mulheres que têm anorgasmia primária.[18] A seguir encontram-se as etapas dessa técnica, que pode ser aplicada em consultório pelo terapeuta sexual:

- *Background* sexual – história, contexto e significado da sexualidade: consiste em rever as experiências relacionadas à sexualidade durante a vida da paciente.

- O corpo e os genitais: orientar que a paciente, em casa, olhe seu corpo em um espelho, buscando avaliar o que pensa sobre ele. Na sequência, incentivar o toque no corpo e na região genital, apenas para verificar as possíveis sensações, sem objetivar um orgasmo.
- Exploração da excitação sexual: incentivar que a paciente toque seus genitais buscando ter sensações de prazer. Orientá-la a pensar em imagens, cenas, gestos ou toques que aumentem o seu desejo sexual. Cabe orientar sobre o ciclo de resposta sexual e que nem sempre a excitação pode ser percebida conscientemente. Considerar a possibilidade do uso de vibradores.
- Formas de inclusão do(a) parceiro(a): discutir com a paciente sobre as possíveis formas de comunicar ao(à) parceiro(a) sobre suas novas descobertas, e como colocá-las em prática durante a relação sexual.

Algumas mulheres, porém, são capazes de experimentar um orgasmo durante a masturbação, mas não durante a relação sexual com o(a) parceiro(a). Isso ocorre devido a todos os fatores interpessoais envolvidos no ato sexual entre um casal. Medo e vergonha de se expor sexualmente e principalmente a dificuldade de entrega e relaxamento perante o(a) parceiro(a) podem ocasionar essa dificuldade. Nesses casos são necessárias técnicas de estimulação clitoriana adicionais, para que durante o coito a paciente possa receber suficiente estímulo para obter orgasmo.[18]

TRANSTORNOS DE DOR E/OU DIFICULDADES NA PENETRAÇÃO

Na CID-10 (*Classificação Estatística Internacional de Doenças*, 10ª edição, versão 2008), os transtornos da dor genitopélvica eram divididos em dispareunia e vaginismo, como patologias distintas. A dispareunia era separada em não orgânica (origem psicogênica) e orgânica (associada geralmente a comorbidades ginecológicas).[4]

A dispareunia pode ser superficial e/ou profunda. A superficial ocorre durante a tentativa de penetração, geralmente secundária a condições anatômicas, processos inflamatórios, hormonais, musculares, iatrogênicos, neurológicos, imunológicos e vasculares, também chamada vulvodínia. Se a dor é percebida dentro da vagina, ou seja, profunda, deve estar associada a doenças pélvicas ou falha de relaxamento da musculatura pélvica.[19]

Já a dificuldade de penetração vaginal, seja ela de pênis, dedo ou objeto por antecipação e medo de vivenciar a dor, associada a contrações involuntárias dos músculos pélvicos, caracteriza o vaginismo.[4]

A partir do DSM-V (*Diagnostic and Statistical Manual of Mental Disorders*, 5ª edição) divulgado em 2013, dispareunia e vaginismo foram englobados na mesma classificação, os transtornos da dor genitopélvica e/ou dificuldade na penetração.[4]

Diagnóstico

O diagnóstico é clínico, baseado na anamnese e exame físico.

A avaliação da dor genitopélvica inclui a inspeção da vulva, especialmente vestíbulo, e vagina. Utiliza-se um *swab* úmido para tocar o vestíbulo em quatro áreas, anterior, posterior e laterais (direita e esquerda) para pesquisar pontos específicos de dor. O "teste do cotonete" positivo faz o diagnóstico de vulvodínia. Considera-se positivo quando há dor referida ao menos em um dos pontos.

A musculatura do assoalho pélvico também é detalhadamente examinada, para avaliar se existe hipertonia dos músculos, pontos de tensão ou contratura involuntária como reação à ansiedade e medo ao toque. Percebe-se assim qual o grau de dificuldade para a penetração vaginal, se ela ocorre ou não.

Exames complementares como vulvoscopia, ultrassonografias e ressonâncias pélvicas podem ser necessários para afastar causas orgânicas, se constarem como hipóteses diagnósticas da dor genitopélvica.[20]

Tratamento

O tratamento da causa subjacente é o primeiro passo. Se a causa é desconhecida ou não é facilmente tratada, o acompanhamento deve ser multidisciplinar e multidimensional.

Medidas gerais: orientação sobre posição sexual, permitindo que a mulher controle a força da penetração, banhos quentes antes da relação sexual e massagem corporal (relaxantes); interrupção de irritantes, eliminação de produtos perfumados, sabonetes, *sprays* e duchas que podem irritar o tecido vulvar; sugerir aplicação de lubrificantes vaginais e analgésicos orais, antes ou após a relação sexual.[19]

O tratamento farmacológico inclui o direcionamento a algum fator específico, como estrogênio para a atrofia vaginal e antifúngico para a candidíase vulvovaginal. Mas, nos casos sem causa única evidente, é necessária uma associação terapêutica: comportamental, psíquica, física e medicamentosa (tópica e/ou oral).

As medicações mais comumente usadas são as destinadas à dor crônica: analgésicos sistêmicos (como opiáceos), antidepressivos tricíclicos ou de outras classes, anticonvulsivantes e agentes tópicos, como analgésicos e hormônios.[19]

- Antidepressivos: a dose é normalmente muito mais baixa do que a prescrita para o tratamento de depressão. Indicados especialmente quando a dor é espontânea, ou seja, não está apenas restrita a tentativas de penetrações vaginais. Pode-se levar várias semanas para atingir um nível terapêutico. O aumento da dose e a retirada do medicamento devem ser graduais. Efeitos colaterais comuns geralmente podem ser controlados.[19] Dentre os tricíclicos, a amitriptilina é a mais utilizada para a vulvodínia. No grupo dos inibidores da recaptação de serotonina-norepinefrina (IRSN), os de escolha são duloxetina e venlafaxina.

- Anticonvulsivantes: indicados quando a dor é descrita como "uma faca entrando"; os mais recomendados são pregabalina e gabapentina, que geralmente controlam a dor crônica de origem neuropática, envolvendo vias de regulação da dor e também alterações dos padrões cognitivos.[21]
- Anestésicos tópicos: creme ou pomada anestésica tópica, por exemplo, de lidocaína, proporcionam alívio temporário da dor e são aplicados diretamente sobre a vulva antes da relação sexual e retirados antes da penetração. Tipicamente, o efeito dura de 15 a 30 minutos. Um estudo descobriu que o uso noturno por longo prazo da lidocaína resultou no alívio sustentado da dor.[19]
- Hormônios tópicos: a aplicação de estrogênio vaginal é a principal opção quando há hiperemia, fissuras, mucosa vaginal fina e seca; não só apenas na pós-menopausa, mas em todas as situações que causam hipoestrogenismo (uso prolongado de anticoncepcional e pós-parto); outra opção para uso vaginal isolado ou associado ao estrogênio é a testosterona (mas só disponível em manipulações farmacológicas); ospemifeno, que tem ação estrogênica apenas na mucosa vaginal (sem efeito endometrial), não está disponível no Brasil.[22]
- Toxina botulínica tipo A: a aplicação é indicada para interromper o ciclo de contração muscular involuntária do assoalho pélvico, principalmente quando impede qualquer tipo de penetração vaginal; não é considerada a primeira linha de tratamento; pode ser uma opção na falha de resposta a fisioterapia pélvica e psicoterapia; estudos ainda com amostra pequena para comprovar eficácia e ausência de efeitos colaterais.[23]
- *Laser* vaginal: o mais estudado é o *laser* fracionado de CO_2 na mucosa vaginal para atrofia genital, por aumentar a produção local de colágeno e a espessura do epitélio, melhorando assim a dispareunia; a aplicação na área vestibular para tratar a vestibulodínia parece promissora.[24]

O tratamento cirúrgico da vulvodínia ainda é controverso. Em trabalhos com números reduzidos de mulheres com dor localizada em vestíbulo, a excisão da área dolorosa tem sido vista com taxas de sucesso que variam em torno de 61% a 94%. O procedimento mais comum é a vestibulectomia modificada, com excisão do anel himenal de 3 h a 9 h (considerando-se a posição do relógio), da mucosa vestibular superficial à linha de Hart. O tratamento cirúrgico deve ser considerado apenas em casos graves e refratários aos outros tratamentos.[25,26]

O tratamento multidisciplinar na prática é o mais efetivo e duradouro. A fisioterapia, com técnicas de relaxamento ou dessenssibilização manual, *biofeedback*, estimulação elétrica do assoalho pélvico, ultrassonografia perineal e dilatadores vaginais tem excelente resposta, com ganho de consciência corporal e alívio na dor, permitindo muitas vezes o toque e a penetração.

A psicoterapia também é fundamental, de suporte e de base. A psicoterapia individual ou em grupo aborda as crenças errôneas sobre sexo, o desenvolvimento da sexualidade, os medos e as ansiedades sobre a penetração vaginal e o papel da mulher. A resposta à psicoterapia é o aumento da autoestima, da expressão da sexualidade e a compreensão do quanto o psicológico interfere na resposta física corporal e vice-versa.

CONSIDERAÇÕES FINAIS

O principal papel do médico ginecologista é incluir na anamnese a pergunta sobre como é a vida sexual daquela mulher. A orientação sobre resposta sexual fisiológica e a abordagem do que possa ser inadequado ou disfuncional são algumas das missões do médico que cuida da saúde feminina.

REFERÊNCIAS BIBLIOGRÁFICAS

1. Abdo CHN. Sexualidade humana e seus transtornos. 2. ed. São Paulo: Lemos Editorial; 2000.
2. Abdo CHN, Filho JEFG. A mulher e sua sexualidade. In: Cordás TA, Salzano FT. Saúde mental da mulher. São Paulo: Atheneu; 2004. p. 229-64.
3. Seichas AM. Sexualidade feminina – história, cultura e família – personalidade & psicodrama. São Paulo: Senac; 1998.
4. American Psychiatric Association. Diagnostic and statistical manual of mental disorders, Fifth Edition (DSM-5). Arlington, VA: American Psychiatric Association; 2013.
5. Harding A. Rosemary Basson: working to normalise women's sexual reality. Lancet. 2007;369(9559):363.
6. Shifren JL, Monz BU, Russo PA, Segreti A, Johannes CB. Sexual problems and distress in United States women: prevalence and correlates. Obstet Gynecol. 2008;112:970-8.
7. Basson R. Women's sexual dysfunction: revised and expanded definitions. CMAJ. 2005;172(10).
8. Brotto LA, Petkau AJ, Labrie F, Basson R. Predictors of sexual desire in women. J Sex Med. 2011;8(3):742-53.
9. Chu MC, Lobo RA. Formulations and use of androgens in women. Mayo Clin Proc. 2004;79(suppl):S3-S7.
10. Papalia MA, Davis SR. What is the rationale for androgen therapy for women? Treat Endocrinol. 2003;2(2):77-84.
11. Basson R, Wierman ME, van Lankveld J, Brotto L. Summary of the recommendations on sexual dysfunctions in women. J Sex Med. 2010;7(1 Pt 2):314-26.
12. Chu MC, Lobo RA. Formulations and use of androgens in women. Mayo Clin Proc. 2004;79(suppl):S3-S7.
13. Papalia MA, Davis SR. What is the rationale for androgen therapy for women? Treat Endocrinol. 2003;2(2):77-84.
14. Palacios S. Hypoactive sexual desire disorder and current pharmacotherapeutic options in women. Women's Health. 2011.
15. Segraves RT, Clayton A, Croft H, Wolf A, Wamock J. Bupropion sustained release for the treatment of hypoactive sexual desire disorder in premenopausal women. J Clin Psychopharmacol. 2004;22(3):339-42.
16. North American Menopause Society (NAMS). Isoflavones report. The role of soy isoflavones in menopausal health: report of The North American Menopause Society/Wulf H. Utian Translational Science Symposium in Chigaco, IL (October, 2010). Menopause. 2011;18(7):732-53.

17. Mazaro-Costa R, Andersen ML, Hachul H, Tufik S. Medicinal plants as alternative treatments for female sexual dysfunction: Utopian vision or possible treatment in climacteric women? J Sex Med. 2010;22(11):3695-714.

18. Heiman JR. Transtornos orgásmicos em mulheres. In: Leiblum S. Princípios e prática da terapia sexual. 4. ed. São Paulo: Roca; 2011.

19. National Association of Vulvodynia. Disponível em: http://www.nva.com.

20. Hayes R. The prevalence of dyspareunia. In: Goldstein AT, Pukall C, Goldstein I (eds.). Female sexual pain disorders: Evaluation and management. 1. ed. Oxford, UK: Wiley-Blackwell; 2009. p.4-7.

21. Brown CS, Foster DC, Wan JY, Rawlinson S, Bachmann A. Rationale and design of a multicenter randomized clinical trial of extended release gabapentin in provoked vestibulodynia and biological correlates of response. Contemp Clin Trials. 2013;36(1):154-65.

22. Constantine G, Graham S, Koltun WD, Kingsberg SA. Assessment of ospemifene and lubricants on clinical signs of VVA. J Sex Med. 2014;11:1033-41.

23. Ghazizadeh S, Nikzad M. Botulinum toxin in the treatment of refractory vaginismus. Obst Gynecol. 2004;104(5, Part 1):922-5.

24. Murina F, Karram M, Salvatore S, Felice R. Fractional CO2 laser treatment of the vestibule for patients with vestibulodynia and genitourinary syndrome of menopause: a pilot study. J Sex Med. 2016;1-3.

25. Landry T, Bergeron S, Dupuis MJ, Desrochers G. The treatment of provoked vestibulodynia: a critical review. Clin J Pain. 2008;24:155-71.

26. Sadownik LA. Etiology, diagnosis, and clinical management of vulvodynia. International Journal of Women's Health. 2014:6.

Androgênios na pós-menopausa | 43

Rita de Cassia de Maio Dardes
Márcia Gaspar Nunes
Geraldo Rodrigues de Lima

ANDROGÊNIOS

Os androgênios são sintetizados nas glândulas suprarrenais e nos ovários em resposta ao hormônio adrenocorticotrófico e ao hormônio luteinizante, respectivamente. Esses esteroides são também derivados da conversão de precursores em sítios periféricos. Os principais androgênios na mulher são de-hidroepiandrosterona, androstenediona e testosterona.[1] Os androgênios mais potentes, como di-hidrotestosterona (DHT), são produzidos na periferia (pele, unidade pilossebácea e tecido adiposo), onde a enzima 5α-redutase atua nos esteroides que chegam pela circulação. Outro esteroide suprarrenal, 11β-hidroxiandrostenediona, um subproduto do metabolismo dos esteroides das suprarrenais, serve como precursor da 11-cetotestosterona.[2] Ao sofrer ação da 5α-redutase nos tecidos periféricos, a 11-cetotestosterona é convertida em 11-cetodi-hidrotestosterona (11KDHT), que exerce efeito local nos receptores androgênicos comparáveis à DHT.[3] A maioria da testosterona circulante está vinculada à globulina ligadora de hormônios sexuais (66%) e com menor afinidade à albumina (33%). Os restantes 1% a 2% de testosterona estão em estado livre, não ligado (testosterona livre). A importante ação androgênica resulta da síntese de DHT e 11KDHT na periferia, que tem um mínimo de liberação na circulação.[2]

TERAPIA COM TESTOSTERONA

O nível de androgênios circulantes diminui com a idade e nas ooforectomizadas.[4] Já se passaram mais de 60 anos desde que a terapia com testosterona (TT) foi relatada pela primeira vez para sintomas da menopausa.[5] Desde então, a TT tem recebido crescente atenção por seu potencial papel na manutenção da função sexual nas mulheres menopausadas. Diretrizes sobre o diagnóstico e manejo da menopausa recomendam considerar a TT para mulheres com transtorno de desejo sexual hipoativo (TDSH) se a terapia hormonal (TH) for ineficaz.[6]

A libido reduzida foi previamente classificada no *Diagnóstico e Manual Estatístico de Transtornos Mentais* (DSM-IV) como uma forma de TDSH. A classificação do DSM-5 atualizado dividiu o TDSH em diagnósticos específicos de sexo[7] como sintomas de "interesse sexual feminino/distúrbio da excitação", que incluem ausência ou redução significativa do interesse em atividade sexual, pensamentos sexuais ou fantasias e redução da iniciação da atividade sexual. De acordo com o DSM-5, esses sintomas devem existir em 75%-100% do tempo, persistir por um período mínimo de cerca de 6 meses, causar sofrimento significativo para a mulher e não ser explicados por um transtorno mental não sexual, como consequência de problema de relacionamento (por exemplo, violência do parceiro) ou de outros estressores.

A avaliação da disfunção sexual é complexa porque múltiplos fatores intrínsecos e extrínsecos contribuem para a sexualidade feminina.[8] A falha em detectar uma relação entre a testosterona circulante e a baixa da libido em mulheres pode ser atribuída à complexidade do problema. Adicionalmente, imprecisões dos ensaios de dosagem de testosterona e ações intracrinológicas de DHT e 11KDHT no nível do receptor poderiam explicar a incapacidade de estabelecer qualquer correlação.

Apesar da incapacidade de detectar um baixo estado de androgênios em mulheres com disfunção sexual, TT parece oferecer benefícios terapêuticos em casos devidamente selecionados.[9,10] Em mulheres menopausadas, a eficácia da adição de testosterona à TH foi analisada em duas revisões Cochrane.[10,11] Metanálise de 35 estudos com 4.768 participantes demonstrou que as mulheres na pós-menopausa que receberam testosterona melhoraram os escores de função sexual e tiveram ligeiro aumento no número de episódios sexuais satisfatórios (ESS). A TT transdérmica (300 µg/24 horas) aumentou os ESS em média de um episódio por mês em comparação ao grupo placebo.[12] Além disso, as mulheres no braço de testosterona relataram um "benefício global significativo", sugerindo que mesmo o modesto aumento de ESS era clinicamente relevante.

EFEITOS INDESEJADOS E SEGURANÇA

Os sintomas de excesso de androgênios, como hirsutismo e acne, são comuns na TT, embora esses efeitos sejam geralmente leves.[13,14] Uma metanálise recente demonstrou que o risco de desenvolver acne foi de 7% (*vs.* 5% com placebo, p < 0,001) e o de desenvolver hirsutismo em torno de 11% (*vs.* 7% com placebo, p = 0,011).[13] Os esteroides sexuais exógenos podem estimular o crescimento de tecidos dependentes dos hormônios sexuais, como o mamário.[15] Portanto, é importante considerar se a TT aumenta o risco de câncer de mama. Em um estudo[14] com mais de 900 mulheres que utilizaram 300 µg de testosterona diariamente por até 4 anos, houve três casos de câncer de mama invasivo durante os 4 anos de terapia, e os autores concluíram que era consistente com as taxas de mulheres do mesmo grupo etário sem utilizar testosterona. Um estudo observacional sugeriu que 1 ano de TT transdérmica não teve efeito significativo em densidade mamográfica digitalmente quantificada (absoluta ou percentual) em mulheres na pós-menopausa em comparação com placebo.[16] Os resultados da metanálise sugeriram que a TT pode causar dislipidemias, como redução do colesterol HDL e aumento no colesterol LDL.[13] Estudos de longo prazo são necessários para investigar os efeitos potenciais da TT em câncer e riscos cardiovasculares em mulheres na pós-menopausa.

DIRETRIZES NACIONAIS E INTERNACIONAIS

No Instituto Nacional de Saúde e Excelência em Cuidados (NICE), a diretriz sobre o uso de testosterona na menopausa indica que seria boa opção para mulheres na menopausa com baixo desejo sexual, se a TH não foi eficaz, baseando-se na experiência clínica do grupo consultivo.[6] No entanto, a diretriz não oferece sugestões sobre como isso pode ser feito, mas diz que o prescritor deve seguir uma orientação profissional relevante, assumir total responsabilidade pela decisão. Uma declaração de consenso de organizações profissionais apoia o uso de TT isolada ou com TH em pacientes cuidadosamente selecionados. As pacientes na pós-menopausa eleitas a receber TT seriam aquelas com hipoatividade de desejo e que não respondem à TH.[17]

GRAU DE RECOMENDAÇÃO E FORÇA DE EVIDÊNCIA PARA TT

1. Há evidências claras na atualidade de que a TT interfere significativamente nos domínios da função sexual feminina, havendo indicação precisa nas mulheres com TDSH (A).
2. Existem fortes evidências clínicas que recomendam o uso de androgênios nas mulheres que apresentam alterações no bem-estar geral, na energia, desordens do humor, fadiga e quadros de depressão que sejam decorrentes da síndrome da insuficiência androgênica (A).
3. Androgênios têm ação reconhecida sobre o metabolismo ósseo, com efeito sinérgico quando associado ao estrogênio, porém não há indicação regulatória para o uso de androgênio na prevenção e e no tratamento da baixa densidade mineral óssea (C).
4. Atualmente, a terapia transdérmica por meio de gel, adesivo e creme parece ser preferível metabolicamente à via oral (A).
5. As manifestações desfavoráveis sobre o perfil lipídico e lipoproteico parecem restritas à via oral, praticamente não ocorrendo com a via parenteral de administração de testosterona (A).
6. Diante das evidências atuais, não se recomenda o uso de androgênios em mulheres que possam ter riscos pessoais ou tiveram câncer de mama (B).

DOSE E VIAS DE UTILIZAÇÃO

A dose correta para TT em mulheres ainda não está clara. Especialistas recomendam de um terço a um décimo da dose diária prescrita para homens.[18] É imperativo considerar a farmacocinética do produto disponível. A TT no Brasil deve ser manipulada, pois não existem produtos comercialmente disponíveis para mulheres. É muito importante pontuar que as formulações transdémicas tenham um veículo com grande poder de absorção, sendo eles o Pentravan® (creme) e o biolipídico (gel).

Exemplo de formulação

Testosterona base: 1,25 a 2,5 mg

Pentravan® qsq: 30 mL

Aplicar 1 *pump* (1,25 a 2,5 mg/dose) no antebraço (região sem pelo) após o banho, com a pele seca e limpa.

O Consenso Brasileiro de Terapia Hormonal da Menopausa SOBRAC indica terapia androgênica na mulher na pós-menopausa, sendo a via transdérmica a recomendável. Na Tabela 1 encontram-se os produtos que já foram utilizados, mas não são mais recomendáveis, exceto a via transdérmica.

TABELA 1 Produtos utilizados na terapia androgênica

Fármaco	Via de administração	Dose	Características
Undecanoato de testosterona	Oral	40 mg	Meia-vida curta; prejudica parâmetros lipídicos; promove níveis plasmáticos variáveis de testosterona
Metiltestosterona	Oral	1,25 a 2,5 mg	Meia-vida curta; hepatotóxica; possibilidade de níveis de testosterona suprafisiológicos
Oxandrolona	Oral	2,5 mg	Administração diária; análogo sintético da testosterona; não sofre aromatização
DHEA	Oral	25 a 50 mg	Farmacocinética favorável; precursor dos androgênios
Cipianato/enantato de testosterona	Injetável	200 mg	Intramuscular; pode induzir níveis de testosterona suprafisiológicos
Implante de testosterona	Subcutânea	50 a 100 mg	Longa duração; nenhum produto disponível comercialmente
Gel-creme/adesivo de testosterona	Transdérmica	1,25 a 2,5 mg/dose (gel-creme) 150 a 300 µg/dose (adesivo)	Preparação preferencial; famacocinética mais favorável; meia-vida variável com tipo de preparação; uso diário; melhor perfil metabólico

As recomendações das sociedades de Endocrinologia, que englobam American College of Obstetricians and Gynecologists (ACOG), American Society for Reproductive Medicine (ASRM), European Society of Endocrinology (ESE) e International Menopause Society (IMS) são:

1. Contrárias à dosagem plasmática de testosterona para diagnóstico.
2. Contrárias ao tratamento de rotina com testosterona para hipopituitarismo, insuficiência suprarrenal, ou outras condições associadas à queda de testosterona.
3. Favoráveis ao uso de testosterona para caso de TDSH.
4. Caso se administre testosterona, recomenda-se a dosagem de testosterona basal e após 3-6 semanas do início e depois a cada 6 meses para garantir uso não abusivo.
5. Sugerem a suspensão após 6 meses se não houver resposta.
6. A segurança além de 24 meses não é conhecida.

CONCLUSÃO

Qualquer tratamento com testosterona em mulheres é considerado *off label*. Essa terapia só deve ser considerada após cuidadosa avaliação e exclusão de outros fatores contribuintes. É nossa opinião que quando nenhum outro fator contributivo é identificado, particularmente em mulheres que relatam mudança na atividade de desejo após a ooforectomia ou a menopausa, a TT deve ser considerada. É importante avaliar qualquer contraindicação potencial, como tumores dependentes de androgênios. Embora acne, hirsutismo e alopecia androgênica não sejam contraindicações absolutas, poderiam ser agravadas por androgênios exógenos.[19] É importante que qualquer tentativa de TT em mulheres ooforectomizadas ou na pós-menopausa seja iniciada após adequada estrogenização vaginal. No mínimo, estrogênio intravaginal deve ser utilizado e, se os sintomas vasomotores forem angustiantes, TH deve ser considerada antes do início da TT, a depender do tipo de androgênio a ser prescrito. Nas mulheres que optam por continuar com a terapia pelos benefícios, a reavaliação periódica requer medição dos níveis de testosterona para garantir não haver níveis suprafisiológicos. Os riscos da TT incluem hirsutismo ou virilização, agravamento de lipídios ou tolerância à glicose, e até o momento, efeitos a longo prazo são indeterminados sobre doenças cardiovasculares e câncer de mama.[19] Dada a falta de dados de segurança a longo prazo, é importante assegurar a eficácia terapêutica e satisfação da paciente se o tratamento continuar por mais que 6 meses.

REFERÊNCIAS BIBLIOGRÁFICAS

1. Burger HG. Androgen production in women. Fertil Steril. 2002;77:3-5.
2. Pretorius E, Arlt W, Storbeck KH. A new dawn for androgens: novel lessons from 11-oxygenated C19 steroids. Mol Cell Endocrinol. 2017;441:76-85.

3. Storbeck K-H, Bloem LM, Africander D, et al. 11b-hydroxydihydrotestosterone and 11-ketodihydrotestosterone, novel C19 steroids with androgenic activity: a putative role in castration resistant prostate cancer? Mol Cell Endocrinol. 2013;377:135-46.

4. Davison et al. Androgen levels in adult females: changes with age, menopause and oophorectomy. J Clin Endocrinol Metab. 2005;90:3847-53.

5. Greenblatt RB. Evaluation of an estrogen, androgen, estrogen-androgen combination and a placebo in the treatment of the menopause. J Clin Endocrinol Metab. 1950;10:1547-58.

6. National Institute for Health and Care Excellence. Menopause: diagnosis and management. Disponível em: http://nice.org.uk/guidance/ng23.

7. American Psychiatric Association. Diagnostic and statistical manual of mental disorders. 5. ed. Washington DC: American Psychiatric Association; 2013.

8. Morton H, Gorzalka BB. Role of partner novelty in sexual functioning: a review. J Sex Marital Ther. 2015;41:593-609.

9. Basson R. Testosterone therapy for reduced libido in women. Ther Adv Endocrinol Metab. 2010;1:155-64.

10. Somboonporn JDS, Bell RJ. The benefits and risks of testosterone therapy for postmenopausal women taking HT. Cochrane Database Syst Rev. 2009.

11. Somboonporn W, Davis S, Seif MW, et al. Testosterone for peri- and postmenopausal women. Cochrane Database Syst Rev. 2005.

12. Buster JE, Kingsberg SA, Aguirre O, et al. Testosterone patch for low sexual desire in surgically menopausal women: a randomized trial. Obstet Gynecol. 2005;105:944.

13. Elraiyah T, et al. The benefits and harms of systemic testosterone therapy in postmenopausal women with normal adrenal function: a systematic review and meta-analysis. J Clin Endocrinol Metab. 2014;99:3543-50.

14. Shifren JL, et al. Testosterone patch for the treatment of hypoactive sexual desire disorder in naturally menopausal women: results from the INTIMATE NM1 study. Menopause. 2006;13:770-9.

15. Yatsui T, et al. Androgen in postmenopausal women. J Med Invest. 2012;59:12-27.

16. Davis SR, et al. The effect of transdermal testosterone on mammographic density in postmenopausal women not receiving systemic estrogen therapy. J Clin Endocrinol Metab. 2009;94:4907-13.

17. de Villiers J, et al. Revised global consensus statement on menopausal hormone therapy. Climacteric. 2016;19:313-5.

18. Korkidakis AK, Reid RL. Testosterone in women: measurement and therapeutic use. J Obstet Gynaecol Can. 2017;39(3):124-30.

19. Wierman M, Arlt W, Basson R, et al. Androgen therapy in women: a reappraisal: an Endocrine Society Clinical Practice Guideline. J Clin Endocrinol Metab. 2014;99:3489-510.

Distúrbios do sono 44

Helena Hachul de Campos
Sérgio Tufik

IMPORTÂNCIA DO SONO

O sono é importante para a longevidade e para a qualidade da saúde. Durante o sono normal, ocorre a restauração física e mental, essencial para a vida. A duração do sono é diferente dependendo da faixa etária. O adulto dorme, em média, 7 a 8 horas por dia. No entanto, denominamos dormidores curtos as pessoas que necessitam normalmente de um número menor de horas de sono, e dormidores longos, aqueles que necessitam de mais horas.

Estudos epidemiológicos vêm mostrando que dormir menos que 4 horas constitui um fator preditivo para risco aumentado de mortalidade tanto em homens quanto em mulheres. Dormir mais que 10 horas por noite também está associado a risco aumentado de morte.

Sabe-se que doenças cardiovasculares como hipertensão, infarto, arritmias e insuficiência coronariana estão associadas a distúrbios do sono, como a síndrome da apneia e hipopneia obstrutiva do sono.

PREVALÊNCIA E INCIDÊNCIA

A insônia afeta de 16% a 40% da população. É mais prevalente nas mulheres que nos homens (cerca de 1,3 vez mais) e aumenta com a idade (1,5 vez mais acima de 65 anos de idade). Um estudo epidemiológico recente da cidade de São Paulo também mostrou que os problemas com insônia e as queixas de sono são muito mais prevalentes em mulheres do que em homens.[1]

As queixas de má qualidade de sono são mais frequentes quando as mulheres possuem ciclos menstruais irregulares.[2] Há estudos mostrando incidência de 28% a 63%

de insônia em mulheres na pós-menopausa, enquanto a ocorrência na população geral varia de 26% a 45% nas mulheres acima de 30 anos.

Em nosso meio, a prevalência de insônia na pós-menopausa é de 61%, subjetivamente, e de 83%, observada na polissonografia.[3]

Mulheres com distúrbios do sono na pré-menopausa poderão apresentar piora na pós-menopausa. Observa-se, em ambulatório de distúrbios do sono na pós-menopausa, que 50% das mulheres com queixa de insônia tinham, na verdade, distúrbio respiratório.[4] Já a incidência da síndrome de apneia e hipopneia do sono obstrutiva (SAHSO), diagnosticada clínica e polissonograficamente, é de 4% entre os homens e de 2% entre as mulheres, predominando em obesos e mulheres na pós-menopausa. Recentemente, no estudo epidemiológico de sono na cidade de São Paulo, a prevalência de SAHSO foi de 32%.[5]

No Brasil, a prevalência de apneia na pós-menopausa é de 27%.[3] Estudo de prevalência de movimento periódico de pernas (MPP) mostra que ele é maior em pacientes idosos, sendo 5% em indivíduos entre 30 e 50 anos da idade, 29% entre 51 e 54 anos de idade e 44% acima de 65 anos de idade. As queixas de MPP são referidas por 30% das pessoas anêmicas ou com artrite reumática e por 15% a 20% de pacientes urêmicos. Há relatos que mostram prevalência de MPP acima de 34%, especialmente em indivíduos mais velhos. Parece haver alguma associação entre MPP e hormônio feminino, já que o MPP aumenta durante a gravidez, podendo chegar a 27%,[6] e a 44% a 48% em mulheres na pós-menopausa.

Quanto ao MPP, a prevalência em São Paulo foi de 45%, subjetivamente, e de 27%, observado na polissonografia.[3]

O SONO NA PÓS-MENOPAUSA

Na pós-menopausa as mulheres sofrem as consequências do hipoestrogenismo, bem como modificações do contexto psicossocial em que vivem. Entre os sintomas na fase precoce, os vasomotores, que ocorrem em cerca de 70% das mulheres, frequentemente levam a despertares. Além disso, temos hipoatividade do desejo sexual, aumento de irritação, ansiedade e depressão. Com o tempo desenvolve-se atrofia do sistema urogenital.

Os principais distúrbios de sono presentes na pós-menopausa são a insônia e a síndrome da apneia e hipopneia obstrutiva do sono (SAHOS). O diagnóstico diferencial da causa das queixas de problemas de sono nesta fase é muito importante. Muitas vezes, a principal queixa nessa fase é a "dificuldade para dormir" ou sonolência e cansaço diurnos. A insônia nesta fase pode estar relacionada a alteração hormonal, depressão, ansiedade, dores no corpo e até a noctúria. A SAHOS também é responsável pela fragmentação do sono e frequentemente está associada a quadros de insônia.

SONO E TERAPIA HORMONAL

Estudos placebo-controlados em mulheres com hipogonadismo e na perimeno-pausa mostraram que, após a estrogenioterapia, há diminuição na latência do sono, diminuição de despertares após o início do sono e aumento no tempo total de sono. Relata-se, ainda, que quanto maior o grau de insônia no início, melhor a qualidade do sono com a reposição hormonal após a menopausa.

Outros estudos assinalaram que a administração de estrogênios em humanos, bem como em animais, afeta o sono REM, mas não o sono não REM. O estrogênio aumenta o tempo de sono REM em humanos e diminui a sua latência. Sabe-se que a progesterona em altas doses tem efeito sedativo na espécie humana. Os efeitos sedativos da proges-terona e de seu metabólito pregnenolona também foram observados em homens, com diminuição da latência para o sono e do número de despertares.

O mecanismo pelo qual a progesterona expressa sua ação é complexo. Ao que pare-ce, ocorreria mais pela ação de seus metabólitos (particularmente da 5-alfa-pregneno-lona e da 5-beta-pregnenolona) no receptor GABA que pela ativação de receptores de progesterona intracelulares.

Além disso, sabe-se que a pregnenolona, ou seja, o precursor da progesterona, que age como antagonista do receptor GABA, aumenta as ondas lentas e reduz a atividade do eletroencefalograma (EEG) nas altas frequências em homens e em ratos. Ademais, os derivados da progesterona aumentam a frequência e a duração de canais abertos de cloro, levando à hiperpolarização e à diminuição da excitabi-lidade neuronal.

Alguns pesquisadores recomendam a terapia hormonal (TH) como primeira esco-lha no tratamento da insônia na pós-menopausa, quando ela se inicia ou se intensifica neste período. Sarti[7] observou que mulheres em TH apresentaram qualidade de sono melhor que as sem TH.

Em relação à hormonioterapia e ao MPP, um estudo mostrou não haver mudança na intensidade e na frequência de MPP com estrogênio.[8] No entanto, já foi observada a diminuição do MPP com o estrogênio.[9]

DIAGNÓSTICO

O diagnóstico deve ser realizado por meio de anamnese cuidadosa, investigando as queixas de sono, bem como outras queixas clínicas concomitantes.

Considerando todos esses aspectos multifatoriais que podem estar envolvidos com as queixas de sono nesta fase da vida, parece ser interessante que essa população seja avaliada por um grupo multidisciplinar. A avaliação criteriosa de um ginecologis-ta pode trazer informações sobre o estado hormonal e o quanto o hipoestrogenismo pode ser o responsável pelos sintomas apresentados. Por outro lado, a avaliação por um médico especialista em sono pode trazer informações relevantes sobre possíveis quadros de SAHOS ou outros distúrbios de sono. A avaliação por fisioterapeutas, psicólogos e nutricionistas pode ainda ser de grande valia para essa população. Os fisioterapeutas podem auxiliar no alívio de dores crônicas provenientes da perda muscular e óssea do período, assim como os nutricionistas podem atuar diretamente no controle da obesidade, tendo consequências positivas nos desfechos cardiovasculares. Por fim, o quadro psicológico pode ser levado em consideração e ter o acompanhamento de profissionais da área, já que essa fase é seguida de grande prevalência de distúrbios de humor.

Polissonografia

É um exame de registro assistido de sono durante uma noite inteira, com avaliação de múltiplos parâmetros fisiológicos. Os seguintes canais, sistematicamente registrados, são eletroencefalograma (EEG) (C3-A2; C4-A1), eletromiograma submentoniano e das pernas (EMG), eletro-oculograma direito e esquerdo (EOG), eletrocardiograma (ECG) (derivação V2 modificada), fluxo aéreo oral e transdutor de pressão nasal, esforços respiratórios torácico e abdominal, saturação da oxi-hemoglobina e microfone traqueal para registro de roncos.

Com esses registros, obtêm-se, ao final de uma noite, parâmetros de estágios de sono e outros parâmetros avaliados na polissonografia (PSG).

Estágios de sono

Vigília ou estágio 0
O registro eletroencefalográfico caracteriza-se por ondas rápidas de baixa amplitude que indicam alto grau de atividade dos neurônios corticais. O padrão observado é dessincronizado, com predomínio de ondas beta. Movimentos oculares aleatórios e acentuado tônus muscular também fazem parte desse estágio. Com o fechamento dos olhos, evidenciam-se variados graus de atividade alfa, correspondentes ao estado de vigília relaxada.

Primeiro ou estágio 1
Pode ser alcançado após 5 a 15 min do início do registro. Representa a transição entre o estado de vigília e o sono. Nesse estágio, notam-se, principalmente, a atenuação da atividade elétrica cerebral, com ondas de menor frequência que no estado de vigília, e movimentos oculares lentos. Há a substituição das ondas alfa por ondas de baixa voltagem, com frequência teta. Observam-se surtos de ondas de alta voltagem e frequência de 2 a 7 cps ao término do estágio, bem como ondas agudas do vértice. O traçado do EMG apresenta redução do tônus muscular.

Segundo ou estágio 2

Caracteriza-se pela sincronização da atividade elétrica cerebral, que reflete o decréscimo do grau de atividade dos neurônios corticais. Verifica-se a ocorrência de grafoelementos característicos desse estágio, como ondas agudas do vértice e fusos, que são representados por ondas com frequência acima de 13 cps e por elementos denominados complexos K. A frequência de base é mista, predominando o ritmo teta, mas ondas delta também podem ser verificadas.

Terceiro e quarto estágios (estágios 3 e 4) e sono de ondas lentas (0,5 a 4 Hz) ou de ondas delta

São caracterizados pelo predomínio de ondas lentas. A presença de 20% a 50% de ondas delta caracteriza o terceiro estágio e, quando há mais de 50%, o quarto estágio. A hipotonia que se acentua desde o início do sono atinge seu acme após 70 a 90 min, iniciando o sono paradoxal e dessincronizado, isto é, a fase REM ou sono REM.

Além da máxima hipotonia, o sono REM, caracterizado por movimentos oculares rápidos e pelo padrão eletroencefalográfico conhecido como onda em dente-de-serra na região frontal e no vértice, apresenta morfologia peculiar. O indivíduo tem atonia muscular, exceto pelas oscilações da posição dos olhos, dos membros, dos lábios, da língua, da cabeça e dos músculos timpânicos. É nesse estágio do sono que ocorre a maior parte dos sonhos.

Durante o sono, normalmente ocorrem 4 a 6 ciclos bifásicos, com duração de 90 a 100 min cada, sendo cada ciclo composto pelas fases de sono sincronizado, com duração de 45 a 85 min, e pela fase de sono dessincronizado, que dura 5 a 45 min:[10]

- estágios do sono – proporções normais:
  - 0: nL < 10%;
  - 1: nL até 5%;
  - 2: nL de 45 a 55%;
  - 3 e 4: nL até 23%;
  - REM: nL de 20 a 25%.

Demais parâmetros avaliados na polissonografia

- Latência para o sono (nL < 30 min).
- Latência para o REM (nL de 90 a 120 min).
- Latência final (nL = 10 min).
- Tempo total de sono.
- Eficiência do sono (nL > 85%).
- Eventos respiratórios: IAH (nL < 5/hora).
- Saturação de O_2 (nL > 90%).
- Movimentos periódicos de pernas (nL < 5/hora).

Diagnóstico de insônia

O distúrbio de insônia é definido por:

1. queixa predominante de não satisfação com a qualidade e/ou quantidade de seu sono, associada a um ou mais sintomas como: dificuldade em iniciar o sono, em manter o sono (despertares frequentes) ou problemas em retornar a dormir após o despertar e despertar precoce pela manhã com dificuldade em retornar ao sono;
2. comprometimento do funcionamento social, ocupacional, educacional, acadêmico, comportamental ou em outra área importante;
3. a dificuldade em dormir ocorre pelo menos 3 ou mais vezes por semana e por um período maior do que 3 meses, a despeito da oportunidade adequada para o sono;
4. a insônia não deve estar associada a nenhuma doença médica, psiquiátrica ou ao uso de substâncias;
5. ausência de outros distúrbios de sono (DSM-5, 2013).[11]

O diagnóstico é predominantemente clínico.[12]

O diário de sono oferece a possibilidade de avaliar a gravidade da insônia e serve como critério de melhora do paciente. A polissonografia pode mostrar a real eficiência, latência e arquitetura do sono, além de evidenciar prováveis distúrbios intrínsecos do sono, como apneia noturna e movimentos periódicos de membros.

A PSG tem grande importância nos casos de percepção inadequada do sono. Nesse caso, o paciente queixa-se de insônia, por vezes grave e resistente ao tratamento. Ao se realizar a PSG, tem-se o registro de um sono com eficiência e arquitetura dentro da normalidade.

Diagnóstico de apneia

Segundo a Academia Americana de Medicina do Sono (AAMS), a síndrome da apneia-hipopneia obstrutiva do sono (SAHSO) caracteriza-se por episódios recorrentes de obstrução parcial ou total das vias aéreas superiores durante o sono. Manifesta-se como uma redução (hipopneia) ou cessação completa (apneia) do fluxo aéreo, apesar dos esforços inspiratórios. A falta de ventilação alveolar resulta em dessaturação da oxi-hemoglobina e, em casos de eventos prolongados, hipercapnia. Esses eventos são frequentemente finalizados por despertares. Os sintomas diurnos, como sonolência excessiva, estão relacionados à fragmentação do sono e dos despertares frequentes e, possivelmente, à hipoxemia recorrente.[13]

Os critérios diagnósticos, segundo a AAMS, incluem sonolência diurna excessiva, inexplicável por outros fatores, e/ou dois ou mais sintomas e sinais não explicados por outras condições, como asfixia ou respiração difícil durante o sono, despertares noturnos recorrentes, sensação de sono não restaurador, fadiga diurna e dificuldade de concentração. Incluem ainda monitoração durante a noite inteira, demonstrando 5 ou mais apneias e/ou hipopneias e/ou dessaturações relacionadas a esforços respiratórios por hora de sono.

Apneia do sono é a interrupção do fluxo aéreo por mais de 10 segundos. A redução da passagem do ar acima de 50% é denominada hipopneia. O número de apneias e hipopneias por hora de sono (índice de apneia/hipopneia) acima de 5 tem sido considerado um critério de anormalidade. Se esse índice estiver entre 5 e 19 por hora de sono e a saturação de oxigênio entre 80% e 89%, o quadro é moderado; acima de 50 por hora com saturação menor que 69%, o quadro é grave.

Diagnóstico de movimento periódico de pernas – síndrome de pernas inquietas

O movimento periódico de pernas (MPP ou PLM) e a síndrome das pernas agitadas ou inquietas (SPI ou RLS) são manifestações clínicas em que os pacientes relatam um involuntário movimento de membros inferiores acompanhado de sensações de "arrastamento" das pernas. Esses sintomas podem levar a despertares noturnos, à insônia e à irritabilidade. Caracterizam-se por movimentos dos membros, principalmente das pernas, com duração de até 4 segundos, que se repetem em intervalos de 2 a 90 segundos ocorrendo, principalmente, entre 20 e 40 segundos. Podem estar associados a várias enfermidades, como diabetes, neuropatias periféricas e doenças reumatológicas, ou em decorrência de medicamentos, como antidepressivos tricíclicos e barbitúricos.

O número de movimentos periódicos de pernas por hora de sono (índice de MPP) acima de 5 também tem sido considerado um critério de anormalidade.

TRATAMENTO – ORIENTAÇÕES GERAIS

Higiene do sono

- Ambiente adequado.
- Tempo na cama reduzido.
- Evitar tentar dormir.
- Evitar olhar para o relógio.
- Evitar exercícios noturnos.
- Evitar refeições copiosas à noite.
- Evitar cochilos.
- Evitar álcool.
- Evitar cafeína.

Tratamento da insônia

É necessário avaliar individualmente a indicação de terapia hormonal (TH), considerando-se as indicações e contraindicações e sabendo-se que, por melhorar o estado hormonal e aliviar os sintomas vasomotores, costuma atenuar as queixas de insônia.

Métodos alternativos também podem ser considerados para o tratamento desses sintomas, como as isoflavonas. Outra possibilidade medicamentosa é o uso de drogas Z, que no Brasil são representadas pelo zolpidem, um hipnótico indutor de sono. Como alternativa fitoterápica, a valeriana tem apresentado ótimos resultados no tratamento da insônia. Por outro lado, a terapia cognitivo-comportamental tem tido grande evidência de sucesso como tratamento não farmacológico. Existem ainda tratamentos alternativos e complementares, como acupuntura, massagem, yoga e meditação.[14] Considerando todo o contexto fisiológico e social ao qual as mulheres na pós-menopausa estão expostas, essas terapias podem auxiliar na redução dos sintomas desagradáveis a que elas estão submetidas.

- Higiene do sono.
- Psicoterapia.
- Terapia hormonal (TH).
- Ansiolíticos (fluoxetina 20 mg), se causada por ansiedade.
- Antidepressivos (amitriptilina 25 mg), se causada por depressão.
- Valeriana ou valeriana com melissa.
- Indução de sono com zaleplom.
- Indução e manutenção de sono com zolpidem 5 a 10 mg.
- Massagem, yoga, meditação, acupuntura.
- Fisioterapia se houver dor.

Tratamento da apneia

- Perda de peso.
- Farmacoterapia (TH).
- Aparelhos de pressão positiva (CPAP, BIPAP).
- Aparelhos intraorais.
- Tratamento cirúrgico (tonsilas palatinas, palato), se indicado após avaliação do otorrino.

Tratamento de MPP

- Movimentação frequente dos membros em viagens longas, fazer paradas.
- Pramipexole.

- Agentes dopaminérgicos.
- TH.

CONSIDERAÇÕES FINAIS

Ao avaliar o sono de uma mulher, é muito importante considerar o contexto biopsicossocial em que ela se encontra. As oscilações hormonais são, sem dúvida, as maiores fontes de mudanças fisiológicas que afetam diretamente o sono. Uma vez constatado distúrbio hormonal, ele deve ser tratado. Concomitantemente, o contexto social e comportamental pode contribuir para determinada queixa de sono. Muitas intervenções comportamentais, como exercício físico e dieta, já podem trazer resultados promissores para a melhora de sono. Outras intervenções medicamentosas ou de terapias alternativas e complementares podem trazer melhora substancial na qualidade de vida dessa população. A avaliação multidisciplinar da paciente pode ajudar a ter resultados mais promissores, como a abordagem integrativa que vem sendo feita no Setor Sono na Mulher, na Escola Paulista de Medicina.[15]

REFERÊNCIAS BIBLIOGRÁFICAS

1. Bittencourt LR, Santos-Silva R, Taddei JA, Andersen ML, de Mello MT, Tufik S. Sleep complaints in the adult Brazilian population: a national survey based on screening questions. J Clin Sleep Med. 2009;5(5):459-63.
2. Hachul H, Andersen ML, Bittencourt LR, Santos-Silva R, Conway SG, Tufik S. Does the reproductive cycle influence sleep patterns in women with sleep complaints? Climacteric. 2010;13(6):594-603.
3. Campos HH, et al. Prevalência de distúrbios do sono na pós-menopausa. Rev Bras Ginecol Obstet. 2005;27(12):731-6.
4. Campos HH, et al. Sleep disturbances, oxidative stress and cardiovascular risk parameters in postmenopausal women complaining of insomnia. Climacteric. 2006;9:312-9.
5. Tufik S, Santos-Silva R, Taddei JA, Bittencourt LR. Obstructive sleep apnea syndrome in the Sao Paulo Epidemiologic Sleep Study. Sleep Med. 2010 May;11(5):441-6.
6. Nikkola E, et al. Sleep in multiple pregnancy: breathing pattern, oxygenation and periodic leg movements. Am J Obstet Gynecol. 1996;174:1622-5.
7. Sarti CD, Chiantera A, Graziottin A, Ognisanti F, Sidoli C, Mincigrucci M, et al. Hormone therapy and sleep quality in women around menopause. Menopause. 2005;12(5):545-51.
8. Polo-kantola P, et al. Estrogen replacement therapy and nocturnal periodic limb movements: a randomized controlled trial. Obstet Gynecol. 2001;97:548-54.
9. Hachul H, Baracat EC, Soares JM Jr, Haidar MA, de Mello MT, Tufik S, et al. Estrogen therapy reduces nocturnal periodic limb movements. Maturitas. 2007 Nov 20;58(3):319-22.
10. Rechschaffen A, Kales A. A manual of standardized terminology, techniques and scoring system for sleep stages of human subjects. Los Angeles: UCLA Brain Information Service/Brain Research Institute; 1968.
11. American Psychiatric Association. Diagnostic and statistical manual of mental disorders: DSM-V. American Psychiatric Publishing; 2013.
12. Poyares D, Tufik S. Introdução. I Consenso Brasileiro de Insônia. Hypnos. 2003;4(2suppl):5.

13. Bittencourt LRA. Tratamento clínico e cirúrgico da apneia e hipopneia obstrutiva do sono (SAHOS). Rev Bras Med. 2001;58(8):618-27.
14. Attarian H, Hachul H, Guttuso T, Phillips B. Treatment of chronic insomnia disorder in menopause: evaluation of literature. Menopause. 2015;22(6):674-84.
15. Frange C, Banzoli CV, Colombo AE, Siegler M, Coelho G, Bezerra AG, et al. Women's sleep disorders: integrative care. Sleep Sci. 2017;10(4):174-80.

Osteoporose na pós-menopausa 45

José Maria Soares Júnior
Emily Izumi Hinoue
Melquíades Pereira Junior
Mauro Abi Haidar
Edmund Chada Baracat
Márcia Gaspar Nunes

DEFINIÇÃO

A osteoporose é a doença metabólica óssea mais comum. Caracteriza-se pela diminuição da densidade mineral, com deterioração da microarquitetura do tecido ósseo, levando ao aumento da fragilidade esquelética e, consequentemente, do risco de fraturas.[1]

Mulheres na pós-menopausa apresentam diminuição acelerada da massa óssea após a última menstruação, que pode ser até 10 vezes maior que a observada no período de pré-menopausa, sendo que, nos primeiros 5 a 10 anos que seguem a última menstruação, essa perda pode ser de 2% a 4% ao ano para osso trabecular e de 1% ao ano para o cortical.[2]

A Tabela 1 resume o risco de fratura osteoporótica em mulheres na pós-menopausa. Deve-se ressaltar, ainda, que microfraturas ocultas são comuns em mulheres na pós-menopausa e indicam aumento de 3 a 5 vezes no risco de fraturas osteoporóticas. O sexo e a raça são fatores importantes na determinação da prevalência de osteoporose. As mulheres brancas na pós-menopausa têm maior incidência de fraturas, enquanto as da raça negra têm menos risco.[3] A baixa massa óssea é um dos principais fatores de risco para fraturas osteoporóticas. Outros fatores[2,3] estão resumidos na Tabela 2.

TABELA 1 Risco de fratura osteoporótica, segundo Melton et al. (1992) e Lindsay et al. (2001)

Região do corpo	Risco de fratura osteoporótica
Colo do fêmur	17,5
Rádio (porção distal)	16
Vértebras	15,6
Qualquer outro local do esqueleto	40
Presença de fratura vertebral	20 (nova fratura)

TABELA 2 Fatores de risco para osteoporose

Características clínicas	Hábitos de vida	Doenças associadas
Fratura na idade adulta (< 40 anos)	Tabagismo	Hipogonadismo (primário e secundário)
Fratura de fêmur em familiar de 1° grau	Baixa ingestão de cálcio	Hipercortisolismo (endógeno ou exógeno)
Raça caucasiana ou asiática	Alcoolismo	Hiperparatireoidismo primário ou terciário
Idade > 65 anos	Sedentarismo	Hipertireoidismo
Sexo feminino	Alta ingestão de sódio Alta ingestão de cafeína	Acromegalia
Demência	Imobilização	Neoplasias do sistema hematopoiético
Saúde debilitada	Atividade física inadequada	Cirrose biliar primária
Baixo peso (< 45 kg) ou IMC < 18		Espru, doença celíaca
Menopausa < 45 anos		Pós-gastrectomia
Ooforectomia		Homocistinúria
Amenorreia durante a menacma (mais de 1 ano)		Hemocromatose
Limitação visual		Doenças reumáticas inflamatórias
Quedas repetidas		

Uso de glicocorticosteroides (prednisona > 7,5 mg/dia por mais de 3 meses), heparina, warfarina, antiepilépticos (fenobarbital, fenitoína, carbamazepina), lítio, metotrexato

REMODELAÇÃO ÓSSEA

A osteoporose se desenvolve como decorrência de um distúrbio do processo de remodelação óssea. O esqueleto adulto é composto de osso cortical (compacto) e trabecular (esponjoso). O osso cortical compreende 85% de massa óssea e é mais abundante nos membros; o trabecular tem alta porosidade, representa 15% da massa óssea e se encontra no esqueleto axial (cabeça e coluna) e na porção distal dos ossos longos.[1]

Chama-se remodelação óssea a remoção (por osteoclastos) de uma quantidade predeterminada de tecido ósseo e, a seguir, a formação da mesma quantidade de osso novo pelos osteoblastos. Os osteoclastos destroem (reabsorvem) o tecido ósseo, provocando um microambiente ácido que facilita a remoção do componente mineral. A secreção local de enzimas (metaloproteinases e colagenases) se encarrega de remover o componente orgânico, formando uma cavidade chamada lacuna de Howship. Esse fenômeno se dá nas chamadas unidades de remodelação óssea, mais encontradas no osso trabecular (20%) que no compacto (15%).

Terminada a escavação da lacuna de reabsorção, os osteoblastos substituem os osteoclastos e passam a sintetizar o tecido osteoide (matriz) por meio da secreção de colágeno, que é depositada em camadas na superfície das erosões, até preenchê-las. Segue-se a mineralização, na qual cristais de hidroxipatita são depositados entre as fibras colágenas, e forma-se, assim, novo tecido ósseo.[1]

O processo de remodelação ocorre de maneira sequencial, ou seja, inicia-se pela reabsorção seguida da formação. Esse processo dura, em média, 3 a 4 meses para se completar. Contudo, no desenvolvimento da osteoporose, ocorre desequilíbrio no processo, com a reabsorção predominando sobre a formação, resultando em diminuição da massa óssea.

As influências mais importantes para a ocorrência desse desequilíbrio em mulheres são a idade avançada e o hipoestrogenismo que ocorre na pós-menopausa. O processo é controlado por complexa inter-relação de hormônios sistêmicos, força mecânica, citocinas, prostaglandinas e fatores locais de crescimento. Em indivíduos adultos, a remodelação óssea é de aproximadamente 25% para o osso trabecular e de 3% para o osso cortical. O osso trabecular apresenta a maior relação superfície/volume e é metabolicamente mais ativo.[1]

As mulheres são mais acometidas que os homens. As fraturas vertebrais são as mais comuns. Estudos analisando as deformidades compressivas da coluna vertebral, independentemente da gravidade, estimam que 1/3 das mulheres acima de 65 anos de idade tem uma ou mais fraturas vertebrais.[3]

QUADRO CLÍNICO

A principal manifestação clínica da osteoporose é a fratura, que, geralmente, resulta de pequenos traumas e ocorre no antebraço distal, na coluna vertebral e no colo do fêmur. Na maioria das vezes, a perda óssea não dá sintomas. As dores ósseas são ocasionadas pelas fraturas e pelas deformidades decorrentes, como a cifose, e, geralmente, têm pouca intensidade e duração, como a maioria das lesões que ocorrem na coluna vertebral, ou estão associadas a grande morbimortalidade, como nas fraturas do colo do fêmur.[4]

Além dos aspectos gerais, é importante obter informações sobre a quantidade de cálcio alimentar (especialmente de leite e derivados) ingerida na infância e na adolescência e sobre a prática de atividades físicas, tabagismo e consumo de bebidas alcoólicas.[3,4]

No exame físico, deve-se dar atenção especial à altura, às deformidades da coluna vertebral e aos sinais clínicos de hiperfunção tireoidiana ou suprarrenal.

Morbidade

A morbidade também é elevada. Estima-se que muitas mulheres necessitarão, após uma fratura de fêmur, de outras pessoas ou profissionais para ajudá-las a realizar as atividades diárias. Apesar da mortalidade associada a fraturas vertebrais e do rádio distal ser baixa, a morbidade é significativa. Portadoras de fraturas vertebrais assintomáticas

544 GINECOLOGIA • PARTE 5 TRANSIÇÃO MENOPAUSAL E PÓS-MENOPAUSA

também podem ter suas atividades diárias limitadas pela deformidade vertebral progressiva, levando à cifoescoliose acentuada e dor crônica, afetando a mulher não só fisicamente como psicologicamente.

Após uma fratura de rádio, a morbidade compreende dor crônica, perda de função, neuropatias, artrite pós-traumática e, em muitas mulheres, alterações funcionais que persistem até 6 meses após a fratura.[4,5] A mortalidade associada a uma fratura do quadril é de aproximadamente 20% no ano seguinte à fratura, sendo com frequência acompanhada de longos períodos de hospitalização.[5]

DIAGNÓSTICO

Deve ser dirigido, primariamente, à exclusão das doenças que causam perda óssea (Tabela 2), mas também pode avaliar os possíveis distúrbios do metabolismo mineral que contribuem para a perda de massa óssea.[3-5]

A investigação minuciosa dos fatores de risco é fundamental nos casos de osteoporose e fraturas. Uma fratura por trauma mínimo ou atraumática em adulto ($\geq$ 40 a 45 anos de idade) é de extrema importância, pois estabelece uma suscetibilidade ímpar para fraturas e prediz fortemente o potencial para futuras fraturas. Assim, é necessário fazer a clara identificação para estabelecer a possível intervenção terapêutica.

A avaliação de fatores de risco clínico é útil para as seguintes situações:

- identificar mulheres com elevado risco para fraturas;
- aumentar a conscientização sobre osteoporose;
- desenvolver estratégias sociais para a prevenção de fraturas e para o tratamento da osteoporose.

Além da anamnese, o exame físico é de fundamental importância na avaliação física de pacientes com osteoporose. Devem-se avaliar estatura, peso corpóreo, índice de massa corpórea (IMC), cifose dorsal, protrusão abdominal, outras deformidades esqueléticas e sinais físicos de doenças associadas à osteoporose.[3-5]

O clínico deve investigar qualquer deformidade, desigualdade no comprimento dos membros inferiores, dor à palpação dos corpos vertebrais e anormalidades da marcha. As pacientes com osteoporose estabelecida costumam apresentar cifose dorsal e diminuição da estatura.

Um estudo, em que foram avaliadas mais de 6.700 mulheres brancas com 65 anos de idade ou mais, identificou quatro achados físicos que mostravam maior risco de fraturas de quadril: impossibilidade de levantar-se de uma cadeira sem utilizar os braços, pulsação em repouso maior que 80 bpm, percepção de profundidade alterada e menor sensibilidade ao contraste de baixa frequência. Essas mulheres apresentaram aumento da morbidade com complicações cardiovasculares e pulmonares.[6]

Propedêutica complementar

O diagnóstico de osteoporose é feito após a ocorrência de uma fratura, que pode se dar na coluna vertebral, no fêmur, no rádio distal ou em qualquer outro local do esqueleto. Esse fato é incompatível com os conhecimentos atuais sobre o metabolismo e a fisiologia óssea; para minimizar esse problema no diagnóstico, deve-se dar atenção à quantificação da massa óssea, ou seja, a partir de certo nível de diminuição na densidade mineral óssea, considera-se que há risco maior de fraturas. Para que esse diagnóstico seja viável, tornou-se necessário o conhecimento de métodos com boa acurácia, reprodutíveis, não invasivos e que realmente tenham a capacidade de quantificar a massa óssea. A absormetria de dupla emissão com raios X ou densitometria óssea (que avalia a densidade mineral óssea) tem esses critérios, além de baixa radiação. Logo, é o método de avaliação da massa óssea mais utilizado nos dias atuais.

Apesar de ainda haver debates acerca do nível a partir do qual o risco de fraturas passa a ser significativo, a Organização Mundial da Saúde (OMS) propôs uma estratificação da osteoporose em mulheres na pós-menopausa. De acordo com essa classificação, estabelece-se na densitometria óssea:[7]

- até –1 DP (desvio-padrão): normal;
- –1,1 a –2,5 DP: osteopenia;
- abaixo de –2,5 DP: osteoporose.

Recentemente, métodos para avaliar a qualidade óssea foram relatados. Contudo, são caros e realizados em pequenos grupos,[8] não havendo, no momento, viabilidade econômica para empregá-los na população.

A densitometria óssea está indicada nos casos em que o resultado possa modificar as intervenções, principalmente nas pacientes com fator de risco aumentado (Tabela 2). Assim, indica-se a densitometria óssea para mulheres acima de 65 anos de idade ou naquelas com 55 anos ou mais, com um ou mais fatores de risco para fraturas osteoporóticas, além da menopausa. Exceção é feita à mulher com menopausa precoce.[9]

É necessário um intervalo de 1 a 2 anos para detectar perdas ósseas de 2% a 3% que é média da diminuição da massa óssea anual na pós-menopausa. Um intervalo maior (5 anos) é necessário para a repetição da densitometria óssea quando o primeiro exame resultou normal.

A densidade mineral óssea também pode ser avaliada em locais periféricos, como o rádio, as falanges, o calcâneo, os metatarsos e a tíbia. Nesses locais, a ultrassonografia ou os raios X de emissão única, apesar de apresentarem acurácia razoável, só devem ser utilizados quando não houver disponibilidade da densitometria de dupla emissão de raios X.

Embora a radiografia convencional da coluna toracolombar (em perfil) consiga identificar compressões, doença de Paget e metástases ósseas, seu poder de caracterizar alterações na densidade mineral óssea só existe se houver perdas acima de 30% do tecido ósseo. A tomografia computadorizada quantitativa também estima o risco de fraturas osteoporóticas, mas não é usada na prática clínica.[8]

Os marcadores bioquímicos de remodelação óssea apresentam pouca utilidade clínica (Tabela 3). As pacientes, individualmente, apresentam grande variabilidade nos resultados, inviabilizando seu uso tanto para o diagnóstico quanto para avaliações de respostas à terapêutica.

TABELA 3 Marcadores bioquímicos de remodelação óssea

Formação óssea	Reabsorção óssea
Osteocalcina	Piridinolinas
Fosfatase alcalina óssea	Telopeptídios
	Cálcio urinário
	Hidroxipolina urinária

PREVENÇÃO E TRATAMENTO DA OSTEOPOROSE NA PÓS-MENOPAUSA

Terapia hormonal

Na prevenção da osteoporose em mulheres climatéricas, a terapia hormonal (TH), apesar dos benefícios que propicia para a manutenção da saúde e, consequentemente, da qualidade de vida das mulheres, deve ser utilizada com cuidado, pois pode acarretar riscos. Um dos mais importantes é o aumento na incidência de casos de câncer de mama e tromboembolismo. Assim, a TH pode ser recomendada para prevenção da osteoporose, já que possui a capacidade de aumentar a massa óssea, como demonstrado por vários estudos.[10]

Tanto as administrações por via oral quanto por via parenteral são efetivas na diminuição da reabsorção óssea em mulheres na pós-menopausa. Especialmente nos primeiros anos após a última menstruação, a TH é a melhor opção para prevenção de fraturas, além de propiciar benefícios adicionais às mulheres. A densidade mineral óssea aumenta quando se inicia o uso da TH logo após a menopausa, porém a estabilização da remodelação óssea também ocorre quando a TH é iniciada 10 anos ou mais após a menopausa. Mesmo quando iniciada após os 60 anos de idade, é efetiva na conservação da densidade mineral óssea.

Baixas doses de estrogênios e progestagênios também são efetivas para a proteção do osso. Há evidências de estudos que demonstraram redução nas taxas de fratura em mulheres que utilizaram TH, principalmente da coluna.[11]

Convencionalmente, os estrogênios mais utilizados em terapia hormonal com efeitos benéficos sobre o osso são os estrogênios equinos conjugados (0,625 mg/dia, VO), o 17-beta-estradiol (1 a 2 mg/dia, VO; 50 mcg/dia, transdérmico; 1,5 mg/dia, percutâneo, nasal; 25 a 50 mg, subcutâneo, semestral) e o valerato de estradiol (1 a 2 mg/dia, VO). Em pacientes com útero, é necessária a adição de progestagênio para proteção endometrial. Não há comprovação científica suficiente de que baixa dose previne fratura osteoporótica.[12,13]

Drogas sintéticas, como a tibolona (1,25 a 2,5 mg/dia, VO), com propriedade multi-hormonal, também fornecem efeitos benéficos sobre a massa óssea de mulheres na pós-menopausa.[14] Os bisfosfonatos aumentam a massa óssea do fêmur e da coluna. O alendronato em doses diárias (10 mg) ou semanais (70 mg) aumenta a densidade mineral óssea na coluna vertebral e no fêmur. Ocorre redução no risco de fraturas vertebrais tanto em pacientes com fraturas como naquelas sem fraturas prévias. Os efeitos adversos mais frequentes são os relacionados ao aparelho gastrintestinal, devendo ser administrado com água, 30 min antes do café da manhã. A paciente não deve deitar-se ou recostar-se nos 30 min subsequentes à ingestão do medicamento.[15]

A administração de risendronato a 5 mg/dia aumenta a densidade mineral óssea na coluna vertebral e no colo do fêmur. Ocorre redução nas taxas de fraturas em pacientes com e sem fraturas prévias. O risendronato causa poucos efeitos gastrintestinais, devendo ser ingerido em jejum, com água, 2 horas antes ou após uma refeição, e a paciente deve permanecer 30 min sem se deitar.

Recentemente, surgiram novos fármacos, como o ibandronato (1 comprimido de 150 mg/mês) e o ácido zoledrônico (1 ampola de 5 mg/ano). O ibandronato deve ser ministrado em jejum e recomenda-se a ingestão de alimentos ou líquidos apenas após 60 min do emprego deste fármaco. O ácido zoledrônico necessita ser usado em hospitais ou clínicas, pois a via de administração é endovenosa.[15]

Salienta-se que a osteonecrose de mandíbula é uma preocupação com o uso dos bisfosfonatos, apesar de os relatos serem poucos e a maioria das mulheres ter usado altas doses devido ao tratamento para câncer mamário. Calcula-se que possa surgir um caso a cada 100 mil usuárias desses fármacos por via endovenosa ou oral.[16]

O raloxifeno produz aumento na densidade mineral óssea no fêmur e na coluna vertebral. O tratamento com raloxifeno a 60 mg/dia reduz o risco de novas fraturas em pacientes com ou sem fraturas vertebrais prévias. Efeitos adversos incluem cãibras de membros inferiores, sintomas vasomotores e tromboembolismo venoso.[17] Outros SERMS (droloxifeno, ospemifeno, basedoxifeno, arzoxifeno) são igualmente úteis porque provocam apoptose nos osteoclastos.

A calcitonina é um hormônio produzido na glândula tireoide, efetivo na diminuição da atividade dos osteoclastos, inibindo a reabsorção óssea. Necessita de administração não oral, uma vez que a absorção por essa via é baixa. A estabilização da densidade mineral óssea é similar à observada com o uso do cálcio e da vitamina D. A calcitonina apresenta efeito analgésico e, geralmente, é útil no controle da dor resultante de fraturas vertebrais de compressão; por via nasal pode causar rinorreia em algumas pacientes.

Pode ser necessária pausa no tratamento devido à formação de anticorpos, o que interfere na ação medicamentosa sobre o osso. A calcitonina usada por via nasal, na dose de 200 UI, diariamente reduziu o risco de novas fraturas vertebrais em mulheres na pós-menopausa com osteoporose.[18]

Todas as mulheres se beneficiarão de uma dieta rica em cálcio ou da suplementação nos casos de baixa ingestão ou déficit de absorção, uma vez que este é um nutriente essencial para a manutenção da saúde em geral e, em particular, para a manutenção do tecido ósseo. A dose recomendada para indivíduos adultos é de 1.000 a 1.500 mg/dia na forma de suplementação ou dieta.

Apesar de as evidências mostrarem que a eficácia do cálcio associado à vitamina D é modesta, uma revisão sistemática em mulheres com osteoporose induzida por corticosteroide sugeriu que essa terapêutica deve ser considerada por ser uma combinação relativamente inócua. A vitamina D pode ser administrada na dose de 400 a 3.200 UI/dia, VO, especialmente em mulheres acima de 65 anos de idade ou com osteoporose estabelecida. Todavia, a revisão demonstrou que ainda permanecem incertezas sobre o uso isolado de vitamina D e seus derivados para prevenção de fraturas.[18]

Hábitos saudáveis, como a prática regular de exercícios, são de grande importância para a manutenção da densidade mineral óssea e para o tratamento da osteoporose. Evidências demonstraram a efetividade da prática regular de exercícios para prevenção e tratamento da osteoporose na mulher.[18] Especificamente os exercícios aeróbicos demonstram manutenção da massa óssea de mulheres na pós-menopausa, tanto na coluna vertebral quanto no fêmur. Os exercícios que mais beneficiam o aumento da massa óssea são os de impacto, devendo ser realizados em terrenos nivelados, com calçados e roupas adequados.[18]

Pacientes com osteoporose estabelecida devem evitar exercícios de alto impacto pelos riscos de fraturas que podem acarretar. Além dos efeitos benéficos sobre o tecido ósseo, a prática regular de exercícios melhora o equilíbrio, a elasticidade e a força muscular, que, em conjunto, diminuem os riscos de quedas e, consequentemente, de fraturas. Recomendam-se caminhadas por mais de 40 min sem pausa, por, no mínimo, 4 vezes/semana, preferencialmente à luz do dia.

O PTH estimula a formação e a reabsorção óssea, dependendo da forma de administração. A infusão contínua causa reabsorção óssea e a administração intermitente (via subcutânea), ao contrário, acarreta formação óssea. Ensaio clínico controlado mostrou que a administração diária subcutânea de PTH (20 ou 40 mcg/dia) diminuiu o risco de fraturas em mulheres na pós-menopausa com osteoporose. Não se recomenda o tratamento por mais de 2 anos pelo risco aumentado de osteossarcoma.[17]

Outro fármaco que reduz a reabsorção óssea e aumenta a formação do osso é o ranelato de estrôncio na dose de 2 g/dia. Contudo, os estudos clínicos são poucos e não há evidências suficientes para concluir que esse medicamento é superior aos outros.[19]

A adição de bisfosfonatos à terapia hormonal aumentou a densidade mineral óssea em mulheres histerectomizadas na pós-menopausa e com baixa massa óssea. As indicações da associação dos bisfosfonatos com a terapia hormonal incluem a diminuição da massa óssea, apesar da TH isoladamente, o uso de glicocorticosteroides (7,5 mg/dia de prednisona ou equivalente por pelo menos 3 meses) e a fratura osteoporótica em uso da TH.[17,18]

O denosunabe (Prolia®) é um anticorpo monoclosal anti-RANKL que reduz a osteoclastogênese e, assim, as fraturas. É aplicado no subcutâneo, 60 mg de 6/6 meses. Em casos resistentes a outras boas drogas, é opção interessante.

A avaliação periódica da densidade óssea pela densitometria de dupla emissão de raios X, em intervalos de 1,5 a 2 anos, é a melhor maneira de controlar a resposta ao tratamento. Os efeitos na coluna lombar são mais rápidos que no fêmur e o objetivo principal da monitoração é verificar se a paciente não perde massa óssea sob determinada terapia. Nessas pacientes, o correto tratamento deve ser enfatizado, a possibilidade de uma causa secundária de osteoporose deve ser avaliada e, finalmente, a mudança ou a adição de terapias deve ser considerada.

O tratamento da osteoporose é, em princípio, de longa duração. As pacientes devem ser avisadas de que as drogas para prevenção ou tratamento da osteoporose trazem proteção adicional por algum tempo após a parada do tratamento e que a estabilização ou o aumento da densidade óssea ocorrem lentamente com a terapêutica.

A decisão final sobre a duração e o tipo da terapia deve estar baseada no julgamento clínico e individualizado da paciente, considerando suas características, necessidades e possibilidades.

As recomendações para a população e para os médicos, segundo a OMS, são:[20]

- manter um estilo de vida ativo, com adequada exposição ao sol (especialmente para os idosos);
- evitar o fumo e o excesso de bebidas alcoólicas, cafeína, sal e proteínas;
- manter adequada ingestão alimentar de cálcio;
- manter índice de massa acima de 19 kg/m²;
- lembrar que a prevenção da osteoporose inicia-se na aquisição adequada da massa óssea no crescimento (fatores como desnutrição infantil devem ser identificados e solucionados);
- identificar fatores que provoquem a perda de massa óssea, como hipogonadismo e hipertireoidismo;
- usar a densitometria óssea quando disponível e intervir o mais cedo possível para reduzir a perda de massa óssea;
- indicar a suplementação com vitamina D aos idosos, em especial aos institucionalizados;
- minimizar o uso de glicocorticosteroides e considerar profilaxia contra a osteoporose quando esses medicamentos forem utilizados.

REFERÊNCIAS BIBLIOGRÁFICAS

1. Simões RS, Parolina CC, Verna C, Teixeira RC, Simões MJ, Soares Jr JM et al. Aspectos celulares e moleculares da remodelação óssea. Femina. 2006;35(5):279-83.
2. Kleerekoper M. Prevention of postmenopausal bone loss and treatment of osteoporosis. Semin Reprod Med. 2005;23(2):141-8.
3. Schiessl H, Frost HM, Jee WS. Estrogen and bone-muscle strength and mass relationships. Bone. 1998;22(1):1-6.
4. Schacht E. Differential therapy of osteoporosis – an overview based on recent findings regarding the pathogenesis. Z Rheumatol. 1994;53(5):274-98.
5. Kessel B. Hip fracture prevention in postmenopausal women. Obstet Gynecol Surv. 2004;59(6):446-55.
6. Ensrud KE, Cauley J, Lipschutz R, Cummings SR. Weight change and fractures in older women. Study of Osteoporotic Fractures Research Group. Arch Intern Med.1997;157(8):857-63.
7. Czerwi Ski E, Badurski JE, Marcinowska-Suchowierska E, Osieleniec J. Current understanding of osteoporosis according to the position of the World Health Organization (WHO) and International Osteoporosis Foundation. Ortop Traumatol Rehabil. 2007;9(4):337-56.
8. Rupprecht M, Pogoda P, Mumme M, Rueger JM, Püschel K, Amling M. Bone microarchitecture of the calcaneus and its changes in aging: a histomorphometric analysis of 60 human specimens. J Orthop Res. 2006;24(4):664-74.
9. Leslie WD, Tsang JF, Caetano PA, Lix LM. Manitoba bone density program. Effectiveness of bone density measurement for predicting osteoporotic fractures in clinical practice. J Clin Endocrinol Metab. 2007;92(1):77-81.
10. MacLean C, Newberry S, Maglione M, McMahon M, Ranganath V, Suttorp M, et al. Systematic review: comparative effectiveness of treatments to prevent fractures in men and women with low bone density or osteoporosis. Ann Intern Med. 2008;148(3):197-213.
11. Fitzpatrick LA. Estrogen therapy for postmenopausal osteoporosis. Arq Bras Endocrinol Metabol. 2006;50(4):705-19.
12. Mizunuma H, Shiraki M, Shintani M, Gorai I, Makita K, Itoga S, et al. Randomized trial comparing low-dose hormone replacement therapy and HRT plus 1alpha-OH-vitamin D3 (alfacalcidol) for treatment of postmenopausal bone loss. J Bone Miner Metab. 2006;24(1):11-5.
13. Crandall C. Low-dose estrogen therapy for menopausal women: a review of efficacy and safety. J Womens Health (Larchmt). 2003;12(8):723-47.
14. Lazovic G, Radivojevic U, Milosevic V, Lazovic A, Jeremic K, Glisic A. Tibolone and osteoporosis. Arch Gynecol Obstet. 2007;276(6):577-81.
15. Owens G, Jackson R, Lewiecki EM. An integrated approach: bisphosphonate management for the treatment of osteoporosis. Am J Manag Care. 2007;13(Suppl 11):S290-308.
16. Watts NB, Marciani RD. Osteonecrosis of the jaw. South Med J. 2008;101(2):160-5.
17. Gupta G, Aronow WS. Treatment of postmenopausal osteoporosis. Compr Ther. 2007;33(3):114-9.
18. Maclaughlin EJ, Sleeper RB, McNatty D, Raehl CL. Management of age-related osteoporosis and prevention of associated fractures. Ther Clin Risk Manag. 2006;2(3):281-95.
19. Reginster JY. Strontium ranlelate (Protelos). Rev Med Liege. 2007;62(11):685-7.
20. Genant HK, Cooper C, Poor G, Reid I, Ehrlich G, Kanis J, et al. Interim report and recommendations of the World Health Organization Task-Force for Osteoporosis. Osteoporos Int. 1999;10(4):259-64.

6

Doenças do Trato Genital Inferior

46 | Prurido vulvar, micropapilomatose e vulvodínia

Mayara Karla Figueiredo Facundo
Nilciza Maria de Carvalho Tavares Calux
Julisa Chamorro Lascasas Ribalta

DEFINIÇÃO E ETIOLOGIA

O prurido vulvar é sintoma frequente e acompanha diferentes ginecopatias. Sua etiologia é variada, desde causas infecciosas, como vulvovaginites fúngicas (ex.: candidíase vulvovaginal) e excesso de lactobacilos (ex.: vaginose citolítica), até aquelas provocadas por alteração estrutural epitelial (ex.: líquen simples crônico, líquen escleroso, dermatites), por fatores extrínsecos (ex.: suor, urina) e por neoplasias malignas (ex.: doença de Paget). Várias causas e tratamentos do prurido vulvar são mais minuciosamente descritos em outros capítulos.

As afecções vulvares são bastante comuns, porém, às vezes, de difícil diagnóstico e tratamento. Vulvodínia ou dor vulvar corresponde a condição clínica complexa e multifatorial, que pode ter o prurido como gatilho. A síndrome de dor vulvar, como também é conhecida, é caracterizada por algia e sensação de ardor na vulva, com hipótese de origem neuropática, associada a variados graus de hipersensibilidade da mucosa, de disfunção na musculatura do assoalho pélvico e de percepção geral de dor. O fator etiológico mais usualmente encontrado é uma história de infecção genital prévia, identificada como fator causal em 36,3% dos casos.

A vulvodínia constitui diagnóstico de exclusão, com impacto no bem-estar e na qualidade de vida, particularmente psicossexual.

De acordo com a Sociedade Internacional para Estudo da Doença Vulvovaginal (ISSVD), a Sociedade Internacional para Estudo da Saúde Sexual das Mulheres (ISSWSH) e a Sociedade Internacional de Dor Pélvica (IPPS), o Consenso 2015 na Terminologia e Classificação da Dor Vulvar Persistente e Vulvodínia engloba[1]:

A. Dor vulvar causada por desordem específica:
  - Infecciosa (ex.: candidíase recidivante, herpes).
  - Inflamatória (ex.: líquen escleroso, líquen plano, desordens imunobolhosas).
  - Neoplásica (ex.: doença de Paget, carcinoma de células escamosas).
  - Neurológica (ex.: neuralgia pós-herpética, compressão de nervos, neuroma).
  - Trauma (ex.: cortes genitais, traumas obstétricos).
  - Iatrogênica (ex.: pós-operatória, quimioterapia, radiação).
  - Deficiências hormonais (ex.: síndrome urogenital da menopausa – atrofia vulvovaginal – e amenorreia lactacional).
B. **Vulvodínia** – dor vulvar com pelo menos 3 meses de duração, sem causa clara identificada, que pode ter fatores potenciais associados:
  - Localizada (ex.: vestibulodínia, clitorodínia), generalizada ou mista.
  - Provocada (ex.: de inserção, de contato), espontânea ou mista.
  - Início (primária ou secundária).
  - Padrão temporal (intermitente, persistente, constante, imediata, tardia).

VESTIBULODÍNIA

A vestibulodínia ou vulvodínia localizada provocada, também conhecida como hiperestesia da vulva, é uma síndrome caracterizada por ardência, hipersensibilidade, dor à compressão vestibular e dispareunia intensa. As causas da vestibulodínia são multifatoriais e podem ser decorrentes de bactérias, cândida, *Trichomonas*, HPV e nível estrogênico baixo.

- Sintomas: há dor no introito vaginal durante relação sexual ou na inserção de absorventes internos.
- Sinais: ao exame clínico, encontra-se eritema vestibular e, à vulvoscopia, encontram-se áreas difusas acetorreagentes, sugerindo processo inflamatório não agudo. Dor ao teste do cotonete (*Q-tip test*), no introito e ao redor do clitóris. Esse teste é usado rotineiramente para avaliar os locais de dor. Executa-se o teste pressionando com o cotonete alguns pontos vulvares, sendo positivo quando a paciente reporta dor à pressão local.[2]
- Diagnóstico: é baseado em anamnese e exame físico. Se forem indicados testes diagnósticos para avaliação de infecções genitais, como pH vaginal, exame a fresco, bacterioscopia e cultura para fungos, estes devem ser realizados. O teste de HPV é desnecessário.
- Tratamento: deve-se sempre excluir as causas que podem ser tratadas especificamente. O tratamento depende do agente causal e devem-se evitar fatores irritantes locais. A abordagem deve ser multidisciplinar: fisioterapia perineal, aconselhamento psicossexual e suporte psicológico incrementam os resultados positivos.

- Uso de anestésicos locais: cremes ou pomadas de lidocaína de 2% a 5%. A lidocaína deve ser aplicada 15 a 20 minutos antes da relação sexual e deve ser retirada logo antes da penetração.[3]
- Moduladores da dor: amitriptilina em doses de aumento gradual.[3,4]

VULVODÍNIA NÃO PROVOCADA

A vulvodínia espontânea ou idiopática ou não provocada não tem etiologia conhecida. É considerada como processamento sensorial disfuncional no sistema nervoso central, envolvendo tanto geradores de dor centrais quanto periféricos. Pode ser incluída em uma síndrome de dor crônica, também podendo estar associada às condições de síndrome do intestino irritável, fibromialgia, endometriose e cistite intersticial. A teoria causal somática fala sobre o fato de que quem tem depressão e ansiedade é 4 vezes mais propensa a sofrer de vulvodínia.[5] Não esquecer que a dor pode ser secundária a lesões da coluna lombossacral.

- Sintomas: ardência contínua na região vulvar e dor inexplicável.
- Sinais: ao exame clínico, não há lesão. Teste do cotonete positivo.
- Diagnóstico: é baseado em anamnese e exame físico.
- Tratamento: abordagem multidisciplinar. Se houver necessidade, encaminhar para clínicas de dor.
  - Anestésicos locais.
  - Moduladores da dor:
    - Amitriptilina: é o tratamento de primeira linha. Deve ser introduzida em pequenas doses (10 a 25 mg à noite) e aumentada gradualmente, de 10 a 25 mg semanalmente, até uma dose máxima de 75 a 100 mg. Pode ser administrada em creme local a 2%.
    - Gabapentina: um anticonvulsivante que modula a dor neuropática. Dose inicial de 300 mg ao dia, com aumento gradativo até 1.200 mg. Pode ser administrada em creme local, de 2% a 6%.
  - Neuromodulação: estimulação elétrica transcutânea de nervos.
  - Fisioterapia: terapia manual perineal, *biofeedback* e treinamento vaginal.
  - Intervenções psicossexuais: terapia comportamental cognitiva e psicoterapia.
  - Acupuntura.
  - Toxina botulínica: não é superior ao placebo.
  - Laser de CO_2 e YAG *laser*: resultados da ablação do epitélio vulvar são comparáveis aos da vestibulectomia.
  - Cirurgia: reservada para pacientes com dor há mais de 6 meses, parcialmente ou totalmente incapazes de ter relações sexuais ou quando todas as tentativas prévias falharam. A cirurgia é a vestibulectomia modificada, com excisão da área vestibular e face interna dos pequenos lábios. Tem resultados subótimos.[6]

CAPÍTULO 46 PRURIDO VULVAR, MICROPAPILOMATOSE E VULVODÍNIA **555**

O seguimento da mulher com vulvodínia deve ser feito a cada 3 meses até a melhora. O seguimento multidisciplinar deve ser a longo prazo.

MICROPAPILOMATOSE

Embora seja frequente e de localização especialmente acessível, a micropapilomatose ou papilomatose vulvar ainda é um desafio em colposcopia para que o diagnóstico correto seja feito.

Até o início da década de 1980, a vulva era examinada apenas se a mulher apresentasse lesão clínica. Nesse caso, indicava-se a vulvoscopia para biópsia dirigida e diagnosticavam-se, então, tumores, lesões brancas e condilomas acuminados, entre outras condições.

Surgiram evidências de que a infecção por tipos específicos de HPV relacionava-se à carcinogênese do colo do útero. A partir desse fato, a vulvoscopia foi mais utilizada com o intuito de pesquisar a presença viral.

Devido ao fato de os colposcopistas não estarem habituados a examinar a vulva sem lesão evidente, começou-se a valorizar tudo que não estava presente em todas as mulheres e, na dúvida, realizavam biópsia. Dessa forma, as papilas vulvares foram valorizadas, já que apareciam em algumas mulheres e, em outras, não. A prevalência de papilomatose vestibular é descrita na literatura entre 1% e 33% e sua causa ainda é controversa.[7]

Notou-se, também, que algumas papilas exibiam um eixo vascular central evidente e o anatomopatológico mostrava coilocitose, muitas vezes focal. Assim, rotulava-se a presença de HPV e as mulheres eram tratadas de forma bastante agressiva.

Passou-se então a questionar a verdadeira presença do HPV e o consequente equívoco diagnóstico. A pesquisa básica já detectava o DNA do HPV pela técnica biomolecular do PCR (reação em cadeia da polimerase) e, assim, alguns pesquisadores, como de Deus et al. (1995), demonstraram a ausência de DNA-HPV em biópsias vulvares cujos resultados anatomopatológicos mostravam coilocitose focal.[8] A partir daí, surgiu a importância de um diagnóstico verdadeiro no qual a presença ou não do DNA-HPV norteava o diagnóstico de infecção por HPV ou papilomatose vulvar fisiológica.

FORMAS DA PAPILOMATOSE VESTIBULAR

De acordo com o agente etiológico, é possível distinguir três formas de apresentação da papilomatose vestibular:

- variante anatômica fisiológica;
- hipertrofia reativa à flogose de agentes não virais;
- infecção por HPV sintomática ou assintomática.

O diagnóstico diferencial da papilomatose pode ser clínico, citológico, colposcópico, histopatológico, por biologia molecular ou bacteriológico. Esse diagnóstico deve ser preciso para que se evitem tratamentos desnecessários, investigação agressiva e ansiedade na paciente.[9]

Clínico

Ao contrário das papilas reativas à flogose por agentes não virais, as papilas fisiológicas são quase sempre assintomáticas e vistas em jovens. A sintomatologia é constituída por prurido e queimação e/ou dispareunia, que também estão presentes nas papilas de HPV induzidas. Algumas formas de papilomatose vestibular com presença do HPV são assintomáticas.

Citológico

O raspado do epitélio vestibular mostra, na variante fisiológica, células do epitélio escamoso estratificado, ou seja, células superficiais, intermediárias ou profundas, dependendo do trofismo epitelial.

Na hipertrofia reativa, o esfregaço mostra o agente etiológico, sendo a *Candida albicans* a causa mais comum. Na infecção por HPV, os coilócitos mostram-se com aumento e alteração da forma nuclear, acompanhada de hipercromasia com cromatina finamente granulosa e halo perinuclear.

Colposcópico

O diagnóstico colposcópico é uma etapa decisiva, pois acontece quando a biópsia é indicada, ou não, para um diagnóstico mais preciso. Apesar de depender da experiência do colposcopista, existem algumas características que facilitam o diagnóstico.

Na forma de hipertrofia reativa, as características colposcópicas são parecidas com as da papilomatose fisiológica, embora as papilas apresentem-se hipertrofiadas, avermelhadas e com leve acetorreação. Essas papilas, bem como as fisiológicas e as induzidas por HPV, apresentam seu eixo vascular central próprio para sua nutrição.[10]

As características colposcópicas na diferenciação entre papilomatose vestibular fisiológica e HPV induzida estão na Tabela 1.

Histopatológico

A papilomatose vestibular fisiológica exibe o epitélio escamoso estratificado não queratinizado ao estudo anatomopatológico. Na menacma, observa-se grande quantidade de glicogênio nas camadas intermediárias da mucosa vestibular, induzindo, para o examinador menos experiente, confusão com coilocitose.

CAPÍTULO 46 PRURIDO VULVAR, MICROPAPILOMATOSE E VULVODÍNIA

TABELA 1 Características colposcópicas na diferenciação entre papilomatose vestibular fisiológica e HPV induzida

	Papilomatose fisiológica	Papilomatose por infecção HPV
Distribuição de papilas	Simétricas e lineares	Ao acaso
Consistência à palpação	Suave	Firme
Coloração	Rósea	Rósea, branca, acinzentada ou vermelha
Base das papilas	Individualizada (cada papila tem sua base)	Coalescência a partir de base comum (papilas superficiais, coalescentes)
Reação ao ácido acético	Discreto acetobranqueamento	Intenso acetobranqueamento

No processo inflamatório, a biópsia das papilas apresenta um quadro histopatológico de vulvite inespecífica. Na presença do HPV, o epitélio mostra as células coilocitóticas, acantose, hiperqueratose e papilomatose.

Diagnóstico por biologia molecular

As técnicas de biologia molecular são adequadas para identificar as infecções causadas por HPV pela presença ou não de seu DNA.[11] Para tanto, as técnicas biomoleculares mais utilizadas são PCR, captura híbrida e hibridização *in situ*.

Bacteriológico

Por meio da bacterioscopia, da cultura e/ou do exame a fresco do conteúdo vaginal e da secreção vestibular, é possível diagnosticar os agentes não virais.

Tratamento

A variante anatômica fisiológica não necessita de tratamento.

Na forma de hipertrofia reativa à flogose de agentes não virais, o agente que a determinou deve ser tratado. Na infecção por HPV, são tratadas as mulheres que apresentam lesão ao exame vulvoscópico.[12] Neste caso, podem-se usar:

- aplicações tópicas de ácido tricloroacético em solução a 50% a 90%. Sua ação é somente local, sendo seguro em gestantes. Deve ser usado 1 ou 2 vezes/semana até o desaparecimento das lesões. Pode ocasionar ulcerações no local da aplicação. É de uso preferencial em lesões pequenas em tamanho e área;
- ablação com *laser*. Esse método destrói o tecido com controle de profundidade e extensão. Reid (1991) cita o controle com uma única aplicação, em 85% a 95% dos casos. Cicatrização esteticamente aceitável e tem como desvantagem a dor pós-operatória e o tempo de cicatrização prolongado;

- imiquimode creme a 5%. É um modificador da resposta imune com proprieda-des antivirais e antitumorais. Iniciar o uso 3 vezes/semana e adequar a dose;
- excisão local. Tem a vantagem de fornecer material para anatomopatológico.

Conduta prática na papilomatose vestibular

Em mulheres com papilas sintomáticas, deve-se pesquisar e tratar agentes não virais antes do exame vulvoscópico.

Mulheres com papilas assintomáticas ou sem qualquer agente não viral, porém sintomáticas, devem ser encaminhadas para vulvoscopia. Após esse exame, mulheres com lesões de HPV induzidas devem ser tratadas. As que apresentam apenas papilas vestibulares fisiológicas não necessitam de qualquer tratamento.

CONSIDERAÇÕES FINAIS

Anamnese e exame físico minuciosos permitem caracterizar o prurido vulvar, a vulvodínia e a micropapilomatose. A vulvodínia é considerada diagnóstico de exclusão, com abordagem multidisciplinar como melhor opção para o sucesso terapêutico. A micropapilomatose é bem diferenciada pela sua simetria e discretas alterações à vulvoscopia. O prurido vulvar pode estar presente em várias afecções ginecológicas, e a duração da queixa e as características da pele vulvar ao exame físico são facilitadores da hipótese etiológica.

REFERÊNCIAS BIBLIOGRÁFICAS

1. Bornstein J, Goldstein AT, Stockdale CK, Bergeron S, Pukall C, Zolnoun D, Coady D. 2015 ISSVD, ISS-WSH, and IPPS consensus terminology and classification of persistent vulvar pain and vulvodynia. J Lower Gen Tract Dis. 2016;20:126-30.
2. Papoutsis D, Antonakou A. The Q-tip test of the vulva as a diagnostic aid for vulvodynia: sensitivity, specificity and predictive values. J Psychosom Obstet & Gynecol. 2017 Dec 19:1-2. DOI: 10.1080/0167482X.2017.1415882.
3. Van der Meijden WI, Boffa MJ, Ter Harmsel WA, Kirtschig G, Lewis FM, Moyal-Barracco M, et al. 2016 European guideline for the management of vulval conditions. JEADV. 2017;1-17.
4. Edwards SK, Bates CM, Lewis F, Sethi G, Grover D. 2014 UK national guideline on the management of vulval conditions. Int J STD AIDS Online First. 1-14.
5. Lua LL, Hollette Y, Parm P, Allenback G, Dandolu V. Current practice patterns for management of vulvodynia in the United States. Arch Gynecol Obstet. 2016. DOI 10.1007/s00404-016-4272-x.
6. De Andres J, Sanchis-Lopez N, Asensio-Samper JM, Fabregat-Cid G, Villanueva-Perez VL, Dolz VM, et al. Vulvodynia – an evidence-based literature review and proposed treatment algorithm. Pain Pract. 2015;16(2):204-36.
7. Wollina U, Verma S. Vulvar vestibular papillomatosis. Indian J Dermatol Venereol Leprol. 2010;76(3):270-2.
8. de Deus JM, Focchi J, Stávale JN, de Lima GR. Histologic and biomolecular aspects of papillomatosis of the vulvar vestibule in relation to human papillomavirus. Obstet Gynecol. 1995;86(5):758-63.

9. Diaz Gonzales JM, Martinez Luna E, Pena Romero A, Molina Hernandez A, Dominguez Cherit J. Vestibular papillomatosis as a normal vulvar anatomical condition. Dermatol Online J. 2013;19(10):20032.
10. Ozkur E, Falay T, Turgut Erdemir AV, Gurel MS, Leblebici C. Vestibular papillomatosis: An important differential diagnosis of vulvar papillomas. Dermatol Online J. 2016;22(3).
11. Kakkar S, Sharma PK. Benign vulvar vestibular papillomatosis: An underreported condition in Indian dermatological literature. Indian Dermatol Online J. 2017;8(1):63-5.
12. Martins N, Ribalta J, Campaner A, Parellada C. Patologia do trato genital inferior. 2. ed. São Paulo: Roca; 2014.

47 | Lesão não neoplásica do pudendo (vulva)

Ana Carolina Silva Chuery
Elisabeth Rautmann Cesarino Linhares
Julisa Chamorro Lascasas Ribalta

O epitélio escamoso pluriestratificado que reveste a vulva apresenta peculiaridades decorrentes da associação de diferentes tipos de epitélios – sem queratina, mas com glândulas diversas, e com queratina, glândulas e fâneros. Desse modo, a vulva pode ser sede de diversas afecções, como infecções sexualmente transmissíveis, doenças sistêmicas e dermatoses.

Em 1987, a *International Society for the Study of Vulvar Diseases* (ISSVD) publicou a seguinte classificação das lesões benignas de vulva:[1]

1. líquen escleroso;
2. hiperplasia de células escamosas;
3. outras dermatoses.

Em 2006, visando a classificação mais abrangente e a inclusão de outras lesões vulvares a serem mais bem compreendidas pelo clínico e pela paciente, a ISSVD baseou-se na morfologia da lesão e mudou o termo lesões epiteliais não neoplásicas para dermatoses vulvares, assim distribuídas:[2]

1. Padrão espongiótico:
   - dermatite atópica;
   - dermatite de contato alérgica;
   - dermatite de contato irritativa.
2. Padrão acantótico (hiperplasia de células escamosas):
   - psoríase;
   - líquen simples crônico.

3. Padrão liquenoide:
   - líquen escleroso;
   - líquen plano.
4. Padrão hialinização/esclerose da derme:
   - líquen escleroso.
5. Padrão vesicobolhoso:
   - penfigoide tipo cicatricial;
   - doença linear IgA.
6. Padrão acantolítico:
   - doença de Hailey-Hailey;
   - doença de Darier;
   - acantólise papular genitocrural.
7. Padrão granulomatoso:
   - doença de Crohn;
   - síndrome de Melkersson-Rosenthal.
8. Padrão vasculopático:
   - úlceras aftosas;
   - doença de Behçet;
   - plasmocitose vulvar.

Essa classificação é ferramenta importante quando o diagnóstico clínico não é possível e quando os achados microscópicos da biópsia só puderam ser relatados como padrão histológico e não como diagnóstico específico.[3]

Em 2011, seguindo a nova terminologia para a descrição dos achados do exame da vulva, a ISSVD propôs outra classificação das doenças dermatológicas vulvares. Essa nova proposta não substitui a classificação de 2006 e tem como objetivo auxiliar o médico na obtenção do diagnóstico com base apenas nos achados clínicos. As dermatoses são divididas em oito grupos morfológicos:[3]

1. Lesões da cor da pele:
   A. Nódulos e pápulas da cor da pele:
      - papilomatose do vestíbulo e face interna de pequenos lábios (achado normal);
      - molusco contagioso;
      - verrugas (infecção pelo HPV);
      - cicatriz;
      - neoplasia intraepitelial;
      - acrocórdon, pólipo fibroepitelial;
      - nevo intradérmico;
      - cistos mucinosos do vestíbulo e face interna de pequenos lábios (podem ter tonalidade amarelada);

- cisto epidérmico (cisto epidermoide; cisto epitelial);
- hidradenoma papilífero;
- tumor e cisto da glândula de Bartholin;
- siringoma;
- carcinoma basocelular.

B. Placas da cor da pele:
- líquen simples crônico e outras doenças liquenoides;
- neoplasia intraepitelial da vulva.

2. Lesões vermelhas: manchas e placas:

A. Doenças liquenificadas e eczematosas:
- eczema de contato alérgico;
- eczema de contato irritativo;
- eczema atópico (raramente visto na vulva);
- alterações eczematosas sobrepostas a outras doenças vulvares;
- doenças que mimetizam clinicamente afecções eczematosas (candidíase, doença de Hailey-Hailey e doença de Paget extramamária);
- líquen simples crônico (liquenificação sem lesões de pele precedentes);
- liquenificação sobreposta à doença pruriginosa precedente subjacente.

B. Manchas e placas vermelhas:
- candidíase;
- psoríase;
- neoplasia intraepitelial;
- líquen plano;
- vulvite plasmocitária (Zoon);
- infecção bacteriana de tecidos moles (celulite e quadro inicial de fasciite necrosante);
- doença de Paget extramamária.

3. Lesões vermelhas: pápulas e nódulos:

A. Pápulas vermelhas:
- foliculite;
- verruga (infecção pelo HPV);
- angioqueratoma;
- molusco contagioso (inflamado);
- hidradenite supurativa (lesões iniciais);
- doença de Hailey-Hailey.

B. Nódulos vermelhos:
- furúnculos;
- verruga (infecção pelo HPV);
- prurigo nodular;
- neoplasia intraepitelial;

CAPÍTULO 47 LESÃO NÃO NEOPLÁSICA DO PUDENDO (VULVA) **563**

- molusco contagioso (inflamado);
- prolapso e carúncula uretral;
- hidradenite supurativa;
- hidradenoma papilífero;
- cisto epidérmico inflamado;
- abscesso da glândula de Bartholin;
- carcinoma de células escamosas;
- melanoma (tipo amelanótico).

4. Lesões brancas:

   A. Pápulas e nódulos brancos:
   - pontos de Fordyce (achado normal; pode ter cor amarelada);
   - molusco contagioso;
   - verruga;
   - cicatriz;
   - neoplasia intraepitelial;
   - carcinoma de células escamosas;
   - milium (mília);
   - cisto epidérmico;
   - doença de Hailey-Hailey.

   B. Manchas e placas brancas:
   - vitiligo;
   - líquen escleroso;
   - hipopigmentação pós-inflamatória;
   - doenças liquenificadas;
   - líquen plano;
   - neoplasia intraepitelial;
   - carcinoma de células escamosas.

5. Lesões de cor escura (marrom, azul, cinza ou preto):

   A. Manchas de cor escura:
   - nevo melanocítico;
   - melanose vulvar (lentiginose vulvar);
   - hiperpigmentação pós-inflamatória;
   - líquen plano;
   - acantose nigricante;
   - melanoma *in situ*.

   B. Pápulas e nódulos de cor escura:
   - nevo melanocítico (inclui aqueles com atipia clínica e/ou histológica);
   - verrugas (infecção pelo HPV);
   - neoplasia intraepitelial;
   - ceratose seborreica;

- angioqueratoma;
- hidradenoma papilífero;
- melanoma.

6. Lesões vesicobolhosas:

   A. Vesículas e bolhas:
   - infecções pelo herpes vírus (herpes simples, herpes zóster);
   - eczema agudo;
   - líquen escleroso bolhoso;
   - linfangioma circunscrito (linfangiectasia);
   - doenças vesiculares imunológicas (penfigoide cicatricial, erupção fixa medicamentosa, síndrome de Stevens-Johnson, pênfigo).

   B. Pústulas:
   - candidíase (candidose);
   - foliculite.

7. Erosões e úlceras:

   A. Erosões:
   - escoriações;
   - líquen plano erosivo;
   - fissuras que surgem no tecido normal (idiopática, relacionada com o coito);
   - fissuras que surgem no tecido anormal (candidíase, líquen simples crônico, psoríase, doença de Crohn, etc.);
   - neoplasia intraepitelial;
   - pústulas, bolhas e vesículas rotas;
   - doença de Paget extramamária.

   B. Úlceras:
   - escoriações (relacionadas com eczema, líquen simples crônico);
   - úlceras aftosas (aftas menores), aftas maiores, úlcera de Lipschütz (ocorrem como processo idiopático ou secundário a outras doenças, como Crohn, Behçet, várias infecções virais);
   - doença de Crohn;
   - infecção pelo herpes vírus (particularmente em pacientes imunossuprimidas);
   - carcinoma de células escamosas ulcerado;
   - sífilis primária (cancro).

8. Edema:

   A. Edema da cor da pele:
   - doença de Crohn;
   - anormalidade linfática idiopática (doença de Milroy);
   - obstrução linfática pós-cirúrgica ou pós-radioterapia;

- edema pós-infeccioso (especialmente celulite por estreptococo ou estafilococo);
- edema pós-inflamatório (especialmente hidradenite supurativa).

B. Edema de cor rosa ou vermelha:
- obstrução venosa (por ex., gravidez e parto);
- celulite (primária ou sobreposta ao edema já existente);
- abscesso/cisto inflamado da glândula de Bartholin;
- doença de Crohn;
- edema vulvar leve pode ocorrer com qualquer doença vulvar inflamatória.

Entre as dermatoses mais comuns, destacam-se o líquen escleroso, o líquen simples crônico, o líquen plano, a psoríase e os eczemas (dermatites) de contato.[4,5]

LÍQUEN ESCLEROSO

É uma dermatose inflamatória que pode acometer outras áreas do corpo, como o tórax, o pescoço e outras. Na mulher, a região preferencial é a vulvar; no homem, o prepúcio.[6,7]

De etiologia indeterminada, algumas hipóteses já foram pesquisadas e descartadas, como os mecanismos imunológico e genético, a deficiência de receptores androgênicos e do fator de crescimento epidérmico e a possível associação ao papilomavírus humano.[7] Essa dermatose está associada a doenças autoimunes, em especial à tiroidite de Hashimoto e à esclerodermia.[8,9]

Atualmente, aceita-se a hipótese de alteração na função dos fibroblastos da derme papilar, levando à atrofia da epiderme. Todavia, estudos evidenciaram haver autoanticorpo ECM1 contra uma glicoproteína extracelular que pode estar associada a vasculites.[7,10]

É dermatose relativamente comum e responsável por cerca de 40% das lesões epiteliais não neoplásicas de vulva, que ocorrem, com maior frequência, nos extremos da vida, antes da puberdade e após a menopausa.[7]

O sintoma mais comum é o prurido, acompanhado ou não de ardor, que costuma ser de longa evolução; porém, há casos assintomáticos. Outros sintomas podem ser referidos, como a dispareunia superficial, podendo haver impossibilidade de penetração e sangramento espontâneo pelo contato da roupa íntima com a lesão ou pela coçadura.[7,11]

Clinicamente, a lesão apresenta-se hipocrômica, brilhante, nacarada, com falso aspecto de espessamento. Nessas áreas, deve-se sempre afastar possível neoplasia intraepitelial ou mesmo invasiva. O falso aspecto de espessamento deve-se ao depósito de queratina (Figura 1).[7,11]

A modificação da morfologia costuma ser evolutiva, podendo acarretar perda definitiva da função vulvar. Ressaltam-se a perda dos pequenos lábios e do capuz do clitóris, o seu sepultamento e a aderência na linha mediana, estreitando de forma definitiva o

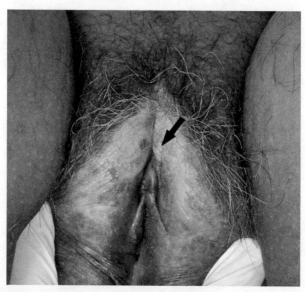

FIGURA 1 Líquen escleroso: áreas de escoriação em placa hipocrômica; a seta aponta para área de queratose, local de eleição para a biópsia.

introito vaginal (Figura 2); há saída do meato uretral, favorecendo infecções urinárias de repetição e impossibilitando o exame ginecológico. O comprometimento vaginal é raro.[12]

O diagnóstico é clínico. Nos casos de dúvida, pode-se solicitar o estudo histopatológico. A biópsia ou sua repetição podem ser necessárias em casos não responsivos ao tratamento ou quando aparecem áreas espessadas ou pruriginosas, durante o tratamento ou após seu término.[11]

Microscopicamente, o líquen escleroso caracteriza-se pelo afinamento do epitélio com perda das pregas reticulares. Ocorre diminuição da vascularização, levando a atro-

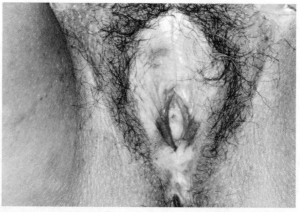

FIGURA 2 Líquen escleroso: a região anogenital apresenta placa hipocrômica, simétrica, com modificação da estrutura vulvar: desaparecimento do clitóris e estenose de fúrcula vulvar.

fia epitelial, desaparecimento das fibras elásticas e desarranjo das colágenas. A hialinização da derme papilar é constituída de edema e deposição de mucopolissacarídeos, conferindo aspecto empastado ao toque.[7,11]

Existe risco de 1% a 4% dos casos de surgir carcinoma espinocelular invasivo, que costuma ser de aparecimento rápido e agressivo. Sua concomitância é de 4,5%.[11,13]

Nas crianças, o sintoma mais importante é o prurido ou a observação da placa hipocrômica e dor, levando à retenção urinária e à obstipação intestinal, além do sangramento pela coçadura (Figura 3).

O objetivo do tratamento consiste em cessar os sintomas e, ao mesmo tempo, bloquear a evolução da doença. É fundamental a adesão da paciente ao tratamento, uma vez que pode durar alguns meses.[11,14]

As medidas de higiene devem ser orientadas a fim de se evitarem infecções secundárias e irritação local por produtos de higiene desnecessários, muito comuns nos dias de hoje. O tratamento de primeira linha é a aplicação de corticosteroide tópico em pomada, ultrapotente (propionato de clobetasol 0,05%) ou de potência média-alta (furoato de mometasona 0,1%). Ambos os corticoides oferecem eficácia e tolerabilidade semelhantes no tratamento inicial e de manutenção do líquen escleroso.[14-17]

Em geral, o tratamento inicia-se com aplicação uma vez ao dia, à noite. Se a paciente apresenta quadro intenso, pode ser iniciado na posologia de duas vezes por dia. O mesmo esquema pode ser aconselhado para crianças (Figura 4) e gestantes. Não há descrição de inibição das glândulas suprarrenais.[11,15]

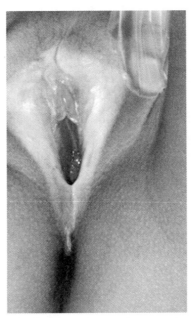

FIGURA 3 Líquen escleroso: placa hipocrômica em vulva de criança com 6 anos de idade.

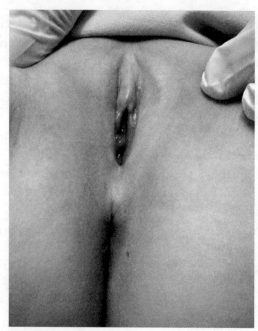

FIGURA 4 Líquen escleroso: a mesma criança agora com 9 anos de idade, tratada e assintomática.

Após um mês de uso diário, havendo melhora de 100% dos sintomas, concomitantemente ao aspecto clínico, é feita a retirada progressiva do medicamento, o que pode durar de quatro a seis meses. Dessa forma, evita-se o rebote. Nessa fase, o seguimento deve ser mensal e a medicação deve ser reiniciada ao ressurgir o prurido, já que as recidivas são comuns. Em face de melhora dos sintomas, porém evidenciando-se sinais de atividade da doença ao exame clínico, o tratamento deve ser mantido.[7]

Estudos sobre a aplicação tópica de inibidores da calcineurina (tacrolimo e pimecrolimo) revelam que os imunomoduladores tópicos são mais lentos em melhorar o prurido quando aplicados como monoterapia. Seu mecanismo de ação envolve a supressão da liberação das citocinas pelas células T, podendo ser usados para diminuir as aplicações do corticosteroide de forma concomitante. A posologia é de uma a duas vezes ao dia por cerca de 6 a 12 semanas, podendo essa frequência ser reduzida após o período de tratamento.[7,18,19]

Depois de findado o tratamento, a paciente deve ser informada que as modificações estruturais da vulva permanecerão. Caso seja necessário, indica-se cirurgia, com bisturi frio ou a *laser*, a fim de melhorar as condições locais para a atividade sexual, além de estrogênios tópicos de modo frequente.[7]

Finalmente, o acompanhamento semestral é importante para que se obtenha o diagnóstico precoce das lesões neoplásicas (Figura 5).

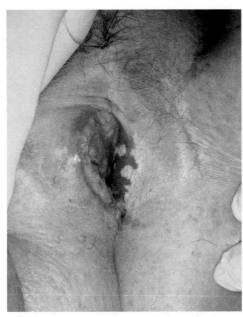

FIGURA 5 Líquen escleroso e carcinoma espinocelular: dermatose não diagnosticada nem tratada.

LÍQUEN SIMPLES CRÔNICO

Essa dermatose acantótica é decorrente de prurido importante, muitas vezes incontrolável, amiúde à noite, que leva ao espessamento do epitélio vulvar, piorando o prurido e mantendo o ciclo prurido-coçadura. Pode estar associado a estresse, ansiedade, depressão e outros distúrbios psiquiátricos.[6,20,21]

A causa inicial da coçadura é de difícil diagnóstico, podendo ser desde um agente irritante, uma infecção como a candidíase, até uma reação alérgica de manifestação local ou sistêmica. Muitos casos podem ser mais bem elucidados com testes de contato (*patch test*), principalmente aqueles com perfil para cosméticos.[6,20-23]

Clinicamente, o epitélio com prurido crônico torna-se espessado e liquenificado; suas linhas naturais tornam-se mais evidentes (Figura 6), de bordas nítidas, assimétricas e com escoriações ungueais (Figura 7), podendo aparecer áreas de depósito de melanina (hiperpigmentação).[20,21]

A ISSVD subdividiu o líquen simples crônico em primário ou idiopático e secundário ou sobreposto ao líquen escleroso, líquen plano ou outra dermatose vulvar.[2] O estudo histopatológico faz o diagnóstico, mas não define a causa. O epitélio escamoso apresenta acantose e hiperqueratose, colagenização de derme superficial e infiltrado inflamatório crônico linfocitário, além de alongamento das cristas epidérmicas e alargamento das papilas dérmicas.[21]

O tratamento baseia-se na orientação de não coçar, prescrição de ansiolíticos e antidepressivos tricíclicos e no suporte psicoterapêutico, quando necessário. Em seguida,

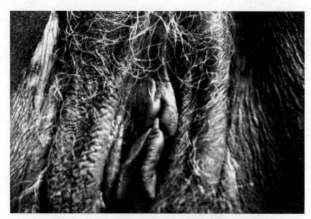

FIGURA 6 Líquen simples crônico: associado ao vitiligo, há liquenificação expressiva em grandes lábios.

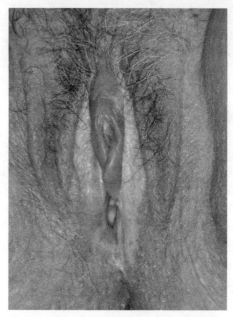

FIGURA 7 Líquen simples crônico: liquenificação com hipocromia de fundo róseo e áreas de erosão ungueal por coçadura.

indica-se aplicação tópica de corticosteroide em pomada de propionato de clobetasol 0,05%, valerato de betametasona 0,1% ou furoato de mometasona 0,1%.[6,21]

A associação de um anti-histamínico oral como hidroxizina 25 mg (bloqueadores dos receptores de H2) à noite ao corticosteroide pode cessar mais rapidamente o prurido.[6,21] Quando não houver resposta ao tratamento, pode-se injetar a triancinolona diretamente na lesão.[14]

Recentemente, os inibidores tópicos da calcineurina, tacrolimo a 0,1% e pimecrolimo a 1% em creme têm ajudado nos casos de longo tratamento por corticosteroide, pois, por não atingir os queratinócitos ou inibir a síntese de colágeno, evita a atrofia. A tolerabilidade é boa, porém, nos casos de intensa liquidificação e hipercromia, mesmo após o tratamento, esses sinais podem se manter com menor intensidade.[21,24]

LÍQUEN PLANO

Lesão inflamatória que compromete as mucosas oral, vaginal e vulvar e a pele. Acomete mulheres na faixa etária de 30 a 60 anos de idade e sua etiologia é desconhecida. Existe provável fator autoimune, com alteração da imunidade celular, produzindo reação do tipo enxerto *versus* hospedeiro, identificado no estudo histopatológico. A ocorrência de hepatites virais associadas pode sugerir fator infeccioso, mas não há confirmação. Prurido, ardor e dor vulvar estão presentes, podendo evoluir com dispareunia, disúria e perda da função vulvar, dependendo da área comprometida.[6,25]

Clinicamente, encontram-se pápulas achatadas violáceas (forma nodular), poligonais e brilhantes (Figura 8). As estrias opalinas em forma de rede são chamadas de estrias de Wickham (Figura 9) e resolvem-se espontaneamente em meses ou anos, deixando a área hiperpigmentada.[6]

Lesões semelhantes na região genital são muito pruriginosas, porém a forma erosiva, mais comum na região vulvar, é recidivante, com dor e, às vezes, pruriginosa. Na vagina, o eritema é frequente, podendo haver sangramento espontâneo.[6]

Na forma erosiva, o comprometimento da cavidade oral é comum. Na região genital, apresentam-se como úlceras dolorosas cercadas de epitélio hipocrômico (Figura

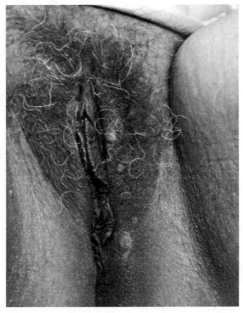

FIGURA 8 Líquen plano de forma nodular.

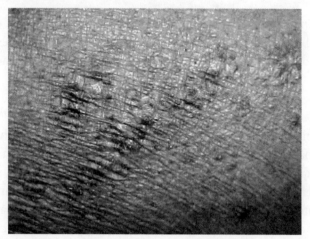

FIGURA 9 Estria de Wickham (cortesia do dr. Jefferson Alfredo de Barros).

10) que, frequentemente, evoluem com sinéquias, estenose e encurtamento da vagina, impedindo por completo a penetração peniana, pela vaginite descamativa, e sendo de maior risco para o aparecimento do carcinoma espinocelular.[6,25,26]

Na mucosa oral, a lesão tem aspecto arboriforme de coloração esbranquiçada, podendo ser encontrada nas gengivas e/ou na língua. Essas lesões podem preceder lesões genitais em meses ou anos. Na gengiva, há diminuição do tecido com aumento dos espaços entre os dentes, apresentando aspecto erosado de coloração avermelhada (Figura 11).[6,27]

O estudo histopatológico é feito em lesões orais ou na pele. Revela processo inflamatório crônico, predominantemente de linfócitos e de células plasmáticas na derme superficial em faixa, estendendo-se aos epitélios basal e parabasal. A degeneração dos queratinócitos leva à formação de corpos coloides; a degeneração hidrópica ocorre na camada basal. O epitélio pode conter acantose, hiperqueratose e aumento da camada granular. Em lesões antigas, o epitélio encontra-se fino, sem acantose e com perda das cristas reticulares.[6,28]

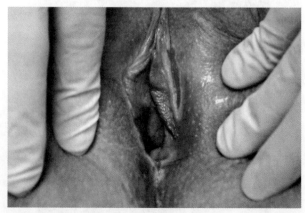

FIGURA 10 Líquen plano erosivo: lesões ulceradas em sulco interlabial esquerdo e vestíbulo direito, cercadas por epitélio hipocrômico.

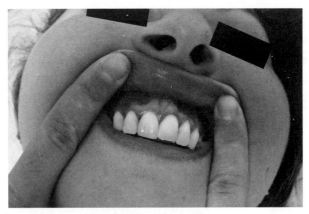

FIGURA 11 Líquen plano de forma erosiva: erosão de gengiva.

A imunofluorescência direta pode ser de alguma ajuda no sentido de diferenciar o líquen plano das doenças bolhosas, como o penfigoide e o pênfigo bolhoso. No líquen plano, há depósito de IgM na membrana basal.[6,27]

Muitas vezes, o tratamento é difícil e baseia-se na aplicação tópica de corticosteroide potente nas lesões. Nos casos de formas graves e erosivas, deve-se associar corticosteroides sistêmicos por longo período. Os imunossupressores tópicos (tacrolimo) e sistêmicos (ciclosporina, azatioprina) também podem ser usados.[6,14,27]

No líquen plano vaginal, recomendam-se aplicações de corticoide de baixa ou média potência, como hidrocortisona 25 mg uma a duas vezes por dia, associada a antibióticos por 7 a 10 dias. O tratamento de manutenção é feito com corticoide duas vezes por semana. Também é recomendado o uso de dilatadores vaginais.[14,27]

Altamente recidivante, essa dermatose requer seguimento durante longo período após o término do tratamento.

PSORÍASE

Caracteriza-se por ser doença inflamatória crônica sistêmica e se responsabiliza por cerca de 5% das consultas dermatológicas, sendo mais comum na 2ª e na 3ª décadas da vida.[6]

Há suscetibilidade familiar em até 30% dos casos, sendo, provavelmente, multifatorial; a determinação genética, em diversos estudos, não foi confirmada. Também pode ser a primeira manifestação de mulheres com HIV.[6,29]

Nessa dermatose, a renovação celular das camadas epiteliais está acelerada, acontecendo em aproximadamente 7 dias, quando o normal seria em 30 dias. Parece ser desencadeada por resposta imunológica alterada, que, associada à predisposição genética, causaria inflamação local, que induziria a proliferação epidérmica acelerada, mantendo aquele processo.[6]

Clinicamente, se mostra como placa eritematosa recoberta por escamas secas e pruriginosas de coloração prateada (Figuras 12 e 13). Também são encontradas fissuras, maceração e associação com infecção secundária bacteriana ou fúngica. Pode afetar somente os genitais ou também as unhas, o couro cabeludo, as superfícies extensoras (Figura 14) e a região lombossacral. Alguns casos podem ter artrite e lesões intestinais de origem inflamatória.[6,28]

Nas dobras, é referida como psoríase invertida, podendo ocorrer nos genitais, especialmente no períneo e nas nádegas, onde as lesões não são descamativas, e sim

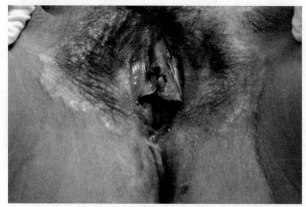

FIGURA 12 Psoríase vulvar: lesão extensa eritematosa recoberta por escamas grossas.

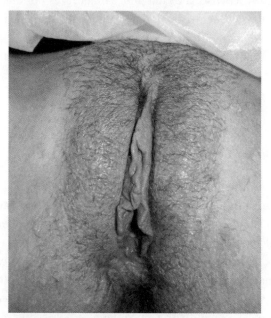

FIGURA 13 Psoríase vulvar: extensa placa eritematosa recoberta por escamas grossas. Fonte: acervo Nuprev – PTGI.

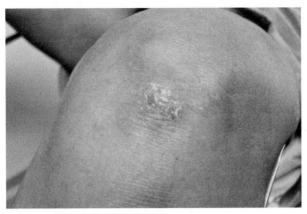

FIGURA 14   Psoríase: lesão em região de flexura.

placas de coloração avermelhada e brilhante, nas quais podem coexistir infecções fúngicas secundárias.[6]

Os sintomas mais frequentes são o prurido e o desconforto vulvar, que cursam associados à depressão. Ocorre, ainda, o fenômeno de Koebner, que significa o surgimento da lesão descamativa no local da coçadura. O anel de Woronoff é esbranquiçado ao redor de uma placa descamativa. O sinal de Auspitz, por sua vez, significa pequenas áreas de sangramento ao se levantar uma das escamas.[6,30]

Algumas situações, como frio, estresse, infecções estreptocócicas, drogas (p.ex., álcool, lítio, cloroquina) e a própria coçadura, podem deflagrar as lesões. Todavia, elas podem melhorar com a gestação, a exposição ao sol e as mudanças de peso.[6,28]

O diagnóstico é clínico, pois existem diversas formas de psoríase que podem coexistir em uma pessoa. Histologicamente, a lesão possui acantose, paraqueratose, microabscessos paraqueratóticos, perda da camada de células da granulosa e formação de pústulas espongiformes de Kogoj com neutrófilos na fina camada de epiderme superficial que agregam-se à camada paraqueratótica, formando os microabscessos de Munro, característicos da dermatose. A atividade mitótica acentuada ocorre nas camadas parabasais.[6,28]

O comprometimento da vida pessoal, social e profissional é comum. Felizmente, a maioria dos casos é leve, devendo-se optar pelo tratamento exclusivamente tópico e por curto período. Deve-se evitar, a todo custo, coçadura que dê início a outras lesões.

Os emolientes reduzem a irritação local. Pode-se optar pela aplicação tópica de algum análogo da vitamina D (calcipotriol) associado ao dipropionato de betametasona, reduzindo a irritação na vulva.[31] Recomenda-se o uso tópico de corticosteroide, como a desonida 0,05% ou a triancinolona 0,1%.[6,32]

Em alguns casos, a aplicação de corticosteroide de maior potência, como o propionato de clobetasol 0,05% ou o furoato de mometasona 0,1%, é preferencial.[6,32]

ECZEMA (DERMATITE) DE CONTATO

Esta dermatose se deve a processo inflamatório da pele induzido por algum agente. Pode ser aguda, subaguda ou crônica e é considerada uma dermatite exógena cuja origem baseia-se em agentes irritantes ou alergênicos. O prurido e a irritação podem resultar em líquen simples crônico.[6,33]

O eczema irritativo primário resulta da exposição prolongada e repetitiva a um agente cáustico ou irritante, não havendo reação imunológica. A pele é agredida diretamente pela urina ou pelas fezes, p.ex., nos casos de incontinência urinária ou fecal, respectivamente.[6,33]

Já o eczema de contato alérgico apresenta reação de hipersensibilidade tardia do tipo IV. Esses casos necessitam de apenas um contato prévio com a substância para desenvolver todo o processo alérgico. Entre essas substâncias, destacam-se a neomicina, muito usada em associações de cremes e pomadas de aplicação tópica para a região anogenital, e a benzocaína, entre outros. Todas as substâncias provocam sensação de queimação e secura, prurido e a irritação local, que podem piorar com a menstruação ou a relação sexual.[6,33]

A história pessoal e familiar para atipia pode estar presente. Tratamentos diversos, sem sucesso, para candidíase e antecedente de aplicação de algum medicamento ou uso costumeiro de certas substâncias para higiene pessoal, como sabonetes, desinfetantes e antissépticos, vendidos como necessários para a rotina da higiene íntima, também podem desencadear essa dermatose.[6,33]

Clinicamente, o exame pode mostrar eritema leve a severo (Figura 15), erosões pela coçadura e fissuras, principalmente nos sulcos interlabiais, ou secundárias à infecção secundária. Em situações crônicas, a coçadura leva a liquenificação (Figura 16), erosões e fissuras. Os lábios podem tornar-se mais rugosos que o normal e hipertróficos. Pode, também, haver edema, hiperqueratose e hiperpigmentação, secundários à longa evolução do processo, dificultando o diagnóstico correto.[6,33]

O eczema alérgico subagudo pode ter descamação mais fina que na psoríase. Em quadros agudos, há bolhas ou vesículas. Na suspeita de eczema de contato de fundo alérgico, sugerem-se os testes de contato.[6,33]

Os irritantes mais comuns são os sabonetes, os absorventes íntimos, os medicamentos de aplicação tópica, como o ácido tricloroacético e o 5-fluorouracil, o suor, a urina, as fezes, as duchas e os espermicidas, entre outros.[6,33]

Os alérgenos mais comuns são a benzocaína, a neomicina, a clorexidina, os perfumes, os preservativos, o látex, a lanolina e o esmalte de unha. Deve-se afastar a possibilidade de causa infecciosa, seja de origem fúngica ou bacteriana.[6,33]

As orientações locais, como evitar o excesso de banhos e manter a temperatura da água menor à noite para evitar que o sintoma seja deflagrado, são extremamente importantes para o tratamento e para evitar o início do prurido. O sabonete deve ser

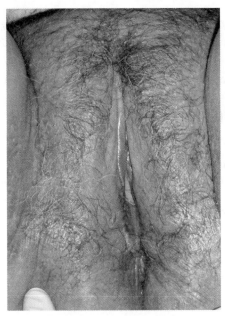

FIGURA 15 Eczema de contato crônico: causa urinária (irritativa). 📷

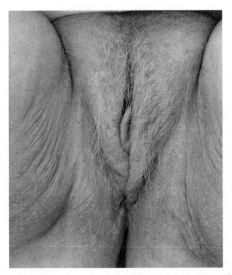

FIGURA 16 Eczema de contato crônico: de causa desconhecida, apresenta liquenificação, edema e hipertrofia dos pequenos lábios. 📷

substituído por outros produtos cremosos e emolientes, evitando-se bactericidas. Assim, elimina-se o contato com os irritantes ou alérgenos, quando conhecidos, e iniciam-se aplicação tópica de corticosteroides, sedação noturna e anti-histamínicos sistêmicos (bloqueadores dos receptores de H2), para amenizar o prurido local. Nos quadros agudos, que são caracterizados por lesões mais úmidas, preferem-se os corticoides em creme, enquanto nos quadros crônicos, que se caracterizam por lesões mais secas, corticoide em pomada.[6,33]

O tratamento dos casos mais extensos é realizado com corticosteroide sistêmico.[6,33]

REFERÊNCIAS BIBLIOGRÁFICAS

1. Ridley CM, Frankman O, Jones ISC, et al. New nomenclature for vulval disease: report of the commitee on terminology. Am J Obstet Gynecol. 1989;160(3):769.
2. Lynch PJ, Moyal-Barrocco M, Bogliatto F, et al. 2006 ISSVD Classification of vulvar dermatoses. Pathologic subsets and their clinical correlates. J Reprod Med, 2007;52(1):3-9.
3. Lynch PJ, Moyal-Barracco M, Scurry J, et al. 2011 ISSVD Terminology and classification of vulvar dermatological disorders: an approach to clinical diagnosis. J Low Genit Tract Dis. 2012;16(4):339-44.
4. Ball SB, Wojnarowska F. Vulvar dermatoses: lichen sclerosus, lichen planus and dermatitis/lichen simplex chronicus. Sem Cut Med Surg. 1988;17(3):182-8.
5. Fisher GO. The commonest causes of syntomatic vulvar disease: a dermathologist's perspective. Aust J Dermatol. 1996;37:12-8.
6. Barros JA. Outras dermatoses. In: Martins NV, Ribalta JCL. Patologia do trato genital inferior. 1.ed. São Paulo: Roca; 2005. p.775-809.
7. Fistarol SK, Itin PH. Diagnosis and treatment of lichen sclerosus. An update. Am J Clin Dermatol. 2013;14(1):27-47.
8. Guarneri F, Giuffrida R, Bari FD, et al. Thyroid autoimmunity and lichen. Front Endocrinol (Lausanne). 2017;8:146.
9. Kreuter A, Wischnewski J, Terras S, et al. Coexistence of lichen sclerosus and morphea: a retrospective analysis of 472 patients with localized scleroderma from a German tertiary referral center. J Am Acad Dermatol. 2012;67(6):1157-62.
10. Chan I, Oyama N, Neill SM, et al. Characterization of IgG autoantibodies to extracellular matrix protein 1 in lichen sclerosus. Clin Exp Dermatol. 2004;29(5):499-504.
11. Murphy R. Lichen sclerosus. Dermatol Clin. 2010;28(4):707-15.
12. Longinotti M, Schieffer YM, Kaufman RH. Lichen sclerosus involving the vagina. Obstet Gynecol. 2005;106:1217-9.
13. Carlson JA, Ambros R, Malfetano J, et al. Vulvar lichen sclerosus and squamous cell carcinoma: a cohort, case control, and investigational study with historical perspective; implications for chronic inflammation and sclerosis in the development of neoplasia. Hum Pathol. 1998;29:932-48.
14. Thorstensen KA, Birenbaum DL. Recognition and management of vulvar dermatologic conditions: lichen sclerosus, lichen planus, and lichen simplex chronicus. J Midwifery Womens Health. 2012;57:260-75.
15. Cattaneo A, De Magnis A, Botti E, et al. Topical mometasone furoate for vulvar lichen sclerosus. J Reprod Med. 2003;48:444-8.
16. Corazza M, Borghi A, Minghetti S, et al. Clobetasol propionate vs. mometasone furoate in 1-year proactive maintenance therapy of vulvar lichen sclerosus: results from a comparative trial. J Eur Acad Dermatol Venereol. 2016;30(6):956-61.
17. Virgili A, Borghi A, Toni G, et al. First randomized trial on clobetasol propionate and mometasone furoate in the treatment of vulvar lichen sclerosus: results of efficacy and tolerability. Br J Dermatol. 2014;171(2):388-96.
18. Böhm M, Frieling U, Luger TA. Successful treatment of anogenital lichen sclerosus with topical tracolimus. Arch Dermatol. 2003;139(7):922-4.

19. Virgili A, Lauriola MM, Mantovani L, et al. Vulvar lichen sclerosus: 11 women treated with tacrolimus 0.1% ointment. Acta Dermatol Venereol. 2007;87(1):69-72.
20. Lynch PJ. Lichen simplex chronicus (atopic/neurodermatitis) of the anogenital region. Dermatol Ther. 2004;17(1):8-19.
21. Stewart KMA. Clinical care of vulvar pruritus, with emphasis on one common cause, lichen simplex chronicus. Dermatol Clin. 2010;28(4):669-80.
22. Virgili A, Bacilieri S, Corazza M. Managing vulvar lichen simplex chronicus. J Rep Med. 2001;46(4):343-6.
23. Virgili A, Bacilieri S, Corazza M. Evaluation of contact sensitization in vulvar lichen simplex chronicus. J Rep Med. 2003;48:33-6.
24. Goldstein AT, Parneix-Spake A, McCormick CL, et al. Pimecrolimus cream 1% for the treatment of vulvar lichen simplex chronicus: an open-label, preliminary trial. Gynecol Obstet Invest. 2007;64(4):180-6.
25. Micheletti L, Preti M, Bogliatto F, et al. Vulval lichen planus in the practice of a vulval clinic. Br J Dermatol. 2000;143(6):1349-50.
26. Jones RW, Rowan DM, Kirker J, et al. Vulval lichen planus: progression of pseudoepitheliomatous hyperplasia to invasive vulval carcinomas. BJOG. 2001;108(6):665-6.
27. Mirowski GW, Goddard A. Treatment of vulvovaginal lichen planus. Dermatol Clin. 2010;28(4):717-25.
28. Selim MA, Hoang MP. A histologic review of vulvar inflammatory dermatoses and intraepithelial neoplasm. Dermatol Clin. 2010;28(4):649-67.
29. Patel RV, Weinberg JM. Psoriasis in the patient with human immunodeficiency virus, part 1: review of pathogenesis. Cutis. 2008;82(2):117-22.
30. Zamirska A, Reich A, Berny-Moreno J, et al. Vulvar pruritus and burning sensation in women with psoriasis. Acta Dermatol Venereol. 2008;88(2):132-5.
31. Ashcroft DM, Po AL, Williams HC, et al. Systematic review of comparative efficacy and tolerability of calcipotriol in treating chronic plaque psoriasis. BMJ, 2000;320:963-7.
32. Kapila S, Bradford J, Fischer G. Vulvar psoriasis in adults and children: a clinical audit of 194 cases and review of the literature. J Low Genit Tract Dis. 2012;16(4):364-71.
33. Schlosser BJ. Contact dermatitis of the vulva. Dermatol Clin. 2010;28(4):697-706.

48 Lesões benignas do colo do útero

Julisa Chamorro Lascasas Ribalta

DEFINIÇÃO

No decorrer das etapas da vida, o colo do útero sofre diferentes processos patológicos, podendo ocorrer malformações congênitas, processos inflamatórios e tumores benignos. As malformações são raras. Os poucos casos descritos correspondem mais a distúrbios de fusão dos ductos müllerianos, que acompanham alterações corpóreas e, eventualmente, vaginais.

Os alongamentos hipertróficos do colo, diagnosticados em virgens ou nulíparas, também são considerados malformações congênitas, ocorrendo em 2,6% dos casos descritos por Bonilla-Musoles. Em geral, são pacientes que apresentam história clínica de abortamentos de repetição ou esterilidade e, em 85% dos casos, acompanham alterações mais graves de desenvolvimento do corpo do útero.

São descritos, ainda, casos de agenesia do colo do útero com e sem atresia. Nos casos com atresia, não há comunicação entre o corpo do útero e a vagina, de modo que as pacientes apresentam quadros de amenorreia primária, dores abdominais, hematometras e endometriose. A atresia simples é constituída pelos casos de colo hipoplásico sem tunelização. O quadro clínico é de amenorreia com dores cíclicas e, mesmo após correção, a esterilidade persiste.

Na agenesia sem atresia há a ausência de colo, porém a comunicação entre a cavidade do útero e da vagina está preservada. Não há sintomas e os relatos referem-se a achados de exames, especialmente durante gestações cujos partos culminam em cesáreas.

A estenose congênita do óstio do colo do útero é outra alteração bastante rara, descrita como causa de esterilidade acompanhada ou não de alterações do canal endocervical. A incompetência cervical foi descrita, inicialmente, como causa de abortamento de repetição em consequência de traumas obstétricos ou cirúrgicos. Na década de 1960, entretanto, vários autores passaram a descrever casos congênitos de incompetência cervical em nulíparas, podendo ocorrer em até 10% dos casos com úteros normais e 60% com úteros septados, sendo considerados defeitos funcionais de origem neuromuscular que, provavelmente, são dependentes das alterações de desenvolvimento.[1]

Os processos inflamatórios que podem ocorrer no colo do útero são os ectocervicais e endocervicais, divididos em agudos e crônicos. Ocorrem com manifestações infecciosas primárias ou secundárias a infecções do trato genital superior ou das demais porções do trato genital inferior.

O colo do útero é de acesso fácil e está exposto a agressões mecânicas e infecciosas e a variações hormonais frequentes. Contudo, os mecanismos de defesa impedem o aumento na frequência das cervicites e mantêm a integridade dos epitélios. Esses mecanismos de defesa incluem epitélio pavimentoso, muco cervical com seus elementos celulares e enzimas bactericidas, pH vaginal e flora bacteriana, constituindo o ecossistema vaginal auxiliado pelas variações hormonais cíclicas.

O lume vaginal é a via de acesso mais usual para a infecção que atinge o colo do útero de forma ascendente, por continuidade e por contiguidade. Em casos esporádicos, as vias descendentes do tubo endometrial, linfática e/ou hematogênica também podem favorecer as doenças sistêmicas, como a tuberculose e a esquistossomose.[2]

Lacerações cervicais, grandes eversões de epitélio endocervical e soluções de continuidade traumáticas são os elementos facilitadores da penetração dos agentes agressores. Muitos agentes são capazes de comprometer a integridade cervical, promovendo o processo inflamatório, como gonococos, pneumococos, Salmonellas, Chlamydias, *Clostridium*, espiroquetas, bacilos álcool-ácido-resistentes, estafilococos e estreptococos beta-hemolíticos, coliformes, bacilos anaeróbios, fungos, protozoários flagelados, helmintos, larvas de insetos e vírus HSV, HPV, HIV e CMV.[3,4]

As infecções endocervicais mais prevalentes destacam-se entre jovens casais de 15 a 24 anos e são em geral causadas por *Chlamydia trachomatis* e/ou *Neisseria gonorhoea* e respondem por grande parte dos casos de doença inflamatória pélvica, podendo reduzir as probabilidades de vida reprodutiva.

A cervicite aguda manifesta-se por desconforto genital, expresso por corrimento, dor no ventre inferior, dispareunia e, eventualmente, disúria, quando o processo compromete, também, o canal da vagina e o óstio da uretra. O exame do colo, seja ao colposcópio ou a olho desarmado, mostra áreas hiperemiadas circunscritas e difusas, podendo haver pápulas, vesículas e exulcerações. Ulcerações, áreas de necrose, áreas de hipertrofias, edema, muco e pus correspondem a quadros de maior gravidade. Quando o processo predomina no epitélio endocervical, notam-se muco catarral, hiperemia e edema das úvulas que caracterizam o epitélio do canal. O exagero do quadro pode até simular processo neoplásico em evolução.

O termo cervicite crônica corresponde ao aspecto histopatológico mais frequentemente encontrado nos cortes histológicos, mesmo de colo sem doenças aparentes. Esse quadro é caraterizado por infiltrados linfoplasmocitários no estroma do colo do útero, eventuais dilatações e hipertrofias vasculares, exocitose e espongiose epitelial, entre outros achados. O quadro clínico é constituído por leucorreias insidiosas, pequenas metrorragias, dores no ventre inferior, discretas lombalgias, dispareunia e dor ao exame digital do colo do útero. Às vezes, embora não haja sintomas, há referência de infertilidade.[5]

Na maioria dos casos, o diagnóstico é feito com base na idade da paciente, nos fatores de risco apresentados na anamnese, na evolução aguda e na história de atividade sexual com comportamento de risco para DST, associados aos achados de exame físico e laboratorial. O tratamento mais adequado é o específico e sistêmico, que pode ser feito após a identificação do agente agressor. O tratamento destrutivo de eversões endocervicais deve ser indicado somente nos casos de grande intensidade e em pacientes de risco constante para recidivas e reinfecções.[6,7]

O colo do útero pode ser local de processos tumorais benignos. Entre eles, podem-se citar pólipos, papilomas, endometriomas, miomas, adenofibromas, adenomiomas, fibromas, fibromixomas, deciduomas e outros tumores pouco comuns. Os pólipos e formações sésseis ou pediculadas proeminentes na mucosa são estruturas bastante encontradas, mais ao exame colposcópico que ao exame especular ou por queixas clínicas, variando sua frequência de 1,5% a 10% das pacientes. Ocorrem em qualquer idade, mas predominam na 4ª e 5ª décadas da vida, principalmente após a menopausa. Essas estruturas correspondem a processos de hiperplasia focal da mucosa endocervical cujo agente etiológico ainda é desconhecido. Autores sugerem que os prováveis agentes desencadeantes são processos inflamatórios crônicos, traumáticos e alterações hormonais (hiperatividade estrogênica) em terreno vascular predisponente. Variam em tamanho, forma, número e local de implantação e são, predominantemente, pediculados, caracterizando-se por eixo conectivo com hipertrofia vascular. Recobrem-se de epitélio glandular e muitos apresentam áreas de repavimentação metaplásica na borda livre do ambiente vaginal. Sua consistência pode ser mucosa, fibrosa ou mista, de acordo com maior ou menor intensidade de tecido estromal ou epitelial. Os fibrosos constituem apenas 10% dos casos. Do ponto de vista de angioarquitetura, apresentam eixo central vascular exuberante que se espalha como um manto, conferindo a essas estruturas certa fragilidade vascular. Geralmente, sofrem degeneração hialina, mixoide, amiloide e xantomatoide sem maior significado. Nos pólipos, podem ocorrer epidermização do epitélio superficial, processos inflamatórios e necrose, pela alteração da drenagem vascular, decidualização em gestantes e endometriose em não gestantes – fato que mostra a influência de variações hormonais em tecido de origem mülleriana.

A malignização primária dos pólipos é rara, inferior a 1%. Todavia, a malignização secundária é frequente, de modo que ocorre comprometimento de seu pedículo em razão da extensão de processos neoplásicos regionais ou da expressão polipoide de neoplasias epiteliais. A maioria dos casos de pequenos pólipos é assintomática; os maiores manifestam-se por sangramentos, leucorreias, dismenorreias, infertilidade e dores sacras (Figuras 1 e 2). O diagnóstico é feito por exame físico, especular e/ou colposcópico e a confirmação é dada pelo exame anatomopatológico.[4,6-8]

Quando se encontra tecido semelhante ao endométrio no colo, trata-se de endometriose. Segundo Gardner, a endometriose é dividida em superficial ecto ou endo-

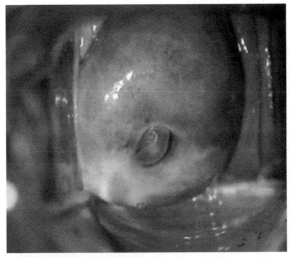

FIGURA 1 Pólipo endocervical de pequenas dimensões.
Fonte: acervo Nuprev-Unifesp.

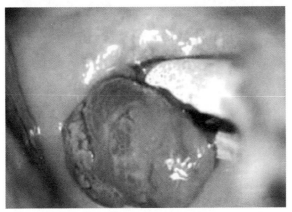

FIGURA 2 Pólipo endocervical com metaplasia e lesão intraepitelial de alto grau associada.
Fonte: acervo Nuprev-Unifesp.

cervical e profunda, de acordo com a situação do tecido ectópico. A forma superficial ectocervical parece ser a mais comum; é difícil de ser avaliada histopatologicamente e está relacionada à história de traumas anteriores. Quando estes não são demonstrados, pode-se referir a processo metaplásico de epitélio celomático primitivo. As lesões apresentam-se como pequenas formações císticas hemorrágicas que podem sangrar no período menstrual, refazendo-se em seguida. A variedade secundária origina-se de outros focos endometrióticos regionais, surgindo por disseminação vascular ou por contiguidade. São demonstrados como vesículas, nódulos hemorrágicos ou pequenas erosões. O exame anatomopatológico mostra epitélio glandular abaixo de estrato pavimentoso e reação inflamatória no estroma. Apresentam-se durante a menacma e desaparecem durante gravidez e na pós-menopausa, caracterizando estruturas estrogênio-dependentes. A exérese da lesão parece ser o único método terapêutico eficaz (Figuras 3 e 4).

Os cistos de Naboth são dilatações císticas da obliteração das glândulas endocervicais, que fazem saliência na superfície do colo. Podem ser identificados ao exame especular, à colposcopia e à ultrassonografia. Em geral, não requerem tratamento.

Miomas do colo do útero são associados a processos inflamatórios e pólipos, lesões frequentes e acometem 4% a 6% de todas as mulheres em algum momento da vida. A localização cervical dessas estruturas ocorre em até 15% dos casos de miomas. No passado, referiam-se a eles como eventuais causas de distocias por obstruções do canal do parto. Apresentam-se sésseis ou pediculados, desenvolvendo-se de forma aleatória para qualquer direção, por continuidade. São compostos por núcleos de fibras musculares lisas e tecido conectivo em quantidades variáveis

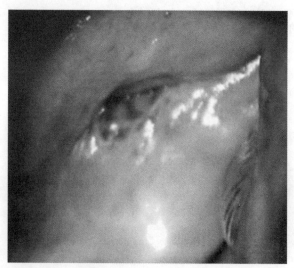

FIGURA 3 Endometriose de colo uterino.
Fonte: acervo Nuprev-Unifesp.

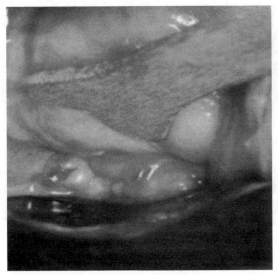

FIGURA 4 Endometriose em fundo de saco vaginal.
Fonte: acervo Nuprev-Unifesp.

e encontram-se encapsulados e com vascularização periférica. Os miomas do colo do útero, bem como os corpóreos, podem ser sede de processos de degeneração hialina, gordurosa e necrobiose. A maioria é assintomática ou manifesta-se por sangramentos abundantes. O tratamento adequado é a exérese. Adenofibromas, adenomiomas, fibroma e fibromixomas são denominações dessas estruturas que apenas especificam suas variedades conforme o predomínio de tecido conectivo ou muscular. O achado de elementos glandulares junto a essas estruturas constitui os adenomas do colo.

Durante o período gestacional é possível ocorrer deciduomas ou focos de deciduose cervical.

Habitualmente, observam-se espessamento de todas as camadas epiteliais e hiperplasia da camada basal. O estroma é mais edemaciado, com hipervascularização e aumento de infiltrado inflamatório. Pode apresentar-se na sua forma plana, com placa avermelhada, congesta, mal delimitado e com discreta acetorreação. Pode ser focal, com elevação brusca compacta ou ulcerada, capaz de ser confundida com processo neoplásico (Figuras 5 e 6). Pode, ainda, ser vista sobre as úvulas hipertrofiadas de epitélio glandular evertido ou de forma pseudotumoral e desaparece espontaneamente logo após o parto, sem deixar sequelas.[9-13]

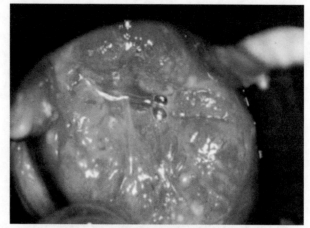

FIGURA 5 Deciduose de colo em gestação de 28 semanas. 📷
Fonte: acervo Nuprev-Unifesp.

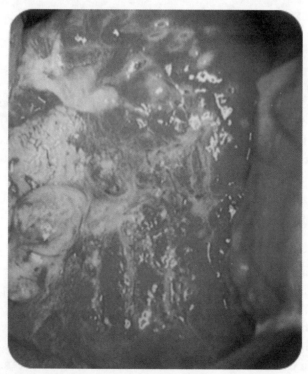

FIGURA 6 Deciduose de colo mimetizando carcinoma invasor. 📷
Fonte: acervo Nuprev-Unifesp.

REFERÊNCIAS BIBLIOGRÁFICAS

1. Bonilla-Marti F. Anomalias congênitas. In: Bonilla-Musoles F. El Cuello uterino y sus enfermidades. 1.ed. Barcelona: Editorial JIMS; 1978. p.309-27.
2. De Palo G, Chanen W, Dexeus S. Patologia y tratamiento del tracto genital inferior. 1.ed. Barcelona: Masson; 2000.
3. Martins NV, Ribalta JCL (eds.). Patologia do trato genital inferior. 1.ed. São Paulo: Roca; 2005.
4. Moraes e Silva Filho A, Longatto Filho A. Colo uterino e vagina: processos inflamatórios – aspectos histológicos, citológicos e colposcópicos. 1.ed. Rio de Janeiro: Revinter; 2000.
5. Facundo MFF. Cervicites e endocervicites. In: Girão MJBC, Baracat EG, Lima GR (eds.), Nazario ACP, Facina G, Sartori MGF, Di Bella ZIKJ. Tratado de Ginecologia. 1. ed. Rio de Janeiro: Atheneu; 2017. p.1239-45.
6. Seidl S. Colposcopia practica – compendio y atlas. 1.ed. Barcelona: Masson; 2000.
7. Ribalta JCL. Lesões benignas do colo do útero. In: Girão MJBC, Lima GR,Baracat EC (eds.). Ginecologia. 1. ed. Barueri: Manole; 2009. p.605-9.
8. Albuquerque Neto LC, Soares Jr JM, Pinheiro W, Baracat EC. Pólipos uterinos. In: Lopes AC et al. (ed. e associados). Diagnóstico e tratamento. v. 3. 1. ed. Barueri: Manole; 2007. p.412-5.
9. Ribalta JCL, Carvalho CRN, Taha NSA, et al. Doenças do colo do útero. In: Sartori MGF, Sun SY (eds.). Saúde da mulher. Série Bases da Medicina Integrada. 1. ed. Rio de Janeiro: Elsevier; 2013. p.2001-10.
10. Gomes MTV. Leiomioma uterino. In: Girão MJBC, Baracat EG, Lima GR (eds.), Nazario ACP, Facina G, Sartori MGF, Di Bella ZIKJ. Tratado de Ginecologia. v. 2. 1. ed. Rio de Janeiro: Atheneu; 2017. p.1399-481.
11. Kopelman A, Shor E. Endometriose. In: Girão MJBC, Baracat EG, Lima GR (eds.), Nazario ACP, Facina G, Sartori MGF, Di Bella ZIKJ. Tratado de Ginecologia. v. 1. 1. ed. Rio de Janeiro: Atheneu; 2017. p.713-813.
12. Freitas VG, Fernandes SMS. Lesões benignas do trato genital inferior. In: Girão MJBC, Baracat EG, Lima GR (eds.), Nazario ACP, Facina G, Sartori MGF, Di Bella ZIKJ. Tratado de Ginecologia. v. 2. 1. ed. Rio de Janeiro: Atheneu; 2017. p.1215-25.
13. Campaner AB, Focchi J, Chaves MANS, Neila MG Speck (eds.). Melhores práticas em patologia do trato genital inferior e colposcopia. v. 1. 1. ed. Barueri: Manole; 2018.

49 | Infecção por papilomavírus humano

Julisa Chamorro Lascasas Ribalta
Neila Maria de Góis Speck
Nelson Valente Martins
José Focchi

INTRODUÇÃO

A infecção por papilomavírus humano (HPV) reveste-se de grande importância na atualidade em virtude de sua conotação com o desencadear de neoplasias intraepiteliais e invasivas do trato genital inferior.

Pertencente à família *Papovaviridae*, gênero Papiloma e espécie papilomavírus humano, trata-se de vírus DNA composto de dupla alça circular contendo, aproximadamente, 7.900 pares de bases contidas em estrutura de forma icosaédrica, recoberta por 72 capsômeros, de peso molecular de 5,2 milhões de daltons e com diâmetro de 55 nanômetros.

As variantes das sequências de nucleotídeos já permitiram o encontro de mais de 200 tipos diferentes de vírus. Seu genoma é composto por regiões codificadoras e reguladoras. As sequências codificadoras são dadas pelas regiões E1 a E8, que constituem 45% do genoma e respondem pela replicação viral e pela transformação celular, sob ação dos genes E6 e E7. As regiões L1 e L2 são necessárias na ordenação das proteínas estruturais do capsídeo e compõem 40% do genoma.

Embora possam ser facilmente inativados com calor acima de 57°C e com desinfetantes comuns, têm estabilidade ambiental e são resistentes a detergentes.

Como especificidade, as variedades humanas são cutaneotrópicas em indivíduos tanto imunocompetentes quanto imunossuprimidos e algumas são mucosotrópicas. Instalam-se facilmente em células epiteliais basais e jovens e sua replicação depende da diferenciação terminal da célula hospedeira.

De acordo com sua virulência e com a resistência do hospedeiro, promove infecções produtivas, transformantes e latentes. Sua incidência varia de 0,7% a 2,9%, conforme as diferentes populações, e são mais prevalentes em jovens sexualmente ativas entre 20 e

25 anos de idade. Promovem efeitos citopáticos detectáveis pelos exames citopatológico e histopatológico nas formas de infecção clínica e subclínica, porém sua presença nos tecidos também pode ser detectada nas formas latentes com exame de detecção de seu ácido desoxirribonucleico (DNA), por meio de técnicas de biologia molecular.

Segundo alguns autores, seu período de incubação varia de 3 semanas a 8 meses, tendo como média 2,8 meses. Os fatores de risco para essa infecção são jovens com atividade sexual e maior número de parceiros, com algum grau de imunossupressão, geralmente expostos a outras doenças sexualmente transmissíveis; fumantes, usuárias de anticoncepcionais hormonais e oriundas, frequentemente, de áreas socioeconômicas menos privilegiadas. A via preferencial de transmissão é a sexual. Outras vias têm sido investigadas, porém são de difícil constatação, uma vez que a detecção do DNA-HPV, por si só, não caracteriza a infecção como estado mórbido.

O grau de infecciosidade varia conforme a idade, a quantidade das lesões de forma proporcional e a resistência individual – considerando fatores endógenos de imuno-competência celular e fatores locais, como espessamentos epiteliais ou microtraumas e soluções de continuidade.

Vários estudos mostram que a infecção geralmente regride em cerca de 25% dos casos, persiste em torno de 60% e progride em aproximadamente 15%. A maioria dos casos tem resolução completa no decorrer de 12 a 18 meses.[1-3]

DIAGNÓSTICO

O diagnóstico da infecção pode ser desenvolvido por método clínico-laboratorial e por métodos de identificação do agente.

Clínico

É sugerido pela anamnese e pelos fatores de risco: paciente jovem com atividade sexual, número variado de parceiros, história de IST ou não e imunossupressão de qualquer natureza. A paciente pode ser assintomática ou queixar-se de prurido ou ardência genital, eventualmente com corrimento perimenstrual e pruriginoso de difícil resolução ou com frequentes recidivas. Habitualmente, pode referir a existência de pequenas verrugas vulvares.

Ginecológico

Muitas vezes, o exame ginecológico mostra verrugas, condilomas ou pápulas em qualquer dos segmentos da genitália, se a forma clínica predominar. Todavia, apenas o exame vulvoscópico e/ou o colposcópico denunciam a forma subclínica expressa em áreas acetobrancas múltiplas ou não, de diferentes dimensões, espículas digitiformes ou, ainda, em forma de colpite papilar difusa.

590 GINECOLOGIA • PARTE 6 DOENÇAS DO TRATO GENITAL INFERIOR

Outros aspectos anormais da nomenclatura dos achados colposcópicos podem estar presentes e é possível haver lesões na região perianal. A forma verrucosa pode ou não ser detectada nessa fase da infecção. Comumente, a infecção viral acompanha-se de candidíase ou de vaginose bacteriana.

Laboratorial

O diagnóstico laboratorial avalia o efeito citopático do vírus HPV. Assim, recomenda-se o exame citopatológico do trato genital inferior pela coleta de células esfoliadas, sendo critérios de diagnóstico a coilocitose, a multinucleação, atipias nucleares, disqueratose e discariose.

A biópsia das lesões visibilizadas ao colposcópio deve ser realizada. Os critérios histopatológicos para a definição da infecção são papilomatose, hiperplasia de camadas basais, acantose com coilocitose, acompanhada de paraqueratose e, eventualmente, hiperqueratose.

Nos casos em que há progressão da infecção, o exame histopatológico, além dos outros já mencionados, mostra graus diferentes de despolarização e desdiferenciação celular e características histopatológicas de neoplasias intraepiteliais HPV-induzidas.

No passado, a identificação do agente era feita por microscopia eletrônica, mostrando os vírions esféricos elétron-densos intranucleares e no coilócito. As culturas *in vitro* e *in vivo* dos vírus não têm sido utilizadas por serem ineficazes, já que não permitem a desdiferenciação celular terminal da proliferação celular – momento em que se manifesta o efeito citopático consequente à multiplicação viral. As técnicas imunocitoquímica e imuno-histoquímica procuram identificar o agente empregando o antissoro demarcador do antígeno proteico do capsídeo, que pode ser detectado em 50% das formas clínicas.

Com essas dificuldades diagnósticas, técnicas de biologia molecular têm sido amplamente desenvolvidas procurando melhores resultados. Surgiram, assim, os meios de detecção gênica pelos métodos *Southern blot*, *Dot blot*, hibridização *in situ* com filtro e reação em cadeia de polimerase (PCR), buscando, por meio de híbridos gênicos, localizar sequências gênicas virais e suas variantes. Esses métodos apenas identificam o DNA viral sem, necessariamente, revelar a infecção em atividade. O método mais rápido e fácil de ser realizado é a captura híbrida por quimioluminescência em microplacas, que detecta até 0,1 cópia viral/célula e permite quantificar os vírus, já que a quantidade de DNA viral identificado é proporcional à intensidade de luz medida. O número de cópias virais varia dentro das unidades celulares, dificultando a sensibilidade dos diferentes métodos.[4-7] Na atualidade, exames de PCR com identificação dos tipos 16 e 18 isoladamente dos demais têm ganhado importância em estratégias de rastreamento, pois a sua presença estratifica maior risco cumulativo de desenvolvimento das lesões de alto grau, quando comparados aos outros tipos de HPV de alto risco.[4-5]

TRATAMENTO

Expectante

Aplicado aos casos de leve intensidade, as chamadas lesões de baixo grau, com forma subclínica assintomática e em qualquer idade, porém, em especial em mulheres com idade inferior a 25 anos. Quando possível, pode-se ter a identificação de tipo viral. O controle clínico periódico deve ser realizado a cada ano nas mais jovens, a cada 6 a 12 meses nas pacientes acima de 30 anos, sempre utilizando o exame citopatológico cervicovaginal, colposcopia e eventual biópsia.

Destrutivos locais

Podem ser por meio de agentes químicos ou físicos.

Agentes químicos

- Solução de podofilina (oleosa a 25% ou alcoólica a 5%): utilizável apenas para aplicações tópicas de lesões cutâneas na forma clínica (verrugas). Atualmente, em razão de sua toxicidade, está sendo pouco empregada;
- podofilotoxina (solução ou gel a 0,5%): para aplicações tópicas. É um processo menos agressivo que o anterior, também sugerido para aplicações cutâneas; porém, tal medicação inexiste no Brasil na atualidade;
- solução de ácido tricloroacético (de 50% a 80%): para aplicações tópicas semanais sobre lesões clínicas e subclínicas de vagina e colo, em especial para lesões pequenas. Pode ser utilizada na vulva, e a aplicação prévia de anestésicos tópicos é discutível. É, também, uma das opções preferenciais para infecções em gestantes;
- fluorouracil (aplicação tópica em forma de creme a 5%): seu uso deve ser comedido e gerenciado pelo médico. É aplicável em colpites micropapilares difusas extensas e em pacientes com imunossupressão. Deve-se lembrar do alto risco de complicações desagradáveis, como ulcerações de difícil reparação, adenoses vaginais, estenoses, sangramentos, infecções secundárias e sinéquias de paredes vaginais;
- outras substâncias ceratolíticas sintéticas ou naturais: têm sido descritas, mas não acrescentam vantagens aos resultados imediatos ou tardios;
- imiquimod: aplicar sobre a pele 3 vezes/semana até que os condilomas desapareçam, o que acontece em aproximadamente 12 a 16 semanas. Deve-se lavar a região após 10 h da aplicação. Essa indicação tem eficácia em lesões vaginais, porém o seu uso é *off label*.

Agentes físicos

- Eletrocoagulação: aplicável a lesões clínicas e subclínicas, isoladas ou múltiplas, com ou sem anestesia tópica. É aplicável, também, a lesões na zona de transformação, dependendo do exame anatomopatológico e da gravidade do caso. Tem como limitação o fato de não atingir o fundo de criptas glandulares e não ser adequada para lesões endocervicais ou com diagnóstico histopatológico de neoplasia intraepitelial de alto grau associada. Não há material para estudo anatomopatológico posterior;
- vaporização com alça de ondas de alta frequência: semelhante ao item anterior;
- criocauterização e *cold coagulation* citados na literatura: semelhante ao item anterior;
- vaporização a *laser*: amplamente recomendada, é de fácil realização, pouco dolorosa e com fácil cicatrização. É inadequada para situações que necessitam de estudo anatomopatológico. Os questionamentos da literatura são sobre a possibilidade de contaminação do examinador pela fumaça, sobre o custo do aparelho e sobre o risco induzido por radiações erráticas no ambiente. Esses problemas são solucionados com medidas de segurança, como uso de aspirador com filtro biológico e óculos de proteção.

MÉTODOS CIRÚRGICOS

Pode-se proceder a exérese de lesões clínicas ou subclínicas por meio de cirurgia com alça de alta frequência e *laser* ou com bisturi de lâmina fria. São sempre indicados em lesões de alto grau, mesmo sendo do tipo de baixo risco oncogênico.

Lesões localizadas no interior do canal endocervical merecem tratamento cirúrgico mais amplo, com conização cervical por meio de alça de ondas de alta frequência, *laser* ou bisturi convencional.[6-7]

TRATAMENTOS COMPLEMENTARES

Procedimentos que visem a aumento da resistência orgânica de forma inespecífica, como psicoterapia de apoio, adequação de padrão alimentar e ritmo de vida, eliminar tabagismo ativo-passivo (evitar outras IST, clamídia, neisseria etc.) são bons tratamentos complementares. Procedimentos alternativos como acupuntura, homeopatia e outros encontram-se em investigação, ainda sem relatos conclusivos.

Não há tratamento específico para o agente, portanto, limita-se a destruir o efeito citopático ou histopático pelo método mais acessível a cada serviço e que o operador tenha mais conhecimento.

Para qualquer alternativa escolhida, é importante lembrar que os seguimentos clínico, citológico e colposcópico periódicos são de grande importância para a segurança da paciente e a tranquilidade do casal.

A avaliação do parceiro é sugerida nos casos em que a mulher apresenta lesão de alto grau ou quando é portadora de vírus de alto risco oncogênico.[7-9]

Este tópico é bem controverso. Na verdade, a indicação do parceiro é mais necessária em condiloma que é infecção produtiva e recente. Na lesão de alto grau, o rastreio do parceiro não interfere no curso da doença e em geral a manifestação é de infecção antiga. Necessário apenas questionar se o parceiro tem algo de diferente e sua avaliação seria oportunística para investigação de outras IST.

REFERÊNCIAS BIBLIOGRÁFICAS

1. De Palo G, Chanen W, Dexeus S. Patologia y tratamiento del tracto genital inferior. 1. ed. Barcelona: Masson; 2000.
2. Martins NV, Ribalta JCL (eds.). Patologia do trato genital inferior. 1. ed. São Paulo: Roca; 2005.
3. Carvalho CRN, Ribalta JCL. Papilomavírus humano – considerações gerais epidemiológicas e importancia de cofatores na carcinogenese. In: Martins NV (ed.), Campaner AB, Parellada CI, Ribalta JCL (coeds.). Patologia do trato genital inferior. 2. ed. São Paulo: GEN/Roca-Santos; 2014. p.139-44.
4. Maciel GAR, Silva IDCG. Biologia molecular na patologia do trato genital inferior. In: Girão MJBC, Baracat EC, Lima GR (eds.), Nazario ACP, Facina G, Sartori MGF, Di Bella ZIKJ (eds. assoc.). Tratado de Ginecologia. 1. ed. Rio de Janeiro: Atheneu; 2017. p.1143-6.
5. Campaner AB, Parellada CI. Imunidade na infecção por HPV. In: Girão MJBC, Baracat EC, Lima GR (eds.), Nazario ACP, Facina G, Sartori MGF, Di Bella ZIKJ (eds. assoc.). Tratado de Ginecologia. 1. ed. Rio de Janeiro: Atheneu; 2017. p.1147.
6. Belfort PN, Megale T. Condilomas e lesões de baixo grau. In: Girão MJBC, Baracat EC, Lima GR (eds.), Nazario ACP, Facina G, Sartori MGF, Di Bella ZIKJ (eds. assoc.). Tratado de Ginecologia. 1. ed. Rio de Janeiro: Atheneu; 2017. p.1163-70.
7. Speck NMG, Scopin AC, Mouzinho G. Lesão de alto grau. In: Girão MJBC, Baracat EC, Lima GR (eds.), Nazario ACP, Facina G, Sartori MGF, Di Bella ZIKJ (eds. assoc.). Tratado de Ginecologia. 1. ed. Rio de Janeiro: Atheneu; 2017. p.1171-8.
8. Seidl S. Colposcopia practica – compendio y atlas. 1. ed. Barcelona: Masson; 2000.
9. Wright TC, Cox JT, Massad LS, Twiggs LB, Wilkinson EJ. 2001- Consensus guidelines for management of women with cervical cytological abnormalities. JAMA. 2002;287(16):2120-9.

50 | Neoplasias intraepiteliais do trato genital inferior

Julisa Chamorro Lascasas Ribalta
Neila Maria de Góis Speck
Nabiha Saadi Abrahão Taha

DEFINIÇÃO

A infecção por papilomavírus humano (HPV) é uma das doenças sexualmente transmissíveis mais comuns. É a infecção viral mais diretamente relacionada à gênese do câncer do colo do útero, tendo grande importância social. Todavia, nem todas as mulheres portadoras da infecção viral desenvolvem o câncer, sendo necessária, para tanto, a conjunção dos fatores de risco e dos cofatores de promoção.

O HPV é formado por núcleo circular de duplo aro de ácido desoxirribonucleico (DNA) e não tem condições de autorreplicação, usando os mecanismos de reprodução celular exibidos pelas células que infecta. Ao se incorporar ao núcleo da célula hospedeira, o HPV adota postura epissomal e induz a célula no seu processo de proliferação e maturação, a replicar os vírions-HPV. Com isso, nota-se o efeito citopático da infecção viral traduzido pelo coilócito abundante nas camadas intermediárias e superficiais, além da proliferação exacerbada das camadas basais do epitélio. Esse aspecto histopatológico é também conhecido como neoplasia intraepitelial de grau 1 e, mais recentemente, lesão de baixo grau.

Os HPV de alto risco oncogênico têm, ainda, a propriedade de se integrarem ao genoma da célula hospedeira. Além da proliferação, essa situação desencadeia mitoses atípicas, atipias nucleolares e desorganização das diferentes camadas celulares, capazes de comprometer 75% a 100% da espessura do epitélio hospedeiro, sendo as neoplasias intraepiteliais de graus II e III, respectivamente, ou em conjunto chamadas lesões de alto grau.[1-2]

Com os laudos de exames citopatológicos, os aspectos anteriormente descritos eram chamados de neoplasias de baixo e de alto grau. As neoplasias intraepiteliais de baixo grau corresponderiam aos quadros de infecção genital pelo HPV e à neoplasia intraepitelial de grau I. Já as neoplasias intraepiteliais de alto grau corresponderiam às neoplasias intraepiteliais de graus II e III. Desde o consenso definido pelo projeto LAST (*Lower Anogenital Squamous Terminology*) em 2012, todas as lesões induzidas pelo papilomavírus humano em qualquer área do trato anogenital deverão ser chamadas de lesão de baixo grau ou lesão de alto grau, tanto do ponto de vista citológico quanto do histopatológico para uniformização das terminologias.[3-5]

Fatores e cofatores de risco e promoção são a idade, especialmente adolescentes e adultos jovens, o início precoce de atividade sexual, ainda na puberdade, a multiplicidade de parceiros sexuais ou parceiro único com múltiplas parceiras, a precocidade da primeira gestação, o tabagismo, a desnutrição, os anticoncepcionais hormonais, as doenças sexualmente transmissíveis concorrentes e a imunossupressão congênita ou adquirida, infecciosa ou iatrogênica. Não se pode esquecer que a presença do agente, o HPV, é muito importante.[5]

DIAGNÓSTICO

O diagnóstico é feito inicialmente pela clínica buscando os fatores de risco e de promoção, pelo exame físico e ginecológico, complementado pelos exames citopatológico, colposcópico e histopatológico.

O exame citopatológico detecta alterações citoplasmáticas e nucleares que caracterizam a infecção por HPV, as lesões de baixo grau (neoplasia intraepitelial de grau I) ou as lesões de alto grau (neoplasias intraepiteliais de graus II e III). O exame citopatológico alterado nos encaminha à colposcopia.

A colposcopia localiza a lesão no colo do útero, na parede vaginal ou na vulva. No colo, apresenta-se a neoplasia intraepitelial, em geral com área acetorreagente mais espessa e esbranquiçada de acordo com sua significância histopatológica. Nas lesões de alto grau, a borda externa da imagem é bem marcada e aguda e a reação ao ácido acético surge precocemente e mantém-se por mais tempo que as demais imagens de menor importância. Podem acompanhar-se de alterações vasculares típicas ou atípicas, assumir os aspectos pontilhado ou mosaico ou ter áreas de intenso espessamento, como as leucoplasias. A captação ao iodo é parcialmente corada nas lesões de baixo grau e não corada nas de alto grau. Nestas assume coloração amarelo-mostarda nas áreas anteriormente vistas como mais densas e brancas. Imagens semelhantes são vistas na parede vaginal ou na vulva, tanto em área glabra quanto pilosa. Na vulva, as lesões de alto grau adotam coloração acinzentada ou enegrecida e aparecem em áreas discrômicas e avermelhadas, caracterizando-se como áreas úmidas e túrgidas.[5,6]

A colposcopia tem a importância de localizar a área mais alterada e dirigir a biópsia com pinças tipo sacabocado, alça de ondas de rádio de alta frequência (CAF) ou bisturi. A escolha do instrumental depende da localização, do tamanho e da facilidade de acesso para a biópsia. Tem-se como escopo buscar o ponto mais significativo da imagem, o epicentro da lesão.

O exame histopatológico é considerado o padrão-ouro, pois define o diagnóstico e a conduta posterior. Às vezes, ocorre discordância entre os exames, o que leva o examinador a repetir a biópsia ou a ampliar a retirada de fragmento mais representativo, fazendo a exérese da zona de transformação com ou sem retirada de fragmento endocervical. Esse procedimento pode ser, ao mesmo tempo, diagnóstico e terapêutico. Na maioria das vezes, é feito com alça de ondas de rádio de alta frequência.

Os mesmos procedimentos descritos para o colo aplicam-se às paredes vaginais e à vulva. O diagnóstico histopatológico indica os próximos passos, seja de diagnóstico ou de tratamento.[6,7]

LESÃO DE BAIXO GRAU NO TRATO GENITAL INFERIOR

Tratamento

O tratamento das lesões produzidas pelo HPV tem por finalidade:

- prevenir a progressão. A infecção persistente produzida por vírus oncogênico aumenta o risco para câncer de colo do útero;
- reduzir o risco de transmissibilidade, pois é considerada uma doença sexualmente transmissível;
- tratamento cosmético no caso de verrugas genitais, que são desfigurantes.

No caso das lesões de baixo grau, a conduta expectante é possível e estimulada, pois a remissão espontânea ocorre em alta porcentagem. Já as lesões de alto grau requerem tratamento sistemático, pois as taxas de progressão para doença invasiva são consideráveis.

Östor (1993) mostra que a NIC I tem regressão espontânea em 57% dos casos, persistência em 32%, progressão para carcinoma *in situ* em 11% e invasão em menos de 1%. Essas taxas levam a condutas diversas, como só acompanhar ou tratar no momento do diagnóstico. Infelizmente, os métodos diagnósticos hoje disponíveis não predizem o potencial biológico da lesão. Faltam métodos confiáveis para identificar o tipo regressivo e o progressivo, mas está documentado pela literatura que a maioria das lesões de baixo grau regride em até 2 anos.

As razões que conduzem o médico a acompanhar essas lesões são a pequena proporção que evolui para lesão de alto grau; a regressão espontânea que ocorre sem tratamento ou após a biópsia, desencadeada por resposta inflamatória e imunológica local; e o baixo risco de evolução para carcinoma. As razões que conduzem à ação terapêutica, por sua vez, são:

- o fato de a maioria dos procedimentos terapêuticos atualmente disponíveis ser ambulatorial, com taxa de 90% a 95% de cura e baixos índices de complicações;

CAPÍTULO 50 NEOPLASIAS INTRAEPITELIAIS DO TRATO GENITAL INFERIOR **597**

- seguimento pós-tratamento ser menos oneroso, quando comparado ao seguimento da conduta expectante;
- as lesões do tipo progressivo tendem a ser maiores, com maior dificuldade de abordagem;
- existir risco de evolução nas pacientes inconstantes às consultas ginecológicas;
- o tratamento da zona de transformação estabiliza a região, protegendo contra futuras contaminações pelo HPV;
- a lesão de baixo grau ser considerada uma doença sexualmente transmissível, com risco de contaminação do parceiro;
- a ansiedade que se desenvolve na paciente com a lesão.

Em 2016 o Ministério da Saúde e o Instituto Nacional do Câncer (INCA) publicaram a segunda edição atualizada das *Diretrizes Brasileiras para o Rastreamento do Câncer do Colo do Útero*. Trata-se de conjunto de recomendações a serem primordialmente exercidas por profissionais das Unidades de Atenção Primária à População, com base nos dados de prevalência das diferentes possibilidades de resultados citopatológicos e nas evidências resultantes dos múltiplos estudos realizados internacionalmente.

Todas as atipias são consideradas e as orientações mais prováveis são relacionadas. Salientam-se condutas a serem adotadas incluindo os grupos especiais segundo a idade, menores do que 20 anos, entre 21 e 30 anos e maiores do que 30 anos. Atentar ainda para as gestantes, as portadoras de infecção pelo vírus da imunodeficiência humana (HIV/aids) e outras imunossupressões e também as mulheres na pós-menopausa.

Os diferentes algoritmos apresentados e fundamentados favorecem não só os profissionais de Unidades Básicas, mas sobremaneira os integrantes de centros de referência secundária e terciária, aclarando quais os melhores caminhos para o serviço público de saúde. Todos os informes e condutas são resultados de consenso de Rede Colaborativa e Comitê de Especialistas.

Na vulva, as lesões de baixo grau (NIV I) representam processo viral ou reativo, sem autêntico potencial neoplásico. Esse achado histopatológico é comum em pacientes com processos infecciosos, especialmente fúngicos, com manifestação colposcópica de placas acetobrancas planas difusas no introito vulvar e na face interna dos pequenos lábios. Dessa forma, não vale a pena submeter a paciente a nenhum tratamento agressivo para o HPV.

Quando se tem o diagnóstico de neoplasia intraepitelial de vagina (NIVA I), conduz-se a paciente ao tratamento sistemático, pois essa lesão tende a ser multicêntrica. Na vulva, lesões papilares sobrelevadas constituem reservatório de HPV de alto risco, devendo-se tratá-las, pois há risco de persistência. Pacientes imunossuprimidas, com doença persistente e/ou recidivante, e mulheres acima dos 30 anos de idade devem ser tratadas após o diagnóstico, uma vez que têm maior risco de evolução para lesão de alto grau.[6-8]

TABELA 1 Recomendações de condutas para os profissionais da atenção primária

Diagnóstico citopatológico		Faixa etária	Conduta inicial
Células escamosas atípicas de significado indeterminado (ASCUS)	Possivelmente não neoplásicas (ASC-US)	< 25 anos	Repetir em 3 anos
		Entre 25 e 29 anos	Repetir a citologia em 12 meses
		≥ 30 anos	Repetir a citologia em 6 meses
	Não se podendo afastar lesão de alto grau (ASC-H)		Encaminhar para colposcopia
Células glandulares atípicas de significado indeterminado (AGC)	Possivelmente não neoplásicas ou não se podendo afastar lesão de alto grau		Encaminhar para colposcopia
Células atípicas de origem indefinida (AOI)	Possivelmente não neoplásicas ou não se podendo afastar lesão de alto grau		Encaminhar para colposcopia
Lesão de baixo grau (LSIL)		< 25 anos	Repetir em 3 anos
		≥ 25 anos	Repetir a citologia em 6 meses
Lesão de alto grau (HSIL)			Encaminhar para colposcopia
Lesão intraepitelial de alto grau não podendo excluir microinvasão			Encaminhar para colposcopia
Carcinoma escamoso invasor			Encaminhar para colposcopia
Adenocarcinoma *in situ* (AIS) ou invasor			Encaminhar para colposcopia

Fonte: Diretrizes Brasileiras para o Rastreamento do Câncer do Colo do Útero. 2ª edição, 2016.

O sistema imunológico celular debilitado não permite a regressão espontânea das lesões. Para tratá-las, protocolos bem estabelecidos devem ser desenvolvidos.

As alterações variam em extensão, formas de manifestação, resposta ao tratamento e risco evolutivo diferente de um indivíduo para outro. O tratamento deve, pois, ser individualizado.

Na escolha terapêutica, são fatores relevantes:

- órgãos acometidos: se há acometimento de todos os sítios do trato genital inferior (colo, vagina e vulva);
- grau da neoplasia: baixo ou alto;
- idade da paciente: as mais idosas apresentam pior evolução;
- desejo reprodutivo: às vezes, é necessário comprometer a fertilidade;
- imunossupressão patológica: pacientes aidéticas, usuárias de corticosteroides ou transplantadas costumam ter evolução difícil;
- ginecopatias associadas;

CAPÍTULO 50 NEOPLASIAS INTRAEPITELIAIS DO TRATO GENITAL INFERIOR **599**

- gestação: imunossupressão transitória que, geralmente, não requer tratamento, pois, no puerpério, há remissão espontânea;
- outros: tabagismo e anticoncepcional hormonal.

Deve-se valorizar o limite topográfico do epitélio anômalo, a extensão para endocérvice e o risco de envolvimento da cripta glandular.

As formas de tratamento devem considerar os regimes ambulatoriais em detrimento da hospitalização. O melhor método é o que favorece elevada taxa de resolução, é indolor, preserva a integridade funcional da genitália quanto à fertilidade e à sexualidade e se acompanha de pouca morbidade.

As formas destrutivas locais são indicadas para lesões exclusivamente ectocervicais, em que a junção escamocolunar seja completamente visibilizada. A citologia, a colposcopia e a histopatologia devem ser concordantes, sendo contraindicadas para lesão que penetre o canal endocervical e indicadas nas neoplasias intraepiteliais de baixo grau e, às vezes, na neoplasia intraepitelial grau II. Nessa forma, em especial, prefere-se a vaporização a *laser*. No procedimento destrutivo, não se tem material para estudo anatomopatológico.

Podem-se empregar agentes químicos e físicos. Entre os químicos, destacam-se:

- podofilina a 25% e podofilotoxina a 0,5% para tratamento de lesões vulvares. A podofilotoxina deve ser aplicada sobre a lesão 2 vezes/dia por 3 dias consecutivos. Deve-se descansar por 4 dias e reiniciar o esquema, completando 4 ciclos;
- 5-fluorouracil a 5%, indicado no tratamento de neoplasia intraepitelial de vagina, síndrome pré-neoplásica do trato genital inferior, pacientes com imunossupressão e lesões recidivantes. Tem efeito antiproliferativo, promovendo a necrose química da lesão, imunoestimulador e antiviral. Recomendam-se 2,5 g intravaginais quinzenalmente (de preferência aplicado em consultório), seguidos de 3 dias consecutivos de acetato de clostebol ou outro creme, completando 10 ciclos. Nas pacientes imunossuprimidas, é mantida uma aplicação mensal contínua. Para lesões vulvares, faz-se utilização quinzenal de fina camada sobre a lesão, tomando-se o cuidado de lavar após 2 horas, no total de 10 semanas. A adjuvância com laserterapia revelou 88% de respostas positivas para casos de lesão HPV-induzida de difícil resolução;
- ácido tricloroacético a 70% a 80%, que pode ser aplicado a qualquer segmento do trato genital inferior. Tem efeito cáustico necrosante e não possui absorção sistêmica. Faz-se aplicação semanal sobre a lesão com cotonete embebido na solução. São feitas até 4 sessões para se obter boa resposta. Se não houver desaparecimento da lesão, recomenda-se a mudança do método.

Os agentes físicos considerados são criocoagulação, eletrocautério e vaporização a *laser*.

Para tratar a neoplasia intraepitelial cervical, deve-se considerar o acometimento da cripta glandular. O trabalho de Anderson e Hartley (1980) avaliou 343 peças cirúrgicas contendo NIC III. Eles observaram que a profundidade média da cripta era de 3,8 mm, variando de 1,24 a 5,22 mm, e que, em 88% dos casos, havia acometimento da glândula pela neoplasia. Assim, para erradicação ótima da NIC, deve-se atingir a profundidade de 6 a 8 mm. Para tanto, a eletrocauterização convencional é inconveniente, pois só atinge 2 mm; a eletrocoagulação diatérmica é método em desuso, visto ser doloroso; e a criocoagulação e a termocoagulação também não são convenientes, já que a profundidade de destruição não é precisa. A vaporização a *laser*, por sua vez, é extremamente efetiva, pois é precisa e permite destruir a lesão em profundidade e extensão. Permite, também, eliminar áreas extensas, com cicatrização rápida e de alta qualidade, podendo ser aplicada tanto no colo do útero quanto na vagina e na vulva. Todavia, é método limitado em razão do alto custo do equipamento e do treinamento da equipe.

A forma excisional nas lesões de baixo grau está indicada quando há contraindicação para a destruição, ou seja, lesão endocervical, junção escamocolunar, lesões não visualizadas, NIC I persistente e discordância citocolpo-histopatológica. As opções seriam a eletroexcisão com alça ou agulha e conização a *laser* ou com bisturi.

A eletrocirurgia ou cirurgia de alta frequência é processo de corte e/ou coagulação tecidual com corrente alternada de alta frequência (500 KHz a 4 MHz). Suas principais vantagens são a utilização ambulatorial e o fato de não ser dolorosa.

Em revisão de literatura, encontrou-se uma nova droga que parece ser promissora na abordagem da paciente com HPV. O cidofovir é um antinucleosídio com ação antirretroviral contra diversos DNAs virais, utilizado no tratamento da retinite por citomegalovírus no paciente aidético. Em estudos experimentais com a forma de gel a 1%, mostrou eficácia no tratamento de infecção cutânea por molusco e HPV. Parece ter ação específica sobre a célula infectada, não incomodando a célula normal. No entanto, pelo seu alto custo, sua introdução no Brasil pode ser invalidada e maiores estudos devem ser conduzidos para certificar sua eficácia.

Após qualquer forma de tratamento, recomenda-se controle citocolposcópico a cada 4 a 6 meses no primeiro ano e a cada 12 meses no segundo. Quando houver dois exames anuais negativos a paciente é orientada a continuar a prática de rastreamento nas Unidades Básicas de Saúde.

Sendo assim, o mais importante no tratamento dessa infecção é o bom senso, pois o vírus não é tratável, agindo-se apenas na lesão que ele produziu.[5-8]

LESÕES INTRAEPITELIAIS DE ALTO GRAU

As lesões cervicais HPV-induzidas devem ser tratadas para prevenir a progressão para câncer invasivo e para reduzir o risco de transmissão ao parceiro.

A lesão intraepitelial de alto grau do colo do útero (LIEAG) é uma condição de alta prevalência na Europa e na América do Norte. O câncer de colo do útero é o segundo mais encontrado no mundo. Seu desenvolvimento por meio de lesões pré-malignas tem sido objeto de muitos estudos.

Nos Estados Unidos, estima-se que o HPV seja responsável por 200 mil novos casos de LIEAG por ano, além de 12.900 novos casos de câncer de colo do útero e 4.400 mortes por ano.

Em países desenvolvidos, o impacto do câncer de colo do útero, a mais séria condição relacionada ao HPV, é apenas parcialmente observado devido à proteção conferida pelo rastreamento e pelo tratamento precoce. No entanto, em muitas regiões dos países em desenvolvimento, o câncer de colo do útero é a principal neoplasia maligna entre as mulheres, ocorrendo em 80% dos casos; em razão de as práticas de rastreamento serem limitadas ou não existirem, muitos casos de doença pré-invasora evoluem para câncer de colo do útero.

De acordo com dados absolutos sobre a incidência e a mortalidade por câncer do Instituto Nacional de Câncer (Inca), o câncer de colo do útero foi responsável pela morte de 3.879 mulheres no Brasil, em 1999. Para 2008, estimava-se o surgimento de 18.620 novos casos de câncer cervical uterino, com probabilidade de sobrevida de 49% em 5 anos (INCA, 2008). Espera-se probabilidade de sobrevida de 49% em 5 anos (INCA, 2008). Esperam-se 16.370 casos novos de câncer do colo do útero para cada ano do biênio 2018-2019, com risco estimado de 15,43 casos a cada 100 mil mulheres, ocupando a terceira posição (estimativas do INCA, 2018)[6].

A maioria das lesões pré-invasoras ocorre na idade reprodutiva. Assim, as formas conservadoras de tratamento, que não interferem com a função reprodutora, tornaram-se as mais aceitas.

Para acertar a conduta, devem-se considerar alguns fatores, como a idade da paciente, o desejo reprodutivo, o estado imunológico, ginecopatias associadas, possibilidade de gravidez e a quantificação e verificação da subtipagem do HPV. É importante, também, considerar a eficácia, a experiência e a capacidade técnica do médico em realizar o procedimento, a aceitação do método pela paciente, os efeitos adversos e a disponibilidade de recursos para a feitura do tratamento proposto.

O tratamento das neoplasias intraepiteliais (NIC) deve cumprir alguns objetivos, como:

- evitar a progressão da NIC para estádios clínicos mais avançados. Östor, em 1993, após revisão da história natural das NIC em um período de 40 anos, relatou progressão de 22% de NIC II para NIC III, 5% de NIC II para invasão e de 12% de NIC III para invasão;
- confirmar o diagnóstico da lesão intraepitelial de alto grau (LIEAG);
- fazer a exclusão de adenocarcinoma *in situ*;

ser o mais conservador possível, com exérese da área atípica e da área com potencial de transformação;
- manter o colo competente, preservando sua integridade funcional;
- manter a junção escamocolunar (JEC) visível para fazer os seguimentos citológico e colposcópico.

É possível tratar as LAG por dois métodos: destrutivos locais e excisionais.

Métodos destrutivos locais

- Métodos físicos:
  - criocoagulação;
  - eletrocoagulação;
  - vaporização a *laser* de CO_2;
- métodos químicos:
  - podofilina a 25%;
  - podofilotoxina a 0,05%;
  - 5-fluorouracil a 5%;
  - ácido tricloroacético a 70% a 80%.

Qualquer método destrutivo é indicado apenas nos casos de lesão e JEC completamente visíveis; citologia, colposcopia e histologia concordantes; ausência de adenocarcinoma *in situ*; casos de NIC I ou lesão intraepitelial de baixo grau (LBG); e alguns casos de LAG (NIC II).

Devido ao fato de não permitirem a avaliação histopatológica da lesão, os métodos destrutivos locais são totalmente contraindicados para lesões endocervicais.

Métodos excisionais

- Exérese de zona de transformação tipo 3 (ou conização clássica com bisturi a frio);
- exérese de zona de transformação tipos 1 ou 3 (conização com *laser* de CO_2);
- exérese de zona de transformação tipos 2 ou 3 (conização com cirurgia de alta frequência – CAF).

Segundo Cartier (1980) e Prendiville (1986), os dois métodos de tratamento são executados sob anestesia local em ambulatório. Todavia, o grande diferencial entre eles é que o método excisional fornece material para estudo histopatológico, permitindo a confirmação diagnóstica e a avaliação precisa da peça cirúrgica.

Exérese de zona de transformação tipo 3 (conização clássica com bisturi de lâmina fria)

Simon introduziu a conização clássica com bisturi a frio em 1889, sendo posteriormente aperfeiçoada por Scott et al. em 1960. Nos Estados Unidos, até a metade da década de 1960, o exame colposcópico era pouco difundido, indicando-se a conização cirúrgica diagnóstica ao se detectar carcinoma *in situ* no exame citológico. Atualmente, faz-se a conização por meio da cirurgia clássica com bisturi a frio apenas nos casos de:

- microinvasão estromal diagnosticada em biópsia dirigida, pois o cone clássico permite a exérese total, e assim confirmar a presença ou não de neoplasia invasora e, também, a possibilidade de tratamento conservador;
- adenocarcinoma *in situ*, visto que as lesões são multifocais e se localizam preferencialmente na porção superior do canal endocervical. Com o cone cirúrgico, amputa-se todo o canal endocervical com maior probabilidade de obter margem cirúrgica livre;
- pacientes no climatério com indicação de investigação endocavitária, como as que têm citologia com células atípicas endocervicais, endometriais e/ou com suspeita de microinvasão;
- gestantes com suspeita de microinvasão estromal;
- dificuldade técnica, como em pacientes com colo muito atrófico ou com alguma distorção anatômica importante;
- pacientes que apresentarem LIEAG persistente pós-CAF.

As complicações mais frequentes da conização clássica com bisturi a frio são as sequelas do istmo do colo associadas à infertilidade e estenose cervical.

Conização com *laser* de CO_2

É procedimento ambulatorial realizado sob anestesia local, com visão colposcópica, com micromanipulador.

As indicações da conização com *laser* de CO_2 são:

- lesão que se estende para o canal;
- comprometimento endocervical exclusivo;
- disparidade entre a citologia e a anatomopatologia;
- colposcopia insatisfatória com citologia positiva.

A principal vantagem do *laser* é a combinação conização-vaporização para lesões extensas e multifocais com envolvimento de ectocérvice, canal endocervical, vagina e vulva.

GINECOLOGIA • PARTE 6 DOENÇAS DO TRATO GENITAL INFERIOR

As limitações do *laser* incluem a distorção anatômica do colo do útero; maior grau de carbonização das margens cirúrgicas, principalmente quando comparado à CAF; e, do ponto de vista econômico, quando a conização é realizada com *laser* de CO_2 que, além de contar com equipamento mais caro, com maior custo de manutenção, necessita de aparelho de *laser* de alta potência para corte, exigindo um profissional bem preparado para a realização do procedimento.

Conização com cirurgia de alta frequência (CAF)

A CAF é um processo de corte e/ou coagulação tecidual que utiliza corrente alternada de alta frequência (500 KHz a 4 MHz).

Em 1955, Raoul Palmer foi o primeiro a utilizar eletrodos de alças no colo do útero, limitando seu uso para o tratamento de cervicites e pólipos. Posteriormente, em 1980, Cartier continuou seus estudos realizando biópsias e tratamento das NICs, sendo sua principal vantagem o estudo histopatológico do material excisado.

Ainda que as alças de Cartier fossem melhores que as de Palmer, o tempo de excisão era longo e necessitava de desenhos complexos para a orientação das tiras de tecido, uma vez que as alças eram pequenas. Isso fez com que, em 1986, Prendville et al. introduzissem modificações nos eletrodos, como o aumento do tamanho das alças e a colocação de um isolante na sua base. Essa técnica permitiu ressecar a maior parte das lesões cervicais de uma só vez, combinando corte com hemostasia à diminuição do efeito térmico, sem prejudicar a avaliação histopatológica. Essa técnica foi denominada *large loop excision of the transformation zone* (LLETZ), com índice de cura de 97% em um seguimento de 12 meses.

As indicações da excisão ampla da zona de transformação (LLETZ) são:

- NIC I persistente com mais de 12 meses de duração;
- NIC I com probabilidade mínima de acompanhamento;
- quando a paciente solicita tratamento;
- suspeita citológica e/ou colposcópica de lesão de alto grau.

As indicações de conização do colo do útero com CAF, por sua vez, são NIC II e III, diagnóstico cito-histológico discordante e extensão endocervical da lesão.

As contraindicações da LLETZ e da conização com CAF são: curetagem endocervical positiva, limite endocervical não visível, carcinoma invasor clínico, doença hemorrágica, cervicite aguda, menos de 3 meses de pós-parto e anormalidade cervical incerta.

As principais vantagens do CAF são o fornecimento de tecido para exame histopatológico e a possibilidade, na maioria das vezes, de fazer o RECAF nos casos de margem cirúrgica comprometida com persistência da LIEAG. Além disso, é fácil de executar e aprender, o tempo de execução é mínimo, é realizada em ambiente ambulatorial sob vi-

CAPÍTULO 50 NEOPLASIAS INTRAEPITELIAIS DO TRATO GENITAL INFERIOR **605**

são colposcópica, utiliza equipamento de baixo custo e permite diagnóstico e tratamento em uma única consulta, conforme estabelecido por Luesley, em 1990, que denominou essa forma de tratamento *see and treat* (veja e trate).

As complicações intra e pós-operatórias que podem ocorrer com a cirurgia de alta frequência são:

- sangramento intraoperatório: pode ser difuso ou de origem arterial. A incidência de hemorragia perioperatória grave é de apenas 1%. Quando ocorrer, deve-se dar ponto nas artérias cervicais;
- sangramento pós-operatório: ocorre em, aproximadamente, 4 a 6 dias após o procedimento. Sua incidência é em torno de 3%, devendo-se usar gel de percloreto férrico (Hemogin®) e tamponamento vaginal;
- infecção: é rara; ocorre 8 a 21 dias de pós-operatório e responde bem à antibioticoterapia;
- estenose cervical: presente em 1% a 3,6% dos casos, enquanto na conização clássica apresenta índices de 17%. Ocorre mais frequentemente nas pacientes em menopausa;
- JEC não visível ou endocervical: se dá em 2% a 10% com maior possibilidade de ocorrência também na menopausa;
- alterações na fertilidade: em um estudo com mil mulheres realizado por Bigrigg et al., em 1991, não foram observadas alterações na fertilidade, sendo todas tratadas pela técnica da CAF. No trabalho de Dores, observou-se índice de gestação de 10,5%, que ocorreram precocemente, em média, 7 meses após a cirurgia.[4-8]

REFERÊNCIAS BIBLIOGRÁFICAS

1. Bosch FX, de San Jose S. The epidemiology of human papillomavirus infection and cervical cancer. Dis Markers. 2007;23(4):213-4.
2. Martins NV, Ribalta JCL (eds.). Patologia do trato genital inferior. 1.ed. São Paulo: Roca; 2005.
3. Steben M, Duarte-Franco E. Human papillomavirus infection: epidemiology and pathophysiology. Gynecol Oncol. 2007;107(2 Suppl):S2-5.
4. Lin C, Franceschi S, Clifford GM. Human papillomavirus types from infection to cancer in the anus, according to sex and HIV status: a systematic review and meta-analysis. Disponível em: www.thelancet.com/infection.
5. Wright TC, Cox JT, Massad LS, Twiggs LB, Wilkinson EJ. 2001 Consensus guidelines for management of women with cervical cytoligical abnormalities. JAMA. 2002; =287(16):2120-9.
6. INCA. Diretrizes brasileiras para o rastreamento de câncer do colo do útero. Atualização 2016. Disponível em http://formsus.datasus.gov.br.novoingarq/24145/4110281_312323.pdf.Acessado em 19/7/2016.
7. Campaner AB, Focchi J, Chaves MANS,Speck NMG. Melhores práticas em patologia do trato genital inferior e colposcopia. v. 1. Barueri: Manole; 2018.
8. Speck NMG, Scopin AMC, Mouzinho G. Lesão de alto grau. In: Girão JBC, Baracat EC, Lima GR, Nazario ACP, Facina G, Sartori MGF, Di Bella ZIKJ (eds.). Tratado de Ginecologia. v. 2. São Paulo: Atheneu; 2017. p.1175-95.

51 | Tratamento com *laser* das lesões HPV induzidas

Neila Maria de Góis Speck
Nelson Valente Martins
Julisa Chamorro Lascasas Ribalta

O termo *laser* exprime a abreviação das palavras *Light Amplification by Stimulated Emission of Radiation*, ou seja, amplificação da luz pela emissão estimulada da radiação.

O *laser* de CO_2, mais empregado em patologia do trato genital inferior, tem como característica ser bem absorvido pela água intracelular, promovendo a evaporação tecidual, e, embora não seja adequado para coagulação profunda, age no tecido com pouco efeito deletério.

Em contato com o tecido, a luz forma uma cratera, chamada de zona de penetração ótica. O calor conduzido ao tecido adjacente promove coagulação e necrose e é de aproximadamente 5 mm. Essa região é chamada de zona de condução térmica (Figura 1).

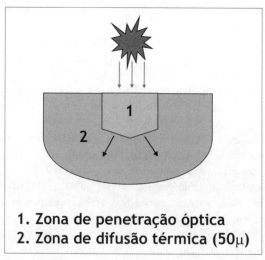

FIGURA 1 Efeitos teciduais do laser.
Fonte: arquivo pessoal da Dra. Neila M. G. Speck.

O calor decresce exponencialmente com o aumento da distância da zona de penetração ótica. Assim, há mínima fibrose, sem distorção da anatomia local, o que o difere, p.ex., do eletrocautério, que propaga o calor lateralmente fazendo com que o tecido repare o efeito da condução do calor antes do processo de cura, determinando cicatrizes.

A área tratada com o *laser* se refaz por segunda intenção, com reconstrução do epitélio e conjuntivo em curto período. Ocorre nas margens e no fundo, de modo que, se houver resíduo de neoplasia intraepitelial cervical (NIC), vaginal (NIVA) e da vulva (NIV), a regeneração ocorrerá com a presença do tecido doente.[1,2]

A nova modalidade cirúrgica é o *laser* fracionado, que tem grande poder sobre a mucosa e colágeno, sendo utilizado no tratamento da atrofia genital. Não existem estudos randomizados demonstrando resultados, porém nos estudos observacionais tem-se encontrado melhora signficativa do índice de saúde vaginal e índice de função sexual.

Os pontos de *laser* fazem pequenos furos na mucosa e/ou pele, com pontes de tecido normal entre eles; compreendem um trabalho de bioestimulação. O calor conduzido ao estroma estimulará a neocolanogênese, por ação sobre a *heat shok proteín 47* (HSP 47), estimulando a formação do colágeno, ácido hialurônico, glicoaminoglicans e proteoglicans; como resultado, haverá uma nova mucosa túrgida e hidratada. Há melhora dos sintomas urinários, sintomas de atrofia, podendo ter melhora do tônus e corrigir quadros de incontinência urinária leve.[3,4]

TÉCNICAS DE APLICAÇÃO DO *LASER* EM PATOLOGIA DO TRATO GENITAL INFERIOR

Colo do útero

Vaporização

Para a realização desta técnica deve-se, após a colposcopia alargada, demarcar a lesão identificada por uma série de pontos de *laser*, incluindo toda a zona de transformação, com margem de segurança de 2 mm; utilizar potência de 15 a 25 W e emissão contínua com diâmetro de *spot* de 1,5 a 2 mm ou escâner associado; anestesia local com Xylocaína® a 1% associada a vasoconstritor, ao redor da circunferência da cérvice, até sentir o estroma; e conectar os pontos anteriores. Deve-se dividir a lesão em quatro quadrantes, vaporizando cada um até a profundidade de 7 mm, para atingir as criptas glandulares, por meio de movimentos oblíquos e rápidos do feixe para impedir a carbonização excessiva e obter superfície plana vaporizada.

Atualmente, trabalha-se com escâner acoplado ao *laser*, permitindo que o raio tenha movimento rotacional constante, uniforme e desfocalizado, diminuindo o efeito térmico sobre o tecido vaporizado, com menor sequela cicatricial.

Em seguida, coloca-se *swab* úmido no canal, com vaporização ao redor, para promover pequena eversão da junção escamocolunar (JEC). Para colo do útero na menacma, vaporiza-se ao redor do canal aprofundando 2 a 4 mm. Se a lesão for extensa na ectocérvice, é preciso vaporizar a periferia com profundidade de 3 a 4 mm (técnica do *cowboy hat*); se a lesão se estender à vagina, esta também deverá ser vaporizada.

Finalmente, após a vaporização, deve-se retirar o tecido carbonizado com gaze embebida em soro fisiológico ou ácido acético.

Conização

Esta técnica requer a colposcopia, ajustando-se o diâmetro do *spot* para 0,5 a 0,6 mm com potência de 25 a 40 W, com emissão contínua ou pulsada; delimitando-se a lesão com margens de 3 a 5 mm; utilizando-se anestesia local; e fazendo-se uma incisão circular unindo os pontos da delimitação, com altura do cone de 1 a 3 cm (paciente na menacma, 15 mm; na pós-menopausa, 2 mm). No ápice do cone, é recomendado o corte com tesoura ou com *laser* de emissão em superpulso, para evitar o efeito térmico e ter análise anatomopatológica adequada.

A hemostasia com coagulação dos vasos deve ter diâmetro do *spot* em 2 mm; sulfeto férrico; inserção de cotonete úmido no restante do canal; e vaporização do estroma da cratera.

Combinação conização-vaporização

Requer a excisão do canal do colo do útero para estudo histopatológico e a vaporização da área periférica.[5]

Vagina

Em caso de lesão circunscrita, deve-se vaporizá-la sem anestesia, com potência de 15 a 25 W, profundidade de 0,5 mm (tecido sem glândula), diâmetro de *spot* de 1 a 2 mm ou com escâner.

Para excisão, pode-se fazer anestesia local, promovendo edema do tecido e levantamento do epitélio, com profundidade de 1,5 a 2 mm e diâmetro de *spot* de 0,5 mm em superpulso. A cicatrização ocorre por segunda intenção em, aproximadamente, 4 semanas.

Em geral, não se anestesiam lesões da parte superior da vagina e há queixa comum de leucorreia nas 2 primeiras semanas após a vaporização.[6-8]

Vulva

Técnica para lesões virais (HPV)

Para este tipo de tratamento, aplica-se Emla® (lidocaína e prilocaína, anestésico tópico) 1 hora antes do procedimento; realiza-se vulvoscopia com ácido acético a 5% e delimitação das margens da lesão; e aplica-se anestesia local associada a vasoconstritor.

Com potência de 15 a 25 W, inicia-se a vaporização com diâmetro do *spot* de 2 mm ou associado ao escâner, com margem de 3 mm e profundidade de vaporização na espessura epitelial (no máximo 1 a 2 mm). Aplica-se o *laser* na área proliferada, remove-se o tecido carbonizado com gaze úmida e vaporiza-se a base de tecido branco-avermelhado exposto.

Em área pilosa, a profundidade deve ser de 3 mm, devido aos anexos epiteliais.

Para condilomas exofíticos ou quando há necessidade de avaliação histopatológica, recomenda-se a excisão, com diâmetro do *spot* de 0,5 mm em emissão contínua ou superpulso, e deve-se vaporizar as margens residuais.[6,9]

Cuidados pós-operatórios

- Banhos locais 3 vezes/dia com solução antisséptica (enxugar com toalha macia ou com secador de cabelos);
- utilização de pomada anestésica no pós-operatório;
- exame local semanal nas primeiras 3 semanas;
- completa cicatrização observada em 14 a 21 dias;
- dor maior apenas nos primeiros 5 dias (usar anestésico local e analgésico sistêmico, se necessário);
- aplicação de gelo em caso de dor ou edema acentuado;
- em área extensa, usar cateter urinário, fazer antibioticoterapia e usar creme com sulfa para a área desnuda;
- não usar roupas apertadas.

Nas lesões multifocais, divide-se o tratamento em sessões quinzenais. Em situação de imunossupressão, em casos refratários e/ou lesões multicêntricas, aplicam-se, após 3 semanas da laserterapia, 2,5 g de 5-fluorouracil (FU) a 5% intravaginal, quinzenalmente. Após cada aplicação do 5-FU, aplica-se creme de acetato de clostebol por 3 dias.[10,11]

Quando se obtém controle clínico da lesão, passa-se a fazer aplicações mensais por até 6 meses. Se a imunossupressão for permanente, mantém-se o 5-FU mensal contínuo.

É necessário avaliar colposcopicamente a cada 3 doses e, se necessário, repetir a aplicação do *laser*. No caso de lesão vulvar, a aplicação do 5-FU deve ser feita 2 vezes/semana sobre a lesão, lavando-a após 2 horas.

Utiliza-se o *laser*, também, para casos especiais, como exérese de pólipos, excisão de septos, marsupialização de glândula vestibular maior e abertura de estenoses vaginais, entre outros. Nos cistos da glândula de Bartholin, o tratamento a *laser* é feito com anestesia local, o pós-operatório é pouco dolorido e há menor taxa de recidivas.[12]

Laser fracionado

Aplica-se o *laser* com molde vaginal, em ambiente ambulatorial, não sendo necessária anestesia. Para aplicação na região vulvar, utiliza-se a ponteira dermatológica;

também é desnecessário anestesia, pois há mínimo desconforto. Quando a paciente tem algum tipo de desconforto na região vulvar, pode-se aplicar gel anestésico de 30 a 60 minutos antes do procedimento.

Preconizam-se três sessões com intervalo mensal, e o resultado se mantém no período de 12 a 18 meses. Pode-se empregar, como manutenção de tratamento, gel vaginal de hidratante contendo ácido hialurônico e estrogênio vaginal, quando não há contraindicações. Estas substâncias melhoram a resposta à laserterapia e prolongam seu efeito.

Nos casos da síndrome genitourinária da pós-menopausa, a ponteira de 90° propicia melhores resultados.[3,4]

INDICAÇÕES E CRITÉRIOS DO TRATAMENTO

Colo do útero

No tratamento de lesões escamosas intraepiteliais, é possível aplicar o *laser* como método destrutivo local (vaporização) e excisional.

O *laser* como método destrutivo está indicado, sobretudo, para os casos em que se queira tratar as lesões intraepiteliais de baixo grau (NIC I), e de alto grau, apenas para casos de NIC II, devendo obedecer a critérios rigorosos em sua aplicação, descritos a seguir:

- diagnóstico prévio apropriado;
- citologia, colposcopia e anatomopatologia em absoluta concordância;
- achado colposcópico anormal definido em toda a sua extensão;
- certeza de não haver adenocarcinoma *in situ* e carcinoma microinvasor ou francamente invasor;
- NIC limitada à ectocérvice, sem extensão ao endocérvice;
- possibilidade de gravidez descartada, preferencialmente.[4]

Em suma, para realizar a vaporização, a colposcopia deve ter a lesão e JEC visíveis (zona de transformação tipo 1 e 2), sem que haja envolvimento do canal.

A conização a *laser* indicada, sobretudo, para as lesões escamosas intraepiteliais de alto grau, também deve obedecer a critérios bastante definidos, como:

- lesão que se estende para o canal com limite cranial não visível (zona de transformação tipo 3);
- sugestão de invasão estromal ou de adenocarcinoma *in situ*;
- comprometimento endocervical exclusivo;
- disparidade entre a citologia e a anatomopatologia;
- colposcopia com JEC não visível com citologia positiva.

Há contraindicação quando existe distorção anatômica do colo do útero, por não permitir a definição exata da área a ser excisada.

Vagina

A laserterapia está indicada para o tratamento de lesões intraepiteliais de baixo e alto grau. Realiza-se, na maioria das vezes, a vaporização, sendo possível, também, a excisão. É método de extrema precisão, com taxa satisfatória de cura e que permite sua repetição. A mucosa recupera-se rapidamente após o procedimento, sem formação de cicatrizes (Figuras 2, 3 e 4).

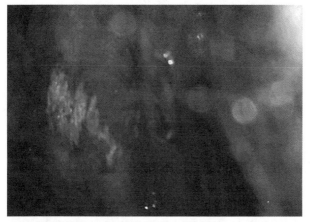

FIGURA 2 Colpografia de neoplasia intraepitelial de vagina grau I.
Fonte: arquivo pessoal da Dra. Neila M. G. Speck.

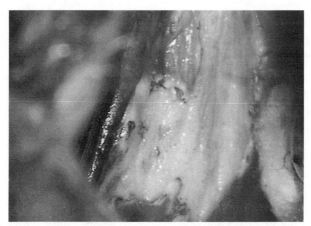

FIGURA 3 Colpografia de neoplasia intraepitelial de vagina sendo vaporizada com *laser* de CO_2.
Fonte: arquivo pessoal da Dra. Neila M. G. Speck.

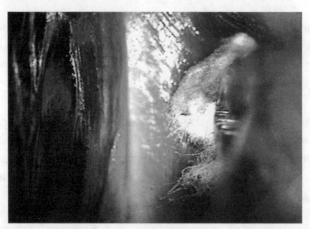

FIGURA 4 Colpografia da área vaginal tratada com *laser* de CO_2 após 3 semanas do procedimento.
Fonte: arquivo pessoal da Dra. Neila M. G. Speck.

As neoplasias intraepiteliais da vagina tendem a ser multifocais, geralmente localizadas na parede anterior e posterior, e no terço superior. As lesões condilomatosas simples normalmente acometem o terço inferior.[6-8]

Nesta afecção, tem-se empregado, com melhores taxas de sucesso, a associação de métodos terapêuticos e o *laser* com 5-fluorouracil adjuvante, principalmente para lesões extensas e em pacientes imunossuprimidas.[8]

Vulva

As lesões vulvares, com frequência queratinizadas, reduzem a eficácia da terapêutica em razão de os agentes químicos não atingirem a profundidade desejada de destruição. Nessa eventualidade, o tratamento a *laser* fornece, invariavelmente, os melhores resultados.

O *laser* está indicado tanto para as lesões condilomatosas quanto para as neoplasias intraepiteliais da vulva (NIV). Em geral, nas NIV de alto grau (HPV induzidas), realiza-se a vaporização nas lesões verrucosas, e nas NIV diferenciadas (não HPV induzidas), está indicada a excisão, pois é necessário o estudo histopatológico.[9,10]

Sob anestesia local, é possível vaporizar lesões intraepiteliais planas (Figuras 5, 6 e 7) e excisar lesões verrucosas e floridas. Tem-se utilizado, também, a associação de métodos com 5-fluorouracil ou imiquimod, com menor radicalidade cirúrgica e melhores taxas de sucesso.[10,11]

Atrofia genital

Indica-se a modalidade do *laser* fracionado, melhorando a lubrificação, os sintomas genitourinários da pós-menopausa, podendo haver melhora do tônus e dos sintomas de incontinência urinária leve.[3,4]

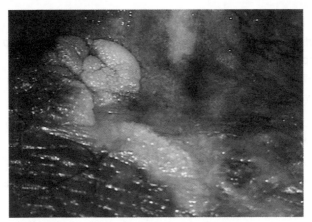

FIGURA 5 Colpografia de neoplasia intraepitelial de alto grau da vulva. 📷
Fonte: arquivo pessoal da Dra. Neila M. G. Speck.

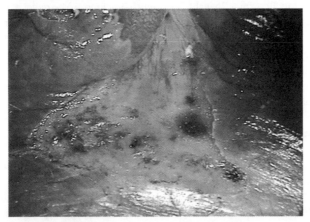

FIGURA 6 Colposcopia da área vulvar sendo tratada com laser de CO_2. 📷
Fonte: arquivo pessoal da Dra. Neila M. G. Speck.

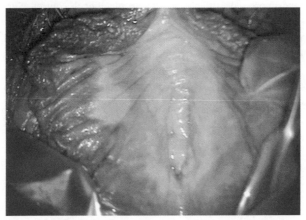

FIGURA 7 Área vulvar após 3 semanas de tratamento com laser de CO_2. 📷
Fonte: arquivo pessoal da Dra. Neila M. G. Speck.

Tem sido aplicado também no tratamento dos líquens vulvares, com melhora do prurido, tratamento de hipercromias vulvares, vulvodíneas, porém não há ainda validação para essas indicações.

As contraindicações são mínimas, não podendo-se aplicar em prolapsos acentuados ou infecção vigente. Não há complicações.

REFERÊNCIAS BIBLIOGRÁFICAS

1. Bandieramonte G, Gagna G. Testo Atlante di Chirurgia Laser. Torino: UTET; 1992. 383p.
2. Bandieramonte G, De Palo G. O laser. In: De Palo. Colposcopia e patologia do trato genital inferior. 2. ed. São Paulo: Medsi; 1996. p. 251-64.
3. Salvatore S, Athanasiou S, Candiani M. The use of pulsed CO2 lasers for the treatment of vulvovaginal atrophy. Curr Opin Obstet Gynecol. 2015 Dec;27(6):504-8. doi: 10.1097 Review. Erratum in: Curr Opin Obstet Gynecol. 2017 Aug;29(4):282.
4. Pieralli A, Fallani Mg, Becorpi A, Bianchi C, Corioni S, Longinotti M, Tredici Z, Guaschino S. Fractional CO2 laser for vulvovaginal atrophy (VVA) dyspareunia relief in breast cancer survivors. Arch Gynecol Obstet. 2016;294:841-6. doi: 10.1007/s00404-016-4118-6. Epub 2016 May 12.
5. De Palo G, Chanen W, Dexeus S. Neoplasia intraepitelial cervical. In: De Palo G, Chanen W, Dexeus S. Patologia y tratamiento del tracto genital inferior. 1. ed. Barcelona: Masson; 2000. p. 62-88.
6. Cardosi JR, Bomalaski JJ, Hoffman MS. Diagnosis and management of vulvar and vaginal intraepithelial neoplasia. Obstet Gynecol Cl North Am. 2001;28:685-703.
7. Fraga A, French D, Cerekja A, Vetrano G, Moscarini M. Prediction of persistent vaginal intraepithelial neoplasia in previously hysterectomized women by high-risk HPV DNA detection. Cancer Lett. 2007;249:235-41.
8. Diakomanolis E, Rodolakis A, Boulgaris Z, Blachos G, Michalas S. Treatment of vaginal intraepitelhelial neoplasia with laser ablation and upper vaginectomy. Gynecol Obstet Invest. 2002;54:17-20.
9. Ribalta JCLR, Mateussi MV, Speck NMG. Therapeutic assessment of vulvar squamous intraepithelial lesions with CO2 laser vaporization in immunosuppressed patients. Rev Bras Ginecol Obstet. 2018;40:26-31.
10. Speck NMG, Ribalta JCL, Costa RR, et al. Low-dose 5-fluorouracil adjuvant in lasertherapy for HPV lesions in immunosuppressed patients and cases of difficul control. Eur J Gynaecol Oncol. 2004;XXV(5):597-9.
11. Speck NMG, Costa RRL, Kesselring F, Freitas VG, Ribalta JCL, Kobata MP, et al. Grade 3 vulvar and anal intraepithelia neoplasia in a HIV seropositive child – therapeutic result: case report. Clin Exp Obstet Gynecol. 2005;XXXII(2):138-40.
12. Speck NMG, Boechat KPR, Santos GML dos, Ribalta JCL. Treatment of Bartholin gland cyst with CO2 laser. Einstein (São Paulo). 2016;14:25-9.

7

Oncologia Genital

52 | Neoplasias malignas da vulva

Clóvis Gonzaga Cunha Camargo
Sérgio Mancini Nicolau
Wagner José Gonçalves
Maria Gabriela Baumgarten Kuster Uyeda

DEFINIÇÃO

O câncer da vulva é responsável por 3% a 5% das neoplasias malignas do trato genital e representa 1% a 4% de todos os tumores malignos da mulher.

A idade média das pacientes na época do diagnóstico é de 65 anos. Contudo, atualmente, observa-se aumento da incidência nos grupos etários mais jovens.

A etiologia do câncer da vulva está relacionada a infecções crônicas não específicas, doenças granulomatosas, má higiene, doenças sexualmente transmissíveis (DSTs), progressão das distrofias vulvares e, principalmente, associação ao papilomavírus humano (HPV).

O HPV está relacionado ao condiloma acuminado da vulva, à neoplasia intraepitelial vulvar (NIV tipo usual), ao carcinoma epidermoide invasivo (principalmente os tipos 16, 18, 31 e 33) e ao carcinoma verrucoso (condiloma gigante de Buschke-Lowenstein).

O carcinoma *in situ* é uma neoplasia epidermoide intraepitelial que se apresenta sob a forma de lesões brancas ou escuras localizadas principalmente nos lábios maiores, capazes de se estender até o períneo e o ânus. Existe outra variante de neoplasia intraepitelial do tipo escamoso, que se mostra clinicamente como múltiplas pápulas pigmentadas, verrugas, pequenos condilomas ou nevo.

As neoplasias intraepiteliais do tipo não escamoso estão representadas por dois grupos: a doença de Paget e o melanoma *in situ*. A doença de Paget, descrita para a mama, também é encontrada na vulva (2%), nas axilas, no umbigo, nas pálpebras e no pênis. No entanto, raramente se encontra carcinoma de glândula apócrina abaixo da lesão epitelial da vulva, diferindo-a, portanto, da doença de Paget da mama.

O carcinoma epidermoide é responsável por 90% a 95% dos casos de câncer vulvar, seguido pelo melanoma, pelo adenocarcinoma, pelo carcinoma da glândula vestibular maior e pelos sarcomas.

O carcinoma epidermoide encontra-se com frequência associado a outros tumores malignos do trato genital inferior, mormente a associação vulva-colo, o que leva à hipótese de que o epitélio de todo o trato genital baixo (colo, vagina, vulva e períneo) reage como um só tecido a certos agentes carcinógenos.

O sintoma mais comum é o prurido, mas assinalam-se, também, sangramento, corrimento e, eventualmente, disúria. Ao exame, são frequentes os achados de lesões sobrelevadas, vegetantes, nódulos ou ulcerações.

O carcinoma espinocelular localiza-se, habitualmente, nos lábios maiores (40%), mas pode ser encontrado nos lábios menores e no clitóris (10%). A maior parte dessa neoplasia é unifocal, sendo multifocal em apenas 5% dos casos.

Microscopicamente, os tumores são bem diferenciados; exceto os do clitóris, que tendem à anaplasia. Usualmente, encontra-se NIV nas margens.

DIAGNÓSTICO

Em geral, o diagnóstico é feito tardiamente, pois as pacientes pertencentes à faixa etária mais elevada relutam em ir ao médico. Assim, devem-se educar todas as pacientes a realizarem exames de rotina, de modo que o diagnóstico não seja feito tão tarde e os índices de sobrevida sejam maiores.

Ao exame, observam-se lesões sobrelevadas, brancas ou hiperemiadas, ulceradas e nódulos ou vegetações. É imperativo o exame vulvoscópico com biópsia dirigida das lesões suspeitas. Esse exame consiste em aplicar ácido acético de 3% a 5% na região vulvar e avaliar com o colposcópio. Após esse procedimento, é possível identificar as áreas suspeitas. Pode-se complementar o exame com o teste de Collins, que consiste na aplicação da solução de azul de toluidina a 1%, retirando-se o excesso com ácido acético. Faz-se novamente o exame com o colposcópio e as lesões que permaneceram coradas de azul são consideradas suspeitas, requerendo a biópsia. O azul de toluidina é um corante básico, ou seja, ávido pelo ácido nucleico (DNA). Atualmente, porém, em razão do elevado número de resultados falso-positivos, esse teste está em desuso.

ESTADIAMENTO

O câncer da vulva é estadiado cirurgicamente desde 1988 (Tabelas 1 e 2). O estádio final é estabelecido depois de extenso estudo histopatológico de todas as peças cirúrgicas (linfonodos e vulva).

TRATAMENTO

O tratamento deste câncer deve ser individualizado. Eliminaram-se a linfonodectomia pélvica de rotina e a dissecção da região inguinal em pacientes com lesão microin-

GINECOLOGIA • PARTE 7 ONCOLOGIA GENITAL

TABELA 1 Estadiamento do câncer da vulva (Figo, 2009)

Figo	
Estádio 0	Carcinoma *in situ* (pré-invasor)
Estádio I	Tumor confinado à vulva ou à vulva e ao períneo, ≤ 2 cm na maior dimensão
IA	Tumor confinado à vulva ou à vulva e ao períneo, ≤ 2 cm na maior dimensão, com invasão estromal ≤ 1 mm*, sem metástases linfonodais
IB	Tumor confinado à vulva ou à vulva e ao períneo, ≤ 2 cm na maior dimensão, com invasão estromal > 1 mm*, sem metástases linfonodais
Estádio II	Tumor de qualquer tamanho com extensão para estruturas perineais adjacentes (1/3 inferior de uretra, 1/3 inferior da vagina, ânus). Ausência de metástases em linfonodos
Estádio III	Tumor de qualquer tamanho, com ou sem extensão para estruturas perineais adjacentes (1/3 inferior de uretra, 1/3 inferior da vagina, ânus) com metástases linfonodais
IIIA	Tumor de qualquer tamanho, com ou sem extensão para estruturas perineais adjacentes (1/3 inferior de uretra, 1/3 inferior da vagina, ânus) com metástases linfonodais • IIIA(i): 1-2 linfonodos comprometidos (< 5 mm) • IIIA(ii): 1 linfonodo comprometido (> 5 mm)
IIIB	Tumor de qualquer tamanho, com ou sem extensão para estruturas perineais adjacentes (1/3 inferior de uretra, 1/3 inferior da vagina, ânus) com metástases linfonodais • IIIB(i): 3 ou mais linfonodos comprometidos (< 5 mm) • IIIB(ii): 2 ou mais linfonodos comprometidos (> 5 mm)
IIIC	Tumor de qualquer tamanho, com ou sem extensão para estruturas perineais adjacentes (1/3 inferior de uretra, 1/3 inferior da vagina, ânus) com linfonodos comprometidos extracapsulares
Estádio IV	
IVA	Tumor invade: • IVA(i): 1/3 superior da uretra e/ou mucosa vesical, mucosa retal, mucosa vaginal ou está fixo à parede pélvica • IVA(ii): linfonodo inguinofemoral fixo ou ulcerado
IVB	Qualquer metástase a distância, incluindo linfonodos pélvicos

* A profundidade de invasão é definida como a medida da distância do tumor à junção do epitélio e do estroma, da papila dérmica adjacente mais superficial até o ponto mais distante de invasão.

TABELA 2 Estadiamento por grupo

Figo	UICC		
	T	N*	M**
0	Tis	N0	M0
IA	T1A	N0	M0
IB	T1B	N0	M0
II	T2	N0	M0

(continua)

TABELA 2 Estadiamento por grupo *(continuação)*

Figo	UICC		
	T	N*	M**
III	T1	N1	M0
	T2	N1	M0
	T3	N1	M0
IVA	T1	N2	M0
	T2	N2	M0
	T3	N2	M0
	T4	Qualquer N	M0
IVB	Qualquer T	Qualquer N	M1

* N (metástase linfonodal): N0 = linfonodos negativos; N1 = unilateral; N2 = bilateral. ** M (metástase a distância): M0 = sem metástase; M1= com metástase.

vasora, bem como a dissecção da região inguinal contralateral em pacientes com lesões menores que 2 cm e linfonodos ipsilaterais negativos.

Atualmente, utilizam-se incisões diferentes para a dissecção inguinal em detrimento da vulvectomia radical, na qual, com uma só incisão, associada à dissecção dos linfonodos pélvicos, retiram-se, em bloco, a vulva, a região púbica e os sulcos genitocrurais, a região perineal e, com a dissecção de linfonodos inguinais bilateralmente a região perineal.

A cirurgia ultrarradical, que consiste em vulvectomia radical associada à exenteração pélvica total ou parcial, constitui, hoje, um tratamento apenas para casos muito bem selecionados, pela elevada taxa de morbi e mortalidade.

Em pacientes com doença avançada, realiza-se a radioterapia pré-operatória com o intuito de diminuir a necessidade de exenteração pélvica. Em pacientes com linfonodos inguinais positivos, indica-se, também, a radioterapia pós-operatória para diminuir a recidiva local.

Estádio I

A biópsia deve ser feita no tumor primário para determinar a profundidade da invasão. Considera-se carcinoma microinvasor quando o diâmetro for inferior a 2 cm e houver, no máximo, 1 mm de invasão. Nas pacientes com carcinoma microinvasor (IA), recomenda-se apenas a vulvectomia simples ou, em casos selecionados, procede-se apenas à excisão local do tumor com margem de segurança de 2 cm. Assim, pacientes com lesão com mais de 1 mm de invasão (IB) devem ser tratadas com vulvectomia radical, seguida de dissecção ipsilateral dos linfonodos inguinais. Porém, quando os tumores acometem a linha média (clitóris e lábio menor), deve-se realizar a dissecção da região inguinal bilateralmente.

Estádios II e III

As pacientes com tumor maior que 2 cm ou com acometimento da vagina, da uretra ou do ânus devem ser tratadas pela vulvectomia radical modificada com linfonodectomia inguinal bilateral. Quando houver linfonodos positivos, devem receber radioterapia externa para região inguinal e pélvica até a bifurcação das artérias ilíacas.

Estádio IV

As enfermas com linfonodos pélvicos positivos apresentam taxa de sobrevida de 10% em 5 anos. As enfermas nessas condições podem ser tratadas por radioterapia e/ou quimioterapia. Se a ressecção cirúrgica é possível, retalhos de pele devem ser utilizados para melhorar a cicatrização.

Em alguns casos muito bem selecionados, efetua-se a vulvectomia radical associada à exenteração pélvica total ou parcial, dependendo do local da lesão ou vulvectomia higiênica, se necessário, para melhor qualidade de vida.

Radioterapia

A radioterapia é utilizada, principalmente, como tratamento adjuvante em casos com linfonodos inguinais positivos. A radioterapia pré-operatória é empregada, principalmente, em estádios avançados, permitindo o ato operatório subsequente.

Quimioterapia

Os agentes quimioterápicos mais comumente utilizados para o tratamento do câncer de vulva são o 5-fluorouracil, mitomicina-C e a cisplatina, que podem ser utilizados em pacientes nos estádios III e IV.

SEGUIMENTO E PROGNÓSTICO

O seguimento é feito trimestralmente nos dois primeiros anos após o tratamento, semestralmente nos 3 anos subsequentes e, depois, anualmente. O seguimento consiste em citologia cervicovaginal, colposcopia, vulvoscopia e exame pélvico.

A sobrevida em 5 anos de pacientes com carcinoma espinocelular, incluindo todas as modalidades de terapia, está ao redor de 50% a 75%. Entretanto, quando se consideram pacientes com linfonodos pélvicos comprometidos, essa taxa cai para 20%. Os fatores prognósticos de maior importância são o diâmetro do tumor, a profundidade da invasão e o comprometimento dos linfonodos.

Após o tratamento, observa-se recidiva de 15% a 40% dos casos, dependendo do estádio da doença, da invasão profunda e dos linfonodos comprometidos.

OUTROS TUMORES DA VULVA

Melanoma

O melanoma maligno é o segundo tumor mais encontrado na vulva. A maior parte das pacientes é branca e apresenta idade superior a 50 anos por ocasião do diagnóstico. Frequentemente, o estadiamento é avançado (níveis III ou IV de Clark) e o tratamento é cirúrgico, com vulvectomia radical e linfonodectomia bilateral.

Pacientes que apresentam melanoma com níveis I e II de Clark podem ser tratadas com exérese ampla da lesão. As que apresentam tumor com invasão menor que 0,75 mm não necessitam de dissecção dos linfonodos, já que a sobrevida é praticamente de 100%. O prognóstico está relacionado à profundidade da invasão e ao estado dos linfonodos. A sobrevida em 5 anos, quando se consideram todos os estadiamentos, é de apenas 35%.

Carcinoma verrucoso da vulva

A distinção com o carcinoma epidermoide deve ser feita, visto que o tratamento e o comportamento biológico são distintos. Em ambos os tumores, há queixa de prurido e ocorrem lesões do tipo exofítica, principalmente nos lábios maiores. O HPV está envolvido nos dois casos.

O carcinoma verrucoso é capaz de invadir e comprimir o estroma adjacente em contraposição com o carcinoma epidermoide, que dá metástases para os linfonodos. Por esse motivo, essa diferenciação histopatológica deve ser feita e o tratamento deve consistir na excisão local com margem de segurança.

Carcinoma da glândula de Bartholin (vestibular maior)

O carcinoma da glândula de Bartholin corresponde a 5% de todas as neoplasias malignas da vulva. Em 10% dos casos, há associação com bartolinites. Assim, qualquer tumor persistente em pacientes com mais de 40 anos de idade deve ser considerado suspeito, sendo necessário realizar biópsia para o diagnóstico preciso.

O tratamento tradicional é a vulvectomia radical com dissecção bilateral dos linfonodos. A radioterapia pós-operatória é indicada para diminuir a frequência de recidiva local.

Sarcoma

Pode acometer mulheres de todas as idades, inclusive crianças. Corresponde a menos de 2% de todos os tumores malignos da vulva e, clinicamente, apresenta-se como um tumor de crescimento rápido e doloroso. Histologicamente, a maioria desses tumores corresponde ao leiomiossarcoma.

O tratamento inclui vulvectomia radical com dissecção dos linfonodos inguinais, complementada por químio e radioterapia. As metástases a distância devem ser cuidadosamente rastreadas.

BIBLIOGRAFIA

1. Brasil. Ministério da Saúde. Secretaria de Atenção à Saúde. Instituto Nacional de Câncer. TNM: classificação de tumores malignos. 6.ed. Rio de Janeiro: Inca; 2004.
2. Buzaid AC, Hoff PM. Manual prático de oncologia clínica do Hospital Sírio Libanês. 6.ed. São Paulo: Dendrix; 2008.
3. Figo. Federação Internacional de Ginecologia e Obstetrícia. Staging classifications and clinical practice guidelines of gynaecologic cancers. Staging Booklet, 2006. Disponível em: http://www.figo.org/Staging%20Booklet.pdf. Acessado em: 19/5/2008.
4. Hullu JA, Van der Avoort IAM, Oonk MHM, Van der Zee AGJ. Management of vulvar cancers. EJSO. 2006;825-31.
5. Sideri M, Jones RW, Wilkinson EJ, Preti M, Heller DS, Scurry J, et al. Squamous vulvar intraepithelial neoplasia: 2004 modified terminology, ISSVD vulvar oncology subcommittee. J Reprod Med. 2005;807-10.

Neoplasias malignas da vagina | 53

Marco Antonio Pereira
Sérgio Mancini Nicolau
Wagner José Gonçalves
Geraldo Rodrigues de Lima

DEFINIÇÃO

O câncer primário da vagina é raro e representa apenas 1% a 2% de todas as neoplasias malignas do trato genital.[1] Nos Estados Unidos, por exemplo, o câncer vaginal conta com aproximadamente 4.000 casos e mais de 900 mortes anualmente.

Das neoplasias malignas da vagina, 80% a 90% representam metástases de outros sítios ginecológicos (colo ou vulva) e não ginecológicos, envolvendo a vagina diretamente por extensão ou por disseminação linfovascular.

A paciente com história de lesão pré-invasiva ou carcinoma invasivo de colo ou vulva requer de 5 a 10 anos de intervalo livre de doença antes de ser considerado o diagnóstico de carcinoma primário da vagina. Até 30% das pacientes com tumor primário da vagina, do tipo carcinoma, têm história anterior de carcinoma *in situ* ou invasivo do colo tratado há pelo menos 5 anos, sendo que a maior parte das lesões situa-se no terço superior da vagina, geralmente na parede posterior.

FATORES DE RISCO

- Infecção pelo papilomavírus humano (HPV), principalmente dos tipos 16, 18, 31 e 33;[2]
- atividade sexual precoce, múltiplos parceiros, doenças sexualmente transmissíveis, tabagismo e imunodepressão;
- radioterapia (10% das mulheres com diagnóstico de carcinoma primário de vagina têm história prévia de irradiação pélvica);
- dietilbestrol (DES) – maior risco de adenocarcinoma;
- neoplasias intraepiteliais e carcinoma de colo do útero aumentam o risco de carcinoma da vagina.[3]

QUADRO CLÍNICO

O sintoma mais comum é o sangramento encontrado em 65% a 80% das pacientes. Dispareunia e sangramento pós-coital podem estar presentes e o corrimento vaginal ocorre em 30% dos casos, e 20% das pacientes relatam sintomas urinários (disúria, urgência miccional, hematúria) por compressão da parede anterior ou por invasão da bexiga pela lesão. Cerca de 10% a 27% das pacientes são assintomáticas, sendo o diagnóstico realizado por meio de exame físico de rotina.

No exame ginecológico, o achado mais comum é a lesão exofítica mais frequentemente localizada na parede posterior do terço superior da vagina. A dor pélvica é sintoma tardio, geralmente associada ao tumor com extensão além da vagina.

TIPOS HISTOLÓGICOS

Carcinoma epidermoide

Trata-se do tipo histológico mais comum, correspondendo a 80% a 90% dos casos. O diagnóstico geralmente é realizado em pacientes com idade aproximada de 60 anos. Os sítios mais frequentes de lesão são os dois terços superiores da vagina, na parede posterior. O câncer está associado à infecção pelo papilomavírus (HPV),[3] todavia, o epitélio vaginal é mais estável que o epitélio cervical, que se apresenta em constante metaplasia; e, portanto, menos suscetível aos vírus oncogênicos.

Adenocarcinomas

Adenocarcinomas representam quase todos os cânceres da vagina em mulheres com menos de 20 anos. O adenocarcinoma pode surgir em áreas de adenose vaginal, glândulas periuretrais e focos de endometriose. O adenocarcinoma de células claras é a variante mais conhecida, representando cerca de 4% a 5% dos casos. Acomete mulheres com idade média de 19 anos (12 a 30 anos). Dois terços desses casos estão relacionados ao uso do dietilestilbestrol (DES) durante a gravidez, principalmente antes da 12ª semana.[6]

A lesão ocorre, principalmente, na parede anterior da vagina em seu terço superior. A adenose é a lesão precursora do adenocarcinoma de células claras e o prognóstico é relativamente bom, sendo que 70% das pacientes encontram-se no estádio I no momento do diagnóstico.

O tratamento permite bons resultados com a cirurgia, radiação primária ou ambos; por outro lado, os adenocarcinomas que ocorrem em mulheres não expostas ao DES tendem a ter pior resultado.

Sarcomas

Leiomiossarcomas, sarcomas do estroma endometrial, tumores malignos mistos de Müller (carcinossarcoma) e rabdomiossarcomas são os principais tipos de sarcomas vaginais primários. O leiomiossarcoma representa 50% a 65% dos sarcomas vaginais.

O rabdomiossarcoma embrionário (sarcoma botrioide) é um tumor raro e altamente maligno que surge na vagina durante a infância em meninas com idade inferior a 5 anos (idade média de 3 anos). Esse sarcoma geralmente se apresenta como neoplasia polipoide invasiva que às vezes se projeta da vagina, lembrando um cacho de uvas (botrioide vem da palavra grega *botrys*, que significa "uvas"). O prognóstico dessas pacientes melhorou a terapia multimodal, incluindo cirurgia, quimioterapia (vincristina, ciclofosfamida e actinomicina D) e radiação.

Tumor do seio endodérmico

Este tumor é raro e acomete crianças com menos de 2 anos de idade (média de 10 meses) e está comumente localizado na parede posterior. Desenvolve metástases precocemente e, até o momento, somente 20 casos foram documentados.

A alfafetoproteína (AFP) é o marcador utilizado para diagnosticar a recorrência desse tumor.

Melanoma

Os melanomas que surgem na mucosa vaginal são raros e acredita-se que sejam originários de melanócitos da mucosa em áreas de melanose ou de hiperplasia melanocítica atípica. A maioria dos casos relatados foi em mulheres caucasianas,[7] e geralmente ocorrem em uma idade média de aproximadamente 60 anos (variação de 22 a 84 anos). O sintoma mais comum é o sangramento.

Esses tumores se apresentam como massa, placa ou ulceração azul-escura ou marrom-escura, mais frequentemente no terço distal da parede vaginal anterior e são, em geral, não pigmentados. Melanomas malignos primários das membranas mucosas urogenitais podem ter comportamento biológico agressivo, com alta taxa de metástases. A taxa de sobrevida em cinco anos para melanomas vaginais é geralmente menor que 20%. O prognóstico é extremamente sombrio, com recorrência local e metástase para o pulmão.

Tumores metastáticos

São principalmente derivados do colo do útero, ao contrário dos adenocarcinomas metastáticos, que têm origem no endométrio, seguidos de ovário, colo, reto e, mais rara-

QUADRO CLÍNICO

O sangramento é a apresentação clínica mais comum do câncer vaginal e muitas mulheres são assintomáticas. O sangramento associado ao câncer vaginal é tipicamente pós-coito ou pós-menopausa. Qualquer sangramento vaginal não programado deve ser investigado para determinar se a fonte é a vagina. Um corrimento róseo, com sangue ou mau cheiroso também pode estar presente.

Uma massa vaginal também pode ser notada pela paciente. Outros sintomas potenciais estão relacionados à extensão local da doença, sintomas urinários (por exemplo, frequência, disúria, hematúria) ou queixas gastrointestinais (por exemplo, tenesmo, constipação, melena). A dor pélvica decorrente da extensão da doença além da vagina está presente em 5% das pacientes.

Cerca de 20% das mulheres são assintomáticas no momento do diagnóstico. O câncer da vagina pode ser detectado como resultado do rastreio citológico do câncer do colo do útero ou pode ser um achado incidental de massa vaginal no exame pélvico.

DIAGNÓSTICO

A suspeita clínica baseia-se nos sintomas e sinais já citados. A investigação diagnóstica é semelhante à do câncer do colo do útero, realizada por:

- Colpocitologia oncológica (Papanicolaou): 20% dos cânceres vaginais são detectados incidentalmente como resultado do rastreamento citológico do câncer do colo do útero.
- Colposcopia com biópsia: se uma lesão não for visualizada e houver resultado citológico anormal, a colposcopia do colo do útero e da vagina deve ser realizada com ácido acético seguido de coloração com lugol. Além disso, se uma lesão macroscópica for visualizada, a colposcopia vaginal deve ser realizada para examinar o restante do órgão.
- Exames de imagem: os únicos estudos de imagem que fazem parte do estadiamento da Federação Internacional de Ginecologia e Obstetrícia (FIGO)[8] para câncer vaginal são radiografia de tórax e do esqueleto. No entanto, imagens avançadas, como tomografia computadorizada (TC), ressonância magnética (RM) e tomografia por emissão de 18-fluoro-2-desoxiglicose-pósitrons (FDG-PET/CT) podem ser úteis para excluir invasão local do cólon, do reto e da bexiga nos casos de tumores mais avançados, auxiliando o planejamento terapêutico. A RM pode auxiliar na determinação do tamanho do tumor primário e extensão local. Os tumo-

TABELA 1   Estadiamento (FIGO)

Tumor primário (T)		
T categoria	**FIGO estádio**	**T critério**
TX		Tumor primário não pode ser acessado
T0		Sem evidência de tumor primário
T1	I	Tumor confinado à vagina
T1a	I	Tumor confinado à vagina, medindo ≤ 2,0 cm
T1b	I	Tumor confinado à vagina, medindo > 2,0 cm
T2	II	Tumor invadindo tecido subvaginal, mas não estende à parede pélvica
T2a	II	Tumor invadindo tecido subvaginal, mas não estende à parede pélvica, medindo ≤ 2,0 cm
T2b	II	Tumor invadindo tecido subvaginal, mas não estende à parede pélvica, medindo > 2,0 cm
T3	III	Tumor estende à parede pélvica* e/ou envolve o terço inferior da vagina e/ou causando hidronefrose ou exclusão renal
T4	IVA	Tumor invade a mucosa vesical ou retal e/ou se estende à pelve verdadeira (não há evidência suficiente para classificar o edema bolhoso como T4)

* "Parede lateral pélvica" é definida como o músculo, fáscia, estruturas neurovasculares ou porções esqueléticas da pelve óssea. No exame retal, não há espaço livre de câncer entre o tumor e a parede pélvica. Adaptada de TNM staging AJCC UICC 2017 e FIGO.[8]

res geralmente são mais bem visualizados em exames de imagem em T2, e a instilação de gel no canal vaginal, que distende as paredes, geralmente ajuda a visualizar e avaliar a espessura do tumor vaginal. O FDG-PET também pode ser útil para avaliar o tumor primário e os linfonodos anormais.[5]

A propagação é feita, principalmente, pelos vasos linfáticos da vagina, alcançando os linfonodos inguinais, pélvicos e para-aórticos.

TRATAMENTO

Não há ensaios clínicos randomizados definindo tratamento para o câncer vaginal, dada a sua raridade, portanto a terapêutica é extrapolada a partir do câncer do colo uterino e do ânus. Além disso, a estratégia de tratamento deve ser individualizada dependendo da localização, tamanho e estádio clínico do tumor. Isso foi ilustrado por uma revisão de uma única instituição que mostrou que estádio, local e tamanho do tumor são fatores prognósticos importantes em pacientes com câncer vaginal.[4] Além disso, o tratamento deve levar em conta:

- Restrições anatômicas locais, que podem não permitir margens cirúrgicas negativas sem um procedimento exenterativo.
- Questões psicossexuais, incluindo o desejo da paciente de manter uma vagina funcional. O tratamento deve ser individualizado, considerando a idade da paciente, o local da lesão e o tipo histológico.

Estádio I

Para a maioria das pacientes com tumores de estádio I, é indicada a excisão cirúrgica. Entretanto, a radioterapia (RT) pode ser apropriada para algumas pacientes, especialmente aquelas com tumores > 2 cm e lesões que envolvem o terço médio e inferior da vagina, incluindo aquelas com:

- Tumores localizados na vagina inferior: isso se deve a considerações anatômicas, porque a ressecção cirúrgica de tumores nesse local frequentemente requer vulvovaginectomia, além de dissecção do linfonodo inguinal para obtenção de margens negativas e resultados oncológicos aceitáveis. Por outro lado, a ressecção cirúrgica com preservação da anatomia é mais viável para pacientes com lesão localizada na porção superior e posterior da vagina.
- Tumor > 2 a 3 cm de diâmetro: normalmente, preferimos RT à cirurgia, pois é difícil obter margens negativas. Além disso, se a ressecção cirúrgica for tentada, será difícil obter uma margem adequada caso a lesão estiver muito próxima da bexiga ou do reto.

Os linfonodos inguinais também terão que ser avaliados se o tumor estiver na porção distal da vagina.

CIRURGIA

A abordagem cirúrgica deste câncer requer histerectomia radical, vaginectomia superior e linfonodectomia pélvica bilateral. Se uma histerectomia tiver sido realizada anteriormente, então a vaginectomia radical e linfonodectomias bilaterais devem ser feitas para completar a terapia cirúrgica. Pacientes com câncer vaginal estádio I parecem ter os melhores resultados quando tratadas cirurgicamente. Isso foi demonstrado em uma revisão da literatura que mostrou que pacientes com doença em estádio inicial tinham uma taxa de sobrevida média de cinco anos de 77%, muito melhor do que aquelas com doença em estádio avançado, independentemente se a RT adjuvante foi administrada.[5]

RADIOTERAPIA

Para algumas pacientes, somente a radiação é um tratamento adequado. Como exemplo, os resultados da RT contemporânea para câncer vaginal em estágio inicial foram mostrados em uma série de 91 mulheres tratadas em uma única instituição; para pacientes com doença estádio I (n = 38), as taxas de sobrevida global em dois anos, taxa de controle locorregional e sobrevida livre de metástases a distância foram de 96,2%, 80,6% e 87,5%, respectivamente.[5] A braquiterapia é particularmente importante, pois um estudo de vigilância, epidemiologia e resultados finais (SEER) incluindo mais de 2.500 pacientes com câncer vaginal encontrou uma sobrevida mediana melhor com tratamento que incluia braquiterapia comparado com radiação externa isolada, 6,1 *versus* 3,6 anos.

Técnica: uma dose total de radiação de pelo menos 70 a 75 Gy geralmente é recomendada, com 45 a 50 Gy sendo liberados com radiação externa e a radiação adicional sendo liberada com radiação intracavitária ou intersticial, dependendo da espessura do tumor primário. A radiação externa deve incluir os linfonodos pélvicos, tumor vaginal com margem, vagina e tecidos paravaginais e linfonodos inguinais se o tumor estiver na metade inferior do canal vaginal. A radiação da braquiterapia deve seguir imediatamente a conclusão da radiação externa. Tumores vaginais residuais com menos de 5 mm de espessura podem ser tratados com cilindro vaginal ou aplicador similar, enquanto tumores com mais de 5 mm requerem tratamento intersticial para dose adequada e preservação dos tecidos.

Estádio II-IV

Pacientes com doença mais avançada geralmente não são candidatos à cirurgia. Dados os desfechos relativamente ruins com o tratamento usando RT, muitas vezes administramos quimiorradiação em vez de RT. No entanto, dada a falta de dados de alta qualidade para informar os benefícios da quimiorradiação, a RT é alternativa razoável, particularmente para pacientes que não são candidatas à quimioterapia baseada em cisplatina, por qualquer motivo.

Quimiorradiação

Por problemas frequentes com o controle do tumor central, o uso concomitante de RT com quimioterapia (fluorouracil [FU] e/ou cisplatina) é a escolha preferida para pacientes com câncer avançado. Devido ao mau prognóstico apenas com radiação (falhas predominantemente locais), muitas vezes procedemos a combinação de radiação e quimioterapia concomitante em mulheres com doença de alto risco (por exemplo, estádio III ou IV, ou tamanho do tumor maior que 4 cm). Isso é largamente baseado em uma extrapolação dos resultados melhorados com quimiorradioterapia para o tratamento do câncer do colo do útero localmente avançado.

Radioterapia

Para pacientes com doença nos estágios II a IV, a RT, com terapia intracavitária ou intersticial, dependendo da espessura do tumor, é uma opção razoável para pacientes que não são consideradas candidatas à quimiorradiação.[5]

No entanto, os resultados utilizando apenas RT para doença em estádio mais avançado não são tão bons quanto para pacientes com doença em estádio I. Na mesma série de instituição única discutida anteriormente, as taxas de dois anos de sobrevida global, taxa de controle locorregional e sobrevida livre de metástases a distância estratificada por estádio foram:

630 GINECOLOGIA • PARTE 7 ONCOLOGIA GENITAL

- Estádio II: 92,3%, 64,7% e 84,6%, respectivamente.
- Estádio III: 66,6%, 44,4% e 50%.
- Estádio IV: 25%, 14,3% e 25%.

SEGUIMENTO

Recomendações da Society of Gynecologic Oncology (SGO):

- Revisão dos sintomas e exame físico:
  - Para doença de baixo risco (estágio inicial, tratada apenas com cirurgia, sem terapia adjuvante): a cada seis meses nos primeiros dois anos e, depois, anualmente.
  - Para doença de alto risco (estágio avançado, tratado com quimioterapia primária/radioterapia ou cirurgia mais terapia adjuvante): a cada três meses nos dois primeiros anos; para os anos 3 a 5, a cada seis meses e, depois, anualmente.
- Citologia cervical (ou citologia vaginal se o colo do útero tiver sido removido): anualmente. No entanto, não houve evidência suficiente para o uso da citologia para a detecção da recorrência do câncer, mas pode ter valor na detecção de outras neoplasias do trato genital inferior.
- Exames rotineiros de imagem não foram recomendados. A tomografia computadorizada (TC) e/ou a tomografia por emissão de pósitrons (PET) devem ser realizadas apenas se houver suspeita de recorrência.

A colposcopia vaginal e a biópsia são indicadas se anormalidades forem observadas no exame físico.

Dado o potencial para outras doenças relacionadas ao papilomavírus humano (HPV), como a neoplasia cervical, vulvar e anal, bem como a doença vaginal multifocal, essas pacientes também devem ser rastreadas por essas condições.

PROGNÓSTICO

A variável mais importante que afeta o prognóstico é o estádio no momento da apresentação, refletindo o tamanho e a profundidade do tumor.[4] Como exemplo, dados da *National Cancer Database* dos Estados Unidos mostraram um risco aumentado de mortalidade em mulheres com câncer vaginal com doença em estádio II ou maior e/ou tamanho do tumor > 4 cm (sobrevida em 5 anos de 65% *versus* 84% em tumores ≤ 4 cm); a mortalidade foi 51% maior em mulheres com melanoma em comparação com câncer vaginal escamoso.

As menores taxas de sobrevida entre mulheres com câncer vaginal comparadas com aquelas com câncer do colo do útero ou da vulva podem refletir a maior proporção de tumores vaginais diagnosticados inicialmente em estádio avançado.

Sobrevida em 5 anos:

- Estádio I: de 75% a 100%.
- Estádio II: de 49% a 75%.
- Estádio III: de 0% a 45%.
- Estádio IV: de 0% a 30%.

BIBLIOGRAFIA

1. Siegel RL, Miller KD, Jemal A. Cancer statistics, 2015. CA Cancer J Clin. 2015;65:5.
2. Daling JR, Madeleine MM, Schwartz SM, et al. A population-based study of squamous cell vaginal cancer: HPV and cofactors. Gynecol Oncol. 2002;84:263.
3. Madsen BS, Jensen HL, van den Brule AJ, et al. Risk factors for invasive squamous cell carcinoma of the vulva and vagina – population-based case-control study in Denmark. Int J Cancer. 2008;122:2827.
4. Hiniker SM, Roux A, Murphy JD, et al. Primary squamous cell carcinoma of the vagina: prognostic factors, treatment patterns, and outcomes. Gynecol Oncol. 2013;131:380.
5. Gardner CS, Sunil J, Klopp AH, et al. Primary vaginal cancer: role of MRI in diagnosis, staging and treatment. Br J Radiol. 2015;88:20150033.
6. Frank SJ, Deavers MT, Jhingran A, et al. Primary adenocarcinoma of the vagina not associated with diethylstilbestrol (DES) exposure. Gynecol Oncol. 2007;105:470.
7. Frumovitz M, Etchepareborda M, Sun CC, et al. Primary malignant melanoma of the vagina. Obstet Gynecol. 2010;116:1358.
8. FIGO Committee on Gynecologic Oncology. Current FIGO staging for cancer of the vagina, fallopian tube, ovary, and gestational trophoblastic neoplasia. Int J Gynaecol Obstet. 2009;105:3.

54 | Carcinoma invasor do colo do útero

Roney Cesar Signorini Filho
Renato Moretti Marques
Sérgio Mancini Nicolau
Wagner José Gonçalves
Geraldo Rodrigues de Lima
Maria Gabriela Baumgarten Kuster Uyeda

EPIDEMIOLOGIA

O câncer do colo do útero continua sendo um grave problema de saúde pública em todos os países em desenvolvimento, principalmente no Brasil.

No contexto mundial, o câncer de colo de útero é o quarto câncer mais comum entre mulheres. As maiores taxas de incidência encontram-se na América do Sul, no Caribe, na África Subsaárica e nas regiões sul e sudeste da Ásia. Nos países desenvolvidos, as taxas médias de incidência anuais ajustadas por idade são baixas, menores que 14:100.000. Em todo o mundo, em 2012, foram relatados cerca de 528 mil novos casos, com mortalidade anual de 266 mil mulheres.

A incidência de câncer de colo do útero torna-se evidente na faixa etária de 20 a 29 anos e o risco aumenta rapidamente até atingir seu pico, geralmente entre os 45 e 49 anos de idade. Quase 85% dos casos novos ocorrem em países em desenvolvimento, sendo aqui o câncer mais comum entre as mulheres, responsável pela maior parte das mortes, uma vez que a maioria dos casos tem o diagnóstico em estádios clínicos avançados.

O Instituto Nacional do Câncer (INCA) estima que o número de casos novos de câncer do colo do útero para o Brasil no ano de 2018 seja de 16.370, com risco estimado de 19 casos a cada 100 mil mulheres. O câncer do colo do útero é o quarto mais incidente no país entre as mulheres.

Em países desenvolvidos, a sobrevida média estimada em 5 anos varia de 59% a 69%. Já nos países em desenvolvimento, a sobrevida média é de 49% após 5 anos, provavelmente pelo diagnóstico tardio.

A maioria das mulheres com câncer do colo do útero possui muitos fatores de risco. Todavia, a maior parte delas, mesmo com esses fatores, jamais terá câncer do colo do útero, mesmo havendo infecção pelo HPV de alto risco.

Fatores de risco

- Infecção genital persistente por HPV de alto risco;
- tabagismo;
- início da vida sexual e paridade precoce, principalmente abaixo dos 20 anos de idade;
- número elevado de parceiros sexuais;
- parceiro sexual promíscuo;
- multiparidade;
- doenças sexualmente transmissíveis;
- anticoncepcional oral;
- baixo nível socioeconômico;
- imunossupressão (p. ex., imunodeficiência pelo vírus HIV, transplantadas);
- falta de acesso aos programas de rastreamento do câncer do colo do útero.

Rastreamento

O próprio INCA admite que novas estratégias devem ser utilizadas nos programas de prevenção dessa doença. A orientação quanto ao comportamento sexual, o uso de preservativos e a administração da vacina contra HPV em jovens devem ser estimulados como importantes medidas preventivas. No Brasil, a citologia oncológica cervicovaginal é o método recomendado pelo Ministério da Saúde para a prevenção secundária e deve ser realizada prioritariamente em mulheres de 25 a 59 anos de idade.

Estima-se que uma redução de 80% da mortalidade por esse câncer possa ser alcançada por meio do rastreamento com a citologia e tratamento das lesões precursoras com alto potencial de malignidade. É de suma importância, pois, garantir a organização, a integralidade e a qualidade do programa de rastreamento, bem como o seguimento das pacientes. Contudo, segundo dados do INCA, entre 1997 e 2004, no Brasil, houve aumento de aproximadamente 7,04% nos casos de morte por câncer do colo do útero, apesar de a cobertura pela citologia ser superior a 85% em algumas capitais, o que reforça a ideia de que o modelo atual deve ser reavaliado.

Atualmente, são inúmeros os estudos demonstrando as vantagens do teste de ácido desoxirribonucleico (DNA) do HPV no rastreamento primário do câncer do colo do útero, realizado em mulheres com 30 anos de idade ou mais. Nos casos em que o HPV de alto risco estiver presente (8% a 10%), a partir do mesmo material colhido (meio líquido) seria realizado o estudo citológico complementar, sem necessidade de retorno da paciente para nova coleta.

ETIOPATOGENIA – HPV

A associação entre a infecção pelo papilomavírus humano (HPV) oncogênico (tipos 16, 18, 31, 33, 35, 39, 45, 51, 52, 56, 58, 59, 68, 82) e o desenvolvimento de câncer do colo do útero foi demonstrada em estudos clínicos e laboratoriais.

O DNA do HPV foi encontrado em 77% a 94% das neoplasias intraepiteliais e em mais de 99,5% dos carcinomas invasores, o que demonstra o seu papel etiológico nesse câncer.

Estudos sugerem que a infecção por HPV seja comum em mulheres jovens logo após o início da atividade sexual, declinando com o passar dos anos e, possivelmente, refletindo a eliminação do vírus por mecanismos imunológicos. As mulheres que permanecem infectadas entre 30 e 50 anos de idade estão sob risco de desenvolver anormalidades epiteliais reconhecidas como precursoras do câncer.

A infecção aguda pelos HPVs tipos 16 e 18 promovem risco de 11 a 16,9 vezes para o rápido desenvolvimento de lesões intraepiteliais de alto grau, sendo, portanto, a infecção pelo HPV de alto risco e sua persistência os principais preditores do desenvolvimento da lesão de alto grau e do câncer do colo do útero.

O desenvolvimento da neoplasia maligna do colo do útero envolve uma gama de anormalidades celulares epiteliais que se iniciam como lesões intraepiteliais e culminam no câncer. As lesões, denominadas em conjunto como neoplasias intraepiteliais cervicais (NIC), são subdivididas em graus crescentes de gravidade (I, II e III). Esse conceito foi introduzido por Richart, em 1967, para classificar as diferentes etapas do processo de carcinogênese locorregional, enfatizando o potencial evolutivo dessas alterações.

Após o processo de carcinogênese, múltiplos eventos ocorrem, propiciando a disseminação tumoral. A propagação desse câncer ocorre de forma planimétrica por continuidade e contiguidade, proporcionando importante comprometimento locorregional sem, aparentemente, acometer outros órgãos a distância. As duas estruturas anatômicas mais frequentemente acometidas são os paramétrios e o terço superior da vagina.

Os paramétrios, principalmente os laterais, são ligamentos formados por tecido conjuntivo frouxo com grande quantidade de vasos sanguíneos e linfáticos, que proporcionam a primeira via de drenagem linfática do colo do útero. Com a progressão da neoplasia, podem surgir nódulos ou retrações, tensionando o colo do útero em direção à parede pélvica e perdendo sua mobilidade. Após o comprometimento proximal, ocorre a progressão da neoplasia para o terço distal dos ligamentos, o que pode causar estreitamento ureteral, dilatação a montante, hidronefrose e, posteriormente, comprometimento do parênquima renal e insuficiência pós-renal crônica.

Outra situação é a existência de um tumor volumoso que compromete maciçamente a endocérvice e o istmo uterino, distorcendo a anatomia cilíndrica do colo, que adquire a forma de barril (*barrel-shaped* ou *bulky-tumor*), podendo causar grande dificuldade técnica no tratamento.

Quando os tumores progridem para as paredes vaginais, propiciam a formação de fístulas intestinais ou urinárias na vagina. A disseminação por via linfática ocorre mais frequentemente para as cadeias linfonodais parametriais e obturatórias, seguidas das cadeias ílicas internas, pré-sacrais e periaórticas.

A metástase a distância mais comum é para os linfonodos periaórticos e mediastinais ou para os pulmões e ossos. A maior parte das mortes ocasionadas pelo câncer do colo do útero se dá por insuficiência pós-renal, que causa uremia e coma urêmico. Mais raramente, as pacientes podem ter insuficiência respiratória em virtude de metástases pulmonares e linfangite carcinomatosa, além de obstrução intestinal.

QUADRO CLÍNICO

O carcinoma do colo do útero na fase pré-invasora, bem como nos estádios iniciais, é geralmente assintomático. Quando sintomático, a queixa mais comum é o sangramento vaginal anormal, podendo se apresentar por aumento do fluxo menstrual, metrorragia, ou sangramento pós-coital. Sangramento após a menopausa e corrimento vaginal também podem ser apresentações clínicas do câncer do colo do útero.

O quadro clínico torna-se exuberante em estádios mais avançados, variando conforme a localização do comprometimento locorregional da neoplasia. Na medida em que crescem, os tumores podem evoluir com necrose, eliminando uma secreção sanguinolenta fluida como "água de carne". Frequentemente, essas massas neoplásicas cursam com infecção secundária por bactérias anaeróbias vaginais, exalando um odor pútrido característico.

Quando o tumor invade os paramétrios laterais, pode obstruir o ureter, ocasionando, eventualmente, uretero-hidronefrose e dor lombar ipsilateral ao envolvimento. Se houver metástases em linfonodos pélvicos (obturatórios ou ílicos), a paciente pode evoluir com linfedema de membros inferiores ou, em casos mais graves, trombose venosa profunda. A tríade clínica que denota o comprometimento da parede pélvica é formada pelo edema unilateral do membro inferior, lombociatalgia e por hidronefrose.

A queixa de hematúria ou sangramento intestinal pode significar comprometimento metastático da mucosa vesical ou retal.

DIAGNÓSTICO E ESTADIAMENTO

O diagnóstico do câncer do colo do útero baseia-se nos dados da anamnese e da avaliação física, além de citologia cervicovaginal, colposcopia e de biópsia.

Ao exame, o médico deve mensurar o tamanho da lesão, que pode variar desde diminuta alteração colposcópica a grandes massas vegetantes e/ou ulceradas. Já no primeiro atendimento, devem-se realizar múltiplas biópsias da lesão, evitando, se possível, regiões hipervascularizadas ou necróticas. Os fórnices e paredes vaginais devem ser minuciosamente avaliados pela colposcopia e todas as áreas suspeitas devem ser biopsiadas.

Ao toque vaginal e retal, avalia-se o tamanho real do tumor, sua mobilidade e relação com estruturas vizinhas como a vagina, os paramétrios e a mucosa retal. O exame pélvico bimanual deve ser muito cauteloso, evitando-se causar traumas e hemorragias que podem ser profusas. O toque retal é de grande valia para avaliar os paramétrios.

GINECOLOGIA • PARTE 7 ONCOLOGIA GENITAL

O estadiamento clínico do câncer do colo do útero baseia-se nos achados do exame físico e da propedêutica subsidiária. Esses exames devem priorizar a avaliação locorregional e os possíveis locais de metástases descritos anteriormente. Para tanto, a Federação Internacional de Ginecologia e Obstetrícia (FIGO) orienta a realização dos seguintes exames propedêuticos (Tabela 1):

- colposcopia;
- curetagem endocervical;
- urografia excretora;
- ultrassonografia abdominal (incluindo avaliação de rins e vias urinárias);
- cistoscopia e retossigmoidoscopia;
- radiografia de tórax;
- tomografia computadorizada (TC) com contraste intravenoso;
- ressonância magnética (RM) de abdome e pelve.

Na Disciplina de Ginecologia Oncológica do Departamento de Ginecologia da Escola Paulista de Medicina, tem-se priorizado a RM como a melhor propedêutica para avaliação locorregional (parametrial), drenagem da via urinária e possíveis comprometimentos linfonodais e dos órgãos adjacentes. Nos casos em que há a suspeita de comprometimento retal e/ou vesical, especialmente quando o tumor ultrapassa 4 cm no seu

TABELA 1 Estadiamento

0	Carcinoma *in situ* ou neoplasia intraepitelial grau III (NIC III)	
IA	Carcinoma invasivo diagnosticado somente pela microscopia	
	IA1	Invasão do estroma até 3 mm e extensão até 7 mm
	IA2	Invasão do estroma entre 3 mm e 5 mm e extensão até 7 mm
IB	Lesão clínica confinada ao colo do útero ou lesão microscópica > estádio IA	
	IB1	Lesão clínica ≤ 4 cm
	IB2	Lesão clínica > 4 cm
II	Tumor envolve a vagina sem atingir o terço distal ou os paramétrios, sem atingir a parede pélvica	
	IIA	Invasão da vagina sem atingir os paramétrios
	IIB	Envolvimento de um ou ambos os paramétrios, parcialmente
III	O tumor estende-se até o terço inferior da vagina ou até a parede pélvica ou causa uretero-hidronefrose ou exclusão funcional do rim	
	IIIA	Envolvimento do terço inferior da vagina, sem extensão parametrial para a parede pélvica
	IIIB	Tumor estende-se para a parede pélvica ou causa uretero-hidronefrose ou exclusão funcional do rim
IV	Extensão para além da pelve verdadeira ou invasão da mucosa da bexiga e/ou reto	
	IVA	Invasão da mucosa da bexiga e/ou reto, ou ambos
	IVB	Metástases a distância

maior diâmetro, solicita-se o exame proctológico e a cistoscopia. Se houver lesões nas mucosas desses órgãos, devem-se fazer biópsias para comprovação histológica.

A suspeita de comprometimento linfonodal em exames subsidiários não substitui seu estudo histológico. Isoladamente, a evidência de linfonodomegalia por meio desses exames não contraindica a intervenção cirúrgica.

O comprometimento linfonodal não altera o estadiamento clínico, uma vez que só é definido após o resultado anatomopatológico. Contudo, modifica o estadiamento patológico, alterando significativamente o prognóstico clínico.

DIRETRIZES DE AVALIAÇÃO E TRATAMENTO

Muitas pacientes são encaminhadas à Disciplina de Ginecologia Oncológica pela alteração em exame citológico cervicovaginal (Figura 1). Lesões pré-invasivas, como lesões intraepiteliais de alto grau (LIEAG) e atipias de células glandulares (ACG), além de alterações sugestivas de invasão, devem ser imediatamente investigadas com exame colposcópico minucioso.

Pacientes com lesões glandulares devem submeter-se à ultrassonografia endovaginal complementar para avaliação da cavidade endometrial, principalmente nos casos na peri e pós-menopausa.

Se a colposcopia e a biópsia dirigida confirmarem a suspeita inicial, nos casos de NIC II, NIC III, adenocarcinoma *in situ* e carcinoma invasor, preconiza-se a conização. No entanto, se houver uma discordância cito-histocolposcópica, ou seja, se a biópsia não confirmar uma lesão de alto grau ou invasora, é necessária a revisão de todas as lâminas, antecedendo a biópsia em cone do colo do útero.

Nas atipias escamosas, em que a colposcopia determina totalmente o limite endocervical da lesão, preconiza-se a conização com alça diatérmica ou cirurgia de alta frequência (CAF). Nos casos de atipia glandular, a conduta preferencial é a conização clássica com bisturi de lâmina fria, com o objetivo de incluir na peça cirúrgica a maior extensão possível do canal endocervical. Colposcopia insatisfatória, ou seja, junção escamocolunar não visibilizada, pode ser investigada com CAF, desde que se realize exame colposcópico imediatamente após o procedimento inicial para excluir lesões endocervicais remanescentes. A curetagem endocervical pós-conização é tempo cirúrgico obrigatório em todos os casos.

Grande parte dos casos chega ao Serviço quando já há tumor macroscópico do colo do útero, de modo que o diagnóstico e o estadiamento da neoplasia devem ser feitos rapidamente, impondo-se a conduta terapêutica pertinente a cada caso, com impacto no controle local da doença e na sobrevida da paciente (Figura 2).

A avaliação das vias urinárias é sempre obrigatória a fim de se excluir comprometimento ureteral pela neoplasia. Dá-se preferência à urografia excretora, por avaliar não somente o calibre ureteral, mas também a função renal e a topografia do estreitamento ou

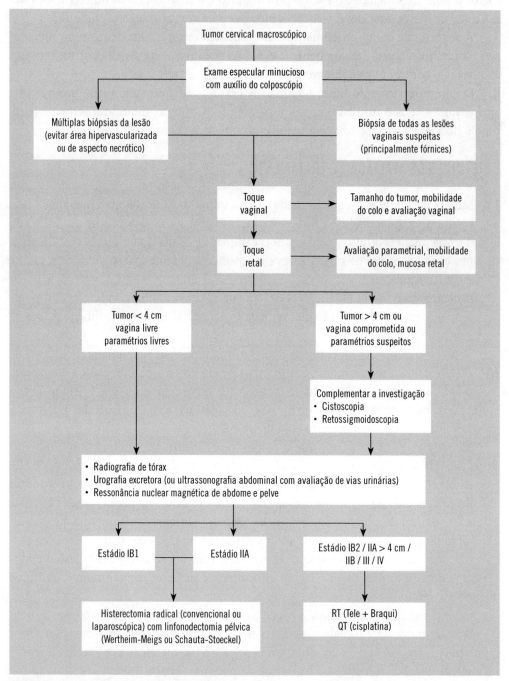

FIGURA 1 Tumor cervical macroscópico. Investigação, estadiamento e tratamento.

CAPÍTULO 54 CARCINOMA INVASOR DO COLO DO ÚTERO **639**

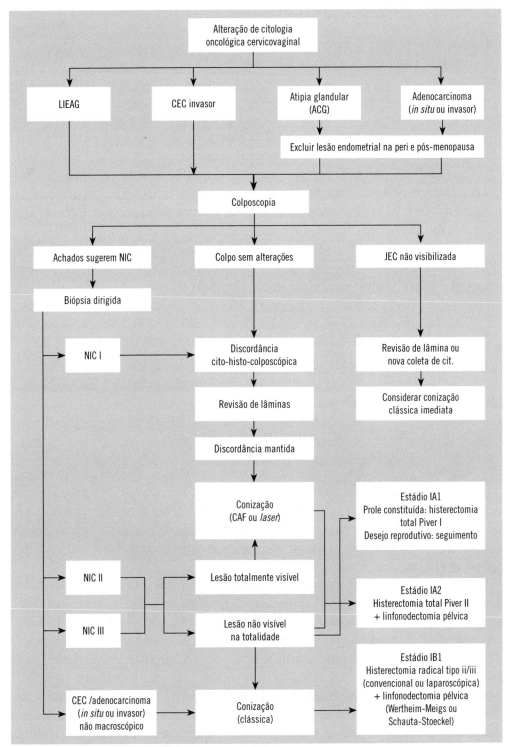

FIGURA 2 Investigação e conduta após rastreamento positivo para carcinoma cervical uterino.

obstrução. Se indisponível, é possível substituir a urografia pela ultrassonografia de vias urinárias, uma vez que é um exame de mais fácil acesso, baixo custo e menos invasivo.

Tem sido proposta, também, a RM abdominal e pélvica como único exame para avaliação de toda a via urinária, assim como da função renal e de possíveis invasões tumorais na bexiga e no reto. A RM é extremamente útil na avaliação do colo, do volume neoplásico e da invasão parametrial, e, embora seus achados não alterem o estadiamento clínico, pode mudar a conduta terapêutica mesmo em pacientes que não apresentam alterações nas mucosas vesical e retal ao exame endoscópico.

Caso não haja indício de invasão parametrial, mas de metástases linfonodais, inicia-se a cirurgia pelo esvaziamento linfonodular suspeito e, após o exame anatomopatológico de congelação no intraoperatório, complementa-se ou não o tratamento com a cirurgia radical.

Para decisão terapêutica, são consideradas algumas variáveis, como estadiamento clínico, idade, índice de massa corpórea (IMC), condições clínicas, desejo da paciente em manter a fertilidade e morbidade dos tratamentos radicais. Além disso, devem-se avaliar os recursos do serviço de oncologia e as condições técnicas da equipe médica.

A morbidade envolvida no tratamento da neoplasia cervical deve ser considerada no planejamento terapêutico, pois tanto a radioterapia quanto a cirurgia visam ao controle linfonodal e locorregional da doença. Deve-se lembrar que a associação dessas modalidades aumenta a morbidade sem haver, necessariamente, ganho na sobrevida ou no intervalo livre de doença.

Após o resultado anatomopatológico definitivo, define-se a conduta subsequente. Consideram-se tratadas as pacientes nos estádios clínicos (EC) 0 (NIC III) e IA1, que se submeteram à conização clássica, uma vez que o risco de disseminação para linfonodos não ultrapassa 1%. Contudo, mulheres com prole constituída e EC IA1 devem submeter-se à histerectomia total em tempo oportuno. No EC IA2, deve-se, obrigatoriamente, submetê-las à histerectomia total tipo Piver I, por via abdominal ou vaginal videoassistida, associada à linfonodectomia pélvica. Nesses casos, pode-se encontrar positividade linfonodal próxima de 6%, de modo que alguns autores preconizam a histerectomia radical modificada tipo Piver II.

É importante ressaltar que o diagnóstico de carcinoma microinvasor, de acordo com as diretrizes da FIGO (2006), somente poderá ser estabelecido se as margens cirúrgicas estiverem livres de neoplasia nas peças de conização, traquelectomia ou de histerectomia. A positividade das margens para NIC III, microinvasão ou neoplasia invasora deverá ser seguida de nova conização, histerectomia ou tratada como estádio clínico IB1 (Figura 2).

No EC IB1, mesmo que o tumor ainda seja microscópico, deve-se executar a histerectomia radical, parametrectomia e a colpectomia proximal, além do esvaziamento das cadeias linfonodais ílicas e obturatórias, por laparotomia ou via vaginal assistida por videolaparoscopia. O mesmo tratamento é proposto para o EC IIA (Figuras 1 e 2).

CAPÍTULO 54 CARCINOMA INVASOR DO COLO DO ÚTERO **641**

Classicamente, a modalidade cirúrgica fica restrita aos estádios iniciais (EC IA, IB1, IIA) e a alguns casos de recorrências após a radioquimioterapia (RT-QT). Embora seja raro, pacientes com doença localmente avançada, após tratamento radioterápico, em que o tumor seja totalmente ressecável, podem submeter-se à exenteração pélvica anterior e/ou posterior. Para aquelas que se encontram em estádio mais avançado ou que apresentam contraindicações clínicas para a cirurgia, prioriza-se o tratamento clínico com radioterapia pélvica exclusiva ou concomitante à quimioterapia.

Os casos de estadiamento precoce em que se fez tratamento cirúrgico radical primário, mas que apresentaram fatores de mau prognóstico nas peças cirúrgicas, são encaminhados à radioquimioterapia pélvica adjuvante.

Eventualmente, depara-se com diagnóstico incidental de câncer do colo do útero em peça de histerectomia realizada para tratamento de doença benigna. Isso ocorre principalmente pela falta de diagnóstico no pré-operatório, por falha da citologia cervicovaginal, da localização endocervical do tumor ou de fatores como urgência hemorrágica. Nesses casos, o tratamento deve ser orientado de acordo com estadiamento da peça cirúrgica. Se o estádio clínico for IA1, indica-se apenas seguimento ambulatorial. Se for IA2 ou maior e tiver critérios de risco indicativos para RT-QT negativos no exame anatomopatológico, pode-se executar parametrectomia, colpectomia proximal e linfonodectomia pélvica em pacientes particularizadas.

A adjuvância com RT-QT é recomendada quando houver doença residual macroscópica, propedêutica de imagem positiva para doença nos paramétrios ou nos linfonodos ou margem cirúrgica positiva. A braquiterapia tem indicação precisa nos casos de margem vaginal comprometida.

Radioterapia e quimioterapia

Pacientes que se encontram nos estádios IIB, IIIA, IIIB e IV no momento do diagnóstico devem ser encaminhadas primariamente para a radioterapia pélvica e, mais recentemente, para quimioterapia sensibilizante (RT-QT).

Os fatores de mau prognóstico clássicos encontrados nas peças de histerectomia radical, que orientavam a radioterapia pós-operatória, como margens cirúrgicas comprometidas ou exíguas (< 0,5 cm), comprometimento linfonodal pélvico ou periaórtico e do paramétrio, caracterizam o alto risco de recorrência, com taxas de sobrevida em cinco anos de 57%. Atualmente, além destes, são utilizados outros parâmetros para que se realize tratamento adjuvante, conforme demonstra a Tabela 2. Nas pacientes de médio risco, a radioterapia pós-operatória diminui as taxas de recorrência pélvica, melhora o intervalo livre de doença e aumenta as taxas de sobrevida em 5 anos.

Nos estádios IB1 e IIA de tumores menores que 4 cm, tanto o tratamento cirúrgico quanto a RT-QT são boas alternativas terapêuticas, com taxas de sobrevida semelhantes. Cabe ao oncologista ginecológico, em conjunto com a equipe multidisciplinar, expor à

TABELA 2 Parâmetros histológicos de risco para recorrência no câncer do colo do útero, segundo o *Gynecologic Oncologic Group* (GOG)

Baixo risco		
Invasão angiolinfática	**Tamanho (cm)**	**Invasão estromal**
Não	< 4	< 1/3
Sim	< 5	< 1/3
Sim	< 2	< 2/3
Médio risco		
Invasão angiolinfática	**Tamanho (cm)**	**Invasão estromal**
Não	> 4	> 1/3
Sim	Qualquer	> 2/3
Sim	> 2	1/3 a 2/3
Sim	> 5	> 1/3
Alto risco		
Comprometimento linfonodal		
Margens cirúrgicas comprometidas ou exíguas (< 0,5 cm)		
Paramétrios comprometidos		

paciente e aos seus familiares os riscos e benefícios de cada uma das modalidades terapêuticas. Assim, em pacientes que não reúnam condições clínicas mínimas ou que não desejam o tratamento cirúrgico, opta-se pelo tratamento radioquimioterápico.

A radioterapia baseia-se na associação de teleterapia e braquiterapia; a quimioterapia, por sua vez, com cisplatina, associada ou não ao 5-fluorouracil, semanalmente, junto com a radioterapia.

Nos estádios IB2 e IIA, com tumor maior que 4 cm, existem três opções de tratamento: RT-QT, quimioterapia neoadjuvante seguida de histerectomia radical e histerectomia radical seguida de RT-QT. Geralmente, opta-se pela primeira; no entanto, as melhores respostas obtidas nesses estádios, com 65% de sobrevida em sete anos, são observadas nas pacientes submetidas à quimioterapia neoadjuvante, histerectomia radical e linfonodectomia, seguida de radioterapia pélvica. É importante salientar, porém, que a toxicidade envolvida nesse esquema de tratamento é muito maior.

Há dados sobre a quimioterapia neoadjuvante na literatura que indicam resposta objetiva entre 70% e 100%, com 12% a 35% de remissões clínicas ou patológicas completas. Parece haver vantagem de sobrevida em pacientes IIB-IIIB tratadas com quimioterapia seguida de cirurgia, quando comparadas àquelas tratadas apenas com radioterapia. A esses benefícios, podem-se acrescentar a radiossensibilização e o tratamento das micrometástases.

Outro aspecto a ser considerado são as taxas de ressecabilidade, com margem de segurança adequada, obtidas com a quimioterapia neoadjuvante. Pode-se atingir 100%

de ressecção tumoral, comparados aos 88% com o tratamento cirúrgico primário. Uma vantagem atribuída à abordagem cirúrgica desses estádios é a possibilidade do correto estadiamento cirúrgico (redução) de massas linfonodais, retiradas dos ovários do campo de radioterapia e a remoção do tumor volumoso. Os efeitos adversos da radioterapia em relação ao intestino e à bexiga são menores quando o útero está no local.

Nas pacientes com doença linfonodal periaórtica, deve-se considerar a extensão do campo de radioterapia. Em doenças no estádio clínico IVB ou com recorrências a distância, a quimioterapia com cisplatina fornece taxas de resposta de 30%, porém sem impacto na sobrevida global ou no intervalo livre de doença.

Caso a paciente apresente sintomatologia importante decorrente de metástases localizadas, a radioterapia paliativa está indicada.

SEGUIMENTO

Preconiza-se, para todas as pacientes tratadas da neoplasia do colo do útero, seja por cirurgia, radioterapia ou ambos, seguimento clínico por 5 anos. No período pós-radioterapia, a paciente deve ser orientada a manter atividade sexual ou usar dilatadores vaginais.

Nos primeiros dois anos, as consultas são realizadas a cada 3 ou 4 meses, fazendo-se trimestralmente a citologia oncológica de fundo vaginal, associada à colposcopia. Toda lesão suspeita deve ser biopsiada. É importante salientar a possível dificuldade técnica desse método propedêutico, principalmente em pacientes que se submeteram à radioterapia. Nesses casos, pode haver estenose vaginal, associada a alterações colposcópicas significativas pós-radiação. Do 3º ao 5º ano, as consultas são realizadas a cada 6 meses e, após esse período, o intervalo passa a ser anual.

Além das avaliações citológica e colposcópica, por meio do exame físico, procuram-se sinais de recidiva tumoral em região de fundo vaginal, com toque bidigital e bimanual. Exames de imagem abdominais, como ultrassonografia, TC com contraste intravenoso ou RM, devem ser solicitados anualmente ou na suspeita de recidiva. A radiografia simples de tórax também deve ser realizada uma vez ao ano e, na suspeita de metástase pulmonar, complementada com TC.

As recorrências podem ser locorregionais, a distância ou ambas. Em uma parcela considerável das pacientes, há comprometimento locorregional importante sem evidências de doença a distância. Ocorrem geralmente nos dois primeiros anos de seguimento, com queda considerável da sobrevida média para 7 meses.

Para as pacientes que desenvolvem a recorrência após o tratamento cirúrgico, deve-se propor a radioquimioterapia. Já para pacientes selecionadas que apresentem recorrências centrais, anteriores, posteriores ou fístulas e que tenham boas condições clínicas, pode-se propor a exenteração pélvica anterior, posterior ou total. Todavia, esse procedimento envolve risco de óbito intraoperatório e morbidades importantes. Como

644 GINECOLOGIA • PARTE 7 ONCOLOGIA GENITAL

critérios de exclusão, devem ser considerados o envolvimento linfonodal periaórtico, as metástases pulmonares, ósseas e hepáticas e o comprometimento da parede pélvica. O comprometimento parametrial evidente, o edema de membro inferior unilateral e a dilatação ureteral quase sempre indicam doença irressecável na pelve. Nesses casos, os cuidados paliativos têm indicação precisa.

O alívio das dores e das obstruções com auxílio de equipe multidisciplinar é primordial, proporcionando tranquilidade para a paciente e seus familiares.

CIRURGIA CONSERVADORA

Pacientes com carcinoma do colo do útero nos estádios IB e IIA devem ser submetidas à histerectomia radical do tipo Wertheim-Meigs. Pacientes na menacma ainda podem ter seus ovários preservados, sobretudo nos casos de carcinoma espinocelular, evitando, assim, os efeitos da castração cirúrgica, ainda que isso implique na esterilidade definitiva.

As pacientes jovens, de até 40 anos de idade, com desejo reprodutivo e portadoras de tumores cervicais com até 2 cm, podem ser selecionadas para a traquelectomia radical. Essa cirurgia é feita em dois tempos, sendo iniciada pelo esvaziamento linfonodal pélvico por via laparoscópica. Todo o tecido linfático deve ser submetido a exame anatomopatológico de congelação e, se não for evidenciado comprometimento metastático nos linfonodos, prossegue-se a cirurgia com o tempo vaginal. Neste, ressecam-se o terço superior da vagina e o colo do útero, junto com os paramétrios, preservando-se as artérias uterinas. É importante a realização de cerclagem cervical ao término da traquelectomia, a fim de minimizar o risco de perdas gestacionais futuras.

Comparada à cirurgia clássica de Wertheim-Meigs, a traquelectomia radical videoassistida apresenta índices de recidiva semelhantes, sendo 50% a taxa de gravidez que chega ao 3º trimestre.

CÂNCER DO COLO DO ÚTERO E GRAVIDEZ

A literatura em relação a este binômio é escassa. Em geral, a conduta no câncer do colo do útero na gravidez obedece aos mesmos princípios seguidos fora da gestação.

Quanto ao diagnóstico e ao estadiamento, existem restrições no que se refere ao uso de métodos imaginológicos que utilizam radiação. A maioria da propedêutica subsidiária pode ser substituída pela RM da pelve e do abdome, sendo que a investigação vesical e proctológica não tem contraindicações. A conização só deve ser feita com base na citologia e histologia sugestiva de doença invasiva, devendo ser postergada até a 16ª semana, seguida de circlagem do colo do útero.

No estádio IA1, confirmado pela conização, apenas o seguimento colpocitológico é preconizado, postergando o tratamento. No estádio IA2 ou na doença mais avançada, o planejamento terapêutico deverá ser feito de acordo com o desejo materno e as condições estruturais do centro de oncologia e de suporte perinatais.

Nos casos de idade gestacional inferior a 20 semanas, a terapêutica não deverá ser retardada. O tratamento radioterápico ou cirúrgico pode ser feito com ou sem a interrupção da gestação (útero cheio). Se o diagnóstico é feito entre 20 e 28 semanas, é possível o adiamento do tratamento sem prejuízo do prognóstico, pelo menos nos estádios IA2 e IB. Já nos casos com idade gestacional superior a 28 semanas, estádios IA2 e IB1, especialmente nos casos de tumores pequenos (< 2 cm), sem comprometimento linfonodal à RM, o tratamento definitivo pode ser postergado até a viabilidade fetal, sem aparente prejuízo do prognóstico.

Nos estádios mais avançados, deve-se impedir a progressão da neoplasia, realizando-se a quimioterapia neoadjuvante e resolução da gestação ao redor da 34ª semana.

ATENDIMENTO DE PRONTO-SOCORRO

Comumente, pacientes com neoplasia maligna do colo do útero avançado procuram o pronto-socorro, muitas vezes sem ter conhecimento exato da doença (Figura 3).

A queixa mais relevante é o sangramento vaginal, que pode ser abundante ou de pequena monta, e a dor pélvica, devido à infiltração dos tecidos vizinhos pela neoplasia. Uma vez que o tumor cervical cresce na vagina, esta é sede de infecção secundária por bactérias anaeróbias, o que pode levar à toxemia ou mesmo à septicemia nos casos mais graves.

Primeiramente, deve-se realizar anamnese completa, com ênfase no interrogatório geniturinário e intestinal, em busca de possíveis extensões locorregionais do tumor. Realiza-se, então, exame físico ginecológico minucioso.

O exame especular deve ser feito cautelosamente, para não agravar o quadro clínico, e o médico deve avaliar o volume da neoplasia, a presença de sangramento e seu aspecto e quantidade, bem como a possibilidade de infecção secundária.

Caso haja sangramento ativo, preconiza-se a colocação imediata de tampão vaginal umedecido em gel de xylocaína. Os níveis pressóricos e hematimétricos devem ser controlados periodicamente, durante toda a permanência da paciente no hospital, com frequência a ser definida pela gravidade da situação. Recomenda-se que a hemoglobina seja mantida acima de 10 mg/dL.

Se não houver melhora do sangramento e a paciente tiver instabilidade hemodinâmica, pode ser necessária a laparotomia para ligadura de artérias hipogástricas. A alternativa a essa conduta é a embolização das artérias uterinas por meio de estudo arteriográfico hemodinâmico. Outra possibilidade é a radioterapia hemostática.

Normalmente, o tamponamento como medida única é capaz de controlar o sangramento. Após observação clínica mínima de 6 horas, a paciente pode receber alta hospitalar, com retorno após 24 horas no próprio pronto-socorro, para tentativa de retirada do tampão vaginal.

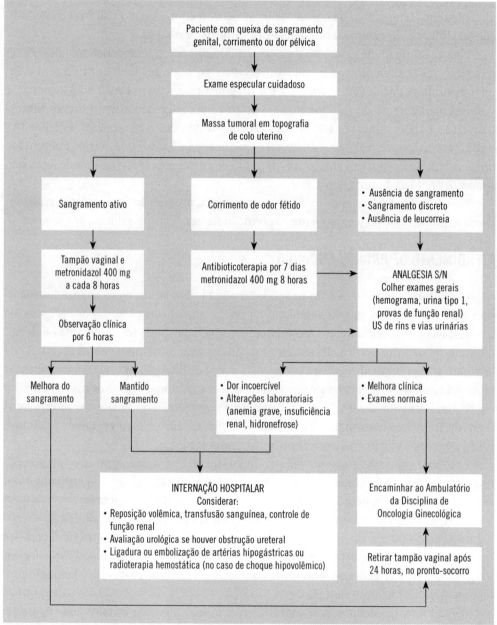

FIGURA 3 Condutas nas pacientes com carcinoma cervical uterino em pronto-socorro.

A analgesia é sempre obrigatória. É possível o emprego de analgésicos endovenosos simples, como a dipirona, e opioides fracos (tramadol, codeína) ou fortes (fentanil, morfina). Se a dor for refratária às medidas analgésicas iniciais, a paciente deve ser internada para compensação, sob supervisão da Clínica da Dor.

Enquanto permanece em observação, devem ser solicitados exames laboratoriais, incluindo hemograma, provas de função renal e, se disponível, ultrassonografia de rins e vias urinárias. Alterações nesses exames, como correção de anemia aguda, tratamento de insuficiência renal e avaliação urológica nos casos de obstrução de via urinária, podem ser motivo de internação hospitalar para controle clínico.

A antibioticoterapia deve ser introduzida por ocasião do tamponamento vaginal ou em face de lesões necróticas, preferencialmente por via oral, com metronidazol 400 mg a cada 8 horas ou clindamicina 300 mg a cada 6 horas, por 7 dias ou mais.

BIBLIOGRAFIA

1. GLOBOCAN 2012 v1.0. Cervical cancer estimated incidence, mortality and prevalence worldwide in 2012. Disponível em: http://globocan.iarc.fr/Pages/fact_sheets_cancer.aspx. Acessado em Agosto, 2018.
2. Brasil. Ministério da Saúde. Secretaria de Atenção à Saúde. Instituto Nacional de Câncer. TNM: classificação de tumores malignos. 6.ed. Rio de Janeiro: INCA; 2004.
3. Lim JN, et al. Barriers to utilisation of cervical cancer screening in Sub Saharan Africa: a systematic review. European Journal of Cancer Care. 2017;26(1).
4. Brasil. Ministério da Saúde. Secretaria de Atenção à Saúde. Instituto Nacional de Câncer. Coordenação de Prevenção e Vigilância de Câncer. Estimativas 2018: incidência de câncer no Brasil. Rio de Janeiro: INCA; 2007. Disponível em: http://www2.inca.gov.br/wps/wcm/connect/tiposdecancer/site/home/colo_utero. Acessado em: 6/8/2018.
5. Camilien L, Fordon D, Fruchter RG. Predictive value of computerized tomography in the presurgical evaluation of primary carcinoma of the cervix. Gynecol Oncol. 1988;30:209.
6. Mayr NA, Tali ET, Yuh WTC et al. Cervical cancer: application of MR imaging in radiation therapy. Radiology 1993; 189:601.
7. NCCN. Clinical practice guidelines in oncology. Cervical cancer. Disponível em URL: http://www.nccn.org/professionals/physician_gls/PDF/cervical.pdf. Acessado em: 6/4/2018.
8. Randall ME, Michael H, Morken JV. Uterine cervix. In: Hoskins WJ, Perez CA, Young RC (eds.). Principles and Practice of Gynecologic Oncology. 4.ed. Filadélfia: Lippincot Williams and Wilkins, 2005.
9. Russel AH, Walter JP, Anderson MW. Sagittal magnetic resonance imaging in the design of lateral radiation treatment portals for patients with local advanced squamous cancer of the cervix. Int J Radiat Oncol Biol Phys 1992;23(2):449-55.
10. Sardi J, Sananes C, Giaroli A. Neoadjuvant chemotherapy in locally advanced carcinoma of the cervix uteri. Gynecol Oncol 1990;38(3):486-93.

55 Lesões precursoras do adenocarcinoma do endométrio

Maria Gabriela Baumgarten Kuster Uyeda
Wagner José Gonçalves
João Norberto Stávale
Sérgio Mancini Nicolau
Geraldo Rodrigues de Lima

DEFINIÇÃO

O termo implica proliferação endometrial com alterações glandulares, arquiteturais e citológicas que variam de endométrio proliferativo desordenado a proliferações complexas, que lembram o adenocarcinoma bem diferenciado.

Todo endométrio hiperplásico consiste em alterações da arquitetura, representadas pela diminuição da relação estroma-glândulas em favor das glândulas. A configuração glandular é anormal e, geralmente, manifesta-se como dilatação, brotamentos e estruturas complexas com papilas e ramificações.

Habitualmente, existem alterações citológicas que diferem do endométrio proliferativo normal. As alterações morfológicas encontradas na hiperplasia variam de discreta complexidade glandular e estratificação, encontradas em endométrio proliferativo desordenado, a padrões morfológicos, difíceis de serem distinguidos do adenocarcinoma bem diferenciado.

Quanto mais atípica for a hiperplasia, maior é o risco de a paciente desenvolver carcinoma. Assim, é importante que o patologista distingua padrões hiperplásicos de alto risco dos de baixo risco.

Termos como cística, adenomatose, pré-maligna, simples e adenocarcinoma *in situ* devem ser evitados em favor de hiperplasia típica (simples e complexa) ou atípica e neoplasia intraepitelial do endométrio (NIE).

A Sociedade Internacional de Patologistas Ginecológicos, em conjunto com a Organização Mundial da Saúde (OMS), procurou classificar as hiperplasias de acordo com a possibilidade de transformação em adenocarcinoma. A classificação mais prática e aceita assinala dois tipos básicos de hiperplasias: sem e com atipia.

A hiperplasia endometrial constitui a expressão morfológica da estimulação estrogênica prolongada, endógena ou exógena, não contrabalanceada pela ação da progesterona. Embora haja evidências de que o adenocarcinoma seja frequentemente precedido ou associado à hiperplasia, em particular à atípica, o número de mulheres com hiperplasia que progride para adenocarcinoma é baixo, variando de 15% a 30%.

Kurman (1985) estudou hiperplasias não tratadas (80% simples e complexas, sem atipias) por 13 anos e observou que o risco de progressão para carcinoma foi de 1% para a simples e de 3% para a complexa. Aproximadamente 60% das hiperplasias atípicas também regrediram, mas o risco de progressão para carcinoma foi significativamente maior quando comparado à hiperplasia sem atipia. O mesmo estudo mostrou que 8% dos casos de hiperplasia simples atípica e 29% das complexas atípicas progrediram para carcinoma.

A hiperplasia típica simples associa-se, em geral, a ciclos anovulatórios que ocorrem nos extremos da vida reprodutiva. É ocasionada, também, pelo uso de estrogênio de forma contínua, sem associação de progesterona ou, ainda, por neoplasias ovarianas produtoras de estrogênio. Diante disso, compreende-se por que as obesas são mais predispostas. O tecido gorduroso tem não apenas a capacidade de armazenar estrogênios, mas também de sintetizá-los em larga escala a partir de precursores (androgênios) pela enzima aromatase. Outrossim, a quantidade de receptores de estrogênio depende da atividade estrogênica. Havendo contínua aromatização periférica, os estrogênios circulantes, em especial a estrona, mantêm os receptores endometriais.

Em relação ao quadro clínico, o sintoma predominante na menacma ou na pós-menopausa é o sangramento uterino anormal. O diagnóstico é sempre firmado pelo exame anatomopatológico de tecido endometrial, obtido por biópsia ambulatorial, histeroscopia ou curetagem uterina.

Correlações histopatológicas revelaram que a ultrassonografia transvaginal é efetiva e de menor custo no diagnóstico das lesões precursoras do carcinoma do endométrio. Dessa forma, é possível selecionar mulheres candidatas a procedimentos mais invasivos para complementação diagnóstica.

O Departamento de Ginecologia da Unifesp-EPM considera que a ultrassonografia transvaginal é o principal método diagnóstico das alterações endometriais. As pacientes na pós-menopausa sintomáticas com eco endometrial igual ou superior a 4 mm merecem investigação histopatológica ambulatorial (biópsia e/ou histeroscopia). Espessuras iguais ou superiores a 8 mm, invariavelmente, correspondem a endométrios ativos, mas podem ser pólipos.

O teste da progesterona baseia-se na capacidade dessa substância em neutralizar o efeito proliferativo do estrogênio, provocando a descamação do endométrio. Quando há sangramento genital em qualquer quantidade até 20 dias após o uso da medicação (que deve ser feita por via oral, na dose de 10 mg/dia de medroxiprogesterona por 10 dias consecutivos), o teste é considerado positivo. Todavia, há resultados falso-positivos em aproximadamente 60% das mulheres menopausadas normais, mormente nos primeiros anos da última menstruação. Assim, não se deve indicar a onerosa e invasiva curetagem uterina simplesmente pelo fato de o teste ser positivo. Ademais, resultados falso-negativos também ocorrem em 10% das enfermas com hiperplasia.

Pode-se concluir, então, que não se deve dar importância a qualquer hiperplasia; apenas à NIE, que, realmente, preocupa o clínico. Logo, é preciso haver bom entendimento entre o patologista e o clínico para que se possa tratar, com competência, a doente. Quando a atipia é mínima ou moderada, o processo pode ser erradicado por curetagem e remoção da causa do hiperestrogenismo.

Quando se deseja conservar o útero, deve-se administrar progestagênios, baseando-se no fato de as hiperplasias serem produzidas pela contínua ação estrínica isolada.

Os derivados isoxazólicos da testosterona (danazol), assim como a gestrinona (dimetrose), podem ser utilizados. A dose necessária para obter a atrofia endometrial é de 300 a 400 mg/dia, para o primeiro, ou de 2,5 a 5 mg/semana, para o segundo. Contudo, essas drogas provocam indesejáveis efeitos colaterais e, por isso, raramente são prescritas.

É mais tradicional tratar as hiperplasias com os progestagênios de síntese, por serem mais potentes. Essas substâncias provocam desaparecimento da pseudoestratificação, aumentam o volume do estroma separando as glândulas justapostas, diminuem o tamanho do núcleo das células epiteliais e aumentam o volume das estromais. Podem ser administradas pelas vias intramuscular e oral, ou mesmo local (dispositivo intrauterino com levonorgestrel). No entanto, a via mais utilizada é a oral. Os progestagênios mais conhecidos são o acetato de medroxiprogesterona, o acetato de megestrol, o citrato de ciproterona, o acetato de nomegestrol e a noretisterona. Inicialmente, os medicamentos devem ser usados de forma contínua, por 3 a 4 meses, em doses variáveis de acordo com cada produto:

- acetato de medroxiprogesterona: 10 a 20 mg/dia;
- acetato de megestrol: 40 a 160 mg/dia;
- acetato de ciproterona: 100 a 150 mg/dia;
- acetato de nomegestrol: 20 a 30 mg/dia;
- acetato de noretisterona: 15 a 30 mg/dia;
- DIU medicado (levonorgestrel).

Terminado esse prazo, deve-se fazer a biópsia do endométrio para certificar-se de que não existe mais hiperplasia. É possível advir, durante o tratamento, metrorragia intercorrente. Nesse caso, deve-se acrescentar 0,5 a 1,0 mg de estradiol. Depois que a hiperplasia desaparece, ministrar os progestagênios por 10 a 14 dias, a partir do 14º ou 15º dia do ciclo, em doses menores, para evitar o seu retorno:

- acetato de medroxiprogesterona: 10 mg/dia;
- acetato de noretisterona: 10 mg/dia;

CAPÍTULO 55 LESÕES PRECURSORAS DO ADENOCARCINOMA DO ENDOMÉTRIO **651**

- acetato de nomegestrol: 10 mg/dia;
- acetato de ciproterona: 50 mg/dia.

Assinala-se, ainda, que alguns dispositivos intrauterinos liberam a progesterona natural ou sintética de forma contínua. Em quaisquer desses esquemas, biópsias e ultrassonografias periódicas devem ser realizadas entre o 10º e o 14º dias para se ter a certeza de que a hiperplasia não existe mais. Eventualmente, pode-se manter o esquema até a menopausa. Caso o progestagênio seja suspenso por qualquer motivo e a hiperplasia recidivar (o que é muito frequente), indica-se a histerectomia total abdominal ou vaginal, com ou sem ooforectomia bilateral. No climatério, preferencialmente, realiza-se a salpingoforectomia.

Quando há desejo de gravidez, é possível induzir a ovulação com drogas apropriadas, já que os ciclos são anovulatórios, razão pela qual surgiu a hiperplasia.

Mesmo com a hiperplasia ausente nas pacientes de risco, principalmente nas obesas, deve-se mantê-las profilaticamente com a progestagenioterapia cíclica. Embora não exista grande experiência na literatura, seria possível o uso de análogos do GnRH a cada 4 semanas, por 4 a 6 meses para tratar as hiperplasias.

Em face de hiperplasia atípica ou de NIE, não havendo a necessidade do útero, o tratamento é cirúrgico, isto é, histerectomia. Não há, nesse caso, lugar para a ablação endometrial, uma vez que ela pode não ser completa e neste caso, com o decorrer do tempo, surgir um adenocarcinoma. Dessa forma, as pacientes na peri ou pós-menopausa, com hiperplasias atípicas, são mais comumente tratadas pela histerectomia.

Os carcinomas mais agressivos do endométrio, chamados do tipo II, incluem o adenocarcinoma seroso e o de células claras, precedidos por uma lesão serosa papilífera intraepitelial, que parece ter vida curta, por ser logo sucedida por processo invasivo; em outras palavras, não são precedidos de hiperplasia endometrial.

BIBLIOGRAFIA

1. Decruze SB, Green JA. Hormone therapy in advanced and recurrent endometrial cancer: a systematic review. Int J Gynecol Cancer. 2007;17:964-78.
2. Espindola D, Kennedy KA, Fischer EG. Management of abnormal uterine bleeding and the pathology of endometrial hyperplasia. Obstet Gynecol Clin N Am. 2007;34:717-37.
3. Mutter GL, Zaino RJ, Baak JPA, Bentley RC, Robboy SJ. Benign endometrial hyperplasia sequence and endometrial intraepithelial neoplasia. Intern J Gynecol Pathol. 2007;26:103-14.
4. Silverberg G. The endometrium: pathologic principles and pitfalls. Arch Pathol Lab Med. 2007;131:372-82.
5. Yia X, Zheng W. Endometrial glandular dysplasia and endometrial intraepithelial neoplasia. Current Opinion in Obstetrics and Gynecology. 2008;20-5.
6. Hedrick Ellenson L, Ronnett BM, Kurman RJ. precursor lesions of endometrial carcinoma. In: Kurman RJ, Hedrick Ellenson L, Ronnett, BM (eds.). Blaustein's pathology of the female genital tract. 6th ed. New York: Springer; 2010. p.360-1.
7. Emons G, Beckmann MW, Schmidt D, et al. New WHO Classification of endometrial hyperplasias. Geburtshilfe Frauenheilkd. 2015;75:135.

56 | Neoplasias malignas do endométrio

Claudia de Carvalho Ramos Bortoletto
Sérgio Mancini Nicolau
Wagner José Gonçalves
Geraldo Rodrigues de Lima

INTRODUÇÃO

O carcinoma do endométrio (CE) corresponde a 11% de todos os tumores genitais malignos no Brasil. Nos Estados Unidos, é o câncer genital mais frequente e estima-se que, em 2018, 63.230 casos novos serão diagnosticados e 11.350 mulheres venham a falecer em decorrência dessa neoplasia.

A mortalidade mundial por essa neoplasia é de 1,7 a 2,4 a cada 100.000 mulheres.

Estatísticas americanas mostram o aumento gradual e paulatino na incidência e na mortalidade por CE.

O incremento nas taxas decorre do aumento da população de maior faixa etária e das condições nutricionais que proporcionaram maior incidência de obesidade, chamando a atenção para uma doença que, até décadas atrás, era considerada de bom prognóstico.

No Brasil há falta de estatísticas precisas, não apenas pela ausência de diagnóstico, mas principalmente pela subnotificação e pelo subestadiamento. Muitas pacientes com CE são notificadas como portadoras do câncer de útero. O subestadiamento, decorrente de cirurgias inadequadas, leva ao tratamento sem adjuvância e aumento do risco de óbito.

Muito embora o estádio inicial seja o mais encontrado por ocasião do diagnóstico, observa-se, nos últimos anos, aumento expressivo de estádios mais avançados. Esse fato deve-se, essencialmente, à melhora do estadiamento cirúrgico.

O rastreamento populacional não é recomendado, devendo-se restringir às populações de risco. Recomenda-se a investigação de mulheres com sangramento genital na pós-menopausa, com síndrome do câncer hereditário colorretal na sua forma não polipoide (síndrome de Lynch) e nas que apresentam sangramento uterino na pós-menopausa recidivante (mesmo com eco endometrial fino – pensar sempre em carcinoma do tipo 2 que se assesta em endométrios atróficos).

EPIDEMIOLOGIA E FATORES DE RISCO

O carcinoma do endométrio prepondera na pós-menopausa, sendo a idade média ao diagnóstico de 60 anos. Na Universidade Federal de São Paulo (Unifesp), 95,8% das pacientes têm mais de 50 anos de idade e o pico de incidência ocorre entre os 50 e 69, com idade média de 63 anos.

Considerando-se que 90% dos carcinomas do endométrio são do tipo endometrioide, o principal fator de risco é a exposição estrínica contínua. Assim, obesidade, hipertensão arterial sistêmica, diabete melito, dieta rica em gorduras, nuliparidade, anovulação crônica, menopausa tardia e terapêutica estrogênica na pós-menopausa são os principais fatores de risco para o carcinoma do tipo endometrioide.

A síndrome do câncer do corpo uterino é clássica, representada pela associação entre obesidade, diabetes e hipertensão arterial. Na casuística da Unifesp, encontrou-se 50,8% de obesidade, 45,8% de hipertensão arterial e 25,8% de diabetes.

Estudos mostraram que quanto maior a obesidade, maior o risco de desenvolver carcinoma do endométrio. Assim, para 10 a 20 kg acima do peso ideal, a possibilidade é 3 vezes maior e, acima de 25 kg, 10 vezes.

Os tumores funcionantes de ovário, tecomas e tumores de células da granulosa também podem associar-se ao carcinoma do endométrio. Na síndrome do câncer hereditário colorretal, na forma não polipoide, ocorre mutação dos genes de reparo do DNA, sendo o carcinoma do endométrio o mais frequente das neoplasias extracolônicas. O rastreamento desse grupo é formalmente indicado desde os 35 anos de idade e isso diminui em 60% a incidência de câncer do endométrio.

Morfologicamente, divide-se o carcinoma do endométrio em tipos 1 e 2 (Tabela 1).

O tipo 1, também chamado de baixo grau, é estrogênio-dependente e precedido por estados hiperplásicos atípicos do endométrio.

O tipo 2, ou de alto grau, é mais agressivo, acomete mulheres mais idosas e não se correlaciona ao estrogênio.

TABELA 1 Aspectos gerais dos tipos 1 e 2 de carcinoma de endométrio

	Tipo 1	Tipo 2
Status menopausal	Pré ou peri-menopausa	Pós-menopausa
Associação a estrogênio	Sim	Não
Característica do endométrio	Hiperplasia atípica	Atrofia
Obesidade	Sim	Não
Paridade	Nulípara	—
Grau	Baixo	Alto
Subtipo histológico	Endometrioide	Seroso/células claras
Comportamento	Indolente	Agressivo

(continua)

654 GINECOLOGIA • PARTE 7 ONCOLOGIA GENITAL

TABELA 1 Aspectos gerais dos tipos 1 e 2 de carcinoma de endométrio *(continuação)*

	Tipo 1	Tipo 2
Genômica	Mutação do PTEN, KRAS	Mutação do p53
Estadiamento cirúrgico	HTA, SOB, lavado, linfonodectomia	Semelhante ao câncer de ovário
Doença extrauterina	10%	40%-60%
Disseminação peritoneal	5%	40%-60%
Intervalo e sobrevida livre de doença de 3 anos	85%	43%-62%

FATORES PROTETORES

O uso de contraceptivos hormonais combinados por pelo menos 1 ano associa-se à diminuição do risco para CE. O benefício na redução do risco correlaciona-se ao tempo de uso.

Para pacientes consideradas de risco, como aquelas com anovulação crônica, preconizam-se progestagênios, de forma contínua ou sequencial.

ANATOMIA PATOLÓGICA

O tipo histopatológico mais usual é o adenocarcinoma endometrioide, composto por elementos epiteliais glandulares malignos. Eventualmente, pode-se encontrar metaplasia escamosa. Os tumores adenoescamosos contêm elementos malignos do epitélio glandular e escamoso.

Carcinomas serosos e de células claras são histologicamente semelhantes ao carcinoma do ovário e da tuba uterina e apresentam mau prognóstico.

A classificação dos tipos histopatológicos e o grau de diferenciação encontram-se expostos na Tabela 2.

No estudo anatomopatológico da peça cirúrgica, devem constar o tamanho do tumor, a profundidade de invasão miometrial, a localização tumoral (fundo, corpo e istmo), o grau de diferenciação e a existência ou não de invasão linfovascular.

Recentemente, a análise genômica detalhada de quase 400 tumores endometriais sugeriu que determinadas características moleculares – tais como a frequência das mutações – poderiam complementar a análise histopatológica e proporcionar a definição de novos grupos merecedores ou não de terapêutica adjuvante. Estudos conduzidos pelo TCGA (*The Cancer Genome Atlas*) revelaram quatro subtipos de CE e identificaram similaridades genômicas entre o CE e outras neoplasias malignas, como da mama, do ovário e do intestino.

Foram identificados quatro grupos de CE baseados em diferenças genômicas, o que pode iniciar uma nova fase no diagnóstico e no tratamento das pacientes. Cada grupo foi denominado por sua característica mais marcante:

- grupo 1: POLE ultramutado;
- grupo 2: instabilidade microssatélite hipermutada;

TABELA 2 Classificação do carcinoma do endométrio (World Health Organization e International Society of Gynecological Phatologists)

1. Endometrioide (75% a 80%)
– adenocarcinoma ciliado
– adenocarcinoma secretor
– papilar ou viloglandular
– adenocarcinoma com diferenciação escamosa
• adenoacantoma
• adenoescamoso
2. Seroso (< 10%)
3. Mucinoso (1%)
4. Células claras (4%)
5. Escamoso (< 1%)
6. Misto
7. Indiferenciado

- grupo 3: grupo com a maior estabilidade microssatélite, mas a maior frequência de mutações no gene CTNNB1, um gene crítico na manutenção endometrial;
- grupo 4: grupo seroso-*like*.

QUADRO CLÍNICO

O CE é sintomático em 90% das pacientes. Os sintomas dependem da faixa etária, mas por incidir mais na pós-menopausa, o principal sintoma é o sangramento genital. Entretanto, apenas 20% das pacientes que sangram na pós-menopausa apresentam CE e somente 5% a 15% têm hiperplasia endometrial.

De menor importância e maior raridade, citam-se a hidrorreia e a piometra, nas pacientes com estenose de orifício uterino.

Aproximadamente 20% dos CE surpreendem mulheres na pré-menopausa, com menos de 50 anos. Nessas pacientes a irregularidade menstrual caracterizada por sangramento intermenstrual, ciclos hipermenorrágicos e polimenorreia é o principal sintoma.

Pacientes com doença em estádios avançados podem ter sintomas similares àquelas com carcinoma avançado de ovário, como dor abdominopélvica, aumento do volume abdominal e alterações do hábito urinário e intestinal.

Na anamnese, deve-se pesquisar o uso de terapia hormonal e o exame físico deve ser cuidadoso, procurando-se a origem do sangramento, visto que outras etiologias, como atrofia de mucosa, carcinoma do colo uterino, eversão de mucosa uretral e doenças proctológicas, podem estar envolvidas na gênese do sangramento genital.

Por se tratarem de mulheres que usualmente apresentam comorbidades, como hipertensão arterial, diabete melito e obesidade, é prudente proceder à rigorosa avaliação clínica e laboratorial.

O exame físico deve ser minucioso, devendo-se prestar especial atenção à investigação do sítio de onde provém o sangramento (vulva, vagina, útero, colo, reto, uretra), à palpação dos linfonodos (particularmente os inguinais), à avaliação de vagina e colo uterino, ao tamanho e mobilidade do útero, à palpação de anexos, à avaliação parametrial (em especial em tumores que comprometam o colo uterino) e particularmente ao exame retal.

DIAGNÓSTICO

O rastreamento populacional irrestrito não aumenta a sobrevida e não diminui a incidência e a mortalidade, não sendo, portanto, recomendado.

Assim, não existem evidências, na literatura, de custo-efetividade para realização de testes populacionais como ultrassonografia (USG) transvaginal com medida do eco endometrial e dosagem de CA-125. O que se preconiza é que mulheres na pós--menopausa com fatores de risco para câncer do endométrio, especialmente obesidade, hipertensão arterial, usuárias de estrogênio, com menopausa tardia e nulíparas, sejam esclarecidas para o fato de pertencerem à população de risco e para a necessidade de, na vigência de qualquer sangramento genital, procurarem imediatamente o ginecologista.

Embora o sangramento uterino esteja presente em 90% das pacientes com CE na pós-menopausa, lembramos que um contingente elevado de pacientes nesta fase apresenta sangramento (20%). Esses episódios de sangramento são mais frequentes nos 3 primeiros anos após a menopausa. Entretanto, em 80% a 90% dos casos, o endométrio apresenta alterações benignas e, em 10% a 20%, encontra-se carcinoma.

Mulheres com sangramento genital, ou seja, sintomáticas, devem submeter-se à ultrassonografia transvaginal para medida da espessura do eco endometrial. Adota-se o valor de 5 mm como limítrofe de normalidade em mulheres com sangramento, sem uso de hormônios. Acima de 5 mm, deve-se proceder a investigação histopatológica do endométrio. O padrão-ouro no estudo do endométrio é a histeroscopia com biópsia.

Pacientes com sangramento da pós-menopausa recidivante, mesmo com eco endometrial normal à USG, devem submeter-se à histeroscopia diagnóstica. Essas pacientes com queixa de vários episódios de sangramento genital podem apresentar CE em 8% a 10% das vezes, em especial do tipo II não estrogênio-dependente, mesmo com eco endometrial normal.

A citologia cervicovaginal raramente é positiva e, nesses casos, é geralmente indicativa de doença de alto risco, avançada, de alto grau, com invasão miometrial profunda e com comprometimento linfonodal.

Quando existe a hipótese de doença extrauterina, complementa-se a clínica solicitando-se dosagem sérica de CA-125. Essa dosagem presta-se como marcador de doença extrauterina, mas serve principalmente como acompanhamento no pós-operatório.

Valores de CA-125 superiores a 40 U/mL têm sensibilidade de 78% e especificidade de 81% na detecção de metástases linfonodais. Entretanto, o valor limítrofe de CA-125 na literatura médica varia entre 20 e 40 U/mL, sendo superior em mulheres na pré-menopausa, quando comparadas com as na pós-menopausa.

O acompanhamento pós-operatório com dosagens seriadas de CA-125 é particularmente utilizado naquelas com dosagem inicial elevada.

Realizamos RNM no pré-operatório. O exame permite que o cirurgião adentre o abdome já com a suposição ou não de invasão miometrial e/ou comprometimento linfonodal. A RNM apresenta sensibilidade de 80% a 90% na detecção de invasão miometrial. Para a invasão do colo uterino a sensibilidade é de 56% a 100%.

O RX de tórax deve ser solicitado e, se necessário, complementado com tomografia.

DISSEMINAÇÃO

O CE assesta-se mais amiúde na parede posterior e no fundo uterino e propaga-se por continuidade, por contiguidade, por via linfática e por via hematogênica.

ESTADIAMENTO

Segundo a Federação Internacional de Ginecologia e Obstetrícia, o estadiamento do carcinoma do endométrio é cirúrgico, como apresenta a Tabela 3.

TABELA 3 Estadiamento do carcinoma do endométrio (FIGO, 2009)

IA	Nenhuma ou invasão miometrial limitada à metade do miométrio
IB	Invasão igual ou maior que a metade do miométrio
II	Tumor invade o estroma cervical, mas não se estende além do útero
IIIA	Invasão de serosa e/ou anexos
IIIB	Metástases vaginais e/ou parametriais
IIIC	Metástases em linfonodos pélvicos e/ou para-aórticos IIIC1: linfonodos pélvicos positivos IIIC2: linfonodos para-aórticos positivos
IVA	Invasão da mucosa do reto e/ou bexiga
IVB	Metástases a distância, incluindo metástases abdominais e/ou linfonodos inguinais

O grau de diferenciação histopatológico deve ser mencionado no estadiamento do câncer de endométrio.

TRATAMENTO

Na Disciplina de Ginecologia Oncológica da Escola Paulista de Medicina-Unifesp, a cirurgia proposta é a histerectomia total com anexectomia bilateral, linfonodectomia

TABELA 4	Grau de diferenciação
G1	5% ou menos de padrão de crescimento sólido não escamoso e não morular
G2	6% a 50% de padrão de crescimento sólido não escamoso e não morular
G3	Mais de 50% de padrão de crescimento sólido não escamoso e não morular

pélvica e para-aórtica. Embora a citologia peritoneal realizada após coleta de lavado peritoneal não seja contemplada no estadiamento da FIGO, preconiza-se sua realização, visto a associação entre citologia positiva e piora na sobrevida global. A omentectomia deverá ser realizada em pacientes com carcinoma seroso, nos de células claras e nos G3. Quando diante de doença disseminada, seguem-se os preceitos da citorredução, visando sempre R0, ou seja, citorredução com zero de doença residual.

A via poderá ser laparotômica ou, de preferência, minimamente invasiva (cirurgia laparoscópica ou robótica).

A presença de patologista experiente na sala operatória é fundamental na análise da extensão da doença. A sensibilidade e especificidade na avaliação da invasão miometrial, segundo metanálise de 2.567 mulheres, é de 75% e 92%, respectivamente. Entretanto, observa-se que a acurácia na determinação da invasão miometrial é inversamente proporcional ao grau de diferenciação do tumor. Tumores G3 permitem acerto na profundidade de invasão miometrial da ordem de 30%.

Ainda, o grau de diferenciação obtido na biópsia prévia e no exame de congelação, mesmo quando realizado por patologistas experientes, é subestimado em cerca de 20% das vezes após a cirurgia definitiva.

Em casos muito bem selecionados, em doenças confirmadamente iniciais com tumores bem diferenciados ou ainda em pacientes com risco cirúrgico elevado, é factível a realização de cirurgias mais conservadoras, abstendo-se da linfonodectomia sistemática pélvica e para-aórtica. Assim, segundo o NCCN, a abordagem seletiva dessas pacientes deverá ser feita em caráter de exceção visando-se evitar o supertratamento e a morbidade associada à linfonodectomia sistemática em especial em pacientes com comorbidades clínicas.

São consideradas pacientes com baixo risco para metástases linfonodais aquelas com doença inicial caracterizada por invasão miometrial inferior a 50%, por tumores com menos de 2 cm e por tumores G1. Entretanto, ressalta-se que, muitas vezes, é impossível obter essa certeza completa antes ou durante a cirurgia.

O emprego da radioterapia como modalidade adjuvante é indicado consoante o risco de recidivas. Os estudos PORTEC (*Postoperative Therapy for Endometrial Carcinoma*) reportaram que:

1. embora a RT diminua a recidiva locorregional, não existe aumento da sobrevida;
2. a braquiterapia e a teleterapia equivalem-se no estádio inicial no que concerne à sobrevida global.

Deve-se ressaltar que os estudos excluíram as pacientes com tumores G3 e com o antigo estádio IC.

Em mulheres com CE estádio III e IVA deve-se fazer cirurgia de citorredução, se possível completa. Posteriormente, a adjuvância será realizada com RT e/ou QT. Existe a possibilidade de, individualizando-se o caso, propor QT neoadjuvante para pacientes sem condições clínicas para cirurgia inicial.

Publicação recente (2018) do estudo PORTEC 3 demonstrou que a quimioterapia durante ou após a RT em pacientes com CE de alto risco não melhorou a sobrevida em 5 anos quando comparado à adjuvância isolada da RT.

FATORES PROGNÓSTICOS

Localização tumoral

Tumores ístmicos apresentam pior prognóstico, com maior possibilidade de invasão miometrial e/ou linfovascular e metástases extrapélvicas. O estádio III é encontrado em cerca de 46% das pacientes e a invasão miometrial está presente em mais de 90%, sendo superior à metade da espessura miometrial em 50% dos casos. Além disso, quando comparados aos tumores de corpo uterino, observa-se maior frequência de citologia peritoneal positiva.

Idade

Mulheres com mais de 60 anos de idade apresentam pior prognóstico, com menor intervalo livre de doença. Estudo com 3.867 mulheres com carcinoma do endométrio G1 demonstrou que a idade e o estadiamento inicial foram os fatores prognósticos mais significativos na análise da sobrevida geral.

Número de linfonodos removidos na linfonodectomia pélvica

A sobrevida global e o intervalo livre de doença, em pacientes com carcinoma do endométrio, é maior naquelas com tumores indiferenciados (G3) em que a linfonodectomia pélvica retirou 12 ou mais linfonodos, quando comparadas às que tiveram 11 ou menos linfonodos removidos (a sobrevida global em 5 anos é de 88% e 79%, respectivamente). Nas pacientes com graus de diferenciação 1 e 2, não houve melhora da sobrevida relacionada ao número de linfonodos retirados. A sobrevida depende de outros fatores de mau prognóstico, como a variante serosa e de células claras e a invasão miometrial maior que 50% (82% e 64%, respectivamente).

Histopatologia

Tumores de células claras e serosos apresentam elevada incidência de recidivas que independem do estadiamento. Mesmo tumores IA cursam com diminuição do intervalo livre de doença e da sobrevida em 5 anos.

Invasão miometrial

Correlaciona-se diretamente à presença de linfonodos comprometidos e é considerada um dos principais fatores prognósticos. Tumores com invasão superior a 50% apresentam maior risco de comprometimento linfonodal pélvico e para-aórtico.

Grau de diferenciação

Tumores bem diferenciados apresentam metástases linfonodais 50% menores quando comparados aos moderadamente diferenciados. Os G3 são considerados de alto risco para recidiva.

Estadiamento

Pacientes com tumores em estádios iniciais apresentam sobrevida global de 81% em 5 anos. As no estádio II cursam com 69% de sobrevida, as no III com 50% e as no IV com apenas 16%.

É importante ressaltar que o estadiamento deve ser embasado na cirurgia completa.

Citologia peritoneal

É considerada como fator prognóstico de menor monta. Em estudo com 369 mulheres com carcinoma do endométrio, inicialmente consideradas no estádio I, demonstrou-se positividade na citologia peritoneal em 3,5%. Nestas, as taxas de recidiva tumoral foram significativamente maiores em 3 anos que naquelas com citologia negativa (23 *versus* 4%).

SEGUIMENTO PÓS-OPERATÓRIO

Recomendam-se consultas clínicas com exame ginecológico a cada 3 meses nos dois primeiros anos após o término do tratamento inicial. Posteriormente, até o 5º ano de pós-operatório, as consultas são semestrais e, a partir de então, anuais.

As pacientes devem receber informações verbais e, de preferência, escritas sobre os sintomas de alerta. A consulta médica deverá ser imediata na vigência de sangramento vaginal, retal ou urinário, inapetência, perda de peso, dores pélvicas, lombares, abdominais e nos quadris, tosse, dispneia e edema de abdome e membros inferiores.

RECORRÊNCIAS

As recidivas se dão principalmente nos dois primeiros anos de pós-operatório em mais de 60% das vezes, sendo que mais de 85% ocorrem nos primeiros três anos.

As recorrências surgem principalmente nos linfonodos (46%), na vagina (42%), no peritônio (28%) e no pulmão (24%).

BIBLIOGRAFIA

1. American Cancer Society. Cancer facts and figures 2018. Disponível em: https://www.cancer.org/research/cancer-facts-statistics/all-cancer-facts-figures/cancer-facts-figures-2018.html. Acesso: 10 de abril de 2018.
2. Felix AS, Weissfeld JL, Stone RA, Bowser R, Chivukula M, Edwards RP, et al. Factors associated with type i and type II endometrial cancer. Cancer Causes Control. 2010;21(11):1851-6.
3. MacCarrol ML, Armbruster S, Pohle-Krauza RJ, Lyzen AM, Min S, Nash DW, et al. Feasibility of a lifestyle intervention for overweight/obese endometrial and breast cancer survivors using an interactive mobile application. Gynecol Oncol. 2015;137: 508-15.
4. Practice Bulletin No. 149: Endometrial Cancer. Obstet Gynecol. 2015;125(4):1006-26.
5. Olson S, De Vico I, Setiawan VW, Lu KH. Symposium on advances in endometrial cancer epidemiology and biology. Gynecol Oncol. 2015;138:497-500.
6. National Comprehensive Cancer Network. Guidelines Version 2.2015. Genetic/familial high-risk assessment: colorectal. Disponível em: http://www.nccn.org. Acesso em: 10 de abril de 2018.
7. Committee on Practive Bulletins-Gynecology, Society of Gynecologic Oncology. ACOG. Practice Bulletin No. 147: Lynch dyndrome. Obstet Gynecol. 2014;124(5):1042-54.
8. Garg G, Gao F, Wright JD, Hagemann AR, Mutch DG, Powell MA. Positive peritoneal cytology is an independent risk-factor in early stage endometrial cancer. Gynecol Oncol. 2013;128(1):77.
9. FIGO Committee on Gynecologic Oncology. FIGO staging for carcinoma of the vulva, cervix, and corpus uteri. Int J Gynaecol Obstet. 2004;125(2):97-8.
10. Tanner EJ, Sinno AK, Stone RL, Levinson KL, Long KC, Fader AN. Factors associated with successful bilateral sentinel lymph node mapping in endometrial cancer. Gynecol Oncol. 2015;138:542-47.
11. Boer SM, Pawell ME, Mileshkin L, Katsaros D, Bessette P. Adjuvant chemoradiotherapy versus radiotherapy alone for women with high-risk endometrial cancer (PORTEC-3): final results of an international, open-label, multicentre, randomised, phase 3 trial. Lancet. 2018;19(3):295-309.

57 | Neoplasias uterinas com componente sarcomatoso

Sérgio Mancini Nicolau
Pedro Luiz Lacordia
Gustavo Rubino de Azevedo Focchi
Carmen Regina Nogueira de Carvalho
Wagner José Gonçalves
Edmund Chada Baracat

DEFINIÇÃO

As neoplasias uterinas com componente sarcomatoso são tumores raros responsáveis por aproximadamente 1 a cada 12 cânceres uterinos. Apesar da baixa prevalência, revestem-se de grande interesse em razão de suas múltiplas características morfológicas e clínicas. A incidência anual é de 1,23/100.000 mulheres. Esses tumores correspondem a menos de 1% de todas as neoplasias malignas ginecológicas e a 2% a 5% de todas as que acometem o útero.

Diferentemente dos adenocarcinomas do corpo do útero, as neoplasias francamente sarcomatosas, de alto grau, geralmente têm prognóstico ruim, exceto nos casos diagnosticados precocemente.

CLASSIFICAÇÃO

As neoplasias uterinas com componente sarcomatoso podem ser classificadas como sarcomas puros ou neoplasias mistas, contendo elementos epiteliais, benignos ou malignos, associados ao componente mesenquimal maligno (Tabela 1). A variedade dita homóloga caracteriza-se por apresentar componentes intrínsecos ao útero e a heteróloga, por conter elementos extrínsecos, ou seja, alheios ao útero (Ober, 1959).

QUADRO CLÍNICO

As alterações menstruais do tipo sangramento excessivo ou intermenstrual sobressaem na menacma. Frequentemente, denota-se tumor abdominopélvico ao palpar o abdome, predominante nas mulheres afrodescendentes.

TABELA 1 Classificação das neoplasias uterinas com componente sarcomatoso mais frequentes

Tipo	Frequência
1. Neoplasias mistas (epiteliais e mesenquimais)	
A. Carcinossarcoma	40% a 50% das neoplasias uterinas com componente sarcomatoso
B. Adenossarcoma	8% das neoplasias mistas com componente sarcomatoso
2. Leiomiossarcomas	30% dos sarcomas uterinos
3. Sarcomas estromais endometriais	15% dos sarcomas uterinos
A. Sarcoma estromal endometrial de baixo grau	Ocorre na perimenopausa
B. Sarcoma estromal endometrial de alto grau	Ocorre na pré e na pós-menopausa
4. Sarcoma uterino indiferenciado	Ocorre na pós-menopausa

Relata-se, ocasionalmente, tumor de aspecto polipoide e friável, exteriorizando-se pelo óstio uterino. Às vezes, o exame pélvico revela apenas o aumento do útero, porém o crescimento progressivo e rápido desse órgão na pós-menopausa é sugestivo de neoplasia.

Nos antecedentes pessoais, assinalam-se, eventualmente, a irradiação pélvica e tratamento com tamoxifeno. Nos casos mais avançados, registram-se inapetência, adinamia, perda de peso, caquexia e corrimento genital com odor fétido. Em pacientes com esses sintomas ou sinais, o exame anatomopatológico é obrigatório. Se o tumor for visibilizado pelo exame especular, deve-se efetuar a biópsia. A citologia cervicovaginal tem pouco valor, pois é negativa em 50% a 80% dos casos.

A ultrassonografia pélvica e transvaginal revela o aumento de volume do útero e a presença de tumor que, frequentemente, infiltra o miométrio e preenche a cavidade uterina.

O diagnóstico pode ser feito pelo exame histopatológico do material obtido em biópsia histeroscópica ou pela curetagem uterina. Não raro, a neoplasia é diagnosticada em peça cirúrgica de histerectomia, com diagnóstico clínico prévio de leiomioma. Para evitar a conduta cirúrgica inapropriada, deve-se dar atenção aos nódulos uterinos com rápido crescimento, sobretudo no climatério.

A avaliação clínica pré-operatória deve incluir, além dos exames citados, a radiografia dos campos pleuropulmonares e as provas de função hepática, hematopoiética e renal.

Nos casos de doença de alto grau e quando há suspeita de doença localmente avançada/metastática, deve-se solicitar a tomografia computadorizada (TC) ou a ressonância magnética (RM) do abdome e da pelve, complementada por TC do tórax. Eventualmente, solicita-se avaliação por cistoscopia e retossigmoidoscopia, caso haja sinais de comprometimento vesical e/ou colorretal, respectivamente. Se houver indícios da infiltração de paramétrios, solicita-se a urografia excretora.

A propagação se faz por contiguidade ou pelas vias hematogênica e linfática. Quanto ao estadiamento, anteriormente era utilizado o mesmo dos adenocarcinomas do endométrio. Recentemente, desenvolveram-se novos estadiamentos para os sarcomas, que levam em consideração as peculiaridades de cada tipo. Portanto, tem-se um estadia-

664 GINECOLOGIA ▪ PARTE 7 ONCOLOGIA GENITAL

mento para os leiomiossarcomas, um para os sarcomas do estroma endometrial e adenossarcomas e, por último, para os carcinossarcomas, que continuam sendo estadiados
como os adenocarcinomas do endométrio (Tabela 2).

TABELA 2 Estadiamento dos sarcomas do útero (FIGO, 2008)

1. Leiomiossarcomas		
Estádio		**Definição**
I		Tumor limitado ao útero
	IA	< 5 cm
	IB	> 5 cm
II		Tumor se estende à pelve
	IIA	Envolvimento anexial
	IIB	Tumor se estende ao tecido pélvico extrauterino
III		Tumor invade tecidos do abdome (não é só projeção para o abdome)
	IIIA	Um sítio
	IIIB	> 1 sítio
	IIIC	Metástases para linfonodos pélvicos e/ou para-aórticos
IV	IVA	Tumor invade bexiga e/ou reto
	IVB	Metástase a distância
2. Sarcomas do estroma endometrial e adenossarcomas		
Estádio		**Definição**
I		Tumor limitado ao útero
	IA	Tumor limitado ao endométrio/endocérvice sem invasão miometrial
	IB	Invasão ≤ metade do miométrio
	IC	Invade mais que a metade do miométrio
II		Tumor se estende à pelve
	IIA	Envolvimento anexial
	IIB	Tumor se estende ao tecido pélvico extrauterino
III		Tumor invade tecidos do abdome (não é só projeção para o abdome)
	IIIA	Um sítio
	IIIB	> 1 sítio
	IIIC	Metástases para linfonodos pélvicos e/ou para-aórticos
IV	IVA	Tumor invade bexiga e/ou reto
	IVB	Metástase a distância
3. Carcinossarcomas		
Carcinossarcomas devem ser estadiados da mesma maneira que os carcinomas do endométrio		

Nota: Tumores simultâneos do corpo uterino e ovário/pelve em associação com endometriose do ovário/pelve devem ser classificados como tumores primários independentes.
Adaptada de FIGO Committee On Gynecologic Oncology. FIGO staging for uterine sarcomas. IJGO. 2009;104:179.

CAPÍTULO 57 NEOPLASIAS UTERINAS COM COMPONENTE SARCOMATOSO **665**

Os tipos mais importantes das principais neoplasias uterinas com componente sarcomatoso são os tumores müllerianos (mesodérmicos) mistos malignos ou carcinossarcomas, os leiomiossarcomas, os sarcomas estromais endometriais e os adenossarcomas.

Tumor mülleriano (mesodérmico) misto maligno ou carcinossarcoma

Constitui o tipo histopatológico mais frequente dentre as neoplasias uterinas com componente sarcomatoso. Recentemente, o Grupo Americano de Oncologia Ginecológica (2005) assinalou sua incidência em 50% entre todas as neoplasias "sarcomatosas" uterinas, sendo a maioria dos casos do tipo homólogo, e pouco menos da metade, do tipo heterólogo.

Para Ober e Tovell (1959), no tumor mesodérmico misto maligno do tipo homólogo, associam-se componente carcinomatoso e sarcomatoso, que possui tecidos próprios ao útero (tecido conjuntivo, estroma endometrial, músculo liso). Já no tipo heterólogo, o componente sarcomatoso apresenta um ou mais elementos estranhos aos que normalmente se desenvolvem a partir do ducto de Müller, como musculatura estriada esquelética, tecido ósseo ou cartilagem.

Embora muitas vezes classificados como sarcomas, existem evidências clínicas, imunoistoquímicas, ultraestruturais e moleculares de que os carcinossarcomas são, na realidade, carcinomas endometriais metaplásicos.

Recentemente, a associação do desenvolvimento do carcinossarcoma com o uso prolongado do tamoxifeno tem sido sugerida. Ocasionalmente, os carcinossarcomas podem ser secundários à radioterapia pélvica.

Ocorrem, de preferência, na pós-menopausa, com idade média variável entre 62 e 65 anos. Parece não haver predominância significativa quanto ao grupo étnico. Alguns autores assinalam a maior prevalência em nulíparas (31,8%).

De maneira geral, o corpo do útero é a sede da neoplasia. Raramente, origina-se no colo, situação em que o componente carcinomatoso é, habitualmente, do tipo espinocelular.

Na maioria dos casos, o aspecto macroscópico é de tumor polipoide, de coloração róseo-acinzentada, preenchendo a cavidade endometrial, por vezes se estendendo ao canal endocervical e exteriorizando-se pelo óstio externo do colo do útero e, eventualmente, atingindo o introito vaginal. Na superfície de corte, o tumor possui aspecto heterogêneo, com áreas de necrose e hemorragia e consistência geralmente macia e amolecida, mas variável na dependência dos componentes mesenquimais presentes (por exemplo, tecido cartilaginoso, tecido ósseo, tecido adiposo, etc.).

A microscopia revela, por definição, componente epitelial maligno de alto grau (representado mais frequentemente por adenocarcinomas dos tipos seroso e endometrioide ou mesmo não classificável), componente mesenquimal maligno também de alto grau, podendo-se observar, como anteriormente referido, componente heterólogo representado por rabdomiossarcoma, condrossarcoma ou osteossarcoma, dentre outros, em cerca de 50% dos casos.

Demonstraram-se, recentemente, receptores de estrogênios e progesterona nesses tumores. Essas neoplasias são agressivas; as metástases são precoces e ocorrem, preferencialmente, no pulmão, na pleura, na vagina, no omento, no mesentério, nos ovários e nos linfonodos extrapélvicos. Segundo Novak e Woodruff (1979), em 75% a 80% dos casos, as metástases são constituídas quase exclusivamente pelo componente epitelial, passando despercebido o mesenquimal.

O prognóstico é reservado. Os tumores com componentes heterólogos têm nitidamente pior prognóstico que os homólogos (inclusive em tumores estádio I), com sobrevida média de 22 e 62 meses, respectivamente.

Leiomiossarcoma

Origina-se de células mesenquimais ou, mais raramente, de leiomioma preexistente. Ocorre em qualquer parte do útero, inclusive no colo. Os tumores sediados no colo são mais agressivos que os do corpo. Sua incidência é de 38% entre todos os sarcomas uterinos. Sua disseminação se faz locorregionalmente ou por via hematogênica.

O exame macroscópico dos leiomiossarcomas, na maioria dos casos, revela neoplasias volumosas, heterogêneas, com áreas de necrose e hemorragia, sem fasciculação, com consistência amolecida e de limites imprecisos em relação ao tecido circunjacente, diferentemente dos leiomiomas. Em alguns casos, o tumor perfura a serosa e infiltra o omento e as alças intestinais.

Nos raros casos de leiomioma com transformação sarcomatosa, observam-se perda de fasciculação, áreas de hemorragia e necrose e pouca delimitação com os tecidos circunjacentes.

Na distinção entre neoplasias musculares lisas uterinas benignas e malignas, os critérios microscópicos a se considerar são a necrose coagulativa do tipo tumoral, a atividade mitótica e a atipia citológica. Deve-se lembrar que esses critérios possuem aplicação diferente quando se trata de neoplasias com diferenciação epitelioide ou mixoide, distintas das de diferenciação fusocelular convencional.

Uma neoplasia muscular lisa uterina de potencial de malignidade incerto é aquela que não pode ser diagnosticada confiavelmente como benigna ou maligna com base nos critérios mencionados. Pode haver dúvida se a diferenciação é fusocelular convencional, epitelioide ou mixoide. Ademais, a avaliação de um dos critérios (tipo de necrose presente ou interpretação de figuras de mitose) pode ser ambígua, levando a diferentes possibilidades diagnósticas, associadas a diferentes implicações clínicas e terapêuticas.

O principal critério prognóstico é a extensão da doença. Quando o tumor é confinado ao corpo do útero, seu tamanho (maior ou menor que 5 cm) é considerado fator prognóstico. O índice mitótico, principalmente nos estádios iniciais, pode ser importante, considerando-se desfavorável quando superior a 20 mitoses por campo de grande aumento.

A graduação histológica do leiomiossarcoma é controversa e de utilidade questionável. No entanto, quando o tumor é pouco diferenciado, a evolução e a sobrevida das enfermas são piores. No relatório anatomopatológico, devem estar mencionados a presença ou não de extensão extrauterina, invasão vascular, diâmetro máximo do tumor e índice mitótico.

Assinalam-se, favoravelmente, no prognóstico, o estado pré-menopausal, o confinamento do tumor dentro de leiomioma (situação de rara ocorrência) e a hialinização nos tecidos adjacentes. A sobrevida média é de apenas 20 meses.

Sarcomas estromais endometriais

Representam cerca de 15% de todos os sarcomas uterinos. Atualmente, são classificados em três grupos: sarcoma estromal endometrial de baixo grau, sarcoma estromal endometrial de alto grau e sarcoma uterino indiferenciado, conforme sua característica morfológica e seu comportamento.

O sarcoma estromal endometrial de baixo grau caracteriza-se por formar massas polipoides ou vermiformes que infiltram o miométrio e os vasos sanguíneos ou linfáticos. O exame microscópico revela células similares às do estroma endometrial proliferativo, com vascularização rica e uniforme, representada por arteríolas do tipo espiralar, com invasão miometrial e/ou vascular. Em espécimes de curetagem, pelos aspectos histopatológicos semelhantes entre sarcoma estromal endometrial de baixo grau e nódulo estromal endometrial, além da impossibilidade de se determinar as margens da lesão, o diagnóstico mais apropriado seria de neoplasia estromal endometrial de baixo grau, com diagnóstico final a ser determinado na peça de histerectomia.

O sarcoma estromal endometrial de alto grau foi reintroduzido na nomenclatura da OMS em 2014 como entidade específica, que apresenta fenótipo molecular distinto (translocação t(10:17)(q22;p13) com fusão YWHAE-NUTM2), e caracteriza-se por conter células redondas, fusiformes ou ambas, com padrão de crescimento exibindo vascularização delicada arboriforme, permeação extensa do miométrio, alto índice mitótico e invasão linfovascular, sendo tipicamente positivo para ciclina D1 e negativo para CD10 à imuno-histoquímica. Mais recentemente, variantes adicionais de sarcoma estromal endometrial de alto grau têm sido descritas na literatura.

Quanto ao sarcoma uterino indiferenciado (não mais denominado sarcoma indiferenciado do endométrio), as lesões são extensamente infiltrativas e possuem atipias nucleares de padrão diferente e não reminiscentes de células do estroma endometrial ou musculares lisas, além de apresentarem invasão linfática e venosa com grande capacidade de metastatização. Trata-se de diagnóstico de exclusão, que na verdade pode corresponder a sarcoma de alto grau de qualquer das linhagens comentadas (incluindo componente

GINECOLOGIA • PARTE 7 ONCOLOGIA GENITAL

sarcomatoso de alto grau de tumor misto no qual o componente epitelial não é reconhecível) não passível de diagnóstico morfológico e/ou imuno-histoquímico mais específico.

Não há, na literatura, associação desse tumor com etnia ou paridade. Pode acometer mulheres em qualquer idade.

Adenossarcoma

Os adenossarcomas são tumores raros, classificados como uma das formas de neoplasias mistas epiteliais e mesenquimais e descritos, pela primeira vez, em 1974, por Clement e Scully. Têm como diagnóstico diferencial o adenofibroma (o mais raro tumor do grupo das neoplasias mistas, de existência questionável) e o carcinossarcoma (mais frequente) e representam, aproximadamente, 8% de todos os casos de neoplasias mistas uterinas.

A principal característica histopatológica são glândulas morfologicamente benignas ou, menos comumente, exibindo atipias não proeminentes, cisticamente dilatadas ou comprimidas, formando fendas, além de estruturas polipoides (lembrando a arquitetura observada nos tumores filoides mamários), com componente estromal formando colaretes hipercelulares (*cuffings*) peri e subepiteliais (nos quais podem ser mais bem observadas as atipias celulares e a atividade mitótica, geralmente de 4 ou mais figuras de mitose por 10 campos de grande aumento). Assim como no carcinossarcoma, podem ser observados componentes mesenquimais homólogos ou heterólogos.

Em material de curetagem ou de biópsia histeroscópica, a observação dos critérios arquiteturais mencionados, associada à atividade mitótica mínima, já é considerada suficiente para o diagnóstico de adenossarcoma. Na literatura, em série reportada de 100 casos, a média de idade das pacientes acometidas foi de 58 anos, com variações de 14 até 89 anos.

Os sintomas mais usuais são sangramento vaginal anormal, sangramento pós-coito e achados de grandes massas polipoides exteriorizando-se através do óstio do colo do útero, observados durante o exame ginecológico. Poucas pacientes apresentam aumento volumétrico uterino e massas pélvicas palpáveis.

O tratamento-padrão preconizado é a histerectomia total abdominal e a salpingo--ooforectomia bilateral. Contudo, surge dilema nas pacientes jovens, em idade reprodutiva, sem prole constituída e com desejo de engravidar.

Raramente acontecem metástases, mas as recorrências tardias são muito frequentes, chegando a 40% em períodos de 5 anos de observação, e se dão mais comumente, na vagina e na pelve (60%).

Fatores associados a pior prognóstico são extensão extrauterina, invasão miometrial profunda (metade externa do miométrio), invasão vascular e supercrescimento estromal sarcomatoso, diagnosticado quando um componente sarcomatoso (geralmente de maior grau e atividade mitótica em relação ao componente sarcomatoso do adenossarcoma) ocupa 25% ou mais do volume tumoral total.

TRATAMENTO

O tratamento dos sarcomas uterinos consiste, fundamentalmente, na cirurgia, isto é, em histerectomia total, anexectomia bilateral, omentectomia parcial e linfonodectomia pélvica e para-aórtica. Deve-se, igualmente, inspecionar toda a cavidade peritoneal e realizar a coleta de líquido (lavado) para a citologia. Nos estádios avançados, efetua-se a cirurgia citorredutora e, se possível, a exérese de todas as massas tumorais.

A quimioterapia tem sido utilizada como adjuvante à cirurgia. A monoquimioterapia com doxorrubicina inicialmente foi empregada no tratamento, mas o GOG (1993) concluiu não haver benefícios no seu uso de forma isolada. Nos casos avançados (II, III e IV) com histologia favorável, a poliquimioterapia com combinações de ifosfamida com mesna, doxorrubicina e docetaxel com gencitabina (nos esquemas paliativos ou de 2ª linha) (ASCO, 2004).

Alguns autores utilizaram a cisplatina isoladamente em pacientes com tumores avançados e observaram resposta positiva em pacientes com tumores mesodérmicos mistos e resposta de somente 3% nas pacientes com leiomiossarcomas.

No M.D. Anderson Cancer Center, a combinação ifosfamida e doxorrubicina, em altas doses, por 4 a 6 ciclos, é utilizada tanto na adjuvância quanto em pacientes com doença avançada, desde que tenha histologia favorável.

Na Disciplina de Oncologia Ginecológica do Departamento de Ginecologia da Escola Paulista de Medicina, emprega-se o esquema adjuvante de primeira linha, que associa a ifosfamida, 1,5 g/m², EV, do D1 a D3, com mesna 800 mg no D1 nas horas zero, 4 e 8 da ifosfamida (para garantir a máxima proteção do urotélio) a um antracíclico, geralmente a doxorrubicina 20 mg/m², EV, do D1 a D3, e complementa-se com a administração da cisplatina 60 mg/m², EV, no D1.

Associações de doxorrubicina com ifosfamida promovem respostas completas e parciais em 30% dos leiomiossarcomas. Os tumores müllerianos mistos apresentam taxas globais de resposta em 57% dos casos, quando tratados com associação da cisplatina à ifosfamida. Já os sarcomas do estroma endometrial chegam a dar 33% de resposta global com apenas a ifosfamida.

Algumas opções importantes a se considerar nos casos de leiomiossarcoma são imatinibe 400 mg/dia, VO (nos casos com hiperexpressão de tirosina-quinase bloqueável), doxorrubicina, 35 a 40 mg/m², EV, em 2 h no D1, a cada 4 semanas, e temozolomida, 75 mg/m²/dia, VO, por 6 semanas, seguidas de 2 semanas de descanso, entre outros esquemas de 2ª linha.

Nos tumores müllerianos mistos, Salazar et al. (1978) não registraram diferenças significativas na sobrevida em cinco anos para os casos do estádio I tratados por cirurgia

GINECOLOGIA • PARTE 7 ONCOLOGIA GENITAL

(52%) ou cirurgia e radioterapia (48%). Todavia, para os casos avançados (II, III e IV), parece que a cirurgia acrescida de radioterapia oferece melhores resultados (16%) que a cirurgia (5%) ou a radioterapia (0%) isoladamente.

Nesses tumores, aparentemente, a radioterapia reduz o índice de recidivas na pelve, em especial nos tumores heterólogos.

Quando o diagnóstico do leiomiossarcoma é efetuado em peça cirúrgica de histerectomia, a reintervenção para a exérese dos ovários não é necessária. Discute-se, na literatura, o valor da radioterapia nesse tumor, pois, ao que parece, a irradiação propicia menor índice de recidivas pélvicas, sem melhorar significativamente a sobrevida.

Os índices de sobrevida de 5 anos das mulheres com leiomiossarcomas no estádio I, tratadas com cirurgia, cirurgia e radioterapia e radioterapia isolada, foram de 58%, 75% e 33%, respectivamente. Nos estádios II, III e IV, os respectivos valores foram de 0%, 13% e 0%. Nessa variedade, indica-se a quimioterapia quando o tumor contiver mais de 10 mitoses por 10 campos de grande aumento ou se houver propagação extrauterina.

Em relação aos sarcomas de elevado grau de malignidade, como o diagnóstico pode ser feito por biópsia ou por curetagem uterina, alguns autores indicam a radioterapia pré-operatória.

Assinala-se, também, além da cirurgia, a hormonioterapia. Nos casos avançados de sarcomas do estroma endometrial com receptores positivos para estrogênios, por exemplo, pode-se prescrever o letrozol a 2,5 mg/dia, VO, ou, nos leiomiossarcomas, trimexate a 5 mg/dia, VO, em semanas alternadas, associado à poliquimioterapia.

BIBLIOGRAFIA

1. Abu J, Ireland D, Brown L. Adenosarcoma of an endometrial polyp in a 27-year-old nulligravida: a case report. J Reprod Med. 2007;326-8.
2. Baker P, Oliva E. Endometrial stromal tumours of the uterus: a practical approach using conventional morphology and ancillary techniques. J Clin Pathol. 2007;235-43.
3. Chen XD, Shi HY, Zhang XF. Clinicopathologic analysis of 102 cases of mixed epithelial and mesenchymal tumors of uterus. Zhonghua Fu Chan Ke Za Zhu. 2007;219-21.
4. Ferguson SE, Tornos C, Hummer A, Barakat RR, Soslow RA. Prognostic features of surgical stage I uterine carcinosarcoma. Am J Surg Pathol. 2007;1653-61.
5. Figo Committee on Gynecologic Oncology. Figo staging for uterine sarcomas. IJGO. 2009;104:179.
6. Focchi GRA, Cuatrecasas M, Prat J. Malignant peripheral nerve sheath tumor of the uterine corpus: a case report. Int J Gynecol Pathol. 2007;437-40.
7. Hoang L, Chiang S, Lee C-H. Endometrial stromal sarcomas and related neoplasms: new developments and diagnostic considerations. Pathology. 2018;50(2):162-77.
8. Maluf FC, Marques R, Abdo Filho E, Buzaid AC. Sarcomas uterinos. In: Buzaid AC, Hoff PM (eds.). Manual prático de oncologia clínica. Disponível em: http://www.mochsl.com.br/capitulos_cont.asp?-capid=233 texto. Acesso em: 30/4/2008.
9. McCluggage WG. My approach to the interpretation of endometrial biopsies and curettings. J Clin Pathol. 2006;801-12.

10. National Cancer Institute – US National Institutes of Health. Uterine sarcoma treatment (PDQ®). Health Professional Version. Disponível em: http://www.cancer.gov/cancertopics/pdq/treatment/uterinesarcoma/ healthprofessional/allpages/print. Acesso em: 26/4/2008.

11. NCCN Clinical Practice Guidelines in Oncology. Cervical Cancer. Disponível em: https://www.nccn.org/professionals/physician_gls/PDF/ cervical.pdf. Acesso em: 28/4/2008.

12. Shveiky D, Revel A, Rojansky N, Benshushan A, Shushan A. Diagnosis of malignant mesenchymal uterine tumors by hysteroscopic excisional biopsy. Journal of Minimally Invasive Gynecology. 2005;29-33.

13. Silverberg SG. Diagnostic problems in gynecologic pathology. (Handout). 115th Semi-annual Seminar of the California Tumor Tissue Registry. Hyatt Regency Hotel: California; 2003.

14. Tarek B, Manetta A. Surgical treatment of vaginal cancer. In: Serdar HU, Talavera F, Gaupp FB, Rivlin ME (eds.) Gynecologic surgery. Disponível em: http://www.emedicine.com/med/TOPIC3330.HTM. Acesso em: 10/12/2007.

15. Tavassoli FA, Devilee P (eds.). World Health Organization classification of tumors. pathology and genetics of tumors of the breast and female genital organs. Lyon: IARC Press; 2003.

58 | Neoplasias malignas das tubas

André da Costa Vaz
Sérgio Mancini Nicolau
Edmund Chada Baracat
Manoel João Batista Castello Girão
Geraldo Rodrigues de Lima
Maria Gabriela Baumgarten Kuster Uyeda

DEFINIÇÃO

O câncer primário da tuba uterina é o mais raro dos tumores malignos genitais, correspondendo a menos de 1% de todos os cânceres ginecológicos. É possível que esses dados estejam subestimados, em virtude da semelhança com a neoplasia epitelial do ovário. Até o momento, foram relatados, na literatura, 1.200 casos.

Sua etiologia é desconhecida. Fatores hormonais, reprodutivos e principalmente genéticos podem aumentar o risco para contrair essa neoplasia. A paridade e os anticoncepcionais hormonais são considerados fatores protetores. Não há relatos significativos relacionados à raça, peso, nível educacional, doença inflamatória pélvica, infertilidade, histerectomia prévia, endometriose, intolerância à lactose ou tabagismo. Estudos recentes demonstram alterações gênicas semelhantes às de pacientes com câncer do ovário, como as mutações de C-erb, p53, K-ras, além da possível associação com BRCA-1 e BRCA-2.

Essa afecção predomina entre as 4ª e 6ª décadas de vida, com média de idade de 55 anos. O diagnóstico é amiúde realizado somente após o estudo anatomopatológico, sendo o adenocarcinoma seroso o tipo mais comum (Tabela 1).

Para diferenciar da neoplasia epitelial do ovário, observam-se os seguintes critérios:

- origem na endossalpinge;
- comportamento histológico do tumor semelhante ao padrão do epitélio tubário;
- transição entre o epitélio normal e neoplásico, no caso de envolvimento da parede tubária;
- ovários e endométrio normais ou que contenham menor comprometimento neoplásico que a tuba.

TABELA 1 Frequência dos tipos histológicos no câncer tubário e ovariano

	CA de tuba	CA de ovário
Seroso	49,5% a 83,3%	75% (60% a 80%)
Endometrioide	8,3% a 50%	20% (15% a 24%)
Misto	3,9% a 16,7%	3%
Indiferenciado	7,8% a 11,3%	1% a 2%
Células claras	1,9%	5% (3,7% a 12,1%)
Transicional	11,7%	1% a 2%
Mucinoso	3% a 7,6%	2,4% a 19,9%

Adaptada de Pectasides et al. (2007).

Pacientes com pelo menos um dos critérios mencionados terão como diagnóstico carcinoma de tuba uterina.

A disseminação do carcinoma das tubas uterinas apresenta as mesmas características da neoplasia epitelial do ovário, ou seja, esfoliação de células com posterior implantação na cavidade peritoneal. Também pode ocorrer por migração transluminal, invasão contígua, disseminação linfática e hematogênica.

Em aproximadamente 80% das pacientes com doença avançada, as metástases estão confinadas na cavidade peritoneal. A infiltração da serosa tubária está associada a pior prognóstico. Há dados da literatura que evidenciam maior comprometimento retroperitoneal e metástase a distância que na neoplasia epitelial ovariana. Metástases em linfonodos periaórticos são encontradas em 33% de todas as pacientes, uma vez que há rica drenagem linfática das tubas para esses linfonodos. Assim, a linfonodectomia pélvica e periaórtica sistemática são tempos mandatórios no tratamento cirúrgico.

O estadiamento é baseado nos achados intraoperatórios, assim como no câncer do ovário.

Conforme o grau de diferenciação, classificam-se em G1 (bem diferenciado), G2 (moderadamente diferenciado) e G3 (indiferenciado), conforme mostra a Tabela 2.

QUADRO CLÍNICO

As pacientes contam história de curta duração, muitas vezes com sintomas inespecíficos. A tríade de Latzko consiste no corrimento vaginal profuso serossanguinolento, cólica abdominal e massa pélvica ou abdominal. A *hidropsy tubae profluens* é um sinal patognomônico, que implica na saída de corrimento serossanguinolento, espontâneo ou após a palpação abdominal, ocorrendo em apenas 5% dos casos. A dor abdominal ocasionada pela distensão tubária favorece o diagnóstico precoce. O sangramento na pós-menopausa, seguido de investigação negativa para carcinoma endometrial, pode sugerir o diagnóstico (Tabela 3).

GINECOLOGIA • PARTE 7 ONCOLOGIA GENITAL

TABELA 2 Grau de diferenciação no câncer tubário e epitelial ovariano

	CA de tuba	CA epitelial de ovário
Grau 1	15% a 20%	20%
Grau 2	20% a 30%	30%
Grau 3	50% a 65%	50%

Adaptada de Pectasides et al. (2007).

TABELA 3 Sinais clínicos no carcinoma tubário

Sinais clínicos	Porcentagem
Sangramento vaginal	50% a 60%
Dor abdominal	30% a 49%
Massa pélvica ou abdominal	60% (12% a 84%)
Ascite	15%
Situações raras (abdome agudo, linfonodomegalia inguinal)	
Sangramento vaginal na pós-menopausa com citologia negativa	

Adaptada de Pectasides et al. (2007).

EXAMES COMPLEMENTARES

As ultrassonografias transvaginal e abdominal são exames essenciais para a investigação primária. A imagem assemelha-se à de outras doenças pélvicas, como abscesso tubo-ovariano, gravidez ectópica e neoplasia de ovário.

Na tomografia computadorizada, a neoplasia tubária pode se apresentar como massa periuterina de aspecto sólido-cístico, comumente com densidade menor que o miométrio.

Já a ressonância magnética (RM) evidencia tumor hipointenso em T1 e homogeneamente hiperintenso em T2, sugerindo conteúdo líquido do tipo seroso. Pode, também, apresentar-se com componentes sólidos e projeções papilares, que são mais visíveis após injeção de contraste com gadolíneo. Em casos avançados, pode haver ascite.

A RM é o melhor método para avaliação de ressecabilidade e de possíveis comprometimentos de bexiga, vagina, parede pélvica e reto.

O CA-125 é o melhor marcador tumoral para corroboração diagnóstica e verificação da resposta ao tratamento. Sua melhor indicação é durante o seguimento, uma vez que a elevação de seus títulos pode sugerir recidiva. Embora não seja, isoladamente, um método diagnóstico, há níveis elevados em mais de 80% das pacientes com carcinoma tubário.

A citologia oncológica cervicovaginal mostra-se positiva para adenocarcinoma em 10% a 36%. Todavia, esses achados necessitam de investigação complementar com colposcopia e imagenologia pélvica.

ESTADIAMENTO CIRÚRGICO

Com base nos achados laparotômicos e anatomopatológicos, a Federação Internacional de Ginecologia e Obstetrícia (FIGO), em 2014, propôs estadiamento clínico-cirúrgico para o câncer tubário (Tabela 4).

TRATAMENTO

A cirurgia é a melhor escolha, com princípios idênticos aos do tratamento do câncer do ovário. Os objetivos são a citorredução (ausência de tumor residual) e o inventário adequado da cavidade, com coleta de lavado peritoneal ou líquido ascítico, verificação das goteiras parietocólicas, escavações reto e vesicouterinas, peritônio e biópsias de todas as áreas suspeitas, além de histerectomia total, salpingo-ooforectomia bilateral, omentectomia infracólica, linfonodectomia pélvica bilateral e periaórtica.

TABELA 4 Estadiamento clínico-cirúrgico do câncer tubário (FIGO)

Estádio	FIGO
0	Carcinoma *in situ*

I	Tumor confinado à tuba
	• IA: tumor apenas em uma tuba, extensão à submucosa e/ou à camada muscular, sem atingir a superfície. Ausência de células malignas no lavado peritoneal ou líquido ascítico
	• IB: tumor atinge ambas as tubas, extensão à submucosa e/ou à camada muscular, sem atingir a superfície. Ausência de células malignas no lavado peritoneal ou líquido ascítico
	• IC: tumor limitado a uma ou ambas as tubas com um dos seguintes:
	  – IC1: rotura cirúrgica da cápsula com extravasamento de células positivas
	  – IC2: cápsula rota previamente à cirurgia ou tumor na superfície tubária
	  – IC3: presença de células malignas no lavado peritoneal ou líquido ascítico

II	Tumor envolve uma ou ambas as tubas com extensão para pelve • IIA: extensão e/ou implantes no útero e/ou ovários • IIB: extensão a outros tecidos pélvicos intraperitoneais

III	Tumor envolve uma ou ambas as tubas com acometimento peritoneal extrapélvico e/ou acometimento de linfonodos retroperitoneais
	• IIIA: metástases para os linfonodos retroperitoneais com ou sem doença microscópica do peritônio fora da pelve:
	  – IIIA1: linfonodos retroperitoneais positivos
	• IIIA1(i): metástase menor ou igual a 10 mm no maior diâmetro
	• IIIA1(ii): metástase maior que 10 mm no maior diâmetro
	  – IIIA2: envolvimento peritoneal microscópico extrapélvico, com ou sem linfonodos retroperitoneais positivos
	• IIIB: metástases peritoneais macroscópicas além da cavidade pélvica menores ou iguais a 2 cm no maior diâmetro. Com ou sem metástase em linfonodos retroperitoneais
	  – IIIC: metástases peritoneais macroscópicas além da cavidade pélvica maiores do que 2 cm no maior diâmetro. Com ou sem metástase em linfonodos retroperitoneais

IV	Metástases a distância (excluir metástase peritoneal) • IVA: derrame pleural com citologia positiva • IVB: metástases para órgãos extra-abdominais (incluindo linfonodos inguinais e cervicais, e parênquima hepático e esplênico)

Pacientes jovens que desejam preservação de fertilidade podem ser beneficiadas com a manutenção do útero e do anexo contralateral ao tumor, desde que o tumor seja restrito à tuba e bem diferenciado (G1).

A RM tem importante papel no planejamento cirúrgico. Em caso de provável impossibilidade de citorredução ótima, sugere-se cirurgia minimamente invasiva para diagnóstico histológico. Deve ser considerada a quimioterapia neoadjuvante por três ciclos, seguida da cirurgia de intervalo.

Nos estádios IA e IB, o tratamento quimioterápico adjuvante pode não ser necessário. Pacientes com doença no estádio inicial, cujo tumor infiltra a serosa ou com ruptura capsular no intraoperatório, baseada nas altas taxas de metástases microscópicas e recorrência, devem submeter-se à quimioterapia. Em todos os demais estádios, há necessidade de tratamento complementar com platina e associações.

A associação de platina e paclitaxel constitui-se na quimioterapia de primeira linha. A mesma estratégia terapêutica pode ser proposta no caso de recorrência da doença após intervalo de 6 meses. Quando refratário à platina (progressão da doença em vigência do tratamento) ou resistente (recidiva em até 6 meses), devem ser introduzidos agentes não platínicos, como topotecan ou doxorrubicina lipossomal.

Até o momento, a quimioterapia intraperitoneal não é utilizada nos tumores tubários. Essa modalidade de tratamento, assim como no carcinoma ovariano, é elegível na situação de citorredução ótima.

FATORES PROGNÓSTICOS

A maioria das recorrências acontece após 2 a 3 anos, e o estádio da doença na época do diagnóstico é o fator prognóstico mais importante.

A sobrevida nos estádios I, II, III e IV é de 85%-60%; 60%-45%; 30%-20% e abaixo de 20%, respectivamente.

Assim como no câncer do ovário, a presença de tumor residual após a primeira cirurgia é importante fator prognóstico. Pacientes nos estádios III e IV, sem tumor residual ou tumor residual microscópico (citorredução ótima), conseguem sobrevida de 60% em 5 anos, comparados com 5% para citorredução não ótima.

BIBLIOGRAFIA

1. Gadducci A. Current management of fallopian tube carcinoma. Curr Opin Obstet Gynecol. 2002;27-32.
2. Heintz APM, Odicino F, Maisonneuve P, Quinn MA, Benedet JL, Creasman WT, et al. Carcinoma of the fallopian tube. 26th Annual Report on the Results of Treatment in Gynecological Cancer. Int J Gynecol Obstet. 2006;S145-S160.
3. Pectasides D, Pectasides E, Economopoulos T. Fallopian tube carcinoma: a review. Gynecol Oncol. 2006;902-12.
4. Stew SL, Wike JM, Foster SL, Michaud F. The incidence of primary fallopian tube cancer in United States. Gynecol Oncol. 2007;392-7.

Neoplasias benignas do ovário | 59

Wagner José Gonçalves
Cláudia de Carvalho Ramos Bortoletto
Sérgio Mancini Nicolau
Geraldo Rodrigues de Lima

DEFINIÇÃO

O diagnóstico de tumores anexiais é responsável por considerável número de cirurgias ginecológicas. Nos Estados Unidos estima-se que exista um risco de 5% a 10% de qualquer mulher submeter-se, ao longo da sua vida, a uma cirurgia por tumores anexiais. Consequentemente, o adequado tratamento das afecções anexiais reveste-se de extrema importância, visto que somente o rastreamento e a suspeita clínica são capazes de promover o diagnóstico nas fases iniciais do câncer de ovário.

O diagnóstico de tumor anexial baseia-se primordialmente na história, no exame ginecológico e, entre os métodos propedêuticos subsidiários, na ultrassonografia.

A ultrassonografia (USG) apresenta elevada sensibilidade no diagnóstico de tumores anexiais. Entretanto, a especificidade é mediana. Para auxiliar o diagnóstico entre tumores benignos e malignos, contam-se com os marcadores tumorais e a ressonância nuclear magnética da pelve.

As condutas conservadoras ou intervencionistas advêm da correta hipótese diagnóstica. Com o intuito de promover a terapêutica adequada, deve-se considerar, também, que, na fase reprodutiva, observa-se maior frequência de cistos não neoplásicos. Por outro lado, na pós-menopausa, há maior assiduidade de tumores malignos do ovário.

Classificam-se os tumores ovarianos em não neoplásicos e neoplásicos. Os neoplásicos são classificados de acordo com sua origem histológica:

- oriundos do epitélio superficial: cistoadenoma seroso, cistoadenoma mucinoso, adenofibroma de células claras, tumor de Brenner benigno;
- oriundos de células germinativas: teratoma cístico benigno;
- oriundos do estroma ovariano: tumores da teca granulosa e fibromas.

No intuito de se optar pela conduta mais pertinente em cada caso, alguns parâmetros clínicos e ultrassonográficos devem ser obrigatoriamente considerados. Entre eles, destacam-se o volume ovariano, a idade da paciente, a topografia exata do tumor (ovariano ou paraovariano), o seu tamanho e suas ecogenicidade e heterogeneidade, a presença de lojas, septos e projeções papilares.

A idade é fator de suma importância, ao qual, inclusive, imputa-se o maior peso na escolha de conduta conservadora. Na menacma preponderam os cistos funcionais. No que diz respeito às neoplasias, a mulher de 20 a 30 anos de idade apresenta, com mais frequência, tumores de natureza benigna. Entre essas neoplasias, a mais comum é o teratoma cístico benigno.

Quanto ao tamanho do tumor, sabe-se que ele prenuncia determinado potencial de malignidade, principalmente na pós-menopausa, diferentemente da menacma, quando cistos funcionais atingem dimensões consideráveis. Quanto à ecogenicidade e ao número de lojas do tumor, denota-se que tumores sólidos e multiloculados são malignos em 75% dos casos. Já quanto aos císticos e multiloculados, existe o carcinoma em 16%; em tumores sólidos e uniloculares, em 3%; e apenas 0,3% das neoplasias císticas e uniloculadas são malignas.

O maior estudo da acurácia da USG no diagnóstico diferencial dos tumores anexiais benignos e malignos foi o do grupo *International Ovarian Tumor Analysis* (IOTA). Esse estudo multicêntrico, prospectivo, analisou quase 5.000 mulheres com massas anexiais. O IOTA mostrou que, caso se adote a estratégia de aceitar um resultado falso-negativo da ordem de 1%, a USG tem sensibilidade de 99,7%, e especificidade de apenas 33,7%.

O estudo IOTA definiu alguns parâmetros de imagem que indicam benignidade e outros malignidade.

Características ultrassonográficas de benignidade:

- cisto unilocular de qualquer tamanho;
- ausência de componente sólido ou, se presente, inferior a 7 mm de diâmetro;
- presença de sombra acústica;
- cisto multilocular liso com menos de 10 cm de diâmetro;
- ausência de fluxo no Doppler.

Características ultrassonográficas de malignidade:

- tumor sólido irregular;
- ascite;
- pelo menos 4 projeções papilares;
- tumores sólidos irregulares multiloculares, com diâmetro maior que 10 cm;
- fluxo importante ao Doppler.

Desta forma, os tumores anexiais são classificados à USG como "benignos" se tiverem somente características de benignidade, e "malignos" se tiverem apenas características de malignidade. Tumores com ambas as características não devem ser classificados pela USG (exame inconclusivo).

PRINCÍPIOS DO TRATAMENTO

Posto o diagnóstico, cabe ao clínico empreender a melhor conduta, o que nem sempre é fácil, pois, especialmente na pós-menopausa, o manejo dos tumores císticos é bastante controverso, havendo condutas díspares.

Entre as possibilidades de tratamento dos tumores anexiais, assinalam-se:

- expectante;
- hormonioterápica;
- cirúrgica.

TRATAMENTO EXPECTANTE E HORMONIOTERAPIA

As pacientes com cistos ovarianos funcionais ou não neoplásicos comumente beneficiam-se de condutas conservadoras. Os cistos assim denominados são os das variantes folicular e luteínica, os tecaluteínicos (menos usuais), de inclusão germinativa e o luteoma sólido da gravidez. Sua prevalência prepondera na menacma.

Assinala-se, ainda, a seleção de pacientes na pós-menopausa nas quais é possível adotar a conduta expectante. Nesse grupo, incluem-se as pacientes com cistos simples e dosagem de CA-125 normal.

Cistos foliculares

O cisto folicular é secundário à superdistensão do folículo ovariano. Pode resultar, ainda, do folículo não roto ou daquele cuja ruptura foi prontamente ocluída. Geralmente, é assintomático ou cursa com alterações menstruais, como sangramento uterino excessivo, ou intermenstrual, ou atrasos menstruais. Não sofre transformação maligna e, de costume, regride espontaneamente.

A USG é o exame de eleição para o diagnóstico. A imagem mais observada é a estrutura anecoica, de limites definidos, frequentemente unilateral e com diâmetro que pode atingir até 10 cm, ainda que, geralmente, não ultrapasse 5 ou 6 cm.

A terapêutica é conservadora. Afiguram-se três opções de conduta: a observação clínica, a ministração estroprogestativa sob a forma de contraceptivos hormonais orais e progestagênios.

Os contraceptivos hormonais de média dosagem proporcionam o repouso gonadal promovido pelo bloqueio do eixo hipotalâmico-hipofisário. Preconiza-se a ministração contínua por 60 a 90 dias e controle ultrassonográfico subsequente.

Cistos luteínicos

Originam-se de hematomas do corpo lúteo, secundários a sangramento mais abundante do que aquele que ocorre na fase de vascularização.

Forma-se, então, o hematoma do corpo lúteo, caracterizado por um cisto de parede fina, repleto de conteúdo sanguinolento. Com o passar dos dias, há a absorção dos elementos hemáticos e o líquido passa a ter tonalidade clara, com algumas partículas em suspensão.

Pode haver atraso menstrual, sangramento vaginal de pequena monta, dor em fossa ilíaca e hipogástrio, e o exame ginecológico demonstra tumor anexial.

A imagem ultrassonográfica assemelha-se à do cisto folicular, verificando-se estrutura anecoica, de limites definidos e paredes adelgaçadas. O conteúdo intracístico, porém, é comumente representado por líquido contendo trabeculações. O Doppler auxilia no diagnóstico.

A conduta é expectante, havendo absorção do hematoma e regressão do cisto.

Cistos tecaluteínicos

Cursam com elevados níveis de gonadotrofinas coriônicas e são encontrados em gestantes com neoplasias trofoblásticas ou em pacientes que receberam a medicação (hCG) por via exógena.

Originam-se de células para ou tecaluteínicas. A imagem ultrassonográfica é representada por várias estruturas anecoicas em ovários de volume avantajado. A conduta é expectante, visto que existe regressão após o tratamento da doença de base ou ao término da ministração exógena.

Luteoma da gravidez

Trata-se de tumor sólido, uni ou bilateral, encontrado ao término da gravidez e, mais frequentemente, em multíparas.

A conduta é expectante, com regressão após o parto.

Cistos de inclusão germinativa

Apresentam dimensões diminutas, sendo assintomáticos, e acometem mulheres na peri e na pós-menopausa. Originam-se do encarceramento do epitélio ovariano dentro do estroma.

A conduta é expectante.

Cistoadenoma seroso

Constitui o tipo histopatológico mais comum de todas as neoplasias ovarianas. Ocorre em qualquer idade, com ápice de incidência entre 30 e 50 anos. Esses tumores são uni ou multiloculares, existindo também variedades papilares. Têm superfície externa lisa, são bilaterais em 7% a 12% e não atingem grande volume.

Muitos são assintomáticos e são diagnosticados em achados de exame. Os sintomas: pressão vesical, dor, aumento do volume abdominal, só surgem em tumores volumosos.

O epitélio é semelhante ao tubáreo.

Cistoadenomas mucinosos

Constituem tumores císticos, com superfície externa lobulada, geralmente bem vascularizada e de coloração esbranquiçada. Em alguns locais, a cápsula é fina, praticamente transparente. Amiúde, são multiloculados e o conteúdo das lojas é líquido, viscoso e denso, podendo, às vezes, ser gelatinoso. Esse grupo de neoplasias representa cerca de 15% a 25% de todos os tumores ovarianos, sendo benignos em 85% das vezes. A bilateralidade situa-se entre 5% e 10% dos casos.

O epitélio é semelhante ao endocervical ou ao intestinal e produz mucina.

Esses tumores são volumosos, móveis e excepcionalmente aderem a órgãos vizinhos. No ato cirúrgico, é necessário cuidado para evitar a rotura de sua cápsula. O implante de células neoplásicas, histologicamente benignas, na cavidade peritoneal determina o grave pseudomixoma peritoneal.

Tratamento dos tumores serosos e mucinosos

Tumores sintomáticos têm indicação cirúrgica. A via de abordagem deverá ser individualizada, podendo ser laparotômica ou minimamente invasiva.

Tumor de Brenner

Representa 2% a 3% de todos os tumores ovarianos, sendo cerca de 20% a 25% achados microscópicos. A superfície de corte é branco-acinzentada.

O tratamento é cirúrgico.

Teratoma maduro

Representa a neoplasia mais comum em mulheres jovens, constituindo de 40% a 50% de todos os tumores do ovário até os 40 anos de idade. Corresponde a 20% de todos eles, sendo bilateral na mulher adulta em 20% a 25%, ao passo que, na criança, 91% a 100% são unilaterais. É a neoplasia mais comum em associação ao ciclo gravídico-puerperal.

Apresenta tecidos derivados das três camadas germinativas, embora predominem estruturas epiteliais. É comum encontrar mucosa gastrintestinal, epitélio escamoso estratificado, folículos de cabelo, glândulas sebáceas, cartilagem, tecido nervoso e ósseo etc. Na infância e adolescência, a taxa de malignidade dos tecidos no interior do teratoma parece ser inferior à da vida adulta. A malignidade não ultrapassa 1% a 2% dos casos.

O aspecto macroscópico é arredondado ou ovoide e quase nunca ultrapassa 15 cm de diâmetro. Apresenta cápsula espessa, lisa e de cor branco-acinzentada. O conteúdo é líquido denso, espesso e de aspecto sebáceo. Imersos nesse líquido, notam-se cabelos e outras estruturas ou tecidos, sendo os mais frequentes: ossos, cartilagem e tecido adiposo e nervoso.

A terapêutica consiste, se possível, na tumorectomia com preservação de tecido ovariano normal. Não sendo factível, efetua-se a ooforectomia. Também é necessário, no ato cirúrgico, cuidado para não haver rotura da cápsula, pois o material em seu interior pode ser responsável por peritonite química.

Excepcionalmente, os cistos dermoides apresentam tumores carcinoides em seu interior, determinando sintomas típicos ocasionados pela produção anômala de serotonina e calicreína, isto é, rubores cutâneos, cólica intestinal, diarreia e sintomas cardiovasculares (síndrome carcinoide).

O tumor recebe a designação de *struma ovarii* quando contém tecido tireoidiano como único componente ou em grande quantidade. Pode causar quadros de hipertireoidismo e até de tireotoxicose.

O tratamento é cirúrgico.

Tecomas

São raros e representam 1,3% de todos os tumores ovarianos. Correspondem a 1,6% das neoplasias benignas e a 3,6% das neoplasias sólidas.

Em geral, são tumores com aspecto arredondado, consistência firme e superfície de corte amarelada. As dimensões são variáveis, desde alguns milímetros até 30 ou 40 cm, e, geralmente, são unilaterais. A bilateralidade situa-se ao redor de 10%.

Quanto à idade, são raros antes dos 30 anos e excepcionais na infância.

A microscopia revela células de aparência epitelioide, com forma alongada, citoplasma claro e pequenos núcleos alongados em arranjo entrelaçado. O tecido fibroso dispõe-se em feixes que se entrecruzam lembrando fibromas. As células da neoplasia são vacuolizadas e ricas em lipídios, sobretudo o colesterol. Assim, a presença de lipídios e de fibras de reticulina permite diferenciar os tecomas dos tumores de células da granulosa e dos fibromas.

Excepcionalmente, são malignos. Apresentam atividade endócrina, em geral do tipo estrogênica. Por acometerem mulheres adultas, observam-se, eventualmente, alterações no ciclo menstrual e sangramento na pós-menopausa. Se inertes em mulheres jovens, é possível haver ovulação e gravidez, constituindo então achado em cesarianas. Relata-se, também, que 25% das pacientes são assintomáticas.

Assim, os tecomas não acarretam transtornos na terapêutica. A conduta operatória depende da idade e do desejo reprodutivo. A frequência do tumor em associação com afecções do útero é elevada, principalmente leiomioma, hiperplasia do endométrio, adenomiose e adenocarcinoma do endométrio. Também com atividade endócrina (estrogênica) cita-se o tumor da granulosa, que nem sempre é benigno.

Fibromas

São tumores pequenos que surgem na superfície ou na intimidade do parênquima ovariano. Eventualmente são volumosos e têm consistência sólida e firme; a superfície de corte é esbranquiçada e amarelada com aspecto homogêneo e bocelado. A maior incidência do fibroma ocorre na menacma e em idades próximas à menopausa. A sintomatologia é inexpressiva e superpõe-se à de qualquer tumor pélvico.

Encontra-se a ascite em cerca de 40% dos casos em que o tumor mede 6 cm ou mais de diâmetro. Em 2% a 3%, a ascite está associada a derrame pleural (síndrome de Desmond-Meigs). À microscopia, o tumor é composto de tecido fibroso, benigno, com células com aspecto fusiforme, dispostas em feixes.

O tratamento é cirúrgico.

BIBLIOGRAFIA

1. Crum CP. Ovaries. In: Kumar V, Abbas AK, Fausto N (eds.). Robins and Cotram pathologic basis of disease. 7.ed. Filadélfia: Elsevier Saunders; 2005.
2. Hoskins WJ, Perez CA, Young RC, Barakat R, Markman M, Randall M (eds.). Principles and practice of Gynecologic Oncology. 4.ed. Filadélfia: Lippincot Williams and Wilkins; 2005. p.895-1034.
3. Tumors of the ovary and peritoneum. In: Tavassoli FA, Devilee P (eds.). World Health Organization Classification of Tumors. Pathology and genetics of tumours of the breast and female genital organs. Lyon: IARC Press; 2003. p.113-75.
4. International Ovarian Tumor Analysis. www.iotagroup.org.

8

Doenças da Mama

60 | Controle hormonal

Afonso Celso Pinto Nazário
Gil Facina
Maria Alicia de la Luz Huidobro Navarrete
Joaquim Teodoro de Araújo Neto

DEFINIÇÃO

A glândula mamária humana sofre alterações morfofuncionais marcantes durante o ciclo menstrual e não fica em repouso biológico durante a fase não gravídica. As modificações estruturais dependem da influência de uma série de hormônios, entre os quais destacam-se os esteroides sexuais e os fatores peptídicos de crescimento local ou autacoides. O controle endócrino é complexo e muitas facetas da histofisiologia mamária ainda não foram esclarecidas.

Neste capítulo, inicialmente, serão comentados os principais fatores e hormônios envolvidos no controle da mama normal e os efeitos dos esteroides endógenos sobre a morfologia, a ultraestrutura e a atividade proliferativa e apoptótica do lóbulo em condições fisiológicas. Também serão apontadas a importância da proliferação celular na iniciação e promoção da oncogênese mamária, as possíveis consequências dos desvios dos mecanismos endócrinos envolvidos no desenvolvimento e na diferenciação e a provável janela de risco do câncer.

MORFOLOGIA, ULTRAESTRUTURA E CINÉTICA DO LÓBULO MAMÁRIO

O lóbulo ou ducto terminal é a unidade morfofuncional da glândula mamária e, provavelmente, a sede das primeiras alterações que resultam no câncer. Permanece em estado latente até a puberdade, quando se inicia a proliferação, atingindo o máximo entre os 12 e 18 anos de idade.

O lóbulo mamário é constituído por células epiteliais, mioepiteliais e pelo estroma conjuntivo intralobular. À microscopia eletrônica, as células epiteliais apresentam-se claras ou escuras. Provavelmente, esse aspecto corresponde a estados funcionais diferentes de um só tipo celular.

Durante a fase folicular, a mama apresenta lóbulos pouco desenvolvidos, compactos e com lume mal definido ou ausente. As figuras de mitose são virtualmente ausentes; a maioria das células epiteliais possui núcleos pequenos, escuros, irregulares e ricos em heterocromatina; o polo apical é irregular e contém raras microvilosidades; a lâmina basal mostra-se irregular e bastante pregueada; o estroma tem comportamento semelhante, ou seja, é compacto, denso e constituído por fibroblastos pouco desenvolvidos, que possuem núcleos irregulares e ricos em heterocromatina; e o citoplasma é escasso e pobre em organelas.

Durante a fase lútea, os lóbulos mamários mostram-se bem desenvolvidos e o encontro de mitoses é relativamente comum. Nessa fase, a maioria das células epiteliais apresenta núcleos claros, regulares, volumosos e ricos em eucromatina, assim como o estroma, que é constituído por fibroblastos bem desenvolvidos. No citoplasma, observam-se inúmeras organelas. Assim, na fase folicular, o lóbulo permanece em estado relativamente inativo e exibe ultraestrutura menos complexa. A atividade de síntese proteica parece limitada à produção de proteínas endógenas. É interessante observar que esse grau máximo de inatividade celular coincide com o período de maiores níveis estrogênicos.

Já durante a fase lútea, as atividades proliferativa e metabólica do lóbulo são mais intensas. A divisão celular e a síntese de DNA atingem o máximo em torno do 25º dia do ciclo, isto é, coincidem com o pico de progesterona e com a segunda elevação do estrogênio, que se dá, quase simultaneamente, por volta do 22º ao 24º dia (Figura 1). Depreende-se, pois, que a cinética celular do epitélio é diversa da que ocorre no endométrio. Dessa forma, a atividade mitótica fisiológica do lóbulo depende do estímulo cíclico ovulatório e estroprogestativo, que aumenta a síntese de DNA (Tabela 1).

MECANISMOS ENDÓCRINOS DE CONTROLE DO DESENVOLVIMENTO E DIFERENCIAÇÃO MAMÁRIA

O complexo controle da proliferação e do desenvolvimento da mama humana depende da influência e da interação de vários hormônios e fatores, como a insulina, o hormônio de crescimento, a prolactina, a somatostatina, os hormônios tireoidianos, os corticosteroides, o hormônio lactogênio placentário, os esteroides ovarianos e os fatores peptídicos de crescimento local ou também chamados de autacoides.

O hormônio de crescimento, a insulina e a tireoxina possuem efeito mamotrófico indireto, estimulando o metabolismo de forma geral. Já os corticosteroides, a prolactina e, na gestação, o hormônio lactogênio placentário, atuam como adjuvantes do crescimento ductal e lobular, com efeito direto sobre o tecido mamário.

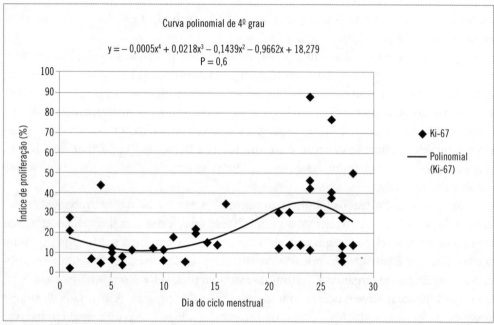

FIGURA 1 Atividade proliferativa do lóbulo mamário durante o ciclo menstrual.

TABELA 1 Índice mitótico e volume nuclear do epitélio mamário nas fases proliferativa e secretora do ciclo menstrual

	Fase proliferativa	Fase secretora
Índice mitótico (%)	–	11,6
Volume nuclear (mcm^3)	53,8	138

Embora o efeito mitogênico da prolactina tenha sido amplamente demonstrado em animais de experimentação, parece ser apenas adjuvante na proliferação da mama humana. Seus níveis séricos não sofrem variações durante o ciclo menstrual, sendo improvável, à luz dos estudos recentes de cinética celular, que regule de forma preponderante a síntese de DNA durante o ciclo menstrual.

Os esteroides ovarianos, associados e em sinergismo com os fatores de crescimento, alinham-se com os principais hormônios que modulam o desenvolvimento mamário. É interessante observar que, por muitos anos, postulou-se que o epitélio mamário fosse regulado de forma similar ao endométrio, isto é, com fases sequenciais de proliferação e secreção. De fato, durante a fase proliferativa, a ação continuada do estradiol aumenta a espessura do endométrio e figuras de mitose tornam-se numerosas, indicando intensa proliferação celular. Após a ovulação, os níveis de progesterona elevam-se e a atividade secretora do epitélio glandular torna-se cada vez mais acentuada. Além disso, o grau de divisão celular declina rapidamente, caracterizando a fase secretora.

No tocante à mama, embora alguns estudos em modelos experimentais ressaltassem a importância da progesterona na proliferação do lóbulo, a maioria apontava o estrogênio como preponderante no controle da divisão da célula mamária. Muitas das constatações obtidas em animais de laboratório e culturas de tecido contrastam com os resultados observados a partir de espécimes cirúrgicos de tecido mamário humano, que demonstram atividade mitótica mais intensa na fase secretora, presumivelmente pela ação da progesterona ou do sinergismo desse esteroide com o estradiol.

A maior proliferação na fase lútea poderia não ser resultante da ação estimulatória direta da progesterona, pois sua ação antimitótica no endométrio é mediada pela enzima 17-beta-hidroxiesteroide óxido-redutase (17-beta-HSOR), que tem capacidade de oxidar o estradiol em estrona, que possui menor potência estrogênica, com consequente redução na divisão celular endometrial. Todavia, a 17-beta-HSOR é uma enzima de duas vias. Na mama, os progestagênios parecem agir de maneira inversa ao estimular sua atividade redutora, provocando, assim, maior conversão de estrona em estradiol, sabidamente de maior potência proliferativa. Logo, por meio desse mecanismo autócrino, a progesterona na mama favoreceria maior acúmulo de estradiol, aumentando indiretamente a atividade mitótica.

O estradiol, por sua vez, atua de forma direta em receptores nucleares específicos ou estimula a formação de fatores peptídicos de crescimento local e a progesterona pode, alternativamente, estimular a síntese de alguns desses fatores, como o epidermal de crescimento. Contudo, sua ação em órgãos-alvo é potencializada pelo estímulo prévio estrogênico, que aumenta o número e a expressão dos receptores progestagênicos, indicando que o efeito cariocinético decorre de uma ação conjunta estroprogestativa.

É interessante observar que a expressão dos receptores hormonais no tecido mamário, paradoxalmente, é baixa, estando presente em 5% a 7% das células epiteliais. Atualmente, admite-se que, no tecido mamário normal, as células que expressam receptores hormonais (ditas sensoras) são distintas daquelas que estão em proliferação, ainda que estejam muito próximas umas das outras. Devido ao efeito parácrino e aos fatores de crescimento, como o TGF-alfa e TGF-beta, é possível, respectivamente, estimular ou inibir a proliferação das células destituídas de receptores, denominadas efetoras (Figura 2).

DESVIOS DA CINÉTICA CELULAR DO LÓBULO MAMÁRIO

Algumas ilações clínicas são depreendidas de eventuais desvios dos mecanismos de controle do desenvolvimento mamário. Como já referido anteriormente, a proliferação celular no epitélio lobular começa na puberdade, atinge o máximo entre 12 e 18 anos de idade e está intimamente relacionada a ciclos ovulatórios, nos quais há formação de corpo lúteo e secreção ativa de progesterona e estradiol.

O pico da atividade proliferativa acontece em torno do 25º dia do ciclo; porém, a divisão celular é modulada pela apoptose, que consiste em um mecanismo de morte

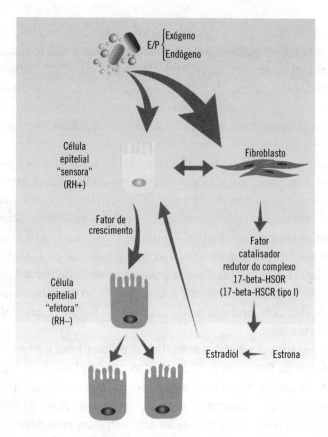

FIGURA 2 Modelo parácrino do controle da atividade proliferativa do lóbulo mamário humano.

celular programada, geneticamente controlado, cuja função seria modular a atividade mitótica, impedindo que determinado tecido prolifere de forma excessiva.

Os principais genes e enzimas envolvidos no controle de apoptose, presentes na mama e na variação cíclica, estão alinhados na Tabela 2.

Classicamente, admitia-se que seu acme aconteceria em cerca de 3 dias após o pico mitótico, isto é, em torno do 28º dia. Recentemente, porém, demonstrou-se que seu valor máximo na mama normal ocorre ao redor do 24º dia e é coincidente com o da atividade proliferativa (Figura 3). Dessa forma, predominando a mitose sobre a apoptose, o lóbulo se prolifera de forma anômala; caso contrário, há a involução fisiológica. Assim, é de se esperar que, em condições nas quais haja maior número de ciclos ovulatórios cumulativos no período etário de maior suscetibilidade (isto é, entre a menarca e a primeira gestação a termo), o risco oncogenético aumente, pois mantém o epitélio mamário sujeito à constante divisão celular.

De fato, quando a proliferação é intensa, a célula fica mais vulnerável a agentes carcinogênicos, tornando-se suscetível à transformação maligna. A divisão celular é essen-

TABELA 2 Fatores relacionados à morte celular programada

Antiapoptóticos	Pró-apoptóticos
bcl-2	Bax
bcl-x	bcl-x
c-myc	Bak
	Bad
	Cálcio ionizado
	Sistema FAS-FAS-ligante
	Citocromo c
	Caspases
	c-myc
	p53

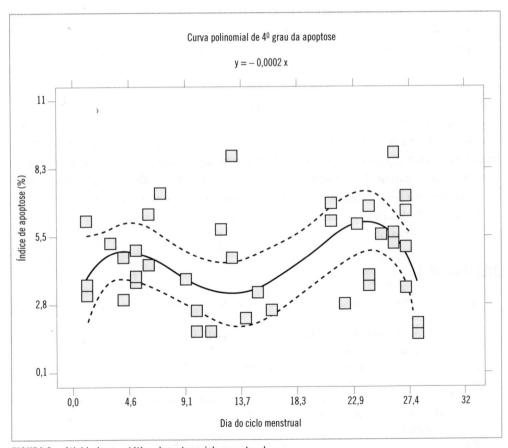

FIGURA 3 Atividade apoptótica durante o ciclo menstrual.

cial no processo de oncogênese, pois aumenta o risco de deleções, mutações e homozigose. Além disso, a ativação de proto-oncogenes em oncogenes requer a perda de genes supressores durante a divisão celular. Em condições normais, os danos ao DNA durante a mitose são rapidamente reparados por mecanismos intrínsecos e pela apoptose. Em situações de dano constante ao material genético, porém, a reparação não é adequada. Durante a mitose, o erro é copiado e amplificado.

Em resumo, embora os hormônios talvez não sejam genotóxicos, ao afetarem a taxa de divisão celular, contribuem não apenas para a promoção como também para a iniciação do processo de carcinogênese. As evidências epidemiológicas apontam para esse sentido, pois a menarca precoce, a menopausa, a gravidez tardia e a nuliparidade, conhecidos fatores de risco para o desenvolvimento da neoplasia mamária apresentam, em comum, maior número de ciclos ovulatórios. Porém, mulheres com anovulação crônica teriam menor risco, assim como as que praticam atividade física intensa e regular ou com ovários policísticos.

Outro aspecto importante é a constatação laboratorial de que em filhas de mulheres com câncer de mama, importante grupo de risco epidemiológico, o nível de progesterona circulante no 22º dia do ciclo menstrual é 2 vezes maior que nos controles. Além disso, mulheres com câncer de mama apresentam ciclos mais curtos que nos grupos-controle. Considerando-se que a fase secretora é fixa, durando cerca de 14 dias, quanto mais curto o ciclo, mais ciclos durante o ano a paciente terá e, portanto, maior será a exposição à progesterona ou ao sinergismo entre esse esteroide e o estradiol.

Assim, o conceito atual de janela de risco ovulatória molda-se melhor à carcinogênese mamária e aos fatores de risco epidemiológicos, opondo-se frontalmente à hipótese da janela estrogênica proposta por Korenman, que se alicerçava no mesmo modelo sugerido para o carcinoma endometrial, considerando o estímulo estrogênico sem oposição da progesterona o estado mais favorável de indução neoplásica mamária. Porém, como já salientado, a progesterona tem ação cariocinética na mama, atuando em sinergismo com o estradiol.

BIBLIOGRAFIA

1. Anderson TJ. Pathological studies of apoptosis in the normal breast. Endocrine-related Cancer. 1999;6:9-12.
2. Clarke RB, Howell A, Potten CS, Anderson E. Dissociation between steroid receptor expression and cell proliferation in the human breast. Cancer Res. 1997;57:4987-91.
3. Ferguson DJ, Anderson TJ. Morphological evaluation of cell turnover in relation to the menstrual cycle in the "resting" human breast. Br J Cancer. 1981;44:177-81.
4. Feuerhake F, Sigg W, Höfter EA, Dimpfl T, Welsch U. Cell proliferation, apoptosis and expression of Bcl-2 and Bax in non-lactating human breast epithelium in relation to the menstrual cycle and reproductive history. Breast Cancer Res Treat. 1996;40:187-96.
5. Kumar R, Vadlamude RK, Adam L. Aapoptosis in mammary gland and cancer. Endocr Realate Cancer. 2000;7:257-69.

6. Masters JR, Drife JO, Scarisbrick JJ. Cyclic variation of DNA synthesis in human breast epithelium. J Natl Cancer Inst. 1977;58:1263-5.
7. Nazario ACP, Simões MJ, Lima GR. Morphological and ultrastructural features of the human mammary gland during the proliferative and secretory phases of the menstrual cycle. São Paulo Medical Journal/RPM. 1994;112(2):543-7.
8. Nazario ACP, Lima GR, Simões MJ, Novo NF. Cell kinetics of the human mammary lobule during the proliferative and secretory phase of the menstrual cycle. Bull Assoc Anat (Nancy). 1995;79:23-7.
9. Navarrete MALH, Nazario ACP, Simões MJ, Baracat EC, Lima GR. Morphometric analysis of the fibroblasts of the mammary lobular stroma during the follicular and luteal phases of the menstrual cycle. Bull Assoc Anatom; 1998;82:7-10.
10. Navarrete MALH, Maier CM, Falzoni R, Quadros LGA, Lima GR, Baracat EC, et al. Assessment of the proliferative, apoptotic and cellular renovation indices of the human mammary epithelium during the follicular and luteal phases of the menstrual cycle. Breast Cancer Res. 2005;7:R306-R13.

61 | Alterações funcionais benignas

Afonso Celso Pinto Nazário
Joaquim Teodoro de Araújo Neto
Viviam Paula Lucianelli Spina
Rodrigo Gregorio Brandão

DEFINIÇÃO

O termo alterações funcionais benignas da mama (AFBM) define uma condição clínica caracterizada por dor e/ou nodularidade que aparece no início da menacma, intensifica-se no período pré-menstrual e tende a desaparecer após a menopausa. Tentou-se unificar várias expressões inapropriadas, como displasia mamária, displasia cíclica, mastopatia fibrocística, doença cística, alteração fibrocística, entre outras, que confundiam e ainda confundem muitos ginecologistas e pacientes. O termo não é aceito por todos, principalmente pela redundância das expressões "funcionais" e "benignas".

FISIOPATOLOGIA

São inúmeras as teorias que tentam explicar a fisiopatologia do conjunto das alterações benignas de origem hormonal que acometem o lóbulo mamário e caracterizam a AFBM. Considerando-se o entendimento atual da cinética celular do lóbulo, o estímulo estroprogestativo cíclico parece ser de fundamental importância na regulação de atividade proliferativa e, em última análise, nas alterações funcionais que culminariam na AFBM.

O estímulo sinérgico de estradiol e progesterona na unidade ductal lobular terminal leva à proliferação do epitélio e do estroma, produzindo nodularidade e dor na fase pré-menstrual (Figura 1). No fim da fase lútea, com a queda dos níveis de estradiol e de progesterona, há regressão do epitélio lobular por apoptose e do estroma intralobular, com melhora da sintomatologia no início do catamênio.

Os ciclos ovulatórios sucessivos, tão frequentes na atualidade, devido ao estilo de vida moderno, levam à manutenção do estímulo estroprogestativo sobre o lóbulo, resultando em doenças proliferativas, fibrose e formação de cistos (Figura 2). Assim, menarca

CAPÍTULO 61 ALTERAÇÕES FUNCIONAIS BENIGNAS 695

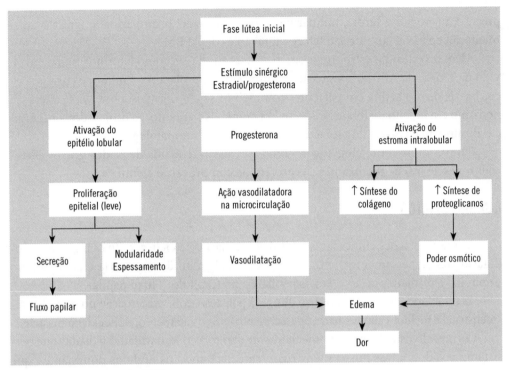

FIGURA 1 Fisiopatologia da AFBM.

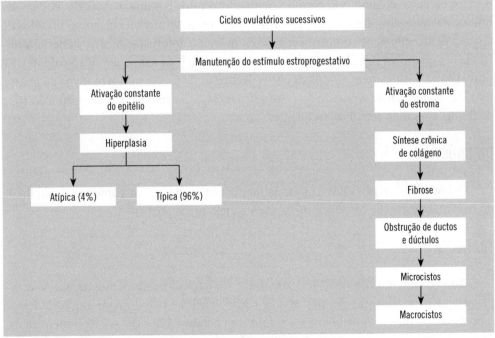

FIGURA 2 Fisiopatologia da AFBM: consequências dos ciclos ovulatórios sucessivos.

precoce, menopausa tardia, nuliparidade, oligoparidade, primiparidade tardia e amamentação curta ou ausente são fatores agravantes da AFBM.

Além do estímulo estroprogestativo cíclico, alinha-se, como fator hormonal envolvido na gênese da AFBM, a secreção inapropriada de prolactina. Embora os níveis séricos basais de prolactina em pacientes com AFBM sejam normais, observa-se alteração no ritmo circadiano de liberação desse hormônio. No entanto, as drogas dopaminérgicas diminuem os níveis de prolactina e melhoram a sintomatologia.

Outros fatores etiopatogênicos, como a ingestão reduzida de ácidos graxos essenciais ou excessiva de metilxantinas, carecem de comprovação científica.

QUADRO CLÍNICO

As manifestações clínicas das AFBM são a mastalgia cíclica, o fluxo papilar, as nodularidades (espessamentos) e os cistos. A mastalgia ou dor mamária é abordada no Capítulo "Dor mamária", e os fluxos papilares, no Capítulo "Fluxo papilar".

As nodularidades são isoladas ou difusas à palpação, com exacerbação no período pré--menstrual e melhora clínica ou desaparecimento após o catamênio, associadas à mastalgia.

O ginecologista deve estar especialmente atento às nodularidades isoladas que persistem após dois a três fluxos menstruais, caracterizando os nódulos dominantes, que fazem parte do diagnóstico diferencial do câncer de mama, além do fibroadenoma.

Os cistos mamários são muito comuns, incidindo principalmente na faixa etária de 35 a 55 anos, coincidindo com a fase involutiva dos lóbulos mamários. Podem ser únicos ou múltiplos, uni ou bilaterais e manifestam-se, clinicamente, como nódulos de aparecimento súbito, de contornos regulares, móveis e dolorosos. A consistência é amolecida ou, quando o líquido intracístico encontra-se sob tensão, a sensação palpatória é fibroelástica. Praticamente todos os cistos decorrem de processos involutivos da mama, mas, em alguns casos, a parede do cisto sofre metaplasia apócrina, com produção ativa de fluido, causando recidivas frequentes.

DIAGNÓSTICO

O diagnóstico das AFBM é essencialmente clínico, bastando a anamnese detalhada de suas manifestações correlacionadas com o ciclo menstrual.

TRATAMENTO

Para tratamento das AFBM, a orientação da paciente é fundamental. Deve-se explicar a natureza benigna de suas manifestações clínicas, pois a maior angústia delas é o medo de ter câncer. A orientação é resolutiva na maioria dos casos e a terapêutica das mastalgias intensas é descrita no Capítulo "Dor mamária".

Nos cistos mamários, quando palpáveis, a punção com agulha fina, além de diagnóstica, é terapêutica, já que suas paredes colabam e tendem a se aderir. Não se justifica mais o estudo citológico dos fluidos intracísticos, visto que sua correlação com o câncer é extremamente rara.

O estudo citopatológico está indicado somente quando o volume aspirado for maior que 50 mL ou sanguinolento. Se, após o esvaziamento do cisto, persistir tumor residual, este deve ser puncionado, procedendo-se ao estudo citológico ou anatomopatológico. As pacientes devem ser reexaminadas após 30 dias para surpreender recidivas.

Nos cistos mamários simples não palpáveis e assintomáticos, não é necessária qualquer intervenção. Já nos sintomáticos, pratica-se a punção aspirativa guiada pela ultrassonografia (não palpáveis) ou à mão livre (palpáveis), para alívio da dor. Nos cistos complexos, isto é, com septos, paredes espessas ou vegetações, pode-se também fazer a punção aspirativa com agulha fina, mas nesta condição a punção-biópsia com agulha grossa (preferencialmente por mamotomia) na área sólida é mais indicada e, na sua impossibilidade, opta-se pela ressecção cirúrgica. Quando o aspirado for hemorrágico, o esvaziamento do cisto deve ser parcial, de modo que facilite sua ressecção posterior, obrigatória nessa condição (Figuras 3 e 4).

Finalmente, os nódulos dominantes devem ser investigados por meio de punção aspirativa com agulha fina ou grossa ou deve ser feita a ressecção cirúrgica a céu aberto, pois podem ser sede de hiperplasias atípicas ou carcinomas.

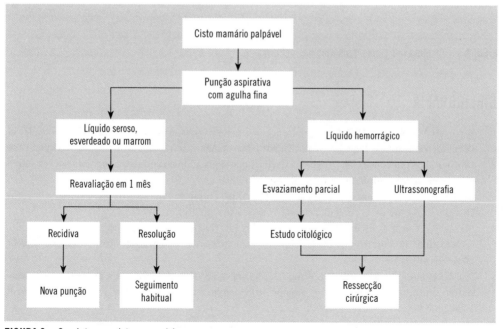

FIGURA 3 Conduta nos cistos mamários.

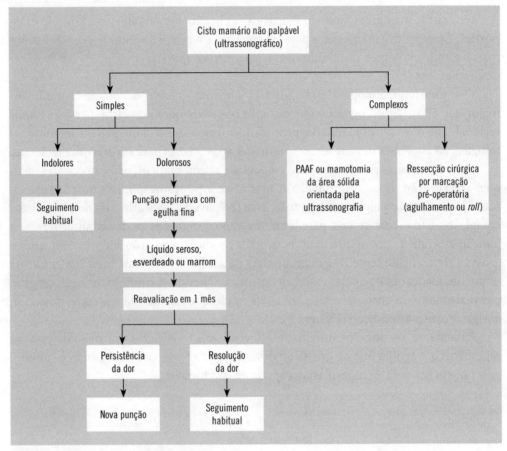

FIGURA 4 Conduta nos cistos mamários não palpáveis.

BIBLIOGRAFIA

1. Barros ACSD, Nazário ACP. Alterações funcionais benignas das mamas. In: Barros ACSD, Silva HMS, Dias EM, Nazário ACP, Figueira Filho ASS (eds.). Mastologia – Condutas. Rio de Janeiro: Revinter; 1999.
2. Leinster SJ, Whitehouse GH, Walsh PV. Cyclical mastalgia: clinical and mammographic observations in a screened population. Br J Surg. 1987;74:220.
3. Mansel RE. Management of breast pain. In: Harris JR, Lippman ME, Morrow M, Osborne CK (eds). Diseases of the breast. 5. ed. Philadelphia: Wolters Kluwer; 2014. p. 50-64.
4. Mansel RE, Goyal A, Preece P, Leinster S, Maddox PR, Gateley C, et al. European randomized, multicenter study of goserelin (Zoladex) in the management of mastalgia. Am J Obstet Gynecol, 2004;191(6):1942-9.
5. Walsh PV, Bulbrook RD, Stell PM, Wang DY, McDicken IW, George WD. Serum progesterone concentration during the luteal phase in women with benign breast disease. Eur J Cancer Clin Oncol. 1984;20:1339.
6. Watt-Boolsen S, Andersen NA, Blichert-Toft M. Serum prolactin and oestradiol levels in women with cyclical mastalgia. Horm Metab Res. 1981;13:700.

Fluxo papilar 62

Afonso Celso Pinto Nazário
Celso Kazuto Taniguchi
Solange Cristina Tote Franco Pinotti
Vanessa Monteiro Sanvido

DEFINIÇÃO

Fluxo papilar é a saída de secreção líquida pelo mamilo, excluindo-se os períodos gravídico-puerperal e de lactação. Constitui queixa frequente e, em 95% dos casos, a etiologia é benigna.

CLASSIFICAÇÃO

Os fluxos papilares são classificados em funcionais, isto é, decorrentes de estímulos endógenos ou exógenos que estimulam a secreção papilar, ou em patológicos, secundários a processos inflamatórios, neoplásicos ou degenerativos (Tabela 1).

Em geral, os fluxos funcionais são provocados, bilaterais, poliductais e de aspecto seroso ou multicolorido (esverdeado, marrom ou preto-azulado). Os patológicos, por sua vez, são habitualmente espontâneos, unilaterais, uniductais, hemorrágicos ou aquosos. A secreção láctea ou galactorreia decorre de adenomas hipofisários ou de alguns medicamentos. A galactorreia é bilateral e poliductal.

PAPILOMA INTRADUCTAL

O papiloma é neoplasia epitelial benigna que se desenvolve em um dos ductos subareolares maiores com baixo potencial de malignidade (risco relativo de 1,3). Provoca secreção sanguinolenta ou serossanguinolenta espontânea, unilateral e uniductal. O fluxo pode ser intermitente, com períodos de remissão, em função da necrose e da eliminação de parte do papiloma junto com a secreção. Todavia, ao se regenerar, a partir de sua porção basal, volta a produzir manifestação clínica.

TABELA 1 Classificação dos fluxos papilares

Funcionais

Estresse

Autoexpressão por cancerofobia

Estímulo sexual

Hiperprolactinemia (galactorreia)

Drogas: metoclopramida, antidepressivos, cimetidina, ansiolíticos, anticoncepcionais orais, metildopa etc.

Alteração funcional benigna da mama

Patológicos

Não neoplásicos

- ectasia ductal
- mastite subareolar

Neoplásicos

- papiloma
- carcinoma

Pseudofluxos

Mamilo invertido

Eczemas

Erosões traumáticas

Infecção por herpes simples

Abscesso do tubérculo areolar

Geralmente, o papiloma é único. No diagnóstico clínico, é importante a pesquisa do ponto-gatilho, que consiste na pressão dos pontos cardinais do complexo areolopapilar com dedo indicador para identificar o duto que está comprometido. A neoplasia é impalpável, exceto quando há tumor associado ao fluxo e quando decorre do duto cisticamente dilatado pela obstrução que o papiloma provoca. A citologia do fluxo apresenta baixo valor preditivo de malignidade (30% falso-negativos) e, eventualmente, apresenta alguma utilidade se houver dúvida quanto à natureza hemática da secreção, oportunidade em que é possível identificar hemácias no esfregaço.

A mamografia fornece poucos subsídios, mas é realizada em função da faixa etária, pois o papiloma é mais prevalente na 4ª e na 5ª décadas da vida. A ductografia apresenta baixo valor preditivo, além do risco potencial de infecção e de disseminação de células neoplásicas, caindo, portanto, em desuso. A ultrassonografia vem se mostrando eficiente na detecção de qual ducto encontra-se comprometido pela lesão, que se apresenta como nódulo intraductal. Nos casos em que o ponto-gatilho é negativo e a mamografia e a ultrassonografia não revelam anormalidades, temos indicado a ressonância magnética para evidenciar realces nodulares intraductais, confirmados por ultrassonografia de revisão (*second look*).

A biópsia percutânea nas lesões papilíferas pode ser indicada; entretanto, o risco de subdiagnóstico não é pequeno, mesmo quando se utiliza a mamotomia. Além disso, o papiloma associa-se com certa frequência a lesões precursoras no tecido adjacente, tais como as hiperplasias atípicas. Assim, mesmo quando o resultado da punção-biópsia percutânea revela um papiloma, temos preferido indicar a ressecção cirúrgica da lesão, procedimento de baixa morbidade.

O tratamento consiste na exérese seletiva do ducto, também designada microductectomia, por meio de incisão periareolar. A identificação do duto comprometido é feita pela pesquisa do ponto-gatilho; o duto é cateterizado e dissecado distalmente. Nos casos em que o ponto-gatilho é negativo, a lesão intraductal pode ser identificada de forma radioguiada (ROLL – *radioguided occult lesion localization*), por fio metálico (agulhamento) ou por ultrassonografia intraoperatória (UOLL – *ultrasound occult lesion localization*). É importante salientar que as lesões papilares são causas de falso-positivos ao exame de congelação, que deve ser evitado, sendo mais seguro aguardar o resultado por parafina (Figura 1).

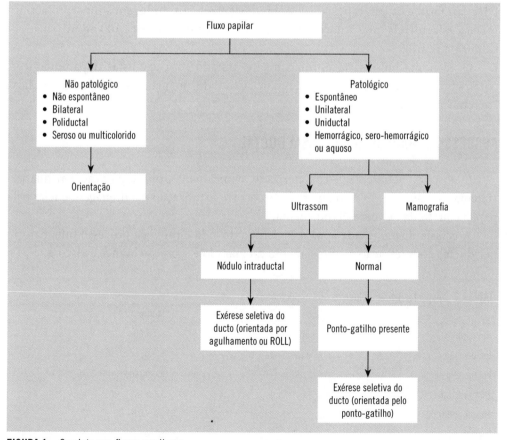

FIGURA 1 Conduta nos fluxos papilares.

PAPILOMAS INTRADUCTAIS MÚLTIPLOS

Os papilomas múltiplos são raros. A secreção é o sintoma menos comum nessa afecção, sendo o tumor a sua principal manifestação clínica (Tabela 2). O potencial maligno é moderado, com risco relativo de 3,7.

CARCINOMA

Raramente o carcinoma invasivo produz fluxo na ausência de tumor palpável; porém, quando existe a massa, a secreção aquosa transparente em "água de rocha" é bastante sugestiva de afecção maligna. Já o carcinoma ductal *in situ* é responsável por 10% dos fluxos patológicos.

GALACTORREIA

É definida como secreção de leite não associada à gravidez ou à amamentação. Diversos fármacos, em especial os agentes psicotrópicos, induzem à hiperprolactinemia e à galactorreia, mas valores de prolactina sérica superiores a 100 ng/mL sugerem tumor pituitário.

O adenoma hipofisário é, inicialmente, tratado com agonistas dopaminérgicos, como a bromoergocriptina ou a cabergolina. Contudo, no insucesso terapêutico, indica-se remoção cirúrgica.

ABSCESSO SUBAREOLAR E ECTASIA DUCTAL

O abscesso subareolar é caracterizado, clinicamente, por supuração e fístula periareolar recidivante. Eventualmente, não ocorre fistulização e a drenagem é feita pela papila com saída de secreção purulenta.

A ectasia ductal incide após a 5ª década da vida e provoca processo inflamatório periductal, com retração e espessamento do mamilo e secreção branca e viscosa.

TABELA 2 Aspectos epidemiológicos dos papilomas

	Único	Múltiplo
Idade (anos)	40 a 50	30 a 40
Incidência	Pouco frequente	Muito raro
Potencial maligno	Baixo (RR = 1,3)	Moderado (RR = 3,7)
Bilateralidade (%)	4	13,5
Fluxo papilar (%)	76	20
Tumor (%)	57	98,2

SECREÇÃO MAMILAR SANGUINOLENTA DURANTE A GRAVIDEZ E LACTAÇÃO

Em função da hipervascularização do tecido mamário, é possível haver fluxo hemorrágico durante a gravidez e, principalmente, durante a amamentação. É, em geral, de natureza fisiológica e, portanto, não requer tratamento específico.

BIBLIOGRAFIA

1. Agoff SN, Lawton TJ. Papillary lesions of the breast with and without atypical ductal hyperplasia. Can we accurately predict benign behavior from core needle biopsy? Am J Clin Pathol. 2004;122:440-3.
2. Carder PJ, Garvican J, Haigh I, Liston J. Needle core biopsy can reliably distinguish between benign and malignant papillary lesions of the breast. Histopathology. 2005;46:320-7.
3. Di Cristofano C, Mrad K, Zavaglia K, Bertacca G, Aretini P, Cipollini G, et al. Papillary lesions of the breast: a molecular progression? Breast Cancer Res Treat. 2005;90:71-6.
4. Han BK, Choe YH, Ko YH, Yang JH, Nan SJ. Benign papillary lesions of the breast: sonographic-pathologic correlation. J Ultrasound Med. 1999;18:217-23.
5. Irfan K, Brem RF. Surgical and mammographic follow-up of papillary lesions and atypical lobular hyperplasia diagnosed with stereotactic vacuum-assisted biopsy. The Breast Journal. 2002;8(4):230-3.
6. Ivan D, Selinko V, Sahin AA, Sneige N, Middleton LP. Accuracy of core needle biopsy diagnosis in assessing papillary breast lesions: histologic predictors of malignancy. Modern Pathology. 2004;17:165-71.
7. Liberman L, Bracero N, Vuolo MA, et al. Percutaneous large-core biopsy of papillary breast lesions. Am J Roentgenol. 1999;172:331-7.
8. Page DL, Salhany KE, Jensen RA, et al. Subsequent breast carcinoma risk after biopsy with atypia in a breast papilloma. Cancer. 1996;78:258-66.
9. Puglisi F, Zuiani C, Bazzocchi M, Valent F, Aprile G, Pertoldi B, et al. Role of mammography, ultrasound and core biopsy in the evaluation of papillary breast lesions. Oncology. 2003;65:311-5.
10. Renshaw AA, Derhagopian RP, Tizol-Blanco DM, Gould EW. Papillomas and atypical papillomas in breast core needle biopsy specimens. Risk of carcinoma in subsequent excision. Am J Clin Pathol. 2004;u122:217-21.
11. Simsir A, Waisman J, Thorner K, Cangiarella J. Mammary lesions diagnosed as "papillary" by aspiration biopsy. 70 cases with follow-up. Cytopathology. 2003;99:156-65.
12. Taniguchi CK, Pellegrini Jr O. Fluxos papilares. In: Nazario ACP, Elias S, Facina G, Araujo Neto JT (eds.). Mastologia. Condutas atuais. Barueri: Manole; 2016. p. 95-102.

63 | Mastites

Afonso Celso Pinto Nazário
Ana Paula Monteiro
Luiz Alberto Sobral Vieira Junior
Simone Elias

DEFINIÇÃO

Os processos inflamatórios da glândula mamária são classificados em lactacionais e não lactacionais. As mastites lactacionais relacionam-se ao ciclo gravídico-puerperal e, em virtude de serem raras na gravidez, também são denominadas mastites puerperais.

As mastites não lactacionais, por sua vez, são subdivididas em específicas e inespecíficas. As específicas têm como principal representante a tuberculose. Entre as inespecíficas, destacam-se a mastite periareolar recidivante e a mastite da ectasia ductal. Na Tabela 1, é apresentada a classificação geral das mastites.

A prevalência das mastites puerperais declinou, provavelmente em razão da assistência pré-natal e pós-parto mais adequada. As mastites não lactacionais, porém, apresentam incidência crescente, talvez em decorrência do tabagismo cada vez mais frequente entre as mulheres.

Neste capítulo, serão analisados os aspectos etiopatogênicos, clínicos e terapêuticos das principais formas de mastite não lactacional.

MASTITE PERIAREOLAR RECIDIVANTE

A sinonímia da mastite periareolar recidivante é extensa. É também conhecida como abscesso periareolar recorrente, fístula do ducto mamário e mastite não puerperal, entre outros. Ocorre com maior frequência entre 30 e 40 anos de idade, representando apenas 7% das afecções mamárias benignas. A associação com o tabagismo é muito comum.

TABELA 1 Classificação geral das mastites

Lactacionais
Gestacionais
Puerperais
• Intersticiais
• Parenquimatosas
• Mistas
Não lactacionais
Inespecíficas
• Mastite periareolar recidivante
• Mastite da ectasia ductal
Mastite granulomatosa idiopática
Específicas
• Tuberculose
• Luética
• Micótica
• Lúpica
• Sarcoidose
• Parasitária
• Virais
Formas especiais
• Doença de Mondor
• Por óleo orgânico
• Esteatonecrose

Etiopatogenia

Os ductos lactíferos são revestidos por epitélio cilíndrico até as proximidades do mamilo. Cerca de 1 a 2 mm da papila passam a ser constituídos por epitélio pavimentoso estratificado, o mesmo tecido que reveste o complexo areolopapilar.

Nessa forma de mastite, observa-se habitualmente metaplasia escamosa do epitélio ductal infra-areolar, que passa a obliterar a luz do ducto, provocando obstrução e dilatação. A consequência é a estase dos produtos de descamação celular e de secreção glandular.

Alguns autores admitem que a metaplasia escamosa seja secundária ao processo infeccioso, constituindo-se em resposta do hospedeiro à colonização bacteriana e tenta impedir mecanicamente o aprofundamento canalicular da infecção. É mais provável, porém, que o processo de metaplasia escamosa seja primário e que, ao dificultar a dre-

GINECOLOGIA • PARTE 8 DOENÇAS DA MAMA

nagem das secreções glandulares, promova estase e infecção secundária. O tabagismo é referido como principal indutor da metaplasia.

O bloqueio ductal pela metaplasia escamosa, como verificado anteriormente, leva à estase de produtos de descamação e secreção glandulares com a formação de tampões de queratina, intensificando ainda mais a obstrução e dilatação ductais. O processo inflamatório decorre da colonização bacteriana e/ou da ruptura do ducto, desencadeando reação do tipo corpo estranho no tecido periductal e formação de micro e macroabscessos.

A pressão intraluminal aumentada leva à formação de fístulas e a drenagem se faz por necessidade na transição entre a aréola e a pele do restante da mama, região de menor resistência. Eventualmente, a drenagem do material purulento e do necrótico ocorre por via canalicular, produzindo fluxo papilar purulento.

O tipo de microrganismo envolvido na colonização bacteriana é um aspecto de realce. Ao contrário das mastites lactacionais, nas quais a etiologia é por estafilococos e estreptococos, na mastite periareolar, a flora é composta por aeróbios, como o *Staphylococcus aureus*, e, principalmente, por anaeróbios.

Papel do tabagismo na etiopatogenia

A associação entre o tabagismo e a mastite periareolar recidivante é frequente, ocorrendo em cerca de 90% dos casos, sendo estatisticamente significativa (Tabela 2). Embora não se saiba o motivo exato, são várias as possibilidades do fumo predispor a essa forma de mastite.

O hábito de fumar resulta na produção de metabólitos tóxicos, como as peroxidases lipídicas, os epóxidos, a nicotina e a cotinina, que se difundem nas secreções ductais, produzindo efeito tóxico direto no ducto lactífero. As toxinas do cigarro causam metaplasia escamosa nos brônquios e no colo do útero e são responsáveis por alterações similares no ducto lactífero infra-areolar. Além disso, o tabagismo também altera a flora bacteriana, estimulando o crescimento de anaeróbios. Finalmente, as peroxidases lipídicas levam a microinfartos do epitélio ductal.

Além desses efeitos locais produzidos pelas aminas aromáticas do cigarro, o fumo induz o aumento da prolactina, que estimularia o processo metaplásico, e o hipoestrogenismo, que promove a substituição de fibras colágenas por elásticas do ducto lactífero, aumentando sua complacência (Figura 1).

TABELA 2 Frequência do hábito de fumar em pacientes com mastite periareolar recidivante

	Frequência	
	Casos	Controles
Não fumantes	12	63
Fumantes de mais de 10 cigarros/dia	88	26
Fumantes de mais de 20 cigarros/dia	50	11

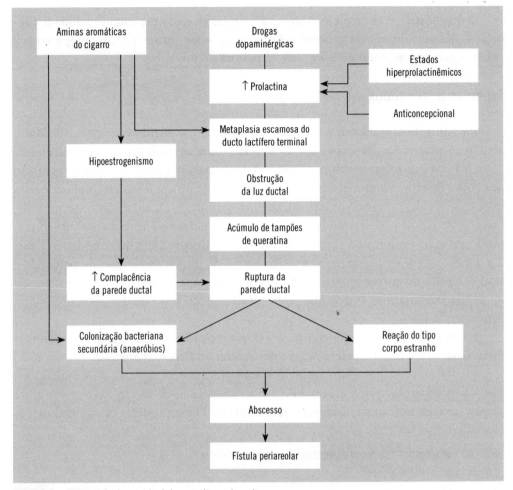

FIGURA 1 Fisiopatologia provável da mastite periareolar.

Quadro clínico e diagnóstico

Do ponto de vista clínico, a mastite periareolar é simples ou complexa, ou seja, tem um ou vários pertuitos fistulosos.

O quadro clínico é bastante característico, com formação de tumor ou espessamento periareolar e sinais flogísticos. A pele sobrejacente encontra-se hiperemiada e com descamação, tendo ao centro o orifício fistuloso que drena material sebáceo-purulento. Eventualmente, ocorre fluxo papilar purulento.

A resolução espontânea é rara. Em geral, o processo tende a ser crônico recorrente e as múltiplas recidivas produzem retração cutaneoareolar e inversão papilar, produzindo cicatrizes inestéticas. Nas fístulas complexas, a destruição glandular e a distorção arquitetural provocam retrações cicatriciais intensas.

GINECOLOGIA • PARTE 8 DOENÇAS DA MAMA

O diagnóstico é clínico e o diferencial, em geral, não apresenta dificuldade (Tabela 3), destacando-se o carcinoma inflamatório. Nesse tumor, porém, a hiperemia é extensa, comprometendo mais de 50% da pele da mama.

Aspectos terapêuticos

Inicialmente, o tratamento é clínico, empregando-se regimes terapêuticos contra aeróbios e anaeróbios (Tabela 4), dando-se preferência aos dois primeiros esquemas.

Quando o abscesso é volumoso, indica-se drenagem cirúrgica. Com a regressão dos sinais flogísticos, pratica-se, nos casos de fístula única, a setorectomia em fuso, incluindo a pele, o parênquima e o trajeto da fístula. A recidiva com esse procedimento é de 10% a 15%, podendo ser menor ao se realizar no seguimento pós-operatório profilaxia prolongada com metronidazol, na dose de 250 a 400 mg/dia, VO, por 3 a 6 meses. O setor mamário ressecado é enviado para estudo anatomopatológico, com o intuito de surpreender eventuais processos específicos. Quando há inversão da papila, executam-se o debridamento de aderências e a eversão do mamilo com sutura em bolsa.

Nas fístulas complexas, preconiza-se a excisão total dos ductos infrapapilares juntamente com as fístulas, mediante incisão periareolar ou transareolopapilar.

Alguns autores obtiveram resultados satisfatórios com agentes dopaminérgicos, como a bromoergocriptina, na dose de 2,5 mg/dia VO, ao se deitar. No entanto, ao se suspender a medicação, a taxa de recorrência foi alta. O grande óbice dessas medicações

TABELA 3   Diagnóstico diferencial da mastite periareolar recidivante

Carcinoma localmente avançado
Carcinoma inflamatório
Tuberculose
Mastite da ectasia ductal
Cisto sebáceo infectado da papila
Esteatonecrose
Parasitoses (miíase)

TABELA 4   Esquemas terapêuticos empregados na mastite periareolar recidivante por via oral

Clindamicina, 300 mg, a cada 8 horas, por 7 a 14 dias
Associação amoxacilina/clavulanato, 825/125 mg, a cada 12 horas, por 7 a 14 dias
Cefalexina, 500 mg, a cada 6 horas, associada a metronidazol 400 mg, a cada 8 horas, por 7 a 14 dias
Cefalexina, 500 mg, a cada 6 horas, por 7 a 14 dias
Levofloxacino, 500 a 750 mg ao dia, por 7 a 14 dias, associado à clindamicina 300 mg/dia nos casos graves

é a baixa adesão ao tratamento, em virtude da frequência elevada de efeitos colaterais, como hipotensão postural e sintomas gastrintestinais.

Finalmente, a suspensão do hábito de fumar é fundamental para evitar recidivas.

MASTITE DA ECTASIA DUCTAL

Também denominada mastite de células plasmáticas ou comedomastite, acomete mulheres de maior faixa etária, com mais de 50 anos de idade.

Decorre da dilatação dos ductos lactíferos subareolares com acúmulo de detritos celulares e material lipídico. Com a evolução do processo de ectasia, é possível que haja rotura da parede ductal e extravasamento do material intraluminar para o tecido conjuntivo adjacente, provocando processo inflamatório e fibrose.

A causa exata da ectasia ductal não é conhecida. Cerca de 25% a 30% das mulheres na pós-menopausa apresentam dilatação dos ductos lactíferos e, em geral, são multíparas. Provavelmente, a maioria dos casos é assintomática. Esse processo talvez seja decorrente da substituição de fibras colágenas por elastina, em resposta ao hipoestrogenismo.

Alguns autores sugerem que o aumento da prolactina provocaria reação inflamatória periductal com fibrose e dilatação. Entretanto, é mais provável que a ectasia ductal, determinada por outros fatores, como o hipoestrogenismo ou alterações involutivas do desenvolvimento, leve ao acúmulo de detritos de células epiteliais descamadas e material lipídico com consequente rotura da parede ductal e reação inflamatória do tipo corpo estranho do estroma periductal circundante, produzindo tumor ou espessamento retroareolares e retração mamilar. Outros autores, porém, não distinguem a mastite periareolar recidivante da mastite da ectasia ductal, considerando-as afecção única, com espectro clínico variável de acordo com a idade, denominando-a síndrome da ectasia ductal.

O quadro clínico caracteriza-se pela saída de fluxo papilar viscoso, purulento ou sebáceo, acompanhado de sensação de ardor e prurido papilar. Ocasionalmente, palpa-se tumor ou espessamento subareolar endurecido, acompanhado de retração, fazendo diagnóstico diferencial com o carcinoma.

O diagnóstico é clínico e os achados mamográficos são inespecíficos, como o aumento da densidade retroareolar e calcificações grosseiras lineares convergindo para a papila. Às vezes, observam-se nódulos alongados ou arredondados, circunscritos e de baixa densidade em região retroareolar. A ultrassonografia é mais sensível, identificando imagens anecoicas tubulares e serpiginosas, com debris em seu interior, convergindo para a papila.

A terapêutica consiste em medidas higiênicas locais com o uso diário de antissépticos. Nas pacientes com sintomatologia intensa, preconizam-se agonistas dopaminérgicos, como a bromoergocriptina na dose de 2,5 mg/dia, VO, ao se deitar. Em caso de insucesso ou intolerabilidade à terapêutica, indica-se a setorectomia retroareolar ampla, com retirada dos ductos lactíferos principais infra-areolares.

MASTITE GRANULOMATOSA IDIOPÁTICA

Forma rara de mastite, afeta mulheres em idade jovem e geralmente com paridade pregressa antes do início do quadro clínico. A etiologia é desconhecida e sugere-se que decorra de reação autoimune e processo granulomatoso consequente à ruptura dos ductos mamários durante lactação pregressa. Do ponto de vista clínico, manifesta-se como múltiplos abscessos fistulizados, formando trajetos sinuosos e com certa frequência, bilaterais. A ultrassonografia demonstra múltiplas coleções hipoecoicas e seus trajetos fistulosos e o diagnóstico é feito pela biópsia percutânea, que demonstra granulomas não caseosos ao redor dos lóbulos. O tratamento consiste no uso de corticoides. Damos preferência à prednisona, 40 mg/dia, por 2 semanas. A duração do tratamento dependerá da resposta clínica e, nos casos de boa evolução, a dose é paulatinamente reduzida para 20, 10 e 5 mg/dia.

BIBLIOGRAFIA

1. Bani-Hani KE, Yaghan RJ, Matalka II, Shatnawi NJ. Idiopathic granulomatous mastitis: time to avoid unnecessary mastectomies. Breast J. 2004;10:318-22.
2. Dixon JM. Periductal mastitis/duct ectasia. World J Surg. 1989;13:715-20.
3. Giamarellou H, Soulis M, Antaniadou A, Gogas J. Perareolar nonpuerperal breast infection: treatment of 38 cases. Clin Infect Dis. 1994;18:73-6.
4. Hanavadi S, Pereira G, Mansel RE. How mammillary fistulas should be managed. Breast J. 2005;11(4):254-6.
5. Hayes R, Michell M, Nunnerly H. Acute inflammation of the breast – the role of breast ultrasound in diagnosis and management. Clin Radiol. 1991;44:253-6.
6. Kitchen PR. Management of sub-areolar abscess and mammary fistula. Aust NZ J Surg. 1991;61:313-5.
7. Navarrete MAH. Mastites. In: Nazario ACP, Elias S, Facina G, Araujo Neto JT (eds.). Mastologia. Condutas atuais. Barueri: Manole; 2016. p. 119-38.
8. Pássaro ME, Broughan TA, Sebek BA, Esselstyn Jr CB. Lactiferous fistula. J Am Coll Surgeons. 1994;178:29-32.
9. Versluijs-Ossewaarde FN, Roumen RM, Goris RJ. Subareolar breast abscesses: characteristics and results of surgical treatment. Breast J. 2005;11(3):179-82.

Dor mamária | 64

Afonso Celso Pinto Nazário
Rodrigo Augusto Fernandes Estevão
José Arimatéa dos Santos Júnior
Danielle Ramos Martin

DEFINIÇÃO

Dor mamária ou mastalgia é uma queixa frequente em Ginecologia. Para a maioria das mulheres, é uma condição autolimitada, que necessita apenas de orientação médica como tratamento. Sua importância deve-se ao fato de que a maioria das mulheres, em algum momento da vida, já experimentou algum episódio de dor mamária intensa que prejudicou sua atividade diária.

CLASSIFICAÇÃO

Apesar de inúmeras classificações terem sido propostas para a dor mamária, adotou-se, neste capítulo, a divisão entre mastalgia cíclica, relacionada ao ciclo menstrual, acíclica, não relacionada ao ciclo, e dor extramamária, representada por afecções em outros órgãos ou tecidos, com irradiação referida para a mama. Na Tabela 1, foram incluídas as principais etiologias da dor.

É importante salientar que a dor, como sintoma isolado de câncer subclínico, é muito rara, ocorrendo em apenas 0,02% dos casos. Eventualmente, a dor localizada, do tipo ponto-gatilho, nas mulheres com mais de 50 anos de idade, pode estar associada a alguma forma de carcinoma, como o lobular invasivo.

FISIOPATOLOGIA

Durante a menacma, é comum a queixa de ingurgitamento mamário na fase lútea do ciclo menstrual, por causa da retenção hídrica no tecido mamário pela ação da pro-

TABELA 1 Classificação da dor

Mastalgia cíclica
Mastalgia acíclica
• mastites
• traumas
• cistos mamários
Dor extramamária
• neurite intercostal/contraturas musculares
• síndrome de Tietze
• doença de Mondor

gesterona, constituindo a mastodínia. Quando há exacerbação desse quadro, surge a mastalgia cíclica.

Na mastalgia acíclica, as causas são mais específicas. Assim, na mastite da ectasia ductal, a dilatação dos ductos mamários leva à estagnação de secreção, que, ao alcançar os tecidos adjacentes, causa processo inflamatório e dor. Já no trauma, a dor é desencadeada pelo próprio agente agressor ou pela necrose gordurosa por ele provocada.

Quanto às causas de dor extramamária, sobreleva-se a espondiloartrose (Figura 1), que, por atingir faixas etárias mais elevadas e coincidentes com as do câncer, tornou-se um dos motivos mais frequentes de consulta ao ginecologista, embora, em termos absolutos, a mastalgia cíclica seja mais prevalente.

A síndrome de Tietze, caracterizada como o comprometimento da junção esternocostal no nível da topografia mamária, é condição rara. Na doença de Mondor, também infrequente, ocorre tromboflebite da veia torácica lateral ou em uma de suas tributárias, em razão de trauma local, processo inflamatório, esforço muscular, biópsias percutâneas, radioterapia ou cirurgias. Em 12,7% dos casos, porém, pode estar associada ao carcinoma.

QUADRO CLÍNICO

A dor mamária cíclica inicia-se no período pré-menstrual (fase de maior ingurgitamento), com remissão dos sintomas durante a menstruação. Entretanto, nos casos mais intensos, a dor persiste durante todo o ciclo.

Na dor de etiologia extramamária representada, principalmente, pela neurite (nevralgia) intercostal secundária à espondiloartrose, à má postura, ou por exercícios físicos, a dor é em queimação, difusa, profunda e, às vezes, referida apenas na região mamilar, para onde convergem os feixes nervosos sensitivos. Pode haver irradiação para axila, braço, ombro e mão, com parestesia e fraqueza. Frequentemente, a paciente refere cervicalgia e dorsalgia.

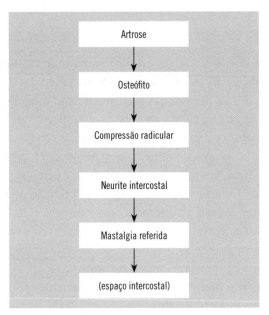

FIGURA 1 Fisiopatologia da dor extramamária.

A dor extramamária piora na fase pré-menstrual, confundindo o clínico. Deve-se lembrar que o edema da bainha neural na neurite intercostal é agravado pela retenção hídrica.

DIAGNÓSTICO

O diagnóstico de dor mamária é eminentemente clínico. Nas dores cíclicas, a maioria das mulheres encontra-se em idade ainda não indicada para *screening* mamográfico, isto é, com menos de 40 anos. A ultrassonografia mamária, na ausência de nodulação, também é de pouco valor.

Na neurite intercostal, a dor é desencadeada ao se afastar a glândula medialmente e pressionar os espaços intercostais laterais. Essa manobra, além de elucidar o diagnóstico, ajuda a esclarecer à paciente a natureza neuromuscular da dor, caracterizando os pontos de Valleix. Ainda no exame físico, são observadas alterações posturais da coluna, como a cifose, a lordose e a escoliose. O exame radiológico confirma o processo de artrose, evidenciando osteófitos e redução do espaço interdiscal.

Na síndrome de Tietze, há dor à palpação dos pontos da junção esternocondral. A percepção de um cordão palpável e doloroso no tecido subcutâneo, no sentido longitudinal da mama, caracteriza a doença de Mondor.

Quanto aos diagnósticos diferenciais, os principais são dor anginosa, distúrbios gástricos (gastrite e úlcera gástrica) e afecções pulmonares, que devem ser excluídos durante a avaliação clínica.

TRATAMENTO

No tratamento de dor de etiologia extramamária, utilizam-se os anti-inflamatórios não hormonais como drogas de escolha, associando-os a medidas de ordem geral, como o calor local, que alivia a dor na maioria das pacientes. Como medida profilática, a correção de vícios de postura é de grande valor, estimulando a prática de atividade física que fortaleça e alongue a musculatura paravertebral. Nos casos mais severos, é possível indicar fisioterapia, acupuntura ou, até mesmo, infiltração com anestésico local nos pontos dolorosos.

Nas mastalgias cíclicas, em 80% dos casos, apenas a orientação verbal do profissional de que a paciente não apresenta qualquer tipo de condição maligna é suficiente para seu alívio. Nas pacientes em que a sintomatologia é intensa e atrapalha o seu dia a dia, segue-se o fluxograma descrito na Figura 2, iniciando-se com os anti-inflamatórios não hormonais na fase pré-menstrual. Atualmente, conta-se com vasta gama desses produtos, sendo que a maioria propicia melhora significativa.

Nas pacientes com dor mamária cíclica que também desejam a contracepção segura, os anticoncepcionais estão indicados.

Muito se discute sobre o uso do ácido gamalinoleico e da vitamina E no tratamento da mastalgia. Contudo, por falta de ensaios clínicos controlados que comprovem sua real eficácia, eles ainda não fazem parte da rotina terapêutica.

Como drogas de segunda escolha, alinham-se o isoxazol (danazol), dopaminérgicos e os moduladores seletivos do receptor estrogênico, como o tamoxifeno. O isoxazol exerce efeito antigonadotrófico e alivia substancialmente os sintomas dolorosos; porém, devido aos seus importantes efeitos colaterais, como náusea, depressão, irregularidade menstrual, cefaleia, ganho de peso e hirsutismo, é interrompido por até 2/3 das usuárias. A dose inicialmente indicada é de 200 mg/dia, por 1 mês. Em caso de melhora, recomenda-se reduzir a dose para 100 mg/dia, também por 1 mês, com dose posterior de manutenção de 100 mg/dia na fase lútea. Entretanto, caiu em desuso pelos efeitos colaterais.

Os agentes dopaminérgicos aumentam o tônus da dopamina e diminuem os níveis de prolactina. É possível utilizar a bromoergocriptina na dose de 1,25 a 2,5 mg, à noite, com boa eficácia, mas também com efeitos colaterais indesejáveis frequentes, como cefaleia, tonturas, náuseas e hipotensão postural, e por isso também caiu em desuso.

Assim, o tamoxifeno é a principal forma de tratamento em razão de sua elevada eficácia. A dose recomendada é de 10 mg/dia, por 3 meses. Se houver redução da dor após esse período, diminui-se a droga para uso em dias alternados, por mais 3 meses. Caso não haja melhora, aumenta-se a dose para 20 mg/dia. Entre os principais efeitos colaterais, destacam-se os fogachos e a irregularidade menstrual.

Na falha absoluta de todas as medidas apontadas, indicam-se os agonistas do GnRH. Todavia, apesar da alta eficácia, eles apresentam custo elevado e alta taxa de efeitos colaterais, como fogachos, secura vaginal, depressão e alopecia, constituindo-se medida de exceção.

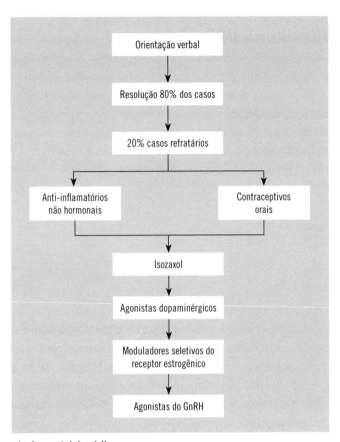

FIGURA 2   Tratamento da mastalgia cíclica.

BIBLIOGRAFIA

1. Fentiman IS, Caleffi M, Brame K, Chaudary MA, Hayward JL. Double-blind controlled trial of tamoxifen therapy for mastalgia. Lancet. 1986;1(8476):287-8.
2. Fietta P, Manganelli P. Mondor´s disease. Spectrum of the clinical and pathological features. Minerva Med. 2002;93:453-6.
3. Goyal A, Mansell RE. A randomized multicenter study of gamolenic acid (Efamast) with and without antioxidant vitamins and minerals in the management of mastalgia. Breast J. 2005;11:41-7.
4. Ortiz-Mendoza CM, Lucas Flores MA, Domville Ede G. Mastalgia treatment with tamoxifen. Ginecol Obstet Mex. 2003;71:502-7.
5. Santos JA, Santos KG, Nazário AC. Doença de Mondor. R Bras Mastol. 2008;18(4):179-81.

65 | Neoplasias benignas

Afonso Celso Pinto Nazário
Débora Garcia y Narvaiza
Janine Martins Machado
Rogério Fenile

DEFINIÇÃO

As neoplasias mamárias benignas são neoformações teciduais que têm crescimento expansivo, rechaçando os tecidos vizinhos sem comprometê-los. A classificação histológica proposta pela Organização Mundial da Saúde (OMS) em 2012 é muito extensa e, por esse motivo, serão abordadas, neste capítulo, as de maior importância clínica para o ginecologista, isto é, o fibroadenoma e o tumor Phyllodes. Os papilomas foram descritos no Capítulo "Fluxo papilar".

FIBROADENOMA

Considerando-se todas as faixas etárias da mulher, o fibroadenoma é a segunda neoplasia mamária mais frequente. Contudo, nas mulheres jovens, é a mais prevalente e, apesar de ocorrer desde a menarca até a senectude, é mais comum entre 20 e 30 anos de idade.

Embora os esteroides sexuais sejam apontados como agentes promotores, fatores parácrinos entre o epitélio e o estroma parecem ser mais importantes no controle de seu crescimento, geralmente autolimitado, e que não ultrapassa 3 a 4 cm de diâmetro.

Quadro clínico

O fibroadenoma produz nódulos pequenos, de 2 a 3 cm em média, bem delimitados, móveis, arredondados ou bocelados e de crescimento lento. Em geral, são indolores, exceto na gravidez e na lactação, condições que estimulam seu crescimento rápido e produzem dor por infarto. A consistência é fibroelástica.

Nas pacientes de maior faixa etária, pode haver calcificação distrófica no nódulo, que passa a ter consistência endurecida. A bilateralidade é da ordem de 10% a 15% e focos múltiplos na mesma mama, de 5% a 10%. A transformação maligna é muito rara (0,1% a 0,3% dos casos), ocorrendo em faixa etária maior (40 a 45 anos de idade, isto é, 15 a 20 anos após a idade média do fibroadenoma), e o tipo mais comum é o lobular (65%).

Diagnóstico

O diagnóstico é eminentemente clínico. Quando o aspecto palpatório não é típico, recorre-se à ultrassonografia, que evidencia o nódulo oval, circunscrito, hipoecoide, com diâmetro antirradial (largura) maior que o radial (altura), isto é, paralelo à pele. A punção aspirativa com agulha fina está especialmente indicada em faixas etárias mais elevadas ou quando se adota conduta expectante (não cirúrgica).

A citologia tem valor preditivo elevado (70% a 90%) e revela esfregaços bastante celulares, com agrupamentos arborescentes de células epiteliais dispostas em camada única. Por incidirem em mulheres na 2ª e na 3ª décadas da vida, a mamografia não está indicada, pois o fibroadenoma possui a mesma textura radiológica do tecido mamário normal, exuberante nesta faixa etária.

O diagnóstico diferencial é feito com o nódulo dominante das alterações funcionais benignas, com o cisto mamário e com o carcinoma circunscrito. O nódulo dominante foi discutido no Capítulo "Alterações funcionais benignas".

O cisto mamário incide em mulheres com idade mais elevada. Tem, quando palpável, consistência elástica, início súbito e dor.

O termo carcinoma circunscrito é clínico e diz respeito a alguns tipos histológicos especiais, como o carcinoma mucinoso ou medular, que apresentam comportamento biológico pouco infiltrativo e podem simular o fibroadenoma clinicamente e também na imagem. A punção aspirativa com agulha fina ou grossa encerra o diagnóstico.

Tratamento

A indicação cirúrgica é baseada na idade da paciente e nas dimensões do nódulo. Quando seu diâmetro é maior que 2 cm, opta-se pela enucleação (nodulectomia), com o objetivo principal de evitar deformidade futura, pois, embora o crescimento do fibroadenoma seja lento, é progressivo. Nesse sentido, o nódulo é abordado por incisões estéticas seguindo as linhas de força da mama, dando preferência às periareolares ou ao sulco inframamário. Quando os nódulos localizam-se longe da aréola e utiliza-se anestesia local, é melhor praticar incisão circumareolar sobre o nódulo, evitando tunelizações, que, além de dor, provocam hematomas.

Em nódulos menores que 2 cm, em especial se a paciente não atingiu o desenvolvimento mamário completo (abaixo de 18 anos), indica-se o tratamento expectante com controle clínico e/ou ecográfico semestral.

Nos fibroadenomas múltiplos e pequenos, opta-se pelo controle, evitando múltiplas incisões sobre o tegumento cutâneo (Figura 1).

TUMOR *PHYLLODES*

O tumor *phyllodes* (*Cystosarcoma phyllodes*) é raro, correspondendo a 0,3% a 0,9% das neoplasias mamárias. Embora possa surgir da menarca até a senilidade, incide em geral na 4ª e na 5ª décadas da vida. Em 80% dos casos, é benigno, mas possui alta tendência de recidiva local.

Quadro clínico

Apresenta-se como tumor volumoso, de crescimento rápido, móvel e de consistência elástica. A adenopatia axilar é comum, mas de natureza inflamatória. A associa-

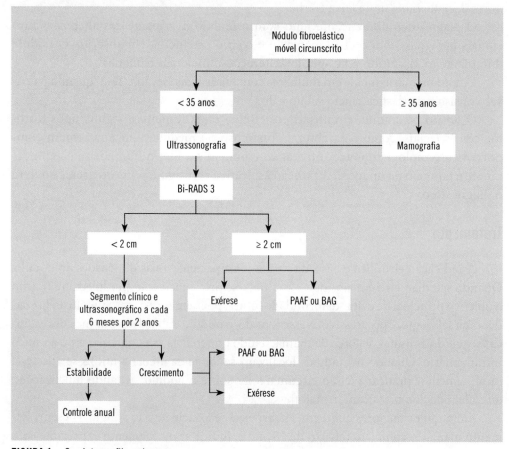

FIGURA 1 Conduta no fibroadenoma.

ção com fibroadenoma ocorre em 30% dos casos e, ao contrário deste, a bilateralidade e a multicentricidade são excepcionais. Embora tumores mais volumosos, endurecidos e com ulcerações sugiram formas malignas, os parâmetros clínicos não são suficientes para diferenciar as variantes benignas das malignas do tumor *phyllodes*.

Diagnóstico

O diagnóstico é clínico e a mamografia, inespecífica. A punção aspirativa com agulha fina apresenta baixo valor preditivo, provavelmente pelo fato de o tumor ser bastante volumoso e frequentemente possuir, em seu interior, áreas de infarto hemorrágico, dificultando o diagnóstico. A biópsia percutânea com agulha grossa nas áreas tumorais sólidas, sob visão ultrassonográfica, guarda valor preditivo melhor, embora nem sempre diferencie a variante benigna da maligna do tumor *phyllodes*.

O diagnóstico diferencial principal é feito com o fibroadenoma juvenil, que também atinge grandes dimensões, mas exibe consistência fibroelástica e incide, em geral, na adolescência.

Tratamento

O tratamento cirúrgico consiste na tumorectomia com retirada de 1 a 2 cm de tecido mamário peritumoral macroscopicamente normal para garantir margens cirúrgicas livres e diminuir a taxa de recorrência. Obviamente, nos tumores muito volumosos, que comprometem toda a glândula mamária, pratica-se a mastectomia total ou a adenomastectomia, com reconstrução plástica imediata.

A linfonodectomia axilar total é desnecessária, uma vez que, quando ocorre transformação maligna (para sarcoma), a disseminação se faz por via hematogênica. Nessa condição, o prognóstico é sombrio e não há resposta com radio, quimio ou endocrinoterapia.

BIBLIOGRAFIA

1. Carty NJ, Carter C, Rubin C, Ravichandran D, Royle GT, Taylor I. Management of fibroadenoma of the breast. Ann R Coll Surg Eng. 1995;77:127-30.
2. Dent DM, Cant CJ. Fibroadenoma. World J Surg. 1989;13:706-1
3. Houssami N, Cheung MNK, Dixon JM. Fibroadenoma of the breast. MJA. 2001;174(19):185-8.
4. Kaufman CS, Littrup PJ, Freman-Gibb LA, Francescatti D, Stocks LH, Smith JS et al. Office-based cryoablation of breast fibroadenomas: 12-month followup. J Am College of Surgeons. 2004;198(6):914-23.
5. López-Ferrer P, Jimenez-Heffernan JA, Vicandi B, Ortega L, Viguer JM. Fine needle aspiration cytology of breast fibroadenoma. A cytohistologic correlation study of 405 cases. Acta Cytologica. 1999;43(4): 579-85.

720 GINECOLOGIA • PARTE 8 DOENÇAS DA MAMA

6. Nazario ACP, Rego MF, et al. Nódulos benignos da mama: uma revisão dos diagnósticos diferenciais e conduta. Rev Bras Ginecol Obstet. 2007;29(4):211-9.
7. Tan-Chiu E, Wang J, Constatino JP. Effects of tamoxifen on benign breast disease in women at high risk for breast cancer. JNCI. 2003;95:302-7.
8. Watanabe AY, Fenile R. Neoplasias benignas da mama. In: Nazario ACP, Elias S, Facina G, Araujo Neto JT. Mastologia. Condutas atuais. Barueri: Manole; 2016. p. 103-18.

Terapêutica do carcinoma mamário invasivo | 66

Afonso Celso Pinto Nazário
Vanessa Monteiro Sanvido
Gil Facina
Nilciza Maria de Carvalho Tavares Calux

INTRODUÇÃO

A primeira forma de tratamento científico do câncer de mama foi a proposta por Halsted, em 1894, que acreditava que a progressão da doença era feita de forma anatômica, isto é, da mama para a cadeia linfonodal axilar e daí para a circulação sistêmica. Assim, quanto mais radical o tratamento cirúrgico local, maior seria a chance de cura. Halsted propôs então a mastectomia radical, que consistia na mastectomia total por incisão vertical, ressecção dos músculos peitorais maior e menor e linfonodectomia axilar dos níveis 1, 2 e 3, feitas em monobloco.

Em pouco tempo observou-se que essa teoria não era adequada, pois mesmo tumores pequenos tratados dessa forma radical recorriam e levavam à mortalidade das pacientes. Apesar dos resultados desfavoráveis na sobrevida, essa modalidade terapêutica persistiu por décadas, com pequenas variações, como a preservação do músculo peitoral maior (mastectomia radical modificada à Patey) ou de ambos os músculos peitorais (mastectomia radical modificada à Auchincloss-Madden). Outros autores propuseram técnicas mais radicais ainda, como Urban, que acrescentou a linfonodectomia da torácica (mamária) interna à mastectomia radical clássica de Halsted, mas também com desfechos clínicos desfavoráveis, além da alta morbidade cirúrgica.

Fisher, na década de 1970, mudou totalmente o paradigma do tratamento do câncer de mama. Esse autor comprovou que tumores pequenos já poderiam produzir metástases. De fato, um tumor de 1 cm^3 possui 10^9 células e é passível de formar micrometástases. Fisher propôs que o câncer de mama é uma doença sistêmica em fases bem iniciais de sua história natural e que sua disseminação não era só linfática, mas principalmente por via hematogênica. Propôs que o tratamento sistêmico deveria ser instituído mesmo nas fases iniciais da doença.

O conceito atual é de que o câncer de mama é doença bem heterogênea. Alguns subtipos podem ser tratados apenas pela cirurgia, mas em outros, o tratamento sistêmico é fundamental. A escolha da melhor terapêutica para cada caso depende da carga tumoral (definida pelo estádio clínico e fatores prognósticos) e da biologia tumoral (perfil molecular da neoplasia).

Do ponto de vista prático, os tipos moleculares são o luminal (expressa receptor de estrogênio e/ou de progesterona), HER2 (superexpressão da proteína HER2) e triplo negativo (receptor de estrogênio, de progesterona e HER2 negativos).

CIRURGIA

A cirurgia da mama pode ser conservadora ou pela mastectomia.

A cirurgia conservadora também é denominada de quadrantectomia, ressecção segmentar ou setorectomia.

Nas lesões não palpáveis, a identificação do tumor na cirurgia conservadora deve ser orientada por fio metálico (agulhamento), por radioisótopo, como o tecnécio (ROLL – *radioguided occult lesion localization*), pela ultrassonografia intraoperatória (UOLL – *ultrasound occult lesion localization*) ou por partículas de óxido de ferro magnetizadas (técnica ainda não disponível em nosso meio).

As formas de mastectomia são a radical clássica, radical modificada, total (simples) e as adenectomias (com preservação de pele – *skin sparing mastectomy* ou de pele e complexo aréolo-papilar – *nipple sparing mastectomy*), também denominadas adeno-mastectomias ou mastectomias subcutâneas.

Como já referido anteriormente, o tratamento cirúrgico do câncer de mama seguiu o paradigma de Halsted até a década de 1970. Com a mudança de paradigma da progressão tumoral proposta por Fisher, vários ensaios clínicos começaram a ser realizados comparando cirurgias conservadoras com a mastectomia radical e comprovaram que a ressecção do tumor com margem de segurança associada à radioterapia é tão segura quanto a cirurgia radical, sem diferença na sobrevida global. Estudos mais recentes vêm inclusive demonstrando que a cirurgia conservadora associada à radioterapia é superior à mastectomia, provavelmente por efeito imunomodulador local da radiação. Embora nos estudos iniciais a cirurgia conservadora apresentava maior risco de recorrência local, os ensaios mais recentes demonstraram taxas de recidiva semelhantes às da mastectomia, provavelmente pelo efeito protetor das terapias adjuvantes que as pacientes habitualmente também recebem (quimioterapia, endocrinoterapia ou imunoterapia).

A cirurgia conservadora deve ser sempre associada à radioterapia para diminuir a taxa de recorrência local, o que o faz em cerca de três vezes. De forma geral, é indicada em tumores de até 3 cm, podendo ser estendida em neoplasias até 5 cm, se a relação tumor/mama for favorável (Figura 1).

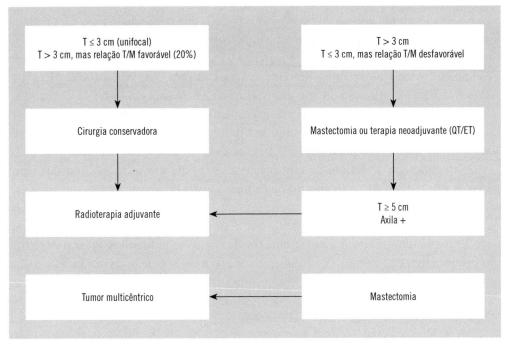

FIGURA 1 Abordagem cirúrgica da mama com câncer.
T: tamanho do tumor; M: tamanho da mama; QT: quimioterapia; ET: endocrinoterapia.

Portanto, a mastectomia está indicada na impossibilidade do tratamento conservador e vem ganhando terreno cada vez mais a indicação das adenectomias (mastectomias poupadoras de pele ou de pele e complexo aréolo-papilar – CAP). Quando se executa essa técnica, há o risco de recorrência retroareolar. Para minimizar o risco, a indicamos quando a distância do tumor ao CAP é superior a 2 cm, pois a probabilidade de doença residual é diretamente proporcional ao tamanho tumoral e à distância do tumor ao CAP. Além disso, realizamos sempre o exame de congelação da retroaréola e o retalho da adenectomia deve ser fino (5 mm), semelhante ao que é feito na mastectomia tradicional. Essa técnica apresenta menores taxas de complicação quando feita em mamas de pequeno e médio volume e com pouca ptose. Seguindo esses preceitos cirúrgicos, a taxa de recorrência é semelhante à da mastectomia convencional.

Não havendo contraindicação, a reconstrução mamária após a mastectomia deve ser sempre oferecida. Entre as técnicas mais usuais, destacam-se a reconstrução com próteses e com expansores, o uso de retalhos miocutâneos (do músculo reto abdominal – TRAM, e do músculo grande dorsal) e preenchimento do defeito com tecido adiposo (*lipofilling*).

A abordagem cirúrgica da axila é feita pela linfonodectomia ou pela ressecção do linfonodo sentinela. Até os anos 1990 a linfonodectomia era a técnica padrão da abordagem cirúrgica da axila, mesmo para casos sem comprometimento clínico (N0). A partir de então, vários autores propuseram nas pacientes sem linfonodos axilares suspeitos palpáveis (N0) a retirada apenas do linfonodo sentinela, que conceitualmente é o primeiro linfonodo a receber a drenagem da mama e, potencialmente, também das metástases do tumor primário. Vários estudos comprovaram a concordância entre o linfonodo sentinela e os linfonodos axilares restantes (linfonodectomia), na ordem de 96% a 100%. Além disso, o sucesso na identificação do linfonodo sentinela é bem alto, em torno de 92% a 98%.

A técnica foi considerada válida para uso clínico em tumor de até 5 cm (T1 e T2) e axila clinicamente negativa (N0), reservando-se a linfonodectomia apenas quando a axila estava clinicamente comprometida (N1 e N2) ou quando os tumores são acima de 5 cm (T3).

A identificação do linfonodo sentinela pode ser feita por técnicas tintoriais (azul patente), por radioisótopos (tecnécio) ou de forma mista (azul patente e tecnécio). A injeção do azul patente ou do tecnécio pode ser feita na região peritumoral ou subareolar.

Entretanto, observou-se que quando o linfonodo sentinela estava comprometido e se realizava a linfonodectomia axilar, em 60% dos casos os linfonodos adicionais retirados estavam livres e passou-se a se questionar a real necessidade do esvaziamento axilar quando o comprometimento axilar fosse mínimo.

O ensaio clínico ACOSOG Z0011 demonstrou que em tumores com até 5 cm (T1 e T2), sem comprometimento clínico axilar (N0), em que se realiza cirurgia conservadora seguida de radioterapia e tratamento sistêmico, e com até dois linfonodos sentinelas comprometidos, a linfonodectomia axilar adicional não aumenta a sobrevida e não diminui a taxa de recorrência locorregional. Esses resultados foram confirmados recentemente em trabalhos com 10 anos de seguimento.

Outra possibilidade quando há comprometimento do linfonodo sentinela e se deseja evitar a linfonodectomia é a radioterapia axilar, que se mostrou tão efetiva em relação à recorrência local e à sobrevida global.

Assim, a diretriz atual da abordagem cirúrgica axilar é mostrada na Figura 2.

RADIOTERAPIA

A radioterapia adjuvante é obrigatória na cirurgia conservadora com o objetivo de diminuir a recorrência local. De fato, do ponto de vista da carcinogênese, o câncer de mama deve ser considerado uma doença multicêntrica e a irradiação visa tratar focos subclínicos da doença em outros pontos da mama. Ensaios clínicos demonstraram que a taxa de recorrência na cirurgia conservadora sem radioterapia pode chegar a 40% e com a irradiação é de apenas 3% a 4%.

Já quando se pratica a mastectomia, a radioterapia está indicada quando o tumor é maior do que 5 cm (T3), quando há comprometimento axilar (N1, N2) ou nos casos localmente avançados.

Além da mama (após cirurgia conservadora) e parede torácica (após mastectomia), o campo da irradiação atinge a cadeia linfonodal clavicular nos casos de tumores maiores do que 5 cm, quando há comprometimento axilar ou nos casos localmente avançados.

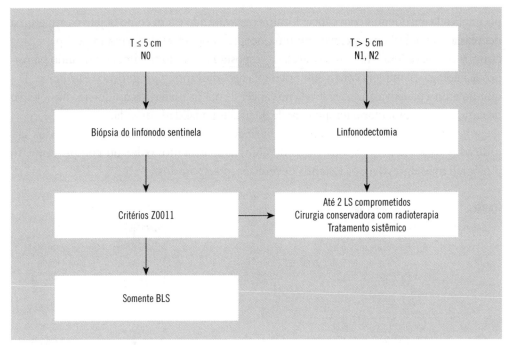

FIGURA 2 Abordagem cirúrgica da axila.
T: tamanho do tumor; N: comprometimento linfonodal; BLS: biópsia do linfonodo sentinela; LS: linfonodo sentinela.

A dose habitualmente é de 45 a 50 Gy (frações de 1,8 a 2 Gy por dia) com reforço no leito tumoral (*boost*) em doses de 10 a 20 Gy.

Mais recentemente, comprovou-se que doses maiores em menos dias são igualmente eficientes e com resultados cosméticos semelhantes. Essa forma é denominada radioterapia hipofracionada.

Já a radioterapia intraoperatória vem sendo abandonada em função da taxa maior de recorrência e do pior resultado cosmético a longo prazo.

As principais complicações da radioterapia são a pneumonite actínica, o linfedema de membros superiores, a fibrose, a esteatonecrose, o edema mamário nos casos de cirurgia conservadora e a fratura de costela. Com as técnicas atuais de radioterapia e com planejamento 3D, a taxa de complicações diminui bastante, dando grande segurança ao tratamento.

QUIMIOTERAPIA

Como já referido, o câncer de mama é uma doença heterogênea e tumores pequenos já apresentam a capacidade de produzir metástases e, portanto, o tratamento sistêmico é importante em muitos casos.

A quimioterapia pode ser adjuvante, neoadjuvante ou paliativa. A quimioterapia adjuvante é indicada no câncer de mama inicial e visa eliminar micrometástases. A quimiotera-

GINECOLOGIA • PARTE 8 DOENÇAS DA MAMA

pia é aplicada em doentes com câncer localmente avançado e tem como objetivo tornar uma neoplasia inoperável em operável, ou uma neoplasia operável de forma radical para uma cirurgia conservadora. Além disso, avalia a resposta *in vivo* do tratamento; quando há resposta patológica completa com a quimioterapia neoadjuvante, o prognóstico é favorável. Já a quimioterapia paliativa é administrada no câncer de mama metastático; aqui não há objetivo de cura, mas de aumentar o tempo livre de doença e a qualidade de vida.

Os esquemas de quimioterapia são variados (Tabela 1). Na maioria dos casos são indicados os antracíclicos; nos casos de comprometimento axilar ou comportamento biológico mais agressivo, os taxanos devem ser incorporados.

TABELA 1 Esquemas de quimioterapia e imunoterapia (terapia-alvo)

Esquemas	Doses	Intervalos	Toxicidades
4 AC seguido de 12 T	A = Doxorrubicina 60 mg/m² C = Ciclofosfamida 600 mg/m² T = Paclitaxel 80 mg/m²	AC = 21 dias T = semanal	Cardiotoxicidade Mielotoxicidade Náuseas/vômitos Alopecia Neurotoxicidade
4 TC	T = Docetaxel 75 mg/m² C = Ciclofosfamida 600 mg/m²	21 dias	Mielotoxicidade Náuseas/vômitos Neurotoxicidade Alopecia
6 TAC	T = Docetaxel 75 mg/m² A = Doxorrubicina 50 mg/m² C = Ciclofosfamida 500 mg/m² Obs.: G-CSF (fator de crescimento hematopoiético) profilático	21 dias	Cardiotoxicidade Mielotoxicidade Neutropenia febril Náuseas/vômitos Alopecia Neurotoxicidade
6 FAC	F = Fluorouracil 500 mg/m² A = Doxorrubicina 50 mg/m² C = Ciclofosfamida 500 mg/m²	21 dias	Cardiotoxicidade Mielotoxicidade Náuseas/vômitos Alopecia
6 FEC	F = Fluorouracil 500 mg/m² E = Epidoxorrubicina 100 mg/m² C = Ciclofosfamida 500 mg/m²	21 dias	Cardiotoxicidade Mielotoxicidade Náuseas/vômitos Alopecia
4 AC seguido de 12 TH	A = Doxorrubicina 60 mg/m² C = Ciclofosfamida 600 mg/m² T = Paclitaxel 80 mg/m² H = Ataque: trastuzumabe 4 mg/kg; depois, 2 mg/kg semanal por 1 ano ou trastuzumabe 6 mg/kg a cada 21 dias	AC = 21 dias T = semanal H = semanal ou a cada 21 dias	Cardiotoxicidade Mielotoxicidade Náuseas/vômitos Alopecia Neurotoxicidade
6 TCH	T = Docetaxel 75 mg/m² C = Carboplatina AUC 6 H = Dose de ataque: trastuzumabe 8 mg/kg, seguido de 6 mg/kg a cada 21 dias	21 dias	Mielotoxicidade Neurotoxicidade Cardiotoxicidade Náuseas/vômitos Alopecia

De forma geral, ao se indicar a quimioterapia leva-se em conta o tamanho tumoral (T), o comprometimento linfonodal (N), o grau histológico, a taxa de proliferação, o tipo molecular e a existência de metástases a distância (M).

Em tumores maiores do que 2 cm, ou indiferenciados, ou de alto grau histológico (G3 – indiferenciado), ou de alta taxa de proliferação, ou com comprometimento linfonodal, o tratamento está indicado. Alguns tipos moleculares, como o triplo negativo ou HER2 superexpresso, a quimioterapia é realizada já em tumores de 0,5 cm e na doença HER2 positiva associada à imunoterapia (ou terapia-alvo).

Estão disponíveis *on line* plataformas validadas, como a plataforma Predict, bastante úteis para auxiliar na decisão de se indicar quimioterapia, endocrinoterapia ou ambas (Figura 3).

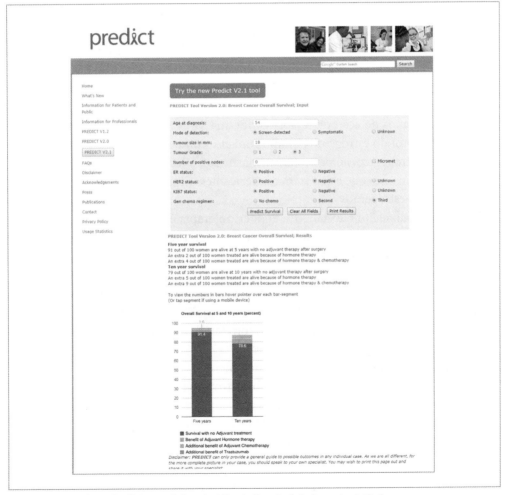

FIGURA 3 Plataforma Predict, que ajuda a decidir a indicação do tratamento sistêmico.
Fonte: www.predict.nhs.uk.

GINECOLOGIA • PARTE 8 DOENÇAS DA MAMA

Mais recentemente foram desenvolvidos painéis genéticos que quantificam o risco de recorrência, como o Oncotype Dx, o Mammaprint, o Pam 50 e o Prosygna, entre outros. São incluídos nos painéis de genes relacionados à recorrência, proliferação e agressividade tumoral, o que permite selecionar em quais pacientes a quimioterapia teria benefício. Estão principalmente indicados no câncer de mama luminal A (receptor hormonal positivo, HER2 negativo) T1-2, N0 ou N1mi (micrometástase). Naquelas pacientes com baixo risco de recorrência só se indica a endocrinoterapia; já nas de alto risco, quimioterapia e endocrinoterapia adjuvantes. Entretanto, o custo desses painéis é muito alto, o que dificulta sua indicação rotineira.

ENDOCRINOTERAPIA

Em 60% a 70% dos casos, o câncer de mama expressa receptor de estrogênio ou de progesterona. Nesses casos, indica-se a endocrinoterapia, que tem efeito citostático ao inibir a proliferação das células tumorais, mantendo-as na fase G1 do ciclo celular. À semelhança da quimioterapia, a endocrinoterapia pode ser adjuvante, neoadjuvante ou paliativa; a forma neoadjuvante tem sido indicada mais recentemente, mas parece ser também promissora.

Os mecanismos de ação da terapia endócrina são variados. Assim, o tamoxifeno bloqueia o receptor do estrogênio por antagonismo competitivo. Já o fulvestranto inativa o receptor estrogênico, ao passo que o anastrozol, o letrozol e o exemestano inibem as aromatases, enzimas que convertem perifericamente (principalmente na gordura) os androgênios em estrogênios.

Em função do efeito citostático, a endocrinoterapia é prescrita após o término da quimioterapia. A concomitância do tamoxifeno com a radioterapia também deve ser evitada, pois esse medicamento pode potencializar os efeitos actínicos.

Na pré-menopausa é indicado o tamoxifeno, já que os inibidores da aromatase podem provocar a síndrome de superestimulação ovariana. Na pós-menopausa podemos utilizar o tamoxifeno e os inibidores da aromatase. Não há diferença entre eles na redução de mortalidade e sobrevida global; entretanto, os inibidores são superiores ao tamoxifeno no que tange à recorrência local.

A duração usual do tratamento do tamoxifeno é de 5 anos, mas ensaios clínicos recentes demonstram benefício na extensão do tratamento por 10 anos.

Os inibidores da aromatase também são administrados por 5 anos.

Pode-se, por igual, indicar-se um esquema misto (*switch*), isto é, 2 a 3 anos de tamoxifeno seguidos de 2 a 3 anos de inibidores de aromatase, ou vice-versa.

Os principais efeitos adversos do tamoxifeno são os fogachos e irregularidade menstrual. Embora seja antiestrogênico na mama, no endométrio tem efeito estrogênico agonista, aumentando a sua espessura, e promovendo a formação de pólipos e aumentando discretamente o risco relativo de câncer. O espessamento endometrial associado com áreas císticas é bem usual em pacientes tomando tamoxifeno e é efeito esperado, não sendo necessária investigação, exceto se houver metrorragia. Nos casos de sangramento, a histeroscopia está indicada.

Os inibidores de aromatase também podem provocar fogachos, mas menos intensos. Os principais efeitos adversos são as mialgias e artralgias.

IMUNOTERAPIA (TERAPIA-ALVO)

A proteína HER2 (*Human Epidermal growth factor Receptor-type 2*) ou cerbB2 faz parte da família dos receptores do fator de crescimento epidermal e está envolvida com proliferação das células tumorais, maior agressividade e pior prognóstico. Sua expressão é fator preditivo de resposta e de prognóstico. Encontra-se expressa em cerca de 25% dos carcinomas de mama.

O trastuzumab é um anticorpo monoclonal anti-HER2 que previne heterodimerização do HER2. Está indicado no câncer com superexpressão do HER2 (+++) ou na expressão do HER2 ++ com teste de FISH ou CISH +, sempre associado à quimioterapia. Inúmeros trabalhos mostram benefício do trastuzumabe, com redução da mortalidade em 20%. O regime terapêutico habitual é a aplicação mensal por 12 meses (Figura 3); mais recentemente, alguns ensaios demonstraram a mesma eficácia com 6 meses. Além disso, pode ser indicado na neoadjuvância, com alta taxa de resposta patológica completa, particularmente quando é prescrito em associação com o pertuzumabe, que inibe a dimerização do HER2 (duplo bloqueio). O trastuzumab pode provocar disfunção miocárdica e durante o tratamento ela deve ser monitorada.

CONSIDERAÇÕES FINAIS

O fluxograma geral do tratamento locorregional do câncer de mama pode ser observado na Figura 4 e do tratamento sistêmico nas Figuras 5 e 6.

Nas pacientes em que há indicação de radioterapia e tratamento sistêmico, a sequência é iniciar com quimioterapia, seguir com radioterapia e depois se indica a endocrinoterapia.

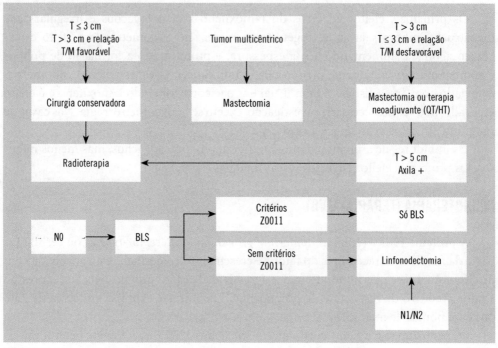

FIGURA 4 Fluxograma do tratamento locorregional. T: tamanho do tumor; M: tamanho da mama: BLS: biópsia do linfonodo sentinela; N: comprometimento linfonodal.

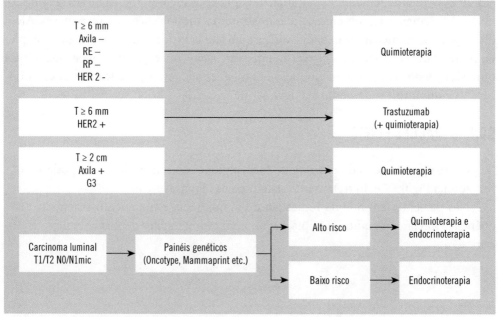

FIGURA 5 Fluxograma geral do tratamento sistêmico do câncer de mama. T: tamanho do tumor; RE: receptor de estrogênio; RP: receptor de progesterona.

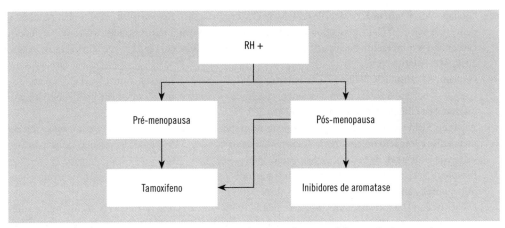

FIGURA 6 Fluxograma geral do tratamento sistêmico do câncer de mama. RH: receptor hormonal.

BIBLIOGRAFIA

1. Veronesi U, Cascinelli N, Mariani L, Greco M, Saccozzi R, Luini A, et al. Twenty-year follow-up of a randomized study comparing breast-conserving surgery with radical mastectomy for early breast cancer. N Engl J Med. 2002;347(16):1227-32.
2. Fisher B, Anderson S, Bryant J, Margolese RG, Deutsch M, Fisher ER, et al. Twenty-year follow-up of a randomized study comparing total mastectomy, lumpectomy, and lumpectomy plus irradiation for the treatment of invasive breast cancer. N Engl J Med. 2002;347(16):1233-41.
3. Newman LA, Kuerer HM, Hunt KK, Kroll SS, Ames FC, Ross MI, et al. Presentation, treatment, and outcome of local recurrence after skin-sparing mastectomy and immediate breast reconstruction. Ann Sur Oncol. 1988;5(7):620-6.
4. Galimberti V, Vicini E, Corso G, Morigi C, Fontana S, Sacchini V, et al. Nipple-sparing and skin-sparing mastectomy: review of aims, oncology, safety and contraindications. Breast. 2017;34:S82-S84.
5. Giuliano AE, Kirgan DM, Guenther JM, Norton DL. Lymphatic mapping and sentinel lymphadenectomy for breast cancer. Ann Surg. 1994;220(3):391-8.
6. Krag DN, Weaver DL, Alex JC, Fairbank JT. Surgical resection and radiolocalization of the sentinel lymph node in breast cancer using a gamma probe. Surg Oncol. 1993;2(6):335-9.
7. Albertini JJ, Lyman GH, Cox C, Yeatman T, Balducci L, Ku N, et al. Lymphatic mapping and sentinel node biopsy in the patient with breast cancer. JAMA. 1996;276(22):1818-22.
8. Krag DN, Anderson SJ, Juliano TB, Brown AM, Harlow SP, Ashikaga T, et al. Technical outcomes of sentinel-lymph-node resection and conventional axillary-lymph-node dissection in patients with clinically node-negative breast cancer: results from the NSABP B-32 randomized phase III trial. Lancet Oncol. 2007;8(10):881-8.
9. Schartz GF, Giuliano AE, Veronesi U, et al. Proceedings of the consensus conference on the role of sentinel lymph node in carcinoma of the breast, April 19-22, 2001, Philadelphia, Pennsylvania. Cancer. 2002;94(10):2542-51.
10. Giuliano AE, McCall L, Bertsch P, Whitworth PW, Blumencranz P, Leitch AM, et al. Locoregional recurrence after sentinel lymph node dissection with or without axillary dissection in patients with lymph node metastasis: the American College of Surgeons Oncology Group Z0011 randomized trial. Ann Surg. 2010;252(3):426-32.

11. Giuliano AE, Ballman KV, McCall L, Beitsch PD, Brennan MB, Kelemen PR, et al. Effect of axillary dissection vs no axillary dissection on 10-year overall survival among women with invasive breast cancer and sentinel node metastasis: the ACOSOG Z0011 (Alliance) randomized clinical trial. JAMA. 2017; 318(10):918-26.

12. Giuliano AE, Hunt KK, Ballman KV, Beitsch PD, Whitworth PW, Blumencranz PW, et al. Axillary dissection vs no axillary dissection in women with invasive breast cancer and sentinel node metastasis: a randomized clinical trial. JAMA. 2011;305(6):569-75.

13. Andrade TRM. Radioterapia hipofracionada no tratamento do câncer de mama em estágio inicial: metanálise e impacto orçamentário (dissertação de mestrado). São Paulo (SP): Escola Paulista de Medicina da Universidade Federal de São Paulo; 2017.

14. Bromberg S, Harriot RM, Nazario ACP. Intraoperative radiotherapy as a protocol for the treatment of initial breast cancer. Eisntein (São Paulo). 2013;11(4):439-45.

15. Davies C, Pan H, Godwin J, Gray R, Arriagada R, Raina V, et al. Long-term effects of continuing adjuvant tamoxifen to 10 years versus stopping at 5 years after diagnosis of oestrogen receptor-positive breast cancer: ATLAS, a randomized trial. Lancet. 2013;381(9869):805-16.

16. Romond EH, Perez EA, Bryant J, Suman VJ, Geyer Jr E, Davidson NE, et al. Trastuzumab plus adjuvant chemotherapy for operable HER2-positive breast cancer. N Engl J Med. 2005;353:1673-84.

17. Dias RS, Segreto RA. Radioterapia. In: Nazario ACP, Elias, S, Facina G, Araújo Neto JT. Mastologia. Condutas atuais. Barueri: Manole; 2016. p. 399-410.

18. Calux NMCT, Facina G. Quimioterapia. In: Nazario ACP, Elias S, Facina G, Araújo Neto JT. Mastologia. Condutas atuais. Barueri: Manole; 2016. p. 411-9.

19. Donker M, Tienhoven G, Straver ME, Meijnen P, van de Velde CJH, Mansel RE, et al. Radiotherapy or surgery of the axilla after a positive sentinel node in breast cancer (EORTC 10981-22023 AMAROS): a randomised, multicentre, open-label, phase 3 non-inferiority trial. Lancet Oncol. 2014;15(12):1303-10.

Câncer de mama na gestação | 67

Gil Facina
Andrei Alves de Queiroz
Jorge Uehara
Afonso Celso Pinto Nazário
Cláudio Kemp (*in memoriam*)

O câncer é a segunda causa mais frequente de morte durante a idade reprodutiva da mulher. Estima-se, para todas as gestações, uma incidência de complicações decorrentes das neoplasias na ordem de 0,02% a 0,1%. Destacam-se, entre as mais prevalentes, segundo a ordem de frequência, os carcinomas de colo uterino e mamário, além do melanoma e do linfoma de Hodgkin.[1]

Define-se como câncer de mama associado à gestação (CMG) aquele em que a neoplasia é diagnosticada durante a gravidez ou até 1 ano após o parto.[2] O diagnóstico de CMG é condição pouco frequente e ocorre na proporção de 1 caso para cada 3 mil gestações. Todavia, mais de 3% dos carcinomas de mama são diagnosticados durante o período gestacional e atinge a taxa de 15% dos cânceres diagnosticados abaixo dos 35 anos. Esse aumento da casuística decorre fundamentalmente da opção da mulher moderna em se dedicar inicialmente à vida profissional e postergar a maternidade. A média da idade de ocorrência do binômio é de 32 a 38 anos, sendo que a idade gestacional média no diagnóstico é de 17 a 25 semanas.

O pico de incidência ocorre nas mulheres que engravidam pela primeira vez após os 30 anos de idade.[3] As primíparas com idade inferior a 25 anos não apresentam aumento de risco, porém, não há proteção após a segunda ou a terceira gestação. Mulheres que planejam engravidar devem ser examinadas; naquelas com idade igual ou superior a 35 anos, o rastreamento mamográfico pré-concepcional está indicado.

Após a concepção, há rápido crescimento mamário, principalmente nas primeiras 8 semanas, pela intensa ação estroprogestativa. No final do primeiro trimestre, há aumento dos níveis de prolactina, mas as altas taxas de estrogênio e progesterona inibem a lactação até que, após o parto, há declínio dos níveis hormonais e, assim, vem a apojadura.

O diagnóstico geralmente é tardio, devido, principalmente, às mudanças fisiológicas da mama que levam a intenso ingurgitamento que vai dificultar o exame físico e

734 GINECOLOGIA • PARTE 8 DOENÇAS DA MAMA

aumentar em até 2,5 vezes o risco da doença ser diagnosticada em estádio avançado. Esse atraso no diagnóstico pode ser superior a 7 meses em comparação à não gestante.[1]

Durante a lactação, a dificuldade em se realizar adequadamente a propedêutica mamária é ainda maior e eventual fluxo papilar patológico pode não ser reconhecido. Classicamente, é descrito o sinal da rejeição do leite, isto é, o recém-nascido rejeita o leite da mama acometida.

Na primeira consulta do pré-natal, o médico deve fazer criteriosa avaliação das mamas e dos linfonodos regionais.[4] Caso a paciente apresente suspeita clínica, a mamografia com proteção abdominal pode ser feita de forma segura e a acurácia do método é superior a 80%.[4] A ultrassonografia é o exame de escolha para a avaliação da extensão da lesão, além de permitir direcionar a biópsia percutânea. Autores referem que o estudo ultrassonográfico está alterado em praticamente 100% dos casos de carcinoma de mama associado à gravidez.[2,4,5]

A punção aspirativa por agulha fina (PAAF) da massa palpável apresenta baixa sensibilidade e as alterações citomorfológicas fisiológicas decorrentes da gravidez ou da lactação podem levar a erros na interpretação e aumentar o índice de resultados falso-positivos. A biópsia percutânea por agulha grossa (*core biopsy*) é mais sensível e específica para o diagnóstico. Os fragmentos obtidos permitem análise histopatológica adequada, bem como a avaliação dos fatores preditivos e prognósticos, tais como os receptores hormonais de estrogênio e progesterona, o índice de proliferação celular (Ki-67) e a expressão do HER-2.[2,4]

Comumente o CMG se apresenta com linfonodos axilares comprometidos e tumores volumosos. O tipo histológico mais encontrado é o carcinoma invasivo não especial (75% a 90%), seguido do lobular. A maioria dos carcinomas é de alto grau e a invasão angiolinfática é frequente. O carcinoma inflamatório aparece em mais de 4% dos casos. Nas gestantes, a negatividade dos receptores hormonais nos tumores é mais comum quando se compara com não gestantes.[6] Dados mais recentes apontam para taxas similares de hiperexpressão da proteína HER-2 (Tabela 1).[6-8]

TABELA 1 Fatores preditivos das neoplasias em gestantes e não gestantes, quando equiparadas pela mesma faixa etária[7,9]

	Gestantes (%)		Não gestantes (%)	
	Positivo	Negativo	Positivo	Negativo
Receptor de estrogênio	39,0-45,6	54,4-59,0	59,8-65,0	31,0-40,2
Receptor de progesterona	26,0-44,4	54,6-72,0	55,0-73,1	26,9-40,0
HER-2 hiperexpresso	20,0-20,1	51,5-58,0	19,0-19,3	49,6-59,0

Nas pacientes com tumores maiores que 5 cm (T3) e acometimento axilar (estádio III: doença localmente avançada) deve-se empregar a ressonância magnética sem contraste para a avaliação do tórax e coluna toracolombar, para se excluir metástases pulmonares e ósseas, respectivamente. A ultrassonografia abdominal auxiliará na avaliação de doença hepática. Exames como tomografia computadorizada e cintilografia óssea são proscritos durante a gestação pela intensa radiação emitida, bem como a ressonância magnética com contraste. Caso haja indicação, elas serão realizadas após o parto.

O diagnóstico clínico e a estimativa da data do parto auxiliam no planejamento terapêutico. O tratamento deve ser iniciado imediatamente e a conduta é baseada no estádio da doença, à semelhança do que ocorre na mulher não grávida, com exceção de algumas particularidades. A interrupção da gestação geralmente não é necessária, pois não tem finalidade terapêutica e não altera o prognóstico.

O procedimento cirúrgico de escolha é a mastectomia radical modificada, mas, nos casos iniciais, a cirurgia conservadora pode ser efetuada, desde que a radioterapia possa ser retardada para o período pós-parto sem comprometer o prognóstico. Quando a cirurgia é realizada no 3º trimestre, uma equipe multidisciplinar composta de obstetras e neonatologistas deve acompanhar o procedimento para preservar a integridade do feto viável, caso haja alguma intercorrência.

Embora a literatura não tenha dados suficientes para afirmar, a pesquisa do linfonodo sentinela com tecnécio 99m parece ser segura. A sensibilidade e a especificidade do método não foram bem estabelecidas nas gestantes e alguns autores referem que essa técnica não deveria ser oferecida às grávidas com idade gestacional aquém de 30 semanas. Outros, porém, afirmam que a pesquisa do linfonodo sentinela guiada por marcador radioativo é bastante segura e poderia ser empregada no tratamento das pacientes com CMG com axila clinicamente negativa. O uso de corante para a identificação do linfonodo sentinela (azul patente V ou azul isossulfan) é desaconselhado pela *European Society for Medical Oncology* pelos riscos de anafilaxia.[10]

O tratamento sistêmico com quimioterapia apresenta as mesmas indicações das pacientes não gestantes, porém, sua administração não é recomendada no primeiro trimestre pelo potencial teratogênico durante o período da embriogênese. O risco de malformações, quando o tratamento sistêmico é empregado durante o 2º ou o 3º trimestre, é de aproximadamente 1,3%, valor semelhante ao observado nos fetos não expostos à quimioterapia.[4]

A quimioterapia não deve ser empregada após a 35ª semana ou nas 3 semanas que antecedem a data programada para o parto, a fim de se evitarem complicações hematológicas. Não há recomendação especial referente à via e momento de parto, ou seja, a conduta obstétrica é a mesma da grávida não portadora de câncer. A amamentação está contraindicada quando a paciente é tratada com quimioterápicos.

A maioria dos trabalhos publicados sobre tratamento sistêmico de gestantes com carcinoma de mama refere uso de ciclofosfamida e antracíclicos. O metotrexato, por interferir no metabolismo do ácido fólico, não é empregado durante a gravidez. Esquemas contendo antraciclinas, como o denominado FAC (5-fluorouracil 500 mg/m^2; doxorrubicina 50 mg/m^2; ciclofosfamida 500 mg/m^2), podem ser empregados com relativa segurança durante o 2º ou o 3º trimestres.[11,12] Outros esquemas como FEC, AC ou EC também são recomendados. Os dados disponíveis sobre o uso dos taxanos durante a gestação são limitados, porém sem apresentar maiores riscos. Quando há indicação clínica, seu emprego deve ser discutido com a paciente. Dentre os taxanos, recomenda--se paclitaxel (80 mg/m^2) semanal durante 12 ciclos, por ter menos efeitos colaterais.[4,13]

Nos casos em que há hiperexpressão da proteína HER-2 (receptor do fator de crescimento epidermal tipo 2), o trastuzumabe, anticorpo monoclonal específico para o domínio extracelular da proteína HER-2, pode ter papel relevante. Em grávidas, sua utilização durante o 2º e o 3º trimestres foi associada ao desenvolvimento de oligoâmnio e, atualmente, está contraindicada. Nos casos graves, cuja urgência do tratamento da doença metastática com repercussão clínica é imperativa, a droga poderia ser considerada, com monitoração rigorosa do líquido amniótico e crescimento fetal.[4,12-14]

O fator estimulador de colônias granulocitárias denominado filgrastim (Granulokine®) e a eritropoietina podem ser administrados seguramente nas gestantes e sua indicação deve seguir as mesmas recomendações aplicadas para o suporte oncológico durante a quimioterapia das pacientes não grávidas. Medicações como ondansetrona, lorazepam e dexametasona são frequentemente empregadas como parte do regime antiemético pré-quimioterápico.

O tratamento endócrino é recomendado para pacientes com tumores hormônio--dependentes e deve ser iniciado após o término da quimioterapia. A medicação de eleição é o tamoxifeno, um modulador seletivo dos receptores de estrogênio, administrado por via oral na dose de 20 mg/dia, durante 5 anos. Seu emprego está reservado apenas para o período pós-parto, pela associação com malformações fetais, tais como genitália ambígua e síndrome de Goldenhar (displasia óculo-aurículo-vertebral).

As doses de radiação utilizadas no tratamento do câncer são muito maiores que as empregadas na radiologia diagnóstica, logo a radioterapia adjuvante deve ser adiada para o período pós-parto, porém, atrasos maiores que 8 semanas nas mulheres que não utilizam quimioterapia podem ter impacto negativo no controle locorregional.[15] A maioria dos autores acredita que a radioterapia durante a gestação deveria ser contraindicada.

Outros temas relacionados ao câncer de mama e gestação que afligem o obstetra e o ginecologista são a preservação da fertilidade e a gestação futura. Atualmente, técnicas modernas de preservação da fertilidade podem ser aplicadas em casos selecionados de mulheres jovens com câncer de mama que deverão receber tratamento sistêmico. A citotoxicidade da quimioterapia leva à depleção dos folículos maduros e danos nas células da pré-granulosa, afetando diretamente os oócitos, o que acarretaria irregularidade menstrual e poderia levar à insuficiência ovariana irreversível.

O risco de menstruações infrequentes e menopausa secundária à quimioterapia está diretamente relacionado a fatores como idade, época estimada da menopausa na ausência da quimioterapia, droga utilizada, tempo do tratamento e dose empregada. Agentes alquilantes, como a ciclofosfamida, induzem a menopausa com mais frequência que os antracíclicos ou antimetabólicos. Mulheres de 40 anos de idade, por exemplo, apresentam risco de menopausa de 78% quando são tratadas com CMF (ciclofosfamida, metotrexato e 5-fluorouracil) e de apenas 38% quando recebem FEC (5-fluorouracil, epirrubicina e ciclofosfamida), esquema com menor dose de alquilante.

Entre as técnicas empregadas para a proteção da fertilidade das mulheres jovens que necessitam de tratamento sistêmico, incluem-se os análogos do hormônio liberador de gonadotrofinas (GnRH) e a criopreservação de oócitos.

O diagnóstico de câncer de mama não altera o prognóstico gestacional. Alguns estudos sugerem até melhor sobrevida daquela paciente que engravida após o diagnóstico e tratamento do câncer, porém isso pode estar relacionado a viés de seleção, pois pacientes mais saudáveis são encorajadas a engravidar.[16-18] O intervalo geralmente recomendado é de 2 anos após o término do tratamento, pelo risco teórico das alterações hormonais da gestação estimularem possíveis micrometástases. É nesta fase também que se concentra o maior número de recidivas. Estudos mais recentes, porém, mostraram que gravidezes que ocorreram após 6 meses do término do tratamento são seguras e não há piora do prognóstico. A liberação para a nova gestação subsequente ao tratamento deve ser individualizada e discutida com o casal, sob a luz do real prognóstico da doença.

A Tabela 2 resume as principais características do câncer de mama associado à gestação.

TABELA 2 Resumo das características do câncer de mama associado à gestação (CMG)[2]

Epidemiologia
Há aumento transitório do risco de câncer de mama após a gravidez. Esse risco é maior nas primigestas idosas*
CMG geralmente é diagnosticado em estágio avançado (II-IV)*
Patologia
A maioria dos CMG apresenta grau histológico 2 ou 3*
Receptores de estrogênio e progesterona são usualmente negativos*
Diagnóstico
Exame físico, mamografia e citologia apresentam baixa sensibilidade durante a gravidez e lactação*
Biópsia incisional ou *core biopsy* são métodos recomendados para a avaliação histopatológica*
Ultrassonografia é superior à mamografia para o diagnóstico do CMG
Estágio
Tomografia computadorizada é proibida durante a gravidez*
Ressonância magnética com contraste é proscrita durante a gravidez**
Tratamento
Cirurgia
Emprega-se a mesma técnica aplicada à paciente não grávida*

(continua)

GINECOLOGIA • PARTE 8 DOENÇAS DA MAMA

TABELA 2   Resumo das características do câncer de mama associado à gestação (CMG)[2] (*continuação*)

Pesquisa do linfonodo sentinela pode ser realizada com tecnécio**
Radioterapia
Radioterapia é proibida durante a gravidez e deve ser realizada no período pós-parto*
Quimioterapia
Pode ser utilizada após o 1º trimestre*
Endocrinoterapia
Tratamento hormonal é proibido durante a gravidez e deve ser realizado no período pós-parto*
Prognóstico
Similar ao da paciente jovem com mesmo estádio clínico e perfil molecular
Gravidez subsequente ao tratamento do câncer de mama
Recomenda-se evitar nova gravidez por um período mínimo de 2 anos após o término do tratamento*
Pacientes com CMG estágio IV (metastático) devem ser aconselhadas a evitar nova gestação**

Nível de evidência:
* Evidência de estudos descritivos não experimentais bem desenhados (nível III).
** Evidência de consenso de especialistas ou da experiência clínica de profissional respeitado (nível IV).

A Tabela 3 resume as formas de abordagem do CMG, segundo a época do diagnóstico.

TABELA 3   Abordagem do CMG de acordo com a idade gestacional

1º trimestre	2º e 3º trimestres	Pós-parto
MRM + LA	MRM + LA ou Quad + LS*	Quimioterapia**
	Quimioterapia**	Radioterapia
		Endocrinoterapia

MRM + LA = mastectomia radical modificada com linfonodectomia axilar; Quad + LS = quadrantectomia com pesquisa do linfonodo sentinela.
* A pesquisa do linfonodo sentinela pode ser indicada para gestantes com axila clinicamente negativa; o método empregado nas grávidas é o radiomarcador com tecnécio 99m.
** Quimioterapia adjuvante ou neoadjuvante de acordo com o estadiamento.

REFERÊNCIAS BIBLIOGRÁFICAS

1. Weisz B, Schiff E, Lishner M. Cancer in pregnancy: maternal and fetal implications. Hum Reprod Update. 2001;7(4):384-93.
2. Navrozoglou I, Vrekoussis T, Kontostolis E, et al. Breast cancer during pregnancy: a mini-review. Eur J Surg Oncol. 2008;34(8):837-43.
3. Moreira WB, Brandao EC, Soares AN, Lucena CE, Antunes CM. Prognosis for patients diagnosed with pregnancy-associated breast cancer: a paired case-control study. Sao Paulo Med J. 2010;128(3):119-24.
4. Network NCC. NCCN Clinical Practice Guidelines in Oncology: Breast Cancer Version 1.2018. 2018. Disponível em: https://www.nccn.org/professionals/physician_gls/pdf/breast.pdf. Acesso: 31 de março de 2018.

5. Yang WT, Dryden MJ, Gwyn K, Whitman GJ, Theriault R. Imaging of breast cancer diagnosed and treated with chemotherapy during pregnancy. Radiology. 2006;239(1):52-60.
6. Peccatori FA, Lambertini M, Scarfone G, Del Pup L, Codacci-Pisanelli G. Biology, staging, and treatment of breast cancer during pregnancy: reassessing the evidences. Cancer Biol Med. 2018;15(1):6-13.
7. Kim YG, Jeon YW, Ko BK, et al. Clinicopathologic characteristics of pregnancy-associated breast cancer: results of analysis of a nationwide breast cancer registry database. J Breast Cancer. 2017;20(3):264-9.
8. Ruiz R, Herrero C, Strasser-Weippl K, et al. Epidemiology and pathophysiology of pregnancy-associated breast cancer: A review. Breast. 2017;35:136-41.
9. Murphy CG, Mallam D, Stein S, et al. Current or recent pregnancy is associated with adverse pathologic features but not impaired survival in early breast cancer. Cancer. 2012;118(13):3254-9.
10. Balaya V, Bonsang-Kitzis H, Ngo C, et al. What about sentinel lymph node biopsy for early breast cancer during pregnancy? J Gynecol Obstet Hum Reprod. 2018.
11. Hahn KM, Johnson PH, Gordon N, et al. Treatment of pregnant breast cancer patients and outcomes of children exposed to chemotherapy in utero. Cancer. 2006;107(6):1219-26.
12. Ministério da Saúde. Diretrizes diagnósticas e terapêuticas do carcinoma de mama. Disponível em: http://conitec.gov.br/images/Protocolos/DDT/DDT_CarcinomaMama_2018_site.pdf. Acesso: 02/04/2018.
13. Peccatori FA, Azim HA, Jr., Orecchia R, et al. Cancer, pregnancy and fertility: ESMO Clinical Practice Guidelines for diagnosis, treatment and follow-up. Ann Oncol. 2013;24 Suppl 6:vi160-170.
14. Bader AA, Schlembach D, Tamussino KF, Pristauz G, Petru E. Anhydramnios associated with administration of trastuzumab and paclitaxel for metastatic breast cancer during pregnancy. Lancet Oncol. 2007;8(1):79-81.
15. Ruo Redda MG, Verna R, Guarneri A, Sannazzari GL. Timing of radiotherapy in breast cancer conserving treatment. Cancer Treat Rev. 2002;28(1):5-10.
16. Iqbal J, Amir E, Rochon PA, Giannakeas V, Sun P, Narod SA. Association of the timing of pregnancy with survival in women with breast cancer. JAMA Oncol. 2017;3(5):659-65.
17. Ives A, Saunders C, Bulsara M, Semmens J. Pregnancy after breast cancer: population based study. Bmj. 2007;334(7586):194.
18. Hartman EK, Eslick GD. The prognosis of women diagnosed with breast cancer before, during and after pregnancy: a meta-analysis. Breast Cancer Res Treat. 2016;160(2):347-60.

68 | Quimioprevenção primária do carcinoma de mama

Gil Facina
Luiz Henrique Gebrim
Afonso Celso Pinto Nazário
Cláudio Kemp (*in memoriam*)

DEFINIÇÃO

O câncer de mama representa um dos principais problemas de saúde do mundo ocidental. É considerado doença complexa e multifatorial, que sofre fortes influências de fatores genéticos e ambientais. Sua incidência cresce progressivamente e acomete mulheres cada vez mais jovens.

Estima-se que, em 2012, foram diagnosticados no mundo 1,7 milhão de casos novos e ocorreram 522.000 óbitos pela doença. No Brasil, a estimativa para cada ano do biênio 2018-2019 é de 59.700 casos novos e 14.388 óbitos. A região Sudeste apresenta taxa bruta de 69,5 casos novos por 100 mil mulheres, totalizando 16.340 casos novos/ano para o Estado de São Paulo. Excluindo-se os tumores de pele não melanoma, o carcinoma mamário também é o mais frequente nas mulheres das regiões Sul (73/100.000), Centro-oeste (52/100.000) e Nordeste (40/100.000), sendo, na região Norte, a segunda neoplasia mais incidente (19/100.000)[1] (Tabela 1).

A complexidade, o custo e a necessidade de estrutura básica de saúde multidisciplinar integrada inviabilizam os programas de rastreamento populacional, principalmente nos países mais pobres. Com o avanço das pesquisas em biologia molecular, elucidação de etapas da biologia tumoral e da carcinogênese, inúmeros estudos são feitos para avaliar a interação de fármacos e, assim, conhecer a eficácia de drogas na profilaxia primária do carcinoma de mama.

A prevenção secundária é a ação que visa diagnosticar e tratar precocemente a doença. Evoluiu, nos países desenvolvidos, com o rastreamento mamográfico por meio de equipamentos de alta resolução, capacitação de especialistas e maior conscientização da população, o que proporcionou diagnóstico precoce em 70% das pacientes, levando a terapêutica menos agressiva, melhor resultado cosmético, menor custo do tratamento e aumento de 30% na sobrevida.

TABELA 1 Estimativas das taxas brutas de incidência e de números de casos novos de câncer de mama, para cada ano do biênio 2018-2019[1]

Região	Taxa bruta de incidência por 100 mil mulheres	Número de casos esperados
Sudeste	69,50	28.430
Sul	73,07	9.500
Centro-oeste	51,96	2.630
Nordeste	40,36	7.630
Norte	19,21	1.210
Brasil	56,33	49.400

Ainda que tenham havido avanços incontestáveis, a comunidade científica busca, há décadas, uma forma de intervenção farmacológica com finalidade preventiva, uma vez que a mudança de hábitos alimentares e o incentivo à prática diária de atividade física são de difícil incorporação aos padrões da vida moderna.

O lóbulo representa a unidade morfofuncional da mama e é formado por alvéolos, ou seja, cavidades revestidas por uma camada de células epiteliais secretoras circundadas por células basais e mioepiteliais. A maioria das neoplasias origina-se na junção ducto-alvéolo terminal, por ser zona de grande proliferação celular. Cada unidade lobular apresenta atividade proliferativa distinta e podem ocorrer variações segundo a idade, a paridade e o grau de diferenciação do lóbulo. As mulheres jovens ou nulíparas apresentam maior proliferação dos dúctulos.

O uso de drogas ou outras substâncias para prevenir o desenvolvimento do câncer é conhecido como quimioprevenção primária, e as principais indicações são as hiperplasias ductais e lobulares atípicas e neoplasia lobular *in situ*.[2]

A identificação dos receptores esteroídicos ocorreu na década de 1960 e permitiu o desenvolvimento racional de fármacos antiestrogênicos capazes de reduzir a atividade proliferativa do epitélio mamário.

MODULADORES SELETIVOS DOS RECEPTORES DE ESTROGÊNIO (SERM)

Tamoxifeno

Em meados da década de 1980, a observação da menor incidência do câncer na mama contralateral em usuárias de tamoxifeno já apontava para a capacidade profilática da droga. Em estudo metanalítico, em 2005, o *Early Breast Cancer Trialists Collaborative Group* (EBCTCG) avaliou pacientes com carcinoma hormônio-dependente e concluiu que o uso de tamoxifeno durante 5 anos reduz o risco de recorrência anual e da mortalidade em 41% e 31%, respectivamente. O efeito protetor, por sua vez, continua presente mesmo após 15 anos do tratamento.[3]

Inúmeros pesquisadores comprovaram o efeito profilático da droga e passaram a advogar seu uso como agente quimiopreventivo a ser prescrito às mulheres saudáveis, mas com alto risco para a doença.

Em 1998, a *Food and Drug Administration* (FDA) aprovou o tamoxifeno para a redução da incidência do câncer de mama em mulheres com alto risco para a doença. Essa resolução foi baseada nos resultados do estudo americano denominado *National Surgical Adjuvant Breast and Bowel Project P-1 Study* (NSABBP P-1).[4]

Dentre os trabalhos multicêntricos que compararam os efeitos profiláticos do tamoxifeno com o placebo, este foi considerado o mais completo e com maior capacidade para detectar pequenas diferenças entre os grupos estudados.

Esse trabalho, prospectivo e aleatorizado, teve início em 1992, com a finalidade de comparar grupos de mulheres, consideradas de risco elevado para a doença, que receberam placebo ou tamoxifeno na dose de 20 mg/dia durante 5 anos. O projeto envolveu 13.388 mulheres com idade igual ou superior a 35 anos e risco preditivo de câncer de mama (em 5 anos) igual ou superior a 1,66%, segundo o modelo de Gail. Após seguimento de 7 anos, os resultados demonstraram que o tamoxifeno reduziu o risco de câncer invasivo em 43%. A diminuição do risco ocorreu em todas as faixas etárias e foi de 36% em mulheres com 49 anos de idade ou menos, de 43% naquelas com idade entre 50 e 59 anos e de 51% nas mulheres com 60 anos ou mais. A droga também baixou a incidência de neoplasias *in situ* (ductal ou lobular) em 37%. Particularmente, foi importante observar que o tamoxifeno reduziu em 62% a frequência de carcinoma invasivo com receptores de estrogênio (RE) positivos. Todavia, não houve diferença na incidência da doença invasiva RE negativo entre os grupos placebo e tamoxifeno. A avaliação do subgrupo de mulheres com mutação genética tipo BRCA mostrou que houve redução de risco de 62% para as pacientes com mutação tipo BRCA2, todavia, as portadoras de mutação BRCA1 não tiveram redução de risco, possivelmente por estarem mais associadas com desenvolvimento de carcinoma indiferenciado triplo-negativo (receptores hormonais negativos). Em resumo, o estudo mostrou redução absoluta de risco de 21,4 casos por 1.000 mulheres medicadas com a droga por 5 anos, ou ainda, para cada 48 mulheres que receberam a droga profilática, foi possível prevenir um caso de carcinoma invasivo, ou seja, o número necessário para se obter um benefício foi 48 (NNT = 48; NNT = *number-needed-to-treat*).[4]

O projeto *International Breast Cancer Intervention Study* (IBIS-I) avaliou 7.152 pacientes com idade entre 35 e 70 anos que tinham aumento de risco para a doença e as randomizou para receber tamoxifeno (20 mg/dia) ou placebo por 5 anos. Os resultados mostraram redução de risco de 32% para carcinomas invasivos ou *in situ*. Quando se avaliaram os cânceres receptores hormonais positivos o benefício foi de 34%.[5] Recente atualização, após seguimento médio de 16 anos, mostrou que o efeito preventivo do tamoxifeno permanece ao longo dos anos e se mantém ao redor de 31%.[6]

Há consenso de que pacientes com neoplasia lobular *in situ* e hiperplasia atípica deveriam receber o tamoxifeno (20 mg/dia) durante 5 anos, tendo em vista a alta concentração de receptores estrogênicos no epitélio e a comprovada redução do risco de desenvolvimento subsequente do carcinoma invasivo.[4]

O tamoxifeno é classificado como droga não esteroídica, é administrado por via oral e tem pico de concentração sérica após 3 horas da ingestão. Apresenta meia-vida de 7 dias e atinge teor sérico fixo em 4 semanas de tratamento. Doses diárias de 20 mg resultam em nível sérico de 125 a 260 ng/mL. Pequena quantidade da droga não metabolizada é eliminada pelos rins, mas a função renal diminuída não eleva de forma significativa seus níveis séricos. Produz efeito estrogênico total ou parcial, bem como efeito antagonista, dependendo do tecido-alvo e da espécie estudada, além de apresentar ação agonista em determinados tecidos, como o endometrial, o ósseo e o hepático (metabolismo lipoproteico).

Diversos estudos demonstraram que o tamoxifeno diminui a reabsorção óssea, ou seja, previne a osteoporose na pré e na pós-menopausa. O tamoxifeno reduz, ainda, o nível sérico do colesterol total em até 15%, principalmente pela diminuição da fração LDL-colesterol, efeito que proporciona redução dos óbitos secundários às doenças cardiovasculares.

No endométrio, o tamoxifeno aumenta a sua atividade proliferativa e, consequentemente, proporciona maior risco de desenvolvimento de pólipos, câncer e sarcoma.

O fármaco é bem tolerado e menos de 5% das usuárias interrompem o tratamento em decorrência dos efeitos colaterais. Os mais observados são fogachos (15%), náuseas e vômitos (10%), alterações menstruais, nervosismo, depressão, aumento de peso, tromboembolismo e alterações visuais (catarata e retinopatia), endometriais (pólipo, hiperplasia e carcinoma) e hepáticas (esteatonecrose e elevação de transaminases). Quando administrado às mulheres na menacma, eleva os níveis séricos de estradiol e progesterona, permanecendo estáveis os teores dos hormônios luteinizantes (LH) e folículo-estimulante (FSH). A potencialização da esteroidogênese ovariana seria consequência da ação direta do tamoxifeno sobre os receptores beta nas células da granulosa.

O tamoxifeno eleva os níveis séricos da globulina carreadora dos hormônios sexuais (SHBG) e da globulina carreadora de corticosteroides (CBG), provavelmente em razão do efeito estrogênico no fígado. O SHBG é a principal proteína carreadora dos esteroides sexuais e seu aumento plasmático acarreta redução na fração livre de estrogênios, facilitando a ligação do tamoxifeno com o receptor esteroídico.

O mecanismo de ação do tamoxifeno não está totalmente esclarecido. O conceito clássico da ação inibitória baseia-se em culturas de células de carcinoma e na ação agonista parcial do receptor de estrogênio, que, uma vez ligado, forma um complexo tamoxifeno-receptor com baixa afinidade biológica e não permite a resposta estrogênica da célula.

Tendo em vista a complexidade dessas etapas, a dúvida em relação à dose ideal necessária para a quimioprofilaxia primária e a dificuldade em se obter tecido mamário humano não neoplásico para se estudar os efeitos desse fármaco, conduziu-se em nosso serviço um estudo, publicado no *European Journal of Cancer*, em 2003, que demonstrou que doses de 5, 10 e 20 mg/dia reduziram de maneira significativa os índices de mitose e apoptose, a concentração dos receptores de estradiol e progesterona e a positividade do anticorpo monoclonal Ki-67.[7]

A perspectiva de redução de dose parece ser o caminho mais curto para se estender a quimioprevenção, pois reduziria os efeitos indesejáveis e facilitaria a implementação de programas dessa natureza, principalmente em países em desenvolvimento. Atualmente, recomenda-se o uso preventivo da droga, na dose de 20 mg/dia por 5 anos, para mulheres com biópsia prévia que mostrou lesão precursora, ou seja, hiperplasias atípicas ou neoplasia lobular *in situ*.

Raloxifeno

O raloxifeno é um SERM que apresenta ação antiestrogênica nas mamas e no endométrio e efeito estrogênico nos ossos, no metabolismo lipídico e na coagulação. É um derivado benzotiofeno não hormonal e tem aplicabilidade clínica recomendada para a prevenção e o tratamento da osteoporose desde o final da década de 1990.

Vários estudos demonstraram que o raloxifeno reduziu o risco de carcinoma invasivo de mama entre 44% e 76% (Tabela 2).

No protocolo *Study of tamoxifen and raloxifene* (Star), entre 19.747 mulheres menopausadas com aumento do risco de câncer de mama, o raloxifeno mostrou reduzir o risco em 76% do benefício produzido pelo tamoxifeno. Desde 2007, a *Food and Drug*

TABELA 2 Estudos prospectivos, randomizados e placebo-controlados do raloxifeno, sendo o câncer de mama a meta de avaliação[8]

Ensaio	More	Core	Ruth	Star
População estudada	Mulheres menopausadas com fratura por osteoporose	Continuação do estudo More	Mulheres menopausadas com história ou risco de doença coronariana	Mulheres menopausadas com aumento do risco de câncer de mama
Número	7.705	5.213	10.101	19.747
Controle	Placebo	Placebo	Placebo	Tamoxifeno
Endpoint primário	Fraturas	Fraturas	Doença coronariana e câncer de mama	Câncer invasivo de mama
Endpoint secundário	Câncer de mama	Câncer de mama	Morte e tromboembolismo	Fratura e doença coronariana
Média de idade (anos)	66,5	66,2	67,5	58,5
Média de seguimento (meses)	40	48	68	81
Redução de risco (%)	76	66	44	76% do efeito do tamoxifeno

Administration (FDA) passou a recomendá-lo para esse fim às mulheres menopausadas, sendo preconizado na dose de 60 mg/dia durante 5 anos. A redução do risco de fraturas ósseas foi comparável com a promovida pelo tamoxifeno. O raloxifeno propiciou menor proporção de efeitos colaterais, com redução de carcinoma de endométrio (RR = 0,55), hiperplasia uterina (RR = 0,19), tromboembolismo (RR = 0,75) e catarata (RR = 0,80).[9]

Inibidores de aromatase

Os inibidores de aromatase (IA) são compostos que inibem a enzima aromatase e, por conseguinte, bloqueiam a conversão tecidual dos androgênios em estrogênios, impedindo o estímulo esteroidal que poderia levar ao maior crescimento do câncer (Figura 1).

Os IAs mais recentes são os de terceira geração, não hormonais, como o anastrozol e o letrozol, que causam inibição de 96% a 99% da aromatização periférica, e o inativador de aromatase hormonal, representado pelo exemestano.

Em 2002, o estudo conhecido como *Arimidex, Tamoxifen Alone or in Combination* (ATAC) comparou a ação do anastrozol com a do tamoxifeno no tratamento adjuvante de primeira linha de mulheres na pós-menopausa com câncer de mama receptor positivo. Os resultados mostraram que o anastrozol foi eficaz e bem tolerado.[10] Em revisão publicada após 100 meses de seguimento (2008), foi possível constatar a superioridade do anastrozol sobre o tamoxifeno (Tabela 3).[11]

Os inibidores de aromatase foram avaliados na prevenção primária do câncer de mama nos ensaios clínicos denominados MAP.3 e IBIS-II.

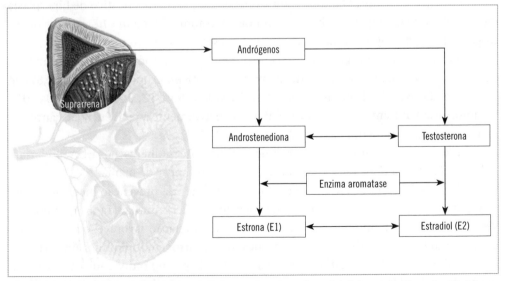

FIGURA 1 Mecanismo de produção de estrogênios na menopausa. Os androgênios produzidos pela glândula suprarrenal são convertidos nos tecidos periféricos em estrogênios por meio da ação da enzima aromatase.

GINECOLOGIA • PARTE 8 DOENÇAS DA MAMA

TABELA 3 Resultados do ensaio ATAC após 100 meses de seguimento de mulheres menopausadas com carcinoma de mama invasivo e receptor hormonal positivo tratadas com anastrozol ou tamoxifeno[11]

	Hazard ratio	Significância
Sobrevida livre de doença	0,85	p = 0,003*
Tempo de recorrência	0,76	p = 0,0001*
Carcinoma contralateral	0,60	p = 0,004*
Tempo de recorrência a distância	0,84	p = 0,022*
Sobrevida global	0,97	p = 0,7

* Resultados estatisticamente significativos a favor do anastrozol.

O MAP.3 (*Mammary Prevention 3 Trial*) é um estudo internacional, randomizado, duplo-cego, placebo controlado, que comparou o exemestano (25 mg/dia por 5 anos) com o placebo para a prevenção primária do carcinoma de mama em 4.560 mulheres menopausadas que apresentavam aumento de risco para a doença. Após seguimento médio de 3 anos, foi possível notar que o exemestano reduziu a incidência da doença invasiva em 65% (HR = 0,35; 95% IC, 0,18-0,70; p = 0,002) e, quando se avaliou a incidência em conjunto com o carcinoma ductal *in situ*, a queda significativa foi de 53% (HR = 0,47; 95% IC, 0,27-0,79; p = 0,004). Os autores concluíram que a droga foi efetiva na prevenção primária do câncer de mama em mulheres menopausadas e foi associada com mínima mudança da qualidade de vida.[12]

O estudo IBIS-II (*International Breast Cancer Intervention Study-II*) é multicêntrico, duplo-cego, randomizado, placebo-controlado, recrutou 3.864 mulheres menopausadas entre 40 e 70 anos que tinham aumento de risco para o câncer de mama, definido como presença de história familiar para a doença ou prévio diagnóstico de hiperplasia ductal com atipia, neoplasia lobular *in situ* ou carcinoma ductal *in situ* receptor de estrogênio positivo diagnosticado a menos de 6 meses e tratado com mastectomia, a fim de receber anastrozol (1 mg/dia) ou placebo durante 5 anos. Após 7 anos de seguimento, a incidência cumulativa de câncer de mama foi de 5,6% no grupo placebo e de 2,8% no anastrozol. O risco foi diminuído em 53% (HR = 0,47; 95% IC, 0,32-0,68; p < 0,0001). Os autores concluíram que o anastrozol reduziu efetivamente a incidência de câncer de mama em mulheres menopausadas de alto risco.[13]

Freedman et al. estimaram que mais de 2 milhões de mulheres, nos EUA, poderiam se beneficiar com a prevenção medicamentosa para o câncer de mama.[14]

Advani & Moreno-Aspitia destacaram os benefícios da prevenção medicamentosa e avaliaram o número necessário de pacientes que deveriam utilizar a droga para prevenir um caso de carcinoma invasivo. Descreveram a relação favorável e compararam com o largo uso de estatinas para a prevenção do infarto agudo do miocárdio (IAM). Nesse último exemplo, a estatina deveria ser utilizada por 60 indivíduos para se evitar um caso de IAM (NNT = 60).[15] A relação de usuários necessários e eficácia (NNT) está apresentada na Figura 2.

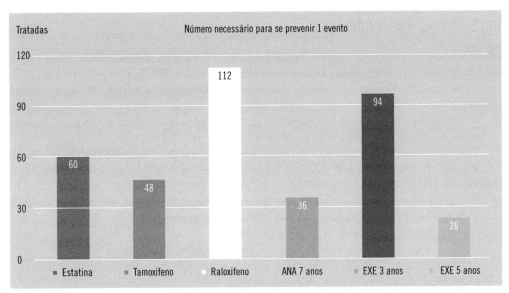

FIGURA 2 Estratégias para a prevenção medicamentosa e número necessário de tratamentos para se obter a redução de um evento (NNT). Estatina empregada para a prevenção de IAM. Outras drogas para a prevenção do câncer de mama invasivo.
ANA: anastrozol; EXE: exemestano.

Em resumo, para redução de risco de carcinoma invasivo e *in situ* de mama, em pacientes na pré-menopausa com idade de 35 anos ou mais, que apresentam risco de desenvolver a doença superior a 1,7% em 5 anos ou maior que 20% ao longo da vida, recomenda-se o uso do tamoxifeno na dose de 20 mg/dia por 5 anos. Para mulheres menopausadas que possuem expectativa de vida superior a 10 anos e risco aumentado para a doença, há diversas opções de prevenção medicamentosa, tais como o tamoxifeno, raloxifeno, exemestano e anastrozol. A escolha dependerá da morbidade, efeitos colaterais e relação custo-benefício do tratamento.

A Tabela 4 resume as principais indicações e benefícios da prevenção medicamentosa.

TABELA 4 Opções, critérios de seleção e benefícios da prevenção medicamentosa do câncer de mama

Critérios de seleção	Tamoxifeno	Raloxifeno	Exemestano	Anastrozol
Idade	≥ 35 anos	≥ 35 anos	≥ 35 anos	40-70 anos
Estado menopausal	Pré e pós-menopausa	Pós-menopausa	Pós-menopausa	Pós-menopausa
Risco em 5 anos	≥ 1,7 ou NLIS	≥ 1,7 ou NLIS	≥ 1,7 ou NLIS	–
Risco em 10 anos	–	–	–	≥ 5% ou NLIS
Contraindicação	Tromboembolismo	Tromboembolismo	Osteoporose	Osteoporose
Dose (mg/dia) por 5 anos de tratamento	20	60	25	1
Redução de risco (%)	49	40	65	53

NLIS: neoplasia lobular *in situ*.

748 GINECOLOGIA • PARTE 8 DOENÇAS DA MAMA

REFERÊNCIAS BIBLIOGRÁFICAS

1. Brasil. Ministério da Saúde – INCA. Estimativa 2018. Incidência de câncer no Brasil. Incidência de câncer no Brasil. 2018. Disponível em: www.inca.gov.br/estimativa/2018/estimativa-2018.pdf.
2. Chlebowski RT. Current concepts in breast cancer chemoprevention. Pol Arch Med Wewn. 2014;124(4):191-9.
3. (EBCTCG) EBCTCG. Effects of chemotherapy and hormonal therapy for early breast cancer on recurrence and 15-year survival: an overview of the randomised trials. Lancet. 2005;365(9472):1687-717.
4. Fisher B, Costantino JP, Wickerham DL, et al. Tamoxifen for the prevention of breast cancer: current status of the National Surgical Adjuvant Breast and Bowel Project P-1 study. J Natl Cancer Inst. 2005;97(22):1652-62.
5. Cuzick J, Forbes JF, Sestak I, et al. Long-term results of tamoxifen prophylaxis for breast cancer – 96-month follow-up of the randomized IBIS-I trial. J Natl Cancer Inst. 2007;99(4):272-82.
6. Cuzick J, Sestak I, Cawthorn S, et al. Tamoxifen for prevention of breast cancer: extended long-term follow-up of the IBIS-I breast cancer prevention trial. Lancet Oncol. 2015;16(1):67-75.
7. de Lima GR, Facina G, Shida JY, et al. Effects of low dose tamoxifen on normal breast tissue from premenopausal women. Eur J Cancer. 2003;39(7):891-8.
8. Vogel VG, Costantino JP, Wickerham DL, et al. Effects of tamoxifen vs raloxifene on the risk of developing invasive breast cancer and other disease outcomes: the NSABP Study of Tamoxifen and Raloxifene (STAR) P-2 trial. JAMA. 2006;295(23):2727-41.
9. Vogel VG, Costantino JP, Wickerham DL, et al. Update of the National Surgical Adjuvant Breast and Bowel Project Study of Tamoxifen and Raloxifene (STAR) P-2 Trial: Preventing breast cancer. Cancer Prev Res (Phila). 2010;3(6):696-706.
10. Baum M, Budzar AU, Cuzick J, et al. Anastrozole alone or in combination with tamoxifen versus tamoxifen alone for adjuvant treatment of postmenopausal women with early breast cancer: first results of the ATAC randomised trial. Lancet. 2002;359(9324):2131-9.
11. Forbes JF, Cuzick J, Buzdar A, et al. Effect of anastrozole and tamoxifen as adjuvant treatment for early-stage breast cancer: 100-month analysis of the ATAC trial. Lancet Oncol. 2008;9(1):45-53.
12. Goss PE, Ingle JN, Alés-Martínez JE, et al. Exemestane for breast-cancer prevention in postmenopausal women. N Engl J Med. 2011;364(25):2381-91.
13. Cuzick J, Sestak I, Forbes JF, et al. Anastrozole for prevention of breast cancer in high-risk postmenopausal women (IBIS-II): an international, double-blind, randomised placebo-controlled trial. Lancet. 2014;383(9922):1041-8.
14. Freedman AN, Graubard BI, Rao SR, McCaskill-Stevens W, Ballard-Barbash R, Gail MH. Estimates of the number of US women who could benefit from tamoxifen for breast cancer chemoprevention. J Natl Cancer Inst. 2003;95(7):526-32.
15. Advani P, Moreno-Aspitia A. Current strategies for the prevention of breast cancer. Breast Cancer (Dove Med Press). 2014;6:59-71.

Quimioterapia antiblástica em Oncologia mamária | 69

Gil Facina
Nilciza Maria de Carvalho Tavares Calux
Marcelo Tanaka
Daniel Luiz Gimenes

O câncer de mama é a neoplasia mais prevalente nos países ocidentais, excluindo-se os tumores de pele não melanoma. Estima-se cerca de 1,67 milhão de casos novos por ano e causa mais de 522.000 óbitos/ano em todo o mundo.

Apesar dos investimentos que visam o aumento da prevenção secundária, ou seja, o diagnóstico precoce, principalmente por meio de rastreamento mamográfico que promove redução da mortalidade em aproximadamente 35%, a doença promove grande impacto psicossocioeconômico.

Deve-se ter um estadiamento correto para a indicação criteriosa do tratamento a ser proposto à paciente. Atualmente, adota-se a classificação da *American Joint Committee on Cancer* (AJCC), que considera os seguintes parâmetros: tamanho do tumor, acometimento de nodo axilar (linfonodo), presença de metástase (sistema TNM), além de incorporar fatores biológicos, como grau tumoral, expressão dos receptores de estrogênio e progesterona, expressão do receptor 2 do fator de crescimento epidermal humano (HER2) e painéis prognósticos de expressão gênica.[1]

CLASSIFICAÇÃO CLÍNICA: SISTEMA TNM

T: tumor primário

É mensurado em seu maior diâmetro:

- TX: tumor primário não pode ser mensurado (p.ex.: biópsia prévia);
- T0: não há evidência de tumor primário (p.ex.: tumor oculto de mama);
- Tis: carcinoma *in situ*:
  - Tis (CDIS): carcinoma ductal *in situ*;

- Tis (Paget): doença de Paget do mamilo sem tumor (na doença de Paget associada a tumor, a classificação é feita de acordo com o maior diâmetro do tumor invasor);
- T1: tumor de até 2 cm na maior dimensão:
  - T1mi: microinvasão de até 0,1 cm;
  - T1a: tumor > 0,1 cm e até 0,5 cm;
  - T1b: tumor > 0,5 cm e até 1 cm;
  - T1c: tumor > 1 cm e até 2 cm;
- T2: tumor > 2 cm e até 5 cm;
- T3: tumor > 5 cm;
- T4: tumor de qualquer tamanho, com extensão para a parede torácica e/ou pele:
  - T4a: extensão para a parede torácica, excluindo-se o músculo peitoral;
  - T4b: extensão para a pele, incluindo-se o linfedema (*peau d'orange*), úlcera ou nódulo cutâneo satélite na mesma mama;
  - T4c: ambos (associação de T4a e T4b);
  - T4d: carcinoma inflamatório (presença de hiperemia e espessamento cutâneo decorrente do linfedema secundário à infiltração neoplásica dos linfáticos dérmicos que envolvem pelo menos $1/_3$ da mama).

N: linfonodo regional

- NX: linfonodo regional não pode ser avaliado (p.ex.: removido previamente);
- N0: ausência de metástase em linfonodo;
- N1: metástase para linfonodos axilares homolaterais, níveis I e II, móveis;
  - N1mi: micrometástases;
- N2: metástase para linfonodos axilares homolaterais, níveis I e II, que se apresentam fixos e/ou confluentes ou acometimento dos linfonodos da mamária interna:
  - N2a: metástase para linfonodos axilares homolaterais que estão fixos uns aos outros ou a outras estruturas e ausência de acometimento na mamária interna;
  - N2b: metástase para a mamária interna homolateral, níveis I e II, na ausência de acometimento axilar;
- N3: metástase para linfonodos infraclaviculares, N2a + N2b ou supraclaviculares:
  - N3a: metástase para linfonodo infraclavicular homolateral;
  - N3b: metástase para a mamária interna homolateral e cadeia axilar;
  - N3c: metástase para linfonodo supraclavicular.

M: metástase a distância

- MX: metástase a distância não pode ser avaliada;
- M0: ausência de metástase a distância;

- M1: metástase a distância.

CLASSIFICAÇÃO PATOLÓGICA DOS LINFONODOS: PN

- pNX: linfonodo regional não pode ser avaliado (p.ex.: removido previamente);
- pN0: ausência de metástase em linfonodos regionais ou somente células tumorais isoladas.

  Nota 1: células isoladas são definidas como pequenos blocos de células de até 0,2 mm, geralmente detectados por imuno-histoquímica (IHC), métodos moleculares ou pela coloração de hematoxilina-eosina.

  Nota 2: RT-PCR é o método molecular de reação em cadeia da polimerase que permite a detecção e a quantificação do RNA mensageiro.
  - pN0(i+): somente células tumorais isoladas;
  - pN0(mol+): ausência de metástase detectável pela histologia (RT-PCR positivo);
- pN1: micrometástases ou metástase em 1 a 3 linfonodos axilares e/ou metástases em linfonodo da cadeia da mamária interna:
  - pN1mi: micrometástases (> 0,2 mm e até 2 mm);
  - pN1a: metástases em 1 a 3 linfonodos;
  - pN1b: metástases microscópicas em linfonodo da cadeia da mamária interna detectado por meio da pesquisa do linfonodo sentinela, mas sem doença clínica aparente;
  - pN1c: metástases em 1 a 3 linfonodos axilares e em linfonodo da cadeia da mamária interna detectado por meio da pesquisa do linfonodo sentinela, mas sem doença clínica aparente;
- pN2: metástases em 4 a 9 linfonodos axilares ou acometimento da mamária interna clinicamente aparente na ausência de metástase axilar;
  - pN2a: metástases em 4 a 9 linfonodos axilares (pelo menos 1 foco tumoral > 2 mm);
  - pN2b: metástases clinicamente aparentes em linfonodo da cadeia da mamária interna na ausência de metástase axilar;
- pN3: metástases em 10 ou mais linfonodos axilares ou em cadeia infraclavicular ou acometimento das cadeias axilares e mamária interna ou supraclavicular;
  - pN3a: metástases em 10 ou mais linfonodos axilares (pelo menos um foco com depósito tumoral > 2 mm) ou metástase em linfonodo infraclavicular;
  - pN3b: metástase clinicamente aparente em cadeia mamária interna homolateral e pelo menos 1 linfonodo axilar acometido ou 4 ou mais linfonodos axilares acometidos e doença microscópica na cadeia mamária interna homolateral;
  - pN3c: metástase em linfonodo da cadeia supraclavicular homolateral.

A partir dos dados obtidos na classificação TNM, pode-se caracterizar a doença de acordo com a Figura 1.

O tipo histopatológico deve ser classificado. Os carcinomas ductal e lobular são os mais frequentes e apresentam prognóstico semelhante. Existem, ainda, os tipos medular, mucinoso, papilífero, tubular, secretor, cribriforme, adenocístico e indiferenciado. Com exceção do carcinoma medular, todos devem ser classificados segundo o grau histopatológico.

Após a confirmação patológica da doença, inicia-se o processo terapêutico com abordagens multidisciplinares. O controle local é dado principalmente pela cirurgia e pela radioterapia. A partir do conceito de que o câncer de mama é uma doença complexa e multifatorial, que sofre influências genéticas e ambientais e possui capacidade de metastatização precoce (ocorrendo, possivelmente, anos antes de ser diagnosticada), o emprego de quimioterapia, hormonioterapia e terapia-alvo participa ativamente do controle sistêmico da moléstia, levando ao aumento da sobrevida global e à redução das taxas de recorrência.

A avaliação dos fatores prognósticos e preditivos norteia a escolha da terapêutica adjuvante. Define-se como fator prognóstico aquele capaz de indicar a chance da doença aparecer novamente, independentemente do tratamento. Entre esses fatores, incluem-se o acometimento linfonodal, o tamanho do tumor, o grau de diferenciação histológico, a idade da paciente etc.

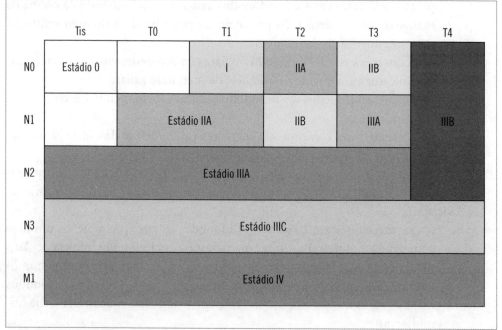

FIGURA 1 Estadiamento clínico, conforme a classificação TNM.

Os fatores preditivos são aqueles relacionados ao grau de resposta a uma terapia específica. Os principais fatores preditivos do câncer de mama são a presença de receptores hormonais (estrogênio e progesterona) e a hiperexpressão do fator de crescimento epidermal humano tipo 2 (HER-2/C-erbB-2), possibilitando endocrinoterapia e o trastuzumabe, respectivamente.

A indicação da quimioterapia depende diretamente do tamanho do tumor e do acometimento axilar. Dados patológicos, como grau de diferenciação, grau nuclear, tipo histopatológico, infiltração perineural e angiolinfática, presença de receptores hormonais, hiperexpressão do HER-2, idade da paciente e *status* menopausal, podem influenciar na recomendação da terapêutica sistêmica. A paciente deve ser esclarecida sobre as opções de tratamento e compartilhar dessa escolha.

A poliquimioterapia, baseada em esquemas que contêm antracíclicos, reduz a proporção anual de morte por carcinoma de mama em 38% nas mulheres jovens (abaixo de 50 anos de idade) e em aproximadamente 20% para aquelas com idade entre 50 e 69 anos.[2]

As pacientes com doenças que apresentam fatores prognósticos e preditivos reservados devem ser tratadas agressivamente. Nos últimos anos, as pesquisas têm procurado identificar biomarcadores moleculares e genéticos a fim de predizer a evolução da doença.

Em tumores iniciais, um dos fatores mais relevantes é o acometimento de linfonodos axilares homolaterais. Em geral, 50% a 70% das pacientes com linfonodos positivos têm pior prognóstico, ao passo que apenas 20% a 45% daquelas com linfonodos negativos apresentarão metástases ou recorrência após o tratamento locorregional. Assim, mulheres com linfonodos axilares positivos serão beneficiadas pela quimioterapia adjuvante, enquanto as com linfonodos negativos serão avaliadas segundo o tamanho tumoral e os fatores prognósticos para decidir quanto à quimioterapia.

Desde 2005, o consenso de St. Gallen recomenda atenção especial na escolha do tratamento sistêmico nas pacientes com doença hormônio-responsiva. Os especialistas dividem as pacientes com carcinoma hormônio-dependente, em que o tratamento deveria ser hormonal, e aquelas com doença não responsiva ao hormônio e grupo intermediário, em que se deve associar o tratamento hormonal a outras terapias sistêmicas.

O risco de recorrência também deve ser considerado, conforme o tamanho do tumor, o grau nuclear, o acometimento linfonodal, a invasão angiolinfática e a hiperexpressão do HER-2 (Tabela 1).[3]

Classicamente, estudam-se pelo menos 10 linfonodos axilares para realizar adequada avaliação prognóstica da doença. Todavia, a pesquisa do linfonodo sentinela é preconizada nos tumores < 5 cm, visando reduzir a morbidade decorrente da linfonodectomia radical, ainda que, na presença de micrometástases (metástase linfonodal > 0,2 e até 2 mm), a dissecção axilar deva ser complementada.

Um estudo controlado randomizado fase 3 (NSABP B-32) analisou 5.611 pacientes com carcinoma invasivo de mama com axila clinicamente negativa, subdividindo-as em dois grupos: dissecção axilar clássica e pesquisa de linfonodo sentinela. Os autores

754 GINECOLOGIA ▪ PARTE 8 DOENÇAS DA MAMA

TABELA 1 Classificação do carcinoma de mama, segundo o risco de recorrência

Baixo
- Axila negativa + tumor até 2 cm + grau 1 + ausência de invasão angiolinfática + HER-2 negativo + idade ≥ 35 anos

Intermediário
- Axila negativa + tumor até 2 cm ou grau 2/3 ou presença de invasão angiolinfática ou HER-2 positivo ou idade < 35 anos

Alto
- Axila positiva (1 a 3 linfonodos) e HER-2 positivo
- Axila positiva (> 4 linfonodos)

concluíram que o linfonodo sentinela foi removido em 97,2% dos casos e houve 9,8% de resultados falso-negativos. Reação alérgica ao azul patente foi rara, ocorrendo em apenas 0,7% dos casos.[4]

O estudo Almanac avaliou a qualidade de vida e a morbidade em 1.031 pacientes que foram randomizadas para pesquisa do linfonodo sentinela ou para esvaziamento axilar clássico. Assim, os autores concluíram que pacientes com carcinoma inicial com axila clinicamente negativa deveriam ser submetidas à pesquisa do linfonodo sentinela.[5]

Pacientes com tumor de 1 cm ou menos têm excelente prognóstico, com menos de 15% de recorrência em 10 anos. Menos de 2% das pacientes com tumor menor que 1 cm e linfonodos negativos morrem dentro de 5 anos. Em revisão da literatura, Hanrahan et al. observaram que mesmo pacientes com tumores de até 1 cm de diâmetro e axila negativa podem ter sobrevida livre de doença, em 10 anos, menor que 75%, na ausência de terapia sistêmica, principalmente quando a idade é inferior a 35 anos ou na presença de invasão angiolinfática, alto índice de proliferação celular (ki-67), tumor de alto grau histológico e/ou nuclear.[6]

Há algumas variedades do câncer mamário que são menos comuns e têm prognóstico mais favorável. Nesse grupo, alinham-se os carcinomas tubular puro, mucinoso ou coloide e papilífero, situação em que o risco de doença sistêmica ocorre quando a neoplasia apresenta comprometimento axilar, indicando-se a quimioterapia sistêmica. Em estudo retrospectivo com 11.400 casos de carcinoma mucinoso puro, pôde-se observar que a idade mediana foi de 71 anos (média = 68,3 anos). Geralmente, as pacientes não apresentavam acometimento axilar (axila negativa em 87,8% dos casos) e os receptores hormonais estavam presentes na maioria dos casos (estrogênio positivo em 94,1%; progesterona positivo em 81,5%).[7]

Além do tipo histológico e do grau de diferenciação nuclear, o estudo histopatológico permite avaliar a invasão vascular, linfática e perineural, dados que podem ser considerados na quantificação do risco de recorrência. Outro fator importante na decisão da terapia adjuvante é a presença dos receptores hormonais de estrogênio e progesterona. Pacientes com tumor hormônio-dependente tendem a ter doença indolente e suas metástases vão preferencialmente para os ossos e partes moles, enquanto tumores com receptor de estrogênio negativo têm recorrência mais precoce e as metástases têm preferência pelo fígado, pelo pulmão e pelo sistema nervoso central (SNC).

Em mulheres com linfonodos axilares negativos, a presença dos receptores hormonais é que vai ditar o risco da paciente. Embora a presença ou não desses receptores seja usada para prognóstico da doença, sua maior importância está na opção de um tratamento adjuvante sistêmico ótimo, já que prediz resposta à terapia endócrina.

As alterações genéticas moleculares vêm sendo bastante estudadas no câncer de mama e a amplificação e superexpressão do gene HER-2/neu está presente em 19% a 37% dos casos e associa-se à maior agressividade do tumor, incluindo maior risco de metástases e progressão tumoral.[7] Assim, sua avaliação é fundamental na decisão do tratamento adjuvante e pode ser realizada por meio de método imuno-histoquímico. Nos casos em que o resultado é duvidoso, há necessidade da confirmação pela hibridização *in situ* (FISH).

A superexpressão do HER-2 pode estar associada à maior resistência a determinados agentes terapêuticos. Alguns trabalhos sugerem que pacientes com câncer de mama e que apresentam HER-2 hiperexpresso teriam maior benefício com esquemas contendo antracíclicos na quimioterapia adjuvante e, ainda que pudessem apresentar resistência ao tamoxifeno, na endocrinoterapia adjuvante.

A importância maior na detecção dos casos com superexpressão de HER-2 é, sem dúvida, no momento de optar-se pela terapêutica direcionada ao HER-2, com o trastuzumabe. Esses estudos mostram que os pesquisadores estão descobrindo meios que permitam identificar as pacientes que realmente se beneficiarão com a quimioterapia adjuvante.

Em geral, mulheres menopausadas com linfonodos axilares negativos e receptores hormonais positivos têm como principal benefício do tratamento sistêmico a endocrinoterapia. Devem-se quantificar os receptores hormonais, pois a resposta à endocrinoterapia apresenta associação direta com o grau de positividade. Em pacientes com linfonodos e receptores hormonais negativos, a opção da quimioterapia adjuvante é mais provável. Atualmente, existem programas, disponíveis para consulta na internet, que auxiliam o oncologista a estimar o risco de recorrência da doença. Um programa utilizado é chamado Predict, que pode ser acessado no endereço www.predict.nhs.uk. Existe ainda o Adjuvant, acessado no endereço www.newadjuvant.com.

Quando a quimioterapia adjuvante é indicada nas pacientes com linfonodos axilares negativos, estão disponíveis esquemas de poliquimioterapia como o CMF (ciclofosfamida, 600 mg/m², EV, metotrexato, 40 mg/m², EV, 5-fluorouracil, 600 mg/m², EV, todos no D1), por 6 ciclos, em intervalos de 21 dias; o AC (adriamicina, 60 mg/m², EV no D1 e ciclofosfamida, 600 mg/m², EV no D1), por 4 ciclos e, também, em intervalos de 21 dias; ou, ainda, o FEC (5-fluorouracil, 500 mg/m², EV, epirrubicina, 75 mg/m², EV, ciclofosfamida, 500 mg/m², EV, todos no D1), por 6 ciclos, a cada 21 dias. Também se tem a opção do TC (taxotere, 75 mg/m², EV, ciclofosfamida, 600 mg/m², EV, todos no D1), por 4 ciclos, em intervalo de 21 dias. A escolha do esquema a ser seguido depende do risco de recorrência individual. Ressalta-se, porém, que os dois primeiros esquemas são equivalentes e pode-se usar as outras opções, caso estime-se um pior prognóstico.

Em pacientes com linfonodos positivos, esquemas poliquimioterápicos contendo antracíclicos são mais indicados na adjuvância. As drogas mais utilizadas são a doxorrubicina e a epirrubicina. Os antracíclicos têm potencial cardiotóxico importante e, por isso, deve-se respeitar a dose cumulativa e contraindicá-los nas cardiopatias graves. Os taxanos paclitaxel e docetaxel também são usados na quimioterapia adjuvante, sempre em esquemas contendo antracíclicos.

O estudo CALGB 9344 randomizou pacientes com linfonodos positivos para receberem quatro ciclos de AC (doxorrubicina, ciclofosfamida) ou quatro ciclos de AC seguidos de 4 de paclitaxel. A doxorrubicina também foi randomizada em três doses diferentes e, assim, demonstrou-se que a dose de doxorrubicina não foi determinante, porém, a presença do taxano levou à diminuição de 17% no risco de recorrência. O benefício também foi visto em pacientes com receptor de estrogênio negativo.[8]

O estudo do *National Surgical Adjuvant Breast and Bowel Project* (NSABBP) B-28, similar ao descrito anteriormente, usou dose maior de paclitaxel e as pacientes receberam tamoxifeno concomitantemente. Esse protocolo mostrou aumento da sobrevida livre de doença, mas não de sobrevida global.[9] Baseando-se nesses dois grandes estudos, já que ambos mostraram aumento da sobrevida livre de doença e que o CALGB 9344 também concluiu por uma sobrevida global aumentada, pode-se afirmar que o esquema AC-T é superior ao AC em pacientes com linfonodos positivos.

Docetaxel também foi usado em quimioterapia adjuvante no estudo *Breast Cancer International Research Group* (BCIRG) 101, em que foram randomizadas pacientes com linfonodos positivos para receberem seis ciclos de FAC (5-fluorouracil, adriamicina, ciclofosfamida) ou seis ciclos de TAC (taxotere, adriamicina, ciclofosfamida). Concluiu-se que esquemas contendo taxanos foram eficazes tanto para sobrevida livre de doença quanto para sobrevida global, e o benefício foi visto para tumores tanto com receptor positivo quanto negativo. O estudo mostrou também que o benefício foi maior em pacientes com poucos linfonodos comprometidos. Por outro lado, o esquema TAC foi mais mielodepressor e o risco para febre neutropênica foi de 25%.[10]

Compararam-se os taxanos administrados a cada 3 semanas *versus* semanalmente. Participaram do estudo 4.950 mulheres com carcinoma com axila positiva ou negativa com doença de alto risco. Todas as pacientes receberam 4 (AC) ciclos de adriamicina (60 mg/m^2 de superfície corpórea – SC) associados à ciclofosfamida (600 mg/m^2 SC) a cada 3 semanas e, posteriormente, foram randomizadas para paclitaxel a cada 3 semanas (quatro ciclos = 175 mg/m^2 – SC) ou semanalmente (80 mg/m^2 SC), durante 12 semanas; ou ainda, docetaxel a cada 3 semanas (100 mg/m^2 SC por quatro ciclos) ou semanalmente (35 mg/m^2 SC), por 12 semanas. Dessa forma, os autores concluíram que o paclitaxel semanal após 4 AC aumenta a sobrevida livre de doença e global em mulheres com carcinoma de mama.[11]

Desde 2005, o trastuzumabe vem se firmando no tratamento adjuvante por obter ótimas respostas na doença metastática. Porém, o maior obstáculo para seu uso é o alto custo financeiro. Trata-se de um anticorpo monoclonal recombinante que se liga especificamente ao domínio extracelular do receptor do oncogene HER-2, sendo utilizado somente em pacientes que apresentam tumores onde o HER-2 está superexpresso. Aproximadamente 25% das pacientes apresentam superexpressão desse oncogene.

Estudo metanalítico avaliou o trastuzumabe na adjuvância e concluiu que a adição de pelo menos um ano da droga aumenta a sobrevida global e reduz a recorrência em mulheres com carcinoma HER-2 positivo.[12]

Atualmente, recomendam-se esquemas em que se empregam o trastuzumabe concomitantemente com o taxano, quando a dose deve ser iniciada com 4 mg/kg, seguida de 2 mg/kg, semanalmente, durante 11 semanas e, após o término da quimioterapia, na dose de 6 mg/kg a cada 21 dias, durante 1 ano ou pode-se ainda iniciar o trastuzumabe na dose de 8 mg/kg, EV, na primeira dose, seguida de 6 mg/kg, EV a cada 21 dias, por 1 ano. A monitoração cardíaca é realizada antes do início da quimioterapia e repetida a cada 3 meses devido à cardiotoxicidade.

Na doença metastática, essa medicação pode ser usada como monoterapia ou em combinação com quimioterapia.

Quando o assunto é quimioterapia, tanto o médico quanto a paciente devem estar alertas quanto aos efeitos tóxicos, já que as medicações usadas, apesar de terem maior grau de especificidade para células malignas, podem atingir todas as células que estejam em divisão. Assim, células normais que têm proliferação rápida, como as células da medula óssea e as células epiteliais do aparelho gastrintestinal, são muito vulneráveis, causando mielodepressão, náuseas, vômitos e mucosites, que são os efeitos colaterais mais costumeiros.

Outros efeitos adversos comuns são a alopecia, a hiperpigmentação da pele e das unhas e as alterações no ritmo intestinal, além de fadiga, sintomas relacionados à menopausa e, às vezes, parada da menstruação, que pode ser reversível ou não. Particularmente, se a paciente estiver usando taxanos, deve ser advertida quanto à possibilidade de sentir mialgias e dores articulares. A anticoncepção deve ser sempre orientada, devido ao alto risco de teratogenicidade. É importante ressaltar, porém, que todos esses efeitos tóxicos são manejáveis e a boa relação médico-paciente é primordial para que o tratamento seja eficaz.

Nas pacientes com tumores receptores hormonais positivos (estrogênio e/ou progesterona), a terapia endócrina é ideal. Nos últimos 30 anos, a droga de escolha foi o tamoxifeno, medicação classificada como modulador seletivo dos receptores de estrogênio (SERM), administrada por via oral na forma de citrato, na dose de 20 mg/dia, durante 5 anos. O tamoxifeno, mesmo após 15 anos de seguimento, reduziu as taxas de recorrência e mortalidade em 11,8 e 9,2%, respectivamente.[2]

O metabolismo do tamoxifeno tem sido alvo de estudos. O tamoxifeno é metabolizado na sua forma ativa, o endoxifeno, por meio da enzima CYP2D6. Uma metabolização deficiente faria com que o tamoxifeno não pudesse atuar. Estima-se que 7% a 10% da população caucasiana apresente homozigose do alelo CYP2D6*4, fato que acarretaria pobre resposta à droga. Outro dado relevante é a interação da CYP2D6 com medicamentos da categoria dos inibidores seletivos da recaptação da serotonina, muito utilizados no tratamento da depressão e dos fogachos. Essa interação pode reduzir a ação do tamoxifeno e a intensidade do bloqueio depende da substância utilizada (Tabela 2).[13] A alta afinidade bloqueia a ativação metabólica do tamoxifeno em endoxifeno.

Sabe-se que 75% a 80% dos cânceres de mama diagnosticados na menopausa apresentam receptor hormonal positivo. Nessa fase, a produção de estrogênios decorre fundamentalmente da ação da enzima aromatase, que catalisa a fase final da biossíntese que converte os androgênios (esteroides C_{19}) em estrogênios (esteroides C_{18}). A expressão da aromatase ocorre principalmente nos ossos, no fígado, no hipotálamo, no endotélio vascular, no tecido adiposo, no músculo, no cérebro, na mama e no carcinoma de mama. Logo, na menopausa, a produção de estrogênios deixa de ser sistêmica (ovários) e passa a ser local.

Nos últimos anos, uma nova categoria de droga vem sendo recomendada como primeira escolha no tratamento do carcinoma de mama hormônio-dependente: os inibidores de aromatase (IA). Essas substâncias são capazes de bloquear a ação da enzima aromatase em até 99,1%, acarretando supressão nos níveis de estrona e estradiol em 81% a 85% (Figura 2).

Os IA são classificados segundo seu mecanismo de ação e sua geração, conforme mostra a Tabela 3.

O IA de primeira geração, apesar de eficaz, possui alta toxicidade e baixa seletividade, interferindo na síntese de cortisol e aldosterona. Já os de segunda geração são mais potentes, mas ainda apresentam baixa seletividade e interferem na síntese de aldosterona, cortisol e progesterona. Finalmente, os de terceira geração são específicos na inibição da enzima aromatase, promovendo potente ação inibitória com menores efeitos colaterais. Deve-se ressaltar que os IA esteroidais não apresentam resistência cruzada com os não esteroidais, ou seja, caso haja falha no tratamento hormonal, pode-se optar pela outra categoria que, geralmente, produzirá resposta satisfatória.

Mauri et al (2006) analisaram a eficácia terapêutica dos IA por meio de metanálise que comparou 25 estudos diferentes, incluindo um total de 8.504 pacientes. Concluíram que o tratamento sistêmico com IA de terceira geração promoveu aumento significativo de sobrevida em pacientes com carcinoma avançado quando comparado ao tratamento hormonal padrão.[14]

TABELA 2 Grau de afinidade da droga com o sistema enzimático da CYP2D6

Afinidade	Droga	Interferência na ação do tamoxifeno
Baixa	Venlafaxina	Baixa
Intermediária	Citalopram/sertralina	Intermediária
Alta	Fluoxetina/paroxetina	Alta

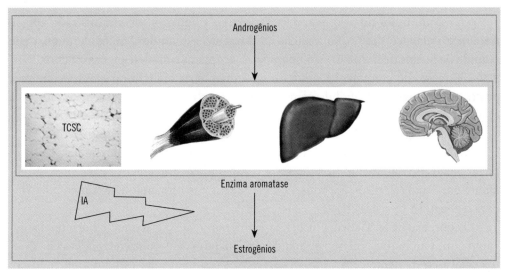

FIGURA 2 Mecanismo de ação da enzima aromatase capaz de converter os androgênios em estrogênios nos tecidos periféricos.

TABELA 3 Classificação dos inibidores de aromatase

	Esteroidal ou tipo I	Não esteroidal ou tipo II
1ª geração	Aminoglutetimida	
2ª geração	Formestano	Fadrozol
3ª geração	Exemestano	Anastrozol/letrozol

Existem vários estudos que empregaram os IA em pacientes com carcinoma inicial. O anastrozol foi comparado ao tamoxifeno no tratamento adjuvante de paciente menopausada com carcinoma inicial (ATAC: *The Arimidex, Tamoxifen, Alone or in Combination Trialists' Group*) e, após um seguimento médio de 100 meses, pôde-se observar que as pacientes receptor hormonal positivo que iniciaram a terapêutica com anastrozol na dose de 1 mg/dia, durante 5 anos, tiveram maior sobrevida livre de doença (SLD) (p = 0,003), maior tempo de recorrência (p = 0,0001) e menor incidência de câncer contralateral (p = 0,004); no entanto, não houve aumento da sobrevida global (p = 0,7).[15]

O letrozol, IA não esteroidal, foi comparado ao tamoxifeno em estudo randomizado envolvendo 8.010 mulheres menopausadas com carcinoma mamário receptor positivo. As pacientes que receberam o letrozol apresentaram aumento de 19% na SLD (p = 0,003), principalmente devido à redução das metástases a distância. Ao estudar separadamente as pacientes que mostravam hiperexpressão do HER-2, percebeu-se que o grupo que recebeu o IA teve aumento da SLD; porém, concluiu-se que o *status* do HER-2 não seria um critério para a seleção da droga.

No estudo randomizado denominado MA17, o letrozol foi administrado após o tratamento clássico com o tamoxifeno (tratamento estendido: 5 anos de tamoxifeno seguido de 5 anos de letrozol) e comparado ao grupo que utilizou apenas o tamoxifeno. Após 30 meses de seguimento, observou-se aumento da SLD. Em pacientes com axila positiva, o tratamento estendido com letrozol aumentou significativamente a sobrevida global (p = 0,04), concluindo-se, então, que a droga é bem tolerada e deveria ser considerada para todas as mulheres que completaram o tratamento com tamoxifeno.

O exemestano, IA esteroidal, foi utilizado após 2 a 3 anos de tamoxifeno, até completar 5 anos de tratamento (n = 2.352), e comparado às pacientes que recebiam tamoxifeno por 5 anos (n = 2.372). Após 55 meses de seguimento, notou-se aumento da SLD para o grupo IA (p = 0,0001).

O consenso de St. Gallen, em 2015, recomendou que o tratamento hormonal adjuvante ótimo na mulher menopausada deveria incluir os IA como terapia inicial ou sequencial ao tratamento com tamoxifeno. Com os resultados dos estudos multicêntricos controlados, passou-se a recomendar um dos expostos na Tabela 4.

Recentemente, uma nova droga surgiu como opção para o tratamento hormonal: o fulvestranto (Faslodex®), um antagonista puro do receptor de estrogênio. Trata-se de um fármaco capaz de se ligar ao RE e bloqueá-lo, além de aumentar sua degradação. É recomendado na dose única mensal de 250 mg, IM profunda e sua eficácia, no mínimo, é semelhante à do anastrozol.

Doses maiores de fulvestranto (500 mg/mês) oferecem a possibilidade de atividade antitumoral superior devido, principalmente, à redução dos RE que são dose-dependentes. Nas doses clássicas de 250 mg/mês, a redução dos RE chega a 70%.

O estudo fase III, multicêntrico, duplo-cego, randomizado, placebo-controlado denominado *Evaluation of Faslodex versus Exemestane Clinical Trial* (EFFECT) avaliou a eficácia do tratamento hormonal em 693 pacientes menopausadas com carcinoma avançado hormônio-dependente que apresentaram progressão ou recorrência da doença durante o uso de inibidor de aromatase não esteroidal. Cerca de 60% já haviam recebido pelo menos dois esquemas de hormonioterapia. O grupo fulvestranto (n = 351) recebeu dose inicial de 500 mg no dia 0, seguido de 250 mg nos dias 14, 28 e, posteriormente, a cada 28 dias. As pacientes do grupo exemestano (n = 342) receberam o IA esteroidal na dose de 25 mg/dia. A SLD e SG foram similares nos dois grupos. A duração da resposta objetiva foi de 13,5 meses para o fulvestranto e de 9,8 meses para o exemestano,

TABELA 4 Esquemas recomendados para tratamento hormonal adjuvante da paciente menopausada com carcinoma de mama hormônio-dependente

Anastrozol 1 mg/dia ou letrozol 2,5 mg/dia durante 5 anos
Tamoxifeno (20 mg/dia durante 2 a 3 anos) seguido de anastrozol 1 mg/dia ou exemestano 25 mg/dia até completar 5 anos
Tamoxifeno por 5 anos seguido de letrozol 2,5 mg/dia durante 5 anos (tratamento estendido)

porém, o benefício clínico foi de 9,3 e de 8,3 meses, respectivamente. Ambas as drogas foram bem toleradas e não houve diferença estatística em relação aos efeitos adversos e à qualidade de vida. A escolha entre esses agentes deve ser baseada no custo e na preferência da via de administração.

Nas pacientes com doença metastática hormônio-dependente opta-se, inicialmente, pelo tratamento endócrino e, caso haja falhas sucessivas na resposta, parte-se para a quimioterapia paliativa.

CONSIDERAÇÕES FINAIS

O tratamento sistêmico do câncer de mama é composto por amplo arsenal medicamentoso, onde as escolhas entre oferecer ou não a quimioterapia e a decisão do melhor regime terapêutico seguem a tendência da individualização, ou seja, o tratamento deve ser o mais específico possível para aquela paciente. Nas últimas décadas, tem-se observado progresso tanto em melhora nas taxas de sobrevida, como também na identificação de grupos de risco que apresentam pouco ou nenhum benefício da quimioterapia e, assim sendo, a endocrinoterapia ganha destaque no cenário adjuvante e metastático. No contexto da terapia-alvo, destaca-se o trastuzumabe no tratamento do câncer HER-2 que promove melhora substancial nos resultados terapêuticos deste subtipo agressivo.

REFERÊNCIAS BIBLIOGRÁFICAS

1. Giuliano AE, Connolly JL, Edge SB, Mittendorf EA, Rugo HS, Solin LJ, et al. Breast cancer – Major changes in the American Joint Committee on Cancer eighth edition cancer staging manual. Ca Cancer J Clin. 2017;67:290-303.
2. EBCTCG. Early Breast Cancer Trialists' Collaborative Groupe. Effects of chemotherapy and hormonal therapy for early breast cancer on recurrence and 15-year survival: an overview of the randomised trials. Lancet. 2005;365(9472):1687-717.
3. Lyman GH, Giuliano AE, Somerfield MR, Benson AB III, Bodurka DC, Burstein HJ, et al. American Society of Clinical Oncology guideline recommendations for sentinel lymph node biopsy in early-stage breast cancer. J Clin Oncol. 2005;23(30):7703-20.
4. Krag DN, Anderson SJ, Julian TB, Brown AM, Harlow SP, Ashikaga T, et al. Technical outcomes of sentinel-lymph-node resection and conventional axillary-lymph-node dissection in patients with clinically node-negative breast cancer: results from the NSABP B-32 randomised phase III trial. Lancet Oncol. 2007;8(10):881-8.
5. Mansel RE, Fallowfield L, Kissin M, Goyal A, Newcombe RG, Dixon JM, et al. Randomized multicenter trial of sentinel node biopsy versus standard axillary treatment in operable breast cancer: the ALMA-NAC Trial. J Natl Cancer Inst, 2006;98(9):599-609.
6. Hanrahan EO, Valero V, Gonzalez-Angulo AM, Hortobagyi GN. Prognosis and management of patients with node-negative invasive breast carcinoma that is 1 cm or smaller in size (stage 1; T1a,b-N0M0): a review of the literature. J Clin Oncol. 2006;24(13):2113-22.
7. Di SS, Gutierrez J, Avisar E. A retrospective review with long term follow up of 11,400 cases of pure mucinous breast carcinoma. Breast Cancer Res Treat. 2007;111(3):541-7.

8. Henderson IC, Berry DA, Demetri GD, Cirrincione CT, Goldstein LJ, Martino S, et al. Improved outcomes from adding sequential Paclitaxel but not from escalating doxorubicin dose in an adjuvant chemotherapy regimen for patients with node-positive primary breast cancer. J Clin Oncol. 2003;21(6):976-83.

9. Mamounas EP, Bryant J, Lembersky B, Fehrenbacher L, Sedlacek SM, Fisher B, et al. Paclitaxel after doxorubicin plus cyclophosphamide as adjuvant chemotherapy for node-positive breast cancer: results from NSABP B-28. J Clin Oncol. 2005;23(16):3686-96.

10. Martin M, Pienkowski T, Mackey J, Pawlicki M, Guastalla JP, Weaver C, et al. Adjuvant docetaxel for node-positive breast cancer. N Engl J Med. 2005;352(22):2302-13.

11. Sparano JA, Zhao F, Martino S, Ligibel JA, Perez EA, Saphner T, et al. Long-term follow-up of the E1199 Phase III Trial evaluating the role of taxane and schedule in operable breast cancer. J Clin Oncol. 2015;33(21):2353-60.

12. Viani GA, Afonso SL, Stefano EJ, De Fendi LI, Soares FV. Adjuvant trastuzumab in the treatment of her-2-positive early breast cancer: a meta-analysis of published randomized trials. BMC Cancer. 2007;7:153.

13. Jordan VC. New insights into the metabolism of tamoxifen and its role in the treatment and prevention of breast cancer. Steroids. 2007;72(13):829-42.

14. Mauri D, Pavlidis N, Polyzos NP, Ioannidis JP. Survival with aromatase inhibitors and inactivators versus standard hormonal therapy in advanced breast cancer: meta-analysis. J Natl Cancer Inst. 2006;98(18):1285-91.

15. Forbes JF, Cuzick J, Buzdar A, Howell A, Tobias JS, Baum M. Effect of anastrozole and tamoxifen as adjuvant treatment for early-stage breast cancer: 100-month analysis of the ATAC trial. Lancet Oncol. 2008;9(1):45-53.

Índice remissivo

A

Abdome agudo 207
Ablação endometrial 340
Abscessos mamários
    acupuntura 205
Abscesso subareolar 702
Acetato de medroxiprogesterona,
    depoprovera (DMPA)
    458
Ácido retinoico 419
Acne 417
    na gravidez 424
Acupontos 193
Acupuntura 191
    bases cientificas 192
Adenocarcinomas 624
    do endométrio 664
Adenomiose 162, 334
Adenossarcoma 668
Aderências pélvicas 164
Adesivo cutâneo 456, 457
Afecções
    benignas do útero 176
    vulvares 552
Agenesia
    do colo do útero 580
    vaginal 322
Alongamentos hipertróficos do
    colo 580
Alterações
    funcionais benignas da mama
    694
    no mecanismo esfincteriano
    uretral intrínseco
    233

Amenorreia 308
    primária 309
    secundária 311
Análogos do GnRH 387
Anamnese 2
Androgênios 47, 403
    na pós-menopausa 525
Anel vaginal 455, 456
Anomalias do desenvolvimento
    sexual 320
Anorexia nervosa 343
Anorgasmia 518
Anovulação crônica 391
    decorrente de
    hiperprolactinemia 346
    decorrente de outras
    endocrinopatias 349
    decorrente de retroalimentação
    inadequada 346
    hipotalâmica 342, 344
    associada ao exercício físico
    344
Anovulação psicogênica 345
Antecedentes
    familiares 3
    pessoais 4
Antiandrogênios 404
Anticoncepcionais 437
    de progestagênios 465
Antiestrogênio não agonista (puro)
    398
Antiprolactinêmicos 406
Aplicação de energia na vagina
    241
Apneia 532

Aspectos colposcópicos
    anormais 27
    normais 26
Assimetrias 69
Assoalho pélvico 226
Atividade física 217
    impacto no assoalho pélvico 225
    na adolescência 217
    no climatério 223
Atrofia genital 612
Autoexame 62
Avaliação colposcópica 36
Avaliação da função esfincteriana
    uretral 116
Avaliação da função tireoidiana 48
Avaliação do potencial ovariano
    493
Avaliação hormonal 42

B

Bacteriúria assintomática 265
Beta-hCG 44
Bexiga hiperativa 256
Biofeedback 239
Biópsia a vácuo 89, 91
Biópsia por agulha grossa 85, 88
    principais indicações 85
    vantagens 87
Bolha 40
*Breast Imaging Reporting and Data
    System* (BI-RADS®) 63
Bulimia 343

C

Calcificações 68

Câncer da vulva 616
Câncer de mama 61, 721, 740, 749
  na gestação 733
Câncer do colo do útero 632
  atendimento de pronto-socorro
    645
  e gravidez 644
Câncer primário da tuba uterina
    672
Câncer primário da vagina 623
Cancroide 150
Cancro mole 150
Candidíase vulvovaginal 133
Carcinoma 702
  da glândula de Bartholin 621
  do endométrio 652
  epidermoide 617, 624
  invasor do colo do útero 632
  mamário invasivo 721
  verrucoso da vulva 621
Carcinossarcomas 664, 665
Categorias de risco do BI-RADS® –
    *Breast Imaging Reporting
    and Data System* 67
Categorias diagnósticas da citologia
    mamária 84
Cateteres vesicais 267
Cefaleia 446
Cervicite crônica 582
Cirurgia
  abdominal 324
  combinada 325
  vaginal 324
Cistite 265, 266
Cistoadenoma
  seroso 681
  mucinoso 681
Cistometria 112
Cistoscópio 123
Cistos
  de inclusão germinativa 680
  de Naboth 584
  foliculares 679
  luteínicos 680
  mamários 697
  ovarianos 446
  tecaluteínicos 680

vaginais 321
Citoaspirador 83
Citopatologia
  do trato genital inferior 15
  mamária 11
    eficácia do método 14
    métodos 12
Clamídia 139
Classificação segundo BI-RADS®
  das assimetrias 70
  das calcificações 69
  dos nódulos na mamografia 68
Cloasma 445
Coagulopatias 335
Colpografia 611
Colposcopia 21, 22
  laudo 31
  registro dos achados 25
Condom
  feminino 482
  masculino 482
Cones vaginais 239
Conização
  com cirurgia de alta frequência
    604
  com *laser* de CO_2 603
Contracepção 390
  de emergência 451
  hormonal 437
Contraceptivos 433
  hormonais 449
    combinados 464
Controle hormonal 686
Corrimento genital 130
  acupuntura 202
Cortisol 42, 44
Critérios de elegibilidade
  para uso de contraceptivos 435,
    436
  para uso dos dispositivos
    intrauterinos 467
Curetagem 340

D

Deciduose de colo 586
Defeito esfincteriano 116
Deficiência da fase lútea 392

Depilação 382
Dermatite 576
Dermatose vulvar 37
Desejo sexual hipoativo 514
Determinações hormonais basais
    43
Diabetes melito 267
Diafragma vaginal 483
Diagnóstico genético pré-
    -implantacional 500
Diagnóstico por imagem em
    Mastologia 61
Dificuldade de penetração vaginal
    520
Disfunção da tireoide 350
Disfunção sexual 445, 513
Disfunções tireoidianas 349
Dismenorreia 197, 351
Dispareunia 520
Dispositivo intrauterino 462
  com levonorgestrel 462
Distúrbios da duração do fluxo 332
Distúrbios da intensidade do fluxo
    332
Distúrbios da regularidade 331
Distúrbios de frequência do fluxo
    332
Distúrbios do sono 531
Doença inflamatória pélvica aguda
    154
Doenças cardiovasculares 452
Doenças sexualmente
    transmissíveis (DST)
    142
Donovanose 151
Dor mamária 711
Dor pélvica crônica 160
Dor vulvar 552
Dosagens hormonais 44

E

Ectasia ductal 702
Eczema (dermatite) de contato 40,
    576
Eletrocauterização 382
Eletroestimulação 239
Eletrólise 414

E

Embolização das artérias uterinas 183, 340
Endocrinologia Ginecológica 385
Endométrio hiperplásico 648
Endometriose 168, 389, 584
  exames subsidiários 171
  locais de implantação 170
  tratamento 172
Energia na vagina e na vulva 241
Enterocele congênita 295
Equipamento de Bettocchi 58
Erosão 40
Escoriação 40
Espermicidas 484
Espermograma 492
Esporte 217
Estágios de sono 534
Estágios reprodutivos da mulher 504
Estenose congênita do óstio do colo do útero 580
Estereotaxia 103
Esterilizações 472
Estímulo da ovulação 496
Estradiol 44, 46
Estrogênios 46, 393, 437, 438
Estrogenioterapia 394
Estudo fluxo-pressão 119
Estudo urodinâmico 112
  ambulatorial 122
  complicações 123
Eversões de epitélio endocervical 581
Exame citopatológico 15
  cervicovaginal 16
Exame clínico das mamas 62
Exame físico 6
  geral 7
Exame ginecológico 8
Exercícios perineais 238

F

Fase lútea 494
Fator tubário 494
Fator uterino 495
Fertilização in vitro 498
Fibroadenoma 716, 718

Fibromas 683
FIGO (Federação Internacional de Ginecologia e Obstetrícia) 331
Fissura 40
Fístulas ureterovaginais 286
Fístulas uretrovaginais 285
Fístulas urogenitais 280
Fístulas vesicouterinas 286
Fístulas vesicovaginais 285
Fitoestrogênios 397
Fito-SERMs 397
Fluxometria 119
Fluxo papilar 13, 699
Fratura osteoporótica 541

G

Galactorreia 363, 702
Ginecologia do Esporte 217
Glândula mamária 686
Gonadotrofinas 44, 390
Gonococia 138
Gravidez ectópica 212, 446

H

Herpes 147
Higiene do sono 537
Hímen imperfurado 321
Hiperatividade do detrusor 115
Hiperplasia 335
  da suprarrenal 348
Hiperprolactinemia 346, 365, 367
  e gestação 373
Hipertensinogênio 447
Hipertireoidismo 349
Hipertricose 375
Hipogonadismo hipogonadotrófico 391
Hipotireoidismo 48, 349, 364
Hirsutismo 375
  tratamento cosmético 412
Histerectomia 182, 340
Histerometria 9
Histeroscopia ambulatorial diagnóstica 54
  biópsia 58
  complicações 57

contraindicações 57
  indicações 55
Histeroscopia cirúrgica 58
  complicações 59
História pregressa da moléstia atual 3
Hormônio antimülleriano 44, 45
Hormônio de liberação gonadotrófica 386
Hormônio folículo-estimulante (FSH) 44
Hormônio luteinizante (LH) 44
Hormônios 42
Hormonioterapia 385
HPV 588, 608, 616, 623

I

Implante subdérmico 459, 461
Incontinência urinária 225
  de esforço 230
Indução da ovulação 388, 392
Infecção do trato urinário 265
  acupuntura 201
Infecção por Chlamydia trachomatis 139
Infecção por papilomavírus humano 588, 594
Infecções endocervicais 581
Infertilidade conjugal 490
Inibidores de aromatase 745
Injetáveis mensais 455
Injetável trimestral 458
Inseminação artificial intrauterina 497
Insônia 531
Interrogatório
  complementar 3
  sobre os diversos aparelhos 3

L

Lacerações cervicais 581
Laser 415, 606
Laserterapia 242
Leiomioma 334
  uterino 176, 390
    gestação 185
    na pós-menopausa 185

766 GINECOLOGIA

Leiomiossarcoma 666
Lesão de baixo grau no trato genital inferior 596
Lesão hipercrômica de capuz de clitóris 38
Lesão não neoplásica do pudendo (vulva) 560
Lesões benignas do colo do útero 580
Lesões impalpáveis 98
Lesões intraepiteliais de alto grau 600
Lesões localizadas no canal endocervical 25
Lesões mamárias palpáveis 11
Lesões precursoras do adenocarcinoma do endométrio 648
Lesões primárias 40
Léxico mamográfico segundo BI-RADS® 72
Léxico ultrassonográfico segundo BI-RADS® 75
Linfogranuloma venéreo 151
Linfonodectomia pélvica 659
Líquen escleroso 565
Líquen plano 571
Líquen simples crônico 569
Liquenificação 40
Lóbulo mamário 686
Localização pré-cirúrgica de lesões impalpáveis 98
  análise da imagem da lesão 101
  localização por mamografia 101
  localização por ultrassonografia 103
  marcação com corantes vitais ou material inerte 99
  marcação com radiotraçador 100
  marcação com reparo metálico 99
Loções adstringentes 418
Luteoma da gravidez 680
Luz pulsada 415

M

Mácula 40
Malformações cervicais 325
Malformações genitais congênitas 319
  da genitália externa 320
  da genitália interna 321
Malformações uterinas 325
Malformações vaginais 321
Malignidade 335
Mamografia 63
  análise sistemática das imagens mamográficas 65
  principais achados mamográficos 67
  principais incidências complementares 64
Mancha 40
Mastalgia 445, 711
Mastectomia 723
Mastite 704
  da ectasia ductal 709
  granulomatosa idiopática 710
  periareolar recidivante 704
Mastologia 61
Medicina Tradicional Chinesa 191
  doenças ginecológicas 195
Megateste 48, 50
Melanoma 621, 625
Menopausa 504
Métodos anticoncepcionais 434
Métodos de moderada efetividade 479
  métodos comportamentais 479
  métodos de barreira 480
Microbioma 259
Micropapilomatose 555
Miomas do colo do útero 584
Miomectomia 183
Moduladores seletivos dos receptores de estrogênio (SERM) 395, 741
Movimento periódico de pernas 532

N

Neoplasias 453

benignas do ovário 677
intraepiteliais 594
malignas das tubas 672
malignas da vagina 623
malignas da vulva 616
malignas do endométrio 652
mamárias benignas 716
uterinas 662
Neuromodulação sacral 262
Neurossífilis 146
Nódulos 40, 67

O

Obturadores uretrais artificiais 241
Osteoporose 541

P

Padrão de sangramento 333
Papiloma intraductal 699
  múltiplo 702
Papilomatose vestibular 555
Papilomavírus humano 34, 588
Pápula 40
Paratormônio 42
Perda de peso 344
Perfil pressórico uretral 116
Período reprodutivo tardio 504
Persistência bacteriana 266
Pesquisa do linfonodo sentinela 103
  aquisição das imagens 106
  indicações 108
  sonda de detecção intraoperatória (*gamma--probe*) 106
  técnica de injeção 105
Pielonefrite aguda 266
Pílulas de progestagênio 450
Piúria 265
Placa 40
Planejamento familiar 430, 484
  efetividade 433
  metodologia 433
Pólipo(s) 334
  endocervical 186, 583
  endometrial 186
  uterinos 185

Polissonografia 534

Pós-menopausa
precoce 505
tardia 506

Pressão de resistência uretral 118

Procedimentos minimamente
invasivos em Mastologia
81

Progestagênios 436, 437

Progesterona 44, 46, 399

Programas de reprodução assistida
391

Prolactina 44, 45, 367

Prolapso
do fórnice da vagina 295
genital 290
uterino 295

Proliferação endometrial 648

Propedêutica mamária 7

Proteção radiológica 109

Prurido vulvar 552

Psoríase 573

Puberdade precoce 389

Pudendoscopia 24

Punção aspirativa por agulha fina
11, 82
de linfonodo axilar 85
Principais indicações e
limitações 84

Pústula 40

Q

Queixa e duração 3

Quimioprevenção primária 740

Quimioterapia antiblástica 749

R

Radiofrequência 243

Radiotraçador 105

Raloxifeno 744

Reação de Jarisch-Herxheimer 146

Regulação neuroendócrina 367

Reinfecção 266
do trato urinário 276

Remodelação óssea 542

Reprodução assistida 388

Ressonância magnética 75

Retocele 303

Risco tromboembólico 446

S

Sangramento fora da idade
reprodutiva 333

Sangramento intermenstrual 332

Sangramento uterino
anormal crônico ou agudo 333
anormal não estrutural 331
não estrutural
acupuntura 198

Sarcomas 622, 625
do útero 664
estromais endometriais 667

S-DHEA 44

Secreção mamilar sanguinolenta
durante a gravidez e
lactação 703

Sedentarismo 225

Septo vaginal
longitudinal 322
transverso 322

Sexualidade 513

Sífilis 143
recente 146
tardia 146

Síndrome da anovulação crônica
342

Síndrome da deficiência
androgênica feminina
516

Síndrome de Cushing 350

Síndrome do câncer do corpo
uterino 653

Síndrome dos ovários policísticos
347, 391

Síndrome perimenstrual 220

Síndrome pré-menstrual 356
acupuntura 199

Síndromes hiperandrogênicas 375

Síndromes mamárias
acupuntura 204

Sistema de Bethesda 17, 18

Sistema de estadiamento STRAW
504

Sistema PALM-COEIN 333

Slings sintéticos 245

Soluções de continuidade
traumáticas 581

Sono 531
e terapia hormonal 533
na pós-menopausa 532

T

T4 livre 44

Tamoxifeno 741

Tecido endometrial ectópico 170

Técnicas de reprodução assistida
491

Tecomas 682

Telas
biológicas 301
sintéticas 301

Teoria da equalização da pressão
intra-abdominal 232

Teoria da transmissão de pressão
232

Teoria integral 233

Teratoma maduro 681

Terminologia clínica/colposcópica
IFCPC 2011
da vulva (incluindo ânus) 39
da vagina 31
do colo uterino 26, 30

Teste de estímulo
com ACTH 48
com a-GnRH 48
com análogo do GnRH 49
com cortrosina ou ACTH 49
om GnRH 48

Teste de Papanicolaou 20

Teste de supressão do cortisol com
dexametasona 48, 51

Teste de tolerância oral à glicose 48
oral 51

Teste de triagem 62

Testes de função hipofisária 390

Testes funcionais 48

Testosterona total 44

Tireoide 48

Torção anexial 212

Toxina botulínica 262

Transição menopausal

768 GINECOLOGIA

precoce 505
tardia 505
Transição para menopausa e pós-
-menopausa 504
Transtorno disfórico pré-menstrual
358
Transtornos alimentares 343
Transtornos de dor e/ou
dificuldades na
penetração 520
Tratamento com *laser* 606
Tratamento cosmético do
hirsutismo 412
Tratamento da acne 417
Traumas das mamas no esporte
227
Tríade da mulher atleta 218
Tricomoníase 136
Tromboembolia 452
TSH 44
Tumor de Brenner 681

Tumor do seio endodérmico 625
Tumores anexiais 677
Tumores metastáticos 625
Tumor mülleriano (mesodérmico)
misto maligno 665
Tumor *phyllodes* 718

U
Úlceras 40
genitais 146
Ultrassonografia 71
Uretrocistoscopia 123
complicações 126
diagnóstico 125
indicações 124
instrumental 123
técnica 124
Útero bicorno 327
Útero didelfo 327
Útero septado 328
Útero unicorno 325

V
Vaginite inflamatória recorrente
140
Vaginose
bacteriana 130
citolítica 137
Valsalva leak point pressure 118
Varizes pélvicas 163
Vasectomia 477
Vesícula 40
Vestibulodínia 553
Vulvodínia 552
não provocada 554
Vulvoscopia 24, 34

📷 **Miniatlas Colorido**

5 Colposcopia

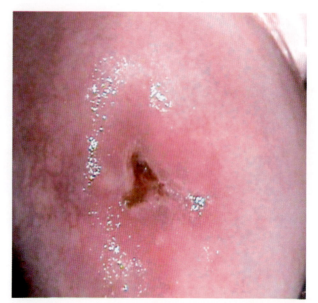

FIGURA 1 Colo com aspecto colposcópico normal, junção escamocolunar visível, epitélio escamoso maduro.
Fonte: arquivo Nuprev PTGI.

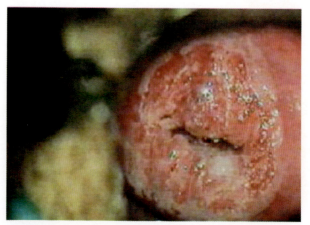

FIGURA 2 Aspecto colposcópico normal. Junção escamocolunar visível. Epitélio glandular – ectopia.
Fonte: arquivo Nuprev PTGI.

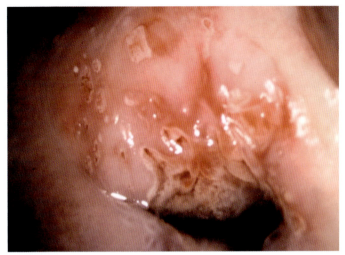

FIGURA 3 Aspecto colposcópico normal. Epitélio escamoso metaplásico.
Fonte: cortesia do Dr. J. Monsonego.

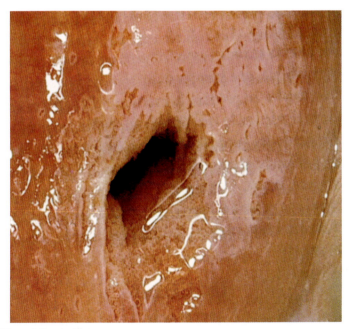

FIGURA 4 Epitélio acetobranco tênue.
Fonte: arquivo Nuprev PTGI.

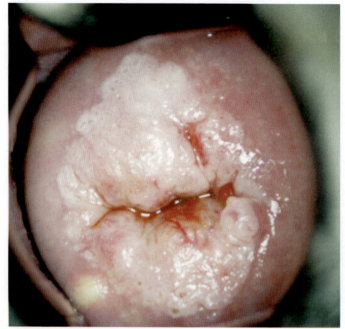

FIGURA 5 Epitélio acetobranco denso.
Fonte: arquivo Nuprev PTGI.

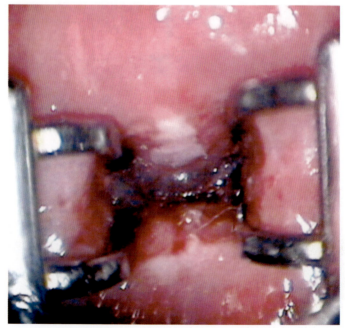

FIGURA 6 Aspecto anormal endocervical.
Fonte: arquivo Nuprev PTGI.

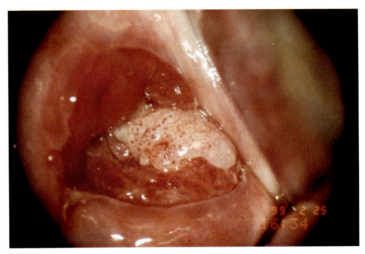

FIGURA 7 Pontilhado grosseiro.
Fonte: cortesia do Dr. J. Monsonego.

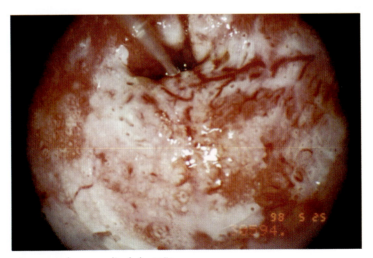

FIGURA 8 Aspectos anormais – suspeita de invasão.
Fonte: cortesia do Dr. J. Monsonego.

6 | Vulvoscopia

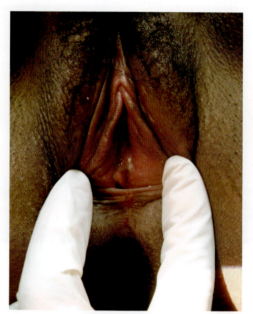

FIGURA 1 Avaliação à vista desarmada da região anogenital, que se mostra hiperemiada, edemaciada e com fissuras perineais, as quais contraindicam a vulvoscopia.

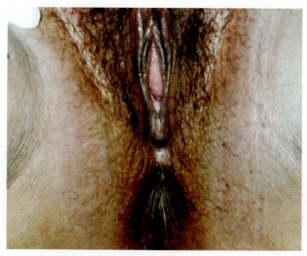

FIGURA 2 Avaliação à vista desarmada da região anogenital.

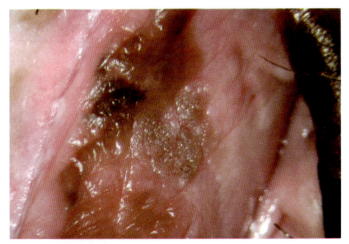

FIGURA 3 Avaliação colposcópica (maior aumento) de lesão HPV induzida em transição do epitélio escamoso queratinizado para o não queratinizado.

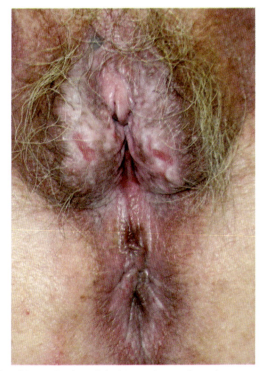

FIGURA 4 Dermatose vulvar (líquen simples crônico) com extensas áreas de espessamento epitelial.

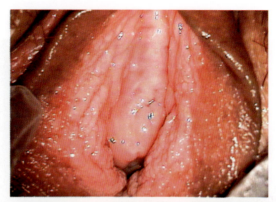

FIGURA 5 Visão após aplicar o ácido acético a 5% em vestíbulo, sugerindo acetorreação difusa de origem indeterminada.

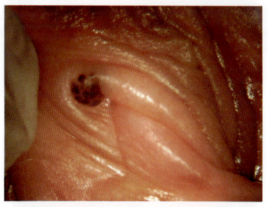

FIGURA 6 Lesão hipercrômica de capuz de clitóris, devendo ser excisionada para análise como um todo.

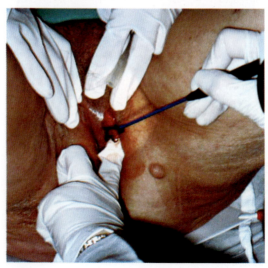

FIGURA 7 Extirpação de lesão em grande lábio por meio da alça de alta frequência.

Procedimentos minimamente invasivos em Mastologia

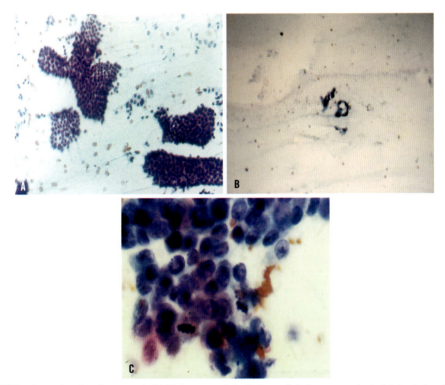

FIGURA 1 Exemplos de esfregaços de PAAF de mama: (a) células epiteliais em arranjo de "dedo-de-luva", material proveniente de um fibroadenoma; (b) material escasso impedindo o diagnóstico citológico; e (c) citologia positiva de um carcinoma.

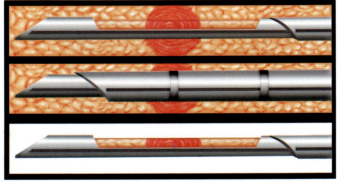

FIGURA 2 Em alta velocidade, a primeira agulha (interna e sólida) aloja o material (área circular) na chanfradura existente em sua porção distal. A segunda agulha reveste a primeira, corta o tecido e prende o espécime.

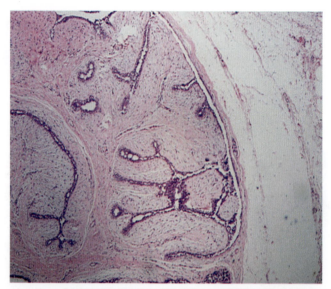

FIGURA 4 Fragmento de fibroadenoma obtido por agulha grossa, evidenciando a proliferação dos componentes estromal e epitelial lobular e acinar. O diagnóstico foi concordante com a imagem ultrassonográfica, possibilitando acompanhamento seguro.

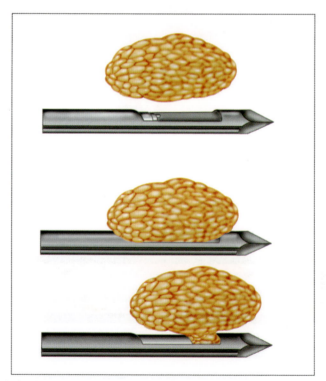

FIGURA 7 Detalhe do funcionamento do sistema a vácuo, que, associado à lâmina do bisturi circular em alta rotação, permite obter fragmentos íntegros e de melhor qualidade.

MINIATLAS COLORIDO

Localização pré-cirúrgica de lesões impalpáveis e pesquisa do linfonodo sentinela

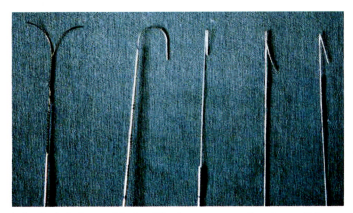

FIGURA 1 Tipos de fios flexíveis de aço cirúrgico utilizados para marcação pré-operatória.

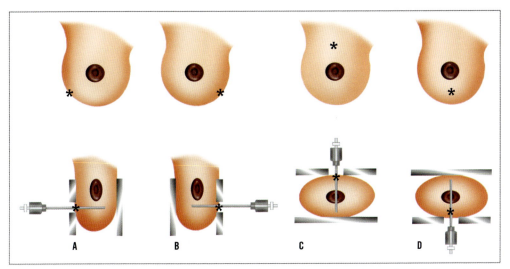

FIGURA 2 Opções de via de acesso para marcação pré-operatória, conforme topografia da lesão. A: lesão no quadrante ínfero-lateral; B: lesão no quadrante ínfero-medial; C: lesão na intersecção dos quadrante superiores; D: lesão na intersecção dos quadrantes inferiores.

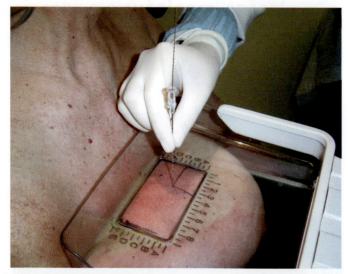

FIGURA 3 Detalhe do mamógrafo equipado com compressor fenestrado especial (janela alfanumérica). Por meio desse acessório, pode-se realizar agulhamento e marcação com corante ou radioisótopo de lesões observadas apenas pela mamografia.

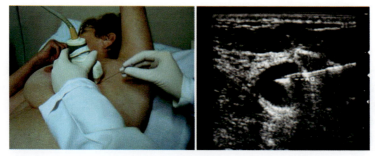

FIGURA 4 Detalhe de marcação pré-operatória com fio metálico realizado em tempo real guiado pela ultrassonografia.

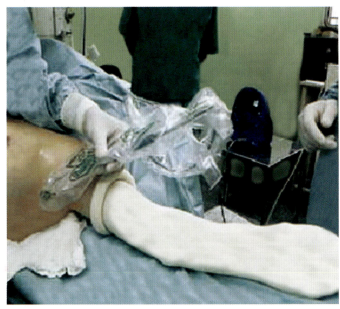

FIGURA 6 Pesquisa intraoperatória do linfonodo sentinela com sonda de detecção (*gamma-probe*).

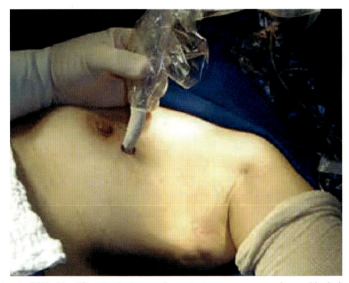

FIGURA 7 Técnica do ROLL: identificação da área mais captante, que corresponde ao sítio da lesão (local da injeção). Secundariamente, o linfonodo sentinela é pesquisado pela mesma técnica, porém apresenta 10% da atividade da área da injeção inicial.

M-14 GINECOLOGIA

12 Estudo urodinâmico e cistoscopia

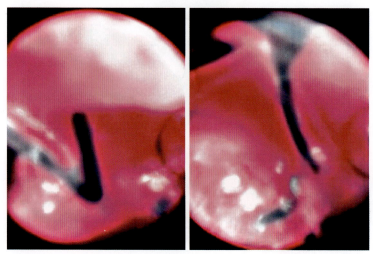

FIGURA 5 Cistoscopia mostrando fio de prolene na bexiga.

Corrimento genital | 13

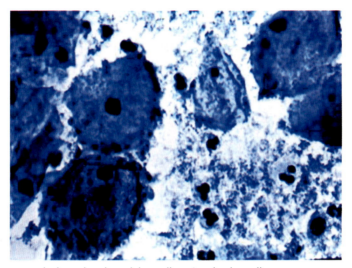

FIGURA 2 Esfregaço vaginal corado pelo azul de cresil mostrando *clue-cells*.

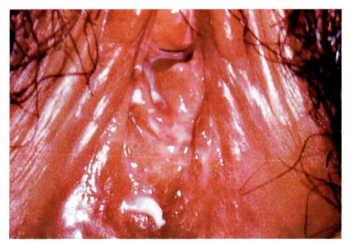

FIGURA 3 Foto de genitália externa, mostrando hiperemia de introito vaginal com corrimento branco.

15 | Doença inflamatória pélvica aguda

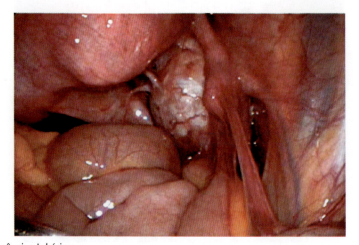

FIGURA 1 Aderências tubárias.

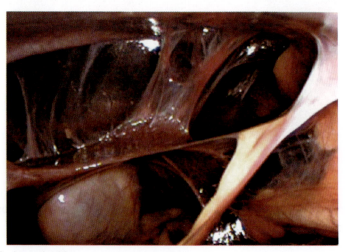

FIGURA 2 Aderências periepáticas.

Incontinência urinária de esforço | 22

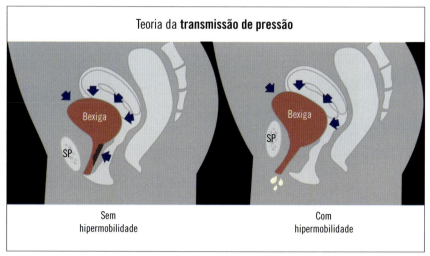

FIGURA 1 Representação esquemática da teoria da transmissão de pressão para IUE. À esquerda, o colo vesical encontra-se acima do bordo superior da sínfise púbica (SP). Dessa forma, a pressão abdominal (setas) exercida sobre a bexiga durante o esforço também é transmitida para o colo vesical, comprimindo a uretra e mantendo-a fechada e sem mobilidade. À direita, o colo vesical encontra-se abaixo do bordo superior da SP. O deslocamento do colo vesical da posição intra-abdominal durante o esforço impossibilitaria a transmissão da pressão abdominal para a uretra proximal, mantendo-a aberta. Assim, tem-se aumento da pressão vesical em escala maior que o aumento da pressão uretral.

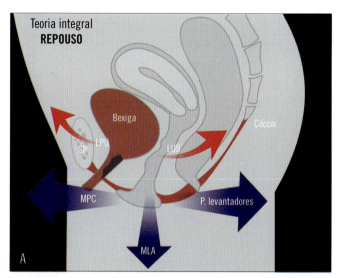

FIGURA 2A A vagina é suspensa entre o ligamento pubouretral (LPU) anteriormente e o ligamento uterossacro (LUS) posteriormente. Na posição de repouso, as forças musculares que se opõem ao músculo pubococcígeo (MPC), à placa dos levantadores e ao MLA (músculo longitudinal do ânus) tracionam a vagina.

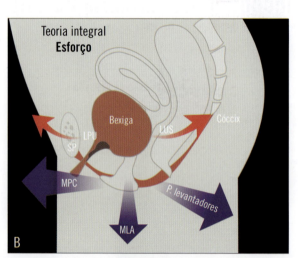

FIGURA 2B O fechamento ativo (i.e., com o aumento da pressão abdominal) requer a contração do MPC anteriormente, empurrando a parede vaginal e fazendo-a comprimir a uretra, mantendo-a fechada e sem mobilidade. Ao mesmo tempo, a placa dos levantadores e o MLA empurram a base da bexiga para baixo e posteriormente, resultando em um diferencial de forças contrário. A IUE resulta da falha desse mecanismo ativo de fechamento uretral devido à lesão no LPU.

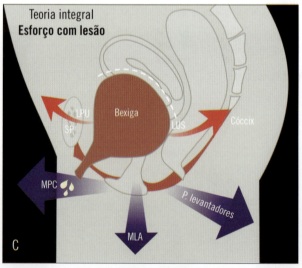

FIGURA 2C O colo vesical está aberto devido ao relaxamento do MPC. Sua contração ineficaz ou ausente permite que a contração em sentido oposto do MLA e da placa dos levantadores resulte em abertura passiva e afunilamento do colo vesical. As linhas tênues representam a bexiga em repouso.

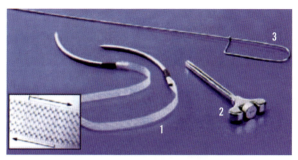

FIGURA 3 Material cirúrgico para cirurgia de TVT (*tension-free vaginal tape*): (1) faixa do TVT com agulhas; (2) introdutor; (3) guia rígido para sonda vesical.

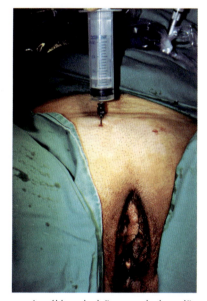

FIGURA 4 Anestesia local do espaço retropúbico e incisões na pele da região suprapúbica.

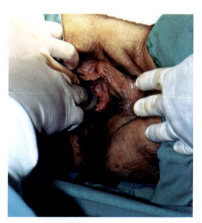

FIGURA 5 Anestesia local do ligamento uretropélvico.

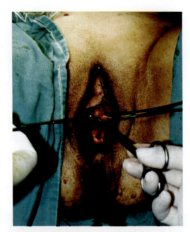

FIGURA 6   Abertura e dissecção da mucosa vaginal.

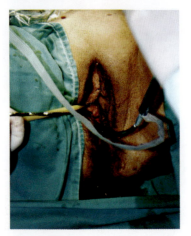

FIGURA 7   Introdução da primeira agulha do TVT.

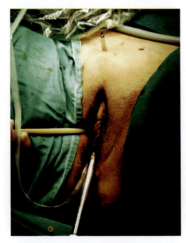

FIGURA 8   Exteriorização da agulha na abertura da pele do abdome.

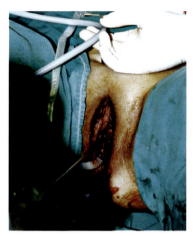

FIGURA 9 Controle cistoscópico após a passagem da primeira agulha.

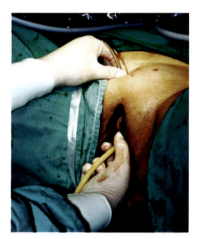

FIGURA 10 Finalização da passagem da primeira agulha.

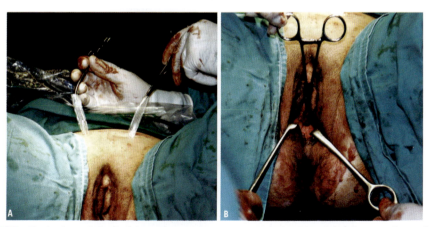

FIGURA 11 Ajuste da posição da faixa após a passagem e o controle cistoscópico da segunda agulha, com contrapressão exercida por pinça tipo Kelly na porção vaginal da faixa, para retirada dos envoltórios de plástico.

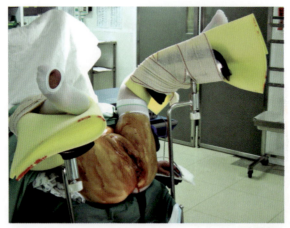

FIGURA 12 Colocação da paciente em posição ginecológica com as pernas em hiperflexão.

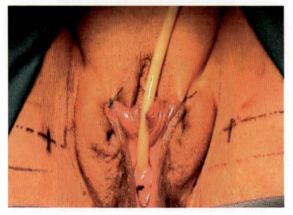

FIGURA 13 Identificação dos pontos de saída das agulhas após sondagem vesical.

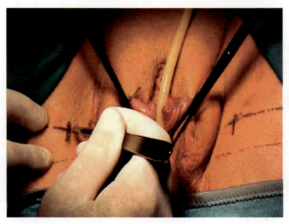

FIGURA 14 Incisão de 5 mm na pele, no ponto de saída da agulha.

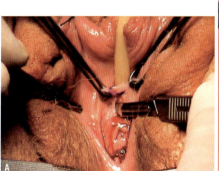
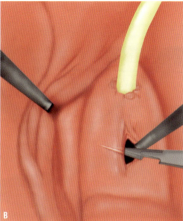

FIGURA 15 Incisão sagital a 1 cm do meato uretral externo e dissecção sub e parauretral, de poucos milímetros, com bisturi, bilateralmente.

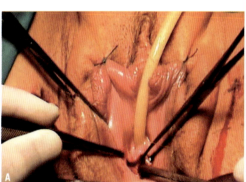
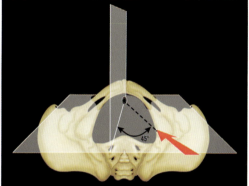

FIGURA 16 Introdução de tesoura através da incisão, para dissecção mais profunda, com ângulo de 45° relativamente ao plano sagital uretral, em direção à parte superior do ramo isquiopúbico.

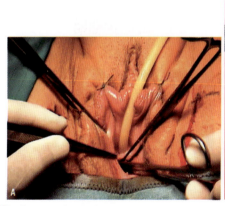
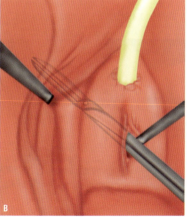

FIGURA 17 Uma vez alcançada a parte superior do ramo isquiopúbico, o contato com o osso é perceptível; assim, a membrana do obturador é perfurada com as pontas da tesoura, delicadamente abertas.

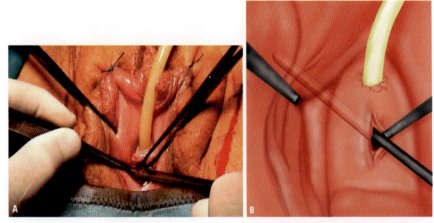

FIGURA 18 O guia é empurrado através da incisão até alcançar e perfurar a membrana do obturador.

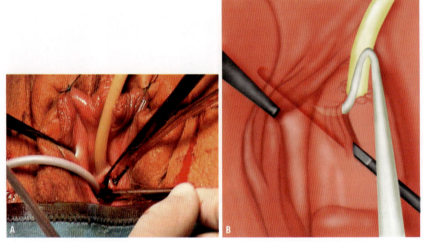

FIGURA 19 A ponta do tubo plástico, que envolve o segmento espiral da agulha, é introduzida no sulco do guia e, em seguida, passada através do forame obturador.

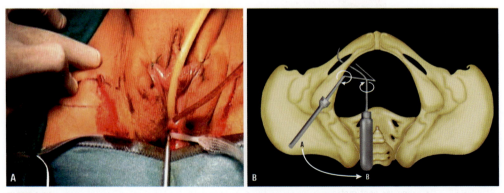

FIGURA 20 Após a retirada do guia, o passador é rodado de dentro para fora, com o cabo alinhado paralelamente ao eixo sagital vulvar.

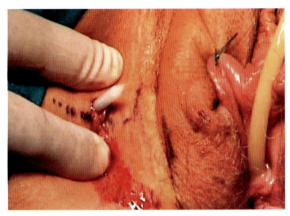

FIGURA 21 A ponta do tubo aparece na incisão previamente realizada na pele na altura da raiz da coxa.

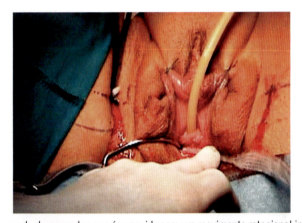

FIGURA 22 O tubo é puxado do passador, que é removido com um movimento rotacional inverso.

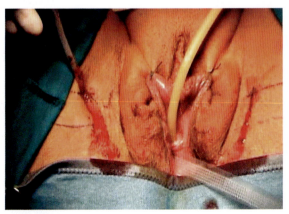

FIGURA 23 Os primeiros centímetros da faixa são exteriorizados e todo o procedimento é realizado no lado contralateral.

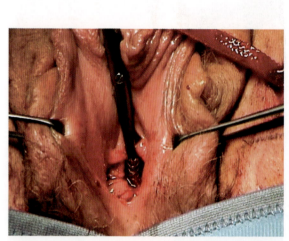

FIGURA 24 Ajusta-se a faixa, deixando um pequeno espaço suburetral entre ela e a face ventral da uretra e retirando o envoltório plástico que a recobre.

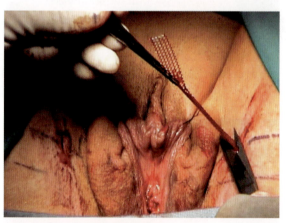

FIGURA 25 A faixa é cortada na altura do tecido subcutâneo.

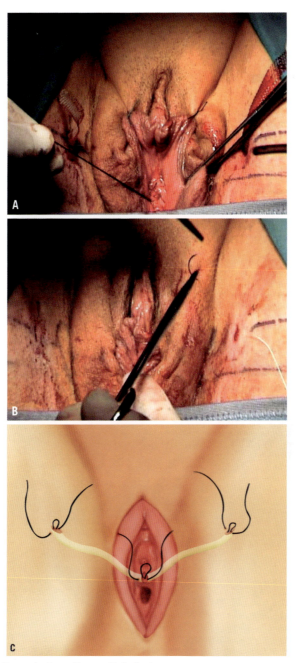

FIGURA 26 As incisões vaginal e cutâneas são fechadas.

26 | Prolapso genital

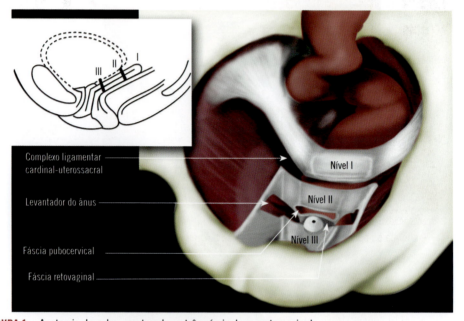

FIGURA 1 Anatomia da pelve, mostrando os três níveis de suporte vaginal.

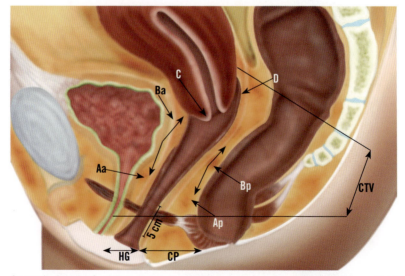

FIGURA 2 Anatomia da pelve feminina: pontos de referência para classificação do prolapso genital (Aa, Ba, C, D, Ap, Bp), hiato genital (HG), corpo perineal (CP) e comprimento total da vagina (CTV).

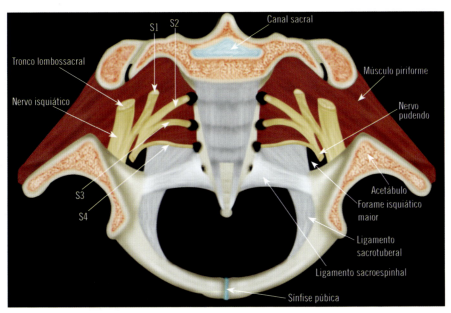

FIGURA 3 Anatomia da pelve feminina, evidenciando o ligamento sacroespinhal.

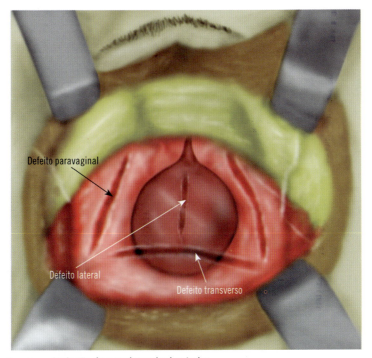

FIGURA 4 Lesões na sustentação da parede vaginal anterior.

39 | Planejamento familiar e contracepção

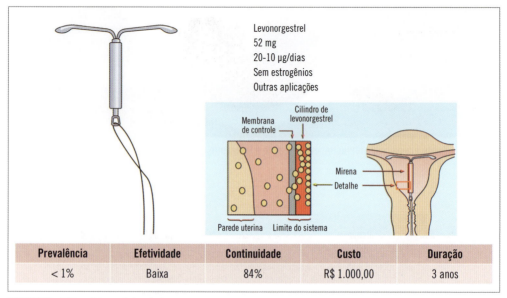

FIGURA 5   SIU – sistema intrauterino.

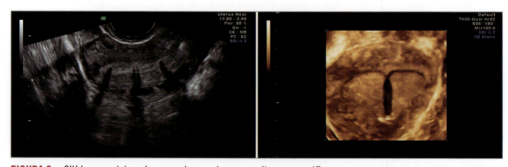

FIGURA 6   SIU bem posicionado em ambas as imagens ultrassonográficas.

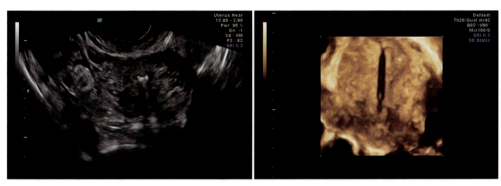

FIGURA 7   SIU mal posicionado.

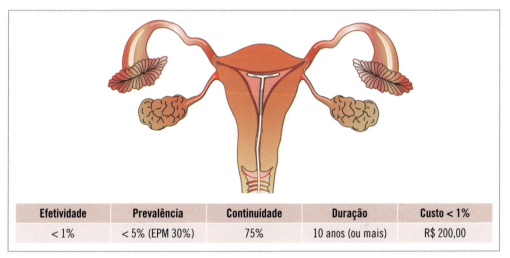

Efetividade	Prevalência	Continuidade	Duração	Custo < 1%
< 1%	< 5% (EPM 30%)	75%	10 anos (ou mais)	R$ 200,00

FIGURA 8   DIU.

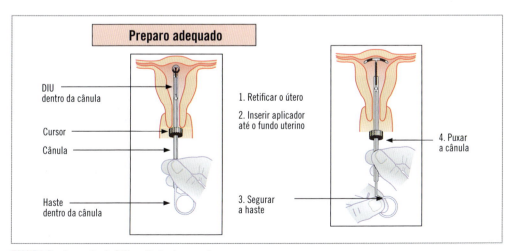

FIGURA 9   Inserção do DIU: método da puxada.
Fonte: adaptada de PATH e Population Council, 1989.

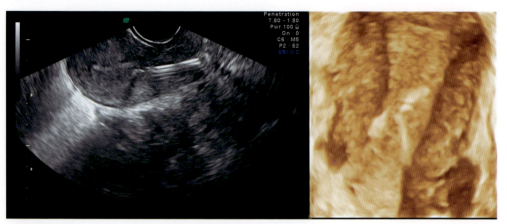

FIGURA 10 DIU de cobre inserido no colo uterino pelas visões 2D e 3D.

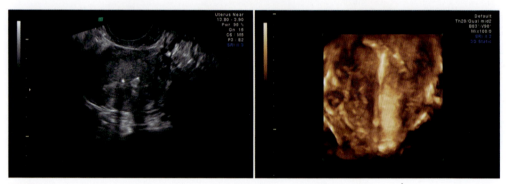

FIGURA 11 Invasão do endométrio por um dos braços do DIU de cobre. DIU de cobre e SIU. À esquerda: 2D; à direita: 3D. O DIU está na cavidade, mas os braços horizontais estão invadindo o endométrio. Em 2D não se vê a sombra do braço vertical, e os braços horizontais estão no mesmo plano. As visões em 2D e 3D mostram que os braços não estão paralelos, e uma parte está invadindo o endométrio.

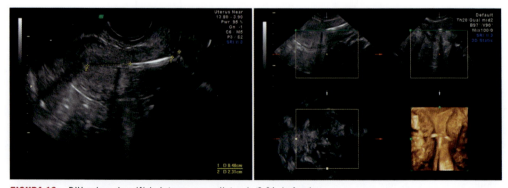

FIGURA 12 DIU acima do orifício interno, mas distando 2,31 do fundo.

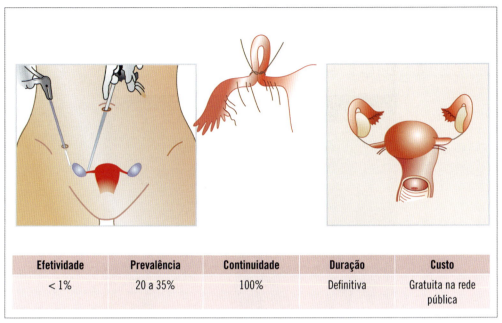

Efetividade	Prevalência	Continuidade	Duração	Custo
< 1%	20 a 35%	100%	Definitiva	Gratuita na rede pública

FIGURA 13 Esterilização feminina.

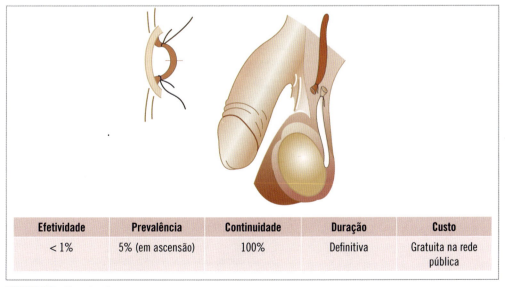

Efetividade	Prevalência	Continuidade	Duração	Custo
< 1%	5% (em ascensão)	100%	Definitiva	Gratuita na rede pública

FIGURA 14 Vasectomia.

47 | Lesão não neoplásica do pudendo (vulva)

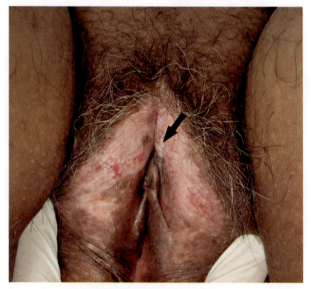

FIGURA 1 Líquen escleroso: áreas de escoriação em placa hipocrômica; a seta aponta para área de queratose, local de eleição para a biópsia.

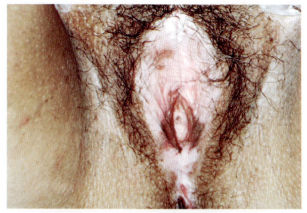

FIGURA 2 Líquen escleroso: a região anogenital apresenta placa hipocrômica, simétrica, com modificação da estrutura vulvar: desaparecimento do clitóris e estenose de fúrcula vulvar.

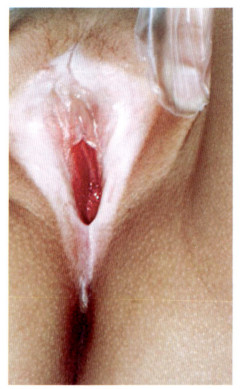

FIGURA 3   Líquen escleroso: placa hipocrômica em vulva de criança com 6 anos de idade.

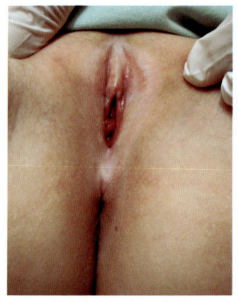

FIGURA 4   Líquen escleroso: a mesma criança agora com 9 anos de idade, tratada e assintomática.

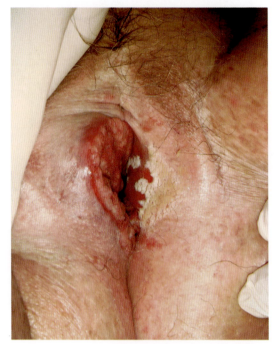

FIGURA 5 Líquen escleroso e carcinoma espinocelular: dermatose não diagnosticada nem tratada.

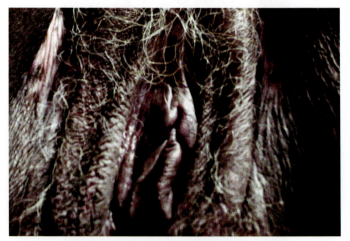

FIGURA 6 Líquen simples crônico: associado ao vitiligo, há liquenificação expressiva em grandes lábios.

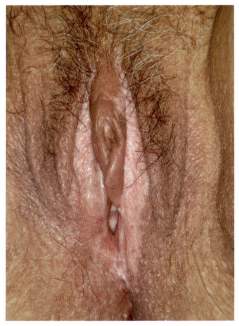

FIGURA 7 Líquen simples crônico: liquenificação com hipocromia de fundo róseo e áreas de erosão ungueal por coçadura.

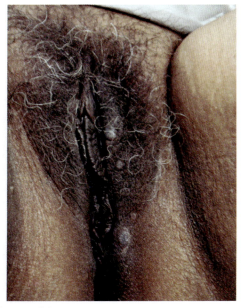

FIGURA 8 Líquen plano de forma nodular.

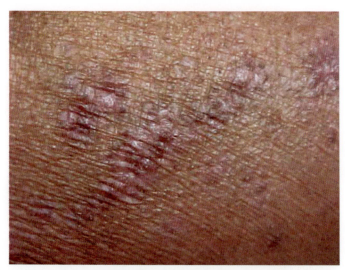

FIGURA 9 Estria de Wickham (cortesia do dr. Jefferson Alfredo de Barros).

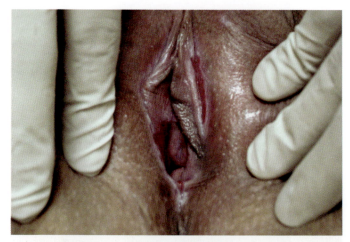

FIGURA 10 Líquen plano erosivo: lesões ulceradas em sulco interlabial esquerdo e vestíbulo direito, cercadas por epitélio hipocrômico.

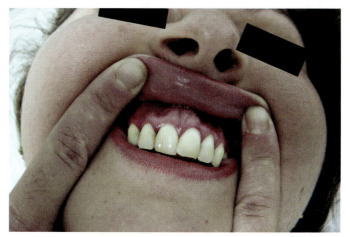

FIGURA 11 Líquen plano de forma erosiva: erosão de gengiva.

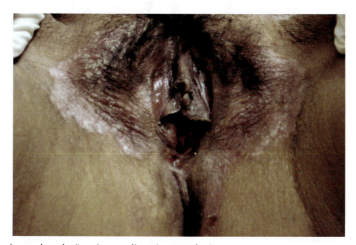

FIGURA 12 Psoríase vulvar: lesão extensa eritematosa recoberta por escamas grossas.

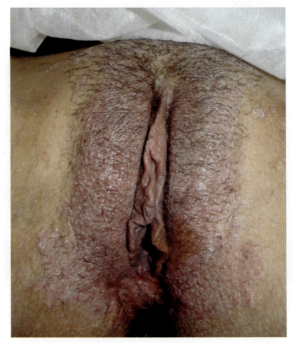

FIGURA 13 Psoríase vulvar: extensa placa eritematosa recoberta por escamas grossas.
Fonte: acervo Nuprev – PTGI.

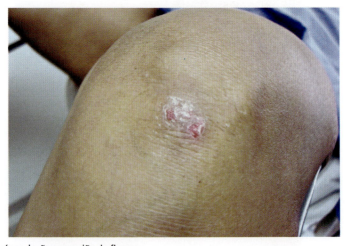

FIGURA 14 Psoríase: lesão em região de flexura.

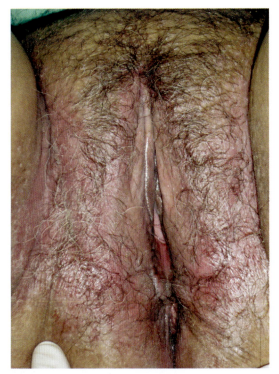

FIGURA 15 Eczema de contato crônico: causa urinária (irritativa).

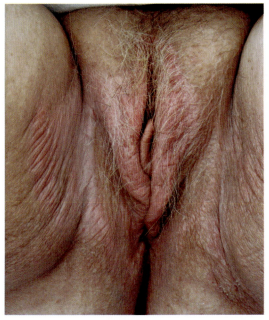

FIGURA 16 Eczema de contato crônico: de causa desconhecida, apresenta liquenificação, edema e hipertrofia dos pequenos lábios.

48 | Lesões benignas do colo do útero

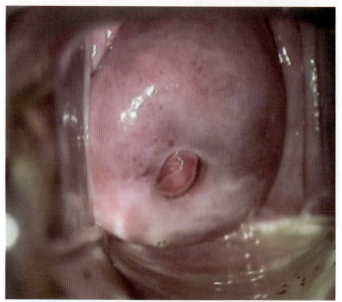

FIGURA 1 Pólipo endocervical de pequenas dimensões.
Fonte: acervo Nuprev-Unifesp.

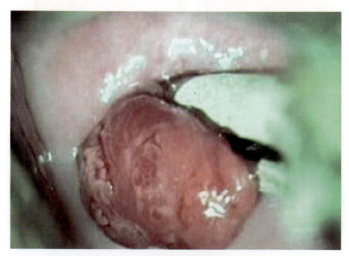

FIGURA 2 Pólipo endocervical com metaplasia e lesão intraepitelial de alto grau associada.
Fonte: acervo Nuprev-Unifesp.

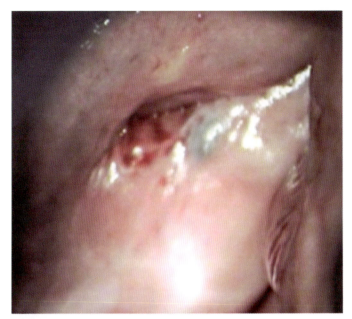

FIGURA 3 Endometriose de colo uterino.
Fonte: acervo Nuprev-Unifesp.

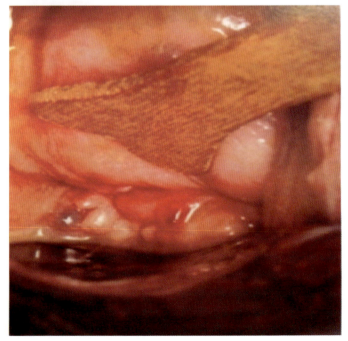

FIGURA 4 Endometriose em fundo de saco vaginal.
Fonte: acervo Nuprev-Unifesp.

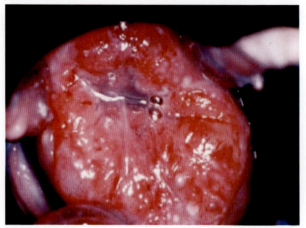

FIGURA 5 Deciduose de colo em gestação de 28 semanas.
Fonte: acervo Nuprev-Unifesp.

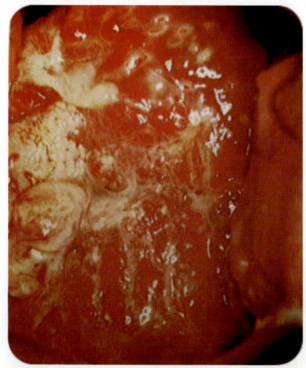

FIGURA 6 Deciduose de colo mimetizando carcinoma invasor.
Fonte: acervo Nuprev-Unifesp.

Tratamento com *laser* das lesões HPV induzidas | 51

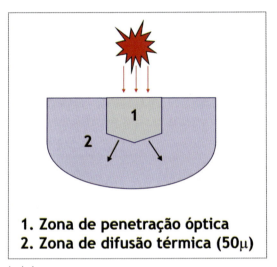

FIGURA 1 Efeitos teciduais do laser.
Fonte: arquivo pessoal da Dra. Neila M. G. Speck.

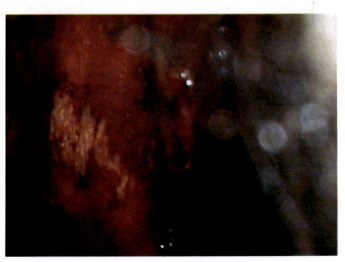

FIGURA 2 Colpografia de neoplasia intraepitelial de vagina grau I.
Fonte: arquivo pessoal da Dra. Neila M. G. Speck.

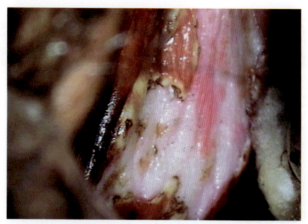

FIGURA 3 Colpografia de neoplasia intraepitelial de vagina sendo vaporizada com *laser* de CO_2.
Fonte: arquivo pessoal da Dra. Neila M. G. Speck.

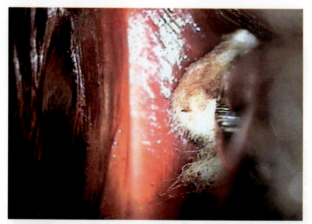

FIGURA 4 Colpografia da área vaginal tratada com *laser* de CO_2 após 3 semanas do procedimento.
Fonte: arquivo pessoal da Dra. Neila M. G. Speck.

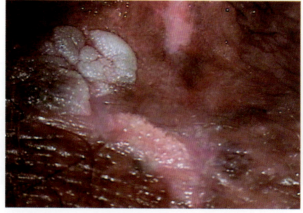

FIGURA 5 Colpografia de neoplasia intraepitelial de alto grau da vulva.
Fonte: arquivo pessoal da Dra. Neila M. G. Speck.

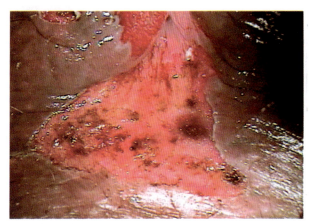

FIGURA 6 Colposcopia da área vulvar sendo tratada com laser de CO_2.
Fonte: arquivo pessoal da Dra. Neila M. G. Speck.

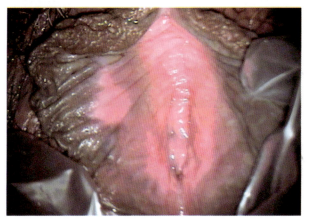

FIGURA 7 Área vulvar após 3 semanas de tratamento com laser de CO_2.
Fonte: arquivo pessoal da Dra. Neila M. G. Speck.

69 | Quimioterapia antiblástica em Oncologia mamária

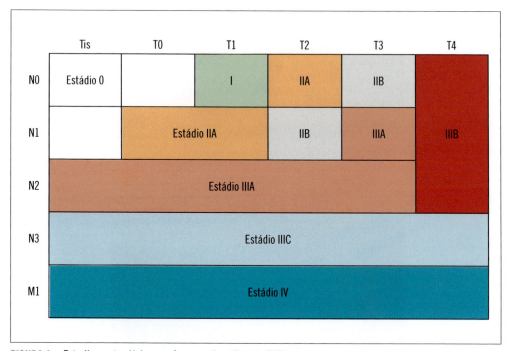

FIGURA 1 Estadiamento clínico, conforme a classificação TNM.

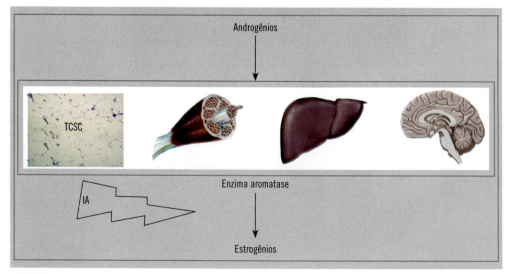

FIGURA 2 Mecanismo de ação da enzima aromatase capaz de converter os androgênios em estrogênios nos tecidos periféricos.